U0746562

本草十三家注

李成文

陈善华 ◎ 辑录

栗连杰 ◎ 校注

中国健康传媒集团

中国医药科技出版社

内容提要

近代医家陈善华受清代医家郭汝聪著《本草三家合注》启发，采辑宋金元明清著名医家李杲（东垣）、王好古（海藏）、朱震亨（丹溪）、李时珍（东璧）、李中梓（士材）、李梴（健斋）、汪昂（讱庵）、张志聪（隐庵）、黄宫绣（锦芳）、叶桂（天士）、徐大椿（灵胎）、陈念祖（修园）、张秉成（兆嘉）等名家精彩药论，集腋成裘，仿《十三经注疏》书名，纂为《本草十三家注》。十三名家引经据典，旁征博引，结合临床，总结用药经验，勾陈中药自然属性（四气五味、禀赋厚薄、升降浮沉、归经专属、阴阳偏盛），概括药物功效与异同，阐发治病机理，探析药物配伍特点与经典名方方义，突出道地药材，注重炮制用法，鉴别区分真伪等，对深入学习和掌握中药治病机理、提升综合能力具有重要的学术价值。

图书在版编目（CIP）数据

本草十三家注 / 陈善华辑录；李成文，栗连杰校注 . —北京：中国医药科技出版社，2025.3

ISBN 978-7-5214-4280-9

Ⅰ. ①本… Ⅱ. ①陈… ②李… ③栗… Ⅲ. ①本草 – 研究 Ⅳ. ① R281

中国国家版本馆 CIP 数据核字（2023）第 216846 号

美术编辑 陈君杞
版式设计 南博文化

出版 **中国健康传媒集团** | 中国医药科技出版社
地址 北京市海淀区文慧园北路甲 22 号
邮编 100082
电话 发行：010-62227427 邮购：010-62236938
网址 www.cmstp.com
规格 787×1092mm $\frac{1}{16}$
印张 36 $\frac{1}{4}$
字数 647 千字
版次 2025 年 3 月第 1 版
印次 2025 年 3 月第 1 次印刷
印刷 北京印刷集团有限责任公司
经销 全国各地新华书店
书号 ISBN 978-7-5214-4280-9
定价 128.00 元

获取新书信息、投稿、为图书纠错，请扫码联系我们。

版权所有 盗版必究
举报电话：010-62228771
本社图书如存在印装质量问题请与本社联系调换

序

　　本草始自神农，专著四百余种，各书所录，皆有侧重，熟读本草，通晓药性，灵活配伍，方可上工。近代医家陈善华（字在山，辽宁海城人）受清代郭汝聪著《本草三家合注》启发，采辑宋金元明清著名医家李杲（东垣）、王好古（海藏）、朱震亨（丹溪）、李时珍（东璧）、李中梓（士材）、李梴（健斋）、汪昂（讱庵）、张志聪（隐庵）、黄宫绣（锦芳）、叶桂（天士）、徐大椿（灵胎）、陈念祖（修园）、张秉成（兆嘉）等名家精彩药论，集腋成裘，仿《十三经注疏》书名，纂为《本草十三家注》。十三名家引经据典，旁征博引，结合临床，总结用药经验，勾陈中药自然属性（四气五味、禀赋厚薄、升降浮沉、归经专属、阴阳偏盛），概括药物功效与异同，阐发治病机理，探析药物配伍特点与经典名方方义，突出道地药材，注重炮制用法，鉴别区分真伪等，对深入学习和掌握中药治病机理、提升综合能力具有重要的学术价值。由于原著编排不尽如人意，故将《华汉医学四要药物学研究》中的"本草十三家注序"、"十三名家简介"置于卷首，并与《神农本草经四家合注》同名中药药论合二为一，以满足教学、科研与临床实际需要。另外，《本草三家注》与《神农本草经四家合注》序言暂不录入。凡入药成分涉及禁猎和保护动物（如犀角、虎骨、穿山甲等）者，为保持古籍原貌，原则上不改。但在临床运用时，应使用相应的替代品。

　　《本草十三家注》版本选取华夏出版社 1999 年影印本（1935 年抄本）。《神农本草经》内容及十三家注解均参考其原著。本书出版得到中国医药科技出版社的大力支持，特此致谢。

中国中医药研究促进会各家学说与临床研究分会会长
河南中医药大学教授、主任医师、博士研究生导师　　李成文

本草十三家合注序

　　尝考上古炎帝神农氏，作赭鞭钩𬭤①，从六阴六阳，与太乙外五岳四渎②，土地所生之飞潜动植诸物品千类，皆鞭閲之得其所能治主。尝百草，辨五味，一日七十毒，其间草木居多，故名本草。是知神农因太昊伏羲之画卦，分五行，定阴阳，以尝药疗病，为创始药性主治之鼻祖也。即在轩岐等，有《灵枢》《素问》《内经》之作，亦基诸《神农本草经》也。溯自黄帝至今，历代如伊尹、叔和等，医贤辈出，扩充药味，注释本草者，不下七十余家。择其行世，善而可从者，无非李朱等十三家耳。适有奉天省③，海邑籍，陈君在山者，其为人也，敏事慎言，乐善不倦，儒习医业，术颇高明，有卓见及此，以为处方治病，非特药物，难为功也。为汉医者，岂可于本草书类，知其一而不知其二。药物功能，知其当然而不知其所以然乎！故于诊治之余，特择此十三家之本草成注，汇编缮书，合为三集。医若家置一编，详察阅之，必于诸家之心得发明，一目了然矣。较昔拒守一家言者，如以管窥豹，坐井观天，自判若云泥焉。且在在山，蒐④罗心苦，无义不采，原非逞其才华，而在道案，诞登情殷，集腋成裘，雅俗欣然共赏。此一片慈婆心，济北民仁寿域，何快如之。夫贯通诸家之理解，会悟一己之心思，著手成春，有何难哉！爰颜此集，名《本草十三家合注》，虽远逊于儒书之十三经，然而十三科之病症，皆可因阅此《本草十三家合注》。方药切当，自霍然以效愈也。《尚书》曰："若药不暝眩，厥疾弗瘳。苟非参究本草，而能若是以瘳疾乎？"论语云："康子馈药，孔子答以丘未达，不敢尝。"此非以未明药性，而始不敢尝乎？杜子美诗云："多病所须惟药物，微躯此外复何求者，若非深明本草药性，而能时备药物，以疗已疾乎？"又闻子夏曰："百工居肆，以成其事，君子学以致其道，其斯之谓软。"吾知是书一出，诚为研究汉医药性之善本也。况一人之知识有限，诸贤之训诂多奇，设如统阅不厌，草菅人命之虞，未之有也。仆毫无能为，久荒学业，词旨简陋，难免哂讥，是为之序。康德二年⑤，十一月，十五日。

前清考取医学研究会上等医士
民国奉天市政所取录首选医师　　　　**济生子静山王仁济谨识**
历充辽阳县中西医科学校学董兼教员

----

　　①　赭鞭：赭鞭，相传为神农氏用以检验百草性味的赤色鞭子。晋代干宝《搜神记》：神农以赭鞭鞭百草，尽知其平毒寒温之性。

　　②　五岳四渎：是古代中国相学借以指代面部器官或部位。

　　③　奉天省：清末和民国时期的省级行政单位之一，即今辽宁省。

　　④　蒐（sōu）：同搜。

　　⑤　康德二年：康德是爱新觉罗·溥仪在"伪满洲国"的"年号，即公元1935年。

绪言

本草，古今注释甚伙，仅按医学提要书目，自魏吴普、李当之等，以至盛清徐大椿、陈修园诸家，约百余种，今人特以《纲目》①《备要》②为适口之脍炙。

本草，在金元以前，虽有名家注释，而年湮代远，文理变迁，南北异地，气运转移，用治多不适当，故此集自金元以后采取。

《本经》，出自神农氏，窃以近文考之，语意似有妄诞，如"轻身延年"、"不老神仙"等语，乃古人论修养工夫，非说治病效验，读者不可不知。

《本经》，近有三家注，张隐庵、叶天士、陈修园是也。按此三家注释，文义考之，都得古圣立意真诠，论药性之明瞭，讲气候之吻合，其一言一字，毫无赘冗，诚为后世之指南针。

《百种录》③，乃徐大椿依《本经》之药味，择其善用者，仅有百味之多，详为注释，近日颇行于世，余今录入《本经注》尾，合成四家，并称不遗。

此书，分上中下三集，每集五卷。（甲）以《本经》三品药味，和四家注释，为上集。（乙）以《本经》所有药味，发明各家学说，为中集。（丙）以《本经》所无药味，见在各书增续，若干种药味，仍以各家学说发明之，为下集。

此书，中下二集，共采九家学说，合上集张、叶、陈、徐等四家经注，共录十三家，故此集名之曰《本草十三家合注》。

此书，按年代而论，李、王、朱、刘，金元人也，当列于首录。而张、叶、陈、徐等，明清人也，反在上集，何也？因张、叶诸人，发挥《本经》，不独解释药味周详，而辨别制化生克，尤为切当，故以《经注》作上集，而《各家学说》，宜自中集起点。

此书，依《本经》三品药味，按次排写，种类似觉复杂，而下集增续之药味，尤其错综。此喻金蛇脱壳之格，蛇若脱一节，人将得一节。此集遇一味增一味，他书减一味少一味，不拘种类，按次书完，如欲用某药，以察目录为据。

此书，目录照《纲目》次序，合盘托出，有号数者，收录此集，无号数者，概不收录。系因各书不载而时珍未详论及。假如欲察某药味，先看本书目录，在某种某类，然后认准号数，再翻某集，自必随手而得。

本书目录，不标号数者，已知是此集未曾收录，假使未入此集之药味，如不得已而用之，可向《纲目》中细考别注。

---

① 《纲目》：即明李时珍所著《本草纲目》简称。
② 《备要》：即清汪讱庵所著《本草备要》简称。
③ 《百种录》：即清徐大椿所著《神农本草经百种录》简称。

本书，遇有遗漏处，若只一书有某药味漏抄者，标明补抄某书。若诸书只遗一条者，务在某号数内详载，附于书尾，以备察考。遇有重赘之药味，要为删除之，然亦标明见于某号数中，当列篇首，取其显而易见。嗣后本集，倘能付梓刷印，或有另行抄录之日，要在按次增删，是为完善。

汇选本草十三家合注诸书姓氏列后

张隐庵（张氏，名志聪，清，浙江钱塘人，著《本草经解》①，载三家注）

叶天士（叶氏，名桂，号香岩，清，古吴歙县人，著《本草经解》，载三家注）

陈修圆（陈氏，名念祖，清，福建长乐人，著《本草经解》②，载三家注）

徐灵胎（徐氏，名大椿，字号洄溪老人，清，江苏吴江人，著《本草百种录》，见《徐氏八种》）

李东垣（李氏，名杲，字名之③，金，镇④定人，著《珍珠囊》，本草见《雷公药性》）

朱丹溪（朱氏，名震亨，字彦修，元，婺⑤之义乌人，著《本草衍义补遗》，见《丹溪心法》）

王海藏（王氏，名好古，字从之，元，古赵人，著《汤液本草》，附见《东垣十书》）

李时珍（李氏，子东璧，明，蕲州人，著《本草纲目》）

李仕材（李氏，名中梓，明，草亭⑥人，著《本草征要》，见《医宗必读》）

李梴（李氏，名梴，字南丰，明末时人，著《本草分类》，见《医学入门》）

汪讱庵（汪氏，名昂，清初安徽休宁人，著《本草备要》）

张兆嘉（张氏，名秉成，清，武进人，著《本草备读》⑦）

黄宫绣（黄氏，字未详，清，江西宜黄县人，著《本草求真》）。

---

① 《本草经解》：即张志聪所著原书《本草崇原》。

② 《本草经解》：叶天士所著原书名为《神农本草经解》。

③ 名之：即金代名医李杲，其字明之。名，为明之误。

④ 镇定：即真定，今河北正定。

⑤ 婺：古代婺州，即今浙江金华。

⑥ 草亭：草为华之误。

⑦ 张兆嘉，武进人，著《本草备读》：张氏名秉成，江苏武进人，著《本草便读》。备为便之误。

目录

本草十三家注

本草十三家注

临汾郭汝聪小陶集注
临溟陈善华在山重辑
鲁山李成文点校整理

人参

人参 气味甘微寒，无毒。主补五脏，安精神、定魂魄、止惊悸、除邪气，明目、开心、益智。久服轻身延年。

张隐庵[1]曰：人参气味甘美，甘中稍苦，故曰微寒。凡属上品俱系无毒，独人参禀天宿之光华，钟地土之广厚；久久而成人形，三才俱备，故主补人之五脏。脏者，藏也，肾藏精，心藏神，肝藏魂，肺藏魄，脾藏智。安精神、定魂魄，则补心肾肺肝之真气矣。夫真气充足，则内外调和，故止惊悸之内动，除邪气之外侵。明目者，五脏之精，上注于目也。开心者，五脏之神，皆主于心也。又曰益智者，所以补脾也。上品之药，皆可久服，兼治病也，补正气也。故人参久服，则轻身延年。

叶天士曰：人参气微寒，禀天秋令太阴之气，入手太阴肺经，味甘无毒；禀地中正之土味，入足太阴脾经，气厚于味。阳也，肺为五脏之长，百脉之宗。司清浊之运化，为一身之橐籥[2]，主生气。人参气寒清肺，肺清则气旺，而五脏俱补矣。精者，阴气之英华；神者，阳气之精灵也。微寒清肺，肺旺则气足，而神安。脾属血，人参阴气之原，味甘益脾，脾血充则阴足而神安。随神往来者谓之魂，并精出入者谓之魄，精神安，魂魄自定矣。气虚则易惊，血虚则易悸。人参益气，味甘益血，惊悸自止。邪之所凑，其气必虚，人参益气，正气充足，其邪气自不能留，故能除邪气。五脏藏阴气者也，五脏得甘寒之助，则精气上注于目而目明矣。心者，神之处也，神安所以心开；肾者，精之舍也，精充则技巧出而智益。久服则气足，故

---

① 张隐庵：即张志聪。清代著名医学家，字隐庵，浙江钱唐人。著有《伤寒论集注》《侣山堂类辨》《本草崇原》等。

② 橐籥：tuóyuè。亦作橐爚。是古代冶炼时用以鼓风吹火的装置，犹今之风箱。此喻肺主气，司呼吸，调节气机的功能。

身轻气足，则长生故延年也。

陈修园曰：《本经》只此三十七字，其提纲云：主补五脏，以五脏属阴也。精神不安、魂魄不定、惊悸不止、目不明、心智不足，皆阴虚，为亢阳所忧也。今五脏得甘寒之助，则有安之、定之、止之、明之、开之、益之之效矣，曰："邪气者，非指外邪而言，乃阴虚而壮火食气，火即邪气也，今五脏得甘寒之助，则邪气除矣。"余细味经文，无一字言及温补回阳，故仲景于汗、吐、下阴伤之症，用之以救津液，而一切回阳方中，绝不加此阴柔之品，反缓姜附之功。故四逆汤、通脉四逆汤，为回阳第一方，皆不用人参而四逆加人参汤，以其利止亡血而加之也。茯苓四逆汤用之者，以其在汗下之后也。今人辄云：以人参回阳，此说倡自宋元以后，而大盛于薛立斋、张景岳、李仕才辈，而李时珍《本草纲目》，尤为杂沓，学者必于此等书焚去，方可言医道。

仲景一百一十三方中，用人参者，只有十七方新加汤、小柴胡汤、柴胡桂枝汤、半夏泻心汤、黄连汤、生姜泻心汤、旋覆代赭石汤、干姜黄连黄芩人参汤、厚朴生姜半夏人参汤、桂枝人参汤、四逆加人参汤、茯苓四逆汤、吴茱萸汤、理中汤、白虎加人参汤、竹叶石膏汤、炙甘草汤，皆是因汗吐下之后，亡其阴津，取其救阴。如理中汤、吴茱萸汤，以刚燥剂中阳药太过，取人参甘寒之性。养阴配阳，

以臻于中和之妙也。又曰：自时珍之《纲目》盛行，而《神农本草经》遂废。即如人参《本经》明说微寒；时珍说生则寒、熟则温，附会之甚。盖药有一定之性，除是生捣取汁冷服，与蒸晒八、九次色味俱变者，颇有生熟之辨。若入煎剂，则生者亦熟矣。况寒熟①本属冰炭，岂一物蒸熟不蒸熟间，遂如许分别乎？尝考古圣用参之旨，原为扶生气安五脏起见，而为五脏之长、百脉之宗、司清浊之运化，为一身之囊籥者，肺也。人参惟微寒清肺，肺清则气旺。气旺则阴长，而五脏安。古人所谓补阳者，即指其甘寒之用，不助壮火。以食气而言，非谓其性温补火也。

陶宏景谓"功用同甘草"，凡一切寒温补泻之剂，皆可共济成功。然甘草功兼阴阳，故《本经》云"主五脏六腑"。人参功专补阴，故《本经》云"主五脏"。仲景于咳嗽病去之者，亦以形寒饮冷之伤，非此阴寒之品所宜也。

徐灵胎曰："人参得天地精英纯粹之气，以生与人之气，体相似，故于人身无所不补，非若他药有偏长而治病各有其能也。"凡补气之药，皆属阳，惟人参能补气，而体质属阴，故无刚燥之病，而又能入于阴分，最为可贵。然力大而峻，用之失宜，其害亦甚于他药也。今医家之用参救人者少，杀人者多，盖人之死于虚者十之一二，死于病者十之八九。人参长于补虚而短于攻疾，医家不论病之已去，

---

① 熟：据陈修园《神农本草经读》应为"热"误。

未去于病久或体弱或富贵之人，皆必用参，一则过为谨慎，一则借以塞责，而病家亦用参，为尽慈孝之道，不知病未去而用参，则非独元气不充，而病根遂固，诸药罔效。终无愈期。故曰：杀人者多也，或曰仲景伤寒方中病未去而用参者不少，如小柴胡、新加汤之类，何也？曰："此则以补为泻之法也。"古人曲审病情至精至密，知病有分有合，合者邪正并居；当专于攻散，分者邪正相离。有虚有实，实处宜泻，虚处宜补。一方之中，兼用无碍且能相济则用人参，以建中生津、拓出邪气更为有力。若邪气尚盛而未分，必从专治无用人参之法也，况用之亦皆入疏散药中从无与熟地、萸肉等药同入感证方中者，明乎此而后能不以生人者杀人矣。人参亦草根耳，与人殊体，何以能骤益人之精血，盖人参乃升提元气之药，元气下陷，不能与精血流贯，人参能提之使起，如火药藏于炮内不能升发，则以火发之。若炮中本无火药，虽以炮投于火中，不能发也，此补之义也。

东垣曰：人参味甘，性温（凡言性温，温字训和非温，热也）无毒。升也，阳也（故主气分）。其用有三：止渴生津液；和中益元气；肺寒则可服，肺热则伤肺（《本经》主补五脏，东垣专主在肺。肺乃气之阖也，肺气旺，四脏之气皆旺，肺为

太阴，多服参则气盛伤阴，故肺热之人忌服）。

丹溪曰：人参入手太阴而能补阴火，与梨芦相反，若服一两参入芦一钱，其一两参，虚费矣，戒之。

海藏曰：人参气温味甘，甘而微苦微寒，气味俱轻，扬[①]也，阳中微阴，无毒。《象》云："治脾肺阳气不足"，及能补肺，气促，短气少气，补而缓中，泻脾肺胃中火邪，善治短气。非升麻为引用不能补上升之气，升麻一分，人参三分，为相得也。若补下元元气，泻肾中火邪，茯苓为之使。

时珍曰：人参治男女一切虚症，发热，自汗，眩运[②]，头痛，反胃，吐食，疟疾，滑泻久痢，小便频数淋漓，劳倦内倦内伤，中风，中暑，痿痹，吐血，嗽血，下血，血淋，血崩，胎前产后诸病（治一切虚证之因，若有气盛动血者服之误矣）。

仕材[③]曰：人参味甘，微温，入肺脾二经（手足太阴），补气安神，除邪益智，疗心腹寒痛，除胁逆满（补虚助气），止烦渴（气壮液生），破坚积（牵强），气壮而胃自开，气和而食自化。

李梴曰：人参甘温补五脏，止渴调中利湿痰，明目开心通血脉，安魂定魄解虚烦。

切庵曰：人参：生，甘苦，微凉；熟，甘温（温凉有生熟之别，卓见），大补肺中元气（亦主肺，正论），益土生

---

① 扬：《汤液本草》为"阳"。为抄写之误。
② 运：本意为物体位置移徙，移动；通晕。
③ 仕材：即明代著名医家李中梓，字士材，号念莪。著有《内经知要》《医宗必读》《本草通玄》《诊家正眼》《病机沙篆》《删补颐生微论》。仕为士之误。

金，明目开心，益智，添精神，定惊悸（数语遵经），除烦渴，通血脉（理有必然），破坚积，消痰水（二语杜撰），治虚劳内伤，发热自汗，多梦纷纭，呕哕反胃，虚咳喘促，疟痢滑泻，淋漓胀满，中暑中风，及一切血证（一切诸症虚则补之）。

兆嘉①曰：人参性禀甘平，功资脾肺，气纯味厚，补真元而益血生津，助卫充营，安五脏而宁神益智（不背经旨），须则横行支络，补而下行，芦堪呕吐虚痰，苦能上达。

宫绣曰：人参专入肺，兼入脾。性禀中和，不寒不燥，形状似人，气冠群草，能回肺中元气于垂绝之乡。功与天地并行不悖是犹圣帝御世抚育万民，参赞位育，功与天地并立。为参此参之义所由起，而参之名所由立也。第世畏乎其参者，每以参为助火助气，凡遇伤寒发热，及劳役内伤发热等症，畏之不啻鸩毒，以为内既发热，复以助火助热之药入而投之，不更使热益甚乎？讵知参以补虚，非以填实，其在外感，正气坚强。参与芪术附桂同投，诚为助火弥炽。若使元气素虚，邪匿不出，正宜用参领佐。如古参苏饮、败毒散、小柴胡汤、白虎加人参汤、石膏竹叶汤、黄龙汤，皆用人参，内入领邪外出。矧有并非外感，止因劳役发热，而可置参而不用乎？夫参之所以能益人者，以其力能补虚耳。果其虚而短气，虚而泄泻。

虚而惊恐，虚而倦怠，虚而自汗，虚而眩晕，虚而饱闷食滞等症，固当用参填补。即使虚而嗽血，虚而淋闭，虚而下血失血，与夫虚而喘满烦燥口渴便结等症，又何可不以虚治而不用以参乎？况书有云："参同升麻则可以泻肺火，同茯苓则可以泻肾火，同麦冬则可以生脉，同黄芪甘草则可以退热。"是参更为泻火之剂，则参曷为不用。惟在虚实二字，果于平昔分辨明确，则用自不见误耳。洁古谓其喘嗽不用，以其痰实气壅之故。若使肾虚气短喘促，岂能禁而不用乎？仲景谓其肺寒而嗽勿用，以其寒束热邪，壅滞在肺之故。若使自汗恶寒而嗽，岂能禁而不用乎？东垣谓其久病郁热在肺勿用，以其火郁于内不宜用补之故。若使肺虚火旺，气短汗出，岂能禁而不用乎？丹溪谓其诸痛不宜骤用，以其邪气方锐不可用补之故。若使里虚吐利，及久病胃弱，与虚痛喜按之类，岂可禁而不用乎？节斋②谓其阴虚火旺吐血勿用，以其血虚火亢之故。若使自汗气短。肢寒脉虚，岂可禁而不用乎？夫虚实二字，最宜相较（治病要着）。果其气衰火熄，则参虽同附桂，可投。如其火旺气促，则参即同知柏，切忌。至于阴气稍虚，阳气更弱，阴不受火熏蒸者，则可用参为君。阴气稍衰，阳气更弱，而火稍见其盛者，则可用参为佐。盖阳有生阴之功，阴无益阳之理。参虽号为补阳助气，而

---

① 兆嘉：即清代医家张秉成，字兆嘉，江苏武进人。著有《本草便读》《成方便读》等。
② 节斋：明代著名医家王纶之号，王纶，字汝言，号节斋，著有《明医杂著》。

亦可以滋阴生血耳。是以古人补血用以四物，而必兼参同用者，义实基此。非若黄芪性禀纯阳，阴气绝少，而于火盛血燥不宜。沙参甘淡性寒，功专泻肺，而补绝少。玄参苦咸寒滑，色黑入肾，止治肾经无根之火攻于咽喉，不能于气有益。荠苨①甘平，虽能补中益气，而质润味淡，止能润肺止嗽，兼治风湿，仍非肺分气药耳。故书载参益土生金，明目开心，益智添精助神，定惊止悸，解渴除烦，通经生脉，破积消痰，发热自汗，多梦纷纭，呕哕反胃，虚咳喘促，久病滑泻，淋沥胀满，中暑中风，一切气虚血损之症，皆所必用。至云参畏灵脂，而亦有参同用以治月闭，是畏而不畏也。参恶皂荚，而亦有参同用以名交泰丸，是恶而不恶也。参反藜芦，而亦有参同用以取涌越，是盖借此以激其怒。虽反而不反也。然非深于医者，不能以知其奥耳。但参本温，积温亦能成热，故阴虚火亢咳嗽喘逆者为切忌焉。参以黄润紧实似人者佳，上党②虽为参产道地，然民久置不采。今有所云党参者，皆是假物，其次百济所出力薄，上党又其次，高丽远东所出，力薄百济，用皆忌铁。久留经年。须用淋过灶灰晒干，及或炒米同参纳入瓷器收藏。参须性主下泄，与紫菀当归尾破血意义相同，滑脱则忌。参芦功主上涌。气虚火炎亦忌，但体虚痰壅，用之可代瓜蒂。山西太原新出党参，其

性止能清肺，并无补益，与于久经封禁真正之党参，绝不相同。另有义，详党参论内，所当并考参观（用参之功效，剖开对病之利害分明，并将他种之参用法与人参不同津津义理洋洋文字，此论可谓详矣）。（《本草十三家注·华汉医学四要药物学研究中集·之一·各家学说》）

甘草

甘草 气味甘平，无毒，主五脏六腑寒热邪气，坚筋骨、长肌肉、倍气力、金疮、解毒。久服轻身延年。

张隐庵曰：甘草味甘，气得其平，故曰甘平。《本经》凡言平者，皆谓气得其平也。主治五脏六腑之寒热邪气者，五脏为阴，六腑为阳；寒病为阴，热病为阳。甘草味甘，调和脏腑，通贯阴阳，故治理脏腑阴阳之正气，以除寒热阴阳之邪气也。坚筋骨、长肌肉、倍气力者，坚肝主之筋、肾主之骨；长脾主之肉；倍肺主之气、心主之力。五脏充足，则六腑自和矣。金疮乃刀斧所伤，因金伤而成疮。金疮肿，乃因金疮而高肿也。解毒者，解高肿无名之毒。土性柔和，如以毒物埋土中，久则无毒矣。脏腑阴阳之气，皆归土中，久服则土气有余，故轻身延年。

叶天士曰：甘草气平，禀天秋凉之金气，入手太阴肺经；味甘无毒，禀地和平之土味，入足太阴脾经。气降味升，阳也。肺主气，脾统血，肺

---

① 荠苨：即葳蕤。

② 上党：古代山西地名，隋朝设置，即今山西长治市。

为五脏之长，脾为万物之母。味甘可以解寒，气平可以清热。甘草甘平，入肺、入脾，所以主五脏六腑寒热邪气也。肝主筋，肾主骨，肝肾热则筋骨软。气平入肺，平肝生肾，筋骨自坚矣。脾主肌肉，味甘益脾，肌肉自长。肺主周身之气，气平益肺，肺益则气力自倍矣。金疮热则肿，气平则清，所以治肿。味甘缓急，气平清热，故又解毒。久服肺气清，所以轻身；脾气和，所以延年也。

陈修园曰：物之味甘者，至甘草为极。甘主脾，脾为后天之本，五脏六腑，皆受气焉。脏腑之本气，则为正气，外来寒热之气，则为邪气。正气旺则邪气自退也。筋者，肝所主也；骨者，肾所主也；肌肉者，脾所主也；气者，肺所主也；力者，心所主也。但使脾气一盛，则五脏皆循环受益，而得其坚之、长之、倍之之效矣。金疮者，乃刀斧所伤而成疮，疮甚而肿，脾得补而肉自满也。能解毒者，如毒物入土，则毒化也。土为万物之母，土健则轻身延年也。

徐灵胎曰：此以味为治，味之甘，至甘草而极。甘属土，故其效皆在于脾。脾为后天之主，五脏六腑皆受气焉。脾气盛，则五脏皆循环受益焉也。

东垣曰：甘草，味甘平，无毒。生之则寒。炙之则温（炮炙之法始于雷公）。生则分身梢而泻火，炙则健脾胃而和中（《经》言主五脏六腑寒热邪气）。解百毒而有效，和诸药而无争，以其甘能缓急，故有"国老"之称。

丹溪曰：甘草味甘，大缓诸火，黄中通理，厚德载物之君子也。下焦药少，用恐太缓，不能直达。此草能为众草之王，经方少不用者，故号国老之名。国老即帝师之称也，为君所宗。是以能安和草石，解百药毒。

海藏曰：甘草气平，味甘，阳也，无毒，入足厥阴经、太阴经、少阴经。《象》云："生用大泻热火，炙之则温。"能补上焦、中下焦元气，和诸药，相协而不争，性缓，善解诸急，故名国老。去皮用。甘草梢子生用为君，去茎中痛，或加苦练，酒煮玄胡索为主，尤妙。

时珍曰：解小儿胎毒惊痫，降火止痛（《本经》言解毒非止胎毒，乃解诸毒也）。

仕材曰：甘草补脾以和中，润肺而疗痿（坚筋骨长肌肉，自无痿痹之患），止泻退热，坚筋长肌，解一切毒，和一切药。梢止茎中作痛，节医肿毒诸疮（一物之用法、应症不同）。

李梴曰：甘草甘平生泻火，炙之健胃可和中，解毒养血坚筋骨（遵《经》义），下气（二字费解）通经消肿红（《本经》未分生炙，经解亦未言及此）。

讱庵曰：甘草味甘，生用气平补脾胃不足而泻心火，炙用气温补三焦元气而散表寒（《经》言主五脏六腑寒热邪气）。入和剂则补益，入汗剂则解肌，入凉剂则泻邪热，入峻剂则缓正气，入润剂则养阴血，能协和诸药，使之不争。生肌止痛，通行十二经（《经》言主五脏六腑寒热邪气），解百药毒（既协和诸药即解百药毒），故有"国老"之称。中满证忌之（恐其缓而发滞也）。

兆嘉曰：甘草味甘性平，和中解毒。生用退虚热之功，补中寓泻。炙服助脾元之力，守内有常（言简理明）。推其缓急多能，故诸病均堪相济，且可协和群药，而各方随处咸宜（发挥尽致）。节医肿毒成疮，痈疽有验；梢止阴茎作痛，淋漓无忧。

宫绣曰：甘草专入脾，味甘，性平，质中，外赤肉黄，生寒熟热。古人言其有火能泻，是因火性急迫，用此甘味以缓火势，且取生用性寒，以泻焚烁害耳。至书有云："炙用补脾"。是能缓其中气不足，调和诸药不争，故入和剂则补益，入凉剂则泻热，入汗剂则解肌，入峻剂则缓正气，入润剂则养血。并能解诸药毒，及儿胎毒，以致尊为国老。然使脾胃虚寒，及或挟有水气胀满等症，服此最属不宜。未可云其补脾，而凡脾胃虚寒，皆可得而服也。若使满属虚致，则甘又能泻满，不可不知。梢止茎中涩痛，节消痈疽焮肿及除胸热，功各有宜，但用宜取大而且结。至书所载，甘草反大戟、芫花、甘遂，又云亦有并用不悖。惟深达精微者始可知之（甘草之功用古人不胜其论，今又复加品评而古人之声价倍高矣）。

黄芪

黄芪　气味甘，微温，无毒，主痈疽、久败疮，排脓止痛，大风癞疾①，五痔鼠瘘，补虚，小儿百病。

① 大风癞疾：癞，恶疾。此即麻风病。

张隐庵曰：黄芪色黄，味甘微温，禀火土相生之气化。土主肌肉，火主经脉，故主治肌肉之痈、经脉之疽也。痈疽日久，正气衰微，致三焦之气不温肌肉，则为久败疮。黄芪助三焦出气，以温肌肉，故可治也。痈疽未溃，化血为脓，痛不可忍，黄芪补气助阳，阳气化血而排脓，脓排则痛止。大风癞疾，谓之疠疡，乃风寒客于脉而不去，鼻柱坏而色败，皮肤溃癞者是也。五痔者，牡痔、牝痔、肠痔、脉、血痔，是热邪淫于下也。鼠瘘者，肾脏水毒上淫于脉，至颈项溃肿，或空或凸，是寒邪客于上也。夫癞疾、五痔、鼠瘘，乃邪在经脉而证见于肌肉皮肤。黄芪内资经脉，外资肌肉，是以三证咸宜。又曰补虚者，乃补正气之虚，而经脉调和，肌肉充足也。小儿经脉未盛，肌肉未盈，血气皆微，故治小儿百病。

叶天士曰：黄芪气微温，禀天春升少阳之气，入足少阳胆经、手少阳三焦经；味甘、无毒。禀地和平之土味，入足太阴脾经。气味俱升，阳也。脾主肌肉，甘能解毒，温能生肌，所以主痈疽久败疮，排脓止痛也。风湿热壅于肌肉筋脉中，则筋坏肉败，而成大麻风癞疾矣。脾主湿，胆主风，三焦主热，"邪之所凑，其气必虚"，黄芪甘温，补益气血，故治癞疾也。肠澼为痔，肠者，手阳明也，太阴脾为阳明行津液者也，甘温益脾，脾健运，则肠澼行而痔愈也。鼠瘘者，瘰病也，乃少阳经风热郁毒，黄芪入胆与三焦，甘能解毒，温能散郁，所以主之。人身之虚，万有不齐，不外乎气血两端。黄芪气味甘温，温之以气，所以补形之不足也；补之以味，所以益精不足也。小儿稚阳也，稚阳为少阳，少阳生气条达，小儿何病之有！黄芪入少阳，补生生之元气，所以概主小儿百病也。

陈修园曰：黄芪气微温，禀少阳之气，入胆与三焦；味甘无毒，禀太阴之味，入肺与脾。其主痈疽者，甘能解毒也。久败之疮，肌肉皮毛溃烂，必脓多而痛甚，黄芪入脾而主肌肉，入肺而主皮毛也。大风者，杀人之邪风也。黄芪入胆而助中正之气，俾神明不为风所乱；入三焦而助决渎之用，俾窍道不为风所壅；入脾而救受克之伤；入肺而制风木之动，所以主之。癞疾，又名大麻风，即风毒之甚也。五痔者，五种之痔疮，乃少阳与太阴之火陷于下，而此能举其陷。鼠瘘者，瘰疬之别名，乃胆经与三焦之火郁于上，而此能散其郁也。其曰补虚者，是总结上文，诸症久而致虚，此能补之，非泛言补益之品也。余细味经文，俱主表症而言。如六黄汤，寒以除热，热除则汗止；芪附汤，温以回阳，阳回则汗止；玉屏风散之散以驱风，风平则汗止。诸方皆藉黄芪走表之力，领诸药速达于表而止汗，非黄芪自能止汗也。诸家固表，及生用发汗，炒

用止汗等说，贻误千古，兹特正之。

徐灵胎曰：黄芪，甘淡而温，得土中之正味正性，故其功专补脾胃；味又微辛，故能驱脾胃中诸邪；其皮最厚，故亦能补皮肉，为外科生肌长肉之圣药也。

东垣曰：黄芪味甘，性温，无毒，升也，阳也（均主气），其用有四：温肉分而实腠理（治痈），益元气而补三焦（治疽），内托阴证之疮疡（排脓止痛），外固表虚之盗汗（补气摄阳）。

海藏曰：黄芪气温，味甘，纯阳，甘微温，性平，无毒，入手少阳经、足太阴、足少阴，命门之剂（《象》云）。治虚劳自汗，补肺气，入皮毛，泻肺中火。如脉弦自汗，脾胃虚弱，疮痒血脉不行，内托阴症疮疡，必用之，去芦用。

李仕材曰：黄芪补肺气而实皮毛，敛汗托疮，解渴定喘，益胃气，而去肤热，止泻生肌，补虚治痨，风癞急需，痘疡莫缺（种种功勋皆赖补脾实肺之力也）。

李梴曰：黄芪甘温性无毒，补益三焦呼羊肉[①]（食与羊肉同功），内托痈疽外敛汗，生津退热效尤速（补虚助气之力也）。

切庵曰：黄芪甘温。生用固表，无汗能发，有汗能止。温分肉，实腠理，泻阴火，解肌热（一切虚证皆宜补之）。炙用补中，益元气（益气之功在于一炙），温三焦，壮脾胃，生血生肌（能补

---

① 呼为羊肉：李梴曰"补三焦、肾、命门不足，呼为羊肉。"

虚即能如此），排脓内托，疮疡圣药（《本经》之义），痘症不起（虚也），阳虚无热者，宜之（气实内热之人万勿沾唇）。

兆嘉曰：黄芪固卫气而实皮毛，敛汗托疮（补虚之力），宜生乃效。补中州以资脾肺，阳虚血脱（助气之功），当炙为良。味甘性温，色黄气厚（甘味色黄，均主入脾）。

宫绣曰：黄芪专入肺，兼入脾，味甘性温。质轻皮黄肉白，故能入肺补气，入表实卫，为补气诸药之最，是以有"芪"之称。且著其功曰："生用则能固表，无汗能发，有汗能止。"是明指其表实则邪可逐，故见无汗能发；表固则气不外泄，故见有汗能止耳。又著其功曰："熟则生血生肌，排脓内托。"是盖指其气足，则血与肉皆生。毒化脓成，而为疮疡圣药矣。至于痘疮不起，阳虚无热，书言于者最宜，皆是取其质轻达表，功专实卫，色黄入脾，色白入肺，而能升气于表。又言力能补肾，以治崩带淋浊，是盖取其补中升气，则肾受阴而崩带淋浊自止。然与人参比较，则参气味甘平，阳兼有阴。芪则秉性纯阳，而阴气绝少。盖一宜于中虚，而泄泻痞满倦怠可除。一更宜于表虚，而自汗亡阳溃疡不起可治。且一宜于水亏而气不得宣发，一更宜于火衰而气不得上达之为异耳。黄芪书言性畏防风，其功益大。盖谓能以助芪达表，相畏而更相

使，是以如斯。若使阳盛阴虚，上焦热甚，下焦虚寒，肝气不和，肺脉洪大者，则并戒其勿用矣。出山西黎民大而肥润箭直良。瘦小色黑坚硬不软者，服之令人胸满。茯苓为使，恶龟甲、白鲜皮，反藜芦，畏五灵脂、防风。血虚肺燥，槌扁蜜炙。发表生用。气虚肺寒，酒炒。肾虚气薄，盐汤蒸润，切片用（黄芪与人参之利益用法同而异，异而又同，异同之理，业医者其勿忽之）。

白术

白术　气味甘温，无毒，治风寒湿痹，死肌，痉[1]，疸[2]，止汗除热，消食，作煎饵，久服轻身延年不肌。

张隐庵曰：白术气味甘温，质多脂液，乃调和脾土之药也。主治风寒湿痹者，《素问·痹论》云："风寒湿三气杂至，合而为痹。"白术味甘性温，补益脾土，土气运行，则肌肉之气外通皮肤，内通经脉，故风寒湿之痹症皆可治也。夫脾主肌肉，治死肌者，助脾气也。又脾主四肢，痉者，四肢强而不和；脾主黄色，疸者，身目黄而土虚，白术补脾，则痉疸可治也。止汗者，土能胜湿也；除热者，除脾土之虚热也；消食者，助脾土之转运也；作煎饵者，言白术多脂，又治脾土之燥，作煎则味甘温而质滋润，土气和平矣，故久服则轻身延年不饥。

---

① 痉：湿流关节而筋脉挛急，项强口噤，四肢抽搐。

② 疸：湿盛身黄之症。

愚按：太阴主湿土而属脾，为阴中之至阴，喜燥恶湿，喜温恶寒。然土有湿气，始能灌溉四傍，如地得雨露，始能发生万物，若过于炎燥，则止而不行，为便难脾约之症。白术作煎饵，则燥而能润，温而能和，此先圣教人之苦心，学者所当体会者也。

叶天士曰：白术气温，禀天阳明燥气，入足阳明胃经；味甘无毒，禀地中正之土味，入足太阴脾经。气味俱升，阳也。风寒湿三者合成痹，痹者，拘挛而麻木也。盖地之湿气，感则害人皮肉筋骨也。死肌者，湿邪侵肌肉也；痉者，湿流关节而筋劲急也；疸者，湿乘脾土，肌肉发黄也，皆脾胃湿症，术性燥味甘，所以主之。胃土湿，则湿热交蒸而自汗发热，术性燥湿，故止汗除热也。脾者，为胃行其津液者也，脾湿则失其健运之性，而食不消矣，术性温益阳，则脾健而食消也。煎饵久服，则胃气充足，气盛则身轻，气足则不饥，气纳则延年，所以轻身延年不饥也。

陈修园曰：此为脾之正药，其为风寒湿痹者，以风寒湿三气合而为痹也。三气杂至，以湿为主。死肌者，湿侵肌肉也；痉者，湿流关节也；疸者，湿郁而为热，热则发黄也。湿与热交蒸，则自汗而发热也。脾受湿，则失其健运之常，斯食不能消也。白术功在除湿，所以主之。作煎饵三字另提，先圣大费苦心，以白术之功用在燥，而所以妙处在于多脂。

张隐庵云："土有湿气，始能灌溉四旁，如地得雨露，始能发生万物。"今以生术削去皮，急火炙令熟，则味甘温而质滋润，久服有延年不饥之效。可见今人炒燥、炒黑、土蒸、水漂等制，大失经旨。

徐灵胎曰："术者，土之精也。色黄、气香、味苦而带甘，性温皆属于土，故能补益脾土。又其气甚烈，而芳香四达，故又能达于经脉肌肤而不专于建中宫也。

东垣曰：白术味甘性温无毒，可升可降，阳也。其用有四：利水道有除湿之功（一也）；强脾有进食之效（二也）；佐黄芩有安胎之能（三也）；君枳实有化痞之妙（四也）。

丹溪曰：术《本草》不分苍、白，议论甚多，《四家本草》言之详矣。如古方平胃散，苍术为最要之药。《衍义》为气味辛烈，发汗尤速。其白术味亦微辛，苦而不烈，除湿之功为胜。又有汗则止，无汗则发，与黄芪同功，味亦有辛，能消虚痰。

海藏曰：白术气温，味甘。苦而甘温，味厚气薄，阴中阳也，无毒。入手太阳、少阴经、足阳明、太阴、少阴、厥阴四经。《象》曰："除湿益燥，和中益气，利腰脐间血，除胃中热，去诸经之湿，理胃。

仕材曰：白术健脾进食，消谷补中，化胃经痰水（燥以干之），理心下急满（消食之验），利腰脐血结，祛周身湿痹（《本经》大义亦如此）。君枳实以消痞，佐黄芩以安胎。（东垣言之在先矣）。

李梴曰：白术甘温健胃脾，寒湿

热湿尽相宜，痰痞呕泄肿汗渴，兼补气血安胎儿（四句包括一切）。

讱庵曰：白术苦燥湿，甘补脾，温和中（理也），在血补血，在气补气，无汗能发，有汗能止（白术功能有如此之妙），燥湿则能利小便，生津液，止泄泻，消痰水（数语回顾前云苦燥甘补温和等事）肿满，黄疸湿痹（《经》义）。补脾则能进饮食，祛劳倦，止肌热，化癥癖，和中则能止呕吐，定痛安胎（此三者之功能不可不知也）。血燥无湿者禁用（是），能生脓作痛，溃疡忌之（其性燥烈恐伤阴血）。肥白者出浙地，名云头术。燥白者出宣歙，名狗头术（其性燥烈，恐伤阴血）。差胜于浙，用糯米泔浸，陈壁土炒，或蜜水炒，人乳拌用。

兆嘉曰：白术补脾燥湿，法乾健之功能，冬采野生，随坤土而运用，化水痰于胃脘，腰脐血结并能搜，进饮食于太仓，妊妇胎元均赖固，脾虚久泻，温燥多灵，痹着诸邪，苦甘有力。

宫绣曰：白术专入脾，缘何专补脾气，盖以脾苦湿，急食苦以燥之，脾欲缓，急食甘以缓之（《内经》）。白术味苦而甘，既能燥湿实脾，复能缓脾生津，且其性最温，服则能以健食消谷，为脾脏补气第一要药也。书言无汗能发，有汗能收，通溺止泄，消痰治肿，止热化癖，安胎止呕，功效甚多，总因脾湿则汗不止，脾健则汗易发。凡水湿诸邪，靡不因其脾健而自除，吐泻而胎不安，亦靡不因其脾健而悉平矣。故同枳实则能治痞，同黄芩则能安胎，同泽泻则能利水。同干姜、桂心则能消饮去癖，同地黄为丸，则能以治血泻萎黄。同半夏、丁香、姜汁，则可以治小儿久泻。同牡蛎、石斛、麦麸，则可以治脾虚盗汗。然血燥无湿，肾间动气筑筑，燥渴便闭者忌服。谓其燥肾闭气，则其气益亟。又寒湿过甚，水满中宫者亦忌。谓其水气未决，苦能胜水，甘徒滋壅，必待肾阳培补，水气渐消，肾气安位，术始可投，此又不得不稍变换于其中也。盖补脾药不一，白术专补脾阳，生则较热性更鲜，补不滞腻，能治风寒湿痹，及散腰脐间血，并冲脉为病，逆气里急之功，非若山药止补脾脏之阴，甘草止缓脾中之气，而不散于上下，俾血可生，燥症全无。苍术气味过烈，散多于补，人参一味冲和，燥气悉化，补脾而更补肺，所当分别而异视者也。出浙江于潜地者为于潜术，最佳。米泔浸，壁土拌炒；入清燥药，蜜水炒；入滋阴药，人乳拌用；入消胀药，麸皮拌炒用（一味白术能挟群药而医各种病证，其白术之功用岂亚于人参哉）。

苍术

苍术 气味苦温，无毒，主治风寒湿痹，死肌痉疸，除热消食。作煎饵，久服轻身，延年不饥。

张隐庵曰：白术性优，苍术性劣，凡欲补脾，则用白术；凡欲运脾，则用苍术；欲补运相兼，则相兼而用。如补多运少，则白术多而苍术少；运多补少，则苍术多而白术少，品虽有二，实则一也。《本经》未分苍白，而仲祖《伤寒》方中，皆用白术，《金匮》方中，又用赤术，至陶宏景《别录》则分而为二。须知赤白之分，始于仲祖，非宏景始分之也。赤术即是苍术，其功用与白术略同，故仍以《本经》"术"之主治为本。但白术味甘，苍术兼苦；白术止汗，苍术发汗，故"止汗"二字节去不录。后人谓苍术之味苦，其实苍术之味甘而微苦。

东垣曰：苍术气味主治与白术同，补中除湿力不及白，宽中发汗功过于白。

海藏曰：苍术气温，味甘，入足阳明、太阴经，《象》曰："主治同白术"。若除上湿，发汗功最大；若补中焦，除湿力小，如白术也。

时珍曰：苍术治湿痰留饮，或挟瘀血成窠囊，及脾湿下流，浊沥带下，滑泻肠风。(种种患症，均由湿热而成，故本经谓除热即除湿热也)。

仕材曰：苍术燥湿消痰，发汗解郁，除山岚瘴气，弭灾沴恶疾(诸症皆由湿热化成)。

李梴曰：苍术辛烈苦甘温，主风寒湿痹疸屯(《本经》)，肿满痰积疟皆散，止呕泻治头目昏(一切湿热之因)。

切庵曰：苍术甘温辛烈，燥胃强脾，发汗(气味辛烈，宜得发汗)除湿，能升发肺中阳气，止泻吐，逐痰水，消肿满(均是除湿之力)，辟恶气，散风寒湿，为治痿要药，又能总解痰、火、气、血、湿、食六郁(《本经》治风寒、湿痹、除热、消食)，及脾湿下流，肠风带浊(湿热也)，燥结多汗者忌用。

兆嘉曰：苍术辛苦气温，燥湿强脾能发汗，芳香质壮，宣中解郁并驱邪，破水结之澼囊，浊痰尽化，平胃中之敦阜，瘴疠全消。

宫绣曰：苍术专入脾，甘苦辛烈，气温无毒。虽有升阳散郁，发汗除湿，燥痰治肿之功。然甘味少而辛苦重，不似白术性禀中和，直固清阳中气之为妙耳。故同香附则为散郁而气平，同黄柏则能治下部湿热，同大枣则能治胁下饮澼。同二陈加白术、升柴，则能以治脾湿下流，肠风带浊。然必禀体肥盛多湿者始宜。若形瘦多火切忌。至云服能轻身长生，不过因其湿去之谓，岂真能入仙境之地哉？出茅山坚小有朱砂点者良。糯米泔浸焙干，同芝麻炒以制其燥。防风、地榆为使(苍术功用与白术同，惟苍术性烈而白术性缓也)。

薯蓣[①]

薯蓣 气味甘平，无毒，主伤中，补虚羸，除寒热邪气，补中益气力，长肌肉，强阴。久服耳目聪明，轻身不饥延年。

张隐庵曰：山药气味甘平，始出中岳[②]，得中土之专精，乃补太阴脾土

---

① 薯蓣：即山药。
② 中岳：即五岳中的嵩山。这里指淮山药产地怀庆府，即今之河南省焦作地区。

之药。故主治之功，皆在中土。治伤中者，益中土也；补虚羸者，益肌肉也；除寒热邪气者，中土调和，肌肉充足，则寒热邪气自除矣。夫治伤中，则可以补中而益气力。补虚羸，则可以长肌肉而强阴，阴强则耳目聪明，气力益则身体轻健。土气有余，则不饥而延年。

叶天士曰：薯蓣气温平，禀天春升秋降之和气，入足厥阴肝经、手太阴肺经；味甘无毒，禀地中正之土味，入足太阴脾经。气升味和，阳也。脾为中州而统血，血者阴也，中之守也，甘平益血，故主伤中。脾主肌肉，甘温益脾，则肌肉丰满，故补虚羸。肺主气，气虚则寒邪生；脾统血，血虚则热邪生，气温益气，味甘益血，血气充则寒热邪气除矣。脾为中州，血为中守，甘平益脾血，所以补中。脾主四肢，脾血足则四肢健，肺气充则气力倍也。阴者，宗筋也。宗筋属肝，气温禀春升之阳，所以益肝而强阴也。久服气温益肝，肝开窍于目，目得血则明；气平益肺而生肾，肾开窍于耳，耳得血则聪。味甘益脾，脾气充则身轻；脾血旺则不饥，气血调和，故延年也。

陈修园曰：此药因唐太宗名蓣，避讳，改为山药，生捣最多津液而稠粘，能补肾填精，精足则阴强，目明耳聪。不饥是脾血之旺，身轻是肺气之充，延年是夸其补益之效也。凡上品俱是寻常服食之物，非治病之药，故神农另提出"久服"二字可见。今人每取上品之药，如此物及人参、熟地、葳蕤、阿胶、菟丝子、沙苑蒺藜之类，合为一方，以治大病，误人无算。盖病不速去，元气日伤，伤极则死。凡上品之药，法宜久服，多则终身，少则数年，与五谷之养人相佐，以臻寿考。若大病而需用此药，如五谷为养脾第一品，脾虚之人，强令食谷即可毕补脾之能事，有是理乎？然操此技者，未有不得盛名，薛立斋、张景岳、冯楚瞻[①]辈倡之于前，而近日之东延西请，日诊百人者，无非是术，诚可慨也。

丹溪曰：山药属土而有金与水火，补阳气。生者能消肿硬，《经》曰："虚之所在，邪必凑之而不去，其病为实，非肿硬之谓乎？"故补血气则留滞，自不容不行。山药即薯蓣也，《本草》不言山药言薯蓣者，盖上一字犯今英庙讳。下一字曰蓣，唐代宗名预，故改下一字为药，如此则尽失当日之本名，恐以山药为别物，故书之又干之意者。盖生湿则滑，不可入药，熟则只堪啗，亦滞气也。

海藏曰：山药气温，味甘平，无毒，手太阴经药。《本草》云：主补中益气，除热强阴（《本经》义）。主头面游风，风头眼眩。下气，充五脏，长肌肉。久服耳目聪明，轻身耐老，延年不饥（《本经》义）。手太阴药，润皮毛

---

① 楚瞻：即冯兆张，字楚瞻，清代著名医家，浙江海盐人，著有《冯氏锦囊秘录》。

燥，凉而能补，与二门冬、紫芝为之使，恶甘遂。

时珍曰：薯蓣益肾气，健脾胃（《本经》谓之补中强阴），止泻痢，化痰涎（《本经》谓之补虚赢，除寒热邪气），润皮毛（《本经》谓之长肌肉）。

仕材曰：薯蓣益气，长肌，安神退热，补脾，除湿痢，补肾，止遗精。

李梴曰：薯蓣甘温气最平，能补荣卫治湿凝，腰痛梦失虚赢热（《本经》大义），又止头风眼睛眩（另有深意）。

䜣庵曰：山药色白入肺，味甘归脾（主伤中），入脾肺二经，补其不足（补虚赢也），清其虚热（《本经》谓除寒热邪气），固肠胃（补中气），润皮毛（长肌肉），化痰涎，止泻痢。肺为肾母，故又益肾强阴，治虚损劳伤。脾为心子，故又益心气，治健忘遗精（句句经旨）。生捣敷痈疮，消肿硬（犹用作外治之品）。

兆嘉曰：山药甘平入脾，润白归肺，养阴益气，功纯专乎中州（《经》曰补中益气），止泻固精；性涩又宜于肾部（强阴），清肺脾之余热，论出前贤（丹溪、䜣庵等言之在前）。治风气与虚劳，方由《金匮》（虽出《金匮》实出《本经》）。

宫绣曰：山药专入脾，兼入肺肾。本属食物，古人用入汤剂。谓其补脾益气，除热。然究色白入肺，味甘入脾。气虽温而却平，为补脾肺之阴。是以能润皮毛，长肌肉。与面同食不能益人。不似黄芪性温能补肺阳，白术苦燥能补脾阳也。且其性涩（䜣庵曰性涩故治遗精泄泻，而诸家俱未言及也）能治遗精不禁，味甘兼咸，又能益肾强

阴，故六味地黄丸用此以佐地黄。然性虽阴而滞不甚，故能渗湿以止泄泻。生捣敷痈疮，消肿硬，亦是补阴退热之意。至云补阳消肿，补气除滞。理虽可通，语涉牵混，似非正说。至入汤剂以治火虚危症，难图近功，必多用之方愈，以其秉性和缓故耳。入滋阴药中宜生用，入补脾内宜炒黄用。淮产色白而坚者良，建产虽白不佳（按：山药本属阴药，有云补阳消肿，补气除滞，并入汤剂以治火虚危症者，吾亦云其见理不确，难圆近功，虽多用之，亦必无效矣）。

石斛

石斛 气味甘平，无毒，主伤中，除痹下气，补五脏虚劳赢瘦，强阴益精。久服厚肠胃。

张隐庵曰：石斛生于石上，得水长生，是禀水石之专精而补肾；味甘色黄，不假土力，是夺中土之气化而补脾。斛乃量名，主出主入。治伤中者，运行其中土也。除痹者，除皮脉肉筋骨五脏外合之痹证也。夫治伤中则下气，言中气调和，则邪气自下矣。除痹则补五脏虚劳赢瘦，言邪气散除，则正气强盛矣。脾为阴中之至阴，故曰强阴。肾主藏精，故曰益精。久服则土气运行，水精四布，故厚肠胃。《本经》上品，多主除痹，不曰风寒湿，而但曰痹者，乃五脏外合之痹也。盖皮者肺之合，脉者心之合，肉者脾之合，筋者肝之合，骨者肾之合，故除痹即所以治五脏之虚劳赢瘦，是

攻邪之中而有补益之妙用。治伤中即所以下气，是补益之中而有攻邪之神理也。

叶天士曰：石斛气平，禀天秋降之金气，入手太阴肺经；味甘无毒，得地中正之土味，入足太阴脾经；甘平为金土之气味，入足阳明胃、手阳明大肠经。气降味和，阴也。阴者中之守也，阴虚则伤中，甘平益阴，故主伤中。痹者，闭也，血枯而涩，则麻木而痹，甘平益血，故又除痹。肺主气，肺热则气上，气平肺清，所以下气。五脏，藏阴者也，阴虚则五脏俱虚，而不胜作劳，劳则愈伤其真气矣。五脏之阴，脾为之厚，脾主肌肉，故五脏虚劳，则肌肉消瘦也，甘平益阴，所以主虚劳而生肌肉也。阴者，宗筋也，太阴、阳明之所合也，石斛味甘益脾胃，所以强阴。精者，阴气之英华也，甘平滋阴，所以益精。肠者，手阳明大肠也，胃者，足阳明胃也，手足阳明属燥，金燥则肠胃薄矣，久服甘平清润，则阳明不燥，而肠胃厚矣。

陈修园曰：痹者，脾病也，风寒湿三气，而脾先受之，石斛甘能补脾，故能除痹。上气，肺病也，火气上逆，则为气喘，石斛平能清肺，故能下气。五脏皆属于阴，而脾为至阴，为五脏之主，石斛补脾而荫及五脏，则五脏之虚劳自复，而肌肉之消瘦自生矣。阴者，宗筋也，精足则阴自强；精者，阴气之精华也，纳谷多，则精自储也。

徐灵胎曰：凡五味各有所属，甘味属土，然土实无味也，故《洪范》论五行之味云：润下作咸，炎上作苦，曲直作酸，从革作辛，皆即其物言之。惟于土，则曰稼穑作甘，不指土，而指土之所生者，可知土本无味也。无味，即为淡。淡者，五味之所从出，即土之正味也，故味之淡者，皆属土。石斛，味甘而实，淡得土味之全，故其功专补脾胃而又和平不偏也。

时珍曰：石斛治发热自汗（强阴益精之义），痈疽排脓内塞（兼治外科）。

仕材曰：石斛清胃生肌，逐皮肤虚热（《经》言除痹治虚劳羸瘦），强肾益精（《经》言强阴益精），疗脚膝痹弱（痹弱独在脚膝乎？），厚肠止泻（补五脏也），安神定惊（兼能入心）。

李梴曰：石斛甘平平胃气，皮间热痛多生痹，定惊长肉益精神，内绝虚羸脚膝痹（仕材虽言之在先，究亦《经》中语也）。

切庵曰：石斛，甘淡入脾而除虚热，咸平入肾而涩元气，益精强阴，暖水脏，平胃气，补虚劳（《经》言补五脏与虚劳羸瘦），壮筋骨（能强阴益精，即能壮筋骨），疗风痹脚弱（《经》言除痹），发热自汗，梦遗滑精，囊涩余沥（强阴益精，诸患皆除）。

兆嘉曰：石斛除阳明之虚热（胃热也），味甘咸以微寒，悦胃厚肠，肺肾并清，阴受益。金钗干霍方宜所产力难齐，鲜者治病除邪，每相宜于时证。川者气轻味薄，究功用之平常。（一切应症分晰明白）

宫绣曰：石斛专入脾肾，生于石

上，体瘦不肥，色黄如金，旁枝如钗。甘淡微苦咸平。故能入脾而除虚热，入肾而涩元气，及能坚筋骨，强腰膝。凡骨痿痹弱，囊湿精少，小便余沥者最宜。以其本生于石，体坚质硬，故能补虚弱，强筋助骨也。但形瘦无汁，味淡难出，非经久熬，气味莫泄，故止可入平剂（或熬膏用之为良），以治虚热。补性虽有，亦惟在人谅病轻重施用可耳。取光润如金钗股，短中实者良。长而虚者为水斛，不堪入药。去头根，酒浸用。恶巴豆，畏僵蚕（先叙出产优良，次叙气味重轻，复论应症之效果，而又表明用法之得宜，此可谓处处周到矣）。

酸枣仁

酸枣仁 气味酸平，无毒，主治心腹寒热，邪结气聚，四肢酸痛湿痹。久服安五脏，轻身延年。

张隐庵曰：枣肉味酸，肝之果也，得东方木味，能达肝气上行，食之主能醒睡。枣仁形圆色赤，禀火土之气化，火归中土，则神气内藏，食之主能寤寐。《本经》不言用仁，而今时多用之。心腹寒热，邪结气聚者，言心腹不和，为寒为热，则邪结气聚。枣仁色赤象心，能导心气以下交；肉黄象土，能助脾气以上达，故心腹之寒热邪结之气聚可治也。土气不达于四肢，则四肢酸痛；火气不温于肌肉，则周身湿痹，枣仁禀火土之气化，故四肢酸痛，周身湿痹可治也。久服安五脏轻身延年。言不但心腹和平，且

安五脏也。五脏既安，则气血日益，故又可轻身延年。

叶天士曰：枣仁气平，禀天秋敛之金气，入手太阴肺经；味酸无毒，得地东方之木味，入足厥阴肝经、手厥阴风木心包络经。气味俱降，阴也。心者，胸臆之分，手厥阴心包络脉起之处；腹者，中脘之分，足厥阴肝经行之地，心包络主热，肝主寒，厥阴主散，不能散则寒热邪结气聚矣。枣仁味酸入厥阴，厥阴和则结者散也。四肢者手足也，两厥阴经之地也。酸痛湿痹，风湿在厥阴络也，枣仁味酸益血，血行风息。气平益肺，肺理湿行，所以主之也。心包络者，心之臣使也，代君行事之经也；肝者生生之脏，发荣之主也，久服枣仁，则厥阴阴足，所以五脏皆安；气平益肺，所以轻身延年也。

仕材曰：酸枣仁酸收而心守，其液乃固表虚有汗，肝旺而血归其经（收涩之力），用疗彻夜无眠（宁心聚气）。

李梴曰：酸枣仁平止渴烦，引血归脾安睡歇（心气宁敛），补中止泄及脐痛（《经》曰主治心腹寒热），宁心益胆除脾虚（《经》曰安五脏）。

讱庵曰：酸枣仁，甘酸而润，专补肝胆。炒热酸温而香，亦能醒脾（温香之药均能醒脾），助阴气，坚筋骨，除烦止渴，敛汗（酸涩之功）宁心，疗胆虚不眠（收敛之力）。生用则酸平，疗胆热好眠，炒研用。

兆嘉曰：酸枣仁入肝脏藏魂镇摄，用疗胆怯无眠，走心家敛液固虚，可

治表疏有汗，性颇平滑，味属甘酸（数语尽致）。

宫绣曰：酸枣仁专入肝、胆，兼入脾。甘酸而润，仍有生熟之分，生则能导虚热，故疗肝热好眠，神昏燥倦之症。熟则收敛津液，故疗胆虚不眠，烦渴虚汗之症。本肝胆二经要药，因其气香味甘，故又能舒太阴之脾（今人专以为心家药，殊昧此理）。按：肝虚则阴伤而心烦，魂不能藏，是以不得眠也。故凡伤寒虚烦多汗，及虚人盗汗，皆炒熟用之，取其收敛肝脾之津液也。归脾汤用以滋营气，亦以营气得养，则肝自藏魂而弥安，血自归脾而卧见矣。其曰胆热好眠可疗，因其胆被热淫，神志昏冒，故似好眠，其症仍兼烦燥，用此疗热，热退则神清气爽，又安有好眠之弊乎？但仁性多润，滑泄多忌，纵使香能舒脾，难免润不受滑矣。附记以补书所未及。炒研用，恶防已（香能舒脾，润不受滑，二句发前人之所未发也，学者注意）。

大枣

大枣 气味甘平，无毒，主心腹邪气，安中养脾气，平胃气，通九窍，助十二经，补少气，少津液，身中不足，大惊，四肢重，和百药。久服轻身延年。

张隐庵曰：大枣气味甘平，脾之果也。开小白花，生青熟黄，熟极则赤，烘爆则黑，禀土德之专精，具五行之色性。《经》云"脾为孤脏，中央土以灌四旁。"主治心腹邪气，安中者，谓大枣安中，凡邪气上干于心，下干于腹，皆可治也。养脾气，平胃气，通九窍，助十二经者，谓大枣养脾则胃气自平，从脾胃而行于上下，则通九窍；从脾胃而行于内外，则助十二经。补少气，少津液，身中不足者，谓大枣补身中之不足，故补少气而助无形，补少津液而资有形。大惊，四肢重，和百药者，谓大枣味甘多脂，调和百药。故大惊而心主之神气虚于内，四肢重而心主之神气虚于外，皆可治也。四肢者，两手两足，皆机关之室，神气之所畅达者也。久服，则五脏调和，血气充足，故轻身延年。

叶天士曰：大枣气平，禀天秋收之金气，入手太阴肺经。味甘无毒，得地中正之土味，入足太阴脾经。气味升多于降，阳也。心腹者，太阴经行之地也。"邪之所凑，其气必虚"，阴阳形气不足者，宜调以甘药，大枣味甘，可以调不足，故主心腹邪气。外为阳，内为阴，阴和则中安，甘平益阴，所以安中。脾者，阴气之原也；胃者，阳气之原也，甘平益阴，故养脾气，阴和则阳平，故平胃气。中气不足，则九窍不通，甘能满中，中气足，九窍通也。十二经者，三阴三阳也；脾胃者，阴阳之原也。大枣养脾气、平胃气，则十二经无不助矣。肺主气而生津液，气平益肺，所以主少气少津液也。肺主一身之气，脾统一身之血，甘平益脾肺，身中气血和，自无不足之症矣。血气足则神安，所以定大惊。脾主四肢，味甘益脾，脾气充，四肢自轻。甘平解毒，故和百药。肺气充，脾气足，所以轻身延年。

陈修园曰：大枣气平入肺，味甘入脾。肺主一身之气，脾主一身之血，血气调和，故有以上诸效。

徐灵胎曰：枣味甘而肉厚色赤，得火之色、土之味，故能建立中焦，为后天之本。万物生于土，土气充盈，诸经自皆受益矣。

东垣曰：大枣味甘平，性温，无毒，降也，阳也，其用有二：助脉强神，大和脾胃（大枣功用与枣仁稍异）。

丹溪曰：枣属土而有火，味甘性缓。《经》曰：甘先入脾。《衍义》乃言益脾。脾，土也。《经》言：补脾未尝用甘。今得此味多者，惟脾受病，习俗移人，《衍义》亦或不免。小儿患秋痢与虫，食之良。

海藏曰：大枣气温，味甘，气厚，阳也，无毒。《液》云：生养脾气，补津液，强志。三年陈者核中仁，主腹痛恶气，卒疰忤，治心悬。《经》云：助十二经脉，治心腹邪气，和百药，通九窍，补不足气。生者多食，令人腹胀注泄。蒸熟食，补肠胃，肥中益气。中满者勿食甘，甘者令人中满，故大建中汤心下痞者，减饴、枣，与甘草同例。

仕材曰：大枣调和脾胃，具生津止泻之功，润养肺经，操助脉强神之用（言简理明）。

李梴曰：大枣甘温和胃脾，肠澼癖气故能医，润心肺令神液足，助

十二经百药宜（句句经旨）。

䚯庵曰：大枣甘温，脾经血分药，补土益气，滋脾土，润心肺，调营卫，缓阴血（《经》曰：养脾气，平胃气），生津液，悦颜色，通九窍，助十二经，和百药（《本经》中语），伤寒及补剂加用之，以发脾胃升腾之气（效力合当如此），多食损齿，中满证忌之（恐腻而多滞）。

兆嘉曰：大枣甘可缓中，温能养血，补脾益胃，润中州能益气调营，止渴生津，和百药而强神助脉。红枣之功不及黑，入营之力胜于乌。

宫绣曰：大枣专入脾、胃。味甘气温，色赤肉润，为补脾胃要药。《经》曰："里不足者，以甘补之；形不足者，温之以气。"大枣甘能补中，温能益气，脾胃既补，则十二经脉自通，九窍利，四肢和也，正气足则神自安。故凡心腹邪气，心下悬急者，得此则调，得补则气力强，肠胃清。身中不足及病见肠澼者，用此则安。甘能解毒，故于百药中得甘则协，且于补药中，风寒发散，内用为向导，则能于脾，助其升发之气。不似白术性燥不润，专于脾气则补。山药性平不燥，专于脾阴有益之为异耳。但多食损齿（齿属肾，土燥克水），及气实中满切忌，北产肥润者良，金华南枣亦佳，杀乌附，忌葱鱼同食（大枣乃食物之一，多食虽利于脾胃，然亦损于肾气耳）。

芡实

芡实 气味甘平涩，无毒，主湿

痹，腰脊膝痛，补中除暴疾①，益精气强志，令耳目聪明。久服轻身不饥，耐老神仙。

张隐庵曰：芡实气味甘平，子黄仁白，生于水中，花开向日，乃阳引而上，阴引而下，故字从欠，得阳明少阴之精气。主治湿痹者，阳明之上，燥气治之也。治腰脊膝痛者，少阴主骨，外合腰膝也。补中者，阳明居中上也。除暴疾者，精气神三虚相搏，则为暴疾。芡实生于水而向日，得水之精，火之神，茎刺肉白，又禀秋金收敛之气，故治三虚之暴疾。益精气强志，令人耳目聪明者，言精气充益，则肾志强，肾志强则耳目聪明。盖又肾开窍于耳，精神共注于目也。久服则积精全神，故轻身不饥，耐老神仙。

叶天士曰：芡实气平涩，禀天秋收之金气，入手太阴肺经；味甘无毒，得地中正之土味，入足太阴脾经。气味降多于升，阴也。脾为湿土而统血，湿邪伤于下，则走腰脊膝，致血泣而成痹。芡实甘平，则益脾肺，肺通水道，则湿行；脾和则血活，而痹者瘳矣。中者脾也，味甘益脾，故能补中。暴疾多属于火，得水之精者，多能抑火，芡实味甘属土，而生于水，所以制火而主暴疾。肾藏精，肺为金而肾为水，气平益肺，肺气旺则生精，金生水也。味甘益脾，脾气生，气平益肺，肺气降，升降和，则天清地宁，养之则刚大而志强矣。味甘益脾，脾

统血，目得血则明，耳得血则聪，故令耳目聪明也。久服，气平益肺，肺气充则身轻；味甘益脾，脾血旺，耐老不饥也；脾肺气血充足，神仙有自来矣。

徐灵胎曰：鸡头生于水中，而其实甘淡，得土中之正味，乃脾肾之药也。脾恶湿，而肾恶燥，鸡头虽生于水中，而淡渗甘香，则不伤于湿。质黏味涩，又滑泽肥润，则不伤于燥。凡脾肾之药，往往相反，而此则相成，故尤足贵也。

时珍曰：芡实止渴益肾，治小便不禁，遗精，白浊，带下。

仕材曰：芡实补肾固精而遗浊有赖，益脾养气而泄泻无虞（小儿不宜多食，以其难消也）。

李梴曰：芡实甘平主益精，足腰膝痛不能行，治痹补中除暴疾，强志还令耳目明（句句遵经）。

讱庵曰：芡实甘涩，固肾益精，补脾去湿，治泄湿带浊，小便不禁，梦遗滑精，腰膝瘀痛，蒸熟捣粉用，涩精药或连用。

兆嘉曰：芡实扶脾止泻，治水则同气相求，固肾益精，性味则甘平无毒（生于水而能治水，诸家本草皆曰性涩，此不言涩而言甘平矣）。

宫绣曰：芡实专入脾肾，如何补脾？以其味甘之故（甘入脾）。如何固肾？以其味涩之故（涩固脱）。惟其味甘补脾，故能利湿，而使泄泻腹痛可

---
① 暴疾：犹突然发作的疾病。尚志钧辑佚本《新修本草》无"暴"字。

治，惟其味涩固肾，故能闭气，而使遗、带、小便不禁皆愈。功与山药相似，然山药之阴本有过于芡实，而芡实之涩更有甚于山药。且山药兼补肺阴，而芡实则止于脾肾而不及于肺。用或蒸熟捣粉，或连壳服（芡实功用专入脾肾，不同山药兼补肺阴，何也？以其甘而不润，涩而多滞，故也）。

莲实

莲实 气味甘平，无毒，主补中，养神，益气力，除百疾。久服轻身耐老，不饥延年（茎与实无异，非若他药之根实各殊也）。

张隐庵曰：莲生水中，茎直色青，具风木之象；花红须黄，房白子黑，得五运相生之气化。气味甘平，主补中，得中土之精气也。养神，得水火之精气也。益气力，得金水之精气也。百疾之生，不离五运，莲兼五运之气化，故除百疾。久服且轻身不饥延年。

叶天士曰：莲实气平涩，禀天秋收之金气，入手太阴肺经；味甘无毒，得地中正之土味，入足太阴脾经；以其仁也，兼入少阴心经。气味升多于降，阳也。脾者，五脏之中也，甘平益脾，所以补中。心者，神之居也，芳香清心，所以养神。脾为万物之母，后天之本，肺主周身之气，先天之源，甘平益脾肺，所以益气力。心为十二官之主，主安，则十二官俱安，而百病皆除也。久服轻身耐老者，益气和血之功。不饥延年者，补脾养神之力也。

徐灵胎曰：藕者，水土之精也，故能养脾肾之阴。生水底污泥之中，而无处不香，无节不通，故又能疏达脾肾之气，而滋其血脉，湿而不滞，香而不燥，果中之圣品也。

时珍曰：莲实交心肾，厚肠胃，固精气，强筋骨，补虚损，利耳目，除寒湿，止脾泻久痢，赤白浊，女人带下崩中诸血病（《经》所谓除百疾也）。莲蕊须，清心通肾，固精气，乌须发，悦颜色，益血，止血崩吐血。莲房，止血崩，下血溺血。莲薏清心去热。荷鼻生发元气，裨助脾胃，涩精滑，散瘀血，消水肿痈肿，发痘疮，治吐血咯血衄血，下血溺血血淋，崩中产后恶血，损伤败血。

仕材曰：莲子心肾交而君相之火邪俱靖，肠胃厚而泻痢之滑脱均收。频用能涩精，多服令人喜。莲花须清心火而诸窍之出血可止，固肾水而丹白之精气无遗。须发变黑，泻痢能除。

李梴曰：莲子无毒甘平味，涩精养神补中气，止渴止痢治腰疼，遇食须先去苦薏。

讱庵曰：莲子甘温而涩，脾之果也，脾者黄宫，故能交水火而媾心肾，安靖上下君相火邪，益十二经脉血气，涩精气，厚肠胃，除寒热。治脾泄久痢，白浊梦遗，女人崩带及诸血病。大便燥者勿服。去心、皮，蒸熟焙干用。得茯苓、山药、白术、枸杞良。黑而沉水者为石莲子，清心除烦，开胃进食，专治噤口痢，淋浊诸症。莲心为末，米饮下，疗产后血竭。

莲蕊须甘温而涩，清心通肾，益血固精，乌须黑发，止梦泄遗精，吐崩诸血，略与莲子同功。荷叶苦平，其色青，其形仰，其中空，其象震，感少阳甲胆之气。烧饭合药，裨助脾胃，而升发阳气。痘疮倒黡者，用此发之。能散瘀血，留好血，治吐衄崩淋，损伤产瘀，一切血证。洗肾囊风。

兆嘉曰：莲子平补心脾，下交肾水，安宁神智，上泽容颜。因其甘可调中，且厚肠而止泻，皆谓涩能固脱，治遗浊以藏精。莲房苦涩性偏温，血室崩淋用宜炙。生藕消瘀涤热，热汤和血养阴。若论花须，甘涩固精可敛脱。欲知荷叶，苦平散水并升清，鲜者可解暑邪，用边有效。干者能宣脾胃，当炙为良。蒂则上升，举清阳之下陷。节能止涩，固失血之妄行。石莲子治噤痢之湿蕴邪留，甘寒微涩，开胃气而清心降浊，真伪宜分。

宫绣曰：莲子（专入脾，兼入心肾），书载能入心脾肾三经。然气禀清芳，味得中和，甘温而涩，究皆脾家药耳。中和则上下安养，君令臣恭而无不交之患矣。故书载能补心与肾，通十二经络血脉，即是此意。且其味涩，则能使气不走，而梦遗崩带失血等症可理。味涩则肠胃亦固，而无五更洞泄之虞。惟大便燥者勿服。去心皮，蒸熟焙干用。得茯苓、山药、白术、枸杞良（一方莲子同菟丝子、五味子、山茱萸、山药、车前子、肉豆蔻、砂仁、橘红、芡实、人参、补骨脂、巴戟天，治脾肾俱虚，五更溏泻，其效如神）。

莲心味苦，性寒，能治心热，故产后血竭者最宜。

石莲子色黑，入水则沉，入卤则浮，煎盐用此（试卤）。味苦性寒，能除噤口热毒淋浊，果因热成，亦可以解。然必本于莲实，老于莲房，坠入污泥，经久坚黑如石者方佳。若使出自粤东，产于树上，大苦大寒，不宜入药（按：石莲子即莲子之老于房内，至冬堕入泥中，来春取出者，皮黑如石，味甘涩而寒，助脾胃，化湿热，以其得水土之气，故能治久痢噤口等症。今药店中所售石莲子，味极苦，不知何物也。时珍曰：莲产于淤泥而不为泥染，居于水中而不为水没。根茎花实，凡品难同，清净济用，群美兼得。"白蒻蒻而节节生茎，生叶，生花，生藕。由菡萏而生蕊，生莲，生薏，生薏。其莲薏则始而黄，黄而青，青而绿，绿而黑，中含白肉，内隐青心。石莲坚刚，可历永久。薏藏生意，藕复萌芽，展转生生，造化不息。盖莲之味甘，气温而性涩，禀清芳之气，得稼穑之味，脾之果也）。

莲花

莲花　气味苦，甘温无毒，主镇心，益色驻颜，身轻（《日华本草》附）。

莲蕊须

莲蕊须（《本草纲目》附）　气味甘涩，温，无毒，主清心通肾，固精气，乌须发，悦颜色，益血。止血崩、吐血。

宫绣曰：莲须专入心肾，甘温而

涩，功与莲子略同，但涩性居多。服能清心通肾，益血固精，乌须黑发，止崩住带。如三因固真丸、巨胜子丸，并皆用之。凡欲勤精薄而见滑脱不禁，治当用此秘涩。但不似龙骨寒涩有收阴定魂安魄之妙，牡蛎咸涩微寒兼有化坚解热之功。金樱徒有止涩之力，而无清心通肾之理耳。毫厘千里，不可不辨，在细审玩[①]。忌地黄、蒜葱（莲须、地黄，吾尝同用，不知因何犯忌，容日考察辨明）。

莲房

莲房（《本草拾遗》附）　气味苦涩，温，无毒。主破血（《食疗本草》附）。治血胀腹痛及产后胎衣不下。解野菌毒。

莲薏

莲薏　气味苦寒，无毒。主治血渴（《食性本草》附）。产后渴，止霍乱（《日华本草》附）。清心去热（《本草纲目》附）。

荷叶

荷叶　气味苦平，无毒，主治血胀腹痛，产后胎衣不下，酒煮服之（《本草拾遗》附）。治吐血、衄血、血崩、血痢、脱肛，赤游火丹，偏身风疠，阳水浮肿，脚膝浮肿，痘疮倒靥[②]（《新

增》附）。

宫绣曰：荷叶专入胆其味虽苦，其气难平。然生于水土之下污秽之中，挺然独立，实有长养生发之气，故昔人谓其色青，主属木，其形仰，主上行，其中空，主上发，其象震，主入胆，为东方胆木必用之药，故洁古枳术丸方，用荷叶烧饭为丸，取其以为升发腮固之气。东垣清震汤用此以治头面风痛等症，取其以为升发风寒之具。闻人规用此以治痘疮风寒外袭，变黑倒靥，取其以为温肌散邪之自。证治要诀用此一味烧灰单服，以治阳水浮肿，取其温以行水之意，至入脾胃，须用其蒂，谓之荷鼻，取其味厚独胜他处。但服荷叶过多，令人瘦劣，非可常用。试观丹士缩银，用荷叶同。煅而银质顿轻，于此可知其概矣。此药易得而活人甚众，胜于人牙龙脑也。

荷鼻

荷鼻　气味苦平，无毒，主安胎，去恶血，留好血，止血痢。杀菌蕈毒，并水煎服（《本草拾遗》附）。

薏苡仁

薏苡仁　气味甘，微寒，无毒，主筋急拘挛，不可屈伸，久风湿痹，下气。久服轻身益气。

---

① 玩：本意为持玉反复观赏，后也指拿着他物观赏。引申泛指观赏、欣赏；进而引申指仔细体会、研习。

② 倒靥：痘疮遍身溃烂，不能结痂。

张隐庵曰：薏苡仁，米谷之属，夏长秋成，味甘色白，其性微寒，禀阳明金土之精，主治筋急拘挛，不可屈伸者。阳明主润宗筋，宗筋主束骨而利机关，盖宗筋润则诸筋自和，机关利则屈伸自如。又金能制风，土能胜湿，故治久风湿痹。肺属金而主气，薏苡禀阳明之精气，故主下气，治久风湿痹，故久服轻身下气，而又益气。

叶天士曰：苡仁气微寒，禀天秋金之燥气，入手太阴肺经；味甘无毒，得地中平之土味，入足太阴脾经。气降味和，阴也。《经》云："湿热不攘，则大筋软短而拘挛。"苡仁气微寒，清热利湿，所以主筋急拘挛而不可屈伸也。久风，长久之风也，风淫则末疾，所以手足麻木而湿痹生焉，苡仁甘寒，其主之者，甘以行之，寒以清之也。微寒禀秋金之燥气而益肺，肺气治则下行，故主下气。久服轻身益气者，湿行则脾健而身轻，金清则肺实而气益也。

陈修园曰：薏苡仁夏长秋成，味甘色白，禀阳明金土之精，金能制风，土能胜湿，故治以上诸症。久服轻身益气者，以湿行则脾健而身轻，金清则肺治而气益也。

徐灵胎曰：薏苡仁甘淡，冲和，质类米谷，又体重力厚，故能补益胃气，舒筋除湿。中虚，故又能通降湿热，使下行。盖凡筋急痹痛等疾，皆痿证之类。《内经》治痿，独取阳明。薏苡为阳明之药，故能已诸疾也。

丹溪曰：薏苡仁，寒则筋急，热则筋缩，急因于坚强，缩因于短促。

若受湿则弛，弛因于宽而长。然寒与湿未尝不挟热，三者皆因于湿热，外湿非内湿，有以启之，不能成病。故湿之病，因酒与面为多，而鱼与肉继以成之者，甘滑、陈久、烧炙、辛香、干硬，致湿之因，宜戒哉（《素问》言：寒则筋急，不可更用此也，要寒热挟湿，用之得宜，倍于他药）。

海藏曰：薏苡米气微寒，味甘，无毒。《本草》云：主筋急拘挛，不可屈伸，风湿痹，下气（《本经》语）。除筋骨邪气不仁，利肠胃，消水肿，令人能食。久服轻身益气，其根能下三虫。仲景治风湿燥痛，日晡所剧者，与麻黄杏子薏苡米汤。

时珍曰：薏苡仁健脾益胃，补肺清热，去风胜湿，炊饭食，治冷气（"治冷气"三字，杜撰薏苡《本经》属微寒）。煎饮利小便热淋（寒能化热也）。

仕材曰：薏苡仁祛风湿，理脚气、拘挛，保燥金（色白入肺），治痿痹咳嗽，泻痢不能缺也，水胀其可废乎。

李梴曰：薏苡甘寒，除风湿、筋挛、骨痛难伸屈，消肿利肠除肺痿，令人能食性不急。

讱庵曰：薏苡仁甘淡微寒而属土，阳明药也（入胃）。甘益胃，土胜水，淡渗湿，泻水所以益土，故健脾。治水肿湿痹，脚气疝气，泄痢热淋。益土所以生金，故补肺清热（色白入肺、微寒清热）。治肺痿肺痈，咳吐脓血。扶土所以抑木，故治风热筋急拘挛。

兆嘉曰：薏苡仁清寒降肺，甘淡益脾，肃上部之邪氛，痛痿胸痹咳喘愈。导中州之水湿，拘挛脚气浊淋痉。或生或炒之攸分，因病因方而施治。故《经》言："治痿有独取夫阳明，而医用舒筋，每相宜于服食。

宫绣曰：薏苡仁专入肺脾胃，书载上清肺热，下理脾湿，以其色白入肺，性寒泻热，味甘入脾，味淡渗湿故也。然此升少降多，凡虚火上乘，而见肺萎肺痈；因热生湿，而见水肿湿痹，脚气疝气，泄痢热淋，并风热筋急拘挛等症，皆能利水使筋不纵弛。非若白术气味苦温，寒性不见，号为补脾要药矣，此止清热利水之味。用于汤剂，性力和缓，须倍他药。若津枯便秘，阴寒转筋，及有孕妇女，不宜妄用，以性专下泄也。杀蚘取根同糯米炒熟，或盐汤煮过用（饮食之物用以疗病，待有慧心医者方可）。

大麻仁（一名火麻仁）

大麻仁 气味甘平，无毒，主补中益气。久服肥健，不老神仙。

张隐庵曰：大麻放花结实于五六月之交，乃阳明、太阴主气之时。《经》云："阳明者，午也，五月盛阳之阴也。"又长夏属太阴主气，夫太阴、阳明雌雄相合，麻仁禀太阴、阳明之气，故气味甘平。主补中者，补中土也。益气者，益脾胃之气也。夫脾胃气和，则两土相为资益，阳明燥土，得太阴湿气以相资；太阴湿土，得阳明燥气以相益，故久服肥健，不老神仙。

海藏曰：麻仁味甘、平，无毒，入足太阴经、手阳明经。《本草》云："主补中益气，中风汗出，逐水，利小便，破积血，复血脉，乳妇产后余疾。长发，可为沐药。久服肥润不老。"

时珍曰：麻仁利女人经脉，调大肠下痢，涂诸疮癞，杀虫，取汁煮粥食，止呕逆。

仕材曰：麻仁润五脏，通大肠，宣风利关节，催生疗产难（麻仁木谷也，而能治风同气相求之意）。

李梴曰：火麻子甘无毒平，润肠能破积血凝，治痹宽膨止消渴，催产下乳救脉停。花性大同却有毒，食久令人见鬼精。

讱庵曰：大麻仁甘平滑利，脾胃大肠之药，缓脾润燥，治阳明病（手足阳明皆治）胃热汗多而便难。破积血，利小便，通乳催生，又木谷也，亦能治风。极难去壳，帛裹置沸汤，待冷，悬井中一夜，晒干，就新瓦上挼去壳，捣用。畏茯苓、白薇、牡蛎。

兆嘉曰：麻治脾约与津伤，甘平养肝血，能泽枯而润燥，宣利导肠风（麻仁之性与胡麻之性皆属甘平，皆为木谷，故其治风润燥之力大抵相同）。

宫绣曰：火麻仁专入脾胃大肠，即今作布火麻之麻所产之子也。与胡麻之麻绝不相似，味甘性平，按书皆载缓脾利肠润燥，如伤寒阳明胃热。汗多便闭，治多用此。盖以胃府燥结，非此不解。更能止渴通乳，及妇人难产，老人血虚，产后便秘最宜。至云初服作泻，其说固是。久服能令肥健，有补中益气之功，亦是燥除血补而气自益之意。若云宽能益气，则又滋入岐惑矣！但性生走熟守，入药微炒研用，入丸汤泡去壳，取帛包煮，沸汤中浸，至冷出之，垂井中一夜，勿着水，次日日中晒干，挼出壳，簸扬取仁。畏茯苓、白微、牡蛎（说得制造用法，却与䚪庵同而治病之效，力工拙须出一头地）。

巨胜子（一名胡麻，又名黑芝麻）

巨胜子 气味甘平，无毒，主治伤中虚羸，补五内，益气力，长肌肉，填髓脑。久服轻身不老。

张隐庵曰：麻乃五谷之首，禀厥阴春生之气，夫五运始于木，而递相资生。主治伤中虚羸者，气味甘平，补中土也。补五内益气力，所以治伤中也。长肌肉，填髓脑，所以治虚羸也。补五内益气力之无形，长肌肉，填髓脑之有形，则内外充足，故久服轻身不老。

叶天士曰：巨胜子即脂麻仁也，脂麻气平，禀天秋凉之金色，入手太阴肺经；味甘，无毒，得地中正之土味，入足太阴脾经；八谷之仁，兼入手少阴心经。气味升多于降，阳也。阴者，中之守也。伤中者，阴血伤也。肺为津液化源，脾统血，心主血，脂麻入脾肺心，甘平益血，所以主伤中也。脾主肌肉，脾燥则虚瘦，味甘润脾，故主虚羸。内为阴，外为阳，五内，五脏之内，藏阴之所也，脂麻滋润，故补五内。阴虚则馁[①]，五脏既补，气力自充。脾主肌肉，味甘润脾，肌肉自长。髓与脑皆阴气所化也，甘平益阴，阴长髓脑自填。久服，味甘益脾，脾血润，故不老；气平益肺，肺气充，故身轻也。

巨胜子（一名胡麻，又名黑芝麻）。

仕材曰：胡麻养血润肠，燥结焦烦诚易退，补血益气，风淫瘫痪岂难除，坚筋骨，明耳目，轻身不老，长肌肤，填髓脑，辟谷延年（补阴是其本职，又去风者，所谓治风先治血，血行风自灭也）。

李梴曰：胡麻甘平润五脏，治癞风落髪无量，巨胜子专补髓精，调肺镇心虚家尚（末句正合《本经》，所谓补五内，益气力也）。

䚪庵曰：胡麻甘平，补肺气，益肝肾，润五脏，填精髓，坚筋骨，明耳目，耐饥渴，乌髭发，利大小肠，逐风湿气，凉血解毒。生嚼敷小儿头疮，麻油滑胎疗疮，熬膏多用之。皮肉俱黑者良（入肾），栗色者名鳖虱胡麻，更佳。九蒸九晒，可以服食（李时珍曰："麻油解热毒，食毒虫毒，杀诸虫蝼蚁"）。

兆嘉曰：胡麻木谷善祛风，养肝益血，甘平，能润燥滋肾填阴（言简理明）。

宫绣曰：胡麻，《本经》名巨胜子，《千金》名乌麻子，即黑芝麻也。专入脾肺，兼入肝肾，本属润品，故

---

① 馁：本意为饥饿，引申为空虚。

书载能填精益髓。又属味甘，故书载能补血，暖脾耐饥。凡因血枯而见二便艰涩，须发不乌，风湿内乘发为疮疥，并小儿痘疹变黑归肾，见有燥象者，宜以甘缓滑利之味以投。若使下元不固而见便溏、阳痿、精滑、白带，皆所忌用。麻油甘寒，滑胎利肠，凡胎衣不下，用蜜同煎温服，暨血热痈肿恶疮癣疥，用此煎膏以治。皮肉俱黑者良，出于胡种大宛者尤佳（胡麻一味命名不同，令后学无凭可稽，故尝弃而不用，今识各家名称应症时，放胆施用，勿疑）。

赤箭（一名天麻，一名定风草）

赤箭 气味辛温，无毒，主杀鬼精物、蛊毒、恶气。久服益气力，长阴肥健。

张隐庵曰：赤箭气味辛温，其根名天麻者，气味甘平。盖赤箭主温，属金，金能制风，而有弧矢之威，故主杀鬼精物。天麻甘平属土，土能胜湿，而居五运之中，故能治蛊毒恶风。天麻形如芋魁，有游子十二枚周环之，以仿十二辰，十二子在外，应六气之司天，天麻如皇极之居中，得气运之全，故功同五芝，力倍五参，为仙家服食上品，是以久服益气力，长阴肥健。

李时珍曰：补益上药，天麻第一，世人止用之治风，良可惜也。

赤箭（一名天麻，一名定风草）。东垣

曰：天麻味辛平，性温无毒。降也，阳也。其用有四：疗大人风热头眩，治小儿风痫惊悸，祛诸风麻痹不仁，主瘫痪语言不遂。

丹溪曰：天麻气平和，味苦，一名定风草，即此是也。其苗名赤箭，主诸风湿痹，四肢拘挛，小儿痫惊及诸虚眩晕，非此不能除也。凡使勿误用御风草，与天麻相似。误服令人有肠结之患，戒之慎之。赤箭谨按今医家见用天麻，即是此赤箭根。今本草别是一物，古方用天麻者不用赤箭，用赤箭者即无天麻，方中诸药皆同，天麻赤箭本为一物，今所用不相违。然赤箭则言苗，用之有自表入里之功；天麻则言根，用之有自内达外之理。根则抽苗径直而上，苗则结子成熟而落，从干而下，至土而生，似此粗可识其外，内主治之理（数语判明根苗，所以命名之义）。

海藏曰：天麻气平，味苦，无毒。《象》云："治头风。"《本草》云："主诸风湿痹，四肢拘挛，小儿风痫惊气，利腰膝，强筋力。其苗名定风草（主治各症，古今本草大抵如此）。

仕材曰：天麻风虚眩运[1]，麻痹不仁，语言蹇[2]涩，腰膝软疼，杀精魅蛊毒，理惊气风痫（按：天麻虽不甚燥，毕竟风剂助火，若血虚无风者，不可妄投）。

李梴曰：天麻辛苦治麻痹，利膝舒筋仍益气，治儿惊痫通女血，除疝

---

① 运：本意为物体位置移徙，移动；通晕。
② 蹇：蹇应为謇误。蹇，本意为跛脚，引申为步履艰难。謇，本意为口吃，即说话欠流利。因跛而缓步，因謇而徐言。

消痛关窍利。

诏庵曰：天麻辛温，入肝经气分，益气强阴，通血脉，强筋力，疏痰气，治诸风眩掉，头旋眼黑，言语不遂，风湿痹（音顽）痹，小儿惊痫（一切风湿痰火之症）血液衰少及类中风者忌用（风症与风症不同，乃气血虚实之别也）。根类黄瓜，茎名赤箭，有风不动，无风反摇，一名定风草。明亮坚实者佳。湿纸包，煨熟，切片，酒浸一宿焙用。

兆嘉曰：天麻定虚风，理眩晕，因有有风不动之称，达肝脏，味辛温，当知质燥偏阳之品。

宫绣曰：天麻专入肝，辛平微温无毒，性升属阳，为肝家气分定风药。盖诸风眩掉，皆属于肝。肝郁不能荣筋（血燥），故见头旋眼黑，语言不遂等症。天麻乃辛平之味，能于肝经通脉强筋，疏痰利气，辛而不燥，得气之平，则肝虚风作自尔克治，故又名为定风草。若久服则遍身发出红斑，是驱风之验也。是以小儿惊痫，亦用此药以治。若使肝虚在血，症见口干便闭及犯类中等症者，切不宜服。以其辛能燥血者故耳。根类黄瓜，茎名赤箭，有风不动，无风反摇，明亮结实者佳。湿纸包裹，煨熟，切片，酒浸一宿焙用（血燥须用养血之剂，则风不除而自去矣。古云："治风先治血，血行风自灭"）。

干地黄

干地黄 气味甘寒，无毒，主伤中逐血痹，填骨髓，长肌肉，作汤除寒热积聚，除痹，疗折跌绝筋。久服轻身不老。生者尤良。

张隐庵曰：地黄色黄，味甘性寒，禀太阴中土之专，兼少阴寒水之气化。主治伤中者，味甘质润，补中焦之精汁也。血痹，犹脉痹，逐血痹者，横纹似络脉，通周身之经络也。得少阴寒水之精，故填骨髓；得太阴中土之精，故长肌肉。地黄性惟下行，故字从苄，藉汤饮则上行外达，故曰作汤，除寒热积聚，除积聚上行也，除寒热外达也。又曰：除痹，言不但逐血痹，更除皮肉筋骨之痹也。除皮肉筋骨之痹，则折跌绝筋，亦可疗矣。久服则精气充足，故轻身不老。生者尤良，谓生时多津汁而尤良，惜不能久贮远市也。后人蒸熟合丸，始有生地、熟地之分。熟地黄功力与生地黄相等，寒性稍减，蒸熟则黑，补肾相宜。

愚按：地黄入土最深，性惟下行，作汤则助其上达。《日华子》有天黄、地黄、人黄之分，谬矣。

叶天士曰：地黄气寒，禀天冬寒之水气，入足少阴肾经；味甘无毒，得地中正之土味，入足太阴脾经。气味重浊，阴也。阴者，中之守也，伤中者，守中真阴伤也。地黄甘寒，所以主之。痹者，血虚不运，而风寒湿凑之，所以麻木也，地黄味甘益脾，脾血润则运动不滞；气寒益肾，肾气充则开合如式，血和邪解，而痹瘳矣。肾主骨，气寒益肾，则水足而骨髓充。脾主肌肉，味甘润脾，则土滋而肌肉丰也。作汤除寒热积聚者。汤者荡也，或寒或热之积聚，汤能荡之也。盖味甘可以缓急，性滑可以去着也。其除痹者，血和则结者散，阴润则闭者通，皆补脾之功也。其疗折跌绝筋者，筋虽属肝，而养筋者脾血也，味甘益脾，脾血充足。则筋得养而自续也。久服气寒益肾，肾气充，所以身轻；味甘益脾，脾血旺，则华面，所以不老。且先后二天交接，元气与谷气俱纳也。又曰除痹者，言不但除血痹，更除皮肉筋骨之痹也，除皮肉筋骨之痹，则折跌绝筋，亦可疗也。生者尤良，谓其本性俱在也。

陈修园曰：地黄《本经》名"地髓"；《尔雅》名"芐"、又名"芑"。唐以后九蒸九晒为熟地黄，苦味尽除，入于温补肾经丸剂，颇为相宜。若入汤剂及养血凉血等方，甚属不合。盖地黄专取其性凉而滑利流通，熟则腻滞不凉，全失其本性矣。

徐灵胎辨之甚详，无何若辈竟执迷不悟也。又曰："百病之极，穷不及肾，及肾危症也。有大承气汤之急下法，有桃花汤之温固法，有四逆汤、白通汤之回阳法，有猪苓汤、黄连鸡子黄汤之救阴法，有真武汤之行水法，有附子汤之温补法，皆所以救其危也。张景岳自创邪说，以百病之生，俱从肾治，误以《神农本经》上品服食之物，认为治病之药。

徐灵胎曰："地黄色与质皆类血，故入人身则专于补血，血补则阴气得和，而无枯燥拘挛之疾矣。"古方只有干地黄、生地黄，从无用熟地黄者，

熟地黄乃唐以后制法，以之加入温补肾经药中颇为得宜。若于汤剂及养血凉血等方，甚属不合。盖地黄专取其性凉而滑利流通，熟则腻滞不凉，全失其本性矣。

又仲景《伤寒》一百十三方，惟复脉用地黄。盖伤寒之病邪从外入，最忌滋滞，即使用补必兼疏拓之性者，方可入剂；否则邪气向里，必有遗害。今人一见，所现之症，稍涉虚众，便以六味汤为常用之品，杀人如麻，可胜长叹！

东垣曰：生地黄味甘苦，性寒，无毒。沉也，阴也。其用有四：凉心火之血热（一也），泻脾土之湿热（二也），止鼻中之衄热（三也），除五心之烦热（四也）。熟地黄味甘苦性温无毒。沉也，阴也。其用有四：活血气，封填骨髓（一也）；滋肾水，补益真阴（二也）；伤寒后胫股最痛（三也）；新产后脐腹难禁（四也）。

丹溪曰：生地黄大寒，治妇人崩中血不止，及产后血上薄心闷绝，胎动下血胎不落，堕折伤瘀血，留血衄血吐血，皆可捣饮之。病人虚而多热者，勿用慎之。熟地黄气寒味苦，阴中之阳，入手足少阴厥。一名芐，一名芑，大补血衰者，须用之。又能填骨髓长肌肉（《本经》），男子五劳七伤，女子伤中胞漏下血，破恶血、溺血。初采得以水浸，有浮者名天黄，不堪用。半沉者名人黄，为次。其沉者名地黄，最佳也。其花，即地髓花，可单服，延年。凡蒸，以木甑砂锅，不

可犯铁器。令人肾消，男子损荣女损卫（天黄、人黄、地黄，其效力轻重优劣，研究药物学者，不可不知也）。

海藏曰：生地黄气寒，味苦，阴中之阳，甘苦大寒，无毒。入手太阳经、少阴经之剂。《象》云："凉血，补肾水真阴不足"。此药大寒，宜斟酌用之，恐损胃气。熟地黄气寒，味苦，阴中之阳，甘，微苦，味厚气薄，阴中阳也，无毒，入手足少阴经、厥阴经。《象》云："酒洒，蒸如乌金，假酒力则微温。大补血衰者须用之，善黑须发，忌萝卜。

时珍曰：熟地黄填骨髓，长肌肉，生精血，补五脏内伤不足，通血脉，利耳目，黑须发，男子五劳七伤，女子伤中胞漏，经候不调，胎产百病。

仕材曰：生地黄凉血补阴，去瘀生新，养筋骨，益气力，理胎产，主劳伤，通二便，消宿食，心病而掌中热痛，脾病而痿蹷贪眠。熟地黄滋肾水，封填骨髓，利血脉，补益真阴，久病余，胫股酸痛，新产后脐腹急疼。

李梴曰：生地黄寒甘苦味，滋肾凉心清肺胃，调脾养肝润二肠，妇人崩漏胎产治。熟地黄甘苦温平，补血填髓滋肾精，疗伤寒后腰股痛，除新产罢脐腹疼。

切庵曰：干地黄甘苦而寒，沉阴而降，入手足少阴（心、肾）、厥阴（心包、肝）及手太阳经（小肠），滋阴退阳，生血凉血，治血虚发热（《经》曰：阴虚生内热），劳伤咳嗽（阴虚也宜补血以制相火），痿痹惊悸，吐衄尿血，血运崩中

（《经》曰：阴虚阳搏谓之崩），足下热痛，折跌绝筋，填骨髓，长肌肉（《本经》语），利大小便，调经安胎，又能杀虫，治心腹急痛（亦合经旨）。江浙生者，南方阳气力微；北方生者，纯阴力大，以怀庆肥大菊花心者良。酒制则上行外行，姜制则不泥膈。恶贝母，畏芜荑，忌莱菔、葱、蒜、铜、铁器，得酒、门冬、丹皮、当归良（此近时所称之生地也）。生地黄甘苦大寒，入心肾泻丙火（小肠为丙火），清燥金（胃与大肠火），消瘀通经，平诸血逆，治吐衄崩中（治症与干地黄同），伤寒阳强，痘症大热（滋阴凉血即退热也），多服损胃。生掘鲜者，捣汁饮之，或用酒治，则不伤胃。生则寒，干则凉，熟则温。熟地黄甘而微温，入手足少阴、厥阴经，滋肾水，补真阴，填骨髓，生精血，聪耳明目（补益之力），黑发乌髭，治劳伤风痹，胎产百病，为补血之上剂（王硕云：男子多阴虚宜熟地，女子多血热宜生地）。以好酒拌砂仁末浸，蒸晒九次用（三地黄用法大同小异，慧心人自能措置得当）。

兆嘉曰：地黄生者甘寒入肾，凉血补阴；熟则温厚培元，填精益髓。细生地，柔细和营，在外证可以养阴不腻。鲜生地新鲜散血，虽壮水实则清胃偏长（生地经火蒸过便成熟地，治病与生地不同，但生地有干鲜细大之分，业医者不可不知也）。

宫绣曰：干地黄即生地黄之干者也，专入肾，兼入心、脾，味苦而甘，性阴而寒。考诸长洲张璐谓其心紫入心，中黄入脾，皮黑入肾，味厚气薄，

内专凉血滋阴，外润皮肤索泽。病人虚而有热者，咸宜用之（无热须用熟地）。戴原礼曰："阴微阳盛，相火炽强，来乘阴位，日渐煎熬"。阴虚火旺之说，宜地黄以滋阴退阳。同人参、茯苓、石蜜，名琼玉膏，治虚劳咳嗽唾血（专补肺阴）。同天麦门冬、熟地、人参名固本丸，治老人精血枯槁（兼固肾本）。于固本丸中加枸杞煎膏，名集灵膏，治虚羸喘咳乏力（诸脏兼固）。其琼玉膏须用鲜者捣汁，桑火熬膏，散中寓止，与干者无异。固本丸、集灵膏并用干者，而集灵变丸作膏，较之固本差胜。《易简方》曰："男子多阴虚，宜熟地黄。女子多血热，宜生地黄"（因人酌施）。虞抟云："生地黄凉血，而胃气弱者恐妨食。熟地黄补血，而痰饮多者恐泥膈"（妨食、泥膈两症，最宜计较。何后人临症，全不于此问及）。或言生地黄酒炒则不妨胃，熟地黄姜制则不泥膈。然须详病人元气病气之浅深而用之（治病须明脏气为要）。若产后恶食泄泻，小腹结痛，虚劳脾胃薄弱，大便不实，胸腹多痰，气道不利，升降窒塞者，咸须远之（以其有损胃气故耳）。浙产者专于凉血润燥。病人元气本亏，因热邪闭结而舌干焦黑，大小便秘，不胜攻下者，用此于清热药中，通其秘结最佳。以其有润燥之功而无滋润之患也。

愚按：《本经》地黄虽列上品，而实性禀阴柔，与乡原不异。譬诸宵人内藏隐隙，外示优容（描画阴药形象殆尽）。是以举世名家靡不藉为滋阴上品，止血神丹（历今弊仍不改）。虽或用

非其宜，得以稍清旺气，服之仍得暂安。非若人参之性禀阳明，象类君子，有过必知（阳药性劣，于病不合便知）。是以师家敛手不敢用，病家缄口不敢尝，故宁用以地黄、门冬阴柔最甚之属，以至于死不觉，（用阴药杀人，人多不觉，故宁以阴为主）。张璐所论如此。然非深究病情，通达世故，洞悉药品，亦安有讨论而如斯乎！生于江浙者阳气力微，生于北方者纯阴力大，生于怀庆肥大菊花心者良。酒制则上行外行，姜制则不泥膈。恶贝母，畏芜荑，忌莱菔、葱蒜、铜铁器，得酒门冬、丹皮、当归良（用阳药治病，一有不合，人即知之。用阴药治病，于病稍悖，人不知也。寄语世之，作业日诊千人者，慎勿含糊了事）。熟地黄专入肾，兼入肝，甘而微温，味厚气薄，专补肾脏真水，兼培黄庭后土。土厚载物，诸脏皆受其荫，故又曰能补五脏之真阴。熟地功力甚巨。在景岳谓其真阴亏损，有为发热、为头痛、为焦渴、为喉痹、为嗽痰、为喘气。或脾肾寒逆为呕吐，（亦有不宜用地黄者），或虚火载血于口鼻，或水泛于皮肤，或阴虚而泄利，阳浮而狂躁，或阴脱而仆地。阳虚而神散者，非熟地之守不足以聚之（守以制散）。阴虚而火升者，非熟地之重不足以降之（重以制升）。阴虚而燥动者，非熟地之静不足以镇之（静以制动）。阴虚而刚急者，非熟地之甘不足以缓之（缓以制急）。阴虚而水邪上沸者，舍熟地何以自制（水以引水），舍熟地何以归元。阴虚而精血俱损脂膏残薄者，舍熟地何以厚肠胃

（厚以滋薄）。且犹有最玄最妙者，则熟地兼散剂能发汗，以汗化于血（阴以化阳），而无阴不作汗也。熟地兼湿剂能回阳，以阳生于甘（引阳归阴），而无阴不回也。然而阳性速，故人参少用亦可成功。阴性缓。熟地非多难以奏效。而今人有畏其滞腻者，则崔氏何以用于肾气丸而治痰浮（痰本于肾）。有畏其滑湿者，则仲景何以用于八味丸而医肾泄（泄因肾气不固，故谓肾泄）有谓阳能生阴阴不能生阳者，则阴阳之理原自互根（无阴则阳无以化），彼此相须，缺一不可。无阳则阴无以生，无阴则阳无以化。《内经》曰："精化为气。得非阴亦生阳乎？"景岳尚论熟地最为明确，独中所论脾胃寒逆为呕，可用地黄以治，是亦千虑之一失耳。夫既脾胃虚寒，则脾与胃已受寒累，正宜用以辛热以为扫除。如太阳既至，坚冰自解。乃复坠以霜雪，投以阴剂，不更使寒滋甚乎？余读《景岳全书》，见其所论，语语透辟，字字箴规，可为法守。独于所论地黄有宜脾肾虚寒，尚有未及。虽曰熟地性温，寒从温散。然寒至上逆为呕，则寒已甚。岂有熟地之温而可令寒外散乎？但或阳胜阴微，阳藉阴化。偶有感冒，用此杂于温散之中，或有见效。若真纯阴无火，厥气上逆而呕，则此又为深忌。至于制用地黄，宜用好酒砂仁末同入，久蒸久曝，使其转苦为甘，变紫为黑，方能直入肾经耳。出怀庆，肥大者佳（是非曲直，笔端显露，一经道破，释我疑团）。

麦门冬

麦门冬 气味甘平，无毒，主心腹结气，伤中伤饱，胃络脉绝，羸瘦短气，久服不老不饥。

张隐庵曰：麦冬一本横生，根颗连络，有十二枚者，有十四枚者，有十五六枚者。盖合于人身之十二络，加任之尾翳、督之长强为十四络，又加脾之大络名大包共十五络，又加胃之大络名虚里，共十六络。唯圣人能体察之，用之以通脉络，并无去心二字，后人不详经义，不穷物理，相沿去心久矣，今特表正之。《经》云"主心腹结气，伤中伤饱，胃络脉绝"者，以麦冬根棵连络不断，能通达上下四旁，令结者解，伤者复，绝者续，皆藉中心之贯通也。又主"羸瘦短气"者，补胃自能生肌，补肾自能纳气也。久服轻身不老不肌者，先天与后天俱足，斯体健而耐饥矣。又曰凡物之凉者，其心必热。热者，阴中之阳也，人但知去热，而不知用阳，得其阳而后能通阴中之气。

张隐庵曰：麦门冬气味甘平，质性滋润，凌冬青翠，盖禀少阴冬水之精，上与阳明胃土相合。主治心腹结气者，麦冬一木横生，能通胃气于四旁，则上心下腹之结气皆散除矣。伤中者，经脉不和，中气两虚也。伤饱者，饮食不节，胃气壅滞也。麦冬禀少阴癸水之气，上合阳明戊土，故治伤中、伤饱。胃之大络，内通于脉，胃络脉绝者，胃络不通于脉也。麦冬颗分心实，横生土中，连而不断，故治胃络脉绝。胃虚则羸瘦，肾虚则气短。麦冬助胃补肾，故治羸瘦短气。久服则形体强健，故身轻精神充足，故不老不饥。

叶天士曰：麦冬气平，禀天秋平之金气，入手太阴肺经，味甘无毒，得地中和之土味，入足太阴脾经。气降味和，阴也，心腹者，肺脾之分；结气者，邪热之气结也，其主之者，麦冬甘平，平能清热，甘缓散结也。中者，阴也；伤中者，伤阴也。甘平益阴，故主伤中。脾为胃行津液者也，脾血不润，则不能为胃行津液，而伤饱之症生矣，味甘而润，滋养脾血，故主伤饱。脉者，血之府，胃与脾合。胃络脉绝者，脾血不统，脉络不与胃相接也，甘润养阴，所以续脉。脾主肌肉，而禀气于胃，脾阴不润，则肌肉不长。而胃气上逆，肺亦能呼不能吸，而气短促矣。麦冬味甘益脾，故主羸瘦，气平益肺，故主短气也。久服肺气充，所以轻身；脾血润，所以不老不饥也。

徐灵胎曰：麦冬甘平滋润为纯补胃阴之药。后人以为肺药者，盖土能生金，肺气全时，胃阴以生，胃气润，肺自资其益也。

东垣曰：麦门冬味甘平，性寒，无毒，降也，阳中之阴也。其用有四：退肺中隐伏之火，生肺中不足之金，

止燥烦阴得其养，补虚劳热不能侵。

丹溪曰：麦门冬味甘，微寒，阳中微阴，治肺中伏火，主肺保神，强阴益精，及补肺中元气不足，及治血妄行。《衍义》云："治肺热及虚劳客热。若与地黄、麻仁、阿胶，润经益血，复脉通心。

海藏曰：麦门冬气寒，味微苦甘。微寒，阳中微阴也。无毒，入手太阴经。《象》云："治肺中伏火，脉气欲绝，加五味子、人参三味为生脉之剂，补肺中元气不足。

仕材曰：麦门冬退肺中伏火，止渴益精，清心气惊烦，定血疗嗽（按：麦冬寒，虽稍减于天门冬，虚寒作泻者，仍须忌用）。

李梴曰：麦门冬甘气微寒，清肺火令心神安，养阴通脉医痿蹵，清谷调中治呕干（"痿蹵"二字，他人未能道及，南丰先生[1]务有许多经验）。

讱庵曰：麦门冬味甘微苦，寒，清心润肺，强阴益精，泻热除烦，消痰止嗽，行水生津。治呕吐，痿蹵（亦从南丰之说），客热虚劳，脉绝气短，肺痿吐脓，血热妄行，经枯乳闭，明目悦颜。但性寒而泄，气弱胃寒人忌用。肥大者良，去心用（今用往往去心，须自此始）入滋补药酒浸。地黄、车前为使。恶款冬花、苦参、青葙、木耳。

兆嘉曰：麦门冬养胃阴，具柔滑功能，疗金燥受戕之咳。润肺脏，兼

---

① 南丰先生：古代江西地名，今江西南丰。因明代医家李梴是南丰人，后人尊其为南丰或南丰先生。

苦甘性味，治下焦不戢之焚。若或拌入辰砂，惊烦可定。假使炒同元米，寒苦可除。乳壅能通，便溏须禁。

宫绣曰：麦门冬（专入心肺），有类天冬。然麦冬甘味甚多，寒性差少。天冬所主在肺，而麦冬所主则更在肺而在心。是以书载功能消痰止嗽，解热除烦，去痿除呕。而又载同人参则能复脉生津，非合心肺而皆治乎？盖肺朝于百脉，脉属心。心燥则肺失养而脉绝，心清则气即充而脉复。麦冬气禀清肃，能于心中除烦。譬如人当盛暑，则燔灼不宁，若值秋风一至，则炎热顿解，而无燥郁不堪之候矣！至于乳汁不开，用此则能通活。热血妄行，用此则能即止。他如膈上之稠痰，得此则消。心下之支满，得此则除。脾有积热则化，胃有火呕则止。色因血枯即润，嗽久不止即愈。诚保肺之津梁，清心之指南也。但气寒而虚人禁用。肥大者良，去心用。入滋补药酒浸，地黄、车前为使，恶款冬，畏苦参、青箱、木耳（按：肺朝于百脉，脉属心，心燥则肺失养而脉绝，心清则气即充而脉复。此古方生脉复脉等法用麦冬之妙义）。

天门冬

天门冬 气味苦平，无毒，主诸暴风湿偏痹，强骨髓，杀三虫，去伏尸。久服轻身益气，延年不饥。

张隐庵曰：天、麦门冬，皆禀少阴水精之气。麦门冬禀水精而上通于阳明；天门冬禀水精而上通于太阳。后人有天门冬补中有泻，麦门冬泻中有补之说，不知何处引来，良可叹也。

张隐庵曰：天门冬，《本经》言"气味苦平"；《别录》言"甘寒"。新出土时，其味微苦，曝干则微甘也，性寒，无毒，体质多脂，始生高山，盖禀寒水之气而上通于天，故有天冬之名。主治诸暴风湿偏痹者，言风湿之邪，暴中于身，而成半身不遂之偏痹，天冬禀水天之气，环转运行，故可治也。强骨髓者，得寒水之精也。杀三虫去伏尸者，水阴之气，上通于天也，水气通天，则天气下降，故土中之三虫，泉下之伏尸，皆杀去也。太阳为诸阳主气，故久服轻身益气；天气通贯于地中，故延年不饥。伏尸者，传尸鬼疰[1]，泉下尸鬼，荫而为病也。天门冬能启水中之生阳，上通于天，故去伏尸。凡治传尸之药，皆从阴达阳，由下升上。

叶天士曰：天门冬气平，禀天秋平之金气，入手太阴肺经；味苦无毒，得地寒凉之火味，入手少阴心经。气味俱降，阴也。其主暴风湿偏痹者，燥者濡之，热者清之，着者润之也。盖风本阳邪，风湿偏痹，发之以暴，暴病皆属于火也。骨属肾水，天冬气平益肺，肺金生水，故骨髓强也。三

---

[1] 传尸鬼疰：突发心腹刺痛，甚或闷绝倒地，并能传染他人的病证。《太平圣惠方》："人先天地痛，忽被鬼邪所击，当时心腹刺痛，或闷绝倒地，如中恶之类。其得差之后，余气不歇，停住积久，有时发动，连滞停住，乃至于死。死后注易傍人。"

虫伏尸，皆湿热所化，味苦可以祛湿，气平可以清热，湿热下逐，三虫伏尸皆去也。久服益肺，肺清则气充，故益气。气足则身轻，气治则延年，气满则不饥也。麦、天门冬禀寒水之气而上通于天，故有天冬之名。主治诸暴风湿偏痹者，言风湿之邪，暴中于人身而成半身不遂之偏痹，天冬禀水天之气，环转运行，故可治也。强骨髓者，得寒水之精也。三虫伏尸，皆湿热所化，天冬味苦可以祛湿，气平可以清热，湿下逐，三尸伏虫皆去也。太阳为诸阳主气，故久服轻身益气。天气通贯乎地中，故延年不饥。

东垣曰：味苦，平性，大寒，无毒，升也，阴也。其用有二：保肺气不被热扰，定喘促陡得康宁。

丹溪曰：天门冬苦甘大寒。《药性》云："主肺热咳逆，喘息促急，保定故也"，又东垣曰："生姜辛温，入肺如何是入胃口？曰：俗皆以心下为胃口者，非也。咽门之下，受有形之物，系谓之系，便为胃口，与肺同处，故入肺而开胃口也。又问曰：人云夜间勿食生姜，食则令人闭气，何也？曰：生姜辛温，主开发，夜则气本收敛，反食之开发其气，则违天道，是以不宜。若有病则不然，若破血调中，去冷除痰，开胃，须热即去皮，若要冷即留皮"（此假于天门冬，略叙性味，未能详其妙用，而于生姜之用法，引东垣问答之词，详其利害，丹溪何意？）

海藏曰：天门冬气寒，味微苦，苦而辛，气薄味厚，阴也，甘平，大寒，无毒，阳中之阴，入手太阴经，足少阴经。《象》云："保肺气，治血热侵肺，上喘气促，加人参、黄芪为主用之，神效。

时珍曰：天门冬润燥滋阴，清金降火（简明确当）。

仕材曰：天门冬定喘定嗽，肺痿肺痈，是润燥之力也。益精益髓，消血消痰，非补阴之功欤。善杀三虫，能通二便（能化湿热即杀三虫，能化湿热即通二便）。

李梴曰：天门冬苦寒润肺，泻火消痰定喘气，肺痿肺臟多渴衄，通肾补虚及偏痹。

讱庵曰：天门冬甘苦大寒，入手太阴气分，清金降火，益水之上源（肺为肾母），下通足少阴肾（苦能坚肾，寒能去肾家湿热，故亦治骨痿）。滋肾润燥，止渴消痰，泽肌肤，利二便。治肺痿肿痈，吐脓吐血，痰嗽喘促，消渴嗌干，足下热痛，虚劳骨蒸，阴虚有火之证。然性冷利，胃虚无热及泻者忌用。取肥大明亮者，去心皮，酒蒸。地黄、贝母为使，恶鲤鱼，二冬熬膏并良（天冬滋阴补肺，麦冬清心降火）

兆嘉曰：天门冬清金降火，苦寒味带余甘，壮水强阴，润泽性偏在腻，咳血可疗痈痿愈，尸虫尽化燥痰除，肠滑勿投，胃虚当禁。

宫绣曰：天门冬专入肺，甘苦大寒。据书载泻肺火及兼补肾。然究止属苦寒，安能滋肾而补水乎（的解）？所云能补水者，以肺本清虚，凉则气宁而不扰，热则气行而不生。且肺为肾母，肺金失养，则肾亦燥而不宁。肾气上攻，则肺益燥而受克。而凡咳嗽吐衄，痰结燥渴，肺痈肺痿等症。靡不因之毕呈，得此清肃之品，以为化源之自，则肾未必即补。而补肾之基，未必不于所清而先具也，是以又云补肾。但其性滑利，脾胃虚寒及无热而泄者最忌（以其大寒之故）取肥大明亮者良。去心皮，酒蒸用，地黄、贝母为使，恶鲤鱼，二冬熬膏良。

葳蕤（一名玉竹）

葳蕤 气味甘平，无毒。主中风暴热，不能动摇，跌筋结肉诸不足。久服去面黑䵟[①]，好颜色润泽，轻身不老。

张隐庵曰：葳蕤气味甘平，质多津液，禀太阴湿土之精，以资中焦之汁。主中风暴热，不能摇动者，以津液为邪热所烁也；跌筋者，筋不柔和也；结肉者，肉无膏泽也；诸不足者，申明以上诸症，皆属津液不足也。久服则津液充满，故去面上之黑䵟，好颜色而肌肤润泽，且轻身不老也。又曰阴柔之药，岂堪重用，古人除治风热以外，绝不收用。自李时珍有不寒不燥，用代参、芪之说，时医信为补剂，虚证仗此，百无一生。咎其谁识耶。

张隐庵曰：葳蕤气味甘平，质多津液，禀太阴湿土之精，以资中焦之汁。中风暴热者，风邪中人，身热如曝也；不能动摇者，热盛于身，津液内竭，不濡灌于肌腠也。跌筋者，筋不柔和，则蹉蹶而如跌也。结肉者，肉无膏泽，则涩滞而如结也。诸不足者，申明中风暴热，不能动摇，跌筋结肉，是诸不足之证也。久服则津液充满，故去面上之黑䵟，好颜色而肌肤润泽，且轻身不老。

愚按：葳蕤润泽滑腻，禀性阴柔，故《本经》主治中风暴热。古方主治温风灼热，所治皆主风热之病。近医谓葳蕤有人参之功，无分寒热燥湿，一概投之以为补剂，不知阴病内寒，此为大忌，盖缘不考经书，咸为耳食所误。

叶天士曰：葳蕤气平，无毒，主心腹结气，虚热湿毒，腰痛，茎中寒，及目痛眦烂泪出。禀天秋降之金气，入手太阴肺经；无毒味甘，得地中和湿土之味，入足太阴脾经。气降味和，阴也。甘平之品，则能清能润，故亦主心腹结气也。其主虚热者，甘能补虚，平可清热也。湿毒腰痛，及茎中寒，目痛眦烂泪出，皆太阳膀胱之病也，膀胱之经，起于目内眦，其直者下项，挟脊，抵腰中，入循膂，络肾，属膀胱。膀胱本寒水之经，膀胱有湿毒，则湿气走腰中而痛，走膀胱而茎中寒矣。于是膀胱命火上炎于经络，目痛内眦烂而泪出也，其主之者，膀胱之开合，皆由气化。葳蕤气平益肺，

---

① 䵟：颜面焦枯薰黑。

肺气降则小便通，湿行火降，而诸症平矣。盖膀胱津液之府，肺乃津液之原，润其原则膀胱之湿亦行矣，所谓治病必求其本者如此。

葳蕤（一名玉竹）。东垣曰：葳蕤味甘平，性温无毒。降也，阳中之阴也。其用有四：风淫四肢不和，泪出两目皆烂，男子湿注腰痛，女子面生黑䵟，皆能疗治。

海藏曰：萎蕤气平，味甘，无毒。《本草》云：主中风暴热，不能动摇，跌筋结肉，诸不足（《本经》语）。心腹结气，虚热湿毒，腰痛茎中痛，及目痛眦烂泪出。久服去面黑䵟。

时珍曰：萎蕤主风湿自汗灼热，及劳疟寒热痹，胃虚乏，男子小便频数，失精，一切虚损。

仕材曰：萎蕤润肺而止嗽痰，补脾而去湿热，养肝而理眦伤泪出，益肾而除腰痛茎寒。

李梴曰：萎蕤甘平治风热，四体拘挛跌筋结（二句经旨），风温表里是灵丹，湿毒腰疼渴且泄。

㘅庵曰：萎蕤甘平，补中益气，润心肺，悦颜色，除烦渴，治风淫湿毒，目痛眦烂（风湿也），寒热痁疟，中风暴热，不能动摇，（《本经》语）头痛腰痛，茎寒自汗，一切不足之证，用代参耆，不寒不燥，大有殊功。似黄精而差小，黄白多须，竹刀刮去皮、节，蜜水或酒浸蒸用，畏咸卤。

兆嘉曰：玉竹补脾润肺可填阴，有金玉威仪之象，散热搜风不碍补，具甘平润泽之功。

宫绣曰：萎蕤专入肺，兼入肝脾肾，一名玉竹。味甘性平，质润。据书载能补肺阴，及入肝脾，可以祛风湿。与人参、地黄为补剂上剂，并云可以当参。其说未尝不是，但此萎蕤力薄，既与人参力厚不若，复与地黄味浓不合，即使至斤许，未有奇功。较之人参之补元，地黄之滋阴，不啻天渊矣。矧可用此当参以挽垂绝之倾乎？况书载云祛风除湿，不无疏泄于补。更云不及，曷云可称上剂耶？肥白者良，似黄精而差小。黄白多须，用竹刀刮去皮节。发散用生，补剂用蜜水拌，饭上蒸熟用（能祛风除湿，即有疏泻发散之力，当然不同人参纯补真元也）。

牛膝

牛膝 气味苦酸平，无毒，主寒湿痿痹，四肢拘挛，腰膝痛不可屈伸，逐血气，伤热火烂，堕胎。久服轻身不老。

张隐庵曰：《本经》谓百倍气味苦酸，概根苗而言也；今时所用，乃根下之茎，味甘臭酸，其性微寒。《易》曰："乾为马，坤为牛。"牛之力在膝，取名牛膝者，禀太阴湿土之气化，而能资养筋骨也。主治寒湿痿痹，言或因于寒，或因于湿，而成痿痹之证也。痿痹则四肢拘挛，四肢拘挛则膝痛不可屈伸，牛膝禀湿土柔和之化，而资养筋骨，故能治之。血气伤热火烂，言血气为热所伤，则为火烂之证，牛膝味甘性寒，故可逐也。根下之茎，形如大筋，性惟下泄，故堕胎。久服则筋骨强健，故轻身耐老。

叶天士曰：牛膝气平，禀天秋降之金气，入手太阴肺经；味苦酸无毒，得地木火之味，入足厥阴肝经、手厥阴心包络。气味俱降，阴也。肺叶叶焦，发为痿痹，牛膝苦平清肺，肺气清则通调水道，寒湿下逐，营卫行而痿痹愈矣。湿热不攘，则大筋软短，而四肢拘挛，膝痛不可屈伸矣，牛膝苦酸，酸则舒筋，苦除湿热，所以主之也。逐血气者，苦平下泄，能逐气滞血凝也。伤热火烂者，热汤伤，火伤疮也，苦平清热，酸能收敛，则痛止而疮愈也。苦味代生生之气，酸滑伤厥阴之血，所以堕胎。久服则血脉流通无滞，所以轻身而耐老也。

陈修园曰：牛膝气平，禀金气而入肺；味苦得火味而入心包；味酸得木位而入肝。唯其入肺，则能通调水道而寒湿行，胃热清而痿愈矣。唯其入肝，肝藏血而养筋，则拘挛可愈，膝亦不痛而能屈伸矣。唯其入心包，苦能泻实，则血因气凝之病可逐也。苦能泻火，则热汤之伤与火伤之烂可完也。苦味本伐生生之气，而又合以酸味，而遂大申，其涌泄之权，则胎无不坠矣。久服轻身耐老者，又统言其流通血脉之功也。

徐灵胎曰：此乃以其形而知其性也。凡物之根，皆横生，而牛膝独直下。其长细而韧，酷似人筋，所以能舒筋通脉、下血降气，为诸下达药之先导也。筋属肝，肝藏血，凡能舒筋之药，俱能治血，故又为通利血脉之品。

丹溪曰：牛膝能引诸药下行，凡用下牛膝，春夏用叶，秋冬用根，惟叶汁之效尤速。《本草》云："男子阴消，老人失溺及寒湿痿痹腰腿之疾不可缺也。"又竹木刺入肉，涂之即出。

时珍曰：牛膝治久疟寒热，五淋尿血，茎中痛，下痢喉痹，口疮齿痛，痈肿恶疮，伤折。

仕材曰：牛膝壮筋骨，利腰膝，除寒湿，解拘挛，益精强阴，通经堕胎（提出"堕胎"二字，《本经》语。医者不可不填矣）。理膀胱气化迟难，引诸药下行甚捷（按：牛膝主用，多在肝肾下部有功要，上焦药中勿入。气虚下陷血崩不止者，戒用）。

李梴曰：牛膝苦酸气亦平，痿痹拘挛疮疹灵，男子精虚脑齿痛，女人经闭结瘕癥。

切庵曰：牛膝苦酸而平，足厥阴少阴经药（肝肾），能引诸药下行。酒蒸则甘酸而温，益肝肾，强筋骨（肝主筋，肾主骨），治腰膝骨痛，足痿筋挛，阴痿失溺，久疟下痢，伤中少气（以上补肝肾之功）生用则散恶血，破癥结，治心腹诸痛，淋尿血，经闭产难，喉痹齿痛，痈肿恶疮，金疮伤折（以上散恶血之力）出竹木刺，然性下行而滑窍，梦遗失精及脾虚下陷，因而腿膝肿痛者禁用（今医遇有此等证候，惯用《金匮》凡者欠酌）。

兆嘉曰：牛膝滋肝助肾，生者破血行瘀。盐炒酒蒸，熟则强筋健骨，具苦酸平和之性，治拘挛痹着之邪。

怀产者，象若枝条，下行力足。川产者，形同续断，补益功多（按：怀牛膝根细而长，川牛膝根粗而大。欲行瘀达下则怀胜，补益肝肾则川胜耳）。

宫绣曰：牛膝专入肝肾苦酸而平，据诸书虽载酒蒸温补肝肾，强健筋骨。凡足痿筋挛，阴痿失溺，久疟下痢，伤中少气，治皆有效。又载生用则能活血，破瘀消肿，治痛通淋，引药下行。然味薄气厚，性沉炙滑，用于下部经络血分，鲜气则可。若使肺分气薄，遗脱泄泻，则又当知忌戒。不可因其气虚而概用之。出于川者性味形质虽与续断相似，服之可无精滑之弊。然肝主司疏泄，肾主闭藏，此则疏泄独具而鲜固蛰。书云益肾，殊觉未是。杜牛膝气味更凉，嚼之味甘而不苦，主治多是解毒破血。泻热吐痰。较之川牛膝，微觉有别。牛膝出四川及怀庆府，长大肥润者良。下行生用，入滋补药酒蒸。恶龟甲，畏白前，忌牛肉（发挥各家学说，可谓详且尽矣）。

杜仲

杜仲 气味辛平，无毒，主腰膝痛，补中益精气，坚筋骨，强志，除阴下痒湿，小便余沥。久服轻身耐老。

张隐庵曰：杜仲皮色黑而味辛平，禀阳明少阴金水之精气。腰膝痛者，腰乃肾府，少阴主之；膝属大筋，阳明主之，杜仲禀少阴阳明之气，故腰膝之痛可治也。补中者，补阳明之中土也。益精气者，益少阴肾精之气也。

坚筋骨者，坚阳明所属之筋，少阴所主之骨也。强志者，所以补肾也。阳明燥气下行，故除阴下痒湿，小便余沥。久服则金水相生，精气充足，故轻身耐老。

愚按：桑皮、桑叶有丝，蚕食桑而结茧，其色洁白，其质坚牢，禀金气也。藕与莲梗有丝，生于水中，得水精也。杜仲色黑味辛而多丝，故兼禀金水之气化。

叶天士曰：杜仲气平，禀天秋降之金气，味辛无毒，得地润泽之金味，专入手太阴肺经。气味升多于降，阳也。腰者肾之府，膝者肾所主也，杜仲辛平益肺，肺金生肾水，所以腰膝痛自止也。中者阴之守也，辛平益肺，肺乃津液之化源，所以阴足而补中也；初生之水谓之精，天一之水也。杜仲入肺，肺主气而生水，所以益精气，精气益，则肝有血以养筋，肾有髓以填骨，所以筋骨坚也。肺主气，辛平益肺，则气刚大，所以志强。阴下者，即篡间任脉别络也；痒湿者，湿也。杜仲辛平润肺，则水道通而湿行也。小便气化乃出，有余沥，气不收摄也，杜仲益肺气，气固则能摄精也。久服辛平益气，气充则身轻；辛润滋血，血旺则耐老也。盐水炒则入肾，醋炒则入肝，以类从也。

徐灵胎曰：杜仲，木之皮。木皮之韧且厚者，此为最，故能补人之皮。又其中有丝，连属不断，有筋之象焉。故又能续筋骨，因形以求理，则其效可知矣。

东垣曰：杜仲味辛甘平，性温，无毒，降也，阳也。其用有二：强志壮筋骨，滋肾止腰痛。酥炙去其丝，功效如神应。

丹溪曰：杜仲，洁古云性温，味辛甘，气味俱薄，沉而降，阳也，其用壮筋骨及弱无力以行。东垣云杜仲能使筋骨强石，思治肾冷暨腰痛，患腰病人虚而身强直，风也腰不利而用之。

海藏曰：杜仲味辛甘平温，无毒，阳也，降也。《本草》云主腰脊（一本作膝）痛，补中益精气，坚筋骨强志，除阴下湿痒，小便余沥（以上《本经》语），脚中酸疼，不欲践地。久服轻身耐老，恶蛇退皮、玄参。

仕材曰：杜仲强筋壮骨，益肾添精，腰膝之疼痛皆痊，遍体之机关总利。

李梴曰：杜仲辛甘温无毒，肾虚风冷背腰缩，脚弱阴痒小便遗，强志坚筋精自足。

讱庵曰：杜仲甘温能补，微辛能润，色紫入肝经气分。润肝燥，补肝虚，子能令母实，故兼补肾，肝充则筋健，肾充则骨强，能使筋骨相著。治腰膝酸痛，阴下湿痒，小便余沥，胎漏胎坠。

兆嘉曰：杜仲气温而厚，味甘且辛，益肾培肝，腰膝虚疼用取治，除寒胜湿，筋皮连续类相求。

宫绣曰：杜仲专入肝，辛甘微温，诸书皆言能补腰脊，为筋骨气血之需。以其色紫入肝，为肝经气药。盖肝主筋，肾主骨，肾充则骨强，肝充则筋健。屈伸利，用皆属于筋，故入肝而补肾，子能令母实也。且性辛温，能除阴痹，去囊湿。痿痹痛软必需，脚气疼痛必用，胎滑梦遗切要。若使遗精有痛，用此益见精脱不已，以其气味辛温，能助肝肾旺气也。胎因气虚而血不固，用此益见血脱不止，以其气不上升反引下降也。功与牛膝、地黄、续断相佐而成，但杜仲性补肝肾，能直达下部筋骨气血。不似牛膝达下，走于经络血分之中；熟地滋补肝肾，竟入筋骨精髓之内；续断调补筋骨，在于曲节气血之间之为异耳。独怪今世安胎，不审气有虚实，辄以杜仲、牛膝、续断等药引血下行。在肾经虚寒者，固可用此温补以固胎元。若气陷不升，血随气脱，而胎不固者，用此则气益陷不升，其血必致愈脱无已。故凡用药治病，须察脉症虚实，及于上下之处，有宜不宜，以为审用。若徒守其一曲，以应无穷之变，非为无益，且以增害。出汉中厚润者良。去粗皮，剉，或酥或酒或蜜以炙，或姜或盐或酒以炒，在人随症活变耳。恶黑参（今人用药，拘定成法，不审病式轻重，往往投药无效，返增巨害，可畏）。

枸杞

枸杞 气味苦寒，无毒，主五内邪气，热中消渴，周痹风湿。久服坚筋骨，轻身不老，耐寒暑。

张隐庵曰：枸杞根苗苦寒，花实

紫赤，至严冬霜雪之中，其实红润可爱，是禀少阴水阴之气，兼少阴君火之化者也。主治五内邪气，热中消渴，谓五脏正气不足，邪气内生而为热，中消渴之病，枸杞得少阴水精之气，故可治也。主治周痹风湿者，兼得少阴君火之化也。

岐伯曰："周痹者，在于血脉之中，随脉以上，随脉以下，不能左右，各当其所。"枸杞能助君火之神，出于血脉之中，故去周痹而除风湿。久服坚筋骨，轻身不老，耐寒暑者，亦得少阴水火之气，而精神充足，阴阳交会也。

叶天士曰：枸杞子气寒，禀天冬寒之水气，入足少阴肾经；味苦无毒，得地南方之火味，入手少阴心经。气味俱降，阴也。五内者，五脏之内也；邪气者，邪热之气也。盖五内为藏阴之地，阴虚所以有邪热也，其主之者，苦寒清热也。心为君火，肾为寒水，水不制火，火烁津液，则病热中消渴，其主之者，味苦可以清热，气寒可以益水也，水益火清，消渴自止。其主周痹风湿者，痹为闭症，血枯不运，而风湿乘之也，治风先治血，血行风自灭也，杞子苦寒益血，所以治痹。久服苦益心，寒益肾，心肾交，则水火宁而筋骨坚，筋骨健则身自轻，血足则色华，所以不老。耐寒暑者，气寒益肾，肾水足，可以耐暑；味苦益心，心火宁，可以耐寒也。

陈修园曰：五脏为藏阴之地，热气伤阴，即为邪气，邪气伏于中，则为热中。热中则津液不足，内不能滋润脏腑而为消渴，外不能灌溉经络而为周痹，热甚则生风，热郁则成湿，种种相因，唯枸杞之苦寒清热，可以统主之。久服坚筋骨，轻身不老，耐寒暑三句，则又申言其心肾交补之功。以肾字从坚，补之即所以坚之也。坚则身健而轻，自忘老态。且肾水足可以耐暑，心火宁可以耐寒，洵为服食之上剂。然苦寒二字，《本经》概根苗花子而言。若单论子，严冬霜雪之中，红润可爱，是禀少阴水精之气，兼少阴君火之化，为补养心肾之良药，但性缓，不可以治大病、急病耳。

时珍曰：枸杞子滋肾润肺，榨油点灯明目。

仕材曰：枸杞子补肾而填精，止渴除烦，益肝以养营，强筋明目。

李梴曰：枸杞子寒滋肾精，补气养血眼自明，退热宽胸润肠胃，疮毒风痹脚腰疼。

讱庵曰：枸杞子甘平，润肺清肝，滋肾益气，生精助阳，补虚劳，强筋骨，去风明目，利大小肠，治嗌干消渴。南方树高数尺，北方并无大树，以甘州所产红润少核者良。酒浸捣用。根名地骨皮（详下）叶名天精草，苦甘而凉，清上焦心、肺客热，代茶止消渴。

兆嘉曰：枸杞子性平色赤，养肝补肾益真阴，质润味甘，明目填精退虚。

宫绣曰：枸杞子专入肾，兼入肝，甘寒性润。据书皆载祛风明目，强筋健骨，补精壮阳。然究因于肾水亏损，服此甘润，阴从阳长，水至风熄，故能明目强筋，是明指为滋水之味，故书又载能治消渴。今人因见色赤，妄谓枸杞补阳，其失远矣。岂有甘润气寒之品，而尚可言补阳耶？若以色赤为补阳，则红花、紫草其色更赤，何以不言补阳而曰活血。呜呼！医道不明，总由看书辨药不细体会者故耳。试以虚寒服此，不惟阳不能补，且更见有滑脱泄泻之弊矣，可不慎欤。出甘州红润少核者良，根名地骨皮，另详于后（愚谓医道不明。由于人心之不专故耳）。

枸杞苗

枸杞苗 气味苦寒，主除烦，益志，补五劳七伤，壮心气，去皮肤骨节间风，消热毒，散疮肿（《日华本草》附）。

地骨皮

地骨皮 气味苦寒，主去骨热消渴。

东垣曰：地骨皮味苦平，性寒，无毒，升也，阴也。其用有二：疗在表无定之风邪，主传尸有汗之骨蒸。

海藏曰：地骨皮气寒，味苦，阴也，大寒，无毒，入足少阴经、手少阳经。《象》云解骨蒸肌热，主风湿痹，消渴，坚筋骨，去骨用皮。

时珍曰：地骨皮去下焦肝肾虚热。

仕材曰：地骨皮治在表无定之风邪，主传尸有汗之骨蒸（按：地骨皮乃除热之剂，中寒者勿服）。

李梃曰：地骨皮苦寒无毒，入肾泻火退晡潮，有汗骨蒸惟此妙，表风肌痹亦堪调。

讱庵曰：地骨皮甘淡而寒，降肺中伏火，泻肝肾虚热，能凉血而补正气。故内治五内邪热，吐血尿血，咳嗽消渴。外治肌热虚汗，上除头风痛中，平胸胁痛，下利大小肠。疗在表无定之风邪，治传尸有汗之骨蒸（此二句仕材先已说明）。

兆嘉曰：地骨皮退伏热以除蒸，深入黄泉，下归肾部，降肺火而定喘，甘寒白色，清肃金家。

宫绣曰：地骨皮专入肺肾，即枸杞根也。味甘气寒，虽与丹皮同治骨蒸之剂。但丹皮味辛，能治无汗骨蒸，此属味甘，能治有汗骨蒸，且丹皮原属入血散瘀之品。汗者血也，无汗而见血瘀，则于辛于寒最宜。若有汗骨蒸而更用以丹皮辛散，不竟使夺汗无血乎。《经》曰："热淫于内，泻以甘寒，地骨皮是也。"按：地骨皮入肺降火，入肾凉血凉骨。凡五内热淫，而见肌肉潮热，二便癃闭，胸胁痛楚，与夫于头而见风痛不休，于表而见潮热无定，于肺而见消渴咳嗽不宁，靡不用此解除。今人但知芩连以治上焦之火，知柏以治下焦之火，而不知地骨皮之甘淡微寒，深得补阴退热之义矣。时珍常以青蒿佐此退热，屡有殊功。李东垣曰："地为阴，骨为里，皮为表，服此既治内热不生，而于表里浮游之邪，无有不愈，此为表里上下皆治之药，而于下为尤切焉。"但脾胃虚寒者禁服，甘草水浸用（按：汪昂以肠滑者忌枸杞子，是因其柔润也。中寒者忌地骨皮，是因其苦寒也）。

枸杞子

枸杞子　气味甘寒，主坚筋骨，耐老，除风，去虚劳，补精气（《食疗本草》附）。

女贞实（一名冬青子，附枸骨）

女贞实　气味苦平，无毒，主补中，安五脏，养精神，除百病。久服肥健轻身不老。

张隐庵曰：三阳为男，三阴为女，女贞禀三阴之气，岁寒操守，因以为名。味苦性寒，得少阴肾水之气也；凌冬不凋，得少阴君火之气也；作蜡坚白，得太阴肺金之气也；结实而圆，得太阴脾土之气也；四季常青，得厥阴肝木之气也，女贞属三阴而禀五脏、五行之气，故主补中安五脏也。水之精为精，火之精为神，禀少阴水火之气，故养精神。人身百病，不外五行，女贞备五脏、五行之气，故除百病。久服则水火相济，五脏安和，故肥健轻身不老。

叶天士曰：女贞气平，禀天秋收之金气，入手太阴肺经；味苦无毒，得地南方之火味，入手少阴心经。气

味俱降，阴也。中者，阴之守也；五脏者，藏阴者也。女贞气平益肺，肺为津液之化源，所以补中而脏安也。心者神之居，肺者水之母，入心肺而益阴，阴足气充，气足神旺精生，所以主养精神也。气失其平则为病，女贞气平益肺，肺主气，气得其平，百病皆除矣。人身有形之皮肉筋骨，皆属阴者也，女贞平苦益阴，则肌肉自丰，筋骨自健也。心者生之本，其荣在面，肺者气之源，气足则身轻血华，故不老也。女贞实（一名冬青子附枸骨）。

时珍曰：女贞实强阴健腰膝，变白发，明目（女贞实乃上品无毒妙药，奈古方罕用何？）

仕材曰：女贞实，补中黑须，发明目，养精神。

讱庵曰：女贞子甘苦而平，少阴之精，隆冬不凋，益肝肾，安五脏，强腰膝，明耳目，乌髭发，补风虚，除百病。女贞、冬青，《本草》作二种，实一物也（"安五脏，除百病"等句《本经》中语）。

兆嘉曰：女桢实赋桢幹不凋之性，具甘凉纯静之功，入肾脏以益阴，目昏复见，达下焦而退热，发白重乌。

宫绣曰：冬青专入肝肾，女贞、枸骨载之本草，已属不同。如冬青即今俗呼冻青树者，女贞即今俗呼蜡树者，枸骨即今俗呼猫儿刺者。冬青、女贞，花繁子盛，累累满树，冬月鹦鸪喜食，木肌皆白，叶厚而柔长，绿色面青背淡，形色相似。但女贞则叶长四五寸，子黑色。冬青则叶微团，

子红色之为异耳。今人不知女贞即属蜡树，仅以女贞茂盛呼为冬青，致令两物同名枸骨树。若女贞肌白叶长，青翠而厚，叶有五刺，子若冬青绯红，以致混将是物亦列女贞项下。究之三物合论，在冬青苦甘而凉。诸书虽言补肝强筋，补肾健骨，而补仍兼有清。女贞气味苦平，按书称为补虚上品，可以滋水黑发，如古方之用旱莲草、桑椹子同入以治虚损。然亦须审脾气坚厚，稍涉虚寒，必致作泄。枸骨气味苦平，按书有言能补腰膝，及治劳伤失血，亦是补血水培精之味，但性多阴不燥，用以阴虚则宜，而于阳虚有碍。枝叶可以淋汁煎膏以涂白癜风，脂亦可以为黐粘雀。三药气味不同，至就其子红黑以推。大约色红则能入肝补血，色黑则能入肾滋水。色红则能入血理血，故于失血血瘀有效。色黑则能补精化血，故于乌须黑发有功。然色红而润，其性阴，兼有阳。色黑而润，其性纯阴不杂。故书有言女贞补中安脏，而又议其阴寒至极，凡此但同而异，在人平昔细为考核，免至临岐亡羊耳！冬日采佳。酒浸蒸润晒干用（三物本非一种，今人混作一物，用之岂不谬哉）。

五加皮

五加皮 气味辛温，无毒，主治心腹疝气腹痛，益气疗躄[1]，小儿五岁不能行，疽疮阴蚀。

张隐庵曰：五加皮色备五行，花叶五出，乃五车星之精也，为修养家长生不老之药。主治心腹疝气，乃心病而为少腹有形之疝也。

黄帝问曰："诊得心脉而急，此为何病？病形何如？"

岐伯曰："病名心疝，少腹当有形者是也。"腹痛乃脾病而致腹痛也。益气，乃肺病气虚，五加皮能益其气也。疗躄，乃肝病筋虚，五加皮能强筋疗躄也。小儿五岁不能行，乃肾病骨虚，五加皮补肾坚骨，故治小儿五岁不能行。治疽疮者，诸疮痛痒，皆属心火，五加皮助精水上滋，而能济其火也。治阴蚀者，虫乃阴类，阳虚则生，五加皮能益君火而下济其阴也。夫五加皮、女贞实咸禀五运之气化，女贞皆言养正，五加皆言治病，须知养正则病自除，治病则正自养。

按：东华真人《煮石经》云："何以得常久，何不食金盐？何以得长寿，何不食玉豉。"玉豉，地榆也；金盐，五加也。取名金盐、玉豉者，盐乃水味，豉乃水谷，得先天水精，以养五脏之意。昔人有言曰："宁得一把五加，不用金玉满车；宁得一斤地榆，不用明月宝珠。"又鲁定公母服五加酒，以致不死，尸解而去；张子声、杨建始、王叔牙、于世彦等，皆服此酒，而房事不绝，得寿三百岁。亦可为散以代茶汤。又曰："五加者，五车

---

① 躄：音 bì。足不能行，或腿瘸。

星之精也，水应五湖，人应五德，位应五方，物应五车。故青精入茎，则有东方之液；白气入节，则有西方之津；赤气入华，则有南方之光；玄精入根，则有北方之精；黄烟入皮，则有戊己之灵，五神镇生相转，育成饵之者，真仙服之者反婴。"是五加乃服食养生之上品，而《本经》不言"久服延年"，或简脱也。

仕材曰：五加皮明目舒筋，归功于藏血之海。益精缩便，得力于闭蛰之官。风湿宜求，疝家必选。

李梴曰：五加皮苦辛温，寒风痹蹾急步履难，疽疮瘀血肌皮滞，心腹疝痛阴不干。

䚡庵曰：五加皮辛，顺气而化痰；苦，坚骨而益精；温，祛风而胜湿。逐肌肉之瘀血，疗筋骨之拘挛，治五缓虚羸，阴痿囊湿，女子阴痒，小儿脚弱，明目愈疮。酿酒尤良。

兆嘉曰：五加皮治下焦痹湿风寒，苦辛兼备强腰膝虚劳痿躄，肝肾咸温。

宫绣曰：五加皮专入肝、肾。今人仅知此能理脚气，而不知其脚气之病，因于风寒湿三气而成，风胜则筋骨为之拘挛；湿胜则筋脉为之缓纵，男子阴痿囊湿，女子阴痒虫生，小儿脚软；寒胜则血脉为之凝滞，筋骨为之疼痛，而脚因尔莫行。服此辛苦而温，辛则气顺而化痰，苦则坚骨而益精，温则祛风而胜湿。凡肌肤之瘀血，筋骨之风邪，靡不因此而治。盖湿去则骨壮，风去则筋强，而脚安有不理者乎。但此虽属理脚之剂，仍不免有疏泄之虞，须于此内参以滋补之药，则用之历久而不变矣。勿谓有五加之说，遂信竟为理脚圣药，而置金玉满车于不问。茎青节白，骨硬皮黄根黑，芬香五叶者佳。远志为使，恶玄参（王纶医论云：风病饮酒能生痰火，惟五加一味浸酒，日饮数杯，最有益。诸浸酒药，惟五加与酒相合，且味美也）。

肉苁蓉

肉苁蓉 气味甘，微温，无毒，主五劳七伤，补中，除茎中寒热痛，养五脏，强阴益精气，多子，妇人癥瘕。久服轻身。

张隐庵曰：马为火畜，精属水阴，苁蓉感马精而生，其形似肉，气味甘温，盖禀少阴水火之气，而归于太阴坤土之药也，土性柔和，故有苁蓉之名。五劳者，志劳、思劳、烦劳、忧劳、恚劳；七伤者，喜、怒、忧、悲、思、恐、惊，七情所伤也。水火阴阳之气，会归中土，则五劳七伤可治矣。得太阴坤土之精，故补中。得少阴水火之气，故除茎中寒热痛。阴阳水火之气，归于太阴坤土之中，故养五脏。强阴者，火气盛也；益精者，水气盛也；多子者，水火阴阳皆盛也。妇人癥瘕，乃血精留聚于郛郭①之中，土气盛则癥瘕自消，而久服轻身。

---

① 郛郭：外城。泛指城郭，城市。

叶天士曰：肉苁蓉气微温，禀天春升之木气，入足厥阴肝经；味甘无毒，得地中正之土味，入足太阴脾经；色黑而润，制过味咸，兼入足少阴肾经。气味俱浊，降多于升，阴也。填精益髓，又名黑司命。五劳者，劳伤五脏之真气也；劳者温之，苁蓉气温，所以治劳也。七伤者，食伤、忧伤、饮伤、劳伤、经络营卫气伤之七伤也，七者皆伤真阴。肉苁蓉甘温滑润，能滋元阴之不足，所以主之也。中者，阴之守也，甘温益阴，所以补中。茎，玉茎也。寒热痛者，阴虚火动，或寒或热而结痛也。苁蓉滑润，滑以去着，所以主之。五脏，藏阴者也。甘温润阴，故养五脏。阴者，宗筋也，宗筋属肝，肝得血则强。苁蓉甘温益肝血，所以强阴。色黑入肾，补益精髓，精足则气充，故益精气。精气足则频御女，所以多子也。妇人癥瘕，皆由血成，苁蓉温滑而咸，咸以软坚，滑以去着，温以散结，所以主之也。久服肝脾肾精气充足，所以身轻也。

陈修园曰：肉苁蓉是马精落地所生，取治精虚者，同气相求之义也。凡五劳七伤，久而不愈，未有不伤其阴者。苁蓉补五脏之精，精足则阴足矣。茎中者，阴之道路，精虚则寒热而痛，精足则痛已矣（又滑以去着）。精生于五脏，而藏之于肾，精足则阳举精坚，令人多子矣。妇人癥瘕，皆由血瘀，精足则气充，气充则瘀行矣。

叶天士注：癥瘕之治，谓其咸以软坚，滑以去着，温以散结，犹浅之

乎，测苁蓉也。

徐灵胎曰：此以形质而治也。苁蓉象人之阴，而滋润黏腻，故能治前阴诸疾，而补精气。如地黄色质象血，则补血也。

丹溪曰：肉苁蓉属土而有水与火，峻补精血，骤用反致动大便滑。河西自从混一之后，人方知其真形，何曾有所谓麟甲者。以酒洗净，去黑汁作羹，黑汁既去，气味皆尽然。嫩者方可作羹，老者苦。入药，少则不效。

海藏曰：苁蓉气温，味甘咸酸。《本草》云："主五劳七伤，补中，除茎中寒热痛，养五脏，强阴，益精气，多子，妇人癥瘕"（以上《本经》语），除膀胱邪气，腰痛止痢，久服轻身。

仕材曰：肉苁蓉益精壮阳事，补伤润大肠，男子血涩遗精，女子阴疼带下。

李梴曰：肉苁蓉补右肾精，阴痿非此不能兴，止茎中痛强精髓，妇崩带与瘕癥。

㕙庵曰：肉苁蓉甘酸咸温，入肾经血分，补命门相火，滋润五脏，益髓强筋。治五劳七伤，绝阳不兴，绝阴不产，腰膝冷痛，崩带遗精。峻补精血（时珍曰：补而不峻，故有苁蓉之号。"）骤用恐妨心，滑大便。

兆嘉曰：肉苁蓉壮阳滋肾，甘咸少带微酸，补命通幽，温润且犹兼黑。锁阳之性，主治相同（其根为锁阳，另详本注）。

宫绣曰：肉苁蓉（专入肾，兼入大肠），甘酸咸温，体润色黑。诸书既言

峻补精血，又言力能兴阳助火，是明因其气温，力专滋阴。得此阳随阴附而阳自见兴耳！惟其力能滋补。故凡癥瘕积块，得此而坚即消，惟其滋补而阳得助。故凡遗精茎痛，寒热时作，亦得因是而除。若谓火衰至极，用此甘润之品，同于附桂，力能补阳，其失远矣！况此既言补阴，而补阴又以苁蓉为名，是明因其功力不骤，气专润燥。是以宜于便闭，而不宜于胃虚之人也。谓之滋阴，则可谓之补火，正未必然。长大如臂，重至斤许，有松子鳞甲者良。酒浸刷去浮甲，劈除内筋膜，酒蒸半日，酥炙用，忌铁器（补剂中有助阳者，有滋阴者，肉苁蓉正所谓滋阴之类。今人多谓其壮阳助火，失之远矣）。

巴戟天

巴戟天 气味辛甘微温，无毒，主大风邪气，阴痿不起，强筋骨，安五脏，补中增志，益气。

张隐庵曰：巴戟天，生于巴蜀，气味辛甘，禀太阴金土之气化，其性微温，经冬不凋，又禀太阳标阳之气化。主治大风邪气者，得太阴之金气，金能制风也。治阴痿不起，强筋骨者，得太阴之标阳，阳能益阴也。安五脏补中者，得太阴之土气，土气盛，则安五脏而补中。增志者，肾藏志而属水，太阳天气下运于水也。益气者，肺主气而属金，太阴天气，外合于肺也。

叶天士曰：巴戟天气微温，禀天春升之木气，入足厥阴肝经；味辛甘，无毒，得地金土二味，入足阳明燥金胃经。气味俱升，阳也。风气通肝，巴戟入肝，辛甘发散，主大风邪气，散而泻之也。阴者，宗筋也，宗筋属肝，痿而不起，则肝已全无鼓动之阳矣。巴戟气温益阳，所以主之。盖巴戟治阳虚之痿；淫羊藿治阴虚之萎也。肝主筋，肾主骨，辛温益肝肾，故能强筋骨也。胃者五脏之原，十二经之长，辛甘入胃，温助胃阳，则五脏皆安也。胃为中央土，土温则中自补矣。肾统气而藏志，巴戟气温益肝，肝者敢也，肝气不馁，则不耗肾，而志气增益也。

陈修园曰：巴戟天气微温，禀天春升之木气，而入足厥阴肝经；味辛甘，无毒，得地金土二味，入足阳明燥金胃。虽气味有土木之分，而其用则统归于温肝之内，《佛经》以风轮主持大地，即是此义。《本经》以"主大风"三字提纲两见，一见于巴戟天，一见于防风，阴阳造化之机，一言逗出。《金匮》云："风能生万物，亦能害万物。"防风主除风之害，巴戟天主得风之生，不得滑口读去。盖人居大块之中，乘风以行鼻息呼吸，不能顷刻去风。风即是气，风气通于肝，和风生人，疾风杀人。其主大风者，谓其能化疾风为和风也。邪气者，五行正气不得风，而失其和。木无风则无以遂其条达之情；火无风则无以遂其炎上之性；金无风则无以成其坚劲之体；水无风则潮不上；土无风则植不蕃。一得巴戟天之用，则到处皆春，而邪气去矣。邪气去而五脏安，自不待言也。况肝之为言敢也，肝阳之气，行于宗筋，而阴痿起；行于肾脏，肾藏志而志增，肾主骨而骨强；行于脾脏，则震坤合德，土木不害，而中可补。益气二字，又总结通章之义。气即风也，逐而散之，风散即为气散，生而亦死。益而和之，气和即为风和，死可回生，非明于生杀消长之道者，不可以语此。

时珍曰：巴戟天治脚气，去风疾补血海。

仕材曰：巴戟天安五脏以益精，强筋骨而起阴。

李梴曰：巴戟天辛甘气本温，大风血癞面多痕，小肠阴痛相牵引，一切虚劳可复元。

切庵曰：巴戟天甘辛微温，入肾经血分，强阴益精，治五劳七伤，辛温散风湿，治风气、脚气、水肿。根如连珠，击破，中紫而鲜洁者，伪也；中虽紫微有白糁粉色而理小暗者，真也。蜀产佳。

兆嘉曰：巴戟天能入肾肝血分，起痿强阳，质属甘苦辛温，益阴固下，疝瘕脚气，藉以温通痹湿风寒，资其宣导。

宫绣曰：巴戟天专入肾，辛甘微温。据书称为补肾要剂，能治五劳七伤，强阴益精，以其体润故耳。然气味辛温，又能祛风除湿，故凡腰膝疼痛，风气脚气水肿等症，服之更为有益。观守真地黄饮子用此以治风邪，义实基此，未可专作补阴论也。川产中虽色紫微有白糁粉色而理小暗者真。去心，酒浸焙用，覆盆子为使，恶丹参（古人用药，诚有深意，守真以此治风邪，乃温补除肾湿之义也）。

五味子

五味子 气味酸温，无毒，主益气，咳逆上气，劳伤羸瘦，补不足，强阴益男子精。

张隐庵曰：五味子色味咸五，乃禀五运之精气，味酸温，得东方生长之气，故主益气。肺主呼吸，发原于肾，上下相交。咳逆上气，则肺肾不交，五味子能启肾藏之水精，上交于肺，故治咳逆上气。本于先天之水，化生后天之木，则五脏相生，精气充足，故治劳伤羸瘦，补不足。核形象肾，入口生津，故主强阴。女子不足于血，男子不足于精，故益男子精。

叶天士曰：五味子气温，禀天春升之木气，入足少阳胆经；味酸无毒，得地东方之木位，入足厥阴肝经。气升味降，阴也。胆者，担也，生气之原也；肝者，敢也，以生气血之脏也。五味气温益胆，味酸益肝，所以益气。肝血虚，则木枯火炎，乘所不胜，病咳逆上气矣。五味酸以收之，温以行之。味过酸则肝气以津，而火不炎矣。肝气不足，则不胜作劳，劳则伤其真气，而肝病乘脾，脾主肌肉，故肌肉瘦消。五味酸以滋肝，气温治劳，所以主劳伤羸瘦也。肝胆者，东方生生之脏腑，万物荣发之经也，肝胆生发，则余脏从之宣化。五味益胆气而滋肝血，所以补不足也。阴者，宗筋也。肝主筋，味酸益肝。肝旺，故阴强也。酸温之品，收敛元阳，敛则阴生。精者，阴气之英华也，所以益男子精也。

陈修园曰：五味子气温味酸，得东方生长之气而主风，人在风中而不见风，犹鱼在水中而不见水，人之鼻息出入，顷刻离风则死，可知人之所以生者，风也。风气通于肝，即人身之木气。《庄子》云"野马也，尘埃也，生物之息以相吹也。"息字有二义，一曰生息，一曰休息。五味子温以遂木气之发荣，酸以敛木气之归根，生息休息，皆所以益其生生不穷之气。倘其气不治（治安也），咳逆上气者，风木挟火起而乘金也。为劳伤，为羸瘦，为阴痿，为精虚者，即《金匮》所谓"虚劳诸不足，风气百疾"是也。风气通于肝，先圣提出"虚劳"大眼目，惜后人不能申明其义。五味子，益气中，大具开阖升降之妙，所以概主之也。唐宋以下诸家，有谓其具五味而兼治五脏者；有谓其酸以敛肺，色黑入肾，核似肾而补肾者，想当然之说，究非定论也。然肝治五脏得其生气而安，为《本经》言外之正旨。仲景佐以干姜，助其温气，俾气与味相得而益彰，是补天手段。

徐灵胎曰：此以味为治也。凡酸味皆敛，而五味酸之极，则敛之极，极则不止于敛，而且能藏矣。藏者，冬之令，属肾，故五味能补肾也。

东垣曰：五味子味酸性温无毒，降也，阴也。其用有四：滋肾经不足之水，收肺气耗散之金，除烦热生津止渴，补虚劳益气强阴。

丹溪曰：五味子属水而有木与金，今谓五味，实所未晓，以其大能收肺气，宜其有补肾之功。收肺气非除热乎？补肾非暖水脏乎？食之多致虚热，盖收补之，骤也，何惑之有。又云："火热嗽必用之"。《尔雅》云："菋一名荎藸，又五味，皮肉甘酸，核中苦却有咸味，此五味具也。

海藏曰：五味子气温味酸，阴中阳也。微苦，味厚气轻，阴中微阳也。无毒，入手太阴经，入足少阴经。《象》云："大益五脏。

仕材曰：五味子滋肾经不足之水，强阴涩精，除热解渴，收肺气耗散之金，疗嗽定喘，敛汗固肠。

李梴曰：五味子温滋肾阴，除烦止渴补虚。任敛肺通脉，定喘咳，和中消积，水肿淫肺火盛者用。南味辛甘，且散风邪侵。

讱庵曰：五味子性温，五味俱备，酸咸为多，故专收敛肺气而滋肾水，益气生津，补虚明目，强阴涩精，退热敛汗，止呕住泻，宁嗽定喘，除烦渴，消水肿，解酒毒，收耗散之气瞳子散大。嗽初起，脉数有实火者忌用。

兆嘉曰：五味子五味俱备，酸温独多，收肺气耗散之金，喘嗽咳红上受益；滋肾经不足之水，遗精滑泻，下承扶。能敛汗液之耗亡，莫安君主，且治瞳神之散大，回护元阴。表有风寒须知禁用，里多邪滞切忌轻尝。

宫绣曰：五味子专入肺肾，味虽有五而酸咸俱多，其性亦温，故书载能敛气滋水，益气生津，补虚明目，强阴涩精，止呕除泻，宁嗽定喘，除烦止渴，消肿解酒，收耗散之气，瞳子散大，为保肺滋肾要药。盖气发于肾，出于肺。若阴虚火起，则气散而不收，而烦满咳嗽遗精汗散等症因之互见，故必用以酸咸，则气始有归宿，而病悉除。至云能以除热者是，即气收而火不外见之意也。所云能暖水脏者是，即肾因得温而气得暖而藏之也。但寒邪初冒，脉实有火者禁用。北产紫黑者良，入补药，蒸。嗽药，生用。恶葳蕤（按：五味子乃肺家要药，人多惧用者因寇氏虚热之说误之耳。惟风邪在表，痧疹初发，一切停敛肺家有实热者，皆当禁之）。

蛇床子

蛇床子 气味苦辛，无毒，主男子阴痿湿痒，妇人阴中肿痛，除痹气，利关节，癫痫恶疮。久服轻身，好颜色。

陈修园曰：蛇床子气味苦辛，其性温热，得少阴君火之气，主治男子阴痿湿痒，妇人阴中肿痛，禀火气而下济其阴寒也。除痹气，利关节，禀火气而外通其经脉也。心气虚而寒邪盛，则癫痫；心气虚而热邪盛，则生恶疮。蛇床味苦性温，能助心气，故

治癫痫恶疮。久服则火土相生，故轻身；心气充盛，故好颜色。蛇，阴类也。蛇床子性温热，蛇虺[①]喜卧于中，嗜食其子，犹山鹿之嗜水龟，潜龙之嗜飞燕，盖取彼之所有，以资己之所无，故阴痿虚寒所宜用也。

李时珍曰：蛇床子《神农》列之上品，不独助男子，且有益妇人，乃世人舍此而求补药于远域，且近时但用为疮药，惜哉"。

徐灵胎曰："蛇床生阴湿卑下之地，而芬芳燥烈不受阴湿之气，故人于人身亦能于下焦湿气所归之处，逐其邪而补其正也。

海藏曰：蛇床子味苦辛，甘平，无毒。《本草》云："主妇人阴中肿痛，男子阴痿湿痒，除痹气，利关节，癫痫恶疮（《本经》语），温中下气，令妇人子脏热，男子阴强。久服轻身，好颜色，令人有子。一名蛇粟、蛇米，五月采，阴干。恶牡丹、巴豆、贝母。

仕材曰：蛇床子男子强阳事，妇人暖子宫，除风湿痹痒，擦疮癣多功。

李梴曰：蛇床子平甘苦辛，疗癣阴痒及遍身，暖宫，强阳令有子，治痹通关逐瘀涎。

㕞庵曰：蛇床子辛苦而温，强阳益阴，补肾祛寒，祛风燥湿，治阴痿囊湿，女子阴痛阴痒，子脏虚寒，产门不闭（炒热熨之）。肾命之病，及腰酸体痛，带下脱肛，喉痹齿痛，湿癣恶疮。风湿诸病，煎汤浴，止风痒，似

---

① 虺：古书说的一种毒蛇。引申指蜥蝎类的动物。

小茴而细，微炒杀毒则不辣。

兆嘉曰：蛇床子助阳暖下，有祛除寒湿之功，入肾行脾，乃辛苦性温之力。阴蚀虫疮等症，煎洗颇宜，风淫疥癞诸疮，外敷有效。

宫绣曰：蛇床子专入命门，辛苦性温，功能入肾，补命，祛风燥湿。故凡命门火衰而致风湿内淫，病见阴痿囊湿，及女子阴户虫蚀，子脏[①]虚寒，产门[②]不闭，暨腰疫体痹，带下脱肛，与夫一切风湿疮疥等病，服之则阳茎举，关节利，腰背强，手足遂，疮疥扫。至于大疯身痒难当，作汤浴洗。产后阴脱不收，用此绢袋熨收。但性温燥，凡命门火炽，及下部有热者切忌。恶丹皮、贝母、巴豆，去皮壳，取仁，微炒（蛇床子乃上品之药，今人往往疏忽不用，诚可惜也）。

覆盆子

覆盆子 气味酸平，无毒，主安五脏，益精气，长阴，令人坚，强志倍力，有子。久服轻身不老。

陈修园曰：《本经》名"蓬蘽"，以其藤蔓繁衍，苗叶不凋，结子则蓬蓬则蘽蘽也。《别录》名"覆盆"，以其形圆而扁，如釜如盆，就蒂结实，倒垂向下，一如盆之下覆也。气味酸平，藤蔓繁衍，具春生夏长之气；覆下如盆，得秋时之金气；冬叶不凋，

得冬令之水精；结实形圆，其中央之土气，体备四时，质合五行，故主安五脏。肾受五脏之精而藏之，故益精气而长阴。肾气充足，则令人坚、强志倍力、有子。是覆盆虽安五脏，补肾居多，所然者，水天上下之气，交相输应也，天气下覆，水气上升，故久服轻身不老。

仕材曰：覆盆子补虚续绝伤，强阴美颜色（二语赅括）。

李梴曰：覆盆子甘性微热，阴痿肾虚精气竭，补肝明目治肺虚，妇人宜子须频啜。

㤅庵曰：覆盆子甘酸微温，益肾脏而固精，补肝虚而明目，起阳痿缩小便，泽肌肤乌髭发，女子多孕。同蜜为膏，治肺气虚寒。状如覆盆，故名。去蒂淘净，捣饼，用时酒拌蒸。叶绞汁，滴目中，出目弦虫除肤赤，收湿止泪。

兆嘉曰：覆盆子入肾，兼酸苦之功，治专固摄益下，有封藏之力，味属甘温。

宫绣曰：覆盆子专入肾，甘酸微温，性禀中和，功能温肾而不燥，固精而不凝，故服之。阴痿能强，肌肤能泽，脏腑能和，须发不白。女子服之多孕，既有补益之功，复多收敛之义。名为覆盆子者，服之能使溺盆皆覆也，但真者甚少，药肆多以树莓代充，酒浸色红者是真，否即属假。去

---

① 子脏：人体器官名，即子宫。
② 产门：又名玉门、阴门。指产后阴道外口不能闭合。

蒂淘净，捣饼用时酒拌蒸（同车前、五味、菟丝、蒺藜子为五子衍宗丸，治男子精气亏乏，中年无子。加入巴戟天、腽肭脐、补骨脂、鹿茸、白胶、吴茱萸肉，临房不举等症）。

时珍曰：覆盆子叶明目止泪，收湿气。根治痘后目翳，取根洗捣澄粉，日干，蜜和少许，点于翳丁上，日二三次，自散。百日内治之，久即难疗。

仕材曰：覆盆子补虚续绝伤，强阴美颜色。

䂓庵曰：覆盆子甘酸微温，益肾脏而固精，补肝虚而明目，起阳痿，缩小便，泽肌肤，乌髭发，女子多孕。同蜜为膏，治肺气虚寒。状如覆盆，故名。去蒂淘净，捣饼，用时酒拌蒸。叶绞汁滴目中，出目弦虫，除肤赤，收湿止泪。

兆嘉曰：覆盆子入肾，兼酸苦之功，治专固摄益下，有封藏之力，味属甘温。

宫绣曰：覆盆子（专入肾）甘酸微温，性禀中和，功能温肾而不燥，固精而不凝。故服阴痿能强，肌肤能泽，脏腑能和，须发不白，女子服之多孕。既有补益之功，复多收敛之义。名为覆盆子者，服之能使溺盆皆覆也，但真其少，药肆皆以树莓代充，酒浸色红者是真，否即属假。去蒂淘净捣饼，用时酒拌蒸（同车前、五味、兔丝、蒺藜子为五子衍宗丸，治男子精气亏乏，中年无子。加入巴戟天、腽肭脐、补故脂、鹿茸、白胶、山萸肉、肉苁蓉，治阳虚阴痿，临房不举，精寒精冷。拔去蒂，酒煮用）。

菟丝子

菟丝子 气味辛甘平，无毒，主续绝伤，补不足，益气力，肥健人。《别录》云："久服明目轻身延年"。

张隐庵曰：凡草木子实，得水湿清凉之气，后能发芽；菟丝子得沸汤火热之气，而有丝芽吐出，盖禀性纯阴，得热气而发也。气味辛甘，得手足太阴天地之气化，寄生空中，丝茎缭绕，故主续绝伤。续绝伤故能补不足，补不足故能益气力，益气力故能肥健人。兔乃明月之精光，能久服之。"阴精所奉，其人寿"，故轻身延年。

叶天士曰：菟丝子气平，禀天秋平之金气，入手太阴肺经；味辛甘，无毒，得地金土二味，入足太阴脾经、足阳明燥金胃经。气味升多于降，阳也。其主续绝伤者，肺主津液，脾统血，辛甘能润，润则绝伤续也。肺主气，脾主血，胃者十二经之本，气平而味辛甘，则气血俱益，故补不足也。气力者，得于天，充于谷，辛甘益脾胃，则食进而气力充也。脾胃为土，辛甘能润，土润则肌肉自肥也。

陈修园曰：菟丝肺药也，然其用在肾，而不在肺，子中脂膏最足，绝类人精，金生水也。主续绝伤者，子中脂膏如丝不断，善于补续也。补不足者，取其最足之脂膏，以填补其不足之精血也。精血足则气力自长，肥健自增矣。久服肾水足则目明，肾气壮则身轻。

华元化云"肾者，性命之根也。"

肾得补则延年。

徐灵胎曰："子中之最有脂膏者，莫如菟丝。且炒熟，则芳香又润而不滑，故能补益肝脾也。"凡药性有专长，此在可解不可解之间，虽圣人亦必试验而后知之。如菟丝之去面䵟亦其一端也，以其辛散耶，则辛散之药甚多，以其滑泽也，则滑泽之物亦甚多，何以他药皆不能去而独菟丝能之。盖物之生，各得天地一偏之气，故其性自有相制之理。但显于形质气味者，可以推测而知其深藏于性中者，不可以常理求也。故古人有单方及秘方往往以一二种药治一病，而得奇中及视其方，皆不若经方之必有经络奇偶配合之道，而效反神速者，皆得其药之专能也。药中如此者，极多可以类推。

丹溪曰：菟丝子未尝与茯苓相共，种类分明，不相干涉。女萝附松而生，遂成讹而言也。《本草》云："续绝伤，补不足。（《本经》语）"强阴坚骨，主茎中寒，精自出，溺有余沥，鬼交泄精。

仕材曰：兔丝子续绝伤，益气力（《本经》语），强阴茎坚筋骨，溺有余沥。寒精自出（丹溪先此道破）。口苦，燥渴，寒血为积。

李梴曰：兔丝子甘辛平，补卫肾寒，精遗脚痹，润心肺，止口渴干，明目去积，健脾胃（他人未尝道及健脾胃，南丰高见）。

讱庵曰：菟丝子甘辛和平，凝正阳之气入足三阴（脾肝肾），强阴益精，温而不燥，不助相火，治五劳七伤，精寒淋漓，口苦燥渴，祛风明目，

补卫气，助筋脉，益气力肥健（句句遵经）。无根蔓延，草上子黄如黍粒。得酒良，淘去泥沙，酒浸一宿，暴干捣末。

兆嘉曰：菟丝子气温，无毒，味甘且辛，补肾水以上腾，明目生津风可去，凝正阳而不动，精寒溺沥症能痊。可坚骨以强阴，并扶羸而续绝。

宫绣曰：菟丝子专入肝肾，兼入脾，辛甘温平，质粘温而不燥，补而不滞，得天地中和之气，故书称为补髓添精，强筋健骨，止遗固泄，暖腰温膝，明目祛风，为补肝肾脾气要剂。合补骨脂、杜仲用之最为得宜，但杜仲、补骨脂气味辛温，性专趋下，不似兔丝气味甘平而不重降耳。若服之而见阳强不痿，大便燥结，小水赤涩者，以性主补故也。但菟丝子最难得，真卖者有以水犀草子种出，形象绝似，药肆所贾多属此物，然服之亦有微功。酒浸煮烂作饼，暴干，山药为使（按《老学庵笔记》云："族弟服菟丝子发痘"，汪昂辟其或感他毒，不得归咎菟丝）。

沙参

沙参　气味苦，微寒，无毒，主血结惊气，除寒热，补中益肺气。《别录》云"久服利人"。

张隐庵曰：沙参生于近水之沙也，其性全寒，苦中带甘，故曰微寒。色白多汁，禀金水之精气。血结惊气者，荣气内虚，故血结而惊气也。寒热者，卫气外虚，故肌表不和而寒热也。补

中者，补中焦之精汁，补则血结惊气可治矣。所以然者，禀水精而补中，禀金精而益肺也。久服则血气调而荣卫和，故利人。

叶天士曰：沙参气微寒，禀天初冬之水气，入足少阴肾经；味苦无毒，得地南方之火味，入少阴心经。气味俱降，阴也。心主血而藏神，神不宁则血结而易惊矣，结者散之，惊者平之，沙参味苦能散，气寒能平也。心火禀炎上之性，火郁则寒，火发则热，苦寒之味，能清心火，故除寒热。阴者所以守中者也，气寒益阴，所以补中。肺为金脏，其性畏火，沙参入心，苦寒清火，所以益肺气也。

陈修园曰：沙参气微寒，禀水气而入肾；味苦无毒，得火味而入心，谓其得水气以泻心火之有余也。心火亢，则所主之血不行而为结，而味之苦，可以攻之。心火亢，则所藏之神不宁而生惊，而气之寒可以平之。心火禀炎上之性，火郁则寒，火发则热，而苦寒能清心火，故能除寒热也。阴者，所以守中者也，苦寒益阴，所以补中。补中则金得土生无火克，所以益肺气也。

愚按（郭小陶）：《本经》人参味甘，沙参味苦，性皆微寒。后人改人参微温、沙参味甘，不知人参味甘，甘中稍苦，故曰微寒。沙参全寒，苦中带甘，故曰微寒。先圣立言，自有深意，后人不思体会而审察之，擅改圣经，误人最甚。

徐灵胎曰：肺主气，故肺家之药气胜者为多。但气胜之品，必偏于燥。而能滋肺者，又腻滞而不清虚。惟沙参为肺家气分中理血之药，色白体轻，疏通而不燥，润泽而不滞。血阻于肺者，非此不能清也。

海藏曰：沙参味苦甘，微寒，无毒，补五脏之阴，主血积惊气，除寒热，补中益肺气，疗胸痹心腹痛，结热邪气，头痛皮间邪热，安五脏补中。

时珍曰：沙参清肺火，治久咳肺痿。

仕材曰：沙参主寒热咳嗽，胸痹头痛，定心内惊烦，退皮间邪热。

李梴曰：沙参性寒苦甘味，能除表热与胃痹，卒疝恶疮身浮痒，散血积兮补阴气。

㕮庵曰：沙参甘苦微寒，味淡，体轻，专补肺气，清肺养肝，兼益脾肾，久嗽肺痿。金受火克者宜之，寒客肺中作嗽者勿服。

兆嘉曰：沙参补肺阴之不足，甘苦微寒，降金令之有余，肃清上热，疏痰利咳。南参力薄形松，体润质坚，北者功优性滑。

宫绣曰：沙参专入肺，甘苦而淡，性寒体轻，故能入肺以泻热及泻肺火。凡久嗽肺痿，金受火克者服此最宜，盖以热气熏蒸，非用甘苦清淡不能以制焚烁之势，故嗽必藉此止。若寒客肺中作嗽，切勿妄用，以嗽既属寒成，复以寒药为治，不更使寒益甚乎？至书有言补肺养肝及益脾肾，皆是从肺子母受累推究而出，服此，肺不受刑，子母皆安，即肝亦不受累，诸脏并见安和耳，非真能以补阴也。凡书所载，药性补泻类多，如斯不独沙参为然，似人参而体轻松白实者良，生沙地，长大生黄土者瘦小。恶防己，反藜芦

（虚实补泻，本无成法，在人裁夺治用）。

泽泻

泽泻 气味甘寒，无毒，主风寒湿痹，乳难，养五脏，益气力，肥健消水。久服耳目聪明，不饥，延年轻身，面生光，能行水上。

张隐庵曰：泽泻水草也，气味甘寒，能启水阴之气，上滋中土。主治风寒湿痹者，启在下之水津，从中土而灌溉于肌腠皮肤也。乳者，中焦之汁，水津滋于中土，故治乳难。五脏受水谷之精，泽泻泻泽于中土，故养五脏。肾者作强之官，水精上资，故益气力。从中土而灌溉于肌腠，故肥健。水气上而后下，故消水。久服耳目聪明者，水济其火也。不饥延年者，水滋其土也。轻身面生光者，水泽外注也。能行水上者，言此耳目聪明不饥延年轻身而生光者，以其能行在下之水，而使之上也。

叶天士曰：泽泻气寒，禀天冬寒之水气，入足太阳寒水膀胱经；甘味无毒，得地中正之土味，入足太阴脾经。气降味和，阴也。其主风寒湿痹者，风寒湿三者合而成痹，痹则血闭而肌肉麻木也。泽泻味甘益脾，脾湿去则血行而肌肉活，痹症瘳矣。其主乳难者，脾统血，血不化乳，所以难

也。味甘益脾，脾湿行，则血运而乳通也。其主养五脏，益气力肥健者，盖五脏藏阴者也，而脾为之原，脾主肌肉，而性恶湿，泽泻泻湿，湿去则脾健。脾乃后天之本，所以肌肉长而气力益阴气充，五脏得所养也。其消水者，入膀胱，气寒下泄也。久服耳目聪明，不饥延年轻身者，肾与膀胱为表里，膀胱水道通，则肾之精道固，精足则气充。肾开窍于耳，所以耳聪；水之精为目瞳子，所以明目。肾者，胃之关，关门固，所以不饥；肾气纳，所以延年轻身也。其言面生光，能行水上者，脾为湿土，湿则重，燥则轻，轻则能行水上；脾统血，血充则面有光彩也。盖表其有利水固肾之功，燥湿健脾之效也。

陈修园曰：泽泻气寒，水之气也；味甘无毒，土之味也；生于水而上升，能启水阴之气，上滋中土也。其主风寒湿痹者，三气以湿为主，此能启水气上行而复下，其痹即从水气而化矣。其主乳难者，能滋水精于中土而为汁也。其主养五脏、益气力、肥健等句，以五脏主藏阴，而脾为五脏之原，一得水精之气则能灌溉四旁，俾五脏循环而受益，不特肥健、消水、不饥见本脏之功。而肺得水精之气而气益，心得水精之气而力益，肝得水精之气而目明，肾得水精之气而耳聪，且形得水精之气而全体轻，色得水精之气而面生光泽，一生得水精之气而延年。所以然者，久服之功，能行在下之水，而使之上也。此物形圆，一茎直上，

本草十三家注

54

无下行之性，故其功效如此，今人以盐水拌炒，则反制其肘矣。

徐灵胎曰：泽泻乃通利脾胃之药，以其淡渗能利土中之水，水去则土燥而气充，脾恶湿故也。但湿气必自膀胱而出，泽泻能下达膀胱，故又为膀胱之药。

东垣曰：泽泻味甘咸，性寒，无毒，降也，阳中之阴也。其用有四：去胞垢而生新水，退阴汗而止虚烦，主小便淋涩为仙药，疗水病湿肿为灵丹。

丹溪曰：泽泻咸寒，阴中微阳，入足太阳、少阴经之药，除湿行水之功尤捷。治小便淋闭，去阴间汗。若无此疾，服之令人眼疼，诚为行去其水故也。仲景八味丸用之亦不过，接引桂附归就肾经，别无他意。服此未有不小便多者，小便既多，肾气焉得复实，今人止泄精多不敢用。

海藏曰：泽泻气平味甘，甘咸，寒，味厚，阴也，降也，阴中微阳，入手太阳经、少阴经。《象》云："除湿之圣药，治小便淋漓，去阴间汗，无此疾，服之令人目盲。

时珍曰：泽泻渗湿热，行痰饮，止呕，止泻痢，疝痛脚气。

仕材曰：泽泻主水道不通，淋沥肿胀，能止泄精，善去胞垢。

李梴曰：泽泻甘咸泻水浮，止渴泄善通淋溲，治痹除痞肾风疥，下乳催生亦可求。

切庵曰：泽泻甘淡微咸，入膀胱，利小便，泻肾经之火邪，功专利湿行水。治消渴痰饮，呕吐泻利，肿胀水痞，脚气疝痛，淋沥阴汗，尿血泄精，湿热之病。湿热既除，则清气上行，又能养五脏，益气力，起阴气，补虚损，止头旋，有聪耳明目之功，多服昏目。

兆嘉曰：泽泻咸寒入肾，治相火之阳邪，甘淡通淋，渗膀胱之湿热。

宫绣曰：泽泻专入膀胱、肾，甘淡微寒，能入膀胱气分，以泻肾经火邪，功专利水除湿。故五苓散用此以除湿热，八味丸用此以泻肾经湿火，俾其补不偏胜，则补始无碍耳。岂曰泽泻补阴功同于地黄之列哉？第其湿热不除则病症莫测，故有消渴、呕吐、痰饮、肿胀、脚气、阴汗、尿血、泄精种种等症，用此甘淡微咸以为渗泄，则浊气即降而清气上行，所谓一除而百病与之俱除也，但小便过利则肾水愈虚而目必昏，此一定之理耳。盐水炒或酒拌，忌铁（按：易老①云泻伏水，去留垢，故明目。小便利，肾气虚，故目昏）。

菖蒲

菖蒲 气味辛温，无毒，主风寒湿痹，咳逆上气，开心孔，补五脏，通九窍，明耳目，出音声，主耳聋痈疮，温肠胃，止小便利。久服轻身，不忘不迷惑，延年，益心智，高志不老。

张隐庵曰：太阳之气生于水中，

---

① 易老：即金代著名医家张元素，河北易水人，著有《医学启源》，阐发脏腑辨证理论，发明归经学说，对中医学术发展贡献巨大，故后世尊称为易老。

上与肺金相合而主神，菖蒲生于水石之中，气味辛温，乃禀太阳寒水之气，而上合于心肺之药也。主治风寒湿痹，咳逆上气者，太阳之气，上与肺气相合，而出于肌表也。开心孔者，太阳之气，上与心气相合，而运其神机也。五脏在内，九窍在外，肝开窍于二目，心开窍于二耳，肺开窍于二鼻，脾开窍于口，肾开窍于前后二阴，菖蒲禀寒水之精，能濡五脏之窍，故内补五脏。外通九窍，明耳目，出音声，是通耳目口鼻之上窍也。又曰：主耳聋痈疮者，言耳不能听，而为耳痈、耳疮之证，菖蒲并能治之。温肠胃、止小便利，是通前后二阴之下窍也，菖蒲气味辛温，性惟上行，故温肠胃而止小便之过利。久服则阳气盛，故轻身。心气盛，故不忘。寒水之精，太阳之阳，标本相合，故不迷惑而延年。益心智者，菖蒲益心，心灵则智生。高志不老者，水精充足，则肾志高强，其人能寿而不老。

叶天士曰：菖蒲气温，禀天春和之木气，入足厥阴肝经；味辛无毒，得地西方之金味，入手太阴肺经。气味俱升，阳也。风寒湿合而成痹，痹则气血俱闭，菖蒲入肝，肝藏血；入肺，肺主气，气温能行，味辛能润，所以主之也。辛润肺，肺润则气降，而咳逆上气自平。辛温为阳，阳主开发，故开心窍。辛润肺，肺主气，温和肝，肝藏血，血气和调，五脏俱补矣。通九窍者，辛温开发也。辛温为阳，阳气出上窍，故明耳目。肺主音

声，味辛润肺，故出音声。主耳聋，即明耳目之功也。治痈疮者，辛能散结也。肠胃属手足阳明经，辛温为阳，阳充则肠胃温也。膀胱寒，则小便不禁，菖蒲辛温温肺，肺乃膀胱之上原，故止小便利也。久服轻身，肝条畅也。不忘不迷惑，阳气充而神明也。延年，阳盛则多寿也。益心智、高志，辛温为阳，阳主高明也。不老，温能活血。血充，面华也。

陈修园曰：菖蒲性用略同远志，但彼苦而此辛，且生于水石之中，得太阳寒水之气。其味辛，合于肺金而主表；其气温，合于心包络之经，通于君火而主神。其主风寒湿痹，咳逆上气者，从肺驱邪以解表也。开心窍至末句，皆言补心之效，其功同于远志。声音不出，此能入心而转舌，入肺以开窍也。疮痈为心火，而此能宁之。心火下济而光明，故能温肠胃而止小便利也。但菖蒲禀水精之气，外通九窍，内濡五脏，其性自下以行于上，与远志自上以行于下者有别。

徐灵胎曰：菖蒲能于水石中横行四达，辛烈芳香，则其气之盛可知，故入于人身，亦能不为湿滞痰所阻。凡物之生于天地间，气性何如，则入于人身，其奏效亦如之。盖人者，得天地之和气，以生其气血之性，肖乎天地，故以性物之偏者，投之而亦无不应也，余可类推。

时珍曰：菖蒲治中恶卒死，客忤癫痫，下血崩中，安胎漏，散痈肿。捣汁服，解巴豆、大戟毒。

仕材曰：菖蒲宣五脏耳聪目明，通九窍心开智长，风寒湿痹宜求，咳逆上气莫缺，止小便利，理脓窠疮。

李梃曰：菖蒲气温味辛苦，除烦下血出音语，明目聪耳定头风，伸痹通心五脏补。

讱庵曰：石菖蒲辛苦而温，芳香而散，补肝益心，开心孔，利九窍，明耳目，发音声，去湿逐风，除痰消积，开胃宽中。疗噤口毒痢，风痹惊痫，崩带胎漏，消肿止痛，解毒杀虫。

兆嘉曰：菖蒲为水草之精英，气禀芳香，质属燥，治风痰之痹闭。味含辛苦，性偏温，开心窍以祛邪，资其宣导，利清阳之蒙闭，赖以聪明。

宫绣曰：石菖蒲（专入心，兼入脾胃、膀胱）辛苦而温，芳香而散，诸书尚论未透，惟张璐发挥《本经》最明，指此实为心气不足要剂。其言能补五脏，以心为君主，五脏系焉。首言治寒湿痹，是取其辛温开发脾气之力。治咳逆上气者，痰湿壅滞之喘咳，故宜搜涤。若肺胃虚燥之喘咳，非菖蒲之可治也。其开心孔、九窍，明耳目，出声音，总取辛温利窍之力。心孔开、九窍利，则痈疮之毒可解。肠胃喜温恶寒，肠胃既温，则膀胱之虚寒，小便不禁自止。久服轻身者，除湿之验也。不忘不惑，延年益智，高寿不老，皆补五脏，通九窍气之力也，其释《本经》如此。又言能主肝虚，心腹痛，霍乱转筋，消伏梁、癫痫，善通心脾痰湿。可知《千金》治胎动不安，半产漏下，或抢心下血及产后崩中不止，并以菖蒲一味煎服，皆取辛能开窍，血气安养之意。观此菖蒲实为宣气通窍之剂，故在杨士瀛亦谓噤口下痢可用。石菖蒲加于参苓白术散内，以开其胸，则其义益著，但阳亢阴虚，螯寡失合者禁用，以其能动心胞之火耳。取一寸九节紫花根，瘦者佳。去皮微炒，用秦艽为使，恶麻黄，忌饴糖、羊肉、铁器（说理透测，句句不悖经旨，用之者可不详慎云）。

远志

远志　气味苦温，无毒，主咳逆伤中，补不足，除邪气，利九窍，益智慧，耳目聪明，不忘，强志倍力。久服轻身不老。

张隐庵曰：远志气味苦温，根茎骨梗，禀少阴心肾之气化。苦温者，心也；骨硬者，肾也。心肾不交，则咳逆伤中，远志主交通心肾，故治咳逆伤中。补不足者，补心肾之不足。除邪气者，除心肾之邪气。利九窍者，水精上濡空窍于阳，下行二便于阴也。神志相通，则益智慧。智慧益，则耳目聪明。心气盛，则不忘。肾气足，则强志倍力。若久服，则轻身不老。《抱朴子》云："陵阳子仲，服远志二十余年，有子三十七人，开书所视，记而不忘。"此轻身不老之一征也。

叶天士曰：远志气温，禀天春和之木气，入足厥之肝经；味苦无毒，得地南方之火味，入手少阴心经；气温味苦，入手厥阴心包络。气升味降，阳也。中者脾胃也，伤中，脾胃阳气伤也。远志味苦下气，气温益阳气，下则咳逆除，阳益则伤中愈也。补不足者，温苦之品，能补心肝二经之阳不足也。除邪气者，温苦之气味，能除心肝包络三经郁结之邪气也。气温益阳，阳主开发，故利九窍。九窍者，耳目鼻各二，口大小便各一也。味苦清心，心气光明，故益智慧。心为君主，神明出焉，天君明朗，则五官皆慧，故耳目聪明不忘也。心之所之，谓之志，心灵所以志强。肝者敢也，远志畅肝，肝强故力倍。久服轻身不老者，心安则坎离交济，十二官皆安，阳平阴秘，血旺气充也。

陈修园曰：按远志气温，禀厥阴风木之气，入手厥阴心包络；味苦得少阴君火之味，入手少阴心，然心包为相火，而主之者心也。火不刑金，则咳逆之病愈；火归土中，则伤中之病愈。主明则下安，安则不外兴利除弊两大事，即补不足、除邪气之说也。心为一身之主宰，凡九窍耳目之类，无一不待其使令，今得远志以补之，则九窍利，智慧益，耳聪目明，善不忘，志强力壮，所谓天君泰然，百体从令者，此也。又云久服轻身不老者，即《内经》所云"主明则下安，以此养生则寿"之说也。夫曰养身，曰久服，言其为服食之品，不可以之治病，故经方中绝无此味。今人喜服药丸为补养，久则增气。而成病，唯以补心之药为主，又以四脏之药为佐，如四方诸候，皆出所有以贡天子，即乾纲

克振，天下皆宁之道也。诸药皆偏，唯专于补心则不偏。《抱朴子》谓"陵阳子仲服远志二十七年，有子三十七人，开书所视，记而不忘著"，其久服之效也。若以之治病，则大失经旨矣。

徐灵胎曰：远志气味苦辛而芳香清烈，无微不达，故为心家气分之药。心火能生脾土，心气盛则脾气亦和，故又能益中焦之气也。

时珍曰：远志治一切痈疽。

仕材曰：远志定心气，止惊益智，补肾气，强志益精，治皮肤中热，令耳目聪明。

李梴曰：远志苦温益肾精，补中高志定心惊，利膈通窍除咳逆，苗感阴生止梦萦。

切庵曰：远志苦泄热，温壮气，辛散郁，主手少阴（心），能通肾气，上达于心，强志益智，补精壮阳，聪耳明目，利九窍，长肌肉，助筋骨，治迷惑善忘，惊悸梦泄，肾积奔豚，一切痈疽。

兆嘉曰：远志开心窍而泄热搜邪，味属苦辛兼能散肿，通肾气以安神益志，性含温燥并可疗忘。

宫绣曰：远志专入肾，辛甘而温，入足少阴肾经气分，强志益精。凡梦遗善忘，喉痹失音，小便赤涩，因于肾火衰薄而致者，宜用足药以补。盖精与志皆藏于肾，肾气充则九窍利，智慧生，耳目聪明，邪气不能为害。肾气不足则志气衰，不能上通于心，故迷惑善忘，不能蛰闭封藏，故精气不固也。昔人治喉痹失音作痛，远志

末吹之涎出为度，非取其通肾气而开窍乎？一切痈疽背发，从七情忧郁而得，单煎酒服，其滓外敷，投之皆愈。非苦以泄之，辛以散之之意乎？小便赤浊，用远志、甘草、茯神、益智为丸，枣汤服，效非取远志归阴以为向导之药乎？但一切阴虚火旺，便浊遗精，喉痹痈肿，慎勿妄用。去心用，用甘草（小草）水浸一宿，暴干，焙干用。苗名小草，亦能利窍，兼散少阴风气之结也。畏珍珠、藜芦，得茯苓、龙骨良（每论药味，指出一二成方，愈显药味神妙，其用意良深）。

细辛

细辛 气味辛温，无毒，主咳逆上气，头痛脑动，百节拘挛，风湿痹痛、死肌。久服明目，利九窍，轻身长年。

张隐庵曰：细辛气味辛温，一茎直上，其色赤黑，禀少阴泉下之水阴，而上交于太阳之药也。少阴为水脏，太阳为水腑，水气相通于皮毛，内合于肺。若循行失职，则病咳逆上气，而细辛能治之。太阳之脉，起于目内眦，从颠络脑。若循行失职，则病头痛脑动，而细辛亦能治之。太阳之气主皮毛，少阴之气主髓骨。少阴之气不合太阳，则风湿相侵，痹于筋骨，则为百节拘挛；痹于腠理，则为死肌，而细辛皆能治之。其所以能治之者，以气胜之也。久服明目、利九

窍者，水精之气，濡于空窍也，九窍利，则轻身而延年矣。又曰：宋元祐陈承，谓细辛单用末，不可过一钱，多则气闭不通而死。近人多以此语忌用，而不知辛香之药，岂能闭气？上品无毒之药，何不可多用？方书之言，类此者不少，学者不善详察而遵信之，岐黄之门，终身不能入矣。

叶天士曰：细辛气温，禀天春升之木气，入足厥阴肝经；味辛无毒，得地西方之金味，入手太阴肺经。气味俱升，阳也。肺属金而主皮毛，形寒饮冷则伤肺，肺伤则气不降，而咳逆上气之症生矣。细辛入肺，温能散寒，所以主之。风为阳邪，而伤于上，风气入脑，则头痛脑动。风性动也，其主之者，风气通肝，入肝辛散也。地之湿气，感则害人。皮肉筋骨，百节拘挛，湿①筋骨也；风湿痹痛，湿伤肉也；死肌，湿伤皮也。细辛辛温散湿、活血，则皮肉筋骨之邪，散而愈也。久服辛温畅肝，肝开窍于目，五脏津液上奉，故目明。辛温开发，故利九窍。肝木条畅，以生气血，所以轻身长年也。

徐灵胎曰：此以气为治也。凡药香者，皆能疏散风邪。细辛气盛而味烈，其疏散之力更大。且风必挟寒以来，而又本热而标寒。细辛性温，又能驱逐寒气，故其疏散上下之风邪，能无微不入，无处不到也。

东垣曰：细辛性温无毒，升也，阳也。其用有二：止少阴合病之首痛，

---

① 湿筋骨也：据《本草经解》湿与筋之间少"伤"字。

散三阳数变之风邪。

丹溪曰：细辛气温微辛，手少阴引经之药，治头痛，诸顶、诸风通用之药。独活为使。温阴经，去内寒，故东垣治邪在里之表。《本草》云："主咳逆头痛，百节拘挛《本经》语"。最能温中下气，破痰利水。道若单服末不可过半钱匕，多即气闭，不通者死，故书于此（今人每云用细辛不过钱，必自此始）。

海藏曰：细辛气温，味大辛，纯阳，性温，气厚于味，阳也，无毒，少阴经药，手少阴引经之药。《象》云："治少阴头痛如神，当少用之"，独活为使，为主用。去芦头并叶，华州者佳。

时珍曰：细辛治口舌生疮，大便燥结，起目中倒睫。

仕材曰：细辛风寒湿痹，头痛鼻塞，下气破痰，头面游风，百节拘挛，齿痛目泪。

李梴曰：细辛温辣治伤寒，下气消痰通节关，头面诸风不可缺，调经治痫又益肝。

讱庵曰：细辛辛温散风邪，故诸痹痛，咳嗽上气，头痛脊强者宜之。辛散浮热，故口疮喉痹，鼻渊齿䘌（虫毒脓烂）者宜之。辛益肝胆，故胆虚惊痫，风眼泪下者宜之。水停心下则肾燥，细辛之辛能行水气以润之。虽手少阴引经，乃足少阴本药，能通精气，利九窍，故耳聋鼻塞，倒睫便涩者宜之。散结温经，破痰下乳，行血发汗。然味厚性烈，不可过用，味极辛，产华阴者真。

兆嘉曰：细辛性味辛温，能发少阴之汗，轻扬香烈，可宣肺部之邪，散心下之水停，蠲除呕咳渴，解肾经之热郁，从治咽疮。性属纯阳，用宜审慎。

宫绣曰：细辛（专入肾，兼入肝胆）味辛而厚，气温而烈，为足少阴肾温经主药。凡风寒邪入至阴，而见本经头痛，腰脊俱强，口疮喉痹，鼻渊齿䘌，水停心下，口吐涎沫，耳聋鼻痈，倒睫便涩者，并宜用此调治。或用独活为使，俾在表之阳邪可表，而在里之伏邪可除。故书载，能通关利窍，破痰下乳，行血发汗。且走肾者必兼肝与胆，胆虚惊痫及风眼泪下者，得此辛散宣通，而令泪收惊除。至书所云，服能入肾润燥，非是火盛水衰，阴被阳涸而成，实因阴盛阳衰，火屈于水而致也。遇此辛以除寒，温以燥湿，则阴得解而不凝矣，岂刚燥不挠之谓也乎？世之论药性者，每鲜如此体会，但知就燥论燥，而致固执不通，独不思《经》有云"肾苦燥急，食辛以润"之乎？然味厚性烈，所用止宜数分，过则气塞命倾。若血虚头痛者，尤宜戒焉。产华阴者真，去双叶（双叶服之害人）。恶黄芪、山茱萸，畏硝石、滑石，反藜芦（按：药均能治病要，产非地道或炮制不到，则失之远矣）。

柴胡

柴胡 气味苦平，无毒，主心腹肠胃中结气，饮食积聚，寒热邪气，推陈致新。久服轻身，明目益精。

张隐庵曰：柴胡春生，白蒻香美可食，香从地出，直上云霄，其根苦平，禀太阴坤土之气，而达于太阳之药也。主治心腹肠胃中结气者，心为阳中之太阳而居上，腹为至阴之太阴而居下，肠胃居心腹之中，柴胡从坤土而治肠胃之结气，则心腹之正气自和矣。治饮食积聚，土气调和也。治寒热邪气，从阴出阳也。从阴出阳，故推陈莝而致新谷。土气调和，故久服轻身。阴气上出于阳，故明目。阳气下交于阴，故益精。

愚（郭小陶）按：柴胡乃从太阴地土，阳明中土，而外达于太阳之药也。故仲祖《卒病论》[1]言伤寒中风，不从表解。太阳之气，逆于中土，不能枢转外出，则用小柴胡汤，达太阳之气于肌表，是柴胡并非少阳主药。后人有病在太阳而用柴胡，则引邪入于少阳之说，此庸愚无稽之言，后人宗之，鄙陋甚矣。

叶天士曰：柴胡气平，禀天中正之气；味苦无毒，得地炎上之火味。胆者，中正之官，相火之腑，所以独入足少阳胆经。气味轻升，阴中之阳，乃少阳也。其主心腹肠胃中结气者，心腹肠胃，五脏六腑也。脏腑共十二经，凡十一脏，皆取决于胆。柴胡轻清升达胆气，胆气条达，则十一脏从之宣化，故心腹肠胃中凡有结气，

皆能散之也。其主饮食积聚者，盖饮食入胃，散精于肝，肝之疏散，又藉少阳胆为生发之主也。柴胡升达胆气，则肝能散精，而饮食积聚自下矣。少阳经行半表半里，少阳受邪，邪并于阴则寒，邪并于阳则热，柴胡和解少阳，故主寒热之邪气也。春气一至，万物俱新，柴胡得天地春升之性，入少阳以生血气，故主推陈致新也。久服清气上行，则阳气日强，所以轻身。五脏六腑之精华上奉，所以明目。清气上行，则阴气下降，所以益精，精者，阴气之英华也。

徐灵胎曰：此茈胡[2]，肠胃之药也。观《经》中所言治效，皆主肠胃，以其气味轻清，能于顽土中疏理滞气，故其功如此。天下惟木能疏土，前人皆指为少阳之药，是知其末而未知其本也。

张仲景小茈胡汤专治少阳，以此为主药何也？按：伤寒传经次第，先太阳、次阳明、次少阳，然则少阳虽在太阳、阳明之间，而传经乃居阳明之后，过阳明而后入少阳，则少阳反在阳明之内也。盖以所居之位言，则少阳在太阳、阳明之间；以从入之道言，则少阳在太阳、阳明之内。故治少阳，与太阳绝不相干，而与阳明为近。如小茈胡汤之半夏、甘草，皆阳明之药也。惟其然，故气味须轻清疏达，而后邪能透土以出。知此则仲景用茈胡

---

① 仲祖《卒病论》：仲祖即医圣张仲景。《卒病论》，即《伤寒杂病论》，又称《伤寒卒病论》，简称《卒病论》。

② 茈胡：茈（音chái）。即柴胡。

之义明，而茈胡为肠胃之药亦明矣。

东垣曰：柴胡味苦、平，性微寒，无毒，升也，阴中之阳也。其用有四：左右两傍胁下痛，日晡潮热往来，主在藏调经内，主血在肌，主气上行，经手足少阳表里四经之药也。

丹溪曰：柴胡气平，味微苦，阴中之阳，乃少阳厥阴行经药也。去往来寒热，非柴胡稍子不能除。《本草》治心腹，去肠胃中结气，推陈致新，除伤寒、心下烦热，痰实。生银州者为胜。《衍义》曰："柴胡，《本经》并无一字治劳，方中鲜有不用者。呜呼！凡此误世甚多，尝原病劳有一种真脏虚损，复受邪热，邪因虚而致劳，故曰：劳者，牢也。当须斟酌用之，如经验方中，治劳热，青蒿丸用柴胡正合宜尔，服之无不效。"日华子又谓补五劳七伤，《药性论》亦谓治劳乏羸瘦。若有此等病，苟无实热，医者概而用之，不死何待？《注释本草》一字亦不可忽，盖万世之后，所误无穷耳。苟有明哲之士，自可处治，中下之学，不肯考究，枉致沦没，可不谨哉？如张仲景治伤寒，寒热往来，如疟状用，柴胡正合其宜。

海藏曰：柴胡气平，味微苦，微寒，气味俱轻，阳也，升也，纯阳无毒，少阳经（胆）、厥阴经（肝）行经之药。《象》云："除虚劳寒热，解肌热，去早晨潮热，妇人产前后必用之药，善除本经头痛，非他药能止（一切寒热及妇人产前后症，有表邪者宜之，不可妄投）治心下痞，胸膈痛（痞痛乃肝郁气滞，用柴胡

能除肝经之热邪）"。去芦。

时珍曰：茈胡治阳气下陷，平肝胆、三焦、包络相火，及头痛眩晕，目昏赤痛障翳，耳聋耳鸣，诸疟及肥气、寒热，妇人热入血室，经水不调，小儿痘疹余热，五疳羸热。

仕材曰：柴胡主伤寒疟疾，寒热往来，呕吐胁痛，口苦耳聋，痰实结胸，饮食积聚，心中烦热，热入血室，目赤头痛，湿痹水胀，肝劳骨蒸，五疳羸瘦。

李梴曰：茈胡苦寒泻三焦，在肌行经脏血调，伤寒温疟胎产主，升清且退内伤潮。

切庵曰：柴胡苦平，微寒，味薄，气升为阳。主阳气下陷，能引清气上行，而平少阳厥阴之邪热，宣畅气血，散结调经，为足少阳表药。治伤寒邪热，呕吐心烦，诸疟寒热，头眩目赤，胸痞胁痛，口苦耳聋，妇人热入血室，胎前产后诸热，小儿痘疹，五疳羸热，散十二经疮疽，血凝气聚，功同连翘。阴虚火炎气升者禁用。银川者根长尺余，微白，治劳疳良。北产者如前胡而软，并良（今人多以北产为佳）。南产者强硬不堪用。外感生用，内伤升气酒炒用（要醋炒能舒肝气）。根中及下降用，稍有汗咳者蜜水炒。前胡、半夏为使，恶皂角。

兆嘉曰：柴胡禀春气以生，升转旋枢机主少阳，表邪之寒热，味苦寒而轻举，通调上下，治厥阴热蓄之谵狂，木郁达之疏土，畅肝散结气，银柴性似凉瘀，涤热理疳痨。

宫绣曰：柴胡专入胆，味苦微辛，气平微寒。据书载治伤寒热传足少阳胆经。胆为清净之府，无出无入，邪入是经，正在表里之界，汗吐于下当禁，惟宜和解。故仲景之治伤寒，邪入少阳而见寒热往来，胁痛耳聋，妇人热入血室，用之以泄其邪。胎前产后，小儿痘疹，五疳羸热，诸疟并疽疮疡，咸宜用之。若病在太阳，用之太早，犹引贼入门。病在阴经，用之则重伤其表，必得邪至少阳而药始可用矣。至云能治五痨，必其诸脏诸腑，其痨挟有实热者，可用此解散真虚，而挟实热亦当酌其所宜。虽引清阳之气，左旋上行，然升中有散。若无归著同投，其散滋甚。虚热不可寒，血衰火毒者，不可燥，岂容误哉？兼之性滑善通，凡溏泄大便者，当善用之。热结不通者，当佐当归、黄芩以投，无差误耳。是以阴虚火炎，骨蒸劳热，肾虚泄泻，书载不应服。解散宜北柴胡，虚热宜海阳软柴胡为良。酒炒用。半夏为使，恶皂荚，畏女菀、藜芦（寒热虚实措置得宜，用柴胡则不致有误矣）。

升麻

升麻 气味甘苦平，微寒，无毒，主解百毒，杀百精老物殃鬼[①]，辟瘟疫瘴气邪气，蛊毒入口皆吐出，中恶腹痛，时气毒疠，头痛寒热，风肿诸毒，喉痛口疮。久服不夭，轻身长年。

张隐庵曰：柴胡、升麻，皆达太阳之气，从中土以上升。柴胡从中土而达太阳之标阳，升麻兼启太阳之寒水，细辛更启寒水之气于泉下，而内合少阴，三者大义相同，而功用少别。具升转周偏之功，故又名周麻。防风、秦艽、乌药、防己、木通、升麻，皆纹如车辐，而升麻更觉空通。

叶天士曰：升麻气平微寒，禀天秋平冬寒金水之气，入手太阴肺经、足太阳膀胱经、手太阳小肠经，味苦甘无毒，得地南方中央火土之味，入手少阴心经；味苦则燥，入足阳明胃经。气味轻清，阳也。其解百毒者，气平而寒，味甘而苦，能清能和，所以解毒也。其杀百精老物殃鬼者，升麻禀平寒之气，则得清阳通达之性，能破幽暗，制精鬼也。瘟疫瘴气、邪气，皆天地郁塞熏蒸之气也。平寒能清，苦能泄，甘能和，所以能辟之也。蛊毒阴恶败坏之毒，甘苦之味能和能解，故药入口，蛊即吐出也。其主中恶腹痛者，甘能解毒，苦能泄邪也。其主时气毒疠头痛者，甘平和毒，苦寒清热，平苦又燥湿也。其主寒热风肿诸毒者，平甘以和之，寒苦以清之，入膀胱能散寒热风肿也。喉痛口疮，火郁于上也。久服不夭，轻身长年者，升麻为阴中之阳，能升阳气于至阴之下，"阴精所奉其人寿"也，盖必佐补药，方可久服耳。

陈修园曰：升麻气味甘苦平，甘者土也，苦者火也，主从中土而达太阳之气。太阳标阳本寒，故微寒。盖

---

① 殃鬼：古人迷信，认为人死后，其灵魂为鬼。如果无辜被灾祸波及而死，其灵魂即为殃鬼。

太阳禀寒水之气，而行于肤表，如天气之下连于水也。太阳在上，则天日当空，光明清湛，清湛故主解百毒；光明故杀百精老物殃鬼。太阳之气行于肤表，故辟瘟疫、瘴气、邪气。太阳之气行于地中，故蛊毒入口皆吐出。治蛊毒，则中恶腹痛自除。辟瘟疫、瘴气、邪气，则时气、毒疠、头痛寒热自散。寒水之气，滋于外而济于上，故治风肿诸毒、喉痛、口疮。久服则阴精上滋，故不夭；阳气盛，故轻身；阴气充足，则长年矣。

尝考凡物绞①如车辐者，皆有升转循环之用。防风、秦艽、乌药、防己、木通、升麻，皆纹如车辐，而升麻更觉空通，所以升转甚捷也。

东垣曰：升麻味苦，性微寒，无毒，升也，阴中之阳也。其用有四：引葱白散手阳明之风邪（一也），引石膏止足阳明之齿痛（二也），引诸药游行四经（三也），升阳气于至阴之下（四也），因名之曰升麻。

丹溪曰：升麻阳中微阴，主脾胃，解肌肉间热，脾痹非升麻稍不能除，手足阳明伤风引用之的药，及发解本经风邪。若元气不足者，用此于阴中升阳气上行，不可缺也。《本草》云："治肺痿、咳唾、脓血。"

海藏曰：升麻气平味苦甘，微苦微寒，味薄气厚，阳中之阴也，无毒，阳明经本经药，亦走手阳明经、太阴经。《象》云："能解肌肉间热，此手

足阳明经伤风之的药也。去黑皮，并腐烂者用。若补脾胃，非此为引，用不能补。若得葱白、白芷之类，亦能走手足阳明、太阴经。

时珍曰：升麻消斑疹，行瘀血。治阳陷眩晕，胸胁虚痛，久泄下痢，后重遗浊，带下崩中，血淋下血，阴痿足寒。

仕材曰：升麻解百毒，杀精鬼，辟疫瘴，止喉痛头痛齿痛，口疮斑疹，散阳明风邪，升胃中清气。

李梴曰：升麻甘苦气寒平，解毒除瘟治腹疼，伤寒初症并衄血，疮肿咽牙热目清。

讱庵曰：升麻甘辛微苦，足阳明太阴引经药，亦入手阳明、太阴表，散风邪，升发火郁，能升阳气于至阴之下，引甘温之药上行以补卫气之散而实其表。治时气毒疠，头痛寒热，肺痿吐脓，下痢后重，久泄脱肛，崩中带下，足寒阴痿，目赤口疮，痘疮斑疹，风热疮痛，解百药毒，吐蛊毒，杀精鬼，阴虚火动者忌用。

兆嘉曰：升麻升至阴于下极，达胃疏风，鼓脾土以上行，入肠治痢，辟邪解毒，辛甘发散为阳，治痘消斑，宣透松肌有效，带下脱肛等症，陷者举之。阴虚火，诸方又当禁使。

宫绣曰：升麻专入脾胃，兼入肺、大肠，似与葛根一类，但此辛甘微苦，能引葱白入肺，发散风寒，出汗。引石膏能治阳明巅顶头痛齿痛，引参、

① 绞：缠绕。

术能入脾胃补脾，且同柴胡能引归、芪、白术甘温之药以补卫气之散而实其表。并治一切风陷下痢，久泄脱肛，足寒阴痿，暨蛊毒精鬼，与一切风热斑疹疮毒，靡不随手辄应。以升其阳而散其热，俾邪尽从外解而浊自克下降，故又曰能以解毒。不似葛根，功专入胃，升津解肌，而不能引诸药以实卫气也。但升麻佐于葛根，则入阳明，升津解肌有效。同柴胡升气，则柴能升少阳胆经之阳，麻能升阳明胃经之阳，一左一右，相需而成。但阴火动及气虚汗出切忌。里白外黑紧实者良，名鬼脸升麻，细，削皮。青绿色谓鸡骨升麻，去须、芦，蒸暴用。入补剂，蜜水炒用（按用药有独体发效，亦有兼体发效之不同。其升麻一味，须合他药而发效力，各有功能，只在用之者，当与不当耳）。

桂

桂　气味辛温，无毒，主上气咳逆，结气，喉痹，吐吸，利关节，补中益气。久服通神，轻身不老。

张隐庵曰：桂木凌冬不凋，气味辛温，其色紫赤，水中所生之木火也。肺肾不交，则为上气咳逆之证。桂启水之生阳上交于肺，则上气平而咳逆除矣。结气喉痹者，三焦之气不行于肌腠，则结气而为喉痹。桂禀少阳之木气，通利三焦，则结气通而喉痹可治矣。吐吸者，吸不归根，即吐出也。桂能引下气与上气相接，则吸入之气直至丹田而后出，故治吐吸也。关节者，两肘、两腋、两髀、两腘，皆机关之室，周身三百六十五节，皆神气之周行。桂助君火之气，使心主之神，而出入于机关，游行于骨节，故利关节也。补中益气者，补中焦而益上下之气也。久服则阳气盛而光明，故通神明。三焦通会元真于肌腠，故轻身不老。

叶天士曰：桂气温，禀天春和之木气，入足厥阴肝经；味辛无毒，得地西方润泽之金味，入手太阴肺经。气味俱升，阳也。肺为金脏，形寒饮冷则伤肺，肺伤则气不下降，而咳逆止矣。结气、喉痹、吐吸者、痹者闭也，气结于喉，闭而不通，但吐而不能吸也。桂辛温散结行气，则结者散而闭者通，不吐而能吸也。辛则能润，温则筋脉和而关节利矣。中者脾也，辛温则畅达肝气，而脾经受益，所以补中益气者。肺主气，肺温则真气流通而受益也。久服通神轻身不老者，久服则辛温助阳，阳气常伸而灵明，阳盛而身轻不老也。

陈修园曰：桂牡桂也，牡阳也，即今之桂枝、桂皮也。菌根也，菌桂即今之肉桂、厚桂也。然生发之机在枝干，故仲景方中所用，俱是桂枝，即牡桂也。时医以桂枝发表，禁不敢用，而所用肉桂，又必刻意求备，皆是为施治不愈，卸罪巧法。

徐灵胎曰：寒气之郁结不舒者，惟辛温可以散之。桂性温，补阳而香气最烈，则不专于补，而又能驱逐阴邪。阴气所结能与药相拒，非此不能入也。人身有气中之阳，有血中之阳。气中之阳走而不守，血中之阳守而不走。凡药之气胜，往往补气中之阳；质胜者，往往补血中之阳。如附子暖血，肉桂暖气，一定之理也。然气之阳胜则动血，血之阳胜则能益气，又相因之理也。桂气分之药也，而其验则见于血，其义不晓然乎。

东垣曰：桂味辛，性热，有毒。浮也，阳中之阳也。气之薄者，桂枝也。气之厚者，肉桂也。气薄则发泄，桂枝上行而发表。气厚则发热，肉桂下行而补肾。此天地亲上亲下之道也。

丹溪曰：桂，虚能补，此大法也。仲景救表用桂枝，非表有虚以桂补之。卫有风寒，故病自汗，以桂枝发其邪，卫和则表密，汗自止，非桂枝能收汗而治之。今《衍义》乃谓仲景治表虚误矣。《本草》止言出汗，正《内经》"辛甘发散"之义。后人用桂止汗，失经旨矣。曰官桂者，桂多品，取其品之高者可以充用，而名之，贵之之辞也。曰桂心者，皮之肉厚，去其粗厚而无味者，止留近其木一层而味辛甘者，故名之，曰心，美之之辞也。何必置疑著此。桂固知有三种之桂，不取菌桂、牡桂者，盖此二种性止温而已，不可以治风寒之病，独有一字。桂经言辛甘大热，正合《素问》"辛甘发散为阳"之说。又别说云以菌桂养精神，以牡桂利关节，又有一种柳桂乃桂之嫩小枝条也，尤宜入治上焦药用也。

海藏曰：桂气热，味甘辛，有小毒，入手少阴经，桂枝入足厥阴经。《本草》云："主温中，利肝肺气，心腹寒热冷疾，霍乱转筋，头痛腰痛，出汗止烦，止唾咳嗽（种种之证，属阴者宜。病在阳分禁用）。"鼻痛，能堕胎，坚骨节，通血脉，理疏不足，宣导百药，无所畏，久服神仙不老。生桂阳，二月、八月、十月采，皮阴乾。有菌桂、牡桂、木桂、筒桂、肉桂、板桂、桂心、官桂之类，用者，罕有分别。《衍义》所言，不知何缘而得官之名。予考《本草》，有出观宾宜韶钦诸州者佳。世人以笔画多而懒书之，故只作官也。如写黄蘗作黄柏，薑作姜，同意。菌桂生交趾山谷，牡桂生南海山谷，木桂生桂阳从岭，至海尽有桂树，惟柳州、象州最多。《本草》所说菌桂、牡桂、板桂厚薄不同，大抵细薄者为枝为嫩，厚脂者为肉为老，处其身者，为中也，不必色黄，为桂心。但不用皮与里，止用其身中者，为桂心。不经水而味薄者，亦名柳桂，易老[①]用此以治虚人，使不生热也。《衍义》谓桂大热，《素问》谓辛甘发散为阳，故张仲景桂枝汤治伤寒表虚皆须此药，是专用甘辛之意也。又云疗寒以热，故知三种之桂，不取菌桂、牡

---

① 易老：即金代著名医家张元素，河北易水人，著有《医学启源》，阐发脏腑辨证理论，发明归经学说，对中医学术发展贡献巨大，故后世尊称为易老。

桂者，盖此二种，性止温而已，不可以治风寒之病，独有一字。桂《本经》谓甘辛大热，正合《素问》"甘辛发散为阳"之说，尤知菌桂、牡桂不及也。然《本经》止言桂，而仲景又言桂枝者，盖亦取其枝上皮也。其本身粗厚处亦不中用。诸家之说，但各执一己见，终无证据。今又谓之官桂，不知何缘而立名，虑后世以为别物，故于此书之。又有桂心，此则诸桂之心，不若一字桂也。别说交广商人所贩者及医家见用，惟陈藏器之说最是。然菌桂厚实，气味厚重者，宜入治脏及下焦药；轻薄者，宜入治眼目发散药。《本经》以菌桂养精神，以牡桂利关节。仲景伤寒发汗用桂枝。桂枝者，桂条也，非身干也，取其轻薄而能发散。一种柳桂，乃小嫩枝条也，尤宜入上焦药。仲景汤药用桂枝发表，用肉桂补肾。本乎天者，亲上；本乎地者，亲下。理之自然性，分之所不可移也。一有差易，为效弥远，岁月既久，习已成弊宜，后世之不及古也。桂心通神，至于诸桂数等，皆大小老壮之不同，观作官也。《本草》所言有小毒，亦从类化。与黄芩、黄连为使，小毒何施？与乌附为使，止是全得热性。若与有毒者同用，则小毒既出，大毒转甚。与人参、麦门冬、甘草同用，能调中益气，则可久服。可知此药能护荣气而实卫气，则在足太阴经也。桂心入心，则在手少阴也。若指荣字立说，止是血药，故经言通血脉也。若与巴豆、硇砂、干漆、川山甲、水蛭、虻虫如此有毒之类同用，则小毒化为大毒，其类化可知矣。汤液发汗用桂枝，补肾用肉桂。小柴胡，止云加桂何也？药象谓肉桂大辛，补下焦热火不足，治沉寒痼冷及治表虚自汗。春夏二时为禁药。

时珍曰：桂治寒痹风瘖，阴盛失血，泻痢惊痫。桂心治风僻失音喉痹，阳虚失血，内托痈疽疮痘，能引血化汗化脓，解蛇蝮毒。

仕材曰：桂益火消阴，救元阳之痼冷，温中降气，扶脾胃之虚寒，坚筋骨，强壮阳道，乃助火之动。定惊痫，通血脉，属平肝之绩。下焦腹痛非此不除，奔豚疝瘕用之即效。通百药，善堕胞胎。桂心理心腹之恙，三虫九痛皆瘥。补气脉之虚，五痨七伤多验。宣气血而无壅，利关节而有灵。托痈疽痘毒，能引血成脓。桂枝无汗能发，有汗能止，理心腹之痛，散皮肤之风，横行而为手臂之引经，直行而为奔豚之向导。

李梴曰：肉桂辛热补肾脏，养精止烦又止汗，利肝肺气遏心疼，温中破癖除霍乱。官桂无毒治中寒，咳逆喉痹吸呼难，补中更治心胁痛，温筋通脉利窍关。桂心专能止心痛，行血药滞。桂枝辛甘热且浮，微解风寒汗自收。一样嫩枝名柳桂，善治上焦热不留。薄桂专行肢节滞，横行肩臂必须求。

讱庵曰：肉桂辛甘大热，气厚纯阳，入肝肾血分，补命门相火之不足，益阳消阴，治痼冷沉寒。能发汗，疏通血脉，宣导百药。去营卫风寒，表虚自汗，腹中冷痛，咳逆结气。木得桂而枯，又能抑肝风而扶脾土，从治目赤肿痛及脾虚恶食，湿盛泄泻，补劳明目，通经堕胎。出岭南桂州者良。桂心苦入心，辛走血，能引血化汗化脓，内托痈疽痘疮，益精明目，消瘀生肌，补劳伤，暖腰膝，续筋骨。治风痹微瘕，噎膈，满腹内冷痛，九种心痛。桂枝辛甘而温，气薄升浮，入太阴肺、太阳膀胱经。温经通脉，发汗解肌。治伤风头痛（无汗能发），中风自汗（有汗能止），调和营卫，使邪从汗出而汗自止，亦治手足痛风、胁风。

兆嘉曰：肉桂辛甘大热，补命门，助火消阴，紫赤多香，益肝肾，通经行血。腹痛疝瘕等疾可导，可温风寒湿痹，诸邪能宣能散。桂枝体用可通肢，由卫入营，宣腠理。辛甘能入血，温经达络，散风寒。

宫绣曰：肉桂专入命门、肝，气味纯阳，辛甘大热，直透肝肾血分，大补命门相火，益阳治阴。凡沉寒痼冷，营卫风寒，阳虚自汗，腹中冷痛，咳逆结气，脾虚恶食，湿盛泄泻，血脉不通，死胎不下，目赤肿痛，因寒因滞而得者，用此治无不效。盖因气味甘辛，其色紫赤，有鼓舞血气之能，性体纯阳，有招导引诱之力。昔人云："此体气轻扬，既能峻补命门，后能窜上达表以通营卫。（的确）"非若附子气味虽辛，后兼微苦，自上达下，止固真阳而不兼入后天之用耳。故凡病患寒逆，既宜温中。及因气血不和，

欲其鼓舞，则不必用附子，惟以峻补气血之。内加以肉桂以为佐使，如十全大补、人参养荣之类，用此即是此意。今人勿细体会，徒以附、桂均属辛温，任意妄投，不细明别，岂卫生救本辨药者所应尔尔欤？但精亏血少，肝盛火起者切忌。桂出岭南，色紫肉厚，体松皮嫩，辛甘者佳。得人参良，忌生葱、石脂，剉，入药勿见火（温热药与温热药不同，若桂、附二味，一甘温无毒，一辛温有毒，用时不可不辨也）。桂枝专入肌表，兼入心肝，系肉桂枝稍其体轻，其味辛，其色赤，有升无降，故能入肺而利气，入膀胱化气而利水，且能横行于臂，调和营卫。治痛风胁风，止烦出汗，驱风散邪，为解肌第一要药。故书皆言，无汗能发，有汗能收。然其汗之能发，止是因其卫实营虚，阴被阳凑，故用桂枝以调其营，营调则卫气自和，而风邪莫容，遂自汗而解。非若麻黄能开腠理以发其汗也。其汗之能收，止因卫受风伤不能内护于营，营气虚弱，津液不固，故有汗发热而恶风，其用桂枝汤为治，取其内有芍药入营以收阴，外有桂枝入卫以除邪，则汗自克见止。非云桂枝能闭其汗孔，昧者不察桂枝发汗止汗是何意义，徒以顺口虚唱，其失远矣（无汗用桂枝者，调其营气，则卫气自和，风邪无所容，遂汗而解。汗多用桂枝者，以之调和营卫，则邪从汗出而汗自止）。桂心专入心，本于肉桂，去外粗皮，取当中心者为桂心。味甘辛热，专温营分之里药。凡九种心痛，（一虫，二疰，三风，四悸，

五食，六饮，七冷，八热，九去来痛。皆邪乘于手少阴之络，邪正相激而成）。腹内冷痛，痃癖等症，皆能奏效。以其所治在心，故治亦在于里而不在于躯壳之外耳。若肉桂未去外层皮肉，其治在于通经达络，以除风寒湿痹，而不专入心腹之内也（按：桂性偏阳，不可误投，如阴虚之人，一切血证及无虚寒者，均当忌之）。

羌活

羌活 气味苦甘辛，无毒，主风寒所击，金疮止痛，奔豚痫痉，女子疝瘕。久服轻身耐老。

张隐庵曰：羌活初出土时，苦中有甘，曝干则气味苦辛，故《本经》言"气味苦甘辛"，其色黄紫，气甚芳香，生于西蜀，禀手足太阴金土之气化。风寒所击，如客在门而扣击之，从皮毛而入肌腠也。羌活禀太阴肺金之气，则御皮毛之风寒；禀太阴脾土之气，则御肌腠之风寒，故主治风寒所击。金疮止痛，禀土气而长肌肉也。奔豚乃水气上奔，土能御水，逆金能益子虚，故治奔豚。痫痉，风痫、风痉也，金能制风，故治痫痉。"肝木为病，疝气瘕聚"，金能平木，故治女子疝瘕。久服则土金相生，故轻身耐老。

叶天士曰：羌活气平，禀天秋燥之金气，入手太阴肺金；味苦甘无毒，得地南方中央火土之味，入手少阴心经、足太阴脾经。气味降多于升，阴也。其主风寒所击，金疮止痛者，金疮为风寒所击，则气血壅而不行，其

痛更甚矣。羌活苦能泄，甘能和，入肺解风寒，所以风血行而痛止也。奔豚者，肾水之邪，如豚奔突而犯心也。苦可燥湿，甘可伐肾，所以主之。痫者，风症也；痉者，湿流关节之症也。羌活气平，可以治风，味苦可以燥湿，故止痫痉也。女子疝瘕，多经行后，血假风湿而成，羌活平风燥湿，兼之气雄，可以散血也。久服则脾湿散，所以轻身；心血和，所以耐老，皆味甘苦之功也。

陈修园曰：羌活气平，禀金气而入肺，味苦甘无毒，得火位而而入心，得土味而入脾。其主风寒所击者，入肺以御皮毛之风寒，入脾以御肌肉之风寒，入心助太阳之气以御营卫之风寒也。其主金疮止痛者，亦和营卫、长肌肉、完皮毛之功也。奔豚乃水气上凌心火，此能入肺，以降其逆，补土以制其水，入心以扶心火之衰，所以主之。痫痉者，木动则生风，风动则挟木势而害土，土病则聚液而成痰，痰迸于心，则为痉、为痫。此物禀金气以制风，得土味而补脾，得火味以宁心，所以主之。女子疝瘕，多经行后，血假风湿而成，此能入肝以平风，入脾以胜湿，入心而主宰血脉之流行，所以主之。久服轻身耐老者，著其扶阳之效也。

羌活（独活附） 东垣曰：羌活味苦甘平，性微温，无毒，升也，阴中之阳也。其用有五：散肌表八风之邪（一），利周身八节之痛（二），排巨阳肉腐之疽（三），除新旧风湿之证（四），

乃手足太阳表里引经药也（五）。

海藏曰：羌活气微温，味苦甘平辛，苦辛气味俱轻，阳也，无毒，足太阳经、厥阴经药，太阳经本经药也。《象》曰："治肢节痛，利诸节，手足太阳经风药也。"加川芎治足太阳、少阴头痛，透关节。去黑皮并腐烂者用。

仕材曰：羌、独活风寒湿痹，筋骨挛疼，头旋掉眩，颈项难伸（时珍曰：独活、羌活乃一类二种，中国产为独活，色黄气细，可理伏风；西羌产为羌活，色紫气雄，可理游风。）

李梴曰：羌活苦温，散表风，利节痛，排巨阳痛，更除新旧风寒湿，手足太阳表里通。

讱庵曰：羌活辛苦，性温，气雄而散，味薄而升，入足太阳以理游风，兼入足少阴、厥阴气分，泻肝气，搜肝风，小无不入，大无不通。治风湿相搏，本经头痛，督脉为病，脊强而厥，刚痉柔痉，中风不语，头旋目赤，散肌表八风之邪，利周身百节之痛，为却乱反正之主药。若血虚头痛者（此属内证），二活并禁用。

兆嘉曰：羌活辛温雄壮，散肌表八风之邪，独走太阳，利周身百节之痛，湿留于表，由汗能宣，病在于颠，惟风可到。

宫绣曰：羌活专入膀胱，兼入肝肾，辛苦性温，味薄气雄，功专上升。凡病因于太阳膀胱而见风游于头，发为头痛，并循经脊强而厥，发为刚痉

柔痉（凡伤寒无汗为刚痉，伤风有汗为柔痉，痉症皆是风寒干于太阳，故见脊强而厥），并当用此调治。且能兼入足少阴肾、足厥阴肝，而使肌表八风之邪并周身风湿相搏百节之痛，皆能却乱反正，而治无不愈者也。盖羌活、独活虽皆治风之品，而此专治太阳之邪，上攻于头旁及周身肌表，不似独活专理下焦风湿病，在足少阴肾气分，而不连及太阳经也。但羌活性雄，力非柔懦，凡血虚头痛及遍身肢节痛者，皆非所宜（若内症血虚头痛及遍身肢节痛者，服此必伤气损血）。

东垣曰：独活味苦甘平，性微温，无毒，升也，阴中之阳也。其用有三：诸风掉眩，颈项难伸（一）；风寒湿痹，雨足不用（二）；及为足少阴之引经（三）。

海藏曰：独活气味与羌活同，无毒，气厚味薄，升也，苦辛，足少阴肾经行经之药。《本草》云："主风寒所击，金疮止痛，贲豚痫痉，女子疝瘕，疗诸贼风，百节痛，风无久新者。"

李梴曰：独活甘辛平苦温，诸风痹痛无久新，头项齿颊皆能疗，金疮疝痉及奔豚。

讱庵曰：独活辛苦，微温，气缓善搜，入足少阴气分（肾），以理伏风。治本经伤风头痛，头运①目眩，风热齿痛，痉痫湿痹，奔豚疝瘕。有风不动，无风反摇，又名独摇草。《本经》云："独活一名羌活，古方惟用独活，后人云是一类二种，遂分用。以形虚大有白，如鬼眼，节疏色黄者为独活；

---

① 运：本意为物体位置移徙，移动；通晕。

色紫节密，气猛烈者为羌活。并出蜀汉。又云自西羌来者名羌活。

兆嘉曰：独活芳香气散，辛苦性温，搜少阴之伏风，表邪可解；宣肾经之寒湿，痹病能除。可愈奔豚，并疗诸疝。因其有风不动，无风反摇，故能散以搜风，风以胜湿。

宫绣曰：独活专入肾，辛苦微温，比之羌活，其性稍缓。凡因病于足少阴肾经，伏而不出，发为头痛，则能善搜而治矣。以故两足湿痹，不能动履，非此莫痊。风痹齿痛，头眩目晕，非此莫攻。缘此有风不动，无风反摇，故名独摇草。因其所胜而为制也，且有风自必有湿，故羌则疗水湿游风，而独则疗水湿伏风也。羌之气清，行气而发散营卫之邪。独之气独，行血而温养营卫之气。羌有发表之功，独有助表之力。羌行上焦而上理（上属气，故云羌活入气），则游风头痛，风湿骨节疼痛可治；独行下焦而下理（下属血，故云独活入血），则伏风头痛，两足湿痹可治。二活虽属治风，而用各有别，不可不细审耳。去皮焙用，蠡实为使（二活虽属性同，而气味稍异，用时不可不详为辨之）。

防风

防风 气味甘温，无毒，主大风头眩痛，恶风，风邪目盲无所见，风行周身骨节疼痛，烦满。久服轻身。

张隐庵曰：防风茎叶花实，兼备五色，其味甘，其质黄，其臭①香，禀土运之专精，治周身之风证。盖土气厚，则风可屏，故名防风。风淫于头，则大风头眩痛。申明大风者，乃恶风之风邪，头痛不已，必至目盲无所见，而防风能治之。又风邪行于周身，甚至骨节疼痛，而防风亦能治之。久服则土气盛，故身轻。元人王好古曰："病头痛、肢节痛、一身尽痛，非羌活不能除，乃却乱反正之主，君药也"；李东垣曰："防风治一身尽痛，随所引而至，乃卒伍卑贱之职也"。

愚按：神农以上品为君，羌活、防风皆列上品，俱散风治病，何以贵贱迥别？若是后人发明药性，多有如此谬妄之论。虽曰无关治法，学者遵而信之，陋习何由得洗乎！

叶天士曰：防风气温，禀天春和风木之气，入足厥阴肝经；味甘无毒，得地中正之土味，入足太阴脾经。气味俱升，阳也。肝为风木，其经与督脉会于巅项，大风之邪入肝，则行于阳位，故头眩痛。其主之者，温以散之也。伤风则恶风，恶风，风邪在表之风也；肝开窍于目，目盲无所见，在肝经之风也；风行周身，在经络之风也；骨节疼痛，在关节而兼湿也。盖有湿则阳气滞而痛也。皆主之者，风气通肝，防风入肝，甘温发散也。脾主肌肉，湿则身重矣。久服轻身者，风剂散湿，且引清阳上达也。

---

① 臭：本义为犬用鼻子辨别气味，泛指一切气味。

陈修园曰：风伤阳位，则头痛而眩；风伤皮毛，则为恶风之风邪；风害空窍，则目盲无所见。风行周身者，经络之风也；骨节疼痛者，关节之风也；身重者，病风而不能蹻捷也。防风之甘温发散，可以统主之。然温属春和之气，入肝而治风，尤妙在甘以入脾，培土以和木气，其用独神。此理证之《易》象于剥复二卦，而可悟焉。两土同崩则剥，故大病必顾脾胃，土木无忤则复，故病转必和肝脾。防风驱风之中，大有回生之力。李东垣竟"目为卒伍卑贱"之品，真门外汉也。

徐灵胎曰：凡药之质轻而气盛者，皆属风药。以风即天地之气也，但风之中人各有经络，而药之受气于天地，亦各有专能，故所治各不同于形质气味，细察而详分之，必有一定之理也。防风治周身之风，乃风药之统领也。

东垣曰：防风味甘辛，性温，无毒，升也，阳也。其用有二：以气味能泻肺金，以体用通疗诸风。

丹溪曰：防风、黄芪，人之口通乎地，鼻通乎天，口以养阴，鼻以养阳，天主清，故鼻不受有形而受无形为多；地主浊，故口受有形而兼乎无形。王太后病风不言，而脉沉，其事急，若以有形之汤药，缓不及事，今投以二物汤，气熏蒸如雾满室，则口鼻俱受，非智者通神不可回也。

海藏曰：防风纯阳，性温，味甘辛，无毒，足阳明胃经、足太阴脾经，乃二经之行经药，太阳经本经药。

《象》云："治风通用，泻肺实，散头目中滞气，除上焦风邪之仙药也。"误服泻人上焦元气。去芦并钗股用。

仕材曰：防风大风恶风，风邪周痹，头面游风，眼赤多泪。

李梴曰：防风气温味甘辛，通疗诸风痛满身，头目胁痛并胸满，除湿止汗住崩津。

讱庵曰：防风辛甘，微温，升浮为阳，搜肝泻肺，散头目滞气，经络留湿。主上部见血，上焦风邪，头痛目眩，脊痛项强，周身尽痛，太阳经证。又行脾胃二经，为去风胜湿之要药。散目赤疮疡。若血虚痉急头痛，不因风寒泄泻，不因寒湿火升发嗽，阴虚盗汗、阳虚自汗者并禁用。

兆嘉曰：防风走太阳，兼达肺通肝，表解风疏，甘辛温之力。得黄芪则寓宣于补，痹舒邪化，随所引俱宜，且为脾胃引经。风能胜湿，都道卑微卒伍，润可柔枯。

宫绣曰：防风专入膀胱，兼入脾胃，味甘微温。虽入足太阳膀胱，以治上焦风邪头痛，目眩脊痛项强，周身尽痛。然亦能入脾胃二经，以为祛风除湿。盖此等于卑贱卒伍，任主使唤，能循诸经之药以为追随。故同解毒药则能除湿扫疮，同补气药则能取汗升举，实为风药润剂。比之二活则质稍轻，气分稍平。凡属风药，皆可通用。但血虚痉急头痛，不因风寒泄泻，不因寒湿，阴虚盗汗，阳虚自汗，火升发嗽者，则并当知所禁矣（凡表药多有损于脏腑气血）。出北地黄润者佳，泗风、车风不堪入药，上部用身，下部用稍。畏萆薢、恶干姜、白蔹、芫花，杀附子毒（凡风药皆能胜湿，更能散气，用时岂可不慎欤）。

紫苏

紫苏 气味辛微温，无毒，主下气，杀谷，除饮食，辟口臭，去邪毒，辟恶气。久服通神明，轻身耐老。

张隐庵曰：紫苏气味辛温，臭[①]香色紫，其叶昼挺暮垂，禀太阳天日晦明之气。天气下降，故主下气，下气则能杀谷，杀谷则能除饮食。除，消除也。味辛臭香，故辟口臭；辟口臭，则能去邪毒；去邪毒，则能辟恶气。久服则天日光明，故通神明。天气下降，则地气上升，故轻身耐老。

陈修园曰：紫苏气微温，禀天之春气而入肝；味辛得地之金味而入肺。主下气者，肺行其治节之令也。杀谷、除饮食者，气温达肝，肝疏畅而脾亦健运也。辟口臭、去邪毒、辟恶气者，辛中带香，香为天地之正气，香能胜臭，即能解毒，即能胜邪也。久服则气爽神清，故通神明，轻身耐老。其子下气尤速，其梗下气宽胀，治噎膈、反胃、止心痛。旁小枝通十二经关窍脉络。

愚按：紫苏配杏子，主利小便、消水肿、解肌表、定喘逆。与麻黄同功，而不走泄正气，故《本经》言久服通神明，轻身耐老，列于上品。

时珍曰：紫苏解肌发表，散风寒，行气宽中，消痰利肺，和血温中，止痛定喘，安胎。解鱼蟹毒，治蛇犬伤。

仕材曰：紫苏温中达表，解散风寒，梗能下气安胎，子可消痰定喘。

李梴曰：紫苏辛温能解表，下气宽胸痰自少，开胃通肠除蟹毒，子定喘咳须微炒。

讱庵曰：紫苏味辛入气分，色紫入血分，香温散寒，通心利肺，开胃益脾，发汗解肌，和血下气，宽中消痰，祛风定喘，止痛安胎，利大小肠。解鱼蟹毒，多服泄人真气。气香者良，宜橘皮，忌鲤鱼。苏子与叶同功，润心肺，尤能下气定喘，止嗽消痰，利膈宽肠，温中开郁。梗下气稍缓，虚者宜之。炒研用。

兆嘉曰：紫苏辛香快膈，宣脾肺以温中，紫赤和营，行经络而解表。子可消痰定喘，梗能顺气安胎。

宫绣曰：紫苏专入肺，兼入心脾，背面俱紫，辛温香窜，五月端午采用。凡风寒偶伤，气闭不利，心膨气胀，并暑湿泄泻，热闭血衄崩淋，喉腥口臭，俱可用此调治。取其辛能入气，紫能入血，香能透外，温可暖中，使其一身舒畅，故命其名曰苏（苏与酥同）。是以时珍谓其同橘皮、砂仁则能行气安胎，同藿香、乌药则能快气止痛，同麻黄、葛则能发汗解肌，同芎劳、当归则能和营散血，同木瓜、厚

---

① 臭：本义为犬用鼻子辨别气味，泛指一切气味。

朴则能散湿解暑，同桔梗、枳壳则能利膈宽中，同杏子、菔子则能消痰定喘，要皆疏肺利气之品。虽其气味浅薄，难以奏效，但久服亦能泄人真气，虚寒泄泻尤忌。即安胎和胃药中用之，不过取其辛香暂调胃寒气滞之症，岂可概用。久用以陷虚，虚之祸耶！梗下气稍缓，子降气最速，与橘红同为除喘定嗽、消痰顺气之药。但性主疏泄，气虚阴虚喘逆者并禁。宜橘皮，忌鲤鱼，子炒研用（用药有宜有不宜者，病有虚实之别耳）。

苏子

苏子 气味辛温，无毒，主下气，除寒、温中（《别录》）。

苏枝

苏枝 气味辛平，无毒，主宽中行气，消饮食化痰涎，治噎膈反胃，止心腹痛，通十二经关窍脉络。

橘皮

橘皮 气味苦辛温，无毒，主治胸中瘕热，逆气，利水谷。久服去臭，下气通神。

张隐庵曰：橘实形圆，色黄，臭[①]香肉甘，脾之果也。其皮气味苦辛，性主温散，筋膜似络脉，皮形若肌肉，宗眼如毛孔，乃从脾胃之大络而外出于肌肉毛孔之药也。胸中瘕热逆气者，谓胃上郛郭之间，浊气留聚，则假气成形，而为瘕热逆气之病。橘皮能达胃络之气，出于肌腠，故胸中之瘕热逆气可治也。利水谷者，水谷入胃，藉脾气之散精。橘皮能达脾络之气，上通于胃，故水谷可利也。久服去臭者，去中焦腐秽之臭气，而肃清脾胃也。下气通神者，下肺主之气，通心主之神。橘皮气味苦辛，辛入肺而苦入心也。

叶天士曰：橘皮气温，禀天春升之木气，入足厥阴肝经；味苦辛无毒，得地南西火金之味，入手少阴心经、手太阴肺经。气味升多于降，阳也。胸中者，肺之分也，肺主气，气常则顺，气变则滞，滞则一切有形血食痰涎，皆假滞气而成瘕，瘕成则肺气不降，而热生焉。橘皮辛能散，苦能泄，可以破瘕清热也。苦辛降气，又主逆气。饮食入胃，散精于肝，温辛疏散，肝能散精，水谷自下也。肺主降，苦辛下泄，则肺金行下降之令，而下焦臭浊之气，无由上升，所以去臭而下气也。心为君主，神明出焉，味苦清心，味辛能散，所以通神也。

陈修园曰：橘皮气温，禀春气而入肝，味苦入心，味辛入肺。胸中为肺之部位，唯其入肺，所以主胸中之瘕热逆气。疏泄为肝之专长，唯其入肝，所以能利水谷。心为君主之官，唯其入心，则君火明而浊阴之臭气自去。又推其所以得效之神者，皆其下

---

① 臭：本义为犬用鼻子辨别气味，泛指一切气味。

气之功也。总结上三句，古人多误解。

愚按：上古诸方，止曰橘皮，个用不切，并无去白之说。李东垣不参经义，不体物性，承雷敩炮制，谓留白则理脾健胃，去白则消痰止嗽，后人习以为法，每用橘红治虚劳咳嗽。夫咳嗽非止肺病，有肝气上逆而咳嗽者，有胃气壅滞而咳嗽者，有肾气奔迫而咳嗽者，有心火上炎而咳嗽者，有皮毛闭拒而咳嗽者，有脾胃不和而咳嗽者。《经》云"五脏六腑，皆令人咳，非独肺也。"橘皮里有筋膜，外黄内白，其味先甘后辛，其性从络脉而外达于肌肉毛孔，以之治咳，有从内达外之义。若去其白，其味但辛，止行皮毛，风寒咳嗽似乎相宜，虚劳不足，益辛散矣。后人袭方书糟粕，不穷物性本原，无怪以讹传讹而莫之止。须知雷敩乃宋人，非黄帝时雷公也。业医者，当以上古方制为准绳，如《金匮要略》用橘皮汤治干呕哕，义可知矣。《日华子》谓橘瓤上筋膜，治口渴吐酒，煎汤饮甚效，以其能行胸中之饮，而行于皮肤也。夫橘皮从内达外，凡汗多、里虚、阳气外浮者，宜禁用之。

徐灵胎曰：橘柚通体，皆香而皮辛肉酸，乃肝脾通气之药也。故凡肝气不舒，克贼脾土之疾，皆能已之。凡辛香之药，皆上升。橘柚实酸，酸主敛，故又能降气，不专于散气也。

橘皮（陈皮，同附橘瓤、橘肉，又附橙、柚、青橘皮、橘红）。东垣曰：陈皮味辛苦，性温无毒，可升可降，阳中之阴也。其用有二：留白补胃和中，去白消痰泄气。

丹溪曰：橘柚属木，而有土与水。《本草》条下叙功用至五十余字，皆言橘皮之能，非橘柚之谓也。橘柚并言瓤有浆者，而名橘之大者曰柚，则厚于橘。《衍义》以柚为橘有无穷之患，何至是之甚耶！其橘核炒去壳为末，酒调服，治肾痪腰痛甚良。

时珍曰：橘皮疗呕哕，反胃嘈杂，时吐清水，痰痞疟疾，大肠闭塞，妇人乳痈。入食料解鱼腥毒。青橘皮治胸膈气逆，胁痛，小腹疝气，消乳肿，疏肝胆，泄肺气。橘核治小肠疝气，及阴核肿痛。炒研五钱，老酒煎服，或酒糊丸服，甚效。橙皮其味甘美，消痰下气，利膈宽中，解酒。橙核治面䵟粉刺，湿研，夜夜涂之。柚皮消食快膈，散愤懑之气，化痰。柚叶治头风痛，同葱白捣贴太阳穴。柚花蒸麻油作香，泽面脂长发润燥。

仕材曰：橘皮止嗽定呕，颇有中和之妙，清痰理气，却无峻烈之嫌。留白者补胃偏宜，去白者疏通专掌。青皮破滞气愈攻愈效，削坚积愈下愈良，引诸药于厥阴之分，下饮食于太阴之仓。

李梴曰：橘皮辛温利膀胱，主除痰气逆胸堂，消导脾胃止呕泻，发表寒湿佐生姜。青皮苦寒破滞气，入肝胆又利脾胃，膈胁小腹痛且膨，疝积愈低愈能治。橙皮味辛甘且芳，能消恶气满胃肠，醒酒化食祛风气。瓤主恶心，去汁良。橘肉甘者能润肺，酸者聚痰不足贵，诸甘醒酒渴最佳，脏虚寒人莫贪味。

讱庵曰：陈皮辛能散，苦能燥能泻，温能补能和。同补药则补，泻药则泻，升药则升，降药则降，为脾肺气分之药，调中快膈，导滞消痰，利水破癥，宣通五脏，统治百病，皆取其理气燥湿之功，多服久服损人元气。入补养药则留白，下气消痰药则去白。去白名橘红，兼能除寒发表。核治疝痛，叶散乳痈。广中陈久者良，故名陈皮。治痰咳童便浸晒，治痰积姜炒，治下焦盐水炒，核去皮炒用。青皮辛苦而温，色青气烈，入肝胆气分，疏肝泻肺，破滞削坚，除痰消痞。治肝气郁积，胁痛多怒，久疟结癖，疝痛乳肿。最能发汗，有汗及气虚人禁用。橘之青而未黄者醋炒用。

兆嘉曰：橘皮入脾胃以和中燥，可消痰理气滞，味苦辛而散逆，温能快膈逐寒凝。留白则宣补中州，去白则流于肺部。核乃入肝疗疝，理寒滞以颇灵。叶则治乳消痈，味苦平而无毒。络能通络，甘寒。用瓤可生痰，酸冷多。青皮入肝经，破滞削坚，辛能发汗，治疝疾，辟寒理气，苦可宣邪，下焦之肝气可疏，胸胁之郁痰能解，性味与橘皮相仿，炒煎用醋水为良。

宫绣曰：橘皮（专入脾肺，兼入大肠），味辛而温，治虽专主脾肺，调中快膈，导痰消滞，利水破癥，宣五脏，理气燥湿。然同补剂则补，同泻剂则泻，同升剂则升，同降剂则降，各随所配而得其宜。且同生姜则能止呕，同半夏则豁痰，同杏仁则治大肠气闭，同桃仁则治大肠血闭。至其利气，虽有类于青皮，但此气味辛温则入脾肺而宣壅，不如青皮专入肝疏泄，而无入脾燥湿、入肺理气之故也，然多服亦能损气。用补留白，下气消痰除白，即书所名橘红，然亦寓有发表之意。核治疝痛偏坠。取广陈久者良，治火痰童便制，寒痰姜汁制，治下焦盐水制，核去皮炒用（橘皮喜陈久者，用则烈气消散，故有陈皮之名。与半夏同用名二陈汤，乃豁痰之主剂。再加人参、白术、茯苓、甘草，名六君子汤，豁痰兼以补气也）。

橘瓤（专入肺胃）与皮共属一物，而性悬殊。橘皮味辛而苦，橘瓤则变味甘而酸也，皮有散痰开痰理气之功，而瓤则更助痰作饮及有滞气之害也（进宝县胥简章之女秀英，忽气喘促至极，眼翻手握，已有莫生之势。绣诊其脉，右关浮滑而弦，知有痰气于寒内结，始以老姜取汁先投，不逾时而胸即开，气即平。后询其故，知食橘瓤之为患也）。至书有言能治消渴开胃，并除胸中膈气，此为内热亢极，胃气不寒者而言。若使水亏脾弱，发为咳嗽而日用此恣啖，保无生痰助气之弊乎。今之虚痨好食此物，类多受害，人特习而不察耳。但用蜜煎作菓佳（按：橘有朱橘、乳橘、山橘、金橘之类，大同小异，味皆甘酸而寒，解热止渴，润燥生津。多食恋膈生痰，滞肺伤脾，冷中作泻病者忌之）。

青橘皮

青橘皮　气味苦辛温，无毒，主治气滞，下食，破积结及膈气。

叶天士曰：青橘皮气温，禀天春

和之木气，入足厥阴肝经；味苦辛无毒，得地西南金火之味，入手太阴肺经、手少阴心经。气味升多于降，阳也。其主气滞者，味辛入肺，肺主气，而辛温能通也。下食者，饮食入胃，散精于肝，气温入肝，肝能散精，食自下也。辛能散，温能行，积者破而结者解矣。肝主升，肺主降，升而不降，气膈于右；降而不升，气膈于左，温可达肝，辛苦泄肺，则升降和而膈气平矣。

宫绣曰：青皮（专入肝经气分）本于橘生其皮，则一何为因青而异？盖犹人当少壮则性燥暴而少柔，人当老年则性渐减而不燥。青皮未经寒暑，燥气不消，故其负性最劣。其色青，青属木，木主肝，故青独于肝经则入。其味苦，故能入肝而下气。然仍兼有辛气内存，故于下中仍兼宣泄，是以书载力能发汗破滞，削坚除痰消痞，并气郁久怒，久疟结癖，疝痛乳肿，无不奏效，但有汗气虚切忌，醋炒用

（时珍曰：制之以醋，所谓肝欲散急，食辛以散之，以酸泄之，以苦降之也）。

橘核

橘核　气味苦平，无毒，主治肾痤，腰疼，膀胱气痛，肾冷。

橘叶

橘叶　气味苦平，无毒，主导胸膈逆气，入厥阴行肝气，消肿散毒，

---

① 臭：本义为犬用鼻子辨别气味，泛指一切气味。

乳痈胁痛，用之行经。

辛夷

辛夷　气味辛温，无毒，主治五脏身体寒热，风头脑痛，面皯。久服下气，轻身明目，增年耐老。

张隐庵曰：辛夷味辛臭①香，苞毛花白，禀阳明土金之气化。阳明者，土也，五脏之所归也，故主治五脏不和，而为身体之寒热。阳明者，金也，金能制风，故主治风淫头脑之痛。阳明之气有余，则面生光，故治面皯。皯，黑色也。《经》云"阳明者，胃脉也。"其气下行，故久服下气。土气和平，故轻身；金水相生，故明目。下气、轻身、明目，则增年耐老。

徐灵胎曰：辛夷与众木同植，必高于众木而后已。其性专于向上，故能升达清气。又得春气之最先，故能疏达肝气。又芳香清烈，能驱逐邪风头目之病。药不能尽达者，此为之引也。

辛夷（一名木笔花）。时珍曰：辛夷治鼻渊鼻鼽，鼻窒鼻疮，并用研末入麝香，少许葱白蘸入数次，甚良。

仕材曰：辛夷辛温开窍，鼻塞于昏冒咸宜，清阳解表，壮热与憎寒并选。

李梴曰：辛夷辛温治脑风，眩冒如在船车中，面肿齿痛并鼻寒，解肌利窍杀诸虫。

切庵曰：辛夷辛温轻浮入肺胃气

分，能助胃中清阳上行通于头脑，温中解肌通九窍、利关节。主治鼻渊鼻塞，及头痛面皯，目眩齿痛，九窍风热之病。然性走窜，气虚火盛者忌服。

兆嘉曰：辛夷禀春阳之气，味薄而辛，具香窜之能。气温且散，开窍搜邪于肺部，鼻塞堪通。升清助胃于上焦，头风亦愈。

宫绣曰：辛夷专入肺，辛温气浮，功专入肺，解散风热。缘人鼻气通天，肺窍开鼻，鼻主肺，风热移于脑则鼻多浊涕而渊，风寒客于脑则鼻塞。《经》曰：脑渗为涕，胆液不澄则为浊涕，如泉不已，故曰鼻渊。并头痛面皯，目眩齿痛，九窍不利皆是风热上攻，是宜用此芳香上窜头目兼逐阳分风邪，则诸症自愈。但辛夷走窜，血虚火炽及偶感风寒不闻香臭者，其并禁焉。即木笔花去外皮毛，恶石脂，畏黄芪、菖蒲、蒲黄、黄连、石膏（治鼻脑之证，今人罕有用者，以其芳香走窜之故，恐伤清阳之气耳）。

木香

木香 气味辛温，无毒，主治邪气、辟毒疫温鬼[1]，强志，主淋露[2]。久服不梦寤魇寐[3]。

张隐庵曰：木香其数五，气味辛温，上彻九天，禀手足太阴天地之化，主交感天地之气，上下相通。治邪气者，地气四散也；辟毒疫温鬼者，天气光明也；强志者，天一生水，水生则肾志强；主淋露者，地气上腾，气腾则淋露降。天地交感，则阴阳和，开辟利，故久服不梦寤魇寐。梦寤者，寤中之梦；梦魇者，寐中之魇也。

叶天士曰：木香气温，禀天春和之木气，入足厥阴肝经；味辛无毒而香燥，得地燥金之正味，入足阳明胃经。气味俱升，阳也。辛温益胃，胃阳所至，阴邪恶毒鬼气皆消，所以主邪气毒疫温鬼也。辛温之品，能益阳明，阳明之气，能强志气。淋露者，小便淋沥不止，阳气虚，下陷也。阳者，胃腕[4]之阳也，辛温益胃，胃阳充而淋露止也。久服则阳胜，阳不归于阴，故不梦寤。阳气清明，阴气伏藏，故不魇寐也。

徐灵胎曰：木香以气胜，故其功皆在乎气。《内经》云："心主臭。凡气烈之药，皆入心。"木香香而不散，则气能下达，故又能通其气于小肠也。

东垣曰：木香味苦辛，性微温，无毒，降也，阴也。其用有二：调诸气不可无，泄肺气不可缺。

丹溪曰：木香行肝经气，火煨用可实大肠，又专泄胸腹间滞寒冷气，多则次之。其昆仑青木香尤行气，又土青木香不入药。

---

① 毒疫温鬼：疫疬之毒，邪恶不正之气。泛指流行性传染病的病源。

② 淋露指小便急迫、短、数、涩、痛的病证。欲尿而不能出，胀急痛甚；不欲尿而点滴淋沥。

③ 梦寤魇寐：梦寤，半睡半醒，似梦非梦，恍惚如有所见。魇寐，睡中恶梦惊呼。

④ 胃腕：即胃脘。

海藏曰：木香气热味辛苦，纯阳，味厚于气，阴中阳也，无毒。《象》云：“除肺中滞气，若治中下焦气结滞，须用槟榔为使。

仕材曰：木香平肝降气，郁可开而胎可安，健胃宽中，食可消而痢可止，何患乎鬼祟蛊毒，无忧乎冷气心疼。

李梴曰：木香苦辛健脾胃，气积霍乱并虐痢，专宽胸腹散肺痰，消痈治疝行肝气。

讱庵曰：木香辛苦而温，三焦气分之药，能升降诸气，泄肺气，疏肝气，和脾气，治一切气痛。九种心痛，呕逆反胃，霍乱泻痢，后重癃闭，痰壅气结，疟癖癥块，肿毒蛊毒，冲脉为病，气逆里急，杀鬼物，御瘴雾，去腋臭，实大肠，消食安胎，过服损真气。

兆嘉曰：木香燥脾土以疏肝，香利三焦破气滞，味苦辛而散逆，温宣诸痛解寒凝，理气则生用摩冲，止泻则面煨取用。

宫绣曰：木香专入肝脾，味辛而苦，下气宽中，为三焦气分要药。然三焦则又以中为要，故凡脾胃虚寒凝滞而见吐泻停食，肝虚寒入而见气郁气逆，服此辛香味苦则能下气而宽中矣。中宽则上下皆通，是以号为三焦宣滞要剂。至书所云能升能降、能散、能补，非云升类升柴，降同沉香，不过因其气郁不升，得此气克上达耳。况此苦多辛少，言降有余言升不足，言散则可言补不及。一不审顾，任书混投，非其事矣。番船上来，形如枯骨，味苦粘舌者良，名青木香，非今

所用马兜铃根者是也。入理气药磨汁生用，若实大肠面煨熟用。今医妄以西香代木香治痢，殊谬（药味不真足以误人，为医者岂可不加察焉！）

续断

续断 气味苦微温，无毒，主治伤寒，补不足，金疮痈疡，折跌续筋骨，妇人乳难。久服益气力。

张隐庵曰：续断气味苦温，根色赤黄，晒干微黑，折有烟尘，禀少阴、阳明火土之气化，而治经脉三因之证。主治伤寒者，经脉虚而寒邪侵入，为外因之证也；补不足者，调养经脉之不足，为里虚内因之证也；金疮者，金伤成疮，为不内外因之证也；经脉受邪为痈、为疡，亦外因也；折跌而筋骨欲续，亦不内外因也；妇人经脉不足而乳难，亦里虚内因也。续断禀火土之气，而治经脉三因之证者。如此久服则火气盛，故益气；土气盛，故益力也。

叶天士曰：续断气微温，禀天春升之木气，入足厥阴肝经；味苦无毒，得地南方之火味，入手少阴心经。气升味降，阳也。肝藏血，心主血，血者营也，中之守也，血虚则中伤。续断气微温入肝，肝者阳中之少阳，以生气血者也，所以主伤中。补不足者，补肝经之不足也。金疮痈疡，皆伤血之症，气温益血，味苦入心，所以主之。折跌续筋骨者，气微温，能活血养经，则断者续也。女人血不足则乳

难，气温行血，则乳汁自多也。肝者，罢极之本，以生气血之脏也，气微温，达少阳之气，所以益气力也。

陈修园曰：参此以形为治，续断有肉有筋，如人筋在肉中之象，而色带紫带黑，为肝肾之象；气味苦温，为少阴、阳明火土之气化。故寒伤于经络而能散之，痈疽而能疗之。折跌筋骨有伤而能补不足，续其断绝。以及妇人乳难，而能通其滞而为乳。久服益气力者，亦强筋壮骨之功也。

徐灵胎曰：此以形为治，续断有肉有筋，如人筋在肉中之象。而色带紫黑为肝肾之色，故能补续筋骨；又其性直下，故亦能降气以达下焦也。

仕材曰：续断补劳伤，续筋骨，破瘀结，利关节，缩小便，止遗泄，痈毒宜收，胎产莫缺。

李梴曰：续断苦辛温壮阳，止精能令腰脚强，补血调经安胎产，破瘀消痈疗折伤。

讱庵曰：续断苦温补肾，辛温补肝，能宣通血脉而理筋骨，主伤中，补不足，暖子宫，缩小便，破瘀血。治腰痛胎漏，崩带遗精，肠风血痢，痈痔肿毒。又主金疮折跌，止痛生肌，女科外科需为上剂。

兆嘉曰：续断益肝肾，筋骨能强，利机关，劳伤可续。治带脉之郁结，暖子宫之虚寒，抑且补而能宣，味苦性温，瘀可散，况复行而不泄，妇人外证病咸宜。

宫绣曰：续断专入肝肾，因何以续为名？盖缘其味苦，其性温，能入

肾经以补骨。又缘其味辛能入肝经以补筋，味兼甘又入中州以补虚。凡跌扑折伤痛肿，暨筋骨曲节，血气滞之处，服此即能消散，止痛生肌。且审其味涩，故能止血治漏，并缩小便，固精安胎。久服能气力倍增，筋断复续，故曰续断。实疏通气血筋骨第一药也。第因气薄而见精脱胎动，溺血失血等症则又深忌，以性下行者故耳。功与地黄、牛膝、杜仲、巴戟相等，但有温补细微之别，不可不知。川产者良，状如鸡脚，皮黄皱，节节断者真。去里硬筋，酒浸用，地黄为使（每见今人气虚血脱，医用牛膝、补骨脂、杜仲、续断安胎，殊属可骇）。

蒺藜

蒺藜　气味苦温，无毒，主治恶血，破癥瘕积聚，喉痹乳难。久服长肌肉，明目轻身。

张隐庵曰：蒺藜子坚劲有刺，禀阳明之金气，气味苦温，则属于火。《经》云：两火合并，故为阳明，是阳明禀火气而属金也。金能平木，故主治肝木所瘀之恶血，破肠胃乳郭之癥瘕积聚。阴阳交结之喉痹，阳明胃土之乳难，皆以其禀锐利之质，而攻伐之力也。久服则阳明土气盛，故长肌肉。金水相生，故明目。长肌肉，故轻身。其沙苑蒺藜一种，生于沙地，形如羊肾，主补肾益精，治腰痛虚损，小便遗沥。所以然者，味甘带腥，禀阳明土金之气，土生金而金生水也。

叶天士曰：蒺藜气温，禀天春和之木气，入足厥阴肝经；味苦无毒，得地南方之火味，入手少阴心经。气升味降，秉火气而生，阳也。主恶血者，心主血，肝藏血，温能行，苦能泄也。癥者，有形可征也。有形之积聚，皆成于血，白蒺藜能破之者，以入心肝，而有苦温气味也。痹者，闭也。喉痹，火结于喉而闭塞不通也。温能散火，苦可去结，故主喉痹、乳难乳汁不通也。乳房属肝，气温达肝，其乳自通。白蒺藜，一名旱草，秉火气而生，形如火而有刺。久服心火独明，火能生土，则饮食倍而肌肉长。肝木条畅，肝开窍于目，故目明。木火通明，元阳舒畅，所以身轻也。

时珍曰：蒺藜治风秘及蛔虫，心腹痛。又（白刺）补肾，治腰痛泄精，虚损劳乏。

仕材曰：（沙苑）蒺藜补肾止遗，消风胜湿，产沙苑者强阴益精。

李梴曰：蒺藜苦辛气微凉，诸风疮毒肿且痒，头痛目昏咽牙痛，破血消癥肺咳伤。

切庵曰：蒺藜苦温补肾，辛温泻肺气而散肝风，益精明目。治虚劳腰痛，遗精带下，咳逆肺痿，乳闭癥瘕，痔漏阴癞，肝肾肺三经之病，催生堕胎。沙苑蒺藜绿色似肾，炒用；刺蒺藜三角有刺，去刺酒拌蒸，余功略同。

兆嘉曰：白蒺藜行瘀破滞，搜肝风，有走散之功。味苦兼辛泻肺部，而温宣可责催生下乳，退翳除星。又沙苑补肾固精，味苦多甘，能摄下益

阴明目，性温滋水却生肝。

宫绣曰：白蒺藜专入肝肾，兼入肺，质轻色白，辛苦微温。按据诸书虽载温能补肾，可治精遗溺失，暨腰疼劳伤等症。然总宣散肝经风邪，凡因风盛而见目赤肿翳，并遍身白癜瘙痒难当者，服此治无不效。且此味辛（入肺）兼苦（入肾），则凡癥瘕结聚，喉痹乳痈，暨胎产不下，服此力能破郁宣结。盖肝虽藏血之经，而血非可留之物，若竟认此作补而不审兼苦泄辛散，以明其治其失靡轻，缘此可升可降可散可补。故服凉剂则宜连刺生捣用，补剂则宜去刺酒拌蒸。若沙苑蒺藜质细色绿似肾，功专入肾，故书载能益精强肾亦须炒用，但不辛香宣散耳（各家所论蒺藜本有两种，其气味稍异而治病亦有不同。若风家用白刺蒺藜，补肾用沙苑蒺藜矣）。

桑根白皮

桑根白皮　气味甘寒，无毒，主治伤中，五劳六极，羸瘦，崩中，绝脉，补虚益气。

张隐庵曰：桑名白皮，落叶后，望之枝干皆白，根皮作纸，洁白而绵，蚕食桑精，吐丝如银。盖得阳明金精之气，阳明属金而兼土，故味甘；阳明主燥，而金气微寒，故气寒。主治伤中续筋脉也。五劳，志劳、思劳、烦劳、忧劳、恚劳也；六极，气极、血极、筋极、骨极、肌极、精极也；羸瘦者，肌肉消瘦；崩中者，血液下

注；脉绝者，脉络不通，桑皮禀阳明土金之气，刈而复茂，生长之气最盛，故补续之功如此。

叶天士曰：桑皮气寒，禀天冬寒之水气，入足少阴肾经；味甘无毒，得地中正之土味，入足太阴脾经。气降味和，阴也。中者，中州脾也，脾为阴气之原，热则中伤。桑皮甘寒，故主伤中。五劳者，五脏劳伤真气也；六极者，六腑之气虚极也。脏腑俱虚，所以肌肉削而羸瘦也。其主之者，桑皮甘以固脾气而补不足，寒以清内热而退火邪，邪气退而脾阴充。脾主肌肉，自然肌肉丰，而劳极愈矣。崩中者血脱也，脉者血之府，血脱故脉绝不来也，脾统血而为阴气之原，甘能益脾，所以主崩中绝脉也。火与元气，势不两立，气寒清火，味甘益气，气充火退，虚得补而受益矣。

陈修园曰：今人以补养之药，误认为清肺利水之品，故用多不效。且谓生用大泻肺气，宜涂蜜炙之，然此药忌火，不可不知。

东垣曰：桑白皮味甘性寒，无毒，可升可降，阳中之阴也。其用有二：益元气不足而补虚劳，泻肺气有余而止咳嗽。

海藏曰：桑白皮气寒味苦，酸甘而辛，甘厚辛薄，无毒，入手太阴经。《象》云："主伤中五劳羸瘦，补虚益气除肺气，止唾血热，渴消水肿，利水道。

时珍曰：桑白皮泻肺利大小肠，降气散血。桑叶治劳热咳嗽，明目长发。

仕材曰：桑根白皮泻肺金之有余，止喘定嗽；疏小肠之闭滞，逐水宽膨。降气散瘀血，止咳消燥痰。

李楩曰：桑皮甘涩寒无毒，泻肺客热嗽痰红，去肺邪水消浮满，益肺元气主伤中。

讱庵曰：桑白皮甘辛而寒，泻肺火，利二便，散瘀血，下气行水，止嗽清痰。治肺热喘满，唾血热渴，水肿膨胀。肺气虚及风寒作嗽者慎用。为线可缝金疮，刮去外皮取白用。续断、桂心为使，忌铁器。桑椹甘凉色黑，入肾而补水，利五脏关节，安魂镇神，聪耳明目，生津止渴，利水消痛，解酒。乌髭，日干为末，蜜丸良。取极熟滤汁熬膏入蜜，炼稠，点汤和酒并妙，入烧酒，经年愈佳。桑叶甘寒，手足阳明之药，凉血燥湿，去风明目。末服止汗，代茶止消渴。

兆嘉曰：桑白皮泻肺火之有余，降逆消痰嗽可愈，性甘寒而无毒，疏邪利水胀，能松子，能养血生津。质甘且润枝，可祛风活络，味苦而平。桑叶得箕星[1]之精气，能搜肝络风邪；禀青帝之权衡，善泄少阳气火，眵泪羞明等症。仗此甘露头风目眩诸般，藉其疏利。

宫绣曰：桑白皮专入肺，辛甘性寒，善入肺中气分，泻火利水，除痰泄气。缘气与水与痰，止属病标，其

---

① 箕星：中国神话和天文学中的二十八宿之一，为东方最后一宿，为龙尾摆动所引发之旋风。

气逆不利，与水饮胶结，未有不因火结而成，久而不治，则瘀结便秘，喘嗽胸满，唾血口渴，水肿肺胀，靡不色色而见。桑白皮辛甘而寒，能于肺中治火利水，俾火去而水自消，水去而火自灭，而气因而得治。至书有云能补元气之不足，不过云其气得自安。若以甘寒之味可以补气，则当置甘温于何地乎！况《本草十剂篇》云："燥可去湿，桑白皮、赤小豆之属是也"，故湿则为重，宜燥剂以除之。但此性寒而裂，虽有甘味不能以制。故古人有戒，勿多用之条。及肺虚火衰，水涸风寒作嗽者为切忌焉。为线可缝金疮，刮去皮取白或恐泻气，蜜炙用。续断、桂心为使，忌铁。桑乃箕木之精，其木能开关利水，扎把燃火则能去风除痹，故煎药熬膏宜用。桑椹甘凉色黑，治能除热，养阴止渴，乌须黑发。桑耳散散血，除瘀破癥攻瘕。桑叶消肺泻胃，凉血燥湿，去风明目

（按：肺虚火衰水涸风寒作嗽者，大忌。桑皮误用，愈伤肺气）。

桑叶

桑叶 气味苦寒，有小毒，主除寒热出汗。

叶天士曰：桑叶气寒，禀天冬寒之水气，入足太阳寒水膀胱经；味苦甘，有小毒，得地南中火土之味，而有燥湿之性，入足少阴心经、足太阴脾经。气味降多于升，阴也。太阳者，行身之表，而为一身之外藩者也。太阳本寒标热，所以太阳病，则发寒热。桑叶入太阳，苦能清，甘能和，故除寒热。汗者，心之液，得膀胱气化而出者也。桑叶入膀胱而有燥湿之性，所以出汗也。

桑枝

桑枝 气味苦平，主治遍体风痒干燥，水气，脚气，风气，四肢拘挛，上气，眼运①，肺气咳嗽，消食利小便。久服轻身，聪明耳目，令人光泽。

桑椹

桑椹 止消渴，利五脏关节痛，安魂镇神，令人聪明，变白不老。

桑花

桑花 气味苦暖②，无毒，主治健脾涩肠，止鼻洪③吐血，肠风，崩中，带下。

时珍曰：桑花治热嗽。

桑寄生

桑寄生 气味苦平，无毒，主腰

---

① 运：本意为物体位置移徙，移动；通晕。

② 暖：本意为缓和，气温不冷也不太热。

③ 洪：本意为大水，引申泛指大。此指鼻子出血量多。

痛，小儿背强，痈肿，充肌肤，坚发齿，长须眉，安胎。

张隐庵曰：寄生感桑气而寄生枝节间，生长无时，不假土力，夺天地造化之神功，故能资养血脉于虚空之地，而取效倍于他药也。主治腰痛者，腰乃肾之外候，男子以藏精，女子以系胞，寄生得桑精之气虚系而生，故治腰痛。小儿肾形未足，似无腰痛之症，应有背强痈肿之疾，寄生治腰痛，则小儿背强痈肿亦能治之。充肌肤，精气外达也。坚发齿，精气内足也。精气外达而充肌肤，则发眉亦长。精气内足而坚发齿，则胎亦安。盖肌肤者皮肉之余，齿者骨之余，发与须眉者血之余，胎者身之余，以余气寄生之物，而治余气之病，同类相感如此。

徐灵胎曰：寄生乃桑之精气所结，复生小树于枝间，有子之象焉，故能安胎。其性与桑相近，故亦能驱风养血。其生不着土，资天气而不资地气，故能滋养血脉于虚空之地，而取效更神也。

丹溪曰：桑寄生，药之要品也。自《图经》①以下失之，而医人不谙，其的惜哉。以于近海州邑及海外，其地暖，其地不蚕，由是桑木得气厚，生意浓而无采撷之苦。但药上自然生出，且所生处皆是光燥皮肤之上，何曾有所为？节间可容化树子也。此说得之于海南北道宪金老的公云："《衍义》云：'似难得真者，若得真桑寄生，下咽必验如神'"，向承之吴山有求药于诸邑，乃遍令人搜摘，卒不得，遂以实告，甚不乐。盖不敢以伪药罔人，都邑有以伪寄生送之，服之逾月而死，哀哉！

仕材曰：桑寄生和血脉，充肌肤而齿发坚，长舒筋络，利关节而痹痛捐除，安胎简用，崩漏微医。

李梴曰：桑寄生平甘苦味，主腰背强，祛风，废痈疽金疮皆可疗，下乳止崩，安胎坠。

讱庵曰：桑寄生苦坚肾，助筋骨而固齿长发，甘益血，止崩漏而下乳安胎。外科散疮疡，追风湿。他树多寄生，以桑上采者为真。杂树恐反有害，茎叶并用，忌火。

兆嘉曰：桑寄生壮骨强筋，补肝肾虚赢，苦平甘润，和营通络。治痹风痛著，关节舒和，且其养血疏风，得附大桑之余气，又可安胎治产，都因寓木以生成。

黄宫绣曰：桑寄生专入肝肾，感桑精气而生，味苦而甘，性平而和，不寒不热，号为补肾补血要剂。缘肾主骨，发主血，苦入肾，肾得补，则筋骨有力，不致痿痹而酸痛矣。甘补血，血得补，则发受其灌荫而不枯脱落矣。故凡内而腰疼筋骨笃疾胎坠，外而金疮肌肤风湿，何一不藉此以为主治乎？第出桑树生者真，和茎叶细剉，阴干，忌火。服则有效如神。若杂树所出，性气不同，恐反有害（按：

① 《图经》：即《本草图经》简称。宋代苏颂等编撰，成书于1061年。

真桑寄生治证特有神效。要血虚染受，风寒湿痹，筋骨疼痛等症，则屡投屡验矣）。

寄生实

寄生实 气味甘平，无毒，主明目，轻身，通神。

柏子仁

柏子仁 气味甘平，无毒，主治惊悸，益气除风湿，安五脏。久服令人润泽美色，耳目聪明，不饥不老，轻身延年。

张隐庵曰：柏叶经冬不凋，禀太阳之水气也；仁黄臭①香，禀太阴之土气也。水精上资，故治心肾不交之惊悸；土气内充，故益气除风湿。夫治惊悸，益气，除风湿，则五脏皆和，故安五脏也。仁多脂液久服，久服则令人润泽而美色，且耳目聪明，五脏安和，津液濡灌，故不饥不老，轻身延年。

叶天士曰：柏仁气平，禀天秋平之金气，入手太阴肺经；味甘无毒，得地中正之土味，入足太阴脾经；以其仁也，兼入手少阴心经。气升味和，阳也。心者，神之舍也。心神不宁则病惊悸，柏仁入心，故治惊悸也。益气者，气平益肺气，味甘益脾气，滋润益心气也。治风先治血，血行风自灭。柏仁味甘益脾血，血行风息，而

脾健运，湿亦下逐矣。盖太阴乃湿土之经也，五脏藏阴者也。脾为阴气之原，心为生血之脏，肺为津液之腑。柏仁甘平益阴，阴足则五脏皆安矣。久服甘平益血，令面光华。心为君主，主明则十二官皆安，耳目聪明矣。味甘益脾，不饥不老。气平益肺，轻身延年也。

徐灵胎曰：柏得天地坚刚之性以生，不与物变迁，经冬弥翠，故能宁心神敛心气，而不为邪风游火所侵克也。人之生理谓之仁，仁藏于心，物之生机在于实，故实亦谓之仁。凡草木之仁，皆能养心气，以类相应也。

海藏曰：柏子仁气平，味甘辛，无毒。《本草》云："主安五脏，除风湿痹，益气血，能长生，令人润泽，美颜色，耳目聪明，用之则润，肾之药也。"

时珍曰：柏子仁养心气，润肾燥，安魂定魄，益智宁神。烧沥泽头发，治疥癣。

仕材曰：柏子仁安神定悸，壮水强阳，润血而容颜美少，补虚而耳目聪明，心藏神，肾藏精与志。

李梴曰：柏实甘辛平，润心，滋肾与阳，腰痛深，利膀胱中冷脓水，安脏除风湿痹侵。叶苦涩，温，止诸血，益脾敛肺，补真阴。

切庵曰：柏子仁辛甘而润，其气清香，能透心肾而悦脾，养心气，润肾燥，助脾滋肝，益智宁神，聪耳明

---

① 臭：本义为犬用鼻子辨别气味，泛指一切气味。

目，益血止汗，除风湿，愈惊痫，泽皮肤，辟鬼魅。炒研去油，油透者勿用。

兆嘉曰：柏子仁补心脾而畅中快膈，味贵甘辛，定惊悸以益智安神，性平香润。

宫绣曰：柏子仁专入心，辛甘平润。考书俱言四脏皆补，究之止属心药耳。盖香虽能补脾，而实可以通窍而入心。润虽可以补肝而益肾，而实可以宁神而定智。甘虽足以和胃而固中，而实足以益血而神守。是以风湿可除，惊痫可疗，邪魅可辟，皮肤可泽。惟见神恬气适，耳聪目明，而无枯槁燥塞之患矣。然性多润滑，阴寒泄泻者切忌。气多香泄，体虚火盛者亦忌。若云不饥不老，延年轻身，虽出经典仍当活视，勿为书执。蒸熟，暴干自裂，入药炒研，去油用。畏菊花（凡仁皆润，误用滑肠，脾虚泄泻者忌用）。

侧柏叶

侧柏叶 气味苦微温，无毒，主治吐血、衄血、痢血，崩中赤白，轻身益气，令人耐寒暑，去湿痹，生肌。

张隐庵曰：凡草木耐岁寒，冬不落叶者，阴中有阳也。冬令主太阳寒水，而水腑属太阳，水脏属少阴。柏叶禀寒水之气，而太阳为标；禀少阴之气，而君火为本，故气味苦微温。主治吐血、衄血、痢血、崩中赤白者，得水阴之气，而资养其血液也。轻身益气，令人耐寒暑，去湿痹生肌者，得太阳之标，少阴之本，而补益其阳

气也。柏子仁气味甘平，故禀太阳寒水，而兼得太阴之土气。侧柏叶气味苦微温，故禀太阳寒水，而兼得少阴之君火。叶实之所以不同者如此。

丹溪曰：柏属阴与金，性善守，故采其叶，随月建方，以取得月令之气也，此补阴之要药。其性多燥，久得之，大益脾土以涩其肺。其柏子仁出干州者佳。

海藏曰：侧柏叶气微温，味苦，无毒。《本草》云：主吐血衄血及痢血，崩中赤白，轻身益气，令人耐寒暑（《本经》语）。

仕材曰：侧柏叶止呕衄来红，定崩淋下血，历节风痛可愈，周身湿痹能安。

讱庵曰：侧柏叶苦涩微寒，养阴滋肺而燥脾，最清血分，为补阴要药。止吐衄崩淋，肠风尿痢，一切血证。去冷风湿痹，历节风痛，涂汤火伤，生肌杀虫，炙罨冻疮。汁乌髭发。取侧者或炒或生用。

兆嘉曰：侧柏叶凉血消瘀，能入肺通肝，芳香且燥，宣风胜湿，可除崩止痢，甘苦而寒，治脏毒之难痊，医肠风而易愈。

宫绣曰：侧柏叶专入肺、肝，苦涩微寒。书言养阴滋肺燥土，然禀受西金，坚劲不凋，服此大能代胃。虽有止血凉血之功，而气味与血分无情，不过仗金气以制木，借炒黑以止血耳。《别录》称为补益，似属未是。但涂汤火伤损，生肌杀虫，多罨冻疮。汁染须发最佳。酒浸或炒或生用，桂、

牡蛎为使，恶菊花，宜酒饮（按：《魏子才六书精蕴》云："万木皆向阳而柏独西指，故字从白，白者，西方也。"）

松脂

松脂 气味苦甘温，无毒，主治痈疽、恶疮、头疡、白秃、疥瘙风气，安五脏除热。久服轻身，不老延年。

张隐庵曰：松脂生于松木之中，禀木质而有火土金水之用。气味苦温，得火气也。得火气，故治肌肉之痈，经脉之疽，以及阴寒之恶疮。入土成珀，坚洁如金，裕金气也。裕金气，故治头疡白秃，以及疥瘙之风气。色黄臭香，味苦而甘，备土气也。备土气，故安五脏。木耐岁寒，经冬不凋，具水气也。具水气，故除热。久服则五运全精，故轻身不老延年。松脂俗名松香，入土年深，化成琥珀。

徐灵胎曰：松之精气在皮，故其脂皆生于皮。其质粘腻似湿而性极燥，故凡湿热之在皮肤者，皆能治之。凡痈疽疮疥之疾，皆皮肤湿火所郁，必腐肉、伤皮、流脓、结痂而后愈。松之皮日易月新，脂从皮出全无伤损。感其气者，即成脓脱痂而愈，义取其象之肖也。

丹溪曰：松属阳金，用其节炒焦治筋骨间病，能燥血中之湿也。花多食能发上焦热病。其花上黄粉，名松黄，拂取似蒲黄，酒服，轻身疗病。又树皮绿衣，名艾蒳，合诸香烧之，其烟团聚，青白可爱（此一条未能论及松脂）。

时珍曰：松脂强筋骨，利耳目，治崩带。松节治风蛀牙痛，煎水含漱，或烧灰，日揩有效。松花润心肺，益气除风止血，亦可酿酒。松子润肺，治燥结咳嗽。

仕材曰：松脂祛肺金之风，清胃土之热，除邪下气，壮骨强筋，排脓止痛生肌，煎膏而用。牙痛恶痹崩中，研磨而尝。松子甘能益血，润大便，温和气，主风虚。松叶可生毛发，宜窨冻疮。松节疏筋止肢节之痛，去湿搜骨内之风。

李梴曰：松脂苦甘温无毒，风痹恶癞并头秃，清胃伏热润心肺，生津固齿明耳目。松子甘芳温无毒，补虚益气滑肌肉。花虽味美热上焦，节主历节筋骨缩，叶治湿风长发毛，根益五劳辟五谷。

讱庵曰：松脂苦甘性燥，祛风去湿，化毒杀虫，生肌止痛，养生家炼之服食。今熬膏多用之松节，松之骨也。坚劲不调故取其苦温之性，以治骨节间之风湿，杵碎浸酒，良松毛酿酒亦治风痹脚气。松子甘温润肺，温胃散水除风，治咳嗽虚秘。出辽东云南松须五鬣。

兆嘉曰：松节治肢节有功，燥湿宣风痹可去，味苦温无毒，骨强筋利病能除。惟松香具止痛之能，甘温略异。除消肿与和营之外功用相同。

宫绣曰：松脂专入肝、脾。即属松木津液流于皮干之中，经久结成其液。如脂芳香燥结，内可祛风除湿去痹，外可贴疮长肉杀虫。缘人风湿内淫，则气血受阻，故疮疥痈肿，身重痹痛等症，靡不因是而生，得此苦以泄热，温以祛风除湿，则病悉愈。然必蒸炼得法，始堪服食。至云久服轻身延年，虽出经解，未可尽信，其亦过为称誉之意也乎。但火实有热者，忌服（即云忌服，恐人误服，莫如不服为妙）。

松节

松节 气味苦温，无毒，主治百邪久风，风虚脚痹疼痛；酿酒，主脚软骨节风。

松花

松花 别名松黄，气味甘温，无毒，主润心肺，益气除风止血，亦可酿酒。

叶天士曰：松花气温，禀天春和之木气，入足厥阴肝经；味甘无毒，得地中正之土味，入足太阴脾经。气味俱升，阳也。其主润心肺者，饮食入胃，脾气散精，输于心肺。松花味甘，益脾气，温能行脾，为胃行其津液，输于心肺，所以润心肺也。益气者，气温益肝之阳气，味甘益脾之阴气也。风气通肝，气温散肝，所以除风。脾统血，味甘和脾，所以止血也。可酿酒者，清香芳烈，宜于酒也。

茯苓（附茯苓皮）

茯苓 气味甘平，无毒，主治胸胁逆气，忧恚惊邪恐悸，心下结痛，寒热烦满，咳逆口焦舌干，利小便。久服安魂养神，不饥延年。

张隐庵曰：茯苓本松木之精华，藉土气以结成，故气味甘平，有土位中央，而枢机旋转之功。禀木气而枢转，则胸胁之逆气可治也。禀土气而安五脏，则忧恚惊恐悸之邪可平也。里气不和，则心下结痛；表气不和，则为寒为热；气郁于上，上而不下，则烦满咳逆、口焦舌干；气逆于下，下不交通，则小便不利。茯苓位于中土，灵气上荟，主内外旋转，上下交通，故皆治之。久服安肝藏之魂，以养心藏之神，木生火也。不饥延年，土气盛也。

叶天士曰：茯苓气平，禀天秋降之金气，入手太阴肺经；味甘无毒，得地中正之土味，入足太阴脾经。气味平和，降中有升，阴也。胸者肺之分也，胁者肝之分也，肝主升而肺主降，肺金不足，则气不降，肝木有余，则气上逆，逆于肝肺之分，故在胸胁间也。茯苓入肺，气平则降，味甘可以缓肝，所以主之。脾为土，肺为金，脾肺上下相交，则五脏皆和，位一身之天地矣。若脾肺失中和之德，则忧恚惊邪恐悸七情乖戾于胸，发不中节而为病。茯苓味甘和脾，气平和肺，脾肺和平，七情调矣。心下，脾之分也，湿热在脾则结痛，湿热不除，则流入太阳而发寒热，郁于太阴而烦满，湿乘肺金而咳逆。茯苓甘平淡渗，所以能燥脾伐木清金，治以上诸症也。

人身水道不通，则火无制，而口焦舌干矣。茯入肺以通水道，下输膀胱则火有去路，故止口舌干焦。水道通，所以又利小便也。肝者，魂之居也，而随魂往来者，神也。久服茯苓，肺清肃，故肝木和平，而魂神安养也。不饥延年者，脾为后天之本，肺为元气之腑，脾健则不饥，气足则延年也。

陈修园曰：茯苓气平入肺，味甘入脾，肺能通调，脾能转输，其功皆在于利小便一语。胸为肺之部位，胁为肝之部位，其气上逆，则忧恚惊邪恐悸七情之用，因而弗调。心下为太阳之部位，水邪停留则结痛，水气不化则烦满，凌于太阴则咳逆，客于营卫则发热恶寒，内有宿饮则津液不升，为口焦舌干，唯得小便一利，则水行而气化，诸疾俱愈矣。久服安魂养神，不饥延年者，以肺金为天，脾土为地，位一身之天地，而明其上下交和之效也。

徐灵胎曰：茯苓生于山谷之中，得松柏之余气，其味极淡，故为调补脾阴之药，义见石斛条下。凡人邪气郁结、津液不行则为痰、为饮。痰浓稠为火之所结，饮清稀为水之所停，故治痰则咸以降之，治饮则淡以利之。若投以重剂，反拒而不相入。惟茯苓极轻淡属土，土胜水，能疏之、涤之，令从膀胱以出，病渐去而不觉也。观仲景猪苓汤、五苓散等方义自见矣。

东垣曰：白茯苓味甘淡，性温无毒，降也，阳中之阴也。其用有六：利窍而除湿，益气而和中，小便多而

能止，大便结而能通，心惊悸而能保，津液少而能生。白者入壬癸，赤者入丙丁。

丹溪曰：茯苓得松之余气而成，属金。仲景利小便多用之，此暴新病之要药也。若阴虚者，恐未为相宜。其上有兔丝，下有茯苓之说，甚为轻信。又宋·王微《茯苓赞》："皓苓下居，彤纷上荟。中状鸡凫，具容龟蔡。神侔少司，保延幼艾。终志不移，柔红可佩（此一条语意生疏，未得甚解）。"

海藏曰：茯苓气平，味淡，味甘而淡，阳也，无毒。白者入手太阴经、足太阳经、少阳经；赤者入足太阴经、手太阳经、少阴经。《象》云："止渴，利小便，除湿益燥，和中益气，利腰脐间血为主。"治小便不通，溺黄或赤而不利，如小便利或数服之，则大损人目。如汗多人服之，损真气，夭人寿。医云赤泻白补，上古无此说。去皮用。

时珍曰：赤茯苓泻心、小肠、膀胱湿热，利窍行水。茯苓皮治水肿肤胀，开水道，开腠理。

仕材曰：茯苓益脾胃而利小便，水湿都消，止呕吐而定泄泻，气机咸利，下行伐肾，水泛之痰随降；中守镇心，忧惊之气难侵。保肺定咳嗽，安胎止消渴。抱根者为茯神，主用俱同，而安神独掌。红者为赤茯苓，功力稍逊而利水偏长。

李梴曰：白茯苓甘平渗湿，消痰润肺伐肾邪，养心神又调脾脏，益气助血补虚家，赤者须知破气血，利瘦

入丙功尤赊。

讱庵曰：茯苓甘温，益脾助阳，淡渗利窍除湿。色白入肺泻热，而下通膀胱。宁心益气，调营理卫，定魄安魂。治忧恚惊悸，心下结痛，寒热烦满，口焦舌干，咳逆呕哕，膈中痰水，水肿淋沥，泄泻遗精。小便结者能通，多者能止，生津止渴，退热安胎。松根灵气结成以大块、坚白者良。去皮，乳拌蒸，多拌良。白者入肺，膀胱气分；赤者入心，小肠气分。补心脾白胜，利湿热赤胜。皮专能行水，治水肿肤胀。

兆嘉曰：茯苓色本属金，功先入肺，导膀胱而利水，无非气化之神清，治节以行痰。专主分消之职，假松根之余气，甘淡平和，得坤土之精英，坚贞博厚，忧恚惊悸皆因痰结为殃，呕吐怔忡尽是饮邪作咎，均可审证而施治，自能对证以求方。抱木者为茯神（详见下篇），守脏宁心，安神独掌。色红者为赤苓，入营导赤，利水偏长。皮以行皮，性仍同性。

宫绣曰：茯苓专入脾胃，兼入肺肝，色白入肺，味甘入脾，味淡渗湿。故书皆载上渗脾肺之湿，下伐肝肾之邪，其气先升后降。凡人病因水湿而见气逆烦满，心下结痛，呃逆呕吐，口苦舌干，水肿淋结，忧恚惊恐，及小便或涩或多者，服此皆能有效。故入四君，则佐参术以渗脾家之湿；入六味，则使泽泻以行肾邪之余，最为利水阴湿要药。书曰健脾，即水去而脾自健之谓也；又曰定魄，即水去而

魄自安之意也。且水既去，则小便自开，安有癃闭之虑乎？水去则内湿已消，安有小便多见之谓乎？故水去则胸膈自宽，而结痛烦满不作，水去则津液自生，而口苦舌干悉去。惟水衰精滑，小便不禁，非由水湿致者切忌，恐其走表泄气故耳。苓有赤白之分，赤入小肠，白入膀胱，白微有补，赤则止泻湿热，一气一血，自不容混如此。至皮专治水肿肤胀，以皮行皮之义。以大块坚白者良。恶白蔹，畏地榆、秦艽、龟甲、雄黄，忌醋（按：苓系松根灵气结成，应症有不可思议之功能）。

赤茯苓

赤茯苓 主破结气，泻心、小肠、膀胱湿热，利窍行水。

茯神

茯神 气味甘平，无毒，主辟不祥，疗风眩风虚、五劳口干，止惊悸、多恚怒、善忘，开心益智，安魂魄，养精神。

张隐庵曰：离松根而生者为茯苓，抱松根而生者为茯神，总以茯苓为胜。茯苓皮、茯神木，后人收用，各有主治，然皆糟粕之药，并无精华之气，不足重也。

叶天士曰：茯神气平，禀天秋平之金气，入手太阴肺经。味甘无毒，得地中正之土味，入足太阴脾经。气平味和，降中有升，阴也。茯神味甘

气平，得中正之气味，和脾肺，位一身之天地，所以能辟不祥也。诸风皆属肝木，木虚则风动而眩，其主之者，味甘性缓，可以益肝伤；气平清金，可以定风木也。五劳，五脏劳伤其神也。五劳神伤，则阴火动而口干矣。茯神甘平安神，故止口干。惊悸多恚怒善忘，皆心肾不交，而肝木不宁之症。茯神气平益肺，肺气下降，则心亦下交，味甘益脾，脾气上升，则肾亦上交。盖天地位，则水火宁，土金实则风木定，五行相制之道也。其开心益智者，皆气平益肺之功，肺益则水道通，而心火自制，所以心神开朗而光明，肺益则金生肾水，所以技巧出而智益也。肝者，魂之居；肺者，魄之处。茯神气平益肺，肺宁肝和，故安魂魄。精者，阴之华；神者，阳之灵。茯神味甘益脾，脾和则饮食纳，而精神得所养也。

海藏曰：茯神，阳也。味甘，无毒。《药性论》云："君主惊痫，安神定志补虚之，主心下急痛坚满，人虚而小便不利者。"

时珍曰：茯神木治脚气痹痛，诸节牵缩。

李梴曰：茯神能疗风虚眩，恚怒惊悸善忘，健虚补劳乏，辟不详，心下坚满亦可羡。

讱庵曰：茯神主治略同茯苓，但茯苓入脾肾之用，茯神入心之用多，开心益智，安魂养神，疗风眩心虚，健忘多恚。即茯苓抱根生者，去皮及中木用。茯神心木名黄松节，疗诸筋挛缩，偏风㖞斜，心掣健忘。

宫绣曰：茯神专入心，功与茯苓无异，但神抱心以生苓，则不从心抱。故苓则能入脾与肾，而神则多入心耳。书曰："服此开心益智，安魂定魄。"无非入心导其痰湿，故能使心与肾交通之谓耳。心木书名黄松节，味苦性温，能治诸筋挛缩，偏风㖞斜，心掣健忘（此数语讱庵言之矣）。亦是入血渗湿之意。取苓有心者，是去皮及中木用（按：其生而抱心，故能治心也）。

茯苓皮

茯苓皮 主治水肿，肤胀，利水道，开腠理。

茯神木

茯神木 主治偏风，口面㖞斜，毒风筋挛不语，心神惊掣，虚而健忘。

蔓荆子

蔓荆子 气味苦微寒，无毒，主治筋骨间寒热湿痹拘挛，明目坚齿，利九窍，去白虫。久服轻身耐老。小荆实亦等。

张隐庵曰：蔓荆多生水滨，其子色黑，气味苦寒，禀太阳寒水之气化。盖太阳本寒标热，少阴本热标寒。主治筋骨间寒热者，太阳主筋病，少阴主骨病，治太阳少阴之寒热也。湿痹拘挛，湿伤筋骨也。益水之精，故明目；补骨之余，故坚齿。九窍为水注之气，水精充足，故利九窍。虫乃阴类，太阳有标阳之气，故去白虫。久则筋骨强健，故轻身耐老。小荆实亦等，言蔓荆之外，更有一种小荆，其实与蔓荆之实功用相等，可合一而并用也。

叶天士曰：蔓荆子气微寒，禀天冬寒之水气，入足少阴肾经、足太阳寒水膀胱经；味苦无毒，得地南方之火味，入手少阴心经。气味俱降，阴也。太阳寒水，主筋所生之病，而骨者肾之合也。蔓荆寒可清热，苦可燥湿，湿热攘，则寒热退而拘挛愈矣。气寒壮水，味苦清火，火清则目明，水壮则齿坚，齿乃肾之余也。九窍者，耳目鼻各二，口大小便各一也，苦味清火，所以九窍皆利也。白虫湿热所化，苦寒入膀胱以泻湿热，所以去白虫也。久服轻身者，祛湿之功；耐老者，壮水之力也。

海藏曰：蔓荆子气清，味辛温苦甘，阳中之阴，太阳经药。《象》云："治太阳经头痛头昏闷，除目暗，散风邪药。胃虚人勿服，恐生痰疾，拣净杵碎用。

时珍曰：小荆实（即牡荆子也）沸热服，治小肠疝气甚效；浸酒饮，治耳聋（《本经》曰：主除骨间寒热，通利胃气，止咳逆下气。）

仕材曰：蔓荆子头风连于眼目，搜散无余，湿痹甚而拘挛舒展有效。

李梴曰：蔓荆子味苦甘辛，主筋骨痹热寒攻，明目坚齿脑鸣痛，长须

利窍杀白虫。牡荆实苦温通胃，除骨寒热下逆气，烧沥清心开热痰，出音止眩儿痫悸。

切庵曰：蔓荆子辛苦，微寒，轻浮升散，入足太阳、阳明、厥阴经，搜风凉血，通利九窍。治湿痹拘挛，头痛脑鸣，目赤齿痛，头面风虚之证，明目固齿，长发泽肌。

兆嘉曰：蔓荆子宣肺家风热于上焦，头目均沾清利，益散肝脏湿淫，于肌表，功能皆赖苦辛平。

宫绣曰：蔓荆子（专入膀胱，兼入胃肝）辛苦，微温。书言主治太阳膀胱，兼理足阳明胃、足厥阴肝，缘太阳本属寒水之经，因风邪内客而致巅顶头痛脑鸣，肝属风脏，风既内犯，则风必挟肝木上浸而致泪出不止，筋藉血养，则血亦被风犯而致筋亦不荣、齿亦不坚矣。有风自必有湿，湿与风搏则胃亦受湿累，而致肉痹筋挛。由是三气交合则九窍闭塞，而病斯剧。蔓荆体轻而浮，故既可治筋骨间寒热而令湿痹拘急斯去。气升而散，复能祛风除寒而令头面虚风之症悉治，且使九窍皆利，百虫能杀，是亦风寒热俱除之一验耳。但气虚血虚等症，用此祸必旋踵，不可不知。去膜，酒蒸炒或打碎用，恶乌头、石膏（今人往往生用，故治病多不取效）。

小荆实

小荆实 气味苦温无毒，主除骨间寒热，通利胃气，止咳逆下气。

槐实（即槐角、槐子也）

槐实 气味苦寒，无毒，主治五内邪气热，止涎唾，补绝伤，火疮，妇人乳瘕，子脏急痛。

张隐庵曰：槐生中原平泽，花黄子黑，气味苦寒，木质有青黄白黑色，老则生火生丹，备五运之全精。故主治五内邪气之热。五脏在内，故曰五内；邪气热，因邪气而病热也。肺气不能四布，其水精则涎唾上涌，槐实能止之。肝血不能渗灌于络脉，则经脉绝伤，槐实能补之。心火内盛，则为火疮；脾土不和，则为乳瘕；肾气内逆，则子脏急痛。槐禀五运之气，故治肺病之涎唾，肝病之绝伤，心病之火疮，脾病之乳瘕，肾病之急痛，而为五内邪气之热者如此。

徐灵胎曰：槐当秋而实得金之令，色黄得金之色，故其性体清肃，乃手太阴、手阳明之要药也。金衰则为火所侮，凡有余之火不能归藏其宅，必犯肺与大肠，得此清肃之气以助之，则火不能伤而自归其宅，不治火而火自退，此从本之治，医之良法也。

海藏曰：槐实味苦酸咸寒，无毒。《日华子》云："槐子治丈夫、女人阴疮湿痒，催生。吞七粒皮治中风，皮肤不仁，喉痹，洗五痔，产门痒痛及汤火疮，煎膏止痛，长肉消痈肿。

李梴曰：槐实苦酸咸气寒，湿热肠风痔痢宽，疏五内邪清头目，疝痛阴疮胎产难。皮主牙疳根喉痹，枝治风痿崩带安。

讱庵曰：槐实苦寒纯阴，入肝经气分，疏风热，润肝燥，凉大肠。治烦闷风眩，痔血肠风，阴疮湿痒，明目止泪，固齿乌髭，杀虫堕胎。

宫绣曰：槐角（专入胃、大肠，兼入肝）即槐实也，味苦酸咸，气寒，无毒，入手足阳明大肠、胃及入足厥阴肝。凡因肝经热郁而致风眩烦闷，痔血肠风并阴疮湿痒，目泪不止者，服此治无不效。以其气皆纯阴，为凉血要药。故能除一切热，散一切结，清一切火也。至书所云能疏肝经风热者，非是具有表性，得此则疏实，因热除而风自息之意。凡书所著，治功多有如此立说，不可不细体会而详究耳。去单子及五子者，铜槌搥碎，牛乳拌蒸（本注谓十月上巳采，渍牛胆中，干百日，食后吞一枚，明目补脑，发白还黑，肠风痔血尤宜服之）。

槐花

槐花 气味苦平，无毒，主治五痔，心痛眼赤，杀腹脏虫，及皮肤风热，肠风泻血，赤白痢。

叶天士曰：槐花气平，禀天秋凉之金气，入手太阴肺经；味苦无毒，得地南方之火味，入手少阴心经。气味俱降，阴也。肺与大肠为表里，五痔，大肠之火症也，槐花味苦清心，所以主之。火郁于心则痛，气平能清，味苦能泄，所以主之也。眼赤肝有实火也，实则泻其子，味苦清心，心乃肝之子也。腹，太阴经行之地；脏，即大肠肺之合，味苦可以杀虫，所以主之也。皮肤，肺之合也，平能清风，苦能泄热，所以主之。肠风下血，大肠火也，赤白痢，大肠湿热也，味苦者能清，所以并炒研服也。

槐花（附槐枝叶、槐胶）海藏曰：槐花苦薄，阴也。珍云凉大肠热。

时珍曰：槐花炒香频嚼，治失音及喉痹，又疗吐血衄血，崩中漏下。槐枝治赤目崩漏。

仕材曰：槐花止便红，除血痢，咸藉清肠之力；疗五痔，明眼目，皆资涤热之功。子名槐角，用颇相同，兼行血而降气，亦催生而堕胎。枝主阴囊湿痒，叶医疥癣疔疽。

李梴曰：槐花苦平清肺肠，肠风痔痢最为良，心痛眼赤俱炒用，杀腹虫治皮肤疮。胶化风涎治口噤，四肢顽痹与破伤。

切庵曰：槐花苦凉入肝、大肠血分而凉血，治风热目赤，赤白泄痢，五痫肠风，吐崩诸血。陈者良。

兆嘉曰：槐花禀天地阴凝之气，凉血清肝，除下焦湿热之邪，祛风疗痔，虚寒当戒。角则降且通肠，酸苦宜知。花可散而达表。

宫绣曰：槐花味苦独胜，其凉大肠血分更甚。凡大小便血及目赤肿痛舌衄并皆用之。若虚寒无火，切忌。

陈者良（按：花之功能与子同用，但风邪虚热者花胜，内火实热者子胜）。

槐枝

槐枝 气味苦平，无毒，主治洗疮，及阴囊下湿痒，八月断大枝，候生嫩芽，煮汁酿酒，疗大风痿痹甚效。

槐叶

槐叶 气味苦平，无毒，主治煎汤治小儿惊痫壮热，疥癣及疔肿。皮茎同用。

槐胶

槐胶 气味苦寒，无毒，主治一切风，化涎痰，清肝脏风，筋脉抽掣及急风口禁。

干漆（附生漆、漆叶）

干漆 气味清温，无毒，主治绝伤，补中，续筋骨，填髓脑，安五脏，五缓六急[①]，风寒湿痹，生漆去长虫。久服轻身耐老。

张隐庵曰：漆木生于西北，凿取滋汁而为漆，日曝则反润，阴湿则易干。如人胃腑水谷所化之津液，奉心则化赤为血，即日曝反润之义也。入肾脏则凝结为精，则阴湿易干之义也。干漆气味辛温，先白后赤，生干则黑，禀阳明金精之质，而上奉于心，以资

---

① 五缓六急：张志聪谓：五脏不和而弛纵，是为五缓；六腑不和而拘掣，是为六急。五缓六急，乃风寒湿之痹症，故曰风寒湿痹也。

经脉。下交于肾，以凝精髓之药也。主治绝伤，资经脉也。补中，阳明居中土也。续筋骨者，治绝伤，则筋骨亦可续。填髓脑者，凝精髓也。阳明水谷之精，滋灌五脏，故安五脏。弛纵曰缓，拘挈曰急，皆不和之义。五脏不和而弛纵，是为五缓；六腑不和而拘挈，是为六急。五缓六急，乃风寒湿之痹症，故曰风寒湿痹也。《素问·痹论》云：五脏皆有外合，六腑亦各有俞。皮肌脉筋骨之痹，各以其时，重感于风寒湿之气，则内舍五脏，五脏之痹，犹五缓也。风寒湿气中其俞，而食饮应之，循俞而入，各舍其腑，六腑之痹，犹六急也。是五缓六急，乃风寒湿痹也。生漆色白属金，金能制风，故生漆去长虫。久服则中土之精，四布运行，故轻身耐老。

徐灵胎曰：此以质为治，漆，树脂也。凡草木之脂，最韧而不朽者，莫如漆。人身中非气非血而能充养筋骨者，皆脂膏也。气血皆有补法，而脂膏独无补法，则以树之脂膏力最厚者补之。而脂膏之中，凡风寒湿热之邪留而不去者，得其气以相助，亦并能驱而涤之也。

东垣曰：干漆味辛平，性温，有毒，降也，阳中之阴也。其用有二：削年深坚结之沉积，破日久秘结之淤血。

丹溪曰：漆属金而有水与火，性急能飞补用，为去积滞之药。若有之中病，积去后补，性内行，人不知也。生漆去长虫，又漆叶见《华佗传》同青粗服之，去三尸虫，利五脏，轻身

益气，使人头不白，彭城樊阿从之，年五百余岁。

海藏曰：干漆气温平，味辛，无毒，有毒。《本草》云：主绝伤补中，续筋骨，填髓脑，安五脏，治五缓六急，风寒湿痹（论出《本草经》），疗咳嗽，消淤血痞结腰痛，女子疝瘕，利小肠，去蛔虫。生漆去长虫，半夏为之使，畏鸡子，忌油脂。

时珍曰：漆叶主治五尸劳疾，杀虫，暴干，研末日用，酒服一钱匕。

仕材曰：干漆辛能散结，行淤血之神方，毒可祛除，杀诸虫之上剂。

李梴曰：干漆辛温毒而益，破久瘀血年深积，治痹止咳及心痛，利疝祛虫通经脉。

讱庵曰：漆辛温有毒，功专行血杀虫，削年深坚结之积滞，破日久凝结之瘀血，续筋骨绝伤，治传尸劳瘵瘕疝蛔虫。炒令烟尽入药，或烧存性。用半夏为使，畏川椒、苏子蟹。

兆嘉曰：干漆破血消瘀，能续绝和伤，通行肝络，辛温有毒，除痹风寒湿，善杀虫疮。

宫绣曰：干漆专入肝脾，味辛气温，有毒，有降无升，专破日久凝结之血，及削年深坚结之积。缘人感受风寒暑湿郁而为病，则不觉胃中有物留滞不消，久而生虫，血积不化，结而为瘀，由是阳气竭泽，津液枯槁，痛瘀风痹，因之不免用此辛温毒烈之性，铲除瘀积，中气得复。绝伤皆续而缓急和矣。按：血见漆化水，故能化蛊破血，千金三蛊方皆赖之以为君。

《本经》言能轻身者，以其蛊去而身自轻之谓也。所谓中气可复，绝伤可续者，亦因瘀去而中自复与伤自续之谓也。但无积血者切忌，以其大伤营血，损胃气耳。炒令烟尽为度，若患漆疮，以生蟹汁、紫苏解之（《相感志》云："漆得蟹而成水，盖物性相制也。凡人畏漆者，嚼蜀椒涂口鼻则可免。"）

黄连

黄连 气味苦寒，无毒，主治热气，目痛眦伤泣出，明目，肠澼腹痛下痢，妇人阴中肿痛。久服令人不忘。

张隐庵曰：黄连生于西蜀，味苦气寒，禀少阴水阴之精气，主治热气者，水滋其火，阴济其阳也。目痛眦伤泣出者，火热上炎于目，则目痛而眦肉伤，眦伤则泣出。又曰明目者，申明治目痛眦伤泣出，以其能明目也。肠澼者，火热内乘于阴。夫热淫于内，搏为肠澼，此热伤阴分也。腹痛下痢者，风寒暑湿之邪，伤其经脉，不能从肌腠而外出，则下行肠胃，致有腹痛下痢之症。黄连泻心热而养阴，故治肠澼腹痛下痢。妇人阴中肿痛者，心火协相火而交炽也。黄连苦寒，内清火热，故治妇人阴中肿痛。久服令人不忘者，水精上滋，泻心火而养神，则不忘。大凡苦寒之药，多在中品、下品，惟黄连列于上品者，阴中有阳，能济君火而养神也。少阴主水，而君火在上，故冬不落叶。凡物性有寒热温清燥润及五色五味，五色五味以应五运，寒热温清燥润以应六气。是以上古司岁备物，如少阴君火、少阳相火司岁，则备温热之药；太阳寒水司岁，则备阴寒之药；厥阴风木司岁，则备清凉之药；太阴湿土司岁，则备甘润之药；阳明燥金司岁，则备辛燥之药。岐伯曰：司岁备物，得天地之专精；非司岁备物，则气散也。后世不能效上古之预备，因加炮制以助其力。如黄连水浸，附子火炮，即助寒水君火之义。后人不体经义，反以火炒黄连，尿煮附子，寒者热之，热者寒之，是制也！非制也！譬之鹰犬之力，在于爪牙，今束其爪、缚其牙，亦何贵乎鹰犬哉！

叶天士曰：黄连气寒，禀天冬寒之水气，入足少阴肾经；味苦无毒，得地南方之火味，入手少阴心经。气味俱降，阴也。其主热气目痛者，心主火，火气热，心病舍肝，肝开窍于目也。黄连苦寒，所以清火也。手少阴之正脉，出于面，合目内眦。手少阴为心火，火盛则心系急而泪出；眦伤泪出，皆心火也。黄连清心，所以主之。实则泻其子，心者肝木之子也，清心则肝邪泻，所以明目也。大肠为庚金之腑，心火乘之，则津液化成脓血，痛而下痢矣。其主之者，寒以清火，苦以泻热也。北方黑色，入通于肾，开窍于二阴，妇人阴中乃肾窍也，热胜则肿，肿痛者火盛也。黄连入肾，寒苦清火，所以主之。其久服令人不忘者，入心清火，火清则心明，能记忆也。

陈修园曰：黄连气寒，禀天冬寒之水气，入足少阴肾经；味苦无毒，得地南方之火味，入手少阴心经，气水而味火，一物同具，故能除水火相乱而为湿热之病。其云主热气者，除一切气分之热也。目痛眦伤、泪出不明，皆湿热在上之病；肠澼腹痛下痢，皆湿热在中之病；妇人阴中肿痛，为湿热在下之病。黄连除湿热，所以主之。久服令人不忘者，苦入心，即能补心也。然苦为火之本味，以其味之苦而补之；而寒能胜火，即以其气之寒而泻之。千古唯仲景得《本经》之秘，《金匮》治心气不足而吐血者，取之以补心；伤寒寒热互结心下而痞满者，取之以泻心；厥阴之热，气撞心者，合以乌梅；下痢后重者，合以白头翁等法，真信而好古之圣人也。

徐灵胎曰：苦味属火，其性皆热，此固常理。黄连至苦而反至寒，则得火之味与水之性者也，故能除水火相乱之病。水火相乱者，湿热是也。凡药能去湿者，必增热；能除热者，必不能去湿。惟黄连能以苦燥湿，以寒除热，一举两得，莫神于此。心属火，寒胜火，则黄连宜为泻心之药，而反能补心，何也？盖苦为火之正味，乃以味补之也。若心家有邪火，则此亦能泻之，而真火反得宁。是泻之，即所以补之也。苦之极者，其性反寒，即《内经》亢害承制之义，所谓火盛之极反兼水化也。

东垣曰：黄连味苦，性寒，无毒，沉也，阴也。其用有四：泻心火消心下痞满之状，主肠澼除肠中混杂之经，治目疾暴发宜用，疗疮疡首尾俱同。

丹溪曰：黄连以姜汁炒，辛散除热有功。《日华子》云："治五劳七伤，止心腹痛，惊悸烦躁，天行热疾及目痛。"又宋王微云："黄连味苦，左右相因，断凉涤暑，阐命轻身。缙云昔御飞毕上旻，不行而至，吾闻其人。"又梁江淹云："黄连上草，丹砂之次，御擘辟妖，长灵久视，骖龙行天，驯马匝地，鸿飞以宜，顺道则利。"

海藏曰：黄连气寒味苦，味厚气薄，阴中阳也，升也，无毒，入手少阴经。《象》云："泻心火，除脾胃中湿热，治烦恶心郁热在中焦，兀兀欲吐，心下痞满必用药也。仲景治九种心下痞，五等泻心汤皆用之，去须用。

时珍曰：黄连去心窍恶血，解服药过剂烦闷及巴豆、轻粉毒。

仕材曰：黄连泻心除痞满，明目理疮疡，痢疾腹痛，心痛惊烦，杀虫安蛔，利水厚肠。

李梴曰：黄连苦寒，清心胃，目赤口疮，胸痞滞热，呕热痢热，毒疮妇阴肿痛，儿疳气。

切庵曰：黄连大苦大寒，入心泻火，镇肝凉血，燥湿开郁，解渴除烦，益肝胆，厚肠胃，消心瘀，止盗汗，治肠澼泻痢，痞满腹痛，心痛伏梁，目痛眦伤，痈痘疮疥，酒毒胎毒，明目定惊，止汗解毒，除疳杀蛔，虚寒为病者禁用。出宣州者粗肥，出四川者瘦小，状类鹰爪连珠者良。去毛，治心火生用，虚火醋炒，肝胆火猪胆汁炒，上焦火酒炒，中焦火姜汁炒，下焦火盐水或童便炒，食积火黄土炒。治湿热在气分吴茱萸汤炒，在血分，干漆水炒；点眼赤，人乳浸。黄芩、龙骨为使，恶菊花、元参、僵蚕、白藓皮，畏款冬、牛膝，忌猪肉，杀乌头、巴豆毒。

兆嘉曰：黄连味苦，性寒，体阴质燥，能化心脾湿热，蕴留之痞满全消。可除痢疫虫疮，粘腻之热邪悉去，伏梁成积可破可宣，目赤攀睛能清能降，瘀郁火邪均解退，口疳鼻蜃尽蠲除。

宫绣曰：黄连（专入心，兼入肠胃、脾）大苦大寒。据书所载，治功备极表著，且以《别录》中有厚肠胃一语，互为传播，以至于今谬尤莫辟，贻害无穷，讵知黄连止属泻心之品，除湿之味。即云肠澼能止，口干能除，痞满腹痛能消，痈疽疮疡能愈，肝虚能镇。与夫妇人阴蚀，小儿疳积，并火眼赤痛，吐血衄血诸毒等症，无不由此调治，亦何莫不因湿热火退而言，岂于湿除火退之外，尚有治效之著哉？况此性禀纯阴，在人肠胃，素厚挟有燥湿火热，服之过多，尚有偏性为害，而致胃阳顿绝，生气渐减，矧有脾阳素弱，因此一言流播而可恃为常服者乎？今人一见火炽，不论是寒是热，是虚是实，辄以取投，以致偏胜贻害，暗受夭折，殊堪叹惜。出四川瘦小，状类鹰爪，连爪连珠者良。姜汁炒，黄芩、龙骨为使，恶菊花、玄参、僵蚕、白藓皮，畏款冬花、牛膝，忌猪肉（亦有不忌者，如脏连丸、黄连猪肚丸之类）。

蒲黄

蒲黄 气味甘平无毒，主治心腹膀胱寒热，利小便，止血消瘀血。久服轻身益气力，延年神仙。

张隐庵曰：香蒲生于水中，色黄味甘，禀水土之专精而调和其气血。主治心腹膀胱寒热，利小便者，禀土气之专精，通调水道，则心腹膀胱之寒热，俱从小便出，而气机调和矣。止血消瘀血者，禀水气之专精，生其肝木，则止新血消瘀血，而血脉调和矣。久服则水气充足，土气有余，故轻身益气力，延年神仙。

海藏曰：蒲黄气平味甘，无毒。《本草》云："主心腹、膀胱寒热。利小便，止血，消瘀血。又云：'治一切吐衄，唾溺崩泻，扑藏带下等血，并皆治之。并疮疖通月候，坠胎儿，枕急痛风肿，鼻洪下乳，止泄精，血利如破血，消肿则生用，补血止血则炒用。'"

时珍曰：蒲黄凉血活血止心腹诸痛。

仕材曰：蒲黄熟用止血，生用行血。

李梴曰：蒲黄无毒味甘平，止血用熟行用生，心腹膀胱寒热去，涩肠止泻又止经。

䒷庵曰：蒲黄甘平，厥阴血分药。生用性滑，行血消瘀，通经脉利小便，祛心腹膀胱寒热，疗扑打损伤疮疖诸肿。炒黑性涩，止一切血崩带泄精。香蒲花中蕊屑汤成入药。

兆嘉曰：蒲黄破血凉瘀，生用可行，熟可止。味甘，性冷。损伤能散，肿能消，入心肝以达脾，通经脉而治痛。

宫绣曰：蒲黄专入肝，味甘气平。功用无他，但以生用、熟用、炒黑，分其治法耳。以生而论，则凡瘀血停滞，肿毒积块，跌扑伤损，风肿痈疮，溺闭不解，服之立能宣通解除。以熟焦黑，则凡吐血下血，肠风血尿血痢，服之立能止血。然此止属外因，可建奇功。若内伤不足之吐衄，则非此所能治者矣（生用熟用，在人变通应症之效与不效。于此可区矣）。

菊花

菊花 气味苦平，无毒，主治诸风头眩肿痛，目欲脱泪出，皮肤死肌，恶风湿痹。久服利血气，轻身耐老延年。

张隐庵曰：菊花《本经》名节花，以其应重阳节候而华也。《月令》曰："九月菊有黄花。"茎叶味苦，花味兼甘，色有黄白，禀阳明秋金之气化。主治诸风头眩肿痛，禀金气而制风也。目欲脱泪出，言风火上淫于目，痛极欲脱而泪出，菊禀秋金清肃之气，能治风木之火热也。皮肤死肌，恶风湿痹。言感恶风湿邪而成风湿之痹证，则为皮肤死肌。菊禀金气而治皮肤之风，兼得阳明土气而治肌死之湿

也。周身血气生于阳明胃腑，故久服利血气、轻身。血气利而轻身，则耐老延年。

叶天士曰：菊花气平，禀天秋平之金气，入手太阴肺经；味苦无毒，得地南方之火味，入手少阴心经。气味俱降，阴也。味苦清火，火抑金胜。发花于秋，其禀秋金之气独全，故为制风木之上药也。诸风皆属于肝，肝脉连目系上出额，与督脉会于巅，肝风炽则火炎上攻头脑而眩，火盛则肿而痛。其主之者，味苦可以清火，气平可以制木也。肝开窍于目，风炽火炎，则目胀欲脱。其主之者，制肝清火也。手少阴之正脉，上走喉咙，出于面，合目内眦。心为火，火盛则心系急而泪出。其主之者，苦平可以降火也。皮肤乃肺之合，木火刑肺金脾土，则皮肤肌肉皆死。菊花禀金气具火味，故平木清火，而主皮肤死肌也。其主恶风湿痹者，风湿成痹，风统于肝。菊花气平，有平肝之功，味苦有燥湿之力也。久服利血气者，肺主气，气平益肺，所以有利于气；心主血，味苦清心，所以有利于血。利于气，气充身自轻；利于血，血旺自耐老；气血皆利，其延年也必矣。

徐灵胎曰：凡芳香之物，皆能治头目肌表之疾，但香则无不辛燥者，惟菊得天地秋金清肃之气，而不甚燥烈，故于头目风火之疾尤宜焉。

东垣曰：菊花味苦甘平，性微寒，无毒，可升可降，阴中之阳也。其用有二：散八风上注之头眩，止两目欲

脱之泪出。

丹溪曰：菊花属金而有土，与水火能补阴，须味甘者。若山野苦者勿用，大伤胃气。一种青茎而大，作蒿艾，气味苦，不堪啖者，名苦薏。丹溪所言"苦者勿用"语，曰苦如意是也。惟单叶花小而黄，味甘，应候开者，佳。月令菊有黄花者也。

海藏曰：菊花苦而甘寒，无毒，心云去翳膜明目。

仕材曰：甘菊花主胸中热去，头面风死肌，湿痹目泪头疼。

李梴曰：菊花味甘气平寒，诸风湿痹皮肤顽，头眩目泪胸烦痛，久服滋阴肠胃安。

讱庵曰：甘菊花味兼甘苦，性禀平和，备受四气，饱经霜露，得金水之精居多。能益金水二脏，以制火而平木，木平则风息火降则热除，故能养目血，去翳膜，治头目眩运，散湿痹避风，以单瓣味甘者入药，术枸杞、地骨皮为使。黄者入阴分，白者入阳分，紫者入血分，可药、可饵、可酿、可枕，仙经重之。

兆嘉曰：甘菊味甘性寒，平肝疏肺，清上焦之邪热，治目祛风，禀金水之精英，益阴滋肾。

宫绣曰：甘菊专入肝、肺、肾，生于春，长于夏，秀于秋，得天地之清芳，禀金精之正气。其味辛，故能祛风而明目；其味甘，故能保肺以滋水；其味苦，故能解热以除燥。凡风热内炽而致眼目失养，翳膜遮睛，与头痛眩运，风浮湿痹等症，服此甘和

轻剂，平木（补金平木），制火（补水制火），养肺（肺养则木平）滋肾（肾滋则火制）。俾木平则风熄火降，则热除而病无不愈矣。是以除目翳膜，有同枸杞相对蜜丸，久服永无目疾。以单瓣味甘者入药，黄入阴分，白入阳分，紫入血分，术及枸杞根、桑根、白皮为使（按：《景焕牧竖闲谈》云："真菊延龄，野菊泄人也。"）

茵陈蒿

茵陈蒿 气味苦平，微寒，无毒，主治风湿寒热邪气，热结黄疸。久服轻身益气耐老，面白悦长年。白兔食之仙。

张隐庵曰：《经》云：春三月此为发陈。茵陈，因旧苗而春生。盖因冬令水寒之气，而具阳春生发之机。主治风湿寒热邪气，得生阳之气，则外邪自散也；热结黄疸，得水寒之气，则内热自除也。久服则生阳上升，故轻身益气耐老；因陈而生新，故面白悦长年。兔乃纯阴之物，喜春阳之气，故白兔食之而成仙。

叶天士曰：茵陈气平微寒，禀天秋平冬寒金水之气，入手太阴肺经、足太阳寒水膀胱经；味苦无毒，得地南方之火味，入手少阴心经。气味俱降，阴也。风为阳邪，湿为阴邪，风湿在太阳，阳邪发热，阴邪发寒也。其主之者，气寒清热，味苦燥湿也。心为君火，火郁太阴，则肺不能通调水道，下输膀胱，而热与湿结矣。太阴乃湿土之经，所以蒸土色，疸于毛

皮而成黄疸也。其主之者，苦平可以清心肺，微寒可以解湿热也。久服则燥盛，所以轻身；平寒清肺，肺主气，所以益气；心主血，味苦清心，心清则血充华面，所以耐老，而面白可悦也；心为十二官之主，心安十二官皆安，所以长年也。

海藏曰：茵陈蒿气微寒，味苦平，阴中微阳，无毒，入足太阳经。《本草》云：治风湿，寒热邪气，热结黄疸，通身发黄，小便不利，除头热，去伏瘕，入足太阳。

仕材曰：茵陈理黄疸而除湿热，佐五苓而利小肠。

李梴曰：茵陈蒿苦辛微寒，主湿热黄利便难，伤寒瘴疟头目痛，伏瘕痰滞亦能宽。

䎃庵曰：茵陈苦燥，湿寒胜热，入足太阳经，发汗利水，以泄太阴、阳明之湿热，为治黄疸之君药。又治伤寒时疾狂热瘴疟，头痛头旋，女人瘕疝。

兆嘉曰：茵陈下通水道，治湿热之黄瘅。上入阳明，味苦寒而无毒，兼能达表，专主分清。

宫绣曰：茵陈专入膀胱、胃，味苦微寒。诸书皆言湿热伏于阳明，用此以入太阳膀胱，发汗利水，俾太阳、阳明湿热之邪尽得于药而解矣。且治伤寒时疾，狂热瘴疟，头痛头眩，女人瘕疝，亦是湿热为病。但黄原有阴阳寒热之分，阳黄者由热蕴于脾土，如苗值于大旱则苗必燥，而黄是苗因燥而黄者也。太涝则苗必湿，而黄是苗因湿而黄者也。热为阳，寒为阴，

故黄亦以阴阳分之。是以仲景立有茵陈蒿汤、栀子蘗皮汤、麻黄连翘赤小豆汤，以治阳黄之症。又立茵陈附子汤，以治阴黄之症。茵陈治黄通剂，在人审其所因而酌治耳。若蓄血发黄，则治不在茵陈之列，以茵陈本属气分药也，于血则不能治矣。茵陈本有二种叶，细而青蒿者可用。若生子如铃，则为山茵陈矣，专于杀蛊及治口疮（按：《本注》云"阳黄身如橘色，汗如蘗汁。阴黄身黄而色暗"等语，世之操此业者，宜细辨别）。

天名精

天名精 气味甘寒无毒，主治瘀血血瘕欲死，下血止血，利小便。久服轻身耐老。

张隐庵曰：鹿乃纯阳之兽，得此天名精而复活，盖禀水天之气而多阴经，故能治纯阳之鹿。主治瘀血血瘕欲死，得水天之精气，阴中有阳，阳中有阴，故瘀久成瘕之积血，至欲死而可治，已死而能生之义者。又曰下血止血者，申明所以能治瘀血血瘕欲死，以其能下积血而复止新血也。水精之气，上合于天，则小便自利。久服则精气足，故轻身耐老。

天名精（即土牛膝之茎、叶也。子名鹤虱，根名土牛膝）。时珍曰：天名精，主吐痰，止疟，治牙疼，口紧喉痹。

仕材曰：天名精下瘀血，除结热，定吐衄，逐痰涎，消痈毒，止咽痛，杀疥虫，揩肤痒，可吐痰治疟，涂虫螫蛇伤。根名土牛膝，功用相同，子

名鹤虱，专掌杀虫。

李梴曰：天名精寒甘且芳，杀虫消肿传诸疮，破血止血除诸痹，便涩烦渴可煎汤。子如鹤虱平苦味，主蛔咬心痛莫当（此言子如鹤虱，必非鹤虱也。以待详细考察）。

鹤虱

鹤虱　气味苦辛，有小毒，主治蛔蛲虫。

张隐庵曰：鹤虱得天日之精气在上，故主杀阴类之蛔蛲。

鹤虱（同虱）。䜣庵曰：鹤虱苦辛，有小毒，杀五脏虫，治蛔啮腹痛（面白唇红，时发时止者为虫病，肥肉汁调末服）。沈存中[1]笔记云"是杜牛膝子（或曰非也，别是一种）最粘人衣，有狐气，炒熟则香。

宫绣曰：鹤虱专入肝，气味苦平，功专入肝，除逆。故凡一身痰凝气滞，得此苦以疏泄，则痰气顿解。而虫自无安身之地矣，况虫得苦则伏，如小儿蛔啮腹痛，用以鹤虱研末，纳于肥肉汁中投服，其虫自下。非其虫因苦逐竭？克有是。但药肆每以葫芦卜子代充，不可不辨（按：人腹生虫大率有九，其《千金方》论之详矣）。

土牛膝

土牛膝　又名杜牛膝，气味苦寒，主治吐血，牙疼、咽喉肿塞、诸骨哽咽。

张隐庵曰：天者阳也，下通水精；水者阴也，阴柔在下，故根名土牛膝，阳刚在上，故苗名活鹿，子名鹤虱，于命名之中，便有阴阳之义。

杜牛膝（一名土牛膝）　䜣庵曰：杜牛膝甘寒，微毒，能破血，能止血，吐痰除热，解毒杀虫。治双蛾喉痹，砂淋血淋，小儿牙关紧闭，急慢惊风。服汁吐疟痰，嫩汁止牙痛，捣之傅蛇虫螫毒。根白如短。牛膝、地黄为使（《本注》谓煎汤洗痔，渣塞患处良）。

兆嘉曰：土牛膝生汁灌冲，可吐风痰喉闭。煎汤饮服，能除结热，留瘀入胃腑。味则辛苦而寒，有小毒，功可泻热散肿。子名鹤虱，同前性，主治驱虫独见长。

宫绣曰：杜牛膝气味甚凉，嚼之味甘而不苦。主治多是解毒破血，泻热吐痰。较之川牛膝微觉有别（川牛膝性味见川牛膝本条论）。

石龙刍（一名龙须草）

石龙刍　气味苦微寒，无毒，主治心腹邪气，小便不利，淋闭，风湿鬼疰恶毒。久服补虚羸，轻身，耳目聪明，延年。

张隐庵曰：石龙刍气味苦寒，生于水石间，得少阴水精之气化，故以龙名，又龙能行泄其水精也。主治心腹邪气者，少阴水精之气，上交于心，则心腹之邪气可治也。小便不利、淋闭者，热邪下注而病淋，浊气不下化，

---

① 沈存中：即沈括，字存中。宋代政治家、科学家，著有《梦溪笔谈》。

而仍闭结，皆为小便不利。龙刍能启水精之气，上交于心，上下相交，则小便自利矣。又少阴神气外浮，则能去风湿；少阴神气内藏，则能除鬼疰也。又曰恶毒者，言鬼疰之病，皆恶毒所为，非痈毒也。久服则水火相济，故能补虚羸而轻身而精神充足，故耳目聪明而延年。

石龙刍（一名龙须草）　李梴曰：石龙蒭（《入门》[1]本注曰："生水石处，俗名龙须草，可作席，处处有之。味苦寒，无毒。利小便，通淋闭，除心腹邪热风湿，鬼疰恶毒，痞满饮食不消，汗出。止茎中痛，杀蛔虫。久服补虚羸，明耳目，轻身延年。凡败破席，受人气多者，皆消瘀血，通淋利小便，煮服良)。

车前子

车前子　气味甘寒无毒，主治气癃，止痛，利水道，通小便，除湿痹，久服轻身耐老。

张隐庵曰：车前草，《本经》名"当道"，《诗》名"芣苢"。乾坤有动静，夫坤其静也翕，其动也辟。车前好生道旁，虽牛马践踏不死，盖得土气之用，动而不静者也。气癃，膀胱之气闭也，闭则痛，痛则水道不利。车前得土气之用，土气行，则水道亦行而不癃，不癃则不痛，而小便长矣。土气行，则湿邪散，湿邪散，则湿痹自除矣。久服土气升而水气布，故能轻身耐老。

叶天士曰：车前气寒，禀天冬寒之水气，入足太阳寒水膀胱经；味甘无毒，得地中正之土味，入足太阴湿土脾经。气降味和，阴也。膀胱者，州都之官，津液藏焉，气化能出矣。出气不化，闭塞下窍而为癃闭，其主之者，寒能化热，甘能化气也。小便者，心火之去路也，火结于膀胱，则小便痛矣。其止痛者，气寒能清火也。饮入于胃，游溢精气，上输于脾，脾气散精，上归于肺，肺乃下输膀胱。车前味甘，甘能益脾，脾气散精，则滞气通行，故水道通，小便利也。益脾利水，则湿下逐，故又除湿痹。久服轻身耐老者，指有病者而言也，人身有湿则身重，湿逐则身轻；湿逐脾健，脾主血，血充故耐老也。不然，滑泄之品，岂堪久服者哉。《神仙服食经》云：车前雷之精也，震为雷，为长男。《诗》言：采采芣苢，亦欲妊娠而生男也。

徐灵胎曰：凡多子之药，皆属肾，故古方用入补肾药中，盖肾者，人之子宫也，车前多子，亦肾经之药，然以其质滑而气薄，不能全补，则为肾腑膀胱之药。膀胱乃肾气输泄之道路也。

丹溪曰：车前子气寒味甘。主气癃闭，利水道，通小便，除温痹，肝中风热，冲目赤痛。

海藏曰：车前子气寒，味甘咸，无毒。《象》云：主气癃闭，利水道，

---

① 《入门》：即明代医家李梴所著《医学入门》的简称。

通小便，除湿痹，肝中风热，冲目赤痛（此条之论与丹溪同）。

时珍曰：车前子导小肠热，止暑湿泻痢。

仕材曰：车前子利水止泻，解热催生，益精明目，开窍通淋。用其根叶行血多灵。

李梴曰：车前子味苦咸寒，止泻通淋治产难，除湿祛风明赤眼，叶消瘀血刀伤残。

讱庵曰：车前子甘寒，凉血去热，止吐衄，消瘕瘀，明目通淋（此数句言车前草）子甘寒，清肺肝风热，渗膀胱湿热，利小便而不走气，与茯苓同功，强阴益精，令人有子。治湿痹五淋，暑湿泻痢。目赤障翳，催生下胎。

兆嘉曰：车前子清邪火以下行，直达州都，祛湿热。味甘寒而降，利导通水道，愈癃淋。治肝家有梦之遗精，精因火扰导肾部，诸般之留垢，垢尽虚回滑，可催生，黑能止血。

宫绣曰：车前子专入肝肺，甘咸性寒。据书皆载能治膀胱湿热，以通水道。然余谓膀胱之清，由于肝肺之肃。凡人泻痢暴作，小水不通，并湿痹五淋，暑热泻痢，难产目赤，虽有膀胱水涸不能化阳，然亦有由肝肺感受风热，以致水不克生，故须用此以清肝肺，兼咸下降以清水道。是以五子衍宗丸，同此以为四子之佐。金匮肾气丸，用此以为诸药之助。且此肝肺既清，风热悉去，则肺不受热而化源有自，肝不被风而疏泄如常。精与溺二窍，本不相兼，水得气而通，精

得火而泄，故水去而火益盛，精盛而气益固，所谓服此令人有子。及渗利而不走气，与茯苓同功者，正谓此也。但气虚下陷，肾气虚脱，切勿服耳。酒蒸捣饼焙研（本论及云"气虚下陷，肾气虚脱切勿服"等语，因其性本粘滑，无固涩之力，气虚肾虚人多服，惟恐伤气耳）。

冬葵子

冬葵子 气味甘寒滑无毒，主治五脏六腑寒热，羸瘦五癃，利小便。久服坚骨长肌肉，轻身延年。

张隐庵曰：葵花开五色，四季长生，得生长化收藏之五气，故治五脏六腑之寒热羸瘦。冬葵子，覆养过冬，气味甘寒而滑，故治五癃。夫膀胱不利为癃，五为土数，土不运行，则水道闭塞，故曰五癃。治五癃则小便自利。久服坚骨，得少阴之气也，长肌肉，得太阴之气也，坚骨长肌，故轻身延年。

时珍曰：葵子通大便，消水气，滑胎，治痢。

仕材曰：冬葵子能催生通乳，疏便闭诸淋。

李梴曰：葵子甘寒滑小肠，催生下乳穿疮疡，根主疮淋解椒毒，叶堪作菜莫多尝。

讱庵曰：冬葵子甘寒淡滑，润燥利窍，通营卫，滋气脉，行津液，利二便，消水肿，通关格，下乳滑胎。秋葵复种，经冬至春作子者，名冬葵子。根叶同功。春葵子亦滑，不堪入

药。蜀葵花赤者治赤带，白者治白带，赤者治血燥，白者治气燥，亦治血淋关格，皆取其寒润滑利之功也。

兆嘉曰：冬葵子滑利通淋，下乳催生悉主治。甘寒入胃，二肠水腑并分消。

宫绣曰：冬葵子专入胃，大、小肠，甘寒淡滑，润燥利窍，通营活卫，消肿利水。凡妇人难产不下，专取一味炒香为末，芎归汤下三钱则易生。取其晨夕向日转动灵活耳。妇人乳房肿痛，同砂仁等分为末，热酒服三钱，其肿即消。且能破五肿利小便，并脏腑寒热羸瘦，同榆皮等分煎服亦效。《十剂方》云："滑可去着，冬葵子、榆白皮之属是也。故涩则去着，宜滑剂以利之。"经冬至春作子者，名冬葵子。春葵子亦滑，不堪入药。蜀葵赤者治血燥，白者治气燥，亦治血淋，皆取其寒润滑利之功也（药肆所购不辨春葵、冬葵，是未经自人手，取故不必用。如寄生之生于杂树者，投之无益而有害也）。

地肤子

地肤子　气味苦寒无毒，主治膀胱热，利小便，补中，益精气。久服耳目聪明，轻身耐老。

叶天士曰：地肤子，气味苦寒，禀太阳寒水之气化，故主治膀胱之热，而利小便，膀胱位居胞中，故补中而益水之精气。久服则津液滋灌，故耳目聪明，轻身耐老。

虞抟《医学正传》云：抟兄年七十，秋间患淋二十余日，百方不效，后得一方，取地肤草捣自然汁，服之遂通，至贱之物，有回生之功如此，是苗叶亦有功也。

李仕材曰：地肤子利膀胱，散恶疮皮肤风热，可作浴汤。

李梴曰：地肤子苦利膀胱，治癀疝兮又兴阳，皮风目痛皆堪洗，叶主淋痢及疮疡。

讱庵曰：地肤子甘苦气寒，益精强阴，入膀胱，除虚热，利小便而通淋，治癫疝，散恶疮。叶作浴汤，去皮肤风热丹肿，洗眼除雀盲涩痛。叶如蒿，茎赤，子类蚕砂。恶螵蛸。

兆嘉曰：地肤子治太阳湿热癃淋，性味苦寒阳自降，化脾部阴淫晦疾，功能分利水潜消。

宫绣曰：地肤子专入膀胱，治淋利水清热，功颇类于黄蘖。但黄蘖其味苦烈，此则味苦而甘；黄蘖大泻膀胱湿热，此则其力稍逊。凡小便因热而见频数及或不禁，用此苦以入阴，寒以胜热，而使湿热尽从小便而出也。但虚火偏旺而热得恣，固当用以清利。若不佐以补味同入，则小水既利而血益虚，血虚则热益生，热生而淋其益甚矣。故宜佐以牡蛎、山药、五味收涩之剂，俾清者清，补者补，通者通，涩者涩，滋润条达而无偏胜为害之弊矣。且能以治因热癫疝，并煎汤以治疮疥。至书所谓"益精强阴"，非是具有补益之能，不过因其热除，而即具有坚强之意耳。类蚕砂，恶螵蛸（按：陈藏器曰："众病皆起于虚，虚而多热者，可加地肤子。"愚谓其寒凉可考而知也)。

决明子

决明子　气味咸平无毒，主治青盲目淫肤赤，白膜眼赤、泪出，久服益精光轻身。

张隐庵曰：目者，肝之窍，决明气味咸平，叶司开阖，子色紫黑光亮，禀太阳寒水之气，而生厥阴之肝木，故主之。青盲目淫肤赤，青盲则生白膜，肤赤乃眼肤之赤，目淫则多泪，故又曰白膜、眼赤泪出也。久服则水精充溢，故益精光轻身。

徐灵胎曰：决明生于秋，得金气之正，其色极黄，得金之色，其功专于明目。详见扁青条内。夫金之正色白而非黄，但白为受色之地，乃无色之色耳。故凡物之属金者，往往借土之色以为色，即五金亦以黄金为贵。子肖其母也，草木至秋感金气则黄落，故诸花实之中，凡色黄而耐久者，皆得金气为多者也。

决明子（即草决明）。丹溪曰：决明子能解蛇毒，贴脑止鼻洪。作枕胜黑豆，治头痛，明目也。

仕材曰：决明子青盲内障，翳膜遮晴，赤肿眶烂，泪出羞明。

李梴曰：草决明咸甘苦平，治肝风热冲眼睛，唇青头痛兼止衄，消痰省睡益阴精。

切庵曰：决明子甘苦咸平，入肝经，除风热。治一切目疾，故有决明之名。又曰：益肾精。状如马蹄，俗呼马蹄决明。捣碎煎。恶大麻仁。

兆嘉曰：决明子微寒无毒，治水虚木实之邪。甘苦兼咸，疗目肿羞明之疾。

宫绣曰：决明子专入肝，气禀清阳，味咸苦甘，微寒无毒，能入肝经，除风散热。凡人目泪不收，眼痛不止，多属风热内淫，以致血不上行，治当即为驱逐。按：此苦能泄热，咸能软坚，甘能补血，力薄气浮，又能升散风邪，故为治目收泪止痛要药。并可作枕以治头风。但此服之太过，搜风至甚，反招风害，故必合以蒺藜、甘菊、枸杞、生地、女贞实、槐实、谷精草相为补助，则功更胜。谓之决明，即是此意。状如马蹄，俗呼马蹄决明。捣碎用。恶大麻仁（或曰草决，另有一种，此条论马蹄决明也。按此二味与石决明功用相同）。

茺蔚子 （即益母草子也）

茺蔚子　气味辛甘微温无毒，主明目益精，除水气。久服轻身。

张隐庵曰：茺蔚茎叶甘寒，子辛温，《本经》辛甘微温，概苗实而言也。茎方子黑，喜生湿地，禀水土之气化，明目益精，得水气也；除水气，土气盛也。久服益精气充尉，故轻身。

叶天士曰：茺蔚子气微温，禀天初春之木气，入足厥阴肝经；味辛甘无毒，得地金土之味，入手太阴肺经、足太阴脾经。气味俱升，阳也。肝为藏血之脏，脾为统血之脏，辛甘益血，目得血则能视，所以明目。脾者阴气之原也，肺者津液之原也，甘辛能润，所以益精。脾者为胃行津液者也，肺者相傅之官，通调水道者也，辛甘益脾肺，则津液行而水道通，所以除水气。久服益肝脾肺，肺主周身之气，脾主周身之血，肝为生生之脏，以生气血，气血生，生长旺，自然轻身矣。

陈修园曰：今人奉为女科专药，往往误事，且其独具之长反掩。

丹溪曰：茺蔚子即益母草子，产前产后诸疾，行血养血，难产，作膏服。其苗捣取汁服，主浮肿下水。其子入紧面药，令人光泽。又《毛诗[①]》云"中谷有蓷，益母也。"又云"臭秽，臭秽即茺蔚。"

时珍曰：茺蔚子治风解热，顺气活血，养肝益心，安魂定魄，调女人经脉，崩中带下，产后胎前诸症。久服令人有子。茺蔚茎活血破血，调经解毒。治胎漏产难，胎衣不下，血运血风血痛，崩中漏下，尿血泻血，疳痢痔疾，打扑内损瘀血，大便、小便不通。

仕材曰：茺蔚子明目益精，行血除水，叶名益母，功用相当。

李梴曰：茺蔚子味甘辛温，行血养血解心烦，逐水去风血损痛，女药称仙号返魂，茎可洗疮花治带，叶傅诸疮可无痕。

切奄曰：益母草辛微苦寒，入手足厥阴。消水行血，去瘀生新，调经解毒。治血风血运，血痛血淋，胎痛产难，崩中带下，为经产良药。消疔肿乳痈，通大小便。然辛散之药，瞳子散大者忌服。益母子主治略同，调经益精，明目活血，顺气逐风，行者有补。治心烦头痛，胎产带崩，令人有子，忌铁。微炒用。

兆嘉曰：益母草入肝行血，辛苦微寒，消水逐风，敷围散肿，花能外散兼行表，子则行中带补阴。

宫绣曰：益母草专入心胞、肝，一名茺蔚，辛微苦，寒，功能入肝、心胞络，消水行血，去瘀生新，调经解毒，为胎前产后要剂。是以无胎而见血淋、血闭、血崩、带下、血痛，既胎而见胎漏，临产而见难产，已产而见血晕疔肿乳痈等症，服此，皆能去瘀生新。盖味辛则于风可散，血可活，味苦则于瘀可消结，可除。加以气寒，则于热可疗。并能临症酌施，则于母自有益耳。外此番沙腹痛呕之用此，浓煎恣饮，亦取能散恶血。然气味辛散，瞳子散大者，其切忌之。益母子主治略同，但行中有补，非若益母草徒以消水行血为事也。小暑端午及或六月六日採取良，忌铁，子微炒用（今人多用草茎而忽子，疏不知草之力刚猛，血虚人失当）。

茺蔚茎叶花穗

茺蔚茎叶花穗 气味甘寒微苦辛，主治隐疹，可作浴汤。

① 《毛诗》：即《诗经》。是由战国末年鲁国毛亨和赵国毛苌所辑和注的古文《诗》，简称毛诗。

张隐庵曰：《诗》言：中谷有蓷，暵其干矣。益母草得水湿之精，能耐暵旱，滋养皮肤，故主治隐疹，可作浴汤。茺蔚子明目益精而补肾，复除水气以健脾，故有茺蔚之名；益母草清热而解毒凉血以安胎，故有益母之名。

叶天士曰：茺蔚茎，主隐疹痒，所以可浴儿也。

丹砂（即珠砂也）

丹砂 气味甘微寒无毒，主治身体五脏百病，养精神，安魂魄，益气明目，杀精魅邪恶鬼。久服通神明，不老，能化为汞。

张隐庵曰：水银出于丹砂之中，精气内藏，水之精也；色赤体坚，象合离明火之精也。气味甘寒，生于土石之中，乃资中土而得水火之精。主治身体五脏百病者，五脏之气，内归坤土，外合周身。丹砂从中土而达五脏之气，出于身体，则百病咸除。养精神者，养肾藏之精、心藏之神，而上下水火相交矣。安魂魄者，安肝藏之魂、肺藏之魄，而内外气血调和矣。调和其气，故益气；调和其血，故明目。上下水火相交，则精魅之怪、邪恶之鬼，自消杀矣。久服则灵气充盛，故神明不老。内丹可成，故能化为汞。

叶天士曰：丹砂气微寒，禀天初冬寒水之气，入足少阴肾经；味甘无毒，得地中正之土味，入足太阴脾经；色赤而生水银，入手少阴心经，盖心乃火脏，而藏阴者也。气味降多于升，

质重味薄，阴也。心肾者，人身之水火也，天地之用在于水火，水火安，则人身之天地位矣。丹砂色赤质重，可以镇心火；气寒可以益肾水，水升火降，心肾相交，身体五脏之病皆愈也。心者，生之本，神之居也；肾者，气之源，精之处也，心肾交则精神交相养矣。随神往来者谓之魂，并精出入者谓之魄，精神交养，则魂魄自安。味甘益脾，脾为后天，气者得于天，充于谷，后天纳谷，所以益气。心病多舍于肝，心火不炎，则肝血上奉，故又明目也。色赤，具南方阳明之色，阳明能辟阴幽，所以杀精魅邪恶鬼也。久服通神明不老者，心之所藏者神明，久服丹砂，则心火清，火清则血充，故虚不昧，光彩华面也。

陈修园曰：丹砂气微寒入肾，味甘无毒入脾，色赤入心。主身体五脏，百病皆可用，而无顾忌也。气者得之先天，全赖后天之谷气而昌，丹砂味甘补脾，所以益气。明目者，以石药凝金之气，金能鉴物；赤色得火之象，火能烛物也。杀精魅邪恶鬼者，具天地纯阳之正色，阳明胜阴，正能胜邪也。久服通神明不老者，明其水升火降之效也。

徐灵胎曰：此因其色与质，以知其效者。丹砂正亦为纯阳之色，心属火，色赤，故能入心，而统治心经之证。其质重，故又有镇坠气血之能也。

凡药之用，或取其气，或取其味，或取其色，或取其形，或取其质，或取其性情，或取其所生之时，或取其

所成之地，各以其所偏胜，而即资之疗疾，故能补偏救弊，调和脏腑，深求其理，可自得之。

海藏曰：丹砂味甘。《局方本草》云："丹砂味甘，微寒，无毒，养精神，安魂魄，益气明目，通血脉，止烦渴。

时珍曰：丹砂治惊痫，解胎毒痘毒，驱邪疟，能发汗。

仕材曰：硃砂镇心而定癫狂，辟邪而杀鬼祟，解胎热痘毒，疗目痛牙疼。

李梴曰：丹砂微寒甘无毒，发痘治诸疮息肉，凉心润肺更清肝，益气通血明眼目。

讱庵曰：丹砂体阳性阴，味甘而凉，色赤属火，泻心经邪热，镇心清肝，明目发汗，定惊祛风，辟邪解毒，止渴安胎。辰产明如箭镞者良，研细水飞三次用。恶磁石，畏盐水，忌一切血。

兆嘉曰：硃砂味甘性寒，镇坠有功，邪热去。外丹内汞，癫狂无患，痫痰除，能辟鬼以安神，可护心而解毒。

宫绣曰：辰砂专入心，即书所云丹砂、硃砂者是也，因砂出于辰州，故以辰名。体阳性阴，外显丹色，内含真汞，不热而寒，离中有坎也；不苦而甘，火中有土也。婴儿姹女交会于中，故能入心解热而神安魄定。是以同滑石、甘草则清暑，同远志、龙骨则养心气，同丹参、当归则养心血，同地黄、枸杞则养肾，同厚朴、川椒则养脾，同南星、川乌之类则祛风。

且以人参、茯神浓煎，调入丹砂则治离魂病。以丹砂末一钱和生鸡子黄三枚搅匀顿服则妊娠胎动即安，胎死即出。慎勿经火及一切烹炼，则毒等于砒硇。况此纯阴重滞，即未烹炼，久服呆闷，以其虚灵之气，破其镇坠也。辰产明如箭镞者良。恶磁石，畏盐水，忌一切血（按：郑康成注《周礼》，以丹砂、石胆、雄黄、矾石、磁石为五毒之药，而《本经》以丹砂为无毒，列为上品，戒之。不可烹炼以火，其毒必在经火耳）。

云母

云母 气味甘平无毒，主治身皮死肌，中风寒热，如在舟船上，除邪气，安五脏，益子精明目。久服轻身延年。

张隐庵曰：今时用阳起石者有之，用云母者甚鲜，故但存《本经》原文，不加诠释。后凡存《本经》而不诠释者，义俱仿此。

徐灵胎曰：云母虽有五色，而白其正色也，白属金，金生水，故云母之上常生云气。云者，地气上升欲为雨而未成雨者也。肺属金而在上，为人身水源，与云母相类，故为肺经之药。

李梴曰：云母甘平治中风，皮肤死肌恶疮痫，补虚益精坚筋骨，止痢兼治带白红。

讱庵曰：云母甘平，属金色，白入肺，下气补中，坚肌续绝。治劳伤疟痢，疮肿痈疽。有五色，以色白光莹者为上。古人亦有炼服者，使泽泻，恶羊肉。

兆嘉曰：云母石甘平，无毒，润白归金，飞补太阴，续绝坚肌，颜悦泽剿，除牝疟，除寒镇怯，正安舒。虽有炼服之功能，须知石药之慓悍。

宫绣曰：云母专入脾，兼入肝、肺，生于泰山山谷，气味甘平而温。诸书皆言达肌温肉，安脏定魄，补中绝续。故凡死肌败肉，恶毒阴疽及车船眩晕，痰饮头痛，皆当用此调治。以其温有阳和之力、重有镇摄之能，故能使之辟邪而镇怯也。但书有言，久服身轻，尸解不过，极为赞扬。且因是物经时不焦，入土不腐，故云服可长生，其说即出《本经》，岂真事哉？但此性偏助阳，阴虚火炎者勿服。以色白光莹者良，使泽泻，恶羊肉（云母石，出于仙经，乃服食之品，今人罕有用者）。

赤石脂

赤石脂　气味甘平无毒，主治黄疸泄痢，肠澼脓血，阴蚀下血赤白，邪气痈肿疽痔恶疮头疡疥瘙。久服补髓益气，肥健不饥，轻身延年。五色石脂，各随五色补五脏。

张隐庵曰：石脂乃石中之脂，为少阴肾脏之药，又色赤象心，甘平属土。主治黄疸泄痢肠澼脓血者，脾土留湿，则外疸黄而内泄痢，甚则肠澼脓血，石脂得太阴之土气，故可治也。阴蚀下血赤白，邪气痈肿疽痔者，少阴脏寒，不得君火之阳热以相济，致阴蚀而为下血赤白，邪气痈肿而为疽痔，石脂色赤，得少阴之火气，故可治也。恶疮头疡疥瘙者，少阴火热，不得肾脏之水气以相滋，致火热上炎，而为恶疮之头疡疥瘙。石脂生于石中，得少阴水精之气，故可治也。久服脂液内生，气血充盛，故能补髓益气，补髓助精精也，益气助神也，精神交会于中土，则肥健不饥，而轻身延年。《本经》概言五色石脂，故曰各随五色补五脏。

叶天士曰：赤石脂气大温，禀天春夏木火之气，入足厥阴肝经、手厥阴心包络经；味甘酸辛，无毒，得地中东西土木金之味，入足阳明燥金胃土、手阳明燥金大肠。气味升多于降，阳也。心包络者，臣使之官，喜乐出焉，代心君行事之腑也。石脂气味酸温，则条畅心包络，而心君之气得所养矣。肝开窍于目，辛温疏达，则肝和而目明。精者，五脏阴气之华也，甘酸之味，可以益阴，所以益精而补髓也。腹者，太阴经行之地，太阴为湿土，土湿而寒则痛。石脂气温，温能行寒去湿，所以主之也。胃与大肠为阳明燥金，阳虚不燥，则肠澼下痢。石脂辛温收涩，故主下痢及小便利。盖涩可以固脱也。诸痛痒疮疡，皆属心火，火有虚实，实火可泻，虚火可补，心包络代君行事，其气味酸温，可补心包络之火也。肝藏血，肝血不藏，则崩中漏下产难，包衣不出矣，味甘酸，可以藏肝血；气温可以达肝气，所以主之也。久服补益阳明。阳明经行于面，所以好颜色。肾为脏而藏智；阳明胃气充益，所以不饥而延年矣。

陈修园曰：赤石脂气平，禀金气，味甘得土味，手足太阴药也。太阴湿胜，在皮肤则为黄疸，在肠胃则为泄痢，甚则为肠澼脓血；下注于前阴，则为阴蚀，并见赤浊、白带；下注于后阴，则为下血，皆湿热之气为害也。石脂具湿土之质，而有燥金之用，所以主之。痈肿疽痔恶疮头疡疥瘙等症，皆湿气郁而为热，热盛生毒之患，石脂能燥湿化热，所以主之。久服补髓益气，肥健不饥延年者，湿去则津生，自能补髓益气。补髓助精也，补气助神也，精神交会于中土，故有肥健不饥，轻身延年之效也。

徐灵胎曰：石脂得金土杂气以成，故湿土之质而有燥金之用，脾恶湿，燥能补之，然其质属土，不至过燥，又得秋金敛藏之性，乃治湿之圣药也。

东垣曰：赤石脂味甘酸，性温，无毒，降也，阳中之阴也。其用有二：固肠胃，有收敛之能；下胎衣，无推荡之峻。

丹溪曰：赤石脂气温，味甘酸。《本草》主养心气，明目益精，治腹痛泄癖，下痢赤白，小便利及痈疽疮痔，女子崩漏产难，胞衣不出。其五色石脂各入五脏补益，涩可以去脱。石脂为收敛之剂，胞衣不出，涩剂可以下之，是赤入丙，白入庚也。

海藏曰：赤石脂气大温，味甘酸辛，无毒。《本草》云："主养心气，明目益精，疗腹疼泄癖，下利赤白，小便利及痈疽疮痔，女子崩中漏下，产难胞衣不出。久服补髓，好颜色，益智不饥，轻身延年五色石脂各入五脏补益。

时珍曰：赤石脂补心血，生肌肉，厚肠胃，除水湿，收脱肛。

仕材曰：赤石脂主生肌长肉，可理痈疡，疗崩漏脱肛，能除肠澼。

李梴曰：赤石脂甘酸且温，生肌敛口疮无痕，固肠胃又涩精血，下胎衣为入心源。白者性味俱相似，青黄黑各应脏论。

切庵曰：赤石脂甘而温，故益气生肌而调中。酸而涩，故收湿止血而固下。疗肠澼泄痢，崩带遗精，痈痔溃疡，收口长肉，催生下胞。

兆嘉曰：赤石脂固大肠，治久痢肠红，疗崩带淋漓。甘酸温肾，养心气，可和营敛血，涂癞风蚀烂，敷帖生肌。

宫绣曰：赤石脂专入大肠，与禹余、粟壳皆属收涩固脱之剂。但粟壳体轻微寒，其功止入气分敛肺。此则甘温质重，色赤能入下焦血分，固脱及兼溃疡收口，长肉生肌也。禹余甘平性涩，其重过于石脂，此则功专主涩。其曰：镇坠终逊禹余之力耳。是以石脂之温则能益气生肌，石脂之酸则能止血固下。至云能以明目益精，亦是精血既脱，得此固敛，始见目明而精益矣。催生下胎亦是，味兼辛温，化其恶血，恶血去则胞与胎自无阻耳。故曰：固肠有收敛之能，下胎不无推荡之峻。细腻粘舌者良。赤入血分，白入气分。研粉水飞用。恶芫花，畏大黄（时珍曰：石脂虽五色，而性味主治不甚相远）。

滑石

滑石　气味甘寒无毒，主治身热泄澼，女子乳难、癃闭，利小便，荡胃中积聚寒热，益精气。久服轻身，耐饥长年。

张隐庵曰：滑石味甘属土，气寒属水，色白属金，主治身热泄澼者，禀水气而清外内之热也。热在外则身热，热在内则泄澼也。女子乳难者，禀金气而生中焦之汁，乳生中焦，亦水类也。治癃闭，禀土气而化水道之出也，利小便，所以治癃闭也。荡胃中积聚寒热，所以治身热泄澼也；益精气所以治乳难也。久服则土生金，而金生水，故轻身耐饥长年。

叶天士曰：滑石气寒，禀天冬寒之水气，入足太阳寒水膀胱经，手太阳寒水小肠经，味甘无毒；得地中正之土味，入足太阴脾经。气味降多于升，阴也。其主身热肠澼者，盖太阳行身之表，为诸经主气者也，暑伤太阳，则气化失职，水谷不分，身热泄痢肠澼矣。滑石甘以益气，寒以清暑，所以主之也。其主女子乳痈者，乳汁不通也，甘寒有益脾土，脾湿行，则脾血化乳也。膀胱热则癃闭，甘寒滑渗，故主癃闭而利小便也。脾者为胃行其津液者也，脾湿则困、不行，胃

中津液渣秽，则积聚于胃而寒热生焉。滑石入膀胱利小便，则湿去脾健，而胃中积聚皆行也。益精者，滑石入小肠，则心火有去路，火不刑金，肺金旺生水也。久服湿行脾健，所以轻身耐饥；脾为后天，脾旺谷充，自然长年也。

陈修园曰：按滑石气寒，得寒水之气，入手足太阳；味甘入足太阴；且其色白，兼入手太阴，所主诸病，皆清热利水之功也。益精延年，言其性之循，不比他种石药，偏之为害也，读者勿泥。

徐灵胎曰：此以质为治。凡石性多燥，而滑石体最滑润，得石中阴和之性以成，故通利肠胃，去积除水，解热降气。石药中之最和平者也。

海藏曰：滑石气寒，味甘，大寒，无毒，入足太阳经。《象》云："治前阴不利，性沉重，能泄上气，令下行。故曰：滑则利窍，不可与淡渗同用，白者佳，杵细水飞用。

时珍曰：滑石疗黄疸，水肿脚气，吐血衄血，金疮血出，诸疮肿毒。

仕材曰：滑石利小便，行积滞，宣九窍之闭，通六府之结。

李梃曰：滑石甘寒治湿热，利便兼通脏腑结，行积逐瘀下乳难，膈热身热多烦渴。

讱庵曰：滑石滑利窍，淡渗湿，甘益气，补脾胃，寒泻热，降心火，色白入肺，上开腠理而发表，下走膀胱而行水。通六腑九窍津液，为足太阳经本药。治中暑积热，呕吐烦渴，黄疸水肿，脚气淋闭，水泻热痢，吐

血衄血，诸疮肿毒，为荡热除湿之要剂。消暑散结，通乳滑胎。

兆嘉曰：滑石甘淡性寒，清热有功，于肺胃分消。质滑，导邪直降于州都，除湿热之稽留，宣表里而无滞。

宫绣曰：滑石专入膀胱，何以滑名？因其性滑而名之也。滑石味甘气寒，色白，服则能以清热降火，通窍利便，生津止渴，为足太阳膀胱经药。故凡中暑积热，呕吐烦渴，黄疸水肿，脚气淋闭，水热泻痢，吐血衄血，诸症肿毒，乳汁不通，胎产难下，服此皆能荡热除湿，通汁滑胎。然其开窍利湿，不独尽由小便而下，盖能上开腠理而发表，是除上中之湿热，下利便溺而行。是除中下之湿热，热去则三焦宁而表里安，湿去则阑门①通而阴阳利矣。河间盖元散用此通治上下表里诸病，其意在此。滑石既属渗利，如何又言止渴，因其湿热既渗，则脾胃中和而渴自止耳。故书又载能理脾胃，义亦由此。白而润者良。石苇为使，宜甘草（汪昂云凡："走泄之剂，宜用甘草以佐。"）

消石

消石 气味苦寒无毒，主治五脏积热，胃胀闭，涤去蓄结饮食，推陈致新，除邪气。炼之如膏，久服轻身。

张隐庵曰：消石乃冬时地上所生白霜，气味苦寒，禀少阴、太阳之气化。盖少阴属冬令之水，太阳主六气之终，遇火能焰者，少阴上有君火，太阳外有标阳也。主治五脏积热，胃胀闭者。言积热在脏，致胃腑之气胀闭不通。消石禀水寒之气，而治脏热；具火焰之性，而消胃胀也，涤去蓄结饮食，则胃腑之胀闭自除。推陈致新除邪气，则五脏之积热自散。炼之如膏，得除精之体，故久服轻身。

消石、朴消皆味咸性寒，《本经》言"苦寒"，初时则咸极而苦，提过则转苦为咸矣。

叶天士曰：消石气寒，禀天冬寒之水气，入手太阳寒水小肠经，味苦无毒。得地南方之火味，入手少阳相火三焦经。气味俱降，阴也。其主五脏积热。胃胀闭者，五脏本为藏阴之经，阴枯则燥，而火就之，则热积于脏，而阳偏盛矣。阳者胃脘之阳，阳偏盛，故胃胀而闭塞也。其主之者，消石入三焦，苦寒下泄水谷之道路通，而胀者平；以小肠为受盛之官，化物出焉之腑，小肠燥热，则物受而不化，饮食蓄积于肠矣。消石入太阳，寒苦下泄，咸以软坚，则陈者下，而新者可进也。除邪气者，苦寒治燥热之邪气也。炼之如膏，久服轻身者，指三焦小肠有热积者言也，盖积去身自轻也。

陈修园曰：雪花六出，元精石六棱，六数为阴，乃水之成数也。消石、朴消，面上生芽如圭角，作六棱，乃

---

① 阑门：即大、小肠交界部位。

感地水之气结成，而禀寒水之气化，是以形类相同。但消石遇火能焰，兼得水中之天气；朴消止禀地水之精，不得天气，故遇火不焰也，所以不同者如此。

丹溪曰：硝属阳金，而有水与火土，善消化驱逐，而《经》言无毒，化七十二种石，不毒而能之乎，以之治病，以致其用，病退则已。若玄明粉者，以火煅而成，当性曰长服多服久服，且轻身固胎，驻颜益寿，大能补益，岂理也哉。予观见一二朋友不信予言而亡，故书此以为戒。云仙经以朴硝制伏为玄明粉，硝是太阴之精华水之子也，阴中有阳之药也。

海藏曰：硝石气寒味甘辛，作苦辛，大寒，无毒。又云咸，又云甜，甜微绥于咸。液云硝石者，硝之总名也，但不经火者谓之生硝，朴硝经火者谓之盆硝。芒硝古人用辛，今人用咸，辛能润燥，咸能软坚，其意皆是，老弱虚人可下者宜用，若用此者以玄明粉代之尤佳。《本经》谓利小便，而堕胎，伤寒妊娠可下者用此。兼以大黄引之，直入大肠润燥软坚泻热，子母俱安。《经》云："有故无殒，亦无殒也，此之谓软。以在下言之，则便溺俱阴，以前后言之，则前气后血，以肾言之，总主大小便。难溺涩秘结俱为水少。"《经》云："执淫手于内，治以咸寒，佐以苦，故用芒硝，大黄相须为使也。"

时珍曰：硝石治伏暑伤冷，霍乱吐利，五种淋疾，女劳黑疸，心肠疗痛，赤眼头痛牙痛。马牙硝功同芒硝。

李梴曰：硝石即芒下凝者，治同芒朴亦善泻，通十二经疗五淋，头通恶疮真难舍。

兆嘉曰：火硝咸以苦辛，温而升发，散坚凝之冷积，攻疔痛沉寒（火硝一名地霜，即硝石也）。

朴硝（附玄明粉）

朴消　气味苦寒无毒，主治百病，除寒气邪气，逐六腑积聚，结固留癖，能化七十二种石。炼饵服之，轻身神仙。

张隐庵曰：朴消禀太阳寒水之气化，夫太阳之气，本于水府，外行通体之皮毛，从胸膈而入于中土。主治百病寒热邪气者，外行于通体之皮毛也，外感百病虽多，不越寒热之邪气，治寒热邪气，则外感之百病皆治矣。逐六腑积聚，结固留癖者，从胸膈而入于中土也，太阴之气入于中土，则天气下交于地，凡六腑积聚，结固留癖可逐矣。能化七十二种石者，朴消味咸，咸能软坚也。天一生水，炼饵服之，得先天之精气，故轻身神仙。

徐灵胎曰：消者，消也，朴消乃至阴之精，而乘阳以出其本水也。其标火也，遇湿则化为水，遇火则升为火。体最清而用最变，故丹家重之。石属金，消遇火则亦变火，盖无火之性，而得火之精气者也。火铄金，故能化石。

海藏曰：朴硝气寒味苦辛。《象》

本草十三家注

云："除寒热邪气，逐六腑积聚结痼血癖，胃中食饮热结，去血闭停痰痞满。"清毒揉细生用。芒硝气寒味咸。《本草》云：主五脏积聚，久热胃闭，除邪气，破留血腹中痰实结，搏通经脉及月水，破五淋，消肿毒，疗天行热病。

仕材曰：朴硝破血攻痰，消食解热。法制玄明粉，功缓力稍轻，明目清躁，推陈致新。

李梴曰：朴硝大寒辛苦咸，能除大热与停痰，食䐡积瘀排疮毒，点眼入罐挂屋檐。芒硝即朴再煎成，润燥软坚一样情，伤寒积热方多用，下沥通淋破月经。

讱庵曰：朴硝辛能润燥，咸能软坚，苦能下泄，大寒能除热。朴硝酷涩性急，芒硝经炼稍缓，能荡涤三焦肠胃，实热推陈致新，治阳强之病，伤寒疫痢积聚，结癖留血停痰，黄疸淋闭，瘰疬疮肿，目赤障翳，通经堕胎。硝能柔五金，化七十二种石为水。生于卤地，刮取煎炼，在底者为朴硝，在上有芒者为芒硝，有牙者为马牙硝。置风日中消，尽水气轻，白如粉为风化硝。大黄为使。

兆嘉曰：芒硝咸以软坚，辛苦并兼下至速，寒而润燥，热痰互结荡无。余元明粉，虽属轻清泻燥，实均归肠胃。

宫绣曰：朴硝专入肠胃，兼入肾，即皮硝生于卤地，刮取初次煎成为朴，由朴再煎为芒，其性最阴，善于硝物，故以硝名。其味苦而且辛，凡五金八石用此，俱能消除，况人脏腑积聚乎。然必热邪深固，闭结不解，用以苦咸以为削伐药，与病符自不见碍。故仲景大陷胸汤、大承气汤、调胃承气等之，用芒硝则有大黄可以除热，然亦不得不用软坚之法，动荡要病。非实热及或热结不坚，要用芒硝徒伤津液消削元气，有不伤人者几希。但朴硝独用性烈，宜以大黄为使。

东垣曰：玄明粉味辛甘酸，性微温，无毒。沉也，阴也。其用有二：去胃中之实热，荡肠中之宿垢，其不可尽述。大抵用此而代盆硝也。

海藏曰：玄明粉气冷，味辛甘，无毒。《液》云："治心热烦躁，五脏宿滞，癥瘕明目，逐膈上虚热，消肿毒。"注中有"治阴毒"一句，非伏阳不可用，若止用此除阴毒杀人甚速。牙硝条下太清炼灵砂，辅注谓阴极之精能化火石之毒。

李梴曰：玄明粉味甘辛寒，膈上虚烦热燥宽，破积开痰除肠垢，漫说虚劳效百般。

讱庵曰：元明粉辛甘而冷，去胃中之实热，荡肠中之宿垢，润燥破结，消肿明目。朴硝煎化，同莱菔煮，再用甘草，前入罐，火煅以去其咸寒之性。阴中有阳性，稍和缓，大抵用代朴硝。若胃虚无实热者，禁用。俱忌苦参。

宫绣曰：玄明粉专入肠胃，系芒硝再煎而成，其色莹白，辛甘而冷，功用等于芒硝，皆有软坚，推陈致新之力。然煅过多遍，其性稍缓，不似芒硝其力迅锐，服之恐有伤血之虞耳。若佐甘草同投，则膈上热痰，胃中实热，肠中宿热，又克见其治矣。兼洗眼目消肿。忌苦参（硝石者乃硝之总称，刮取地上或山谷中之白霜，初次煎成是名朴硝，再煎而成芒硝。尤恐其性猛烈，再加以风吹日晒或是用水火煅炼而成腻粉，均谓之玄明粉，不必以风化硝分两种。制法见《纲目》）。

矾石（即白矾也）

矾石 气味酸寒无毒，主治寒热泄痢白沃，阴蚀恶疮目痛，坚骨齿。炼饵服之，轻身不老增年。

张隐庵曰：矾石以水煎石而成，光亮体重，酸寒而涩，是禀水石之专精，能肃清其秽浊。主治寒热泄痢白沃者，谓或因于寒，或因于热，而为泄痢白沃之证。矾石清涤肠胃，故可治也。阴蚀恶疮者，言阴盛生虫，肌肉如蚀，而为恶疮之证。矾石酸涩杀虫，故可治也。以水煎石，其色光明，其性本寒，故治目痛。以水煎石，凝结成矾，其质如石，故坚骨齿。炼而饵服，得石中之精，补养精气，故轻身不老增年。

徐灵胎曰：此以味为治，矾石之味最烈而独成一味，故其功皆在于味。

海藏曰：白矾气寒味酸，无毒。《本草》云："主寒热泄泻，下痢白饮，阴蚀恶疮，消痰止渴，除痼热，治咽喉喉闭，目痛坚骨齿。

时珍曰：矾石吐下痰涎，饮澼燥湿，解毒追涎，止血定痛，蚀恶肉，生好肉，治痈疽疔肿，恶疮癫痫疽疾，通大小便，口齿眼目诸病，虎犬蛇蝎百虫伤。

仕材曰：白矾消痰止利，涤热祛风，收脱肛阴挺，理疥癣湿淫。

李梴曰：白矾酸寒治诸疮，瘰疬鼻息阴蚀痒，耳目口齿喉风痹，热痰渴泄毒虫伤。

讱庵曰：白矾酸咸而寒，性涩而收，燥湿追涎，化痰坠浊，解毒生津，除风杀虫，止血定痛，通大小便，蚀恶肉生好肉，除痼热在骨髓。治惊痫黄疸，血痛喉痹齿痛，风眼鼻中息肉，崩带脱肛，阴蚀阴挺，疔肿痈疽，瘰疬疥癣，虎犬蛇虫咬伤。多服损心肺，伤骨。取洁白光莹者，煅用。又法以火煅，地洒水于上，取矾布，地以盘覆之，四面灰拥一日夜，矾飞盘上，扫收之，为矾精。未尽者，更加前法，再以陈苦酒（醋也）化之，名矾华。七日可用，百日弥佳。甘草为使，畏麻黄，恶牡蛎（生用解毒，煅用生肌）

兆嘉曰：白矾酸涩而收，碱寒且敛，化痰涤热，劫粘滑以稀涎，燥湿杀虫，蚀恶肉而解毒，除风却水，治痢敷疮。宫绣曰：白矾专入脾，气味酸寒，则其清热收热可知。何书又言燥痰，若于"寒"字相悖。书言能治风痰，若于"收"字"涩"字相殊。不知书之所云能燥痰者，非其气味温热而可以燥，而即化实以收其燥湿。初起使之下坠，不使留滞而不解也。且其酸而兼咸，则收涩之中尚有追涎逐降之力，非即不燥之燥乎。所谓能治风痰者，其酸苦涌泄，兼因风邪初客，合以皂荚等味研服，则能使之上涌，岂其风热历久深入不解而即可以上涌乎？是以风痰泄痢崩带用此，以收即愈。诸血脱肛，阴挺崩带，风眼痰饮，疮疡用此，以涩即效。喉痹痛疽，蛇伤蛊毒用此，酸寒以解即除。治虽有四，然总取其酸涩寒咸为功，以为逐热去涎之味。但暂用则可，久服则于精血有损。古言服损心肺，伤骨，义根于是，岂正本求源之治欤。取洁白光莹者佳，火煅用。甘草为使，畏麻黄，恶牡蛎（白矾今人罕有服食者，惟外治方多用之）。

石胆（一名胆矾）

石胆 气味酸辛寒有小毒，主明目治目痛金疮，诸痫痉，女子阴蚀痛，石淋寒热，崩中下血，诸邪毒气，令人有子。炼饵服之不老，久服增寿神仙。

张隐庵曰：胆矾气味酸辛而寒，酸木也，辛金也，寒水也，禀金水木相生之气化。惟禀水气，故主明目治目痛。禀金气，故治金疮诸痫痉，谓金疮受风变痫痉也。禀木气，故治女子阴蚀痛，谓土湿溃烂，女子阴户如虫啮缺伤而痛也。金生水而水生木，故治石淋寒热、崩中下血、诸邪毒气、令人有子。夫治石淋寒热、崩中下血，金生水也。治诸邪毒气，令人有子，水生木也。炼饵服之不老，久服增寿神仙，得石中之精也。

李梴曰：石胆辛酸苦气寒，主吐风痰疗诸痫，恶疮鼠瘘齿甲痛，鼻息阴蚀崩淋安。

讱庵曰：胆矾酸涩辛寒，入少阳胆经，性敛而能上行，涌吐风热痰涎，发散风木相火，治喉痹咳逆，痉痫崩淋，能杀虫治牙虫，疮毒阴蚀。产铜坑中，乃铜之精液。

兆嘉曰：胆矾质本酸寒，涌吐风痰，燥湿浊，功归肝胆，点搽牙眼杀虫疳。

宫绣曰：胆矾专入肝胆，兼入肺脾，又名石胆。产于铜坑之中，得铜精气而成，味酸而辛，气寒而涩，功专入胆，涌吐风热痰涎，使之上出。盖五味惟辛为散，惟酸为收，五性惟寒胜热，风热盛于少阳，结为痰垢。汗之气，横而不解，下之沉寒而益甚。凡因湿热淫火，见为阴蚀崩淋，寒热风痰。毒气结聚牢固见为咽齿喉痹乳蛾，风热痰垢结聚见为咳逆痫痉。目痛难忍及金疮不愈，诸毒内闭胶结见为蛊痛牙疳，种种等症，服此力能涌吐，上出去其胶痰，化其结聚，则诸症悉除。故古人之治喉痹乳蛾，用米醋煮，真鸭嘴、胆矾为末，醋调探，吐胶痰，即瘥。又治紫白癜风，同牡蛎生研，醋调摩之，即愈。又治胃脘蛊痛，以茶清调胆矾末，吐之即愈。又治马牙疳，红枣去核，入胆矾，煅赤研末，敷之，追出痰涎即效。百虫入耳，用胆矾和醋灌，即出。按：此功专涌吐，何书又言酸寒能收，不知书言收敛，乃是取辛收其热毒上涌而出，非以收其入内而不宣散出表之意也。凡书所论药性，每有以收为散，以散作补，不为剖析明白，多有意义难明以致用之者之误耳。磨铁作铜色者真。形似空青鸭色为上。畏桂、芫花、辛夷、白薇（凡用吐法宜先少服，不涌渐加之，仍以鸡羽撩之不出，以虀投之，不吐再投，且投且探，无不吐者。吐至瞑眩慎勿惊疑，但饮冷水、新水立解。强者可一吐而安也）。

石钟乳

石钟乳 气味甘温无毒，主治咳逆上气，明目益精，安五脏，通百节，利九窍，下乳汁。

张隐庵曰：石钟乳乃石之津液融结而成，气味甘温，主滋中焦之汁，上输于肺，故治咳逆上气。中焦取汁，奉心化赤而为血，故明目；流溢于中而为精，故益精；精气盛，则五脏和，故安五脏；血气盛，则百节和，故通百节；津液濡于空窍，则九窍自利；于经脉，则乳汁自下。

徐灵胎曰：此以形为治，石为土中之金，钟乳石液所凝乃金之液也，故其功专于补肺。以其下垂，故能下气，以其中空，故能通窍。又肺朝百脉，肺气利则无所不利矣。

自唐以前，多以钟乳为服食之药，以其能直达肾经，骤长阳气，合诸补肾之品，用于房中之术最效，但此乃深岩幽谷之中，水溜凝结而成，所谓金中之水，其体至阴，而石药多悍性，反属阳，故能补人身阴中之火。阴火一发，莫可制伏，故久服毒发至不救，惟升炼得宜，因证施治，以交肺肾。子母之脏，实有殊能也。

丹溪曰：石钟乳为慓悍之剂。《经》曰："石钟乳之气悍，仁哉言也，天生斯民，不厌药则气之偏，可用于暂而不可久。"夫石药又偏之意者也，自唐时太平日久，膏粱之家惑于方士服食致长生之说，以石药体厚气厚习以成俗，迨至宋及今犹未已也。斯民何辜受此气悍之祸而莫知能救，哀哉。《本草》赞服有延年之功，而柳子厚[①]又从而述美之，予不得不深言之也。唐本注云不可轻服，多发渴淋。

仕材曰：钟乳石益精壮阳，下焦之虚热堪珍，止嗽解渴，上部之虚寒宜宝。

李梴曰：石钟乳甘温性悍，补肺治咳气逆乱，肾阳衰竭脚弱疼，下乳通关须煅炼。

讱庵曰：钟乳甘温，阳明气分药（胃），本石之精，强阴益阳，通百节利九窍，补虚劳下乳汁，服之令人阳气暴充，饮食倍进，形体壮盛。然其性剽悍，须命门真火衰者可偶用之，若籍以恣欲，多服久服不免淋渴、痈疽之患（淋渴恐是淋浊）

兆嘉曰：钟乳石上温肺冷，下壮

---

① 子厚：即柳宗元，字子厚，唐代河东人，著有《河东先生集》。唐代文学家、哲学家、散文家和思想家，世称柳河东、河东先生、柳柳州，唐宋八大家之一。

肾阳，质重性偏补火，强阴通乳，汁味甘，气热除寒，治嗽理虚劳。

宫绣曰：石钟乳专入胃、大肠，即鹅管石者是也。味辛而甘，气温质重，故凡咳气上逆，脚弱冷痛，虚滑遗精，阳事不举者，服此立能有效。以其气不归元，坠坚镇虚得此，火不上浮，气不下脱，而病俱可以愈耳。且以辛温之力，又兼色白，故能窍利乳，昔人取名钟乳即是此意。但金石性悍，服之阳气暴充，形体壮盛，饮食倍进，得此肆淫则精竭，火烁发为痈疽淋浊，害不胜言。即古有焚香透膈散（用雄黄、佛耳草、款冬花安置香炉，以烟吹入人喉），以治胸膈劳嗽痞满之病。然暂用则可，久用恐损人气。出洞穴中，石液凝成下垂如水柱，通中轻薄如鹅翎管，碎之如爪甲光明者真，炼合各如本方。蛇床为使，恶牡丹，畏紫石英，忌参、术、羊血、葱、蒜、胡荽（即谓不可久用，何如不用稳妥）。

禹余粮

禹余粮 气味甘寒无毒，主治咳逆寒热烦满，下痢赤白，血闭癥瘕大热。炼饵服之，轻身延年。

张隐庵曰：仲祖《伤寒论》云："汗家重发汗，必恍惚心乱，小便已寒疼，宜禹余粮丸。"全方失传，世亦罕用。

陈修园曰：禹余粮主咳逆，补中降气，不使上逆，治寒热者，除脾胃湿滞之寒热，非谓可以通治寒热也。

治烦满者，性寒除热，即可以止烦；质重降逆，即可以泻满也。下痢赤白，除湿热之功。血闭癥瘕，消湿热所滞之瘀积。大热，热在阳明者，热必甚，此能除之。炼饵服之不饥，其质类谷粉而补脾土，所以谓之粮，而能充饥也。轻身延年，补养后天之效。

徐灵胎曰：禹余粮色黄质腻味甘，乃得土气之精以生者也，故补益脾胃，除热燥湿之功为多。

凡一病各有所因，治病者必审其因而治之，所谓求其本也。假如同一寒热也，有外感之寒热，有内伤之寒热，有杂症之寒热。若禹余粮之所治，乃脾胃湿滞之寒热也。后人见《本草》有治寒热之语，遂以治凡病之寒热，则非惟不效，而且有害。自宋以来，往往蹈此病，皆《本草》不讲之故耳。

海藏曰：禹余粮气寒味甘，无毒。《本草》云："主咳逆，寒热烦满，下痢赤白，血闭癥瘕大热。

时珍曰：禹余粮催生固大肠。

李梃曰：禹余粮壳味甘寒，大热烦满不自安，咳逆瘕癥并痞痢，崩带赤白镇之安。

切庵曰：禹余粮甘平，性涩，手足阳明（大肠、胃）血分，重剂治咳逆下痢、血闭血崩，能固下又能催生。石中黄粉生于池泽。

兆嘉曰：禹余粮入阳明血分有功，治利镇虚崩带并疗，能固下。秉太乙土精，无毒，色黄质重，甘平，兼涩性中和。

宫绣曰：禹余粮专入大肠，兼入

心肾，甘平性涩，质重，既能涩下固脱，复能重以祛怯。仲景治伤寒下利不止，心下痞硬，利在下焦，赤石脂禹余粮丸主之，取重以镇痞逆，涩以固脱泄也。功与石脂相同，而禹余之质重于石脂，石脂之温过于余粮，不可不辨。与无砂者良，牡丹为使。细研淘取汁，澄用（时珍曰："禹余粮手足阳明血分，重剂也。其性涩，故主下焦前后诸病。"）

太一余粮

太一余粮 气味甘寒无毒，主治咳逆上气，癥瘕血闭漏下，除邪气，肢体不利。久服耐寒暑不饥，轻身飞行千里神仙。

张隐庵曰：陈藏器[①]云：太，大也；一，道也；大道之师，即理化神君，禹之师也，师尝服之，故有太一之名。又陶宏景云：《本草》有太一余粮、禹余粮两种，治体相同，而今世惟有禹余粮，不复识太一矣。

陈修园曰：李时珍云："生池泽者，为禹余粮；生山谷者，为太一余粮。本是一物，晋宋以来，不分山谷池泽，通呼太一禹余粮。"义可知矣。

愚按：太一余粮自昔无多注，惟李时珍《纲目》中略有发明。曰：禹余粮、太一余粮、石中黄水，三者性味功用皆同，但入药有精粗之等尔，故服食家以黄水为上，太一次之，禹余粮又次之。列仙传言巴戎赤斧上华山饵，禹余粮即此。

---

① 陈脏器：唐代医学家，著有《本草拾遗》。

空青

空青 气味甘酸寒无毒，主治青盲耳聋，明目利九窍，通血脉，养精神，益肝气。久服轻身延年。

时珍曰：空青中风口祸不正，以豆许含咽甚效。

李梴曰：空青酸寒利窍关，能治头风眼不看，开聋破积通血脉，强志养神最益肝。

讱庵曰：空青甘酸而寒，益肝明目，通窍利水。产铜坑中，大块中空有水者良。

宫绣曰：空青专入肝，感铜精气而结，故专入肝明目。盖人得水气之清者为肝血，其精英则为胆汁，开窍于目血者，五脏之英，注之为神，胆汁充则目明，减则目昏。铜亦清阳之气所生，其气之清者为绿，犹肝血也；其精英为空青之浆，犹胆汁也。其为治目神药，盖亦以类相感耳。况人多怒则火起于肝，水虚则火起于肾，故生内外翳障，得此甘酸大寒以除积热之火，兼之以酸则火自敛，兼得金以平木，故治赤肿青盲。其空青所含之浆，可取点眼；壳亦磨翳要药。书云"不怕人间多瞎眼，只愁世上无空青"，但空青中水久则干，必须验其中空，内有青绿如珠者，即是。如无绿青，亦可不必拘泥（《圣济录》治黑翳覆瞳，用空青、矾石烧各一两，贝子四枚，研细日点）。

紫石英

紫石英 气味甘温无毒,主治心腹咳逆邪气,补不足,女子风寒在子宫,绝孕十年无子。久服温中,轻身延年。

叶天士曰:紫石英气温,禀天春和之木气,入足厥阴肝经;味甘无毒,得地中正之土味,入足太阴脾经。气味俱升,阳也。心腹者,足太阴经行之地,脾虚不能生肺,肺失下降之令,则邪气上逆而咳矣,紫石英味甘质重,益脾土而降气逆,所以主咳也。补不足者,气温补肝气之不足,味甘补脾阴之不足也。厥阴之脉,结于阴器,子宫亦属肝经,肝为两阴交尽之经,风木之腑,风寒在子宫,则肝血不藏,脾血亦不统,不能生育而孕矣。脾土之成数十,所以十年无子也。紫石英气温,可以散子宫之风寒,味甘可以益肝脾之血也。中者,中州脾土也,久服甘温益脾,所以温中。肝木条达,脾土健运,所以轻身延年也。

陈修园曰:紫石英气温,禀木气而入肝;味甘无毒,得土味而入脾。咳逆邪气者,以心腹为脾之部位,人之呼吸,出心肺,而入肝肾,脾居中而转运,何咳逆之有?惟脾虚受肝邪之侮,不能下转而上冲,故为是病。其主之者,温能散邪,甘能和中,而其质又重,而能降也。补不足者,气温味甘,补肝脾之不足也。风寒入于子宫,则肝血不藏,脾血亦不统,往

往不能生育。紫石英气温,可以散子宫之风寒,味甘可以益肝脾之血也。久服温中,轻身延年者,夸其补血纳气之功也。

徐灵胎曰:此以色为治,色紫则入心,心主血,故能补血。其降气而能入下焦,则质重之效也。

海藏曰:紫石英气温,味甘辛,无毒,入手少阴经(心)、足厥阴经(肝)。《本草》云:"主心腹咳逆邪气,补不足,女子风寒在子宫,绝孕十年无子(《本经》语)。"疗上气心腹痛,寒热邪气结气,补心气不足,定惊悸,安魂魄,填下焦,止消渴,除胃中久寒,散痈肿,令人悦泽,久服温中,轻身延年。得茯苓、人参、芍药共疗心中结气;得天雄、菖蒲共疗霍乱。长石为之使,畏扁青、附子,不欲鮀甲、黄连、麦、卜、姜。

仕材曰:紫石英上通君主,镇方寸之靡宁;下达将军,助胎宫而有孕。

李梴曰:紫石英甘辛气温,温胃补心益下元,专救妇女绝产育,风寒病入子宫存。

讱庵曰:紫石英甘平,性温而补,重以去怯,湿以去枯,入心肝血分,故心神不安,肝血不足,女子血海虚寒不孕者宜之。色深紫莹徹五稜。

兆嘉曰:紫石英能走心肝,温营血而润食,可通奇脉,镇卫气之上升。虽有五色之分,性味辛甘则一。

宫绣曰:紫石英专入肝、心,即系石英之紫色者,故尔别其名曰紫,性味俱同,而紫则能直入血分,不似

白石英，因其色白功专润肺，止就肺部之病而言之也。紫能入血治疗，凡妇人子户因于风寒内乘绝孕，男子寒热咳嗽惊悸、梦魂不安，服此则能镇魂安神，为心、肝经温血要药，但阴虚火旺者切忌。醋煅淬七次，研末水飞用。畏附子，恶黄连（李时珍曰：上能镇心，重以去怯也；下能益肝，湿以去枯也）。

白石英

白石英 气味甘微温，无毒，主治消渴阴痿不足，咳逆，胸膈间久寒，益气，除风湿痹。久服轻身长年。

陈修园曰：紫、白石英治略同，但紫色属阴，主治冲脉血海，功多在下；白为金色，主治消渴，兼理上焦之燥。

李梴曰：白石英味甘辛温，止咳暖胸住渴烦，疗肺痿痈除诸痹，利水强阴定魂魄。

讱庵曰：白石英甘辛，微温，肺、大肠经气分之药，润以去燥，利小便，实大肠，治肺痿吐脓，咳逆上气。但后石类只可暂用。白如水晶者良。

宫绣曰：白石英专入肺，味甘而辛，性温，无毒，按理似非润药、湿药矣，而《十剂》偏指此属湿剂，谓枯则为燥，宜用白石英、紫石英之属以湿之，不几令人眩惑乎？讵知书之言湿，有以湿为湿者，有以燥为湿者，以湿为湿，人易知；以燥为湿，人难明。兹而曰湿是以燥、以温为湿矣。石英性本辛温，辛则能以化液温，则

能以滋润，故虽辛，若湿是以寒燥不润之症，得此辛以畅达而滞不致见枯，此《十剂》以辛以温为湿而言也。书曰服此可治咳逆胸寒，消渴阴痿，风痹溺闭，肺痿肺痈，吐脓吐血等症，是亦辛温润肺之一验矣。但系石类只可暂用，凡服，宜食冬瓜、龙葵以压石气，忌芥菜、蔓菁、芜荑、葵荠苊。白如水银者良（凡系石类均言只可暂用，恐人误用，莫若不用为妙）。

龙骨

龙骨 气味甘平，无毒，主治心腹鬼疰，精物老魅，咳逆泄痢脓血，女子漏下，癥瘕坚结，小儿热气惊痫。

张隐庵曰：鳞虫三百六十，而龙为之长，背有八十一鳞，具九九之数，上应东方七宿，得冬月蛰藏之精，从泉下而上腾于天，乃从阴出阳，自下而上之药也。主治心腹鬼疰精物老魅者，水中天气上交于阳，则心腹和平，而鬼疰之阴类自消矣。咳逆者，天气不降也；泄痢脓血者，土气不藏也；女子漏下者，水气不升也。龙骨启泉下之水精，从地土而上腾于天，则阴阳交会，上下相和，故咳逆泄痢漏下，皆可治也。土气内藏，则癥瘕坚结自除；水气上升，则小儿惊痫自散。不言久服，或简脱也。

叶天士曰：龙骨气平，禀天秋收之金气，入手太阴肺经。味甘无毒，得地中正之土味，入足太阴脾经。龙为东方之神，鳞虫之长。神灵之骨，

入足厥阴肝经也。气味降多于升，阴也。腹，太阴经行之地也。太阴脾土上升，则肺气下降，位一身之天地，而一切鬼疰精魅不能犯之矣。龙骨气平益肺，肺平则下降；味甘益脾，脾和则上升，升降和而天地位焉，所以祛鬼疰精物老魅也。咳逆者，肝火炎上而乘肺也；泄痢脓血，清气下陷也；女子漏下，肝血不藏也。龙骨味甘，可以缓肝火，气温可以达清气，甘平可以藏肝血也。脾统血，癥瘕坚结，脾血不运而凝结也，气温能行，可以散结也。小儿热气惊痫，心火盛，舍肝而惊痫也。惊者平之，龙骨气平，所以可平惊也。

陈修园曰：龙得天地纯阳之气，凡心腹鬼疰精物，皆属阴气作祟，阳能制阴也。肝属木而得东方之气，肝火乘于上则为咳逆，奔于下则为泄痢脓血、女子漏下。龙骨敛戢肝火，故皆治之。且其用变化莫测，虽癥瘕坚结难疗，亦穿入而攻破之。至于惊痫颠痉，皆肝气上逆，挟痰而归进入心。龙骨能敛火安神，逐痰降逆，故为惊痫颠痉之圣药。仲景风引汤，必是熟读《本经》，从此一味悟出全方，而神妙变化，亦如龙之莫测。余今详注此品，复为之点睛欲飞矣。

痰水也，随火而升，龙属阳而潜于海，能引逆上之火、泛滥之水，而归其宅。若与牡蛎同用，为治痰之神品。今人只知其性涩以止脱，何其浅也。

徐灵胎曰：龙得天地纯阳之气以生，藏时多，见时少，其性至动而能静，故其骨最黏涩，能收敛正气。凡心神耗散，肠胃滑脱之疾，皆能已之。

阳之纯者，乃天地之正，故在人身亦。但敛正气而不敛邪气，所以仲景于伤寒之邪气未尽者亦用之。后之医者于斯义盖未之审也。

人身之神属阳，然神非若气血之有形质可补泻也，故治神为最难。龙者，乘天地之元阳，出入而变化不测，乃天地之神也。以神治神，则气类相感。更佐以寒热温凉补泻之法，虽无形之病，不难治矣。

天地之阳气有二，一为元阳之阳，一为阴阳之阳。阴阳之阳，分于太极，既判之时，以日月为升降，而水火则其用也。与阴为对，待而不并于阴，此天地并立之义也。元阳之阳，存于太极未判之时，以寒暑为起伏，而雷雨则其用也。与阴为附麓，而不杂于阴，此天包地之义也。龙者，正天地元阳之气，所生藏于水，而不离乎水者也。故春分阳气上升，泉冷，龙用事而能飞；秋分阳气下降，泉温，龙退蛰而能潜。人身五脏属阴，而肾尤为阴中之至阴，凡周身之水，皆归之，故人之元阳藏焉。是肾为藏水之脏，而亦为藏火之脏也。所以阴分之火动而不藏者，亦用龙骨。盖借其气以藏之，必能自反其宅也。非格物穷理之极者，其孰能与于斯。

海藏曰：龙骨气平，微寒，味甘，阳也，无毒。《本草》云："主心腹鬼疰，精物老魅，咳逆泄痢脓血，女子漏下，癥瘕坚结，小儿热气惊痫，疗心腹烦满，四肢痿枯，汗出，夜卧自惊，恚怒，伏气在心下不得喘息，肠痈内疽，阴蚀止汗，缩小便，溺血，养精神，定魂魄，安五脏。

时珍曰：龙骨益肾，镇惊止阴疟，收湿气，脱肛生肌敛疮。

仕材曰：龙骨涩精而遗泄能收，固肠而崩淋可止，缩小便而止自汗，生肌肉而收脱肛。

李梴曰：龙骨味甘平无毒，敛口专治肠内痈，止精血汗安心志，燥湿除癥医痢脓。齿攻结气及颠痫，角治中坚瘕疝风。

讱庵曰：龙骨甘涩，微寒，入手足少阴（心、肾）、手阳明（大肠）、足厥阴经（肝），能收敛浮越之正气，涩肠益肾安魂，镇惊辟邪解毒。治多梦纷纭，惊痫疟痢吐衄，崩带遗精脱肛，利大小肠，固精止汗，定喘敛疮，皆涩以止脱之义。白地锦纹舐之粘舌者良，酒浸一宿，水飞三度用，或酒煮酥，炙火煅。亦有生用者。又云水飞，晒干，黑豆蒸过用。忌鱼及铁，畏石膏、川椒，得人参、牛黄良。

兆嘉曰：龙骨性入东方，治肝脏魂无所附，功昭灵异，疗惊风瘰痉痪，敛疮口以止遗。甘平性涩固崩淋，而辟魅重镇能收。

宫绣曰：龙骨专入肝、肾、大肠，兼入心，甘涩微寒，功能入肝敛魂，不令浮越之气游散于外。故书载能镇惊辟邪，止汗定喘，涩可去脱。故书载能以治脱肛遗精崩带，疮口不敛等

症。功与牡蛎相同，但牡蛎咸涩入肾，有软坚化痰清热之功，此属甘涩入肝，有收敛止脱，镇惊安魄之妙。如徐之才所谓"涩可止脱，龙骨牡蛎之属"，白地锦纹，舐之粘舌者佳。酒煮，火煅用。忌鱼及铁，畏石膏、川椒，得人参、牛黄良。龙齿入肝收魂安魄，凡惊痫癫狂因于肝魄不收者，即当用此以疗，但无止泻涩精之用（龙乃神兽，为鳞虫之长，阴中阳也）。

鹿茸

鹿茸　气味甘温无毒，主治漏下恶血，寒热惊痫，益气强志，生齿不老。

张隐庵曰：鹿性纯阳，息通督脉，茸乃骨精之余，从阴透顶，气味甘温，有火土相生之义。主治漏下恶血者，土气虚寒，则恶血下漏。鹿茸禀火气而温土，从阴出阳，下者举之，而恶血不漏矣。寒热惊痫者，心为阳中之太阳，阳虚则寒热；心为君主而藏神，神虚则惊痫。鹿茸阳刚渐长，心神充足，而寒热惊痫自除矣。益气强志者，益肾脏之气，强肾脏之志也。生齿不老者，齿为骨之余，从其类而补之，则肾精日益，故不老。

叶天士曰：鹿茸气温，禀天春升之木气，入足厥阴肝经；味甘无毒，得地中正之土味，入足太阴脾经。气味俱升，阳也。肝藏血，脾统血，肝血不藏，则脾血不统，漏下恶血矣。鹿茸气温，可以达肝，味甘可以扶脾，

所以主之也。寒热惊痫者，惊痫而发寒热也，盖肝为将军之官，肝血虚则肝气亢，挟浊火上逆，或惊或痫矣。鹿茸味甘，可以养血，气温可以导火，所以止惊痫之寒热也。益气者，气温则益阳气，味甘则益阴气也。甘温益阴阳之气，气得刚大而志强矣。鹿茸骨属也，齿者骨之余也，甘温之味主生长，所以生齿。真气充足，气血滋盛，所以不老也。

陈修园曰：鹿为仙兽而多寿，其卧则口鼻对尾闾，以通督脉。督脉为通身骨节之主，肾主骨，故又能补肾。肾得其补，则志强而齿固，以志藏于肾，齿为骨余也。督得其补，则大气升举，恶血不漏，以督脉为阳气之总督也。然角中皆血所贯，冲为血海，其大补冲脉可知也。凡惊痫之病，皆挟冲脉而作，阴气虚不能宁谧于内，则附阳而上升，故上热而下寒；阳气虚不能周卫于身，则随阴而下陷，故下热而上寒。鹿茸入冲脉而大补其血，所以能治寒热惊痫也。至于长而为角，《别录》谓其主恶疮、逐恶气，以一点胚血，发泄已尽，只有拓毒消散之功也。

徐灵胎曰：鹿茸之中，惟一点胚血，不数日而即成角，此血中有真阳一点，通督脉，贯肾水，乃至灵至旺之物也。故入于人身，为峻补阳血之要药。又其物流动生发，故又能逐瘀通血也。余义见白胶条下。

鹿茸气体金而未发泄，故补阳益血之功多。鹿角则透发已尽，故拓毒消散之功胜。先后迟速之间功效辄异，

非明乎造化之机者，不能测也。

时珍曰：鹿茸生精补髓养血，益阳强筋健骨，治一切虚损耳聋，目暗眩晕虚痢。

仕才曰：鹿茸健骨而生齿，强志而益气，去肢体酸疼，除腰脊软痛，虚痨圣剂，崩漏神丹。

李梴曰：鹿茸甘温生精血，专治崩漏与遗泄，虚劳如疟脚腰疼，石淋痈肿骨中热。

讱庵曰：鹿茸甘温纯阳，生精补髓养血，助阳治筋健骨，治腰肾虚冷，四肢酸痛，头眩眼黑，崩带遗精，一切虚损劳伤。惟脉沉细，相火衰者宜之。鹿角初生，长二三寸，分歧如鞍，红如玛瑙，破之如朽木者良。酥涂微炙用，或酒炙。不可嗅之，有虫恐入鼻颡。

兆嘉曰：鹿茸甘咸入肾，补精髓以壮元阳，血肉有情，仗仙灵，能通督脉，禀纯阳之气，健骨有功。含生发之机，扶羸可赖霜，乃咸温力薄。胶则血液功优，生角酒磨又能散血，麋茸制服更可强阴，各种类同于性味，两般须辨夫阴阳。

宫绣曰：鹿茸专入命门督，兼入肝，甘咸气温，禀纯阳之质，含发生之气。号为山兽，性淫而游山，夏至得阴气而角解，阴生阳退之象也。至于大于鹿者为麋，麋是泽兽，居阴性淫而游泽，冬至得阳气而角解，阳生阴退之象也。阴阳相返如斯，故鹿气味纯阳，其茸能于右肾补其精气不足，大为补精暖血之剂。是以书载，能补

髓养血，强筋健骨。凡腰肾虚冷，遗精崩带等症，服皆有效。麋虽属阴，而茸又属阴中之阳，故能入于左肾补其血液不足。且诸茸皆发督脉之背，督为肾脏外垣，外垣既固肾气内充，命门相火不致妄动，血气精津得以凝聚，故鹿茸又云能补督脉之真阳，麋茸能补督脉阴中之阳，不可不细为明辨耳。但麋茸与鹿茸世罕能辨，大抵其质粗壮，脑骨坚厚，毛色苍黧而杂白毛者为麋茸。形质差瘦，脑骨差薄，毛色黄泽而兼白毛者，则为鹿茸。麋鹿虽分有二，然总不外填补精髓，坚强筋骨，长养气血，而为补肝滋肾之要药也。鹿角初生长二三寸，分歧如鞍，红如玛瑙，破之如朽木者良。酥涂微炙用。茸有小白虫，视之不见，鼻嗅恐虫入鼻（鹿一牡常御百牝，是肾气有余而足于精者也，故有助阳扶阴之妙）。

鹿角胶

鹿角胶　气味甘平无毒，主治伤中劳绝，腰痛羸瘦，补中益气，妇人血闭无子，止痛安胎。久服轻身延年。

张隐庵曰：鹿茸形如萌粟，有初阳方生之意。鹿角形如剑戟，具阳刚坚锐之体，水熬成胶，故气味甘平，不若鹿茸之甘温也。主治伤中劳绝者，中气因七情而伤，经脉因劳顿而绝，鹿胶甘平滋润，故能治也。治腰痛羸瘦者，鹿运督脉，则腰痛可治矣；胶能益髓，则羸瘦可治矣。补中者，补中焦；益气者，益肾气也。治妇人血

闭无子者，鹿性纯阳，角具坚刚，胶质润下，故能启生阳行瘀积和经脉而孕子也。止痛安胎者，更和经脉而生子也。久服则益阴助阳，故轻身延年。

叶天士曰：鹿角胶气平，禀天秋收之金气，入手太阴肺经；味甘无毒，得地中正之土味，入足太阴脾经。气味降多于升，质滋味厚，阴也。中者，脾土也，伤中劳绝者，脾虚之人，而作劳以伤真气，脾为阴气之源，源枯而阴绝也。其主之者，味甘益脾阴也。腰痛羸瘦者，脾为阴虚之源，而外合人身之肌肉，脾阴虚而肾阴亦虚，故腰痛而肌肉瘦削也。其主之者，味甘可以补脾，气平可以益肺滋肾也。补中者，补脾中气也。益气者，肺主气，气平可以益肺也。脾统血，女子血闭无子，脾血不统也。味甘益脾阴，所以主之。脾血少则燥而痛矣，味甘养血，所以止痛。血足则胎安，故又安胎也。久服轻身延年者，鹿角胶气平益肺，肺主气，气充则身轻；味甘益脾，脾统血，血足则谷纳而延年矣。又名白胶。

陈修园曰：白胶即鹿角煎熬成胶，何以《本经》白胶列为上品，鹿茸列为中品乎？盖鹿茸温补过峻，不如白胶之甘平足贵也。功用略同，不必再释。其主妇人血闭，止血安胎者，皆补冲脉血海之功。轻身延年者，精足血满之效也。

徐灵胎曰：鹿之精气在于角，角本下连督脉。鹿之角于诸兽为最大，则鹿之督脉最盛可知，故能补人身之

督脉。督脉为周身骨节之主，肾主骨，故又能补肾。角之中，皆贯以血，冲为血海，故又能补冲脉。冲督盛而肾气强，则诸效自臻矣。

鹿角胶（一名白胶）。时珍曰：鹿角胶炙捣酒服，补虚劳，长肌益髓，令人肥健，悦颜色。又治劳嗽，尿精尿血，疮疡肿毒。

李梴曰：鹿角胶甘温而平，虚羸失血四肢痛，女崩无子安胎孕，外露折伤用最灵。霜味咸能补肾气，壮阳专主梦遗精。

宫绣曰：鹿胶专入肾，由角煎熬。书载补阳益阴，强精活血，总不出通督脉补命门只用。但其性力缓，味甘不能如茸之力峻，盖茸有通交阳维之功，胶有缘合冲脉之用。胶非藉桂同用以通其阳，则不能除寒热惊痫。胶非假龟胶同用，不能达任，而治羸瘦腰痛。非假地黄、当归同投，不能引入冲脉而治妇人血闭胎漏。至若胶治伤中绝劳，即茸所谓能主漏下恶下也。胶之能以补中益气，即茸所谓能以益气强志也。胶之能以轻身延年，即茸所谓能以生齿不老也。然惟平脏，服之得宜。若使纯阴无阳服此，反能泥膈先，不免有腹胀饱满之弊矣（若脾实之人服之不当，反为泥膈，饱胀不消矣）。

鹿角

鹿角 气味咸温无毒，主治恶疮痈肿，逐邪恶气，留血在阴中，除少腹血痛，折伤恶血，益气。

张隐庵曰：鹿角功力与茸角相等，而攻毒破泄、行瘀逐邪之功居多，较茸角又稍锐焉。

仕材曰：鹿角（茸生两月即成角矣）补肾生精髓，强骨壮腰膝，止崩中与吐血，除腹痛而安胎肉，补中强五脏，通膝益气力。

李梴曰：鹿胶咸温仍秘精，止尿水与小腹疼，逐瘀强筋祛邪恶，疮肿磨傅可复生。

讱庵曰：鹿角咸温，生用则散热行血，消肿辟邪，治梦与鬼交。炼霜熬膏，则专于滋补。造胶霜法，取新角寸截，河水浸七日，刮净，桑火煮七日，入醋少许，取角捣成霜，用其汁加无灰酒熬。成膏用畏大黄。

宫绣曰：鹿角味咸，气温，生能散热行血，消肿辟恶；熟能益肾补虚，强精活血。角霜连汁煎干，书载能治脾胃虚寒便泄，取其温（鹿）而不滞。若以煎过胶者代充其胶，既去服之奚益。鹿胎、鹿肉、鹿筋，力能补阳；若麋胎、麋肉、麋筋，则反损阳而伤阴矣，不可不慎！鹿胎须以色淡形瘦者为是，若色深形肥则为麋胎矣。若色皎白，其胎下唇不若鹿之长于上唇则为獐胎，其他兽胎总与鹿胎不侔。鹿筋亦须辨，骨细者为是，若粗即是麋筋，不可妄用（辨别真伪，彼等以假哄人者，勿容其立足矣）。

牛黄

牛黄 气味苦平，有小毒，主治

惊痫寒热，热盛狂痉，除邪逐鬼。

张隐庵曰：牛黄，胆之精也。牛之有黄，犹狗之有宝，蚌之有珠，皆受日月之精华而始成。无令见日月光者，恐复夺其精华也。牛属坤土，胆具精汁，禀性皆阴，故气味苦平，而有阴寒之小毒。主治惊痫寒热者，得日月之精，而通心主之神也。治热盛狂痉者，禀中精之汁，而清三阳之热也。除邪者，除热邪，受月之华，月以应水也。逐鬼者，逐阴邪，受日之精，日以应火也。牛黄有毒，不可久服，故不言也。

徐灵胎曰：牛之精气，不能运于周身，则成黄。牛属土，故其色黄也。凡治痰涎，皆以补脾为主，牛肉本能健脾化痰，而黄之功尤速。又黄必结于心下，故又能入手少阴、厥阴之分，以驱邪涤饮而益其精气也。

按：郭小陶谓：李东垣曰："中风入脏，始用牛黄，更配脑麝，从骨髓透肌肤，以引风出。若风中于腑，及中经脉者，误用牛黄，反引风邪入于骨髓，如油入面，不能出矣。"愚（郭小陶）谓风邪入脏，皆为死症，虽有牛黄，用之何益？且牛黄主治皆心家风热狂烦之症，何曾入骨髓而治骨病乎。脑麝由骨髓透肌肤，以引风出，是辛窜透发之药。风入于脏，脏气先虚，反配脑麝，宁不使脏气益虚而真气外泄乎？如风中于腑，及中于脉，正可合脑麝而引风外出，又何致如油入面而难出耶？东垣好为臆说，后人不能参阅圣经，从而信之，致临病用药，

畏首畏尾。六腑经脉之病，留而不去，次入于脏，便成不救，斯时用牛黄、脑麝，未见其能生也。李氏之说，恐贻千百世之祸患，故不得不明辨极言，以救其失。

海藏曰：牛黄气平，味苦，有小毒。《本草》云："主惊痫寒热，热盛狂痉，逐鬼除邪（《本经》语）。"疗小儿百病，诸痫热，口噤不开，大人癫狂又堕胎，久服令人不忘。又云：磨指甲上黄者，为真。又云：定魂魄。人参为使，得牡丹、菖蒲利耳目，恶龙骨、龙胆、地黄，畏牛膝。

时珍曰：牛黄痘疮紫色，发狂谵语者可用。

仕材曰：牛黄清心主之烦热狂邪鬼俱消，摄肝脏之魂惊痫健忘同疗，利痰气而无滞，入筋骨以搜风。

李梴曰：牛黄小毒苦平凉，风痫失音及癫狂，辟邪治疫催难产，儿惊百病尽相当。

䌷庵曰：牛黄甘凉，牛有病在心肝胆之间，凝结成黄，故还以治心肝胆之病，清心解热，利痰凉惊，通窍辟邪。治中风入脏，惊痫口噤，小儿百病，发痘堕胎。牛有黄必多吼唤，以盆水承之，伺其吐出，迫喝即堕水，名生黄。如鸡子黄，大重叠可揭，轻虚气香者良。

兆嘉曰：牛黄甘苦微凉，芳香无毒，清心肝之烦热，达窍搜邪，假灵气以生成。疏风解毒，惊痫痰迷须取用，喉痹痘后最相宜。

宫绣曰：牛黄专入心肝，味苦性

凉，古人用此解心经热邪及平肝木，通窍利痰定惊及痰涎上壅，中风不语等症。缘牛有黄，牛之病也。牛黄在于心肝胆之间凝结成黄，故还以治心肝胆之病，取其长于清心化热，故尔用此以除惊痰之根耳。至于中风不语，必其邪已入脏，九窍多滞，方可投服。若使中脏而见四肢不着，中经而见口眼㖞斜，不为开痰顺气养血活血，便用此药投治，引邪深入，如油入面，莫之能出。小儿纯阳，病多胎热痰热，属于心肝二经之病，命在须臾者，用此多有回生之力。惟脾胃虚寒者，其切忌之。取磨指甲者真。牛有黄必多吼唤，以盆水承之，伺其吐出，迫喝即堕水，名生黄，如鸡子黄大，重叠可揭。杀死自角中得者名角黄，心中得者名心黄，肝胆中者名肝胆黄。成粒。得牡丹、菖蒲良。人参为使，恶龙骨、龙胆、地黄、常山（须防骡马骆驼黄以乱牛黄之名）。

阿胶

阿胶　气味甘平，无毒，主治心腹内崩，劳极洒洒如疟状，腰腹痛，四肢酸疼，女子下血，安胎。久服轻身益气。

张隐庵曰：阿胶乃滋补心肺之药也，心合济水，其水清重，其性趋下，主清心主之热，而下交于阴。肺合皮毛，驴皮主导肺气之虚，而内入于肌。又驴为马属，火之畜也，必用乌驴，乃水火相济之义。崩，堕也，心腹内崩者，心包之血不散经脉下入于腹而崩堕也。阿胶益心主之血，故主心腹内崩。劳极，劳顿之极也。洒洒如疟状者，劳极气虚，皮毛洒洒，如疟状之先寒。阿胶益肺主之气，故治劳极洒洒如疟状。夫劳极则腰腹痛。洒洒如疟状，则四肢酸痛。心腹内崩，则女子下血也。心主血，肺主气，气血调和，则胎自安矣。滋补心肺，故久服轻身益气。

叶天士曰：阿胶气平，禀天秋收之金气，入手太阴肺经；味甘无毒，得地中正之土味，入足太阴脾经。气味降多于升，色黑质润，阴也。心腹者，太阴经行之地也。内崩劳极者，脾血不统，内崩而劳极也。阴者，中之守，阴虚则内气馁而洒洒恶寒如疟状也。其主之者，味甘可以益脾阴也。腰腹皆藏阴之处，阴虚则空痛，阿胶色黑益阴，所以止痛。四肢脾主之，酸疼者，血不养筋也，味甘益脾，脾统血，四肢之疼自安。女子下血，脾血不统也，味甘以统脾血，血自止也。安胎者，亦养血之功也。久服轻身益气者，气平益肺，肺主气，气充则身轻也。

陈修园曰：阿胶以阿井之水，入黑驴皮煎炼成胶也。《内经》云"手少阴外合于济水，内合于心。"故能入心。又云"皮毛者，肺之合也。"以皮煎胶，故能入肺；味甘无毒，得地中正之土气，故能入脾。凡心包之血，不能散行经脉，下入于腹，则为崩堕，阿胶入心补血，故能治之。劳极气虚，皮毛洒洒如疟状之先寒，阿胶入肺补气，故能治之。脾为后天生血之本，脾虚则阴血内枯，腰腹空痛，四肢酸疼，阿胶补养脾阴，故能治之。且血得脾以统，所以有治女子下血之效；胎以血为养，所以有安胎之效。血足气亦充，所以有轻身益气之效也。

徐灵胎曰：阿井为济水之伏流，济水之源为沈①水，自沈水以至于阿井，伏见不常。若夏书所谓溢为荥，出于陶邱北者，皆伏流从下泛上者也。阿井在陶邱北三百里，泉虽流而不上泛，尤为伏脉中之静而沉者过此，则其水皆上泛成川，且与他泉水乱而不纯矣。故阿井之水较其旁诸水重十之一二不等。人之血脉宜伏而不宜见，宜沉而不宜浮，以之成胶，真止血调经之上药也。其必以驴皮煎者，驴肉能动风，肝为风脏而藏血，乃借风药以引入肝经也。又凡皮皆能补脾，脾为后天生血之本而统血，故又为补血药中之圣品。

东垣曰：阿胶味甘性平，微温，无毒，降也。其用有四：保肺益金之气，止嗽蠲咳之痰，补虚而安妊胎，治痿而强骨力。曰：阿胶气微温，味甘辛无毒，甘辛平，味薄气厚，升也，阳也，入手太阴经、足少阴经、厥阴经。《象》云："主心腹痛，内崩，补虚安胎，坚筋骨，和血脉，益气，止痢炮用。"

时珍曰：阿胶疗吐血衄血，血淋尿血，肠风下痢，女人血痛血枯，经水不调无子，崩中带下，胎前产后诸疾。男女一切风病，骨筋疼痛，水气浮肿，虚劳咳嗽，喘急肺痿，唾脓血及痈疽肿毒，和血滋阴，除风润燥，化痰清肺，利小便，调大肠圣药也。

仕材曰：阿胶止血兮兼能去瘀疏风也。又且补虚，西归金府化痰止嗽，除痈痿东走肝垣，强筋养血理风淫，安胎始终并用，治痢新久皆宜。

李梴曰：阿胶甘温保肺气，劳喘损嗽及久痢，补虚治痿立亦难，养肝安胎腰腹坠。

讱庵曰：阿胶甘平，清肺养肝，滋肾益气，和血补阴，除风化痰，润燥定喘，利大小肠。治虚劳咳嗽，肺痿吐脓，吐血衄血，血淋血痔，肠风下痢，腰痿骨痛，血痛血枯，经水不调，崩带胎动，痈疽肿毒及一切风病。泻者忌用。

兆嘉曰：阿胶用济水以煎成涤垢行瘀，功专治嗽。藉驴皮之功用，补阴益血，力主祛风，且能润燥化痰。味甘咸而平性，并可入肝及肺，治痿弱与虚劳。

宫绣曰：阿胶专入肝，兼入肺、肾、心，味甘气平。质润，专入肝经养血，何书又言除风化痰。盖以血因热燥则风自生，阿胶得阿井纯阴之济水，又得纯黑补阴之驴皮，气味俱阴，既入肝经养血，复入肾经滋水，水补而热自制，故风自尔不生。又胶润而

① 沈：本意是山岭上凹处积水。引申为沉入。

不燥，胶性既能润肺，复能趋下降浊，使痰不致上逆耳。至于痔漏肠风，衄血血淋，下痢，暨经枯崩带，胎动痛肿治克有效。亦是因血枯燥伏热而成，故能得滋而解，此为血分养血润燥，养肺除热要剂。不似首乌，功专入肝补血，祛风乌须黑发，而于肺经润燥定喘则未及。鹿胶性专温，督与冲以益其血，而于肺经清热止嗽则未有。龟胶力补至阴，通达于任，退热除蒸，而于阴中之阳未克有补。古人云"阿胶养神，人参益气"，正谓此也。以黑光带绿，至夏不软者良。削炒成珠，或面炒、蛤粉炒、蒲黄炒，或酒化、水化为用。以山药为使，恶大黄。牛胶功与阿胶相似，治能养血祛风，然总不如阿胶养血治风之为最耳（古人云阿胶难得，余在辽阳咸春堂应诊时，每熬胶时，无论何胶，亲眼见得丝毫不苟，故冬令讬化四仙胶者接踵而至，其信用可知矣）。

麝香

麝香 气味辛温，无毒，主辟恶气，杀鬼精物，去三虫蛊毒，温疟惊痫。久服除邪，不梦寤魇寐。

张隐庵曰：凡香皆生于草木，而麝香独出于精血，香之神异者也。气味辛温散行，主辟恶气者，其臭馨香也。杀鬼精物，去三虫蛊毒者，辛温香窜，从内透发，而阴类自消也。温疟者，先热后寒，病藏于肾，麝则香生于肾，故治温疟。惊痫者，心气昏迷，痰涎壅滞，麝香辛温通窍，故治惊痫。久服则腑脏机关通利，故除邪，不梦寤魇寐。

陈修园曰：麝喜食柏叶、香草及蛇虫，其香在脐，为诸香之冠。香者，天地之正气也，故能辟恶而杀毒。香能通达经络，故能逐心窍凝痰，而治惊痫。驱膜原邪气，以治温疟。而魇寐之证，当熟寐之顷心气闭塞而成，麝香之香气最盛，令闭者不闭，塞者不塞，则无此患矣。孕妇忌之。

徐灵胎曰：此以气为治，麝喜食香草，其香气之精结于脐内，为诸香之冠。香者，气之正，正气盛则自能除邪辟秽也。

海藏曰：麝香气温味辛，无毒。《本草》云："生辟恶气，杀鬼精物，疗温疟蛊毒痫痓，去三尸虫（《本经》语）。"疗诸凶邪鬼气，中恶心腹暴痛，胀急痞满，风毒，妇人产难堕胎。

时珍曰：麝香通诸窍，开经络透肌骨，解酒毒，消瓜果食积，治中风中气中恶，痰厥积聚癥瘕。肉治腹中癥病。

仕材曰：麝香开窍通经，穿筋透骨。治惊痫而理容件，杀虫蛊而去风痰，辟邪杀鬼，催生堕胎，蚀溃疮之脓，消瓜果之积。

李梴曰：麝香辛温蚀疮脓，能攻风毒杀诸虫，中恶邪气腹心痛，胎产惊痫关窍通。

㕤庵曰：麝香辛温香窜，开经络通诸窍，透肌骨，暖水脏。治卒中诸风诸气诸血诸痛，痰厥惊痫癥瘕瘴疟，鼻窒耳聋目翳，阴冷辟邪，解毒杀虫，堕胎，坏果败酒，治果积酒积。

兆嘉曰：麝香辛温香苦，能开窍以搜邪，惊痫风痰，治卒中之内闭，瓜果尽消酒毒解，肿疡涣散蛊除邪。

宫绣曰：麝香专入经络肌肉，辛温芳烈，开关利窍，无处不到。如邪气着人淹闭不起，则关窍闭塞，登时眼翻手握僵仆昏地，故必用此辛香，自内达外，则毫毛骨节俱开，而邪始从外出，是以邪鬼精魅三蛊诸毒皆能治也。诸风诸气闭之关窍而不用此驱除，则病安祛，但不可过为用耳。至于妇人难产堕胎尤善，小儿惊痫客忤，镇心安神。鼻塞不闻香臭，服此即开；目疾内翳，点此即除；痔漏恶疮面黑癍疹，暨鼠咬虫伤成疮，用麝封固即愈；痘疮闻之则靥，服之即发。药之辛香虽同冰片，然冰片入口贴肉即冷，稍顷热性即发，不似麝香香气慓裂，入口与肉而不冷耳。欲辨真假，须于火炭上有油滚出而成焦黑者，此即肉类属真，若假则化白灰而为木类也，研用。凡使麝香用当门子①尤妙，忌蒜，不可近鼻，防虫入脑（麝香入脾治肉，牛黄入肝治筋，冰片入肾治骨，此三者均有气味而功用有不同也）。

龟甲（一名龟板，附龟胶）

龟甲 气味甘平，无毒，主治漏下赤白，破癥瘕痎疟，五痔阴蚀，湿痹，四肢重弱，小儿囟不合。久服轻身不饥。

张隐庵曰：介虫三百六十，而龟为之长。龟形象离，其神在坎，首入于腹，阳属于首，是阳气下归于阴，复通阴气上行之药也。主治漏下赤白者，通阴气而上行也。破癥瘕者，介虫属金，能攻坚也。痎疟，阴疟也，阳气归阴，则阴寒之气自除，故治痎疟。五痔阴蚀者，五痔溃烂缺伤，如阴虫之蚀也，阳入于阴，则阴虫自散。阳属于首，则下者能举，故五痔阴蚀可治也。湿痹、四肢重弱者，因湿成痹，以致四肢重弱。龟居水中，性能胜湿。甲属甲胄，质主坚强，故湿痹而四肢之重弱可治也。小儿囟不合者，先天阙陷，肾气不充也。龟藏神于阴，复使阴出于阳，故能合囟。久服则阴平阳秘，故轻身不饥。

《本经》只说龟甲，后人以甲熬胶，功用相同，其质稍滞。甲性坚劲，胶性柔润，学者以意会之，而分用焉可也。

叶天士曰：龟甲气平，禀天秋收之金气，入手太阴肺经；味甘，得地中正之土味，入足太阴脾；北方之神，介虫之长，性复有毒，禀阴寒之性也，入足少阴肾经。气味降多于升，阴也。脾统血，脾血不统，则漏下赤白，其主之者，味甘益脾也。疟而至于有癥瘕、湿热之邪，已痼结阴分矣。

---

① 当门子：麝香的别称。是鹿科动物雄麝体下腹部腺香囊中的干燥分泌物成颗粒状者，质量较优。成粉末状者称元寸。

龟甲阴寒，可以清热；气平，可以利湿，所以主之也。火结大肠，则生五痔；湿浊下注，则患阴蚀。肺合大肠，肾主阴户，性寒可去热，气平可消湿，所以主之也。脾主四肢，湿盛则重弱，龟甲味甘益脾，气平去湿，湿行，四肢健也。肾主骨，小儿肾虚，则囟骨不合，其主之者，补肾阴也。久服益肾，肾者，胃之关，关门利，能去脾湿，所以轻身不饥也。

陈修园曰：龟甲，诸家俱说大补真水，为滋阴第一神品。而自余视之，亦不尽然。大抵介虫属阴，皆能除热；生于水中，皆能利湿；其甲属金，皆能攻坚，此外亦无他长。《本经》云："主治漏下赤白者，以湿热为病，热胜于湿，则漏下赤色；湿胜于热，则漏下白色。"龟甲专除湿热，故能治之也。破癥瘕者，其甲属金，金能攻坚也。痎疟，老疟也，疟久不愈，湿热之邪痼结阴分，唯龟甲能入阴分而攻之也。火结大肠，则生五痔；湿浊下注，则患阴蚀。肺合大肠，肾主阴户，龟甲性寒以除其热，气平以消除湿也。脾主四肢，因湿成痹，以致重弱，龟居水中，性能胜湿；甲属胃质，主坚强，故能健其四肢也。小儿囟骨不合，肾虚之病，龟甲主骨，故能合之也。久服身轻不饥者，言阴精充足之效也。

丹溪曰：龟甲属金而有水，阴中阳也，大有补阴之功，而《本草》不言，惜哉。其补阴之功力猛，而兼去瘀血，续筋骨，治劳倦。其能补阴者，盖龟乃阴中至阴之物，禀北方之气而生，故能补阴，治阴血不足，止血，治四肢无力，稣酒猪脂皆可炙用。龟以其灵于物，方家故用以补心，甚有验。

时珍曰：龟甲治腰脚酸痛，补心肾，益大肠，止久痢久泻，主难产，消痈肿。烧灰傅臁疮。

仕材曰：龟甲补肾退骨蒸，养心增智慧，固大肠而止泻痢，除崩漏而截痎疟，小儿囟门不合，臁疮朽臭难闻。

李梴曰：龟甲咸甘治劳蒸，补阴自能去瘀癥，崩痔疟痢血分痹，小儿合囟头疮灵。

讱庵曰：龟板甘平，至阴，属金与水，补心益肾，滋阴资智，治阴血不足，劳热骨蒸，腰脚酸痛，久泻久痢久嗽，咳疟癥瘕崩漏，五痔产难，阴虚血弱之证。大者良，上下甲皆可用，酥炙或酒炙、醋炙、猪脂炙、煅灰用，洗净搥碎水浸三日用，桑柴熬膏良。

兆嘉曰：龟板补肾水，退骨蒸，咸寒之力。通任脉，潜虚阳，介类之功。胎产崩淋，能调能顺；癥瘕痔漏，可导可宣。

宫绣曰：龟板专入肾兼入心，甘咸微寒，禀北方之气而生，乃阴中至阴之物，入足少阴肾经。兼龟性有神，故能入心以通肾。凡阴虚血弱而见劳热骨蒸，腰脚酸疼，老疟痞块，癥瘕崩漏，泻痢五漏难产，小儿囟门不合等症，服此皆见效。时珍云："龟鹿灵而寿，龟首常藏向腹，能通任脉，故取其腹以通心补肾补血，皆养阴也。鹿鼻尝反向尾，能通督脉，故取其角以补命补精补气，皆养阴也。"龟性治与鳖甲相类，但鳖甲色青应木，走肝益肾以除热；龟甲色黑应水，通心入肾以滋阴。然皆至阴大寒，多用必伤脾土。龟大自死者良，酥炙煅灰用。恶人参。龟尿走窍透骨，染须发，治哑聋。服板不宜中湿，中湿则板末变为癥瘕（龟板阴中之阴也，若寒痰塞肺聋哑者，忌用）。龟胶专入肾经，板煎就气味益阴，故《本草》载板不如胶之说，以板炙酥煅用，气味尚淡犹茸，力能补阳。茸经水熬成胶，其性亦缓者故耳，故补阴分之阳（督脉），用胶不如用茸补阴分之阴（任脉），用板不如用胶，然必审属阳脏于阴，果属亏损。凡属微温，不敢杂投，得此浓云密雨，以为顿解，则阳得随阴化而阳不致独旺，否则阴虚。仍以熟地为要，服之，阴既得滋而阳仍得，随阳而不绝也。是以古人滋阴，多以地黄为率，而龟板、龟胶止以劳热骨蒸为用，其意实基此矣。使不分辨明晰，仅以此属至阴，任意妄投，其不损阳败中者鲜矣。因并记之。用自死败龟，洗净捣碎，浸三日，用桑火熬数昼夜，其膏始成（今人熬胶止在釜中煎一昼夜，曷能成胶？）

牡蛎

牡蛎 气味咸平，微寒，无毒，主治伤寒寒热，温疟洒洒，惊恚怒气，除拘缓，鼠瘘，女子带下赤白。久服强骨节，杀邪鬼延年。

张隐庵曰：牡蛎假海水之沫，凝结而成形，禀寒水之精，具坚刚之质。太阳之气，生于水中，出于肤表，故主治伤寒寒热。先热后寒，谓之温疟；皮毛微寒，谓之洒洒。太阳之气，行于肌表，则温疟洒洒可治也。惊恚怒气，厥阴肝木受病也，牡蛎南生东向，得水中之生阳，达春生之木气，则惊恚怒气可治矣。生阳之气，行于四肢，则四肢拘缓自除。鼠瘘乃肾脏水毒上淫于脉，牡蛎味咸性寒，从阴泄阳，故除鼠瘘。为温疟，温疟阴虚，阴者中之守守，虚所以洒洒然也。其主之者，咸寒可以消暑热，气平入肺，肺平足以制疟邪也。肝虚则惊，肝实则恚怒。惊者平之，恚怒者降之。气平则降，盖金制木也。味咸足以软坚，平寒可除拘缓，故主鼠瘘。湿热下注于肾，女子则病带下，气平而寒，可清湿热，所以主之。久服强骨节，诸咸平益肺肾之功也。杀邪鬼者，气寒清肃热邪及力也。能延年者，固涩精气之全功也。

陈修园曰：牡蛎气平者，金气也，入手太阴肺经；微寒者，寒。为温疟，温疟阴虚，阴者中之守守，虚所以洒洒然也。其主之者，咸寒可以消暑热，气平入肺，肺平足以制疟邪也。肝虚则惊，肝实则恚怒。惊者平之，恚怒者降之。气平则降，盖金制木也。味咸足以软坚，平寒可除拘缓，故主鼠瘘。湿热下注于肾，女子则病带下，气平而寒，可清湿热，所以主之。久服强骨节者，咸平益肺肾之功也。杀邪鬼者，气寒清肃热邪之力也。能延年者，固涩精气之全功也。

陈修园曰：牡蛎气平者，金气也，入手太阴肺经；微寒者，寒水之气也，入膀胱经；味咸者，真水之味也，入足少阴肾经。此物得金水之性，凡病起于太阳，皆名曰伤寒，传入少阳之经，则为寒热往来，其主之者，藉其得秋金之气，以平木火之游行也。温疟者，但热不寒之疟，疾为阳明经之热病。洒洒者，即阳明白虎证中，背微寒恶寒之义，火欲发而不能径达之也。主以牡蛎者，取其得金之气，以解炎暑之苛，白虎汤命名，亦同此意也。惊恚怒气，其主在心，其发在肝。牡蛎气平，得金之用以制木；味咸得水之用以济火也。拘者筋急，缓者筋缓，为肝之病。鼠瘘即瘰疬之别名，为三焦胆经火郁之病。牡蛎之平以制风，寒以胜火，咸以软坚，所以咸主之。止带下赤白，与强骨节二句，其义互见于龟板注中，不赘。杀鬼邪者，补肺而申其清肃之威；能延年者，补肾而得其益精之效也。

东垣曰：牡蛎味咸平，性寒，无毒，可升可降，阴也。其用有四：男子梦寐遗精，女子赤白崩中，荣卫往来虚热，便滑大小肠固。

丹溪曰：牡蛎咸，软痞又治带下，温疟疮肿，为软坚收敛之剂。

海藏曰：牡蛎气微寒，味咸平，无毒，入足少阴经。《象》云："治伤寒寒热温疟，女子带下赤白，止汗止心痛气结，涩大小肠，治心胁痞。烧白杵细用。

时珍曰：牡蛎化痰软坚，清热除湿，止心脾气痛，痢下赤白浊，消疝瘕积块，瘿疾结核。

仕材曰：牡蛎消胸中之烦满，化痰凝之瘰疬，固精涩二便，止汗免崩淋。

李梴曰：牡蛎咸寒除寒热，止渴止嗽宽胸胁，定惊收汗涩血精，更疗痈肿及疽甲[①]。

切庵曰：牡蛎咸以软坚，化痰消瘰疬结核，老血癥疝；涩以收脱，治遗精崩带，止嗽敛汗，固大小肠；微寒以清热补水，治虚劳烦热，温疟赤痢；利湿止渴，为肝肾血分药。

兆嘉曰：牡蛎味属咸寒，退热潜阳，生可贵；性多涩，固疗崩敛汗，煅相宜；兼之燥湿软坚，瘰疬结痰，皆易散；且又益阴补水，骨蒸遗滑尽能疗。

宫绣曰：牡蛎专入肾，兼入肝，咸涩微寒。功专入肾，软坚化痰散结，收涩固脱，故瘰疬结核血瘕、遗精崩带、咳嗽盗汗、遗尿滑泄燥渴、温疟赤痢等症，皆能见效。然咸味独胜走肾，敛涩居多，久服亦能寒中。或生或盐水煮，煅成粉用。此本海气化成牝雄无雌，故曰牡蛎。贝母为使，得甘草、牛膝、远志、蛇床子良，恶麻

---

① 甲疽：中医病名。发于爪甲之痈疽。

黄、辛夷、吴茱萸，伏硇砂（欲退热清温、咳嗽盗汗等症，生用；治瘰疬结核、消坚癥瘕等症，煅用；此诚内外科之圣药）。

桑螵蛸

桑螵蛸 气味咸甘平，无毒，主治伤中疝瘕阴痿，益精生子，女子血闭腰痛，通五淋，利小便水道。

张隐庵曰：《经》云"逆夏气则太阳不长。"又云"午者五月，主右足之太阳。"螳螂生于五月，禀太阳之气而生，乾则强健，其性怒升，子生于桑，又得桑之金气。太阳主寒水，金气属阳明，故气味咸甘。主治伤中，禀桑精而联属经脉也。治疝瘕，禀刚锐而疏通经脉也。其性怒升，当辙不避，具生长迅发之机，故治男子阴痿，而益精生子。女子肝肾两虚，而血闭腰痛。螳螂捕蝉，一前一却，乃升已而降，自然之理，故又通五淋，利小便水道。

陈修园曰：螵蛸，螳螂之子也，气平属金，味咸属水。螳螂于诸虫中，其性最刚，以其具金性，能使肺之治节申其权，故主疝瘕、女子血闭、通五淋、利小便水道也。又具水性，能使肾之作强得其用，故主阴痿、益精生子、腰痛也。其主伤中者，以其生于桑上，得桑气而能续伤也。今人专取其缩小便，虽曰能开，而亦能阖，然要其本性在此，而不在彼。

徐灵胎曰：桑螵蛸，桑上螳螂所生之子也。螳螂于诸虫中最有力，而其子最繁，则其肾之强可知。人之有子，皆本于肾，以子补肾气相从也。桑性最能续伤和血，螵蛸在桑者，亦得桑之性，故有养血逐瘀之功。

仕材曰：桑螵蛸起阳事而痿弱何忧？益精气而多男可冀。

李梴曰：桑上螵蛸能补肾，专攻遗溺及遗精，白浊疝瘕皆可用，炮熟免令泻病生。

讱庵曰：桑螵蛸甘咸，入肝肾命门，益精气而固肾，治虚损阴痿、梦遗白浊、血崩腰痛、伤中疝瘕，通五淋，缩小便，炙饲小儿，止夜尿。螳螂卵也，桑树产者为好。炙黄或醋煮，浸泡，煨用。畏旋覆花。

兆嘉曰：桑螵蛸咸平，无毒，和血强阴，固摄疗遗，益精壮肾。

宫绣曰：桑螵蛸专入肝、肾、膀胱，即桑枝上螳螂子也。一生九十九子，用一枚便伤自命，勿轻用之。禀秋金之阴气，得桑木之津液。味咸甘，气平，无毒，入足少阴肾、足太阳膀胱。盖人以肾为根本，男子肾经虚损，则五脏气微或阴痿、梦寐失精遗溺。螵蛸味咸，属水，内含于肾，肾得之而阴气生长，故能愈诸疾及益精生子。肾与膀胱为表里，肾得所养，则膀胱自固，气化则能出，故利水道通淋也。女子疝瘕血闭腰痛，皆肝肾二经为病。咸能入血软坚，是以生之。甘能补中，故主伤中益气。肾足则水自上升，克与心交，故能养神也。至书既言功专收涩，又言利便，义由是矣。产桑树者佳，酒炒用。畏旋覆花。其子之母名螳螂，主治小儿惊搐，并出箭簇入肉（一生九十九子，用一枚即伤百命，仁人君子闻之且当惨，然况忍食以利己乎）。

蜂蜜（附石蜜）

蜂蜜 气味甘平，无毒，主治心腹邪气，诸惊痫痓，安五脏诸不足，益气补中，止痛解毒，除众病，和百药。久服强志轻身，不饥不老，延年神仙。

张隐庵曰：草木百卉，五色咸具，有五行之正色，复有五行之间色，而花心止有黄白二色，故蜜色有黄白也。春夏秋，集采群芳，冬月退藏于蜜，得四时生长收藏之气，吸百卉五色之精。主治心腹邪气者，味甘属土，滋养阳明中土，则上下心腹之正气自和，而邪气可治也。诸惊痫痓，乃心主神气内虚，蜂蜜花心酿成，能和心主之神，而诸惊痫痓可治也。安五脏诸不足者，花具五行，故安五脏之不足。益气补中者，气属肺金，中属胃土，蜂采黄白金土之花心，故益气补中也。止痛解毒者，言蜂蜜解毒，故能止痛也。除众病，和百药者，言百药用蜂蜜和丸，以蜂蜜能除众病也。久服强志，金生水也；轻身不饥，土气盛也；轻身不饥则不老，延年神仙可冀。

叶天士曰：蜂蜜气平，禀天秋收之金气，入手太阴肺经；味甘无毒，得地中正之土味，入足太阴脾经。气味升多于降，阳也。心腹，太阴经行之地也，气味甘平，故主邪气。诸惊痫痓，肝热而气逆也，惊者平之，痫痓者缓之。甘平之味，平之缓之也。甘为土化，土为万物之母，五脏诸不足，补之以甘也。真气者，得于天，充于谷也。甘味益脾，脾和则谷纳，所以益气补中也。蜜乃采百花酿成，而得至甘之正味，所以止痛解毒、除众病、和百药也。久服平气益肺，肺主气；味甘益脾，脾统血，血气调和，所养刚大，所以强志，轻身不饥不老，延年神仙也。

陈修园曰：蜂蜜气平，禀金气而入肺；味甘无毒，得土味而入脾。心腹者，自心下以及大小腹与胁肋而言也。邪气者，六淫之气，自外来。七情之气，自内起，非固有之气，即为邪气也。其主之者，甘平之用也。诸惊痫痓者，厥阴风木之为病也，其主之者，养胃和中，所谓"厥阴不治，取之阳明"是也。脾为五脏之本，脾得补而安，则五脏俱安，而无不足之患也。真气者，得于天，而充于谷。甘味益脾，即所以益气而补中也。止痛者，味甘能缓诸急；解毒者，气平能胜诸邪也。诸花之精华，采取不遗，所以能除众病；诸花之气味，酝酿合一，所以能合百药也。久服强志轻身，不饥不老者，皆调和气血，补养精神之验也。

徐灵胎曰：蜜者，采百花之精华而成者也，天地春和之气，皆发于草木，草木之和气，皆发于花，花之精英酿而为蜜。和合众性则不偏委，去糟粕则不滞，甘以养中，香以理气，真养生之上品也。但其性极和平，于治疾则无速效耳。

凡天地之生气皆正气也，天地之死气皆邪气也，正则和平，邪则有毒，毒者败伤，生之谓。蜜本百花之蕊，乃生气之所聚，生气旺则死气不能犯，此解毒之义也。

蜂蜜（附石蜜）。海藏曰：蜂蜜气平，微温，味甘，无毒。《本草》云："主心腹邪气，诸惊痫痉，安五脏诸不足，益气补中，止痛解毒，除众病，和百药（《本经》语）。"养脾气，除心烦，饮食不下，止肠澼饥中疼痛，口疮，明耳目。

时珍曰：蜂蜜和营卫，润脏腑，通三焦，调脾胃。

仕材曰：蜂蜜和百药而解诸毒，安五脏而补诸虚，润大肠而悦颜色，调脾胃而除心烦。同姜汁，行初成之痢；同薤白，涂汤火之疮。

李梴曰：蜂蜜甘平喜入脾，补中止痛痢痫奇，消烦除渴润便燥，目赤口齿诸疮宜。

讱庵曰：蜂蜜草木精英含露气以酿成。生性凉，能清热；熟性温，能补中。甘而和，故解毒；柔而滑，故润燥。甘缓可以去急，故止心腹肌肉疮疡诸痛；甘缓可以和中，故能调营卫通三焦，除众病和百药（故丸药多用之）。而与甘草同功，止嗽治痢、明目悦颜；同薤白捣，涂汤火伤；煎炼成胶，通大便秘。然能滑肠，泄泻与中满者忌用。以白如膏者，良。用银石器每蜜一斤，入水四两，桑火慢熬，掠出浮沫，至滴水成珠用。忌葱、鲜莴苣同食。

兆嘉曰：蜂蜜甘平润肺，滋大肠之结燥难通；香滑和中，悦胃气而肌肤自泽。生则解毒止痛，熟则缓脾以补虚。

宫绣曰：蜂蜜专入脾肺，兼入肠胃，本花木精英春生露气嘘得酿而成，生则性凉清热，熟则性温补中，为至纯至粹之味。凡人五脏不足，燥结不解，营卫不调，三焦失职，心腹急痛，肌肉疮疡，咳嗽热痢，眼目眩花，形色枯槁，无不借其润色以投。如仲景治阳明燥结，大便不解，用蜜煎导，取其能通结燥而不伤脾胃也。滋补药具用白蜜为丸，取其和胃润肺也。至于赤蜜，食之使人心烦，因其味酸寒，故于去火药用之。白蜜虽补脾肺，然性凉质润，若脾气不实，肾气虚滑及湿热痰涎咳而不出者，咸须忌之。白如膏者良，用银石器，每蜜一斤，入水四两，桑火慢熬，掠去浮沫至滴水成珠用。忌葱鲊莴苣同食（滑润之物不可久服，恐有泄气滑肠之虞）。

丹溪曰：石蜜味甘，喜入脾，其多食害必生于脾。而西北人得之有益，东南人得之未有不病者，亦气之厚薄不同耳。虽然东南地下多湿，宜乎其得之为害也；西北地高多燥，宜乎其得之为益也。

按：石蜜，今谓之乳糖也，川浙最佳，用牛乳汁炒糖相和煎之，并做饼坚重。《本草》云："石蜜除众病，和百药。

时珍曰：石蜜润心肺燥热，治咳嗽，消痰解酒，和中助脾气，缓肝气。

蜜蜡（附虫白蜡）

蜜蜡 气味甘，微温，无毒，主治下痢脓血，补中，续绝伤金疮，益气，不饥耐老。

张隐庵曰：蜂采花心，酿成蜜蜡，蜜味甘，蜡味淡，禀阳明太阴土金之气，故主补中益气。蜜蜡味淡，今曰甘者，淡附于甘也。主治下痢脓血以其能补中也。续绝伤金疮、益气，言蜜蜡得太阴金精之气，续金疮之绝伤，以其能益气也。补中益气，故不饥耐老。

李梴曰：蜜蜡甘温炼去黄，止血益气续绝伤，下痢胎漏金疮妙，长肉生肌厚胃肠。

讱庵曰：黄蜡甘温，止痛生肌，疗下痢，续绝伤。

兆嘉曰：蜜蜡淡且微温，久痢滑遗可固，甘而兼涩，虚淋咳瘵皆瘳，护内膜以安胎。白能入肺，掺金疮而止血，敛可生肌。

宫绣曰：蜡（专入肝脾），蜡本有二：一出于蜂蜜之滓而成，即蜜凝结之粗者也，其蜡有黄有白；一出于树之蜡，其蜡由木之虫而得，故又名虫白蜡。二者气味不同，性亦微别。如蜜蜡味淡性平，其蜡本由蜜成，蜜本润物，则蜡亦润，故能主润脏腑经络而有绝续补伤生肌之妙，蜡止存蜜粗粝，其性最涩，故又能止泻绝痢。今人以情不投而曰嚼蜡，即味淡之意也。

又凡荡除下焦之药，以此裹丸，亦其免伤上部之意，蜜蜡之用如此。至于虫蜡系生蜡树所产，蜡树属金，性最坚强，虫食其叶而成，味甘气温。

按：甘益血补中，温能通经活络，故书载能止痛生肌补虚绝续，与桑螵蛸同有补虚之意，可为外科圣药。是以郑赞寰云："汪御章尿血，用白蜡加于凉血滋肾药中遂愈。"又书云用此合合欢皮同入长肉膏中，神效。又治下疳，服之未成即消，已成即敛。以半两入鲫鱼腹中煮食，治肠红，神效。则知虫蜡亦皆生肌活血之味，但蜜蜡味甘淡，涩，微温，虫蜡则味甘不淡而温也。蜜蜡因有涩性，可以止泻治痢；虫蜡涩性差减，而痢则鲜用也。蜜蜡本于蜂蜜之气，仅得甘之余气而成，而所主在胃。虫蜡得树收敛坚强之气，而所治专在筋肉骨血也。二者微似之中，恍惚之际，不可不（蜡本性涩，止久痢，生血生肌，定痛也）。

时珍曰：虫白蜡入丸散服，杀瘵虫。

李梴曰：白蜡外科之要味，禀金收敛坚凝气，生肌止痛续骨筋，补虚治痨益脾肺。

讱庵曰：白蜡甘温，属金，生肌止血，定痛补虚，续筋接骨，外科要药（按：虫白蜡乃外科外治之圣药，内服罕有用者，故书多不载）。

玄参

玄参 气味苦微寒，无毒，主治

腹中寒热积聚，女子产乳余疾，补肾气，令人明目。

张隐庵曰：玄乃水天之色，参者参也，根实皆黑，气味苦寒，禀少阴寒水之精，上通于肺，故微有腥气。主治腹中寒热积聚者，启肾精之气，上交于肺，则水天一气，上下环转，而腹中之寒热积聚自散矣。女子产乳余疾者，生产则肾脏内虚，乳子则中焦不足，虽有余疾，必补肾和中。玄参滋肾一之精，助中焦之汁，故可治也。又曰补肾气，令人明目者，言玄参补肾气，不但治产乳余疾，且又令人明目也。中品治病，则无久服矣，余俱仿此。

叶天士曰：玄参气微寒，禀天冬寒之水气，入足少阴肾经；味苦无毒，得地南方之火味，入手少阴心经、手厥阴心包络经。气味俱降，阴也。腹中者，心肾相交之区也，心为君火，心不下交于肾，则火积于上而热聚；肾为寒水，肾不上交于心，则水积于下而寒聚矣。玄参气寒益肾，味苦清心，心火下降而肾水上升，升者升而降者降，寒热聚积自散矣。女子以血为主，产乳余疾，产后诸症，以产血伤也，心主血，味苦清心，所以主之。补肾气者，气寒壮水之功也。令人明目者，益水可以滋肝，清心有以泻火，火平水旺，目自明也。

陈修园曰：玄参主产乳余疾者，

以产后脱血，则阴衰而火无所制，治之以寒凉，既恐伤中；加之以峻补，又恐拒隔，惟元参清而带微补，故为产后要药。

徐灵胎曰：玄参色黑属肾而性寒，故能除肾家浮游上升之火，但肾火有阳有阴，阳火发于气分，火盛则伤气。《内经》所谓"壮火食气"是也。阴火发于血分，火盛则伤血，《内经》所谓"诸寒之而热者，取之阴"是也。产后血脱，则阴衰而火无所制，又不可以寒凉折之，气血未宁，又不能纳峻补之剂，惟玄参宁火而带微补，用之最为的当也。"

丹溪曰：玄参气微寒，味苦，乃足少阴肾经之君药也。《木①经》云："主腹中寒热积聚，女子产乳余疾，补肾气，令人目明，主暴中风。"易老②云："玄参乃枢机之剂，管领诸气上下肃清而不浊"，以此论之，治虚中氤氲之气，无根之火，以黑参为圣药也。

海藏曰：玄参气寒味苦咸，无毒。《本草》云："主腹中寒热积聚，女子产乳余疾，补肾气，令人目明，主暴中风，伤寒身热，肢满狂邪，忽忽不知人，温疟洒洒，血瘕下寒血，除胸中气，下水止渴烦。

时珍曰：玄参滋阴降火，解斑毒，利咽喉，通小便，血滞。

仕材曰：玄参补肾益精，退热明

---

① 木：疑为本之误。

② 易老：即金代著名医家张元素，河北易水人，著有《医学启源》，阐发脏腑辨证理论，发明归经学说，对中医学术发展贡献巨大，故后世尊称为易老。

目，伤寒斑毒，痨症骨蒸，解烦渴利咽喉，外科瘰疬痈疽，女科产乳余疾。

李梴曰：玄参咸苦气微寒，清神气泻无根火，风寒身热疟昏狂，肾伤腹块颈核瘰。

讱庵曰：玄参苦咸微寒，色黑入肾，能壮水以制火，散无根浮游之火，益精明目，利咽喉，通二便。治骨蒸传尸，伤寒阳毒发斑，懊侬烦渴，温疟洒洒，喉痹咽痛，瘰疬结核，痈疽鼠瘘。脾虚泄泻者忌用。

兆嘉曰：元参入肾滋阴，皆取咸寒归下；清咽利膈，都因润降引浮阳，故又兼达肺经，除上焦之烦热，且可潜消瘰毒，退时气之温邪。性滑色玄，滞脾妨胃。

宫绣曰：玄参专入肾，苦咸微寒，色黑入肾。书虽载能壮水以利浮游无根之火攻于咽喉，谓其肾水受伤，真阴失守，孤阳无根发为火，病得此，色黑、性润、微寒，以为节制，则阳得阴归而咽喉不致肿痛而莫已也。然此只可暂治以熄其火，非若地黄性禀纯阴，力能温肾壮水，以制阳光。即书有言服此玄参，可以益精明目，消痰除嗽，治一切骨蒸传尸，发斑懊侬烦渴，瘰疬痈疽等症，皆是从其浮游火熄起见，而言病无不治，非真真阴亏损必籍此以为之壮。若使病非火起，则服此寒滑之味，不更使病转剧乎？是以书载脾虚泄泻，服此黑参为大忌耳。蒸过焙用，勿犯铁器。恶黄芪、茱萸、姜枣，反藜芦（按：玄参其性微寒，故止可用以折火，不可用以滋阴）。

丹参

丹参　气味苦，微寒，无毒，主心腹邪气，肠鸣幽幽如走水，寒热积聚，破癥除瘕，止烦满，益气。

张隐庵曰：丹参、玄参，皆气味苦寒，而得少阴之气化，但元参色黑，禀少阴寒水之精，而上通于天；丹参色赤，禀少阴君火之气，而下交于地，上下相交，则中土自和。故玄参下交于上，而治腹中寒热积聚；丹参上交于下，而治心腹邪气、寒热积聚。君火之气下交，则土温而水不泛溢，故治肠鸣幽幽如走水。破癥除瘕者，治寒热之积聚也；止烦满益气者，治心腹之邪气也。夫止烦而治心邪，止满而治腹邪，益正气，所以治邪气也。

叶天士曰：丹参气微寒，禀天初冬寒水之气，入手太阳寒水小肠经；味苦无毒，得地南方之火味，入手少阴心经。气味俱降，阴也。心腹者，心与小肠之区也；邪气者，温热之邪也。气寒则清热，味苦则燥湿，所以主之。肠，小肠也。小肠为寒水之腑，水不下行，聚于肠中，则幽幽如水走声响矣。苦寒清泄，能泄小肠之水，所以主之。小肠为受盛之官，本热标寒，所以或寒或热之物，皆能积聚肠中也。其主之者，味苦能下泄也。积聚而至有形可征谓之癥，假物成形谓之瘕，其能破除之者，味苦下泄之力也。心与小肠为表里，小肠者，心火之去路也，小肠传化失职，则心火不能下行，郁于心而烦满矣。其主之者，苦寒清泄之功也。肺属金而主气，丹参清心泻火，火不刑金，所以益气也。

陈修园曰：今人谓"一味丹参，功兼四物汤"，共认为补血行血之品，为女科之专药，而丹参之真功用掩矣。

徐灵胎曰：此以色为治也，赤走心，心主血，故丹参能走心以治血分之病。又辛散而润泽，故能通利而涤邪也。

时珍曰：丹参活血通心包络，治疝痛。

仕材曰：丹参安神散结，益气养阴，去瘀血，生新血，安生胎，落死胎，胎前产后，带下崩中。

李梴曰：丹参苦寒治热狂，主癥瘕结水鸣肠，头目腰脚诸疮毒，胎经崩带益妇娘。

讱庵曰：丹参气平而降，味苦色赤入心与包络，破宿血，生新血，安生胎，堕死胎，调经脉，除烦热，功兼四物，为女科要药。治冷热劳骨，节痛风痹不随，肠鸣腹痛，崩带癥瘕，血虚血瘀之候。又治目赤疝痛，疮疥肿毒，排脓生肌。

兆嘉曰：丹参功同四物，能去瘀以生新，色合南离，善疗风而散结，性平和而走雪，须知雨达乎心肝，味甘苦以调经，不过专通于营分。

宫绣曰：丹参专入心包络，兼入肝，味苦色紫（赤），性平而降。书载"能入心包络破瘀"，一语已尽丹参功效矣。然有论其可以生新安胎，调经除烦，养神定志，及一切风痹，崩带癥瘕，目赤疝痛，疮疥肿痛等症，总皆由其瘀去以见病无不除，非真能以生新安胎、养神定志也。凡妊娠无故大便不实者，切忌。畏盐水，忌醋，反藜芦

（谚云："一味丹参散，强于四物汤。"因其调经脉，其功大类当归、地黄、芎藭、芍药故也）。

紫参

紫参　气味苦寒无毒，主治心腹积聚，寒热邪气，通九窍、大小便。

张隐庵曰：《金匮》泽漆汤，方用紫参，《本论》云："咳而脉沉者，泽漆汤主之"。《纲目·集解》云"古方所用牡蒙，皆为紫参，而陶氏又以王孙为牡蒙，今用亦希"。因《金匮》方有紫参，故存于此。

海藏曰：紫参气微寒，味苦辛，无毒。《本草》云："主心腹积聚，寒热邪气，通九窍，利大小便。（《本经》语）"疗肠胃大热，吐血衄血，肠中聚血，痈肿诸疮，止渴益精。

李梴曰：紫参味苦辛气寒，除大热伏肠胃间，治痢通经诸血疾，破积消痈利窍关。

兆嘉曰：紫参色紫入肝，气寒散血，行瘀破积，皆因微苦微辛，治痢通经，却又能通能降。

宫绣曰：紫参专入肝，兼入胃、膀胱，味苦而辛，气寒，无毒。功专入肝，逐瘀破血，兼入胃、膀胱，使血自为通利，故凡寒热血痢痈肿积块，心腹积聚，因于血瘀阻滞而成者，无不可以调治。以其味苦则泄，味辛入

肝，寒则胜热，而使血从二便出矣。仲景治下痢腹痛，而用紫参汤以除，亦取散其积血之意。但市人罕识其真用，以紫菀为代。虽其寒热不同，而其疏利则一。反藜芦（时珍曰：五参五色配五脏，故人参入脾曰黄参，沙参入肺曰白参，玄参入肾曰黑参，牡蒙入肝曰紫参，丹参入心曰赤参，其苦参则右肾命门之药也）。

白前根

白前根 气味甘微温，无毒，主治胸胁逆气，咳嗽上气，呼吸欲绝。

张隐庵曰：寇宗奭云"白前保定肺气，治嗽多用以温药相佐使尤佳。"李时珍曰"白前色白，而味微辛甘，手太阴药也，长于降气，肺气壅实而有痰者宜之。若虚而长哽气者，不可用。"张仲景治咳而脉浮者，泽漆汤中亦用之。愚以泽漆汤方有紫参，复有白前，故因紫参而附白前于此也。白前虽《别录》收入中品，而仲祖方中先用之，则宏景亦因古方录取，但出处不若《本经》之详悉，学者须知之。

海藏曰：白前根气微温，味甘，微寒，无毒。《本草》云："主胸胁逆气，咳嗽上气（《本经》语。）"状似白薇、牛膝辈。

时珍曰：白前降气下痰。

仕材曰：白前疗喉间喘呼欲绝，宽胸中气满难舒。

李梴曰：白前气味甘辛平，善保肺气嗽有情，胸胁烦闷气冲上，不眠喉作水鸡声。

讱庵曰：白前辛苦微寒，长于降气下痰止嗽，治肺气壅实，胸膈逆满。虚者禁用。似牛膝，粗长坚直易断者，白前也；短小柔软能弯者，白微也。

兆嘉曰：白前藉苦辛以降气行痰，仗微寒而清金除热。

宫绣曰：白前专入肺，甘辛微温，为降气祛风除痰要药。缘人气实则痰壅，痰壅则风作，风与痰气胶固，则肺因而不宁而有喘嗽，喘促体肿之病矣。非不用此以泄肺中实痰风邪，则气曷降而嗽曷止，是以《金匮》用以治咳嗽脉沉深。师白前汤用此以治久嗽上气，昔取降肺除痰之意，非若白前气味咸寒，专泄肺胃燥热；细辛辛热，专发肾中寒邪也，此惟实者用之，虚者不宜用耳。似牛膝，粗长坚直易断者良，若短小柔软能弯者是白微。去头须，甘草水浸一昼夜，焙用。忌羊肉（白前、白微、牛膝，三者形色相同，察《纲目》辨之最详）。

当归

当归 气味苦温无毒，主治咳逆上气，温疟寒热，洗洗在皮肤中，妇人漏下，绝子，诸恶疮疡金疮，煮汁饮之。

张隐庵曰：当归花红根黑者，气味苦温，禀少阴水火之气。主治咳逆上气者，心肾之气，上下相交，各有所归，则咳逆上气自平矣。治温疟寒热，洗洗在皮肤中者，助心主之血液，从经脉而外充于皮肤，则温疟之寒热、洗洗然而在皮肤中者，可治也。治妇人漏下、绝子者，助肾脏之精气，从下而上，交于心包，则妇人漏下无时而绝子者，可治也。治诸恶疮疡者，养血解毒也；治金疮养血生肌也。凡药皆可煮饮，独当归言煮汁饮者，以"中焦取汁，变化而赤则为血"，当归滋中焦之汁以养血，故曰煮汁，谓煮汁饮之，得其专精矣。《本经》凡加别言，各有意存，如术宜煎饵，地黄作汤，当归煮汁，皆当体会者。

叶天士曰：当归气温，禀天春升之木气，入足厥阴肝经；味苦无毒，得地南方之火味，入手少阴心经。气升味厚，阳也。其主咳逆上气者，心主血，肝藏血，血枯则肝木挟心火上刑肺金，而咳逆上气也，当归入肝养血，入心清火，所以主之也。肝为风，心为火，风火为阳，但热不寒者为温疟；风火乘肺，肺主皮毛，寒热洗洗在皮毛中，肺受风火之邪，不能固皮毛也。当归入心入肝，肝血足则风定，心血足则火息，而皮毛中寒热自愈也。妇人以血为主，漏下绝子，血枯故也，当归补血，所以主之。诸恶疮疡，皆属心火，心血足则心火息。金疮失血之症，味苦清心，气温养血，所以皆主之。用取汁饮者，取汤液之功，近而速也。

陈修园曰：当归气温，禀木气而入肝；味苦无毒，得火味而入心。其主咳逆上气者，心主血，肝藏血，血枯则肝木挟心火而刑金，当归入肝养血，入心清火，所以主之也。肝为风，

心为火，风火为阳，阳盛，则为但热不寒之温疟，而肺受风火之邪，肺气怯，不能为皮毛之主，故寒热洗洗在皮肤中。当归令肝血足而风定，心血足而火息，则皮肤中之寒热可除也。肝主藏血，补肝即所以止漏也；手少阴脉动甚，为有子，补心即所以种子也。疮疡皆属火，血足则心火息矣；金疮无不失血，血长则金疮瘳矣。煮汁饮之，四字别言，先圣大费苦心，谓"中焦受气取汁，变化而赤是为血"，当归煮汁，滋中焦之汁，与地黄作汤同义，可知时传炒燥、土炒，反涸其自然之汁，大失经旨。

徐灵胎曰：当归辛香而润，香则走脾，润则补血，故能透入中焦营气之分，而为补营之圣药。

当归为血家必用之药，而《本经》无一字及于补血养血者何也？盖气无形可骤生，血有形难速长。凡通闭顺气，和阴清火降逆生津，去风利窍，一切滋润通和之品，皆能令阴气流通，不使亢阳致害，即所以生血也。当归辛芳温润，兼此数长，实为养血之要品。惟著其血充之效，则血之得所养，不待言而可知此等当参全经而悟其理。

东垣曰：当归味甘辛，性温，无毒，可升可降，阳也。其用有四，头止血而上行，身养血而中守，稍破血而下流，全活血而不走。

丹溪曰：当归气温味辛，气味俱轻，阳也。又阳中微阴，大能和血补血，治血证通用。雷公曰："若破血即使头一节硬实者，若行血止血可用尾。

若一时用不如不使，服之无效。"易老[1]以为头破血，身行血，尾止血。又云："身养血，若全用和血"。《别说》云："大补不足，决取立效之药。气血昏乱，服之而定气血，各有所归之名，故名当归。"《本草》云："主咳逆上气，温疟，及女子诸疾不足"，此说尽当归之用矣。

海藏曰：当归气温，味辛甘而大温，气味俱轻，阳也。甘辛，阳中微阴，无毒，入手少阴经、足太阴经、厥阴经。《象》云："和血补血，尾破血，身和血。先水洗去土，酒制过，或火干日干入药，血病须用，去芦用。

时珍曰：当归治头痛、心腹诸痛，润肠胃、筋骨、皮肤，治痈疽，排脓止痛，和血补血。

仕材曰：当归去阏生新，舒筋润肠，温中止心腹之痛，养营疗肢节之疼，外科排脓止痛，女科沥血崩中。

李梴曰：当归甘辛中头止血，破血用尾和用身，随所引用上头角，理胸腹下荣筋，兼治风疮及气逆，金疮胎产更称神。

切庵曰：当归甘温和血，辛温散内寒，苦温助心散寒，入心肝脾，为血中之气药。治虚劳寒热，咳逆上气，温疟澼痢，头痛腰痛，心腹诸痛，风痉无汗，痿痹癥瘕，痈疽疮疡，冲脉气病，气逆里急，带脉为病，腹痛腰溶，溶如坐水中，及妇人诸不足，一切血证，阴虚而阳无所附者。润肠胃，泽皮肤，养血生肌，排脓止痛。然滑，大肠泻者，忌用。使气血各有所归，故名。川产力刚善攻，秦产力柔善补。以秦产头圆尾多，肥润气香者良，名马尾当归。尾粗尖枯者，名镵头当归，只宜发散用。治血酒制，有痰姜制（按：当归非治痰药，姜制臆说耳）。

兆嘉曰：当归引诸血各归其经，甘苦性温香且润，虽理血仍能调气，心肝脾脏畅而和，能解表以温中，可养营而止痛，下行破血尾力为强，补血守中归身独得，调营血自然风灭，诸痹仗此以宣通，行脏腑旁及奇经，胎产须知能受益。

宫绣曰：当归专入心，辛甘温润，诸书载为入心生血上品。缘脉为血府，诸脉皆属于心，心无血养则脉不通，血无气附则血滞而不行。当归气味辛甘，既不虑其过散，复不虑其过缓。得其温中之润，阴中之阳，故能通心而血生，是为血中药，故凡一切血症、阴虚、阳无所附而见血枯、血燥、血闭、血脱等症，则当用此主治。

按：当归头则止血上行，身则养血中守，尾则破血下流，全则活血不走。古方合白芍、芎䓖、地黄同用，名为四物汤总剂。盖谓得芎以为长养生发之机，地黄以为滋补化源之自，白芍以为救阴敛阳之本，则血始能以生。若血虚而气不固，则当佐以人参、

---

① 易老：即金代著名医家张元素，河北易水人，著有《医学启源》，阐发脏腑辨证理论，发明归经学说，对中医学术发展贡献巨大，故后世尊称为易老。

黄芪，血热佐以条芩栀连，血积佐以大黄、牵牛与。夫营虚而表不解，则当佐以柴葛麻桂。卫热而表不敛，则当佐以大黄。随其病之所向，以为出入加减要。使血滞能通，血虚能补，血枯能润，血乱能抚，俾血与气附，气与血固，而不致散乱而无所归耳。书命其名曰归，即是此意。是以气逆而见咳逆上闻者，则当用此以和血，血和而气则降矣。寒郁而见疝痫腰腹头痛者，则当用以散寒，寒散而血则和矣。血虚而见风痉无汗者，则当用此以养血，血养而风则散矣。他如疮疡痈疽而见痛苦异常，肌肉失养而见皮肤不润，并冲脉为病而见气逆里急，带脉为病而见腹痛腰如坐水，亦何莫不因血虚气无所附之意，得此则排脓痛止痛消毒去，肤泽皮润而无枯槁不荣之患矣。然此味辛则散气，虚火盛者切忌；味甘则壅脾胃，虚寒者则忌；体润性滑，大肠泄泻者则忌；不可不熟，晰而明辨耳。至书既言当归入心，而又曰入肝入脾，无非因其血补，而肝与脾皆有统藏之意。秦产头圆尾多，色紫气香肥润名马尾当归，其性力柔，善补；川产尾粗坚枯名镵头当归，其性力刚，善攻，只宜发散。收贮晒干，乘热纸封瓮内，用宜酒洗。畏菖蒲、海藻、生姜，恶湿面（按：当归之性动而滑，凡因火动血者或脏气虚弱便血不止，均忌用）。

芍药

芍药 气味苦平，无毒，主治邪气腹痛，除血痹，破坚积寒热、疝瘕，止痛，利小便，益气。

张隐庵曰：初之气，厥阴风木二之气，少阴君火。芍药春生红芽，禀厥阴风木而治肝；花开三四月间，禀少阴火气而治心，炎上作苦，得少阴君火之气化，故气味苦平。风木之邪，伤其中土，致脾络不能从经脉而外行，则腹痛。芍药疏通经脉，则邪气在腹而痛者可治也。心主血，肝藏血，芍药禀木气而治肝，禀火气而治心，故除血痹。除血痹则坚积亦破矣。血痹为病，则身发寒热；坚积为病，则或疝或瘕。芍药能调血中之气，故皆治之。止痛者，止疝瘕之痛也。肝主疏泄，故利小便。益气者，益血中之气也，益气则血亦行矣。

芍药气味苦平，后人妄改圣经，而曰微酸。元明诸家，相沿为酸寒收敛之品，凡里虚下利者，多用之以收敛。夫性功可以强辩，气味不可诬传。试将芍药咀嚼，酸味何在？又谓新产妇人，忌用芍药，恐酸敛耳。夫《本经》主治邪气腹痛，且除血痹寒热，破坚积疝瘕，则新产恶露未尽，正宜用之。若里虚下痢，反不当用也。又谓白芍、赤芍，各为一种，白补赤泻，白收赤散，白寒赤温，白入气分，赤入血分，不知芍药花开赤白，其类总一。李时珍曰：根之赤白，随花之色也”；卢子由曰："根之赤白，从花之赤白也。白根固白，而赤根亦白，切片以火酒润之，覆盖过宿，白根转白，赤根转赤矣。"今药肆中，一种赤芍药，不知何物草根，儿医、疡医多用之，此习焉而不察，为害殊甚。愚观天下之医，不察《本经》，不辨药性，因讹传讹，固结不解，咸为习俗所误，宁不悲哉。

叶天士曰：芍药气平，禀天秋收之金气，入手太阴肺经；味苦无毒，得地南方之火味，入手少阴心经。气味俱降，阴也。腹者，足太阴经行之地。邪气者，肝木之邪气乘脾土作痛也。芍药入肺，气平伐肝，所以主之。血痹者，血涩不行而麻木也，芍药入心，苦以散结，故主之也。坚积，坚硬之积也；疝者，小腹下痛，肝病也；瘕者，假物而成之积也；寒热疝瘕者，其原或因寒，或因热也。芍药能破之者，味苦散结，气平伐肝也。诸痛皆属心火，味苦清心，所以止痛。膀胱津液之出，皆由肺气，苦平清肺，肺气下行，故利小便。肺主气，壮火则食气。芍药气平益肺，肺清，故益气也。赤者，入心与小肠，心主血，小肠主变化，所以行而不留，主破血也。

陈修园曰：芍药气平，是夏花而禀燥金之气；味苦，是得少阴君火之味。气平下降，味苦下泄而走血，为攻下之品，非补养之物也。邪气腹痛，小便不利，及一切诸痛，皆气滞之病。其主之者以苦平，而泄其气也。血痹者，血闭而不行，甚则为寒热不调。坚积者，积久而坚实，甚则为疝瘕满痛，皆血滞之病。其主之者，以苦平而行其血也。又云益气者，谓邪气得攻而净，则元气自然受益，非谓芍药能补气也。今人妄改圣经，以"酸寒"二字易"苦平"，误认为敛阴之品，杀人无算，试取芍药而嚼之，酸寒何在乎？

徐灵胎曰：芍药花大而荣，得春气为盛而居百花之殿，故能收拾肝气，使归根反本，不至以有余肆暴犯肺伤脾，乃养肝之圣药也。

东垣曰：芍药味酸平，性寒，有小毒，可升可降，阴也。其用有四：扶阳气大除腹痛，收阴气陡健脾经，堕其胎能逐其血，损其肝能缓其中。

丹溪曰：白芍药酒浸炒，与白术同用则能补脾，与川芎同用则泻肝，与人参、白术同用则补气，治腹中痛而下痢者必炒，后重不炒。又云白芍惟治血虚腹痛，诸腹痛皆不可治。又芍药白补赤泻。又云赤者利小便下气，白者止痛散血。又云血虚寒人禁此一物。古人有言曰"减芍药以避中寒"，诚不可忽。

海藏曰：芍药气微寒，味酸而苦，气薄味厚，阴也，降也。阴中之阳，有小毒，入手足太阴经。《象》云："补中焦之药，得炙甘草为佐，治腹中痛。夏月腹痛，少加黄芩。"如恶寒腹痛，加肉桂一钱，白芍药三钱，炙甘草一钱半，此仲景神方也。如冬月太寒腹痛，加桂二钱半，水二盏，煎一半，去皮用。

时珍曰：芍药止下痢腹痛后重。

仕材曰：白芍药敛肺而主胀逆喘咳，腠理不固；安脾而主中满腹痛，泻痢不和；制肝而主血热目疾，胁下作疼。赤者，专行恶血兼利小肠。

李梴曰：白芍酸寒补津液，治血

虚痛破坚积，止泻痢因湿热消，生血损肝还受益。赤芍专能消瘀血，利水下气祛烦热，大除腹痛通月经，疗眼消痈肝火泄。

讱庵曰：白芍苦酸微寒，入肝脾血分，为手足太阴行经药。泻肝火，安脾肺，固腠理，和血脉，收阴气，敛逆气，散恶血，利小便，缓中止痛，益气除烦，敛汗安胎，补劳退热。治泻痢后重，脾虚腹痛，心痞胁痛，肺胀喘噫，痈肿疝瘕。其收降之体，又能入血海而至厥阴，目涩，肝血不足，妇人胎产及一切血病。又曰产后忌用。赤芍药主治略同，尤能泻肝火，散恶血，治腹痛坚积，血痹疝瘕，经闭肠风，痈肿目赤。白补而收，赤泻而散。白益脾，能于土中泻水；赤散邪，能行血中之滞。产后俱忌用（杜撰之言）赤白各随花色，单瓣者入药酒炒用，妇人血分醋炒，下痢后重不炒。恶芒硝、石斛，畏鳖甲、小蓟，反藜芦。

兆嘉曰：白芍药平肝敛营，气逆汗多均可治。安脾御木，疝痛腹痛总堪投，退营热以除烦。具酸苦甘寒之性，补脾阴而清肺，赖芳香润泽之功，通补奇经产后胎前须赖，和调诸痢里虚后重堪凭。若夫赤芍功能专司行散，倘欲诸般，制炒随病相宜。

宫绣曰：白芍专入肝，有白有赤。白者味酸微寒无毒，功专入肝经血分，敛气。缘气属阳，血属阴，阳亢则阴衰，阴凝则阳伏。血盛于气则血凝而不行，气盛于血则血燥而益枯。血之盛者，必赖辛为之散，故川芎号为补肝之气；气之盛者，必赖酸为之收，故白芍号为敛肝之液、收肝之气，而令气不妄行也。至于书载功能益气除烦，敛汗安胎，补虚返热，及治泻痢后重，痞胀胁痛，肺胀嗳逆，痈肿疝瘕，鼻衄目涩溺闭，何一不由肝气之过盛而致阴液之不敛耳。是以书言能理脾肺者，因其肝气既收，则木不克土，土安则金亦得所养，故脾肺自尔安和之意。产后不宜妄用者，以其气血既虚，芍药恐伐生气之意也。然用之得宜，亦又何忌？如仲景黑神散、芍药汤非皆产后要药耶？惟在相症明确耳。出杭州佳。酒炒用。恶芒硝、石斛，畏鳖甲、小蓟，反藜芦。赤芍其义另详（有仲景黑神散、芍药散二方，愈见产后不用白芍之论臆说也）。赤芍专入肝，与白芍主治略同。但白则有敛阴益营之力，赤则止有散邪行血之意。白则能于土中泻木，赤则能于血中活滞。故凡腹痛坚积，血瘕疝痹，经闭目赤，因于积热而成者，用此则能凉血逐瘀，与白芍主补无泻大相远耳。《大明》[①]指为赤白皆补，其说不切。《日华子》指为赤能补气，白能治血，其说尤不切耳，不可不知。至云产后忌用，亦须审其脉症及脏偏胜若何耳，不可尽拘。恶芒硝、石斛，畏鳖甲、小蓟，反藜芦（白芍敛阴能补血，赤芍散瘀能行血，确论耳。余说皆不切当）。

---

① 《大明》：即《大明本草》简称。

芎䓖

芎䓖 气味辛温，无毒，主治中风入脑，头痛寒痹，筋挛缓急，金疮，妇人血闭无子。

张隐庵曰：川芎气味辛温，根叶皆香，生于西川，禀阳明秋金之气化。名芎䓖者，乾为天为金，芎穹，窿也；䓖穹高也，皆天之象也。主治中风入脑头痛者，川芎禀金气而治风，性上行而治头脑也。寒痹筋挛缓急者，寒气凝结则痹，痹则筋挛。弛纵曰缓，拘掣曰急，川芎辛温散行，不但上彻头脑而治风，且从内达外而散寒，故寒痹筋挛缓急可治也。治金疮者，金疮从皮肤而伤肌肉，川芎禀阳明金气，能从肌肉而达皮肤。治妇人血闭无子者，妇人无子因于血闭，川芎禀金气而平木，肝血疏通，故有子也。沈括《笔谈》云："川芎不可久服、单服，令人暴死。"夫川芎乃《本经》中品之药，所以治病者也，有病则服，无病不宜服，服之而病愈，又不宜多服。若佐补药而使之开导，久服可也。有头脑中风寒痹筋挛之证，单用可也，遽以暴死加之，谓不可久服、单服执矣。医执是说，而不能圆通会悟，其犹正墙面而立也与。

叶天士曰：川芎气温，禀天春和之木气，入足厥阴肝经；味辛无毒，得地西方之金味，入手太阴肺经。气味俱升，阳也。风为阳邪而伤于上，风气通肝，肝经与督脉会于巅顶，所以中风，风邪入脑，头痛也。其主之者，辛温能散也。寒伤血，血涩则麻木而痹；血不养筋，筋急而挛，肝藏血而主筋。川芎入肝而辛温，则血活而筋行，痹者愈而挛者痊也。缓急金疮，金疮失血，则筋时缓时急也。川芎味辛则润，润可治急，气温则缓，缓可治缓也。妇人禀地道而生，以血为主，血闭不通，则不生育。川芎入肝，肝乃藏血之脏，生发之经，气温血活，自然生生不已也。

陈修园曰：川芎气温，禀春气而入肝；味辛无毒，得金味而入肺。风为阳邪而伤于上，风气通肝，肝经与督脉会于巅顶而为病。川芎辛温而散邪，所以主之。血少而不能热肤，故生寒而为痹；血少不能养筋，故筋结而为挛。筋纵而为缓，筋缩而为急。川芎辛温而活血，所以主之。治金疮者，以金疮从皮肤以伤肌肉。川芎禀阳明金气，能从肌肉而达皮肤也。妇人以血为主，血闭不通，则不生育。川芎辛温通经，而又能补血，所以治血闭无子也。

芎䓖（附蘼芜）。东垣曰：川芎味辛，性温，无毒，升也，阳也。其用有二：上行头角，助元阳之气而止痛；下行血海，养新生之血以调经。

丹溪曰：芎䓖久服致气暴亡，以其味辛性温也。辛甘发散之过欤？《局方》以沉麝檀脑丁桂诸香作汤，较之芎散之祸，孰为优劣？试思之。若单服既久，则走散真气，即使他药佐使，又不可久服，中病便已，则乌能至此也。《春秋》注云："麦曲鞠穷，所以御湿（详见楚子伐萧）。

海藏曰：川芎气温味辛，纯阳无毒，入手足厥阴经，少阳经本经药。《象》云："补血，治血虚头痛之圣药。妊娠胎不动数月，加当归二味各二钱，水两盏，煎至一半服，神效。

时珍曰：芎藭燥湿，止泻痢，行气开郁。

仕材曰：芎藭主头痛面风、泪出多涕、寒痹筋挛，去阏生新调经，种子长肉排脓。小者，名櫱芎，止痢且开郁。

李梴曰：川芎辛温行血气，止头痛破血海瘀，更散心郁治痈疽，风寒湿痹亦能去。叶名蘼芜治老风，又主咳逆及蛊疰。

讱庵曰：芎藭辛温升浮，为少阳引经（胆），入手足厥阴气分（心包、肝），乃血中气药，助清阳而开诸郁，润肝燥而补肝虚，上行头目，下行血海搜风，散瘀止痛调经。治风湿在头，血虚头痛，腹痛胁风，气郁血郁，湿泻血痢，寒痹筋挛，目泪多涕，风木为病及痈疽疮疡、男妇一切血证。然香窜辛散，能走泄真气，单服、久服令人暴亡。

兆嘉曰：川芎辛甘微苦，力能解郁，调经润泽且香。功可和营理气，愈头风之偏正。性喜上升，补肝燥之虚衰。善通奇脉，温宣之性，能疏血分风寒。走窜无方，防劫阴中元气。

宫绣曰：川芎专入肝，兼入心包、胆，辛温升浮，为肝胆心包血分中气

药，故凡肝因风郁而见腹痛胁痛、血痢寒痹、筋挛目泪及痈疽，一切等症，治皆能痊。缘人一身血气周流，无有阻滞，则百病不生。若是寒湿内搏，则血滞而不行；热湿内搏，则血急而妄沸。气郁于血，则当行气以散血；血郁于气，则当活血以通气。行气必用芎归，以血得归则补而血可活，且血之气又更得芎而助也。况川芎上行头目，下行血海，其辛最能散邪，血因风郁得芎入而血自活，血活而风自灭。又何有瘕、有痹、有痛、有郁而致病变多端哉？是以四物用之以散肝经之风，头痛必用以除其郁。然气味辛窜，能泄真气，单服、久服令人暴亡。蜀产大块里白不油辛甘者良，江南产者为抚芎，秦产为西芎。白芷为使，畏黄连、硝石、滑石，恶黄芪、山茱萸（痈从六腑生，疽从五脏成，皆属气血相滞所致，用川芎开气活血也）。

牡丹

牡丹 气味辛寒无毒，主治寒热中风，瘈疭惊痫邪气，除癥坚瘀血，留舍肠胃，安五脏痈疮。

张隐庵曰：牡丹根上生枝，皮色外红紫，内粉白，命名曰"牡丹"，乃心主血脉之药也。始生西北，气味辛寒，盖禀金水相生之气化。寒热中风，瘈疭惊痫邪气者，言邪风之气中于人身，伤其血脉，致身发寒热而手足瘈疭，面目惊痫。丹皮禀金气而治血脉之风，故主之也。癥坚瘀血，留舍肠

胃者。言经脉之血，不渗灌于络脉，则留舍肠胃，而为癥坚之瘀血。丹皮辛以散之，寒以清之，故主除焉。花开五色，故安五脏，通调血脉，故疗痈疮。

叶天士曰：牡丹皮气寒，禀天冬寒之水气，入手太阳寒水小肠经；味辛无毒，得地西方之金味，入手太阴肺经。气味降多于升，阴也。寒水太阳经行身之表，而为外藩者也。太阳阴虚，则皮毛不密，而外藩不固，表邪外入而寒热矣。其主之者，气寒可以清热，味辛可以散寒解表也。肝者，风木之脏也，肺经不能制肝，肝风挟浊火上逆，中风瘛疭惊痫之症生焉。丹皮辛寒益肺平肝，肝不升而肺气降，诸症平矣。小肠者，受盛之官，与心为表里，心主血，血热下注，留舍小肠，瘀积成瘕，形坚可徵。丹皮寒可清热，辛可散结，所以入小肠而除瘕也。五脏，藏阴者也，辛寒清血，血清阴足而安脏也。营血逆于肉里，乃生痈疮。丹皮辛寒，可以散血热，所以和营而疗痈疮也。

陈修园曰：丹皮气寒，禀水气而入肾；味辛无毒，得金味而入肺。心火具炎上之性，火郁则寒，火发则热。丹皮禀水气而制火，所以主之。肝为风脏，中风而害其筋，则为瘛疭；中风而乱其魂，则为惊痫。丹皮得金味以平肝，所以主之。邪气者，风火之邪也，邪气动血，留舍肠胃，瘀积瘕坚。丹皮之寒能清热，辛能散结，可以除之。肺为五脏之长，肺安而五脏俱安。痈疮皆属心火，心火降而痈疮可疗。

徐灵胎曰：牡丹为花中之王，乃木气之最。荣泽者，故能疏养肝气，和通经脉，与芍药功颇近，但芍药微主敛，而牡丹微主散，则以芍药味胜，牡丹气胜，味属阴而气属阳也。

海藏曰：牡丹皮气寒味苦辛，阴中微阳，辛苦微寒，无毒，手厥阴经足少阴经。《象》云："治肠胃积血及衄血吐血必用之药。

时珍曰：牡丹和血生血凉血，治血中伏火，除烦热。

李梴曰：牡丹皮寒泻火伏，养真血气破结蓄，专主无汗之骨蒸，又补神志之不足。

切庵曰：牡丹皮辛甘微寒，入手足少阴厥阴，泻血中伏火，和血凉血而生血，破积血通经脉，为吐衄必用之药。治中风、五劳、惊痫、癥疭，除烦热，疗痈疮，下胞胎，退无汗之骨蒸。单瓣花红者入药，肉厚者佳。酒拌蒸用。畏贝母、菟丝、大黄，忌蒜、胡荽（伏砒）。

兆嘉曰：丹皮清少阳血分之火邪，寒而更苦，散营分瘀留之热结，香以兼辛色丹，并入乎心肝，可治有邪于经络。性窜直通夫肾脏，能除无汗之骨蒸。

宫绣曰：丹皮专入心、肾、肝，辛苦微寒，能入手少阴心、足少阴肾、足厥阴肝，以治三经血中伏火。时珍曰："伏火即阴火也，阴火即相火也。相火炽则血必燥、必枯、必滞。与火上浮而见为吐、为衄、虚损；与风、与痰、与火相搏，而见五痨惊痫癥疭

（瘛则筋急而缩，疭则筋缓而伸，或伸或缩，手如拽锯，谓之瘛疭，即俗所谓抽搐。惊则外有所触，心无所主；痫则卒然昏仆，身软吐痰，时发时止。五痨：一曰志痨，二曰心痨，三曰思痨，四曰忧痨，五曰疫痨）；瘀结而见疮疡痈毒，产难并无汗骨蒸，用此不特。"味辛而散血中之实热，且有凉相火之神功。世人专以黄蘗治相火，而不知丹皮之功更胜。盖黄蘗恶寒而燥，初则伤胃，久则败阳，苦燥之性徒存，而补阴之功绝少。丹皮赤色，象离能泻阴中之火，使火退而阴生，所以入足少阴而佐滋补之用，较之黄蘗不啻霄壤矣。张元素曰："丹皮治无汗之骨蒸神不足者，手少阴心志不足者，足少阴肾肾气丸用丹皮治神志不足也。"但补性少而泄性多，凡虚寒血崩经行过期不尽者，为并禁焉。赤者利血，白者兼补气。酒拌蒸用，忌蒜、胡荽、伏砒（《内经》曰："水之精为志"，故肾藏志火之精为神，故心藏神，丹皮兼心肾之用）。

地榆

地榆 气味苦微寒，无毒，主治妇人产乳痉病，七伤，带下，五漏，止痛止汗，除恶肉，疗金疮。

张隐庵曰：地榆，一名玉豉，其臭兼酸，其色则赭，故《别录》又名酸赭。盖禀厥阴木火之气，能资肝脏之血也。主治妇人产乳痉病者，谓产后乳子血虚，中风而病痉。地榆益肝脏之血，故可治也。七伤者，食伤、忧伤、房室伤、饥伤、劳伤、经络荣卫气伤、饮伤，内有干血，身皮甲错，两目暗黑也。地榆得先春之气，故能养五脏而治七伤。带下五漏者，带漏五色，或如青泥，或如红津，或如白涕，或如黄瓜，或如黑衃血也。止痛者，止妇人九痛，一阴中痛，二阴中淋痛，三小便痛，四寒冷痛，五月经来时腹痛，六气满来时足痛，七汗出阴中如虫啮痛，八胁下皮肤痛，九腰痛。地榆得木火之气，能散带漏下之瘀，而解阴凝之痛也。止汗者，止产后血虚汗出也。除恶肉疗金疮者，生阳气盛则恶肉自除；血气调和，则金疮可疗。

东垣曰：地榆味苦甘酸，性微寒，无毒，沉也，阴也。其用有二：主下部积热之血痢，止下焦不禁之月经。

海藏曰：地榆气微寒，味甘酸苦而酸，气味俱厚，阴也。《本草》云："妇人乳产七伤、带下月水不止、血崩之疾，除恶血、止疼痛、肠风泄血。

时珍曰：地榆汁酿酒，治风痹，补脑；捣汁涂虎犬蛇虫伤。

仕材曰：地榆止血痢肠风，除带下五漏。

李梴曰：地榆甘苦酸微寒，治下热痢血诸般，妇人崩带乳硬痛，止渴诸疮脓可排。

讱庵曰：地榆苦酸微寒，性沉而涩，入下焦除血热，治吐衄崩中，肠风血痢。

兆嘉曰：地榆酸苦入营阴，肝与大肠皆可及，沉寒凉血分火，同湿热总堪除，且能散肿疏风，疮疹常用并可疗，崩治痢痔漏多宜。

宫绣曰：地榆专入肝肠胃，苦酸微寒，性沉而涩。诸书皆言因其苦寒则能入于下焦血分除热，俾热悉从下解。又言性沉而涩，凡人症患吐衄崩中肠风血痢等，得此则能涩血不解。

按：此不无两岐，讵知其热不除则血不止，其热既清则血自安，且其性主收敛，既能清降又能收涩，则清不虑其过泄，涩亦不虑其或滞，实为解热止血药也。但血热者当用，虚寒者不宜用；久病者宜用，初起者不宜用。作膏可贴金疮，捣汁可涂虎犬蛇虫伤毒，饮之亦可。似柳根外黑里红，取上截炒黑用，梢反行血。得发良。恶麦冬（用地榆炭细末调鸡子清敷汤火伤疮，神效）。

紫草

紫草 气味苦寒，无毒，主治心腹邪气五疸，补中益气，利九窍。

张隐庵曰：紫乃苍赤之间色，紫草色紫，得火气也，苗似兰香，得土气也，火土相生，能资中焦之精汁，而调和其上下，故气味苦寒。主治心腹之邪气、疸者，干也，津液枯干也。五疸者，惊疸、食疸、气疸、筋疸、骨疸也。紫草禀火土之气，滋益三焦，故治小儿之五疸。补中者，补中土也；益气者，益三焦之气也；九窍为水注之气，补中土而益三焦，则如雾、如沤、如渎，水气环复，故利九窍。

徐灵胎曰：紫草色紫而走心，心主血，又其性寒，故能治血家之热。

海藏曰：紫草气寒，味苦，无毒。《本草》云："主心腹邪气五疸，补中益气，利九窍，通水道，治腹肿胀满，去土用茸。"

时珍曰：紫草治斑疹痘毒，活血凉血，利大肠。

仕材曰：紫草凉血和血，清解疮疡，宣发痘疹，通大小肠。

李梴曰：紫草苦寒利九窍，肿疽卒淋俱可疗，荡腹心邪治伤寒，痘疹面皱为最妙。

㓥庵曰：紫草甘咸气寒，入厥阴血分，凉血活血，利九窍，通二便，治心腹邪气，水肿，五疸，癥瘕恶疮及痘疮血热毒盛，二便闭涩者宜之，泻者忌用。去头须酒洗。

兆嘉曰：紫草透肌凉血，甘寒咸滑相兼，宣窍通肠包络肝经并入。若或痘疮热结，清心下导于二肠，即使毒滞瘀凝，解里外松夫肌表。

宫绣曰：紫草专入心包肝，甘咸气寒，色紫质滑，专入厥阴血分凉血，血凉则九窍通，二便利。故凡血热毒闭而见心腹急痛、水肿不消、五疸、癥瘕、恶疮及痘疮，血热毒盛，二便闭涩者，治当用此。俾血得寒而凉，得咸而降，得滑而通，得紫而入血，凉毒清而二便因以解矣。奈世误以为宣发之药，不论毒闭与否辄用，殊失用药意义矣。泻者忌服。茸[①]得阳气之

---

① 茸：据《本草求真》应为"茸"，即紫草茸。

早用，宜取茸为正，酒洗用（《本经》曰："紫草能补中益气"，此论似臆说）。

泽兰

泽兰 气味苦微温，无毒，主治金疮、痈肿、疮脓。

张隐庵曰：泽兰本于水，而得五运之气，故主治三阴之症。生于水泽，气味苦温，根萼紫黑，禀少阴水火之气也。茎芳叶香，微有白毛，边如锯齿，禀太阴土金之气也。茎青节紫，叶生枝节间，其茎直上，禀厥阴之木气。主治金疮、痈肿、疮脓者，金疮乃刀斧所伤，为不内外因之证；痈肿乃寒邪客于经络，为外因之证；疮脓乃心火盛而血脉虚，为内因之证。泽兰禀五运而治三因之证者如此。

徐灵胎曰：泽兰生于水中，而芳香透达节实茎虚，能于人经络受湿之处，分疏通利，无所隔碍。盖其质阴而气阳，故能行乎人身之阴，而发之于阳也。

仕材曰：泽兰和血有消瘀之能，利水有消虫之效。

李梴曰：泽兰甘苦辛微温，皮肤骨节水难存，逐旧生新和血脉，妇人百病可寻源。

切庵曰：泽兰苦泄热，甘和血，辛散郁，香舒脾，入手太阴、厥阴（脾肝）。通九窍，利关节，养血气，长肌肉，破宿血，调月经，消癥瘕，散水肿。治产后血沥腰痛吐血，鼻目痛，头风痛毒扑损，补而不滞，行而不峻，为女科要药。时珍曰："兰草、泽兰一类二种，俱生下湿，紫茎素枝赤节绿叶，叶对节生有细齿，但以茎圆节长叶光有歧者为兰草，茎微方节短叶有毛者嫩。"时并可接而佩之，《楚词》所谓纫秋兰以为佩是也。吴人呼为香草，俗名孩儿菊。兰草走气分，故能利水道，除痰癖，杀虫辟恶，而为消渴良药。泽兰走血分，故能消水肿，涂痈毒，破瘀除癥，而为妇人要药。以为今之山兰者，误矣。防己为使。

兆嘉曰：泽兰辛香无甘苦，微温行水消瘀，入肝脾而解散，除风逐湿，行经络以分消。若夫另有佩兰开郁，功多能省头中垢腻，且可宣除陈腐，辛香较胜，堪医脾病消瘅。

宫绣曰：泽兰专入肝脾，苦甘而辛，即今妇人採置发中除垢者是也。玩①书所论泽兰与《本经》兰草同为一类，其生泽旁，紫茎素枝赤节，绿叶对节生有细齿，但兰草则茎圆节长枝光有歧，泽兰则茎微节方短，叶有毛之为异耳。二物并于嫩时，皆可刈佩，以其花叶皆香，置于发中，能以辟垢省头，故虽呼为香，俗则呼为孩儿菊，与于山兰其花虽香，而叶绝无气者迥上不相同。兰草茎圆叶光，其性专主入气，虽书载有"久服益气，轻身不

---

① 玩：本意为持玉反复观赏，后也指拿着他物观赏。引申泛指观赏、欣赏；进而引申指仔细体会、研习

老肤"语，然究止属利水除痰，杀虫辟恶而为消渴良药。即《内经》所谓"数食甘肥传为消渴，治之以兰，以除陈气是也"。泽兰茎方叶毛，虽书载有"和血舒脾，长养肌肉"之妙，然究皆属入脾行水、入肝治血之味，是以九窍能通、关节能利、宿食能破、月经能调、癥瘕能消、水肿能散、产后血淋腰痛能止、吐血衄血目痛风瘫痛毒扑损能治。观此则书所云"舒脾和血"，不过因其水消血除之意，岂真舒脾和血之味也乎？入补气补血之味同投，则消中有补，不致损真，诚佳品也。防己为使（时珍曰：兰草走气道，泽兰走血分，正如赤白茯苓、芍药补泻皆不同也。）

茜草根

茜草根　气味苦寒，无毒，主治寒湿风痹黄疸，补中。《别录》云：治蛊毒。久服益精气，轻身。

陈修园曰：气味苦寒者，得少阴之气化也。风寒湿三气合而为痹，而此能入手足少阴，俾上下交通而旋转，则痹自愈矣。上下交通，则中土自和，斯有补中之效矣。中土和，则湿热之气自化，而黄疸自愈矣。又《素问》以芦茹一两、乌鲗骨四两，丸以雀卵，饮以鲍鱼汁，治气竭肝伤，脱血，血枯，经闭，丈夫阴痿精伤，名曰四乌鲗骨一芦茹丸。芦茹，即茜草也，亦

取其入少阴以生血，补中宫以统血，汁可染绛，以血而能行血欤。后人以此三味，入乌骨白丝毛鸡腹内，以陈酒、童便煮烂，烘干为丸，以百劳水下五七十丸，治妇人倒经，血溢于上，男子咳嗽吐血，左手关脉弦，背上畏寒，有瘀血者。

海藏曰：茜根气寒，阴中微阳。珍云："去诸死血"。《药性论》云："主治六极[1]伤心肺，吐血泻血。

时珍曰：茜草根通经脉，治骨节风痛，活血行血。

李梴曰：茜根苦寒清心肺，逐瘀止血及崩带，退黄治痹排脓疮，中蛊作吐称为最。

切庵曰：茜草色赤，入营气，温行滞，味酸走肝，而咸走血，入厥阴血分（心包、肝），能行血止血，消瘀通经。治风痹黄疸、崩运扑损、痔瘘疮疖，血少者忌用。

兆嘉曰：茜草质禀咸温，入肝破血，味兼辛苦，行滞通经。

宫绣曰：茜草专入心包、肝，味酸咸寒，色赤，功用各异，有似于紫草，但紫草则止入肝凉血，使血自为通活。此则能入肝与心包，使血必为走泄也。故凡经闭风痹黄疸，因于瘀血内阻者，服之固能使瘀下行。如值吐崩尿血，因于血滞而见艰涩不快者，服之更能逐瘀血止，总皆除瘀去血之品，与紫草血热则凉之意，貌同实异，不可混也。但血虚发热者忌用。根可

---

① 六极。即六种劳伤虚损的病证。血极，则发堕善忘；筋极，则拘挛转筋；肉极，则肌削萎黄；气极，则短气喘急；骨极，则齿浮足痿；精极，则目暗耳聋。

染绛，忌铁（疸有五，曰：黄疸、谷疸、酒疸、汗疸、女劳疸，皆有寒湿、湿热之别，茵草治黄疸之药）。

秦艽

秦艽 气味苦平，无毒。主寒热邪气，寒湿风痹，肢节痛，下水利小便。

张隐庵曰：秦艽气味苦平，色如黄土，罗绞交纠，左右旋转，禀天地阴阳交感之气。盖天气左旋右转，地气右旋左转，左右者，阴阳之道路。主治寒热邪气者，地气从内以出外，阴气外交于阳，而寒热邪气自散矣。治寒湿风痹肢节痛者，天气从外以入内，阳气内交于阴，则寒湿风三邪合而成痹，以致肢节痛者可愈也。地气运行则水下，天气运行则小便利。

东垣曰：秦艽味苦辛平，性微温，无毒，可升可降，阴中之阳也。其用有二：除四肢风湿若神，疗遍体骨疸如金。

海藏曰：秦艽气微温，味苦辛，阴中微阳，手阳明经药。《象》云："主寒热邪气风湿痹，下水利小便，治黄病骨蒸，治口禁及肠风泻血。去芦用。

时珍曰：秦艽治胃热，虚劳发热。

仕材曰：秦艽祛风活络，养血舒筋，骨蒸黄疸，利水通淋。

李梴曰：秦艽辛苦气温平，风痹肢节口牙疼，时行寒热并劳热，治疸消浮令便清。

讱庵曰：秦艽苦燥湿，辛散风，去肠胃之热，益肝胆之气，养血荣筋，治风寒湿痹，通身挛急，虚劳骨蒸，疸黄酒毒，肠风泻血，口噤牙疼，湿胜风淫之症，利大小便。

兆嘉曰：秦艽养血祛风，和营利水，疏肌解表，苦平略解，微辛散热，润肠入肝，又能达胃。湿胜风淫之证，赖以搜除；筋痹骨痿，诸邪仗其宣利。

宫绣曰：秦艽专入肠胃，兼入肝胆，苦多于辛，性平微温。凡人感冒风寒与湿，则身体酸痛，肢节烦疼拘挛不遂。如风胜则为行痹，寒胜则为痛痹，湿胜则为着痹。痹在于骨则体重，痹在于脉则血涩，痹在于筋则拘挛，痹在于肉则不仁，痹在于皮则肤寒。至于手足酸疼，寒热俱有，则为阳明之湿；潮热骨蒸，则为阳明之热。推而疸黄便涩，肠风泻血，口噤牙痛，亦何莫不由阳明湿热与风所成？用此苦多于辛，以燥湿邪；辛兼以苦，以除肝胆风热，实为祛风除湿之剂。然久痛虚羸，血气失养，下体虚寒酸疼枯瘦，小便利者，咸非所宜。形作罗纹相交长大黄白，左纹者良，右纹勿用。菖蒲为使，畏牛乳（风除则润，故秦艽为风药中润剂；湿去则补，故秦艽为散药中补剂）。

防己

防己 气味辛平，无毒，主治风寒温疟热气，诸痫，除邪，利大小便。

张隐庵曰：防己气味辛平，色白

纹黑，禀金水相生之气化，其茎如木，木能防土，己者土也，故有防己之名。主治风寒温疟热气者，风寒之邪，藏于肾脏，发为先热后寒之温疟。温疟者，热气有余之疟也。《经》云："温疟者，先热后寒，得之冬中于风寒，此病藏于肾。"防己启在下之水精，而输转于外，故治风寒温疟热气也。诸痫除邪者，心包受邪，发为牛马猪羊鸡诸痫之证。防己中空藤蔓，能通在内之经脉，而外达于络脉，故治诸痫除邪也。利大小便者，土得木而达，木防其土，土气疏通，则二便自利矣。

愚按（郭小陶）：防己气味辛平，茎空藤蔓，根纹如车辐，能启在下之水精而上升，通在内之经脉而外达。故《金匮要略》云："膈间支饮，其人喘满，心下痞坚，面色黧黑者，其脉沉紧，得之数十日，医吐下之不愈，木防己汤主之。"又云："风水脉浮，身重汗出恶风者，防己黄芪汤主之；皮水为病，四肢肿，水气在皮肤中，四肢聂聂动者，防己茯苓汤主之。"《千金》方治遗尿，小便涩，三物木防己汤主之。而李东垣有云："防己乃下焦血分之药，病在上焦气分者，禁用。"试观《金匮》诸方，所治之症，果在气分乎？血分乎？抑在上焦乎？下焦乎？盖防己乃血气通用之药，其性功与乌药、木通相类，而后人乃以防己为下部药，不知何据。东垣又曰："防己大苦寒，能泻血中湿热，比之于人，则险而健者也。"幸灾乐祸，能为乱阶，然善用之，亦可敌凶突险，此瞑

眩之药也，故圣人存而不废。噫！神农以中品之药为臣，主通调血气，却邪治病，无毒有毒，斟酌其宜，随病而用。如防己既列中品，且属无毒，以之治病，有行气清热之功，险健为乱之说，竟不知从何处得来，使后人遵之如格言，畏之若毒药，非先圣之罪人乎。东垣立言多属臆说，盖其人富而贪名，又无格物实学。李时珍乃谓："千古而下，惟东垣一人误矣。"嗟！嗟！安得伊芳再治世，更将经旨复重宣。

叶天士曰：防己气平，禀天秋降之金气；味辛无毒，得地西方燥金之味，入手太阴肺经。气味降多于升，阴也。风寒温疟者，感风寒而患但热不寒之疟也。热气诸痫者，心有热而患一切风痫也。温热皆为阳邪，痫疟皆属风木。防己气平，可以清阳邪，味辛可以平风木而消风痰也。除邪者，辛平之品，可除湿热之邪也。小便出于膀胱，膀胱津液，肺气化乃出。防己气平，可以化气，故利小便。大便出于大肠，膈与大肠为表里，味辛可以润肠，故利大便也。但臭恶伤胃，宜慎用之。

陈修园曰：防己气平，禀金之气；味辛无毒，得金之味，入手太阴肺经。风寒温疟者，感风寒而患但热不寒之疟也。热气诸痫者，心有热而患牛马猪羊鸡诸痫也。温热皆为阳邪，痫疟皆属风木。防己辛平，可以统治之。除邪者，又申言可除以上之邪气也。肺为水之上源，又与大肠为表里，防

己之辛平调肺气，则二便利矣。

丹溪曰：防己气寒苦辛，阳中之阴，治腰以下至足湿热肿盛，补膀胱去留热，通行十二经及治中风手脚挛急。《本草》云："汉防己君，木防己使"。如陶所注，即是木防己体用小同。

按：木汉二防己，即是根苗为名，汉主水气，木主风气。又云："木防己不入药"，古方亦通用之。治肺痿咯血多痰，汉防己、葶苈等分为末，糯米饮调下一钱甚效。

海藏曰：防己气寒，味大苦。辛苦，阴也，平无毒，通行十二经。《象》云："治腰以下至足湿热肿盛脚气，补膀胱去留热，通行十二经。去皮用。

仕材曰：防己祛下焦之湿，泻血分之热，理水肿脚气，通二便闭结。

李梴曰：防己苦辛气亦平，善治腰脚肿且疼，风湿热寒邪可利，疟喘疮痫用亦灵。

讱庵曰：防己大苦大寒，太阳经药（膀胱）。能行十二经，通腠理，利九窍，泻下焦血分湿热，为疗风水之要药。治肺气喘嗽热气，诸痫湿疟，脚气水肿风肿，痈肿恶疮，或热湿流入十二经，致二阴不通者，非此不可。然性险而健，阴虚及湿热在上焦气分者，禁用。出汉中根大而虚通，心有花纹色黄，名汉防己；黑点黄星木强者，名木防己，不佳。酒洗用，恶细辛，畏萆薢。

兆嘉曰：防己辛可散，苦可行，气寒之品，热可蠲，湿可导，性下之功。汉入下焦，行膀胱之血分；木宣经络，疏风水于皮中。

宫绣曰：防己专入膀胱，辛苦大寒，性险而健，善走下行，长于除湿，通窍利道，能泻下焦血分湿热及疗风水要药。故凡水湿喘嗽热气，诸痫温疟，脚气水肿风肿，痈肿恶疮及湿热流入十二经，以致二阴不通者，皆可用此调治。若属脚气肿痛，如湿则加苍术、薏苡、木瓜，热加黄芩、黄柏，风加羌活、萆薢，痰加竹沥、南星，痛加香附、木香，血虚加四物，大便秘加桃仁、红花，小便秘加牛膝、泽泻，痛连臂加桂枝、威灵仙，痛连胁加胆草。随症通活，斯为善矣。但此气味苦寒，药力猛速，若非下焦血分实热实湿及非二便果不通利，妄用此药投治，其失匪轻不可不知。此虽有类黄柏、地肤子，但黄柏之泻膀胱湿热，则并入肾泻火，味苦而不辛。此则辛苦，兼见性险而健，故于风水脚气等症兼理。地肤子之泻膀胱湿热，味苦而甘，力稍逊于黄蘗。此则健险异常，有辛无甘而为乱阶之首也。其一泻热与湿，而气味治功各别如此。己有二种曰汉、曰木，治风须用木防己，治水须用汉防己。汉己根大而虚通，心有花纹色黄；木己黑点黄腥，木强。酒洗用，恶细辛，畏萆薢（按：木通甘淡，泻气分湿热。防己苦寒，泻血分湿热）。

木通（附通草）

木通 气味辛平，无毒，主除脾

胃寒热，通利九窍血脉关节，令人不忘，去恶虫。

张隐庵曰：木通藤蔓空通，其色黄白，气味辛平，禀土金相生之气化，而通关利窍之药也。禀土气，故除脾胃之寒热。藤蔓空通，故通利九窍血脉关节。血脉通而关节利，则令人不忘。禀金气，故去恶虫。又曰：防己、木通皆属空通蔓草。防己取用在下之根，则其性自下而上，从内而外。木通取用在上之茎，则其性自上而下，自外而内，此根升梢降，一定不易之理。后人用之，主利小便，须知小便之利，亦必上而后下，外而后内也。

叶天士曰：木通气平，禀天秋平之金气；味辛无毒，得地西方之金味，专入手太阴肺经。气降味苦，阴也。其除脾胃寒热者，盖饮入于胃，游溢精气，上输于脾，脾气散精，上归于肺，肺气通调水道，乃下输膀胱，如水道不通，饮则留于脾胃，而发寒热矣。木通入肺以通水道，故除脾胃寒热也。九窍者，耳目鼻各二口，大小便各一也。木通气平则利，味辛则通，所以通利九窍血脉关节也。其令人不忘者，心藏神而属火，水道通则心火有制，神清多记忆也。湿热不除，则化生恶虫，水道通则湿热有去路，故恶虫不生也。

东垣曰：木通味甘平，性寒，无毒，降也，阳中之阴也。其用有二：泻小肠火积而不散，利小便热闭而不通。泻小肠火无他药可比，利小便闭与琥珀同功。

海藏曰：木通气平味甘，甘而淡，性平，味薄，阳也，无毒。《象》云："主小便不利，导小肠热。去皮用。"
时珍曰：木通止渴，利小便。

仕材曰：木通治五淋，宣九窍，杀三虫，利关节，通血脉，开关格，行经下乳，催生堕胎。通草味淡，专利小便，下乳催生。

讱庵曰：木通甘淡轻虚，上通心包，降心火，清肺热，化津液；下通大小肠膀胱，导诸湿热由小便出，通利九窍、血脉、关节。治胸中烦热，偏身拘痛，大渴引饮，淋漓不通，水肿浮大，耳聋目眩，口燥舌干，喉痹咽痛，鼻齆失音，脾热好眠，除烦退热，止痛排脓，破血催生，行经下乳。汗多者，禁用。籐有细孔，两头皆空。

兆嘉曰：木通入心耳及小肠，通淋利窍，导热下行水道。味苦性寒，涤热行瘀，源流无阻，催生下乳，关节皆通。

宫绣曰：木通专入心兼入小肠，甘淡轻虚。据书所载治效甚多，然究不外清火通窍利水而已。缘人一身上下，外无风寒暑湿六淫郁而为热，内无火气熏蒸，则水道顺畅，一身安养。上自咽喉，以迄心胸；下自大腹，以迄二便而无隔结不通之弊矣。东垣曰："凡人肺受热邪，津液气化之源绝，则泉水断流；膀胱受湿热癃闭约束，则小便不通。"朱二允曰："火在上则口燥眼赤鼻干，在中则心烦呕哕，在下则淋闭足肿。木通藤细有孔，两头皆通，体轻质浮，味淡气渗，能泻君火，火退则小便自利，便利则诸经火邪皆从心水而下降矣。"是以行经下乳、破血除蒸、止烦住痛、排脓生肌、开关利节，并凡因于湿热而成者，无不藉此以为开导。此虽类泽泻，同为渗利，但君火动则宜木通，相火动则宜泽泻也。惟神气亏损，汗多外出及虚弱孕妇者忌用，以性通利故耳（木通古名通草，今之通草即古所名通脱木也）。

东垣曰：通草味甘平，性微寒，无毒，降也，阳中之阴也。其用有二：阴窍涩而不利，水肿闭而不行，涩闭两俱立验，因有通草（之名）

海藏曰：通草气平，味甘辛，阳也，无毒。灯草同。《象》云："治阴窍不利，行小水，除水肿闭，治五淋。生用。

李梴曰：通草辛甘泻小肠，利便故除脾疸黄，止烦哕，疏九孔窍，散痈破血下乳房。

㓂庵曰：通草色白，气寒体轻，味淡。气寒则降，故入肺经，引热下行而利小便；味淡则升，故入胃经，通气上达而下乳汁。治五淋水肿、目昏耳聋、鼻塞失音、退热催生。

兆嘉曰：通草色白，性寒体轻，味淡，清金肃降，通肺胃而导心主之热邪，利湿分消，达膀胱可无闭癃之阻滞。

宫绣曰：通草专入肺胃，气味甘淡，体轻色白，有类灯心功同。入肺引热下降及利小便通淋，治肿。然灯心质小气寒，则兼降心火，此则兼入胃，通气上达而下乳汁之为异耳。况

此体大气轻，渗淡殆甚，能升能降，既可入肺而清热，复能上行而通胃。东垣用此以治五种水肿癃闭，非取气寒能降，味淡能升之意乎。仲景用此合当归、芍药、桂枝、细辛、大枣、甘草，名为当归四逆汤，以治伤寒邪入厥阴，非取通草以通营卫之意乎。但孕妇勿服（通草色白而气寒，疏淡而体轻，与灯心同功，较木通，性味稍缓耳）。

葛根

葛根 气味甘辛平无毒，主治消渴，身大热，呕吐诸痹，起阴气，解诸毒。

张隐庵曰：葛根延引藤蔓，则主经脉，甘辛粉白，则入阳明；皮黑花红，则合太阳，故葛根为宣达阳明中土之气，而外合于太阳经脉之药也。主治消渴身大热者，从胃腑而宣达水谷之津，则消渴自止；从经脉而调和肌表之气，则大热自除。治呕吐者，和阳明之胃气也。治诸痹者，和太阳之经脉也。起阴气者，藤引蔓延，从下而上也。解诸毒者，气味甘辛，和于中而散于外也。又曰：元人张元素云："葛根为阳明仙药，若太阳初病，未入阳明而头痛者，不可便用升麻、葛根，用之反引邪入阳明，为引贼破家也。

愚（郭小陶）按：仲景《伤寒论》方有葛根汤治太阳病，项背强几几，无汗恶风。又治太阳与阳明合病。若阳明本病，止有白虎、承气诸汤，并

无葛根汤证，况葛根主宣通经脉之正气以散邪，岂反引邪内入耶？前人学不明经，好为异说。李时珍一概收录，不加辨正，学者看《本草发明》，当合经论参究，庶不为前人所误。

叶天士曰：葛根气平，禀天秋平之金气，入手太阴肺经；味甘苦无毒，得地金土之味，入足阳明燥金胃。气味轻清，阳也。其主消渴者，葛根辛甘，升腾胃气，气上则津液生也。其主身大热者，葛根气平，平为秋气，秋气能解大热也。脾有湿热，则壅而呕吐，葛根辛甘，升发胃阳，胃阳鼓动，则湿热下行，而呕吐止矣。诸痹皆起于气血不流通，葛根辛甘和散，气血活，诸痹自愈也。阴者，从阳者也，人身阴气，脾为之原，脾与胃合，辛甘入胃，鼓动胃阳，阳健则脾阴亦起也。甘者，土之冲味；平者，金之和气，所以解诸毒也。

东垣曰：葛根味甘平，性寒，无毒，可升可降，阳中之阴也。其用有四：发伤寒之表邪，止胃虚之消渴，解中酒之寄毒，治往来之温疟。

海藏曰：葛根气平味甘，无毒，阳明经引经药，足阳明经行经的药。《象》云："治脾虚而渴，除胃热，解酒毒，通行足阳明经之药。去皮用。"

时珍曰：葛根散郁火。

仕材曰：干葛主消渴大热、呕吐头痛，生用能堕胎，蒸熟化酒毒、止血痢、散郁火。

李梴曰：葛根甘平善解肌，阳明头额痛乃宜，呕渴疟痢酒毒解，痹风胁痛亦能医。

讱庵曰：葛根辛甘，性平，轻扬升发，入阳明经，能鼓胃气上行，生津止渴；兼入脾经，开腠发汗，解肌退热，为治脾胃虚弱泄泻之圣药。疗伤寒中风，阳明头痛，血痢温疟，肠风痘疹，又能起阴气，散郁火，解酒毒，利二便，杀百药毒，多用反伤胃气。生葛汁大寒，解温病大热、吐衄诸血。

兆嘉曰：葛根解阳明肌表之邪，甘凉无毒，鼓胃气升腾而上津液资生。若云"火郁发之"，用其升散。或治痘疹不起，赖以宣疏。治泻则煨熟用之。又主两阳合邪之下利，解酒则葛花为最。因有解表利便之功能，孕妇固当忌投，有故亦能无殒。

宫绣曰：葛根（专入胃，兼入脾）辛甘性平，轻扬升发，能入足阳明胃经，鼓其胃气上行，生津止渴；兼入脾经，开腠发汗，解肌退热。缘伤寒太阳病罢，传入阳明，则头循经而痛，胃被寒蔽而气不得上升入肺，则渴。胃主肌肉，气不宣通则热，故当用此以治，俾其气升津生肌解热退，而无复传之势矣。但葛根一味，必其于头额侠之处，痛如刀劈，方谓邪传阳明，其药可用。若使未入阳明，又是引邪内入，不可用也。即邪在于太阳而略见于阳明，则以方来之阳明为重，故必用葛根，以绝其路。若使阳明症备，而止兼有太阳，则又以未罢之太阳为重，故又不用葛。且阳明主肌肉者也，而用葛根大开肌肉，则津液尽从外泄，恐胃愈燥而阴立亡。至于疹痘未发则可用此升提，酒醉则可用此解醒，火郁则可用此升散。但亦须审，中病辄止，不可过用，以致胃气有伤也（丹溪曰：斑疹已见红点，不可更服升葛汤，恐表虚反增斑斓）。

葛谷、葛花、葛叶、葛蔓 时珍曰：葛谷甘平无毒，解酒毒。葛花消酒，治肠风下血。葛蔓消痈肿（按：此数种向无注释，今录时珍本。《本经》之语姑存）。

葛谷

葛谷 气味甘平，无毒，主治下痢，十岁以上。

叶天士曰：葛谷气平味甘，入足阳明胃、手阳明大肠，阴中阳也。阴中之阳为少阳，清轻上达，能引胃气上升，所以主下痢。十岁以上，阳陷之症也。

葛花

葛花 气味甘平，无毒，主消酒，治肠风下血。

葛叶

葛叶 主治金疮止血，挼传之。

葛蔓

葛蔓 主治卒喉痹，烧研水服方寸匕。

麻黄

麻黄 气味苦温，无毒，主治中风伤寒头痛，温疟发表出汗，去邪热气，止咳逆上气，除寒热，破癥坚积聚。

张隐庵曰：植麻黄之地，冬不积雪，能从至阴而达阳气于上。至阴者，盛水也；阳气者，太阳也。太阳之气，本膀胱寒水，而上行乎头，周遍于通体之毛窍。主治中风伤寒头痛者，谓风寒之邪，病太阳高表之气，而麻黄能治之也。温疟发表出汗，去邪热气者，谓温疟病藏于肾。麻黄能起水气而周遍于皮毛，故主发表出汗而去温疟邪热之气也。治咳逆上气者，谓风寒之邪，闭塞毛窍，则里气不疏，而咳逆上气，麻黄空细如毛，开发毛窍，散其风寒，则里气外出于皮毛，而不咳逆上气矣。除寒热癥坚积聚者，谓在外之寒热不除，致中土之气不能外达，而为癥坚积聚。麻黄除身外之寒热，则太阳之气出入于中土，而癥坚积聚自破矣。

叶天士曰：麻黄气温，禀天春和之木气，入足厥阴肝经；味苦无毒，得地南方之火味，入手少阴心经。气味轻升，阳也。心主汗，肝主疏泄，入肝入心，故为发汗之上药也。伤寒有五，中风伤寒者，风伤卫，寒伤营，营卫俱伤之伤寒也，麻黄温以散之，当汗出而解也。温疟，但热不寒之疟也，温疟而头痛，则阳邪在上，必发表出汗，乃可去温疟邪热之气，所以亦可主以麻黄也。肺主皮毛，皮毛受寒，则肺伤而咳逆上气之症生矣。麻黄温以散皮毛之寒，则咳逆上气自平。寒邪郁于身表，身表者，太阳经行之地，则太阳已病，而发热恶寒矣，麻黄温以散寒，寒去则寒热除矣。癥坚积聚者，寒气凝血而成之积也。寒为阴，阴性坚，麻黄苦入心，心主血，温散寒，寒散血活，积聚自散矣。

陈修园曰：麻黄气温，禀春气而入肝；味苦无毒，得火位而入心，心主汗，肝主疏泄，故为发汗上药，其所主者，皆系无汗之症。太阳症，中风伤寒，头痛发热，恶寒无汗而喘，宜麻黄以发汗。但热不寒，名曰温疟，热甚无汗头痛，亦宜麻黄以发汗。咳逆上气，为手太阴之寒症；发热恶寒，为足太阳之表症，亦宜麻黄以发汗。即癥坚积为内病，亦系阴寒之气，凝聚于阴分之中，日积月累而渐成，得麻黄之发汗，从阴出阳，则癥坚积聚自散，凡此皆发汗之功也。

根节古云止汗，是引止汗之药，以达于表而速效，非麻黄根节自能止汗，旧解多误。

徐灵胎曰：麻黄轻扬上达，无气无味，乃气味之最清者，故能透出皮肤毛孔之外，又能深入积痰凝血之中，凡药力所不到之处，此能无微不至，较之气雄力厚者，其力更大。盖出入于空虚之地，则有形之气血不得而御之也。

东垣曰：麻黄味苦甘，性温无毒，升也，阴中之阳也。其用有二：其形中空，散寒邪而发表；其节中闭，止盗汗而固虚。

丹溪曰：麻黄甘苦，阴中之阳，泄卫中热，去荣中寒，发太阳、少阳之汗，入手太阴经。

海藏曰：麻黄气温，味甘而苦，气味俱薄，阳也，升也，甘热纯阳，无毒，手太阴之剂。入足太阳经，走手少阴经，阳明经药。《象》云："发太阳、少阴之汗，去节，煮三二沸，去上沫，否则令人心烦闷。"

时珍曰：麻黄散赤目肿痛，水肿风肿，产后血滞。

仕材曰：麻黄专司冬令寒邪头疼，身热脊强，去营中寒气，泄卫中风热。

李梴曰：麻黄甘苦性微温，主中风邪治不仁，伤寒表症治嗽喘，理瘴解虐消斑痕。

讱庵曰：麻黄辛温微苦，入足太阴（膀胱），兼走手少阴、阳明（心、大肠），而为肺家专药。能发汗解肌，去营中寒邪，卫中风热，调血脉，通九窍，开毛孔。治中风伤寒头痛、温疟咳逆上气、痰哮气喘、赤黑斑毒、毒风疹痹、皮肉不仁、目赤肿痛、水肿风肿。过剂则汗多亡阳，夏月禁用。发汗用茎，去节，煮十余沸，掠去浮沫，或用醋汤略泡，晒干备用，亦有用蜜炒者。止汗用根节。厚朴、白微为使，恶辛夷、石苇。

兆嘉曰：麻黄走太阳寒水之经，功先入肺，为发汗轻疏之剂，性则偏温，寒饮稽留，藉味辛而宣散。痰哮久痼，仗苦力以搜除。

宫绣曰：麻黄（专入膀胱，兼入肺）辛温微苦，中空而浮，入足太阳膀胱，兼入手太阴肺。仲景用此以治寒入太阳无汗，其意甚深。盖缘津液为汗，汗即血也，在营则为血，在卫则为汗。寒伤营，营血内涩不能外通于卫，卫气固密，津液不行，故无汗发热而恶寒，方用麻黄、甘草同桂枝，引出营分之邪，达之肌表，佐以杏仁，泄肺而利气。是麻黄虽太阳发汗重剂，实散肺经火郁之邪。其在《十剂》有曰："轻可去实"，葛根、麻黄之属是也，是以风寒郁肺而见咳逆上气，痰哮气喘则并载其治，但用此之法，则在佐使之间。或兼气药以助力（人参），可得卫中之汗；或兼血药以助液（当归），可得营中之汗；或兼温药以助阳（附子），可除寒凝之寒毒；或兼寒药以助阴（黄芩、石膏、知母），可解炎热之瘟邪，此实伤寒阴疟第一要药。至或有载不宜多用及夏月不宜用者，盖因过用则汗多亡阳，自汗表虚则耗人元气；夏月阳气外泄，不宜再发以夺元气耳。然果春夏值有深寒内入，则又何不可用之？有至于手少阴心之风热斑疹，足厥阴之风痛目痛，审其腠理坚闭，病应用散，亦当审实以投。功与桂枝、柴胡、葛根、芍药同为一类，但桂枝则解太阳风邪伤卫，葛根则解阳明肌热口渴，柴胡则发少阳阳邪寒热往来，此则能发太阳阴邪伤营，不可不细辨也。发汗用茎，去节。止汗须用根节，并蛤粉、粟米等分为末，袋盛扑之。

厚朴、白微为使，恶辛夷、石苇（按：麻黄发之气驶不能御，而根节止汗收效如响，其物理之妙不可测度，有如此矣）。

白芷

白芷　气味辛温，无毒，主治女人漏下赤白，血闭阴肿，寒热，头风侵目泪出，长肌肤，润泽颜色，可作面脂。

张隐庵曰：白芷臭香色白，气味辛温，禀阳明金土之气化。主治妇人漏下赤白，血闭阴肿者，《经》云："阳明胃脉，其气下行而主阖。"白芷辛温，禀阳明燥金之气下行，则漏下赤白，血闭阴肿可治也。治寒热头风侵目泪出者，白芷香芳，气胜于味，不但禀阳明燥金之气下行，且禀阳明中土之气上达，故寒热头风侵目泪出可治也。土主肌肉，金主皮肤，白芷得阳明金土之气，故长肌肤；面乃阳明之分部，阳气长，则其颜光，其色鲜，故润泽颜色。白芷色白，作粉如脂，故可作面脂。

叶天士曰：白芷气温，禀天春和之木气，入足厥阴肝经；味辛烈而兼芳香，得地西方燥金之味，入足阳明胃经、手阳明大肠经。气味俱升，阳也。其主女人漏下赤白者，盖肝主风，脾主湿，风湿下陷，则为赤白带下。白芷入肝散风，芳香燥湿，故主之也。肝藏血，血寒则闭气，温散寒，故治血闭。阴者，男子玉茎，女子阴户也。属厥阴，阴肿而寒热，肝经风湿也，湿胜故肿。白芷入肝，辛可散风湿，可行湿，所以主之也。肝经会督脉于巅顶，风气通肝，肝开窍于目，头风侵目泪出，肝有风而疏泄之也。其主之者，以辛温可散风也。胃主肌肤，而经行于面，辛温益胃，故长肌肤；芳香辛润，故泽颜色；可作面脂，乃润泽颜色之余事也。

徐灵胎曰：凡驱风之药，未有不枯耗精液者。白芷极香，能驱风燥湿，其质又极滑润，能和利血脉，而不枯耗用之，则有利无害者也。盖古人用药，既知药性之所长，又度药性之所短，而后相人之气血，病之标本，参合研求，以定取舍，故能有效而无隐害，此学者之所当殚心也。

东垣曰：白芷味辛，性温，无毒，升也，阳也。其用有四：去头面皮肤之风，除皮肤燥痒之痹，止足阳明头痛之邪，为手太阴引经之剂。

海藏曰：白芷气温，味大辛，纯阳无毒，气味俱轻，阳也，阳明经引经药，手阳明经本经药，行足阳明经，于升麻汤四味加之。《象》云："治手阳明头痛、中风、寒热，解利药也，以四味升麻汤加之。

时珍曰：白芷治鼻渊、鼻衄、齿痛、眉棱骨痛、大肠风秘、小便去血、妇人血风、眩运①、翻胃吐食。解砒毒、蛇伤、刀箭金疮。

仕材曰：白芷头风目泪、齿痛眉疼、肌肤搔、呕吐其不宁、女人赤白带下、疮家止痛排脓。

李梴曰：白芷辛温疗风邪，主头面疾佐疮家，妇人崩带通经用，血滞心腹痛又嘉。

讱庵曰：白芷辛散风，温除湿，芳香通窍，而表汗行手足阳明（大肠、胃），入手太阴（肺）而为阳明主药，治阳明头目昏痛、眉棱骨痛、牙痛鼻渊、目痒泪出、面皯瘢疵（可作面脂）、皮肤燥痒，三经风热之病及血崩血闭、肠风痔瘘、痈疽疮疡，三经湿热之病，活血排脓，生肌止痛。解砒毒蛇伤。又治产后伤风、血虚头痛。然其性升散，血热有虚火者，禁用。色白气香者，佳。或微炒用。当归为使，恶旋覆花。

兆嘉曰：白芷为胃经之表药，祛寒燥湿。味辛，温宣肺部之风邪，散肿排脓，功达遍升浮之气，头目能清，香燥之功，崩淋可用。至若肠风脏毒，缘阳明湿浊为殃，即其泽面塗容，亦肌肤瘀邪之滞。

宫绣曰：白芷（专入胃，兼入肺、大肠）色白味辛，气温力厚，通窍行表，为足阳明经祛风散湿主药，故能治阳明一切头面诸疾，如头目昏痛、眉棱骨痛，暨牙龈骨痛、面黑瘢疵者是也。且其风热乘肺，上烁于脑，渗为渊涕，移于大肠，变为血崩血闭、肠风痔瘘痈疽。风与湿热发于皮肤，变为疮疡燥痒，皆能温散解托而使腠理之风悉去，留结之痈肿潜消，诚祛风上达散

---

① 运：本意为物体位置移徙，移动；通晕。

湿之要剂也。然其性升散，血热有虚火者，禁用。色白气香者佳，或微炒用。当归为使，恶旋覆花（结处用法，往往与前论雷同，知训庵之论在先也）。

荆芥（一名假苏）

荆芥 气味辛温，无毒，主治寒热鼠瘘，瘰疬生疮，破结聚气，下瘀血，除湿疸。

张隐庵曰：荆芥味辛性温臭香，禀阳明金土之气，而肃清经脉之药也。寒热鼠瘘，乃水脏之毒，上出于脉，为寒为热也。本于水脏，故曰鼠；经脉空虚，故曰瘘，此内因之瘘也；瘰疬生疮，乃寒邪客于脉中，血气留滞，结核生疮，无有寒热，此外因之瘘也。荆芥味辛性温，肃清经脉，故内因之寒热鼠瘘；外因之瘰疬生疮，皆可治也。其臭芳香，故破结聚之气；破结聚则瘀血自矣。阳明之上，燥气主之，故除湿。

陈修园曰：荆芥气温，禀木气而入肝胆；味辛无毒，得金味而入肺，气胜于味，以气为主，故所主皆少阳相火、厥阴风木之症。寒热往来，鼠瘘瘰疬生疮等症，乃少阳之为病也。荆芥辛温，以发相火之郁，则病愈矣。饮食入胃，散精于肝，肝不散精，则气滞而为积聚，肝脏主血，血随气而运行，肝气一滞，则血亦滞而为瘀，乃厥阴之为病也。荆芥辛温，以达肝木之气，则病愈矣。其除湿疸者，以疸成于湿。荆芥温而兼辛，辛入肺而

调水道，水道通则湿疸除矣。今人炒黑则变为燥气，而不能达；失其辛味，而不能发，且谓为产后常用之品，昧甚。

荆芥（一名假苏）。海藏曰：荆芥穗气温，味辛苦。《本草》云："辟邪毒，利血脉，通宣五脏不足气，能发汗除劳渴。杵，和醋，封毒肿。去枝梗，手搓碎，用治产后血晕如神动渴疾。多食，熏五脏，神破结气。

时珍曰：荆芥散风热，清头目，利咽喉，消疮肿。治项强、目中黑花及生疮阴癞、吐血衄血、下血血痢、崩中痔漏。

仕材曰：荆芥主瘰疬结聚，瘀血湿温，散风热，清头目，利咽喉、消疮毒。

李梴曰：荆芥辛温疗诸疮，暴伤寒症发汗良，除痹破气专凉血，血风血晕是仙方。

讱庵曰：荆芥辛苦而温，芳香而散，入肝经气分兼行血分。其性升浮，能发散风湿，清头目，利咽喉，治伤寒头痛、中风口噤、身强项直、口面㖞邪、目中黑花。其气温散，能助脾胃消食，通利血脉。治吐衄肠风、崩中血痢、产风血晕、瘰疬疮肿，清热散瘀，破结解毒，为风病、血病、疮家圣药。连穗用。治血炒黑用，反鱼蟹、河豚、驴肉。

兆嘉曰：荆芥邪风袭于血分者，可散可疏，浮热客于上部者，能清能利，芳香之气，用穗则更可上升。经产所需，炒黑。又宜于营分，力可达

肝而及肺，味则辛苦以微温。

宫绣曰：荆芥（专入肝）辛苦而温，芳香而散，气味轻扬，故能入肝经气分，驱散风邪。凡风在于皮里膜外而见肌肤灼热，头目昏眩，咽喉不利，身背疼痛者，用此治无不效。不似防风气不轻扬，驱风之，必入人骨肉也，是以宣散风邪，用以防风之必兼用荆芥者，以其能入肌肤宣散故耳。且既入于肝经风木之脏，则肝即属藏血之地，故又能以通利血脉，俾吐衄肠风崩痢、产后血晕、疮毒痈肿、血热等症，靡不藉其轻扬，以为宣泄之具。宁于风木之脏，既于其气而理者，复不于血而至治乎。玩①古方产后血晕，风起有用荆芥为末，同酒及或便调。治崩中不止有用炒黑荆芥，以治于此，可见其概矣。连穗用治血，须炒黑。反鱼蟹、河豚、驴肉（荆芥，贾丞相称为再生丹，许学士谓有神圣功，戴院许为产后要药，萧存敬呼为一捻金，夫岂无故而得此隆誉哉）。

贝母

贝母 气味辛平，无毒，主治伤寒烦热，淋沥邪气，疝瘕，喉痹，乳难，金疮风痉。

张隐庵曰：贝母川产者，味甘淡，土产者，味苦辛。《本经》气味辛平，合根苗而言也。根形象肺，色白味辛，生于西川，清补肺金之药也。主治伤寒烦热者，寒邪在胸，则为烦为热。贝母清肺，故胸中之烦热可治也。淋沥邪气者，邪入膀胱，不能随太阳而出于肤表，则小便淋沥。贝母通肺气于皮毛，故淋漓邪气可治也。疝瘕乃肝木受病，治疝瘕，金能平木也。喉痹乃肺窍内闭，治喉痹，通肺气也；乳难乃阳明津汁不通；金疮风痉，乃阳明经脉受伤。贝母色白味辛，禀阳明秋金之气，内开郁结，外达皮肤，故皆治之。

叶天士曰：贝母气平，禀天秋平之金气，入手太阴肺经；味辛无毒，得地西方之金味，入手阳明大肠经。气味降多于升，阴也。其主伤寒烦热者，伤寒之有五，风寒湿热温，而风与热，乃阳盛之症，阳盛所以烦热也。贝母气平则清，味辛润散，故主之也。淋沥者，膀胱有热也；邪气者，热邪之气也，膀胱以气化为主，贝母味辛入肺，肺乃主气之脏，肺润则气化及于州都，小便通而不淋沥矣。其主疝瘕者，肺气不治，则不能通调水道，下输膀胱，因而湿热之邪，聚结成疝瘕，贝母气平，可以通调水道，味辛可以散热结也。大肠之脉，其正者上循喉咙，火发于标，乃患喉痹，痹者闭也，其主之者，味辛气平，能解大肠之热结也。肺乃津液之府，主乳难者，味辛能润，润则乳自通也。肺主皮毛，味辛气平，则肺润而皮毛理，可愈金疮也。风痉者，风湿流于关节，

---

① 玩：本意为持玉反复观赏，后也指拿着他物观赏。引申泛指观赏、欣赏；进而引申指仔细体会、研习。

致血不能养筋而筋急也。贝母味辛，辛则散风湿而润血，且贝母入肺，肺润则水道通而津液足，所以风湿逐而筋脉舒也。

陈修园曰：贝母气平味辛，气味俱属于金，为手太阴、手阳明药也。其主伤寒烦热者，取西方之金气，以除酷暑，《伤寒论》以白虎汤命名，亦此义也。其主淋沥邪气者，肺之治节，行于膀胱，则邪热之气除，而淋沥愈矣。疝瘕为肝木受病，此则金平木也；喉痹为肺窍内闭，此能宣通肺气也；乳少为阳明之汁不通；金疮为阳明之经脉受伤；风痉为阳明之宗筋不利。贝母清润而除热，所以统治之。今人以之治痰嗽，大失经旨，且李仕材谓贝母主燥痰，半夏主湿痰，二物如冰炭之反，皆臆说也。

丹溪曰：贝母，《本草》主伤寒烦热，淋沥瘕疝，喉痹金疮，腹中心下结实满，咳嗽上气。《日华子》云："消痰润肺，及烧灰，油调服，敷人恶疮至能敛疮口。"《别说》云："能散心胸郁结之气，殊有功，则诗人所谓言采其虻者是也。盖作诗者，本以不得志而言之，今用治心中气不快，多愁郁者，甚有功信矣。"

海藏曰：贝母气辛微寒，味辛苦，无毒。《本草》云："主伤寒烦热，淋沥邪气，疝瘕喉痹乳难、金疮风痉。疗腹中结实心下满。洗洗恶风寒，目眩项痛，咳嗽上气，止烦渴出汗，安

五脏，利骨髓。

仕材曰：贝母消痰润肺，涤热清心。喘咳红痰要矣，心中郁结神哉。

李梴曰：贝母苦辛平散郁，降火消痰清肺疾，烦热咳渴咽项风，淋疝疝瘕心肠实。

讱庵曰：贝母微寒，苦泻心火，辛散肺郁，润心肺，清虚痰。治虚劳烦热，咳嗽上气，吐血咯血，肺痿肺痈，喉痹目眩，瘿瘤乳闭产难，功专散结除热。敷恶疮，敛疮口。

兆嘉曰：贝母甘寒润肺，可消痰，当求川种。解郁宽胸且散结，言采其虻。象贝之功，治咳还能解表。浙^①中所种，疏痰并可消痈，为肺燥之神丹。清心涤热，乃脾湿之禁剂，微苦兼辛。

宫绣曰：贝母（专入肺，兼入心）辛苦微寒，世多用为治痰之药，殊不知痰有因燥因湿之不同。如果肺因火形水饮不化，郁而为痰，此痰因于燥者也；脾胃虚寒，水饮停积窒而不通，此痰因于湿者也。因于燥者非用苦以泻火，辛以散郁，寒以折热，莫治；因以湿者非用辛以散寒，温以燥湿，莫投。贝母味苦而辛，其性微寒，止于心肺，燥郁痰食壅盛及虚劳烦热、肺痿肺痈、喉痹咯血吐血、目眩淋漓、瘿瘤乳闭难产，恶疮不敛等症，服之卒能有效。若使因于脾虚而见咳嗽不宁，混以贝母妄代，其失远矣，盖一宜半夏，一宜贝母。况半夏兼治脾肺，贝母独清肺金；半夏用其辛，贝母用

本草十三家注

① 浙：据张秉成《本草便读》应为"浙"。

其苦；半夏用其温，贝母用其凉；半夏性速，贝母性缓；半夏散寒，贝母清热。气味、阴阳大有不同，彼此误投为害不浅。大者为土贝母，大苦大寒，清解之功居多；小者川贝母，味甘微寒，滋润胜于清解，不可辨。川产开瓣者良，独瓣不堪入药。去心，米拌炒用，厚朴、白微为使，畏秦艽，反乌头（贝母各论谓其有清凉之功，今人以之能燥痰，误矣）。

苍耳子

苍耳子 气味甘温，有小毒，主治风头寒痛，风湿周痹，四肢拘挛痛，恶肉死肌，膝痛，久服益气。

张隐庵曰：苍耳，《本经》名"菜耳"，该茎叶而言也。今时用实，名苍耳子，子内仁肉，气味甘温，外多毛刺，故有小毒，花白实黄，禀阳明燥金之气。金能制风，故主治风头寒痛，谓头受风邪，为寒为痛也。燥能胜湿，故主治风湿周痹。四肢拘挛痛，谓风湿之邪，伤周身血脉而为痹，淫于四肢，而为拘挛疼痛也。夫周痹则周身血脉不和，周痹可治，则恶肉死肌亦可治也。四肢拘挛痛可治，则膝痛亦可治也。久服则风湿外散，经脉流通，故益气。

时珍曰：苍耳子炒香浸酒服，去风补益。

李梴曰：苍耳子味温甘苦，周痹拘挛入骨髓，瘰疬疥癣肤痒顽，头鼻目齿风皆愈。

切庵曰：苍耳子甘苦，性温，善发汗散风湿，上通脑顶，下行足膝，外达皮肤。治头痛目暗、齿痛鼻渊、肢挛痹痛、瘰疬疮疥（采根叶熬，名万应膏），遍身瘙痒（作浴汤佳）。去刺，酒拌蒸。忌猪肉。

兆嘉曰：苍耳子上通脑顶，外达皮肤。因能发汗以祛风，故可宣痹而散湿。鼻渊头痛，均因苦降功能；疥疾痒疮，又赖辛疏温润。

宫绣曰：苍耳子（专入肝脾）味苦而甘，气温无毒。凡人风湿内淫，气血阻滞，则上如脑顶，下而足膝，内而骨髓，外而皮肤，靡不病症，悉形而致。症见疥癣、通身周痹、四肢拘挛、骨节痈肿、顶巅风痛、疳蛊湿蠹、恶肉死肌、疔肿痔漏，腰重膝屈。按：此苦能燥湿，温能通活，为祛风疗湿之圣药。或作膏，或作汤浴，自然风除、湿祛、血活、气行，而病即愈。但此通顶连脑，下达督脉，服此最忌猪肉（猪肉动风助湿也）。及风邪触犯，则遍身发出赤丹而致病，益增耳。去刺，酒拌，蒸用（肝受风则血阻，脾受湿则气滞，用苍耳子风湿均能除矣）。

款冬花

款冬花 气味辛温，无毒，主治咳逆上气，善喘喉痹，诸惊痫，寒热邪气。

张隐庵曰：款冬生于水中，花开红白，气味辛温，从阴出阳，盖禀水中之生阳，而上通肺金之药也。太阳寒水之气，不从皮毛，外交于肺，则咳逆上气而善喘。款冬禀水气而通肺，故可治也。厥阴少阳水火之气，结于喉中，则为喉痹。款冬得金水之气，金能平木，水能制火，故可治也。惊痫寒热邪气为病，不止一端，故曰诸惊痫寒热邪气。款冬禀太阳寒水之气，而上行外达，则阴阳水火之气自相交会，故可治。

愚按（小陶自谓）：款冬气味辛温，从阴出阳，主治肺气虚寒之咳喘，若肺火燔灼，肺气焦满者不可用。《济生方》中，用百合、款冬二味为丸，名百花丸，治痰嗽带血，服之有愈，有不愈者。寒痰相宜，火嗽不宜也。卢子由曰："款冬《本经》主治咳逆上气，善喘喉痹，因形寒饮冷，秋伤于湿者宜之。如火热刑金，或肺气焦满，恐益销烁矣。"

叶天士曰：款冬气温，禀天春和之木气，入足厥阴肝经；味辛无毒，得地西方润泽之金味，入手太阴肺经。气味俱升，阳也。肺金主气，气逆则火乘金，而咳逆上气、气喘矣，其主之者，味辛润肺，气温宣通，则肺金下降之令行，而诸症平也。喉痹者，火结于喉而闭塞也，喉亦属肺。款冬温辛通肺，故并主喉痹也。诸惊痫寒热邪气者，惊有虚实之别，痫有五脏之分，其类不一，所以邪气亦有寒热之殊也。其主之者，以其邪虽有寒热之殊，然皆厥阴肝木气逆火炎之症。款冬辛温，温能达肝，辛能降气，气降火平，邪气退矣。"

丹溪曰：款冬花气温，味甘辛，温肺止嗽。《本草》主咳逆上气，喘急呼吸。杏仁为之使。《日华子》云："消痰止嗽，肺痿肺痈，吐血，心虚惊悸。"《衍义》云："有人病嗽多日，或教以烧冬花两三枚，于无风处，以笔管吸其烟，满口则咽，数日效。

海藏曰：款冬花气温，味甘辛，纯阳无毒。《本草》云："主咳逆上气，善喘喉痹，诸惊痫，寒热邪气。"（《本经》语）消渴喘息呼吸。杏仁为之使，得紫苑良，恶皂荚、硝石、玄参，畏贝母、辛夷、麻黄、黄芪、黄芩、黄连、青箱。

仕材曰：款冬花化痰则喘嗽无忧，清肺则痈痿有赖。

李梴曰：款冬花温味辛甘，止痨嗽喘唾稠粘，肺痿烦渴心惊悸，洗肝明目咽如挽。

讱庵曰：款冬花辛温纯阳，泻热润肺，消痰除烦，定惊明目。治咳逆上气、喘渴喉痹、肺痿肺痈、咳吐脓血，为治嗽要药，寒热虚实皆可施用。十一二月开花如黄菊，微见花禾舒者良。

兆嘉曰：款冬花治嗽化痰，性缓平肝，不燥润金，疏肺味辛，略带微甘。

宫绣曰：款冬花（专入肺）按书既载：辛温纯阳。又载：泻热消痰，除烦定惊，明目，治咳逆上气、喘渴暨喉痹、肺痿肺痈、咳吐脓血等症，其药似属两歧讵知。所谓纯阳者，因其气味上达入阳而不入阴（的解），且经霜雪而秀，故谓其气纯阳。所谓能治咳逆者，因其咳因寒入，得此温暖以为疏滞，则寒自顺而下矣（温能散寒）。所谓能除热痰而嗽者，亦是热因寒入，痰因热成，除寒而热可清，除热而寒自解。所谓能治肺痿肺痈、咳吐脓血者，亦是肺虚得此以为温润，故能服之即止。若使血因实致，则此断属难投，况此虽云纯阳，于火更不克助，故辛温之内，仍有和暖之意，是以书载可为寒热虚实通用。生河北关中者良，拣净花。甘草水浸，暴用。得紫苑良，杏仁为使，恶皂荚、硝石、玄参，畏黄芪、贝母、莲翘、麻黄、青箱、辛夷（按：款冬花虽畏贝母，有时得之反良）。

紫菀

紫菀　气味苦温，无毒，主治咳逆上气，肝中寒热结气，去蛊毒痿躄，安五脏。

张隐庵曰：紫，黑赤之间色也。黑赤，水火之色也。紫菀气味苦温，禀火气也，其质阴柔，禀水气。主治咳逆上气者，启太阳寒水之气，从皮毛而合肺也。治胸中寒热结气者，助少阴火热之气，通利三焦而上达也。蛊毒在腹属土，火能生土，故去蛊毒。痿躄在筋属木，水能生木，故去痿躄。水火者，阴阳之征兆也，水火交则阴阳合，故安五脏。

叶天士曰：紫菀气温，禀天春升之木气，入手厥阴心包络经；味苦无毒，得地南方之火味，入手少阴心经。气升味降，阴也。火为君火，火刑肺金，则咳逆上气矣。紫菀入心，味苦清心，所以主之也。心包络手厥阴脉，起于胸中；手厥阴之筋，其支者入腋，散胸中。主散寒热结气者，厥阴有或寒或热之气结也，结而不散，厥阴病矣。紫菀气温可以散寒，味苦可以散热也。蛊毒者，湿热之毒化虫成蛊也，味苦无毒，泄而杀蛊，所以主之也。痿躄者，肺受湿热熏蒸，不能行清肃之令，心气热，下脉厥而上，上实下虚，枢折挈胫，纵不任地，而生痿躄也，味苦入心，清热降气，故主痿躄也。心为君主，十二官之宰，五脏之主也，味苦入心，心安，五脏皆安也。

仕材曰：紫菀主痰喘上气，尸疰劳伤，咳吐脓血，通利小肠。

李梴曰：紫菀苦温能调肺，消痰嗽血定喘悸，寒热胸结气能消，补虚治蹶并劳疰。

讱庵曰：紫菀辛温润肺，苦温下气，补虚调中，消痰止渴，治寒热结气、咳逆上气、咳吐脓血、肺经虚热、小儿惊痫，能开喉痹取恶涎。然辛散性滑，不宜多用。独用根作节，紫色润软者佳。去头须，蜜水浸，焙用。款冬为使，恶天雄、瞿麦、藁本、远志，畏茵陈。白者，名女菀。

兆嘉曰：紫菀性温利肺，治风寒咳逆之邪，色赤和营，疗痿躄吐红之疾，皆为苦能降气，金肃则小便增长，因其辛可行瘀结，散则上焦无阻。

宫绣曰：紫菀（专入肺）辛苦而温，

色赤。虽入至高之脏，仍兼下降，故书载入肺金血分，能治虚劳咳嗽、惊悸、吐衄诸血，又能通调水道，以治溺涩便血，用此上下皆宜。且此辛而不燥，润而不滞，于肺实为有益。然疏泄性多，培养力少，与桑白皮、杏仁同为一类，但桑白皮、杏仁则泻肺经气分，此则专泻血经气分也，故肺虚干咳禁用。紫色润软者，良。其药虽分上中与下，然下疏泄尤甚。蜜炒用，款冬为使。白者名女苑，入气分，大泄肺气。《肘后方》用此三分，铅丹一分，并酸浆服一刀圭[①]，日进三服，至二十一日，能令面黑转白，过服不宜。去头须，蜜水炒用。款冬为使，恶天雄、瞿麦、藁本、远志，畏茵陈（李仕材比为金玉君子，非多用独用不能速效）。

知母

知母 气味苦寒，无毒，主治消渴热中，除邪气，肢体浮肿下水，补不足，益气。

张隐庵曰：知母质性滋润，得寒水之精，故气味苦寒，有地参、水参之名，又名连母、蚳母者，皮有毛而肉色白，禀秋金清肃之气，得寒水之精，而禀秋金之气，须知水之有母也。禀寒水之精，故主治消渴热中；皮外有毛，故除皮毛之邪气；肉厚皮黄，兼得土气，故治肢体浮肿下水。补不足者，补肾水之不足；益气者，益肺气之内虚。夫金生其水，故补肾水之不足；土生其金，故益肺气也。

叶天士曰：知母气寒，禀天冬寒水之气，入足少阴肾经；味苦无毒，得地南方之火味，入手少阴心经。气味俱降，阴也。肾属水，心属火，水不制火，火烁津液，则病消渴；火熏五内，则病热中，其主之者，苦清心火，寒滋肾水也。除邪气者，苦寒之味，能除燥火之邪气也。热胜则浮，火胜则肿，苦能退火，寒能退热，故主肢体浮肿也。肾者水脏，其性恶燥，燥则开合不利，而水反蓄矣。知母寒滑，滑利关门，而水自下也。补不足者，苦寒补寒水之不足也。益气者，苦寒益五脏之阴气也。

陈修园曰：《金匮》有桂枝芍药知母汤，治肢节疼痛，身体尪羸，脚肿如脱。可知长沙诸方，皆从《本经》来也。

东垣曰：知母味苦性寒，无毒，沉也，阴中之阴也。其用有四：泻无根之肾火，疗有汗之骨蒸，止虚劳之阳胜，滋化源之阴生。

丹溪曰：知母阴中微阳，肾经之本药，主消渴、热中下水、补不足、益气，骨蒸热劳、传尸疰病、产后蓐劳、消痰止嗽、虚人口干，加而用之。

海藏曰：知母气寒，味大辛苦寒，

---

① 刀圭：古代量取药末的器具名。形状如刀圭的圭角，一端尖形，中部略凹略。一刀圭约等于一方寸匕（即匙）的1/10。

味厚，阴也，降也。苦，阴中微阳，无毒，入足阳明经，手太阴肾[1]经本药。《象》云："泻足阳明经火热，补益肾水、膀胱之寒，去皮用。

时珍曰：知母安胎止子烦，辟射工溪毒。

仕材曰：知母清肺热而消痰捐咳，泻肾火而利水滑肠，肢体肿浮为上剂，伤寒烦热号神良。

李梴曰：知母苦寒润心肺，补肾泻火更清胃，劳蒸渴嗽止疟斑，兼利小肠消肿溃。

讱庵曰：知母辛苦寒滑，上清肺金而泻火，下润肾燥而滋阴，入二经气分（肺、肾），消痰定嗽、止渴安胎，治伤寒烦热、蓐劳（产后劳）、骨蒸燥渴虚烦、久疟下痢，利二便，消浮肿。然苦寒伤胃而滑肠，多服令人泻。

张兆嘉曰：知母退肾脏有余之阳，能壮水清金，甘苦微辛，质厚滑，清阳明独胜之热，治风消燥咳，沉阴且降气纯寒。

宫绣曰：知母（专入肺、兼入肾）辛苦微滑，能佐黄柏以治膀胱热邪。缘人水肿癃闭，本有属血、属气之分，肺伏热邪，不能生水，膀胱绝其化缘，便秘而渴，此当清肺以利水者也。热结膀胱，真阴干涸，阳无以化，便秘不渴，此当清膀胱以导湿者也。黄蘗气味纯寒，虽能下行以除膀胱湿热。胆肺金不肃则化源无滋，又安能上达于肺而得气分俱肃乎？知母味辛而苦，沉中

有浮，降中有升，既能下佐黄蘗以泄肾水，复能上行以润心肺，俾气清肺肃而湿热得解。是以昔人有云："黄柏无知母，犹水母之无虾"，诚以见其金水同源，子母一义，不可或离之义。故书皆言用此在上则能清肺止渴、却头痛、润心肺、解虚烦喘嗽、吐血衄血、去喉中腥臭；在中则能退胃火、平消瘅；在下则能利小水、润大肠、去膀胱肝肾湿热、腰脚肿痛，并治痨瘵、内热阴火、热淋崩渴等症。若谓力能补阴，则大谬矣（补阴惟地黄为首）景岳谓此性最沉寒，本无生气，用以清火则可用，以补阴则何补之有（的解）？第其阴柔巽顺，似乎有德，犹之小人在朝，国家元气受其剥削，而有阴移而莫之觉者，不可不见之真而辨之早也。读此可为妄用知母、黄柏一箴。得酒良，上行酒浸，下行盐水拌，忌铁（汪昂曰：知母入肺肾二经气分，黄柏入肺肾二经血分，故二药必相须而行）。

栝蒌根（一名天花粉）

栝楼根 气味苦寒，无毒，主治消渴身热，烦满大热，补虚安中，续绝伤。

张隐庵曰：栝楼根入土最深，外黄内白，气味苦寒，盖得地水之精气，而上达之药也。其实色黄，内如重楼，其仁色绿多脂，性能从上而下。主治消渴身热者，谓启在下之水精上滋，此根之功能也。治烦满大热者，

---

① 肾：疑为"肺"误。

谓降在上之火热，下泄，此实之功能也。补虚安中，续绝伤，合根实而言也，水火上下交济，则补虚而安中。藤蔓之药，能资经脉，故续绝伤。又曰：半夏起阴气于脉外，上与阳明相合，而成火土之燥。括楼根起阴津于脉中，天癸相合，而能滋其燥金，《伤寒》、《金匮》诸方，用半夏以助阳明之气，渴者燥热太过，即去半夏，易花粉以滋之。圣贤立方加减，必推物理所以然。

叶天士曰：栝楼根气寒，禀天冬寒之水气，入足少阴肾经、足太阳寒水膀胱经；味苦无毒，得地南方之火味，入足[①]少阴心经。气味俱降，阴也。膀胱者，津液之腑也，心火内烁，则津液枯而病消渴；膀胱主表，火盛则表亦热而身热也，其主之者，苦寒可以清火也。心为君火，火盛则烦满大热，其主之者，寒以清之，苦以泄之也。火盛则阴虚，补虚者，清润能补阴虚也。阴者，中之守，安中者，苦寒益阴，阴充中有守也。其主续经伤者，血为阴，阴虚则伤，阴枯则绝，括楼根清润，则虚者滋，枯者润也。

实名括楼，甘寒之性，能解阳邪，所以主伤寒阳邪结胸也。

陈修园曰：栝楼根气寒，禀天冬寒之水气，而入肾与膀胱；味苦无毒，得地南方之火味，而入心。火盛烁液则消渴；火浮于表则身热；火盛于里则烦满；大热火盛则阴虚，阴虚则中

失守而不安。括楼根之苦寒清火，可以统主之。其主续绝伤者，以其蔓延能通阴络，而续其绝也。

实名栝楼，《金匮》取治胸痹；《伤寒》取治结胸，盖以能开胸前之结也。

东垣曰：栝蒌根味苦，性寒，无毒，沉也，阴也。其用有二：止渴退烦热，补虚通月经。

丹溪曰：瓜蒌根气寒，味苦，味厚，阴也。《本草》云："主消渴，身热烦满大热，补虚安中，通月水，消肿毒瘀血及热狂。"

仕材曰：天花粉止渴退热，消痰通月经，排脓散肿，利胸清心。实名栝楼，主疗结胸。其子润肺，主化燥痰。

李梴曰：栝蒌根苦寒益津，能消痼热烦备身，退疽续伤通月水，解毒排脓逐瘀陈。

讱庵曰：天花粉酸能生津，甘不伤胃，微苦微寒，降火润燥，滑痰解渴，生肌排脓，消肿行水，通经止小便利，治热狂时疾、胃热疸黄、口燥唇干、肿毒发背、乳痈疮痔。脾胃虚寒者，禁用；虚热人，大宜。

兆嘉曰：天花粉清胸胃之烦热，痰垢均除；解心肺之炎蒸，苦甘并济。生津止渴，金燥宜求；行水消瘀，黄瘅可治。消肿排脓结可散，泽枯润槁性偏寒。

宫绣曰：天花粉（专入肺）即栝蒌

① 足：疑为"手"误。

根也。味酸而甘，微苦微寒，亦同栝蒌，能降膈上热痰，兼因味酸，又能生津止渴，故凡口燥唇干、肿毒痈乳、痔漏、时热狂躁、便数等症，服之立能解除。但此较之栝楼，其性稍平，不似蒌性急迫而有推墙倒壁之功也。《至经》有言"安中绝续"，似非正说，不过云其热除自安之意。痰色清浠，忌服。澄粉食。大宜水衰有热人，畏、恶、反，同栝蒌（栝蒌味甘微苦酸，天花粉性味稍平，昔人言其苦寒，似未深察）。

瞿麦（俗呼石柱子）

瞿麦　气味苦寒，无毒，主治关格诸癃结，小便不通，出刺决痈肿，明目去翳，破胎堕子，下闭血。

张隐庵曰：瞿者，如道路通衢，有四通八达之意；麦者，肝之谷，有东方发生之意。瞿麦一本直上，花红根紫，禀厥阴少阳木火之气化，苦者火之味，寒者水之性，气味苦寒，乃水生木，而木生火也。主治关格诸癃结。小便不通者，厥阴肝木主疏泄，少阳三焦主决渎也。出刺决痈肿者，津液随三焦出气，以温肌肉，则肌肉之刺可出，而肌肉之痈肿可决也。明目去翳者，肝通窍于目，肝气和而目明也。破胎堕子者，少阳属肾，肾气泄则破胎堕子。下血闭者，厥阴主肝，肝气通，则月事时行，而下血闭。

瞿麦（俗呼石柱子）。丹溪曰：瞿麦味辛，阳中微阴，利小便为君。

海藏曰：瞿麦气寒，味苦辛，阳中微阴也。《象》云："关格诸癃结，小便不通，治痈肿排脓，明目去翳，破胎下闭血，逐膀胱邪热，用穗。

仕材曰：瞿麦利水破血，出刺堕胎。

李梴曰：瞿麦气寒辛苦味，利膀胱治诸癃闭，破血通经逐死胎，出刺排脓除目翳。

切庵曰：瞿麦苦寒，降心火，利小肠，逐膀胱邪热，为治淋要药。破血利窍，决痈消肿，明目去翳，通经堕胎。性利善下，虚者慎用。花大如钱，红白斑烂，色甚妩媚，俗呼洛阳花，用蕊壳。丹皮为使，恶螵蛸。

兆嘉曰：瞿麦苦寒，达膀胱以分消，功专利水下降。通小肠之闭结力可，行瘀导浊须求，治淋有力。

宫绣曰：瞿麦（专入心，兼入小肠）味苦性寒，功专泻心利水，故书载利小便，决肿痈，去癃闭，拔肉刺，下胎产，除目翳。然其气禀纯阳，必其小肠气厚，服此疏泄之味，病始克除。若使小肠素虚，《经》云："心属有热，不惟其热不除则虚，而益虚必致变生他症矣。"妊娠产后小便不利及脾虚水肿均并禁焉。恶螵蛸（除治痈肿，则淋闭有效，余症鲜用矣）。

苦参

苦参　气味苦寒，无毒，主治心腹结气，癥瘕积聚，黄疸，溺有余沥，逐水，除痈肿，补中，明目止泪。

张隐庵曰：苦参气味苦寒，根花黄白，禀寒水之精，得中土之化。水精上与君火相参，故主治心腹结气。参伍于中土之中，故治癥瘕积聚，而清黄疸。禀水精则能资肾，故治溺有余沥。苦主下泄，故逐水。苦能清热，故除痈肿。得中土之化，故补中。水之精上通于火之神，故明目止泪。

陈修园曰：此以味为治也，苦入心，寒除火，故苦参专治心经之火，与黄连功用相近。但黄连似去心脏之火为多，苦参似去心府小肠之火为多，则以黄连之气味清，而苦参之气味浊（此条与徐氏雷同，未悉孰先）。

丹溪曰：苦参属木而有火，能峻补阴气，或得之而致腰重者，以其气降而不升也。升伤肾之谓。治大风有功，况风热细疹乎？

海藏曰：苦参气寒味苦，气沉纯阴。《本草》云："主心腹结气，癥瘕积聚黄疸，溺有余沥，逐水除痈肿，补中明目止泪（《本经》）。"养肝胆气，安五脏，定志益精，利九窍，除伏热肠澼，止渴醒酒，小便黄赤，疗恶疗下部蟨，平胃气，令人嗜食轻身。

时珍曰：苦参杀疳虫，炒存性，米饮服，治肠风泻血并热痢。

仕材曰：苦参除热祛湿，利水固齿，痈肿疮痒，肠澼下血。

李梴曰：苦参气寒吐大热，平胃能除心腹结，逐水利疸破癥瘕，大风恶疮虫疥杀。

讱庵曰：苦参苦燥湿，寒胜热，沉阴主肾，补阴益精，养肝胆，安五脏，利九窍，生津止渴，明目止泪（经旨）治温病，血痢肠风，溺赤黄疸酒毒。热生风，湿生虫，又能祛风、逐水、杀虫，治大肠疥癞。然大苦大寒，肝肾虚而无热者，勿用。

兆嘉曰：苦参大苦大寒，纯阴纯降，达心脾而及肾，三经湿热尽蠲除，治疥癞与诸疮，下部火邪都涣散。梦遗精滑皆缘湿火为殃，血痢肠红并是阳邪作咎。若治黄瘅积聚，宜泄中洲，至其逐水杀虫，流通火腑。

宫绣曰：苦参（专入肾，兼入脾胃）味苦至极。古书有云："虽在五参之外（见丹参注），云参亦属有补。然究止属除湿导热之品，于补其奚济乎？"凡味惟甘为正，惟温为补，苦参味等黄蘗寒，类大黄，阴似朴硝（的解），号为极苦极寒，用此杀虫除风，逐水去疸，扫疥治癞，开窍通道，清痫解疲。或云有益，若谓于肾有补，纵书立有是说，亦不过从湿除热祛而言，岂真补阴益肾之谓哉？况有用此擦牙而更见有腰痛伤肾之症，其可谓之补肾者乎？至脾胃虚寒，尤为切忌。泔浸去腥气，蒸用。元参为使，恶贝母、菟丝子、漏芦，反藜芦（按：五参除人参可以言补，余不得以补名）。

青蒿

青蒿 气味苦寒，无毒，主治疥瘙痂痒恶疮，杀虱，治留热在骨节间，明目。

张隐庵曰：青蒿春生苗叶，色青根白，气味苦寒，盖受金水之精，而得春生之气。主治疥瘙痂痒恶疮者，气味苦寒，苦杀虫，寒清热也。又曰杀虱者，言不但治疥瘙，而且杀虫也。又曰治留热在骨节间者，言不但治痂痒恶疮，且治留热在骨节间也。禀金水之精，得春生之气，故明目。

青蒿（一名草蒿）。时珍曰：青蒿治疟疾寒热。

仕材曰：青蒿去骨间伏热，杀鬼疰传尸。

李梴曰：草蒿寒苦祛痨热，能止痢泄与汗血，开胃补中和心腹，金疮恶疥痛可劫。

讱庵曰：青蒿苦寒，得春木少阳之令最早，故入少阳、厥阴（胆、肝）血分，治骨蒸痨热、蓐劳虚热、风毒热黄、久疟久痢、瘙疥恶疮、鬼气尸疰，补中明目。

兆嘉曰：青蒿得春初少阳之气，味苦而香，行肝胆血分之经，气升且散。辛能解表，营中郁热叶相宜；寒可除蒸，尸疰疳痨子可使。

宫绣曰：青蒿（专入肝、肾、三焦）性禀芬芳，味甘微辛，气寒，无毒，阴中有阳，降中有升，能入肝肾、三焦血分，以疗阴火伏留骨节。故凡骨蒸痨热及风毒热黄、久疟久痢、瘙痒恶疮、鬼气尸疰等症，当须服此。以其苦有泄热杀蛊之能，阴有退热除蒸之用，辛有升发舒脾之功，而又于胃中气不犯，以其得春升之令最早也。其形有类山茵陈，又能清上虚热，以治目疾。且烧灰淋汁，点治恶疮、瘜肉、黡癜。生捣可敷金疮，止血止痛。但性偏寒不温，虽曰于胃不犯，亦止

就其血虚有热服之得宜而言。若使脾胃素虚，及见泄泻，则于此终属有忌矣。童便浸叶用，熬膏良，使子勿使叶，使根勿使茎（时珍曰：《月令通纂》言，伏内庚日，采蒿悬门庭，可辟邪。冬至、元日各服二钱亦良。则青蒿之治鬼疰，盖亦有所伏也）。

石苇

石苇 气味苦平，无毒，主治劳热邪气，五癃闭不通，利小便水道。

张隐庵曰：水草石草，皆主在肾。石韦生于石上，凌冬不凋，盖禀少阴之精气；叶背有金星，有黄毛，乃金水相生，肾上连肺也。治劳热邪气者，劳热在骨，邪气在皮，肺肾之所主也。五癃者，五液癃闭，小便不利也。石苇助肺肾之精气，上下相交，水精上濡，则上窍外窍皆通，肺气下化，则水道行而小便利矣。夫水声泄肾气，人声泄肺气，不闻水声人声者，藏水天之精，以助人之肺肾也。

海藏曰：《局方本草》："石苇味苦甘平，无毒。主劳热邪气，五癃闭不通。利小便水道，止烦下气，通膀胱满。补五劳，安五脏，去恶风，益精气。

时珍曰：石苇主崩漏金疮，清肺气。

李梴曰：石苇苦甘平无毒，主治劳热通淋沥，止烦下血祛恶风，背发炒末酒调服。

讱庵曰：石苇甘苦，微寒，清肺金以滋化源，通膀胱而利水道，益精

气，补五劳，治淋崩发背。生石阴柔韧如皮，背有黄毛，去毛微炙用。杏仁、滑石、射干为使，得菖蒲良。生古瓦上者名瓦韦，治淋。

兆嘉曰：石苇导湿热以通淋，甘苦微寒。下行火腑，清肺金而利水，分消降浊直达州都。

宫绣曰：石苇（专入肺）苦甘，微寒，功专清肺行水。凡水道不行，化源不清，以致水道益闭。石苇蔓延石上，生叶如皮。味苦气寒，苦则气行则金肃，寒则热除而水利。是以劳力伤津，伏有热邪，而见小便不通，及患背发等症，治当用此调治。俾肺肃而水通，亦淋除而毒去矣。去梗及黄毛，微炙用。生于瓦上名瓦苇，亦治淋（今人未明化源之理，用石苇治淋，不辨虚实，系因《药性赋》"石韦通淋于小肠"一句之误）。

海藻

海藻 气味苦咸寒，无毒，主治瘿瘤结气，散颈下硬核痛，痈肿癥瘕坚气，腹中上下雷鸣，治十二经水肿。

张隐庵曰：咸能软坚，咸主润下，海藻生于海中，其味苦咸，其性寒凉，故主治经脉外内之坚结。瘿瘤结气、颈下硬核痛、痈肿，乃经脉不和，而病结于外也。癥瘕坚气，腹中上下雷鸣，乃经脉不和，而病结于内也。海藻形如乱发，主通经脉，故治十二经水肿，人身十二经脉流通，则水肿自愈矣。

东垣曰：海藻味苦咸，性寒，无毒，沉也，阴中之阴也。其用有二：利水道，通闭结之便，泻水气，消遍身之肿。

海藏曰：海藻气寒，味咸。《本草》云："主瘿瘤气，颈下核，破散结气痈肿、癥瘕坚气、腹中上下鸣、下十二水肿（《本经》语）。"疗皮间积聚、暴㿉、留气热结，利小便。

仕材曰：海藻消瘰疬瘿瘤，散癥瘕痈肿。

李梴曰：海藻咸寒利小便，消水下气破瘕疝，瘿瘤颈核单服之，化痰通血尤堪羡。

讱庵曰：海藻咸，润下而软坚，寒，行水以泄热，故消瘿瘤、结核、阴㿉之坚聚，痰饮脚气水肿之湿热。消宿食，治五膈。山东海有大叶、马尾二种，亦做海菜食。洗去咸水用，反甘草。

兆嘉曰：海藻咸以软坚、消瘿、利水，寒能入肾退热、除痰。

宫绣曰：海藻（专入肾）书载性反甘草，能治项颈一切瘰疬、癥瘕疝㿉（腹痛曰疝，丸痛曰㿉）及痰饮脚气水肿等症。其故奚似，盖缘苦能泻结，寒能除热，咸能软坚。海藻气味俱备，与甘草本属不合。凡其水因热成，而致隧道闭塞、小便不通、硬结不解者，用此坚软结泄，邪退热解，使热尽从小便而出，而病自无不愈也。至有病非实结，最不宜用。非独海藻为然，即凡海中诸药，无不如是。海带有似海藻而粗，柔勒而长，主治无异。昆布亦同海藻、海带，俱性带滑且雄，凡瘿坚如石者，非此不除。且其下气最速，久服多令人瘦。至云海岛人常食，以其水土不同故耳。皆反甘草，略洗去咸水用（偏有同甘草以治瘰疬，盖激之以溃其坚耳）。

水萍（一名浮萍）

水萍 气味辛寒，无毒，主治暴热身痒，下水气，胜酒，长须发，止消渴。久服身轻。

张隐庵曰：太阳之气，根于水中，而外浮于肤表。萍生水中，浮于水面，盖禀太阳之气化，其背紫赤，皆连于水，乃太阳之气，根于水中也。盛于暑夏，乃太阳之气，开浮而主夏也。气味辛寒者，辛属乾金，太阳如天而合乾，寒本太阳，太阳标阳而本寒也。主治暴热身痒者，风热之邪，暴客皮肤，一身苦痒。水萍禀寒水之气，外行肤表，故暴热身痒可治也。下水气者，太阳之气，外达皮毛，则膀胱之水气自下也。胜酒者，酒性辛温而慓悍，先行皮肤，水萍辛寒而解热，亦先行皮肤，故能胜酒。长须发者，太阳为诸阳主气，而薰肤泽毛，须发长也。得寒水之精气，故止消渴。久服则阴精盛而阳气充，故身轻。太阳之气，出于水中，上与君火相合而主日。水萍下为水映，上为日晒，方乾乃太阳之气上下相通，此物理自然之妙用也。

陈修园曰：水萍生于水中，而能出水上，且其叶入水不濡，是其性能敌水也。故反水湿之病，皆能治之。其根不着土而上行水面，故又能主皮毛之疾（此条与徐氏注同）。

丹溪曰：水萍、浮芹，发汗尤甚麻黄。此是水中大萍，非今沟渠所生者。昔楚王渡江所得，非斯实也。又高供奉《采萍时日歌》云："不在山，不在岸，采我之时七月半；选甚瘫风与缓风，些小微风都不算；豆淋酒内下三丸，铁幞头上也出汗。"

时珍曰：水萍主风湿麻痹脚气、打扑伤损、目赤翳膜、口舌生疮、吐血衄血、癜风丹毒。

仕材曰：水萍发汗开鬼门，下水洁净府。

李梴曰：水萍辛酸治诸风，瘫痪瘙痒恶疮痏，利水胜酒长须发，时行发汗有奇功。

㔉庵曰：浮萍辛散轻浮，入肺经，达皮肤，能发扬邪汗，止瘙痒消渴。生于水，又能下水气，利小便，治一切风湿瘫痪。烧烟避蚊，紫背者良。

兆嘉曰：浮萍发汗以开鬼门，味辛有效行水，而洁净府，性冷多功。轻浮入肺可祛风，行踪无定；解散行经能胜湿，到处为家。

宫绣曰：浮萍（专入肝、脾）浮于水上，体轻气浮，辛寒。古人谓其"发汗胜于麻黄，下水捷于通草"一语，括尽浮萍治功。故凡风湿内淫、瘫痪不举，在外而见肌肤搔痒，一身暴热；在内而见水肿不消，小便不利，用此疏肌通窍。俾风从外散，湿从下行，而瘫与痪其悉除矣。至《本经》载长须发，以毛窍利而血脉荣也；止消渴者，以经气和而津液复也；胜酒者，以阳明通达而能去酒毒也。总皆因其体浮，故能散风；因其气寒，故能胜热；因其产于水上，故能以水利水耳。用浮萍其背紫色为末，蜜丸，弹子大，空心酒服。然必大实大热，方可用此。若表虚自汗者，其切禁焉。烧烟辟蚊亦佳，但气虚切勿近此（愚尝用此治湿热温病，无汗者甚效）。

萆薢

萆薢 气味苦平，无毒，主治腰脊痛强，骨节风寒湿周痹，恶疮不瘳，热气。

张隐庵曰：凡草木之根荄坚硬而骨胜者主肾，有刺而藤蔓者走经脉。萆薢骨胜蔓，故主治腰脊痛强，骨节风寒而主肾，又治湿痹周痹而主经脉。苦能清热，故治恶疮不瘳之热气。

叶天士曰：萆薢气平，禀天秋降之金气，入手太阴肺经；味苦无毒，得地南方之火味，入手少阴心经。气味俱降，阴也。太阳寒水经，挟脊抵腰中，太阳有湿，则阳气不布，腰脊强而痛矣。太阳经行身表，附皮毛而为外卫者也。皮毛者，肺之合。萆薢气平入肺，味苦燥湿，肺之皮毛理，而太阳之湿亦逐，所以主腰脊强痛也。骨节者，节揵之处也，亦属太阳经，湿流孔窍，故寒湿合而成痹，则周身麻木而骨节更甚也。其主之者，萆薢入肺，肺通调水道，下输膀胱，可以去大阳之湿而理痹也。恶疮热气，皆属心火，萆薢味苦清心，心火退则疮

愈，而热气解矣。

时珍曰：治白浊茎中痛，痔瘘坏疮。

仕材曰：萆薢主风寒湿痹，腰膝作痛，既可去膀胱宿水，又能止时溺便频。

李梴曰：萆薢无毒苦甘平，肾冷停水背腰疼，阴痿失溺白浊症，风痹恶疮多怒情。

讱庵曰：萆薢甘苦性平，入足阳明、厥阴（胃、肝）。祛风去湿以固下焦，补肝虚坚筋骨，益精明目。治风寒湿痹，腰痛久冷，关节老血，膀胱宿水，阴痿久溺，茎痛遗浊，痔瘘恶疮。有黄白二种，黄长鞭，白虚软。

兆嘉曰：萆薢祛风祛湿，微苦微温，入肝胃兼入小肠，分清去浊。由膀胱内通肾脏，行水宣瘀，风寒痹湿可推，求腰膝酸痛当审用。

宫绣曰：萆薢（专入肝胃）味苦气平，功专祛风除湿固肾。凡人大便燥结，小便频数，每于便时，痛不可忍者。此必大便热闭积热腐瘀等物同液乘虚流入小肠。故于便时，即作痛也。且水道不清，则湿热不除。而肝火愈炽，筋骨愈痿。萆薢气味苦平，既能入肝祛湿，复能引水归入大肠以通谷道，俾水液澄清而无痛苦之患矣。又安有痹痛腰冷，膀胱宿水与痿失溺，痔漏恶疮之累乎。昔人云，既有逐水之功，复有摄精之力，洵不诬耳。菝葜、土茯苓，与萆薢，虽不相类而功用不远。白虚软者良。薏苡为使，畏大黄、柴胡、前胡，忌茗醋（萆薢既能逐

水又能摄精，是湿热除则精自不走泄）。

白茅根

白茅根 气味甘寒，无毒，主治劳伤虚羸，补中益气，除瘀血血闭，寒热利。

张隐庵曰：白茅色白味甘，上刚下柔，根多津汁，禀天金水相生之气化。主治劳伤羸瘦，烦劳内伤，则津液不荣于外，而身体羸瘦。茅根禀水精而多汁，故治劳伤羸瘦。补中益气者，中土内虚，则气不足。茅根禀土气而味甘，故能补中益气。除瘀血血闭者，肝气内虚，则血不荣经，而为瘀血、血闭之证。茅根禀金气而色白，故除瘀血、血闭。肺金之气，外达皮毛，则寒热自愈；皮毛之气，下输膀胱，则小便自利。

时珍曰：白茅根止吐衄诸血，伤寒哕逆，肺热喘急，水肿黄疸，解酒毒。

仕材曰：茅根凉金定喘，治吐衄并血瘀，利水通淋，祛黄疸及痈肿。茅针溃痈，茅花止血。

李诞曰：茅根无毒性甘平，逐瘀止血治淋难，消除客热医烦渴，灸疮血出用花安，针砭刀箭穿疮孔，烂茅止血傅疮班[1]。

讱庵曰：白茅根甘寒，入手少（心）足太阴、阳明（胃脾），补中益气。除伏热，消瘀血，利小便，解酒毒。治吐衄诸血，血闭寒热，淋沥崩中，伤寒哕逆，肺热喘急，内热烦渴，黄疸水肿。茅针溃痈疖。

兆嘉曰：茅根甘，能益血，寒，可凉瘀，导上热以下行。消瘅利水，去内心而外达，散热除风止渴，通淋清胃，兼能清肺，溃痈治衄。茅针却异茅花。

宫绣曰：茅根专入（肝胃），味甘性寒，清热泻火，消瘀利水。凡苦寒之药，未有不伤气败胃。此药味甘性纯，专理血病。凡一切吐血衄血、血瘀血淋、血崩血闭，并哕逆，喘急烦渴，黄疸水肿等症。因热因火而成者，服之热除而血即理，火退而气与水即消矣。且能解酒溃痈疖，及疖毒诸疮。或用根捣敷或用此煮汁调敷毒等药，或以酒煮亦无不可。此药甘不泥膈不伤中，为治虚羸客犯中州之剂。至云能以补中益气，虽除《本经》，然亦不过因其胃热既除而中气自复，岂真补益之谓哉！经解之说似未可信。茅以白者为良。初生茅针可以生啖甚益，小儿功用亦同。屋上败茅止衄敷疮最妙（时珍曰：茅根良药也。世人以微而忽之，惟事苦寒之剂，伤中和之气，乌足知此哉）。

狗脊

狗脊 气味苦平，无毒，主治腰背强，机关缓急，周痹寒湿膝痛，颇利老人。

张隐庵曰：狗脊根坚似骨，叶有

---

① 班：疑为"斑"误。

赤脉，主利骨节，而通经脉之药也。治腰背强，机关缓急，利骨节者，血脉不和，则为周痹，或因于寒，或因于湿，皆能为痹，治周痹寒湿，通经脉也。又曰膝痛者，言机关缓急，则膝亦痛。老人经血虚而机关不利，故颇利老人。

徐灵胎曰：此以形为治，狗脊遍体生毛而多节，颇似狗之脊，诸兽之中，惟狗狡捷，而此药似之，故能入筋骨机关之际，去其凝滞寒湿之气，而使之强健利捷也。形同而性亦近，物理盖可推矣。

时珍曰：狗脊强肝肾，健骨，治风虚。

仕材曰：狗脊强筋最奇，壮骨独异。男子腰脚软疼，女人关节不利。

李梃曰：狗脊草苦甘微温，断诸疮血治痹顽，强膂坚脊利腰脚，失溺伤中补肾元。

讱庵曰：狗脊苦坚肾，甘益血，温养气。治失溺不节，脚弱腰痛，寒湿周痹，除风虚，强机关，利俛仰。有黄毛如狗形，故曰金毛狗脊。去毛切，酒拌蒸，萆薢为使，熬膏良。

兆嘉曰：金毛脊苦甘，有强筋骨之功。肾肝并补，温燥能利机关之疾，痹痿皆瘳。

宫绣曰：狗脊（专入肝肾）味苦甘平微温。何书既言补血滋水，而又曰去湿除风，能使脚弱腰痛，失溺周痹

俱治。是明因其味苦，苦则能以燥湿；又因其味甘，甘则能以益血；又因其气温，温则能以补肾养气。盖湿除而气自周，气周而溺不失；血补而筋自强，筋强而风自作，是补而能走之药也。故凡一切骨节诸疾有此药，味燥入则机关自强，而俯仰亦利。非若巴戟性兼辛散，能于风湿则直除耳。去毛切片，酒蒸。萆薢为使，熬膏良（狗脊山草也，能除湿，又能却风，今人每多不用，何失之甚也）。

淫羊藿

淫羊藿　气味辛寒，无毒，主治阴痿，绝伤，茎中痛，利小便，益气力、强志。

张隐庵曰：羊为火畜，藿能淫羊，盖禀水中之天气，而得太阳阳热之气化也。禀水中之天气，故气味辛寒，得太阳之阳热，故主治阴痿绝伤。太阳合膀胱寒水之气，故治茎中痛、利小便。太阳之气，上合于肺，内通于肾，故益气力、强志。淫羊藿禀太阳之气，而功能治下，与紫萍禀太阳之气而浮越于肤表者，少有不同，故生处不闻水声者良。欲使太阳之气，藏于水中，而不微现于外也。圣人体察物性，曲尽苦心，学者潜心玩[①]索，庶几得之。

叶天士曰：淫羊藿气寒，禀天冬

---

① 玩：本意为持玉反复观赏，后也指拿着他物观赏。引申泛指观赏、欣赏；进而引申指仔细体会、研习。

令之水气，入足少阴肾经；味辛无毒，得地润泽之金味，入手太阴肺经。气味降多于升，阴也。阴者，宗筋也，水不制火热，则筋失其刚性而痿矣。淫羊藿入肾而气寒，寒足以制火，而痿自愈也。绝伤者，阴绝而精伤也，气寒益水，味辛能润，润则阴精充也。茎，玉茎也；痛者，火郁于中也。热者清之以寒，郁者散之以辛，所以主茎中痛也。小便气化乃出，辛寒之品，清肃肺气，故利小便。肺主气，辛润肺，故益气力也。气力既益，内养刚大，所以强志，盖肾藏志也。

陈修园曰：淫羊藿气寒，禀天冬水之气而入肾；味辛无毒，得地之金味而入肺，金水二脏之药。细味经文，俱以补水脏为主。阴者，宗筋也，宗筋属于肝木，木遇烈日而痿，一得气寒之羊藿，即如得甘露而挺矣。绝伤者，络脉绝而不续也。《金匮》云"络脉者，阴精阳气所往来也。"羊藿气寒味辛，具水天之气，环转运行，而能续之也。茎，玉茎也，火郁于中则痛。热者，清之以寒；郁者，散之以辛，所以主茎中痛也。小便主于膀胱，必假三焦之气化而出，三焦之火盛，则孤阳不化，而为溺短、溺闭之症。一得羊藿之气寒味辛，金水相函，阴气濡布，阳得阴而化，则小便利矣。肺主气，肾藏志，孟夫子云"夫志，气之帅也"。润肺之功，归于补肾，其益气力强志之训，即可于孟夫子善养刚大之训悟之也。第此理难与时医道耳。叶天士云："淫羊藿浸酒，治偏风不

遂，水涸腰痛。"

仕材曰：淫羊藿强筋骨，起阳事衰，利小便，除茎中痛。

李梴曰：淫羊藿辛性亦平，补肾助阳壮阴茎，又治冷风筋骨痹，益气强志消痈形。

讱庵曰：淫羊藿辛香甘温，入肾，补命门，益精气，坚筋骨，利小便。治绝阳不兴，绝阴不产，冷风劳气，四肢不仁。一名仙灵脾。北部有羊，一日百合，食此藿所致。

兆嘉曰：淫羊霍有助阳补火之功，辛味独专，甘香并至，治肾弱肝虚等疾。寒淫所胜，痿痹咸宜。

宫绣曰：淫羊藿（专入命门，兼入肝肾）辛香甘温。诸书皆载能治男子绝阳不兴，女子绝阴不产，且能治冷风劳气，四肢麻木不仁，腰膝无力。盖因气味甘温，则能补火助阳；兼有辛香，则冷可除而风可散耶。至云久服无子，恐其阳旺多欲，精气耗散，无他故也。去枝，羊脂拌炒，山药为使，得酒良（淫羊藿味甘气香性温不寒，能益精气，乃手足阳明三焦命门药也。真阳不足者宜之）。

紫葳

紫葳 气味酸微寒，无毒，主治妇人产乳余疾，崩中，癥瘕，血闭，寒热，羸瘦，养胎。

张隐庵曰：紫葳延引藤蔓，主通经脉；气味酸寒，主清血热，故《本经》主治如此。

近时用此为通经下胎之药；仲景

鳖甲煎丸，亦用紫葳以消癥瘕，必非安胎之品。《本经》养胎二字，当是堕胎之讹耳。

紫葳（凌霄花）。丹溪曰：凌霄花治血中痛之要药也，且补阴捷甚。盖有守而独行，妇人方中多用何哉？又云紫葳即凌霄花也，善治酒齇热毒甚良。

海藏曰：紫葳气微寒，味酸，无毒。《本草》云："主妇人产乳余疾，崩中，癥瘕，血闭，寒热，羸瘦，养胎。茎叶味苦无毒，主痿蹶，益气。"《日华子》云："根，治热风身痒，游风风疹，治瘀血带下。花、叶功用同。又云凌霄花，治酒齇热毒，风刺妇人，血膈避风，崩中带下。

时珍曰：紫葳叶，治喉痹热痛，凉血生肌。

仕材曰：紫葳花治三焦血瘀，二便燥干。

讱庵曰：凌霄花甘酸而寒，入厥阴血分（心包、肝），能去血中伏火，破血去瘀。主产乳余疾，崩带，癥瘕，肠结，血闭，淋闷，风痒，血热生风之证。女科多用，孕妇忌之。

兆嘉曰：紫葳花入心肝，凉散行瘀，能去血中伏火，走营分，酸咸无毒，并疗血热生风。

宫绣曰：凌霄花（专入肝）即紫葳花，肝经血分药也。味甘而酸，气寒无毒。凡人火伏血中而见肠结，血闭，风痒，崩带，癥瘕，一切由于血瘀血热而成者，所当用此调治。盖此专主泻热，热去而血自活也。是以肺痈之药，多有用此为君。妊娠用此克安者，

以其内有瘀积，瘀去而胎即安之意也。所云孕妇忌服者，恐瘀血既无，妄用恐生他故也。此为女科血热必用之药，但当相症施治耳。藤生，花开五瓣，黄赤有点，不可近鼻，闻伤脑（按：紫葳酸寒不能益人，走而不守，虚人避之）。

薤白

薤白　气味辛苦温滑，无毒，主治金疮溃败，轻身不饥，耐老。

张隐庵曰：薤用在下之根，气味辛温，其性从下而上，主助生阳之气上升者也。《金匮》胸痹证，有栝蒌薤白白酒汤、栝蒌薤白半夏汤、枳实薤白桂枝汤，皆取自下而上，从阴出阳之义。金疮溃败，则皮肤经脉虚寒，薤白辛温，从内达外，故能治之。生阳上升，则轻身不饥耐老。

叶天士曰：薤白气温，禀天春和之木气，入足厥阴肝经；味辛苦滑无毒，得地西南金火之味，而有润泽之性，入手太阴肺经、手少阴心经。气味升多于降，阳也。金疮气虚，则疮口不合，气温可以益气，所以主疮败也。气温达肝，肝气条畅，则血气日生，所以轻身；温暖脾土，土健所以不饥；味辛润血，血华所以不老也。

海藏曰：薤白气温，味苦辛，无毒，入手阳明经（胃）。《本草》云："主金疮疮败，轻身不饥，耐老（《本经》）。"除寒热，去水气，温中散结，利病人。诸疮中风寒水肿，以此涂之，下重者气滞也，四逆散加此以泄气滞。

时珍曰：薤白治少阴病，厥逆泄痢，及胸脾刺痛，下气散血，安胎温补，助阳道。

李梴曰：薤味辛苦止吐痢，定喘散水消结聚，外傅金疮汤火伤，疮中风寒水肿治。

讱庵曰：薤辛苦温滑，调中助阳，散血生肌，泄下焦大肠气滞，治泄痢下重，胸痹刺痛，肺气喘急，安胎利产，涂汤火伤。叶似韭而中空。根如蒜，取白用。忌牛肉。

兆嘉曰：薤白辛滑通阳，开胸痹之痰血；苦温散气，治泄痢之邪氛。

宫绣曰：薤（专入肺大肠）亦动滑药耳。故书皆载调中助阳，散血疏滞，定喘安胎利产，及治汤火伤损。缘薤味辛则散，散则能使在上寒滞立消。味苦则降，降则能使在下寒滞立下；气温则散，散则能使在中寒滞立除；体滑则通，通则能使久痼寒滞立解。是以下痢可除，瘀血可散，喘急可止，水肿可敷，胸痹刺痛可愈，胎产可治，汤火及中恶卒死可救，实通气滑窍助阳佳品也。功用有类于韭，但韭则止入血行气，及补肾阳。此则专通寒滞，及兼滑窍之为异耳。取白用，忌牛肉（黄帝云：薤不可同牛肉作羹，食之成瘕）。

龙胆

龙胆 气味苦涩大寒，无毒，主治骨间寒热，惊痫邪气，续绝伤，定五脏，杀蛊毒。

张隐庵曰：龙胆草，根味极苦，气兼涩，性大寒，茎如竹枝，花开青碧，禀东方木气，故有龙胆之名。龙乃东方之神，胆主少阳甲木，苦走骨，故主治骨间寒热。涩类酸，故除惊痫邪气。胆主骨，肝主筋，故续绝伤。五脏六腑，皆取决于胆，故定五脏。山下有风曰蛊，风气升，而蛊毒自杀矣。

徐灵胎（龙胆，徐氏列上品）曰：药之味涩者绝少，龙胆之功皆在于涩，此以味为主也。涩者，酸辛之变味，兼金木之性者也。故能清敛肝家之邪火，人身惟肝火最横，能下挟肾中之游火，上引包络之相火，相持为害，肝火清则诸火渐息，而百体清宁矣。

东垣曰：草龙胆味苦性寒，无毒，沉也，阴也。其用有二：退肝经之邪热，除下焦之湿肿。

丹溪曰：草龙胆苦寒，治赤目肿痛睛胀，瘀肉高起，痛不可忍。以柴胡为主，治眼疾必用之药也。酒浸上行。

海藏曰：草龙胆气寒，味大苦，气味厚，阴也，无毒。珍云："纯阴，酒浸上行。"《心》云："除下焦之湿及翳膜之湿。"

时珍曰：龙胆疗咽喉痛，风热盗汗。

仕材曰：龙胆草主肝胆热邪，清下焦湿火，肠中小虫，痈肿，婴儿客忤惊痫。

李梴曰：草龙胆寒味苦涩，益肝胆治下热湿，止痢消疳去长虫，蒸骨儿疳痈肿急。

讱庵曰：龙胆草大苦大寒，沉阴下行，益肝胆而泻火，兼入膀胱、肾经，除下焦之湿热。与防己同功，酒浸亦能外行上行。治骨间寒热，惊痫邪气，时气温热，热痢疸黄，寒湿脚气，咽喉风热，赤睛胬肉，痈疽疮疥。过服损胃。

兆嘉曰：龙胆草苦涩气寒，沉阴味劣，治淋治目，皆清肝胆之阳邪，消蛊消瘅，总退下焦之湿火。

宫绣曰：龙胆草（专入肝胆，兼入膀胱、肾）大苦大寒，性禀纯阴，大泻肝胆火邪，兼入膀胱肾经，除下焦湿热，与防己功用相同。故书载治骨间寒热，惊痫蛊膈，天行瘟疫，热痢疸黄，寒湿脚气，咽喉风痹。并酒炒，同柴胡，则治赤睛胬肉。但此苦寒至极，冯兆张[1]曰："其等于严冬，黯淡惨肃，万草凋残，苦寒伐标，宜暂久。如圣世不废刑罚，所以佐德意之无穷。苟非气壮实热者，率尔轻投，其败也必矣。甘草水浸，暴用，小豆、贯众为使，恶地黄。"（时珍曰：相火寄在肝胆有泻无补，故龙胆之益肝胆之气，正以其能泻肝胆之邪热也）。

黄芩

黄芩 气味苦寒，无毒，主治诸热黄疸肠澼泄痢，逐水下血闭，恶疮疽蚀火疡。

张隐庵曰：黄芩色黄内空，能清肠胃之热，外肌皮而性寒，能清肌表之热，乃手足阳明兼手太阴之药也。主治诸热黄疸肠澼泄痢者，主诸经之热归于胃土，而为黄疸；归于大肠，而为泄痢。黄芩中空，主清肠胃之热，故能治之。肠胃受浊，得肺气通调，则水津四布，血气运行。逐水下血闭者，黄芩外肌皮而清肌表，肌表清，则肺气和，而留水可逐，血闭自下矣。火热之气，留于肌肉皮肤，则为恶疮疽蚀。恶疮疽蚀，名曰火疡，黄芩治之，清肌表也。

叶天士曰：黄芩气平，禀天秋凉之金气，入手太阴肺经；味苦无毒，得地南方之火味，入手少阴心经。气味俱降，阴也。心者，火脏也，十二官之君，诸热之主也，苦平清心，故主诸热。黄疸者，湿热乘脾之症也，脾为太阴湿土，脾湿热则本色现而发黄疸。黄芩苦平清肺，肺亦太阴，太阴湿热退，而脾疸亦平也。肺与大肠相表里，太阳湿热，则肠澼泄痢。黄芩清肺，肺清则通调水道，而湿热下逐，肠肺复其燥金之性，而泄痢愈。肺司水道，热则肺失清肃之令，而水道不通，水因而蓄焉。黄芩清肺，则气化下及膀胱，而水下逐矣。血闭者，实热在血分，而经闭不通也。心主血，味苦清心，则能下泄，所以主之。恶疮疽蚀者，系疮疽败坏，溃腐而不收口也。火疡者，火伤疮也，皆心火有余而腐坏肺之皮毛也，苦平清心肺，

---

① 冯兆张：字楚瞻，清代著名医家，浙江海盐人，著有《冯氏锦囊秘录》。

所以主诸痛痒疮疡也。

陈修园曰：黄芩与黄连、黄柏皆气寒味苦而色黄，主治大略相似，大抵气寒皆能除热，味苦皆能燥湿。色黄者，皆属于土，黄而明亮者，则属于金，金借土之色以为色，故五金以黄金为贵也。但黄芩中空似肠胃，肠为手阳明，胃为足阳明，其主诸热者，指肠胃诸热病而言也。黄疸为大肠经中之郁热；逐水者，逐肠中之水；下血闭者，攻肠中之蓄血。恶疮疽蚀火疡者，为肌肉之热毒，阳明主肌肉，泻阳明之火，即所以解毒也，《本经》主治之言如此。仲景于少阳经用之于心下悸易茯苓，于腹痛易芍药。又于《本经》，言外别有会意也。

徐灵胎曰：此以形色为治。黄芩中空而色黄，为大肠之药，故能除肠胃诸热病。

黄色属土属脾，大肠属阳明燥金，而黄芩之黄属大肠，何也？盖胃与大肠为出纳水谷之道，皆统于脾，又金多借土之色以为色。义详决明条下相参益显也。

东垣曰：黄芩味苦平性寒，无毒，可升可降，阴也。其用有四：中枯而飘者泻肺火，消痰利气；细实而坚者，泻太阳火，养阴退阳；中枯而飘者，除风湿留热于肌表；细实而坚者，滋化源退热于膀胱。

丹溪曰：黄芩安胎者乃上中二焦药，降火下行也。缩砂安胎者，治痛行气也。若血虚而胎不安者，阿胶主之。治痰热者，假此以降其火也。坚

实者名子芩，为胜。破者名宿芩，其腹中皆烂，名腐肠，可入肺经也。其坚实条芩，入大肠，除热也。

海藏曰：黄芩气寒味微苦，苦而甘，微寒，味薄气厚，阳中阴也，阴中微阳。大寒，无毒，入手太阴经之剂。《象》云："治肺中湿热，疗上热目中赤肿瘀肉盛必用之药，泄肺受火邪上逆于膈上，补膀胱之寒不足，乃滋其化源也。

时珍曰：黄芩治风热湿热，头疼奔豚，热痛火咳，肺痿喉腥，诸失血。

仕材曰：黄芩中枯而大者，清肺部而止嗽化痰，并理目赤疔痛。坚实而细者，泻大肠而除湿治痢，兼可安胎利水。

李梴曰：黄芩苦味枯飘者，泻肺除风热在肌。坚者大肠除热用，膀胱得助化源宜。

讱庵曰：黄芩苦入心，寒胜热，泻中焦实火，除脾家湿热，治澼痢腹痛，寒热往来，黄疸五淋，血闭气逆，痈疽疮疡，及诸失血，消痰利水，解渴安胎，养阴退阳，补膀胱水。酒炒则上行泻肺火，利胸中气，治上焦之风热湿热，火嗽喉腥，目赤肿痛。过服损胃，血虚寒盛者禁用。

兆嘉曰：黄芩苦入心脾，坚肠胃而性燥寒；行肝肺，除湿热之功多。质虚而空者，为枯芩。上达可治心肺肌表之郁火。色青而坚者，为条芩，下行能除肝胆肠内之阳邪。同白术可以安胎，火退则胎安之义。合白芍又可止痢，热除有痢愈之机。

宫绣曰：黄芩（专入心脾肺，兼入肝大肠膀胱）书载味苦入心，又载入肺泻火，入脾除湿，入大肠以治肠澼腹痛，入小肠膀胱以治淋闭，且治中焦实火，及邪在少阳胆经，得此以为清理。一药而上下表里皆治，其功力之泛涉。殆有难为专主者耳。不知内火冲激，外邪传入，皆能恣害，上如胸膈咽喉，下如肚腹二便，中如表里之所阴阳之界，无不病症悉形。以故腹痛肠澼（痢）。寒热往来（疟），黄疸淋闭，胸高气喘，痈疽疮疡，火嗽喉腥，经闭胎漏，口渴津枯。一皆湿之所淫，热之所浸，火之所胜。黄芩味苦性寒。枯而大者，轻飘上升以清肺，肺清则痰自理矣。实而细者，沉重下降以利便，便利则肠澼自去。酒炒，则膈热可除，而肝胆火熄。生用，则实热堪投，而腹痛斯愈。且得白术、砂仁以安胎，得厚朴、黄连以除腹痛，得芍药以治痢，得柴胡以治寒热往来。此虽合上与下表里皆治，而究止为上中二焦泻火除热与湿之味矣。但肺虚腹痛属寒者切忌。黄明者良。中虚者为枯芩，即片芩。内实者名条芩，即子芩。上行酒炒，泻肝胆火猪胆汁炒。山药、龙骨为使，畏丹皮、丹砂（时珍曰：肺虚者不宜，苦寒伤脾胃，损其母也）。

藁本

藁本 气味辛温，无毒，主治妇人疝瘕，阴中寒肿痛，腹中急，除风头痛，长肌肤，悦颜色。

张隐庵曰：藁，高也，藁本始生崇山，得天地崇高之气，禀太阳标本之精，故下治妇人疝瘕，阴中寒肿痛，中治腹中拘急，上除风头痛。盖太阳之脉本于下，而上额交巅，出入于中上也。太阳阳气有余，则长肌肤，悦颜色。

叶天士曰：藁本气温，禀天春升之木气，入足厥阴肝经；味辛无毒，得地西方之金味，入手太阴肺经。气味俱升，阳也。妇人以血为主，血藏于肝，肝血少则肝气滞，而疝瘕之症生矣。藁本温辛，温行辛润，气不滞而血不少，疝瘕自平也。厥阴之脉络阴器，厥阴之筋结阴器，其主阴中寒肿痛者，入肝而辛温散寒也。厥阴之脉抵小腹，肝性急，腹中急，肝血不润也，味辛润血，所以主之。风气通肝，肝经与督脉会于巅顶，风邪行上，所以头痛，其主之者，辛以散之。肺主皮毛，长肌肤，味辛益肺之力；悦颜色，辛能润血之功也。

东垣曰：藁本味苦辛，性微温，无毒。升也，阴中之阳也。其用有二：大寒气客于巨阳之经，苦头疼流于巅顶之上，非此味不除。

丹溪曰：藁本味辛苦，阳中微阴，太阳经本药。治寒气郁结，及巅顶痛、脑齿痛。引诸药上至巅顶，及与木香同治雾露之气，是各从其类也。

海藏曰：藁本气温，味大辛，苦微温，气厚味薄，阳也，升也，纯阳无毒，太阳经本经药。《象》云："太阳经风药，治寒邪结郁于本经。治头痛脑痛，大寒犯脑，令人脑痛齿亦痛。"

时珍曰：藁本治痈疽，排脓内塞。

仕材曰：藁本，风家巅顶作痛，女人阴肿疝疼。

李梴曰：藁本辛温治巅风，顶面皮肤一样功，专辟雾露兼通血，疝瘕腹痛阴肿同。

䜣庵曰：藁本辛温雄，为太阳经风药（膀胱）。寒郁本经，头痛连脑者必用之。治督脉为病，脊强而厥。又能下行去湿，治妇人疝瘕，阴寒肿痛，腹中急痛，胃风泄泻，粉刺酒齇。

兆嘉曰：藁本，辛能达表，温可行经。风寒顶巅之痛，赖其解散阴湿疝瘕之疾，藉此宣除。气香独走夫太阳，色紫堪行乎血分。

宫绣曰：藁本（专入膀胱，兼入奇督）据书载属辛温，气雄，能治太阳（膀胱）风犯，巅顶脑后俱痛，号为是经要药。且复言治脊强而厥，并妇人疝瘕急迫肿痛，此虽病属下见，及系太阳本经寒湿所致，然非风邪内犯，则病曷形。藁本气味辛温，性虽上行，而亦下达，非谓用此以治太阳巅顶头齿颊痛，功止上建，而于脊强而厥，竟不循经下行也。且据书言能治胃风泄泻，又治粉刺酒齇，亦是风干太阳连累而及，治则与之俱治，岂但治风头痛而已哉。或谓其性颇有类于芎䓖，皆能以治头痛，然一主于肝胆，虽行头目而不及于巅顶，一主太阳及督。虽其上下皆通，而不兼及肝胆之为异耳。但春夏温热头痛，及血虚火炎头痛者切忌。

根紫色似芎䓖而轻虚，气香味麻。恶茼茹，畏青箱子（按：轻扬香窜之药，不可多用久用，如遇风邪袭入某经，不得已而用）。

百合

百合 气味甘平，无毒，主治邪气腹胀心痛，利大小便，补中益气。

张隐庵曰：百合色白属金，味甘属土；昼开夜合，应天道之昼行于阳，夜行于阴。四向六合，应土气之达于四旁。主治邪气腹胀心痛者，邪气下乘于脾，则地气不升而腹胀；邪气上乘于肺，则天气不降而心痛。盖腹者，脾之部；肺者，心之盖也。利大小便者，脾气上升，肺气下降，则水津四布，糟粕行运矣。补中者，补脾，益气者，益肺也。

徐灵胎曰：此以形为治也，百合色白而多瓣，其形似肺，始秋而花，又得金气之全者，故为清补肺金之药。

海藏曰：百合气平，味甘无毒。《本草》云："主邪气腹肿（胀），心痛，利大小便，补中益气，除浮肿胪胀痞满，寒热遍身疼痛，及乳难喉痹止涕。

仕材曰：百合保肺止咳，驱邪定惊，止涕泪多，利大小便。

李梴曰：百合甘平医百合，消腹胀痞痛心胁，肺痿寒热遍身疼，喉风颠涕疮痛捷。

䜣庵曰：百合甘平，润肺宁心，清热止咳，益气调中，止涕泪，利二便，治浮肿胪胀，痞满寒热，疮肿乳痛，伤寒百合病。

兆嘉曰：百合清心保肺，因甘寒微苦之功，治咳宁神，取述类象形之义。降上焦之邪热，清肃多功；利二便，以益阴化源无阻。

宫绣曰：百合（专入心肺）甘淡微寒，功有利于肺心而能敛气养心，安神定魄。然究止属清邪除热利湿之品，因其气味稍缓且于甘中有收，故于心肺最宜，而不致与血有碍耳。是以余热未清，坐卧不安，咳嗽不已，涕涕不收，胸浮气胀，状有鬼神，用此治其余孽，收其残胔，安养抚恤，恩威不骤，故能安享无事，岂非宁神益气之谓乎！仲景用此以治百合病症，义亦由此，但初嗽不宜遽用。花白者入药（朱二允曰：百合之甘敛胜于五味之酸收，故能敛气养神，安心定魄也）。

干姜（附炮姜）

干姜 气味辛温，无毒，主治胸满咳逆上气，温中止血出汗，逐风湿痹，肠澼下痢。生者尤良。

张隐庵曰：太阴为阴中之至阴，足太阴主湿土，手太阴主清金。干姜气味辛温，其色黄白，乃手足太阴之温品也。胸满者，胸居胸中，肺寒则满也。咳逆上气者，手足太阴之气不相贯通，致肺气上逆也。温中者，言干姜主治胸满咳逆上气，以其能温中也。脾络虚寒，则血外溢，干姜性温，故止血也。出汗者，辛以润之，开腠理，致津液通气也。逐风湿痹者，辛能发散也。肠澼下利，乃脾脏虚寒。

《伤寒论》云"脾气孤弱，五液注下，下焦不阖，状如豚肝。"干姜能温脾土，故治肠澼下痢。生者尤良，谓生姜能宣达胃气，用之尤良。

按：桂枝、葛根、柴胡诸汤，并胃逆呕吐表寒诸证，多用生姜。夫生姜乃老姜所生之子姜，主宣达阳明胃土之气，阳明为太阴之腑。故干姜治脾，生姜治胃，脏腑者，子母之谓也。

郭按：《神农本经》，止有生姜、干姜，而无炮姜，后人以干姜炮黑，谓之炮姜。《金匮要略》治肺痿，用甘草干姜汤，其干姜亦炮，是炮姜之用，仲祖其先之矣。姜味本辛，炮过则辛味稍减，主治产后血虚身热，及里寒吐血衄血便血之证。若炮制太过，本质不存，谓之姜炭，其味微苦不辛，其质轻浮不实，又不及炮姜之功能矣。即用炮姜，亦必须三衢开化之母姜，始为有力。今药肆中，多以伤水变味之生姜晒干炮用，未免有名无实。

叶天士曰：干姜气温，禀天春升之木气，入足厥阴肝经；味辛无毒，得地西方之金味，入手太阴肺经；炮灰色黑，入足少阴肾经。气味俱升，阳也。胸中者，肺之分也，肺寒则金失下降之性，气壅于胸而满也，满则气上，所以咳逆上气之症生焉，其主之者，辛散温行也。中者，脾与胃也，脾胃为土，土赖火生，炮姜入肾助火，火在下谓之少火，少火生气，气充则中自温也。血随气行，气逆火动，则血上溢，炮姜入肾，肾温则浮逆之火气皆下，火平气降，其血自止矣。出汗者，辛温能发散也。逐风湿痹者，辛温能散风湿而通血闭也。肠澼下痢，大肠之症，盖大肠寒则下痢腥秽，肺与大肠为表里，辛温温肺，故大肠亦温，而下痢止矣。生者其性尤烈，所以尤良。

陈修园曰：干姜气温，禀厥阴风木之气，若温而不烈，则得冲和之气而属土也；味辛得阳明燥金之味，若辛而不偏，则金能生水而转润矣，故干姜为脏寒之要药也。胸中者，肺之分也，肺寒则金失下降之性，气壅于胸中而满也，满则气上，所以咳逆上气之症生焉。其主之者，辛散温行也。中者，土也，土虚则寒，而此能温之；止血者，以阳虚阴必走，得暖则血自归经也；出汗者，辛温能发散也；逐风湿痹者，治寒邪之留于筋骨也；治肠澼下痢者，除寒邪之陷于肠胃也，已上诸治，皆取其雄烈之用，如孟子所谓"刚大浩然之气，塞乎天地之间也"。生则辛味浑全，故又申言曰"生者尤良"，即《金匮》治肺痿用甘草干姜汤，自肺虚不能骤受过辛之味，炮之使辛味稍减，亦一时之权宜。非若后世炮黑炮灰，全失姜之本性也。叶天士亦谓炮黑入肾，何其陋欤。

徐灵胎曰：凡味厚之药主守，气厚之药主散。干姜气味俱厚，故散而能守。夫散不全散，守不全守，则旋转于经络脏腑之间，驱寒除湿，和血通气所必然矣。故性虽猛峻，而不妨服食也。

干姜（附炮姜）。东垣曰：干姜生则味辛，炮则味苦，可升可降，阳也。其用有二：生则逐寒邪而发表，炮则除胃冷而温中。

丹溪曰：干姜散肺气，与五味子同用治嗽。见火则止而不移，治血虚发热该与补阴药同用。入肺中利肺气，入肾中燥下湿，入气分引血药入血也。《象》云："治沉寒痼冷，肾中无阳，脉气欲绝。黑附子为引用。"又云："发散寒邪。如多用则耗散元气，辛以散之，是壮火食气故也。见火候故止而不移，所以能理寒，非若附子行而不止也。凡止血须炒令黑用之。生尤良。"主胸满，温脾燥胃，取以理中，其实主气而泄脾。又人言干姜补脾，今言泄脾而不言补者，何也？东垣谓"泄"之一字，非泻脾之正气，是泄脾中寒湿之邪，故以姜辛热之剂燥之，故曰泄脾也。

海藏曰：干姜气热，味大辛，辛，大热，味薄气厚，阳中之阴也。辛温，无毒。《象》云："治沉寒痼冷，肾中无阳，脉气欲绝，黑附子为引，用水煎二物，名姜附汤，亦治中焦有寒。水洗，慢火炮。

仕材曰：干姜破血消痰，腹痛胃翻，均可服。温中下气，癥瘕积胀，悉皆除。开胃扶脾，消食去滞。生行则发汗有灵，炮黑则止血颇验。

李梴曰：干姜生用发寒邪，利肺咳逆身痹麻。炮苦守中温脾肾，疟痢霍乱腹疼佳。炒黑止血又生血，产后潮热退无些。

㐀庵曰：干姜生用辛温，逐寒邪

而发表。炮则辛苦大热，除胃冷而守中。温经止血，定呕消痰，去脏腑沉寒痼冷。能去恶生新，使阳生阴长，故吐衄下血，有阴无阳者宜之。亦能引血药入气分而生血，故血虚发热，产后大热者宜之。引以黑附，能入肾而祛寒湿，能回脉绝无阳。同五味利肺气而治寒嗽，燥脾湿而补脾，通心助阳而补心气。开五脏六腑，通四肢关节，宣诸络脉，治冷痹寒痞，反胃下利。多用损阴耗气，孕妇忌之。母姜晒干者为干姜，炮黑为黑姜。

兆嘉曰：干姜入脾胃，燥湿温中，肺饮蓄痰嗽可愈。味辛热，逐寒散冷，肾邪痹著重能轻。炮黑则味苦，血药用为引导，服食可入营守内，补方赖以前驱。

宫绣曰：干姜（专入胃）其味本辛，炮制则苦，大热无毒，守而不走。凡胃中虚冷，元阳欲绝，合以附子同投，则能回阳立效。故书则有"附子无姜不热"之句，与仲景四逆白通姜附汤皆用之。且同五味则能通肺气而治寒嗽，同白术则能燥湿而补脾，同归芍则能入气而生血。故凡因寒内入，而见脏腑痼蔽，关节不通，经络阻塞，冷痹寒痢，反胃膈绝者，无不藉此以为拯救。炒黑其性更纯，味变苦咸，力主下走，黑又止血。辛热之性虽无，而辛凉之性尚在。故能去血中之郁热而不寒，止吐血之妄行而不滞。较之别药，徒以黑为能止血为事者，功胜十倍矣！血寒者可多用，血热者不过三四分为向导而已。白结实者良。母姜晒干为干姜，炒炮为炮姜，炒黑为黑姜（一物之用，法不同在。医者临症变通施为耳）。

赤小豆

赤小豆 气味甘酸平，无毒，主下水肿，排痈肿脓血。

张隐庵曰：赤豆煮熟，其味则甘；生时其气微酸，故曰甘酸平。豆者，水之谷也，其性下沉，是主从上而下，由外而内。色赤属火，又主从下而上，由内而外。《本经》主下水肿，乃从上而下，由外而内也。排痈肿脓血，乃从下而上，由内而外也。

海藏曰：赤小豆气温，味辛甘酸，阴中之阳，无毒。《本草》云："主下水排脓，寒热热中消渴，止泄利小便，吐逆卒澼下胀满，又治水肿痛，健脾胃。赤小豆食之行小便，久食则虚人，令人黑瘦枯燥。赤小豆花，治宿酒渴病，即腐婢[①]也。花有腐气，故以名之。与葛花末，服方寸匕，饮酒不知醉。气味辛平。大豆黄卷，是以生豆为蘖，待其芽出，便曝干用。方书名黄芩皮，产妇药中用之。性平。

时珍曰：赤小豆辟瘟疫，治产难，下胞衣，通乳汁。和鲤鱼、蠡鱼、鲫鱼、黄雌鸡煮食，并能利水消肿。

仕材曰：赤小豆利水去虫，一味

---

① 腐婢：此处作赤小豆花的别名。

磨吞决效。散血排脓，研来醋傅神良。止渴行津液，清气涤烦，蒸通乳汁，下胞衣，产科要矣。除痢疾，止呕吐，脾胃宜之。

李梴曰：赤小豆甘酸性平，腹肿脚气热寒宁，止吐泻与卒下血，消渴痈疽亦有情。

㕙庵曰：赤小豆甘酸色赤，心之谷也。性下行，通小肠，利小便，行水散血，消肿排脓，清热解毒，治泻痢脚气，傅一切疮疽，止渴解酒，通乳下胎。然渗津液，久服令人枯瘦。

兆嘉曰：赤小豆能通心与小肠，行瘀利水，可排脓而散肿，治鼓消瘅。味甘微酸，性平，无毒。菉豆甘寒，专解毒，蠲除水热并和脾，其色可以入肝，其治似疑归胃。

宫绣曰：赤小豆（专入小肠）甘酸色赤，心之谷也。其性下行入阴，通小肠而利有形之病。故与桑白皮同为利水除湿之剂。是以水气内停，而见溺闭腹肿，手足挛痹，痈疽疮肿，非此莫治。且能止湿解酒，通胎下乳。至十剂取此为燥，亦以水行而燥自生之意，并非因其药性本燥而言也。故书又戒，多服则令人津液枯槁而燥。取紧小而赤，色黯者良（若半黑半红为相思子，非赤小豆也，用时不可不变）。

大豆黄卷

大豆黄卷 气味甘平，无毒，主治湿痹筋挛，膝痛不可屈伸。

张隐庵曰：黑大豆水浸出芽，约五寸长，使干之，名为黄卷。《金匮》薯蓣丸，治虚劳不足，风气百疾，内用大豆黄卷，义可知矣。

时珍曰：大豆黄卷除胃中积热，消水病胀满。

李梴曰：大豆黄卷味甘平，湿痹筋挛膝痛疼，更除气聚并积结，孕妇瘀血即时行，菉豆作者堪为茹，解热醒酒心自清。

兆嘉曰：豆卷甘平解毒宣风湿，筋脉舒挛逐水邪

白薇

白微 气味苦咸平，无毒，主治暴中风，身热肢满，忽忽不知人，狂惑邪气，寒热酸疼，温疟洗洗，发作有时。

张隐庵曰：凡草木皆感春气而生，惟《本经》号白微为春生，谓其能启水天之精气，随春气而生升也。其味苦咸，咸者水也，苦者火也，禀太阳寒水之气在下，标阳之气在上也。根色黄白，又得阳明秋金之气，而秋金之气，合肺气于皮毛，亦太阳之所主也。太阳标阳之气，行于肤表，故主治暴中风；太阳寒水之气周于一身，故主治身热肢满，风邪淫于四末也；忽忽，眩晕貌，忽忽不知人，风邪行于头目也。夫风百病之长，善行数变，狂惑邪气，风淫血分，而涉于心包矣。寒热酸痛，风淫肌腠，而涉于经脉矣。白微禀秋金之气，故治诸风之变症。先热后寒，名曰温疟，洗洗，如

水洒身之寒（亦当作温）也，温疟发作有时，白微禀寒水之气，上行外达，故治温疟。又得太阳之标阳，故治温疟之洗洗。

海藏曰：白薇气大寒，味苦咸平，无毒。《本草》云："主暴中风身热，肢缓忽忽不知人，狂惑邪气，寒热酸疼，温疟洗洗，发作有时。疗伤中淋露，下水气，利阴气，益精。近道处处有之，状似牛膝、白前而短小。疗惊邪风狂痓病。

时珍曰：白微，风温灼热，多眠及热淋遗尿，金疮出血。

李梴曰：白薇咸苦大寒平，中风忽忽睡多惊，止疟能祛邪魅惑，益阴精止淋露频。

讱庵曰：白微苦咸而寒，阳明冲任之药，利阴气，下水气。主中风身热支满，忽忽不知人，血厥热淋温疟，惕惕寒热酸痛，妇人伤中淋露，产虚烦呕。似牛膝而短小柔软，去须，酒洗用。恶大黄、大戟、山萸、姜枣。

兆嘉曰：白薇咸苦，入阳明。寒能胜热，芳香走血分。凉可除蒸，利水益阴，兼治癃淋成闭，产虚烦呕，并医血热生风。

宫绣曰：白微（专入肺）味苦而咸，性寒，无毒。凡人阴虚火动，则内热生风，火气焚灼，身体壮热，支满痰涌，忽不知人，与夫汗出血厥，酸痛淋闭。其在妇人，则或廷孔郁结（廷孔，

妇人溺孔也）。神无所依，而见淋露不净；并血枯热胜，而见虚烦上呕。非不用此苦泄咸降利水，使阴气自上而下，则热何由泄乎？是以《金匮》安中益气竹皮丸，用此以治妇人产中虚烦呕逆。千金萎蕤汤，用此以治风温身热汗出身重。又有白微芍药汤，以治妇人遗尿，不拘胎前产后。皆能补阴平阳而兼行肺，以清膀胱上源，并非虚寒不禁之比也。但胃虚泄泻，阳气外越者禁用。似牛膝而短小柔软，去须，酒洗用。恶大黄、大戟、山萸、姜枣（按：古方调经种子往往用之，益不孕，缘于血热而少其源，起于真阴不足，阳胜而内热，故营血日枯也）。

败酱

败酱 气味苦平，无毒，主治暴热火疮，赤气，疗瘑疽痔，马鞍热气[①]。

张隐庵曰：败酱俗名苦菜，味苦性寒，故主治暴热火疮赤气，而疗瘑疽痔，马鞍热气，皆为火热之病。马者，火之畜也。《金匮》方有薏苡附子败酱散，亦主肠痈而消热毒。

海藏曰：败酱气微寒平，味苦咸，无毒，入足少阴经、手厥阴经。《本草》云："主暴热火疮，赤风疗瘑疽痔，马鞍热气。除痈肿，浮肿结热，风痹不足，产后疾痛。

---

① 马鞍热气：是指马毛、马粪便、衬托马鞍垫子及马汗，导致乘马之人原患疮疡出现焮肿、疼痛加重的这些因素的概称。

李梴曰：败酱苦咸化脓水，肠痈痔瘘能消补，逐瘀破癥祛痹风，最益妇人陈良甫。

兆嘉曰：败酱排脓消肿，肠痈藉辛苦之功。达胃行肝，瘀热仗咸寒之力。

时珍《纲目》注云："败酱乃手足阳明、厥阴药也。善排脓破血，故仲景治痈及古方妇人科，皆用之。乃易得之物，而后人不知用，盖未遇识者耳。"

白鲜根皮

白鲜根皮 气味苦寒，无毒，主治头风，黄疸，咳逆，淋沥，女子阴中肿痛，湿痹死肌，不可屈伸，起止行步。

张隐庵曰：白鲜臭腥色白，气味苦寒，禀金水之精，而治风热之证。主治头风，金能制风也。治黄疸，水能清热也。禀金气而益肺，故治咳逆。禀水气而益膀胱，故治男子之淋沥、女子之阴中肿痛。燥气属金，故治湿痹之死肌。水气主骨，故治骨属不可屈伸及不可起止行步也。

仕材曰：白藓主筋挛死肌，化湿热毒疮。

李梴曰：白藓皮味苦咸寒，风瘫湿痹屈伸难，治诸疥癣清头目，咳逆淋疸尤能安。

讱庵曰：白藓皮气寒善行，味苦性燥，入脾胃，除湿热，兼入膀胱小肠，行水道，通关节利九窍，为诸黄风痹之要药，兼治风疮疥癣，女子阴中肿痛。根黄白而心实，取皮用。恶桑螵蛸、桔梗、茯苓、萆薢。

兆嘉曰：白藓皮气寒善行，味苦能降，清脾胃之湿热，导水宣邪，治癣癞与疯疮，行皮达肺。

宫绣曰：白藓皮（专入脾胃）味苦与咸，性寒无毒。盖阳明胃土喜燥恶湿，一有邪入，则阳被郁不伸，而热生矣。有热自必有湿，湿淫则热益盛，而风更乘热至，相依为害，以致关节不通，九窍不利，见为风疮疥癣，毛脱疸黄，湿痹便结，溺闭阴肿，咳逆狂叫，饮水种种变症，治宜用此苦泄寒咸之味，以为开关通窍，俾水行热除风息而症自克平。奈世不察，猥以此为疮疡外用，其亦未达本经主治之意耳。然此止可施于脾胃坚实之人，若使素属虚寒，切勿妄用。根黄白而心实者良，取皮用。恶桑螵蛸、茯苓、桔梗、萆薢（考白藓皮治症，皆就湿热以论）。

蔺实

蔺实 气味辛温，无毒，主治明目温中，耐风寒，下水气，面浮肿，痈疡。

李梴曰：蔺实辛温能下水，明目温中去寒暑，霍乱转筋腹内疼，破癥消痈及疮瘰。叶洗脚肿敷蛇伤，肠蛭马蔺独可取。

讱庵曰：蔺实辛温，温中明目，耐风寒，下水气。有香蔺、青蔺、紫蔺、赤蔺、木蔺、水蔺、马蔺（时珍曰：

古人种蓼实蔬，收子入药，今惟酒曲用其汁耳。以香蓼、青蓼、紫蓼为良，余则不可用）。

薇衔（一名鹿衔草）

薇衔　气味苦平，无毒，主治风湿痹，历节痛，惊痫，吐舌，悸气，贼风，鼠瘘痈肿。

张隐庵曰：按《月令》五月鹿角解，十一月麋角解，是麋鹿有阴阳之分矣。此草禀少阴水火之气，是以麋鹿咸宜，犹乌药之治猫狗也。《素问》黄帝问曰："有病身热懈惰，汗出如浴，恶风少气，此为何病？"岐伯曰："病名酒风，治之以泽泻、术各三分，麋衔五分，合以三指，撮为后饭。此圣方也，而后世不知用之，诚缺典矣。"

薇衔（一名鹿衔草）。时珍曰：薇衔煎水洗漂疽、甲珠、恶疮（出《外科精义》）

李梴曰：鹿衔草（《入门》[1]本注曰："鹿有疾衔此草则瘥，又云薇衔。味苦平，微寒，无毒。主风湿痹痛痿蹶，惊痫吐舌，贼风鼠瘘，痈肿暴癥，逐水明目。岐伯治身热解惰，汗出如浴，恶风少气，名酒风。以泽泻十分，薇衔五分，饭后服）。

土瓜根（即王瓜也）

木瓜根　气味苦寒，无毒，主治消渴，内痹，瘀血，月闭寒热酸痛，益气愈聋。

张隐庵曰：愚按土瓜非世俗所食之王瓜，又非世俗所食之甜瓜，《本经》虽有其名，今人未之识也。因仲景《伤寒论》有土瓜根为导之法，故存之。

时珍曰：土瓜根，利大小便，治面黑面疮。

李梴曰：王瓜寒苦除邪热，愈聋止渴清诸血，利诸肿兮消痈毒，带溺不禁尤堪啮。

切庵曰：王瓜苦寒，泻热利水，治天行热疾，黄疸消渴，便数带下，月闭瘀血，利大小肠，排脓消肿，下乳堕胎。根如栝蒌之小者，味如山药，根子通用。

厚朴

厚朴　气味苦温，无毒。主治中风，伤寒，头痛，寒热，惊悸，气血痹，死肌，去三虫。

张隐庵曰：厚朴气味苦温，色赤性烈，花实咸红，冬不落叶，肉厚色紫，盖禀少阳木火之精，而通会于肌腠者也。主治中风伤寒头痛寒热者，谓能解肌而发散也，助木火之精气，故能定肝心之惊悸也。气血痹者，津液随三焦出气以温肌肉，肝主冲任之血，充肤热肉，痹则气血不和于肌腠。厚朴气温色紫，能解气血之痹而活死肌也。去三虫者，三焦火气内虚则生

①　《入门》：即明代医家李梴所著《医学入门》的简称。

虫。厚朴得少阳之火化，而三虫自去矣。

按：厚朴色赤性烈，生用则解肌而达表，禀木火之气也。炙香则运土而助脾，木生火而火生土也。《金匮》方中厚朴大黄汤，用厚朴一尺，取象乎脾也。

叶天士曰：厚朴气温，禀天春升之木气，入足厥阴肝经；味苦无毒，得地南方之火味，入手少阴心经。气味升多于降，阳也。《难经》云："伤寒有五，中风、伤寒、湿温、热病、温病是也。"中风伤寒者，中风症也，风气通肝，肝脉与督脉会于巅顶，风为阳邪而伤上，所以头痛。其主之者，厚朴入肝温散也。寒热惊悸者，病寒热而惊悸也，心虚则悸，肝虚则惊。厚朴气温可以达肝，味苦可以清心也。肝藏血，心主血，血凝泣则成痹，苦可以泄，温可以行，故主血痹。死肌者，亦血泣而皮毛不仁麻木也，苦泄温行，故亦主之。三虫，湿所化也，味苦燥湿可以杀虫，所以去虫也。

陈修园曰：厚朴气温，禀木气而入肝，味苦无毒，得火味而入心。然气味厚而主降，降则温而专于散，苦而专于泄，故所主皆为实症。中风有便溺阻隔症，伤寒有下之微喘症，有发汗后腹胀满症，大便鞕症，头痛有浊气上冲症，俱宜主以厚朴也。至于温能散寒，苦能泄热，能散能泄，则可以解气逆之惊悸，能散则气行，能泄则血行，故可以治气血痹及死肌也。三虫本湿气所化，厚朴能散而泄之，则三虫可去也。宽胀下气，经无明文，仲景因其气味苦温而取用之，得《本经》言外之旨也。

东垣曰：厚朴味苦辛，性温无毒，可升可降，阳中之阳也。其用有二：苦能下气，去实满而消腹胀；温能益气，除湿满散结调中。

丹溪曰：厚朴属土而有火，气药之温而能散，泻胃中之实也。而平胃散用之佐以苍术，正为上焦之湿，平胃土不使之太过而复其平，以致于和而已，非谓温补脾胃，习以成俗，皆谓之补，哀哉！又云：厚朴能治腹胀，因其味辛以提其气。

海藏曰：厚朴气温味辛，阳中之阴，苦而辛，无毒。《象》云："能治腹胀，若虚弱，虽腹胀皆斟酌用之。寒胀是大热药中兼用，结者散之，神药。误用脱人元气，切禁之。紫色者佳，去皮，姜汁制微妙。

仕材曰：厚朴辛能散风邪，温可解寒气，下气消痰，去实满而宽膨，温胃和中，调胸腹而止痛，吐利交资，惊烦共主。

李梴曰：厚朴苦温除湿痰，最散心腹胀痛急，霍乱积痢并头痛，治痹消瘀通经翕。

讱庵曰：厚朴苦降能泻实满，辛温能散湿满，入足太阴阳明（脾胃）。平胃调和，消痰化食，厚肠胃，行结水，破宿血，杀藏虫。治反胃呕逆，喘咳泻痢，冷痛霍乱。误服脱人元气，孕妇忌之。此榛树皮也（出《别录》），肉厚紫润者良，去粗皮，姜汁炙或醋炒用。

干姜为使，恶泽泻、硝石。忌豆，犯之动气。

兆嘉曰：厚朴辛能达表，解风寒外客之邪；苦可宣中，破脘腹内留之滞，阴凝湿聚；燥可蠲除，平胃宽胸，温能疏畅。

宫绣曰：厚朴（专入脾胃）辛苦。书言同枳实、大黄，即承气汤，则于实满能泻；同苍术、橘皮，即平胃散，则于湿满能除；同解利药，则于伤寒头痛可治；同泻痢药，则于肠胃能厚。大抵气辛则散，故于湿满则宜；味苦则降，故于实满则下。今人不解，误以书载"厚朴温中益气，及厚肠胃"数语，不论虚实辄投。讵知实则于气有益，虚则于气无损乎！实则肠胃可厚，虚则肠胃不薄乎！至云破血杀虫，亦是气行而血自通，味苦而虫则杀之意。凡书表药功能，总是由药气味勘出，非是别药著治以自逞其意见也。朴即榛树皮，以肉厚色紫者良，去粗皮，姜汁炒用。恶泽泻、硝石、寒水石。忌豆，犯之动气（按：朴书载"能益气厚肠胃"等语，今人习以成俗，不分虚实，皆谓之能补，哀哉！）

黄蘗

黄蘗 气味苦寒，无毒。主治五脏肠胃中结热，黄疸，肠痔，止泄痢，女子漏下赤白，阴伤蚀疮。

张隐庵曰：黄蘗气味苦寒，冬不落叶，禀太阳寒水之精。皮厚色黄，质润稠黏，得太阴中土之化。盖水在地之下，水由地中行，故主治五脏肠胃中之结热，黄疸，肠痔。治结热者，寒能清热也。治黄疸、肠痔者，苦能胜湿也。止泄痢者，先热泄而后下痢，黄柏苦寒，能止之也。女子漏下赤白，阴伤蚀疮，皆湿热下注之病。苦胜湿而寒清热，故黄蘗皆能治之也。以上主治，皆正气无亏，热毒内盛，所谓下者举之，结者散之，热者寒之，强者泻之，各安其气，必清必静，则病气衰去，归其所宗，此黄蘗之治皆有余之病也。如正气稍虚，饮食不强，便当禁用。

愚（郭）按：黄蘗禀寒水之精，得中土之化，有交济阴阳，调和水火之功，所治至广。而《珍珠囊药性》云："黄柏疮用"，一言蔽之。后人徒事歌括者，信为疮药而已。其曰："真珠殆以鱼目欺世尔。

叶天士曰：黄柏气寒，禀天冬寒之水气，入足少阴肾经；味苦无毒，得地南方之火味，入手少阴心经。气味俱降，阴也。五脏六腑，心为君主，心属火，结热，火气结也；味苦泄热，所以主之。黄疸，胃经湿热之症；肠痔，大肠火结之病；泄痢，大肠湿热之症。其主之者，黄柏入肾，肾者胃之关，大肠肾所主也，气寒能清，味苦能燥，故治以上诸症也。漏下赤白，胎漏下血及赤白带也，一因血热妄行，一因湿热下注。黄柏入肾，寒能清热，苦可燥湿，所以主之。阴阳蚀疮，阴户伤蚀成疮也。诸疮皆属心火，其主之者，苦寒泻火也。

陈修园曰：黄蘗气寒，禀天冬寒之水气；味苦无毒，得地南方之火味；皮厚色黄，得太阳中土之化。五脏为阴，凡《经》言主五脏者，皆主阴之药也。治肠胃中热结者，寒能清热也；治黄疸肠痔者，苦能胜湿也；止泄痢者，湿热泄痢，唯苦寒能除之，而且能坚之；女子胎漏下血，因血热妄行；赤白带下，及阴户伤蚀成疮，皆因湿热下注，黄柏寒能清热，苦能燥湿，所以主之。然皆正气未伤，热毒内盛，有余之病，可以暂用，否则不可姑试也。

凡药之燥者，未有不热，而寒者未有不湿，黄柏于清热之中，而兼燥湿之效。

徐灵胎（徐本列入上品）曰：黄蘗极黄，得金之色，故能清热。其味极苦，苦属火，则又能燥湿。凡燥者未有不热而寒者未有不湿，惟黄柏于清热之中而兼燥湿之效。盖黄色属金，阳明为燥金，故其治皆除阳明湿热之疾，气类相感也。

东垣曰：黄蘗味苦，性寒，无毒，阴也。其用有五：泻下焦隐伏之龙火；安上焦虚哕之蚘虫；脐下痛则单制而能除；肾不足必炒用而能补；痿厥除湿药中诚不可缺。

丹溪曰：蘗皮属金，而有水与火，走手厥阴，而有泻火为补阴之功。配细辛，治口疮有奇功。

海藏曰：黄蘗气寒，味苦，苦厚微辛，阴中之阳，降也，无毒。足太阳经引经药，足少阴经之剂。《象》云："治

肾水膀胱不足，诸痿厥，脚膝无力，于黄芪汤中少加用之，使两膝中气力涌出，痿即去矣。蜜炒此一味，为细末，治口疮如神。痿瘘必用之药。

时珍曰：黄蘗傅小儿头疮。

仕材曰：黄蘗泻龙火而救水，利膀胱以燥湿。佐以苍术，理足膝之痹痛。渍以蜜水，漱口舌之生疮。

李梴曰：黄蘗苦解五脏热，疸痢痔崩诸疮疖，安蚘除痿小腹疼，无非火泻水不越。

切庵曰：黄蘗苦寒微辛，沉阴下降，泻膀胱相火，补肾水不足，坚肾润燥，除湿清热，疗下焦虚，骨蒸劳热，诸痿瘫痪，目赤耳鸣，消渴便闭，黄疸水肿，水泻热痢，痔血肠风，漏下赤白，诸疮痛痒，头疮口疮，杀虫安蚘。久服伤胃，尺脉弱者禁用。川产肉厚色深者良，生用降实火，蜜炙则不伤胃，炒黑能止崩带，酒制治上，蜜制中，盐制治下。

兆嘉曰：黄蘗苦寒坚肾，泻相火以制阳光，辛燥入阴，除湿热而安下部。

宫绣曰：黄蘗（专入肾，兼入膀胱）昔人同知母用于六味丸中，名为知蘗八味丸。又同知、蘗各一两，酒洗焙研入桂，名为滋肾丸，谓其可滋真阴。此说一出，而天下翕然宗之，以至于今牢不可破。讵知黄蘗性禀至阴，味苦性寒，行隆冬肃杀之令，故独入少阴泻火，入膀胱泻热。凡人病因火亢而见骨蒸劳热，目赤耳鸣，消渴便闭。及湿热为病而见诸痿瘫痪，水泻热利，

黄疸水肿，痔血肠风，漏下赤白。与夫诸痛疮痒，蛕虫内攻，诊其尺，果洪大，按之有力，可炒黑暂用，使其湿热顺流而下，阴火因尔潜伏，则阴不受煎熬，而阴乃得长矣。非谓真阴虚损，服此即有滋润之力也。故于实热实火则宜，而于虚热虚火，则徒有损而无益。奈今天下人不问虚实，竟有为去热治劳之妙药，而不知阴寒之性能损人气、减人食。命门真元之火，一见而消亡；脾胃运行之职，一见而阻丧。元气既虚，又用苦寒，遏绝生机，莫此为甚。川产肉厚色深者良。生用降实火，蜜炙则不伤胃，炒黑能止崩带，酒制治上，蜜制治中，盐制治下（药能治虚不能治实，治实不能治虚。虚虚实实，活法变通）。

栀子

栀子 气味苦寒，无毒，主治五内邪气，胃中热气，面赤，酒疱皶鼻，白癞、赤癞、疮疡。

张隐庵曰：栀子气味苦寒，其色黄赤，春荣夏茂，凌冬不调，盖禀少阴之气化，少阴寒水在下，而君火在上也。花多五瓣，而栀花六出，六者水之成数也，稍秒结实，味苦色赤，房刻七棱九棱，是下禀寒水之精，而上结君火之实。主治五内邪气，胃中热气者，禀寒水之精，而治热之在内也。面赤、酒疱皶鼻、白癞、赤癞、疮疡者，结君火之实，而治热之在外也。栀子能启寒水之精，清在上之火

热，复能导火热之气以下降者如此。

栀子生用，能启水阴之气上滋，复导火热以下行。若炒黑则但从上而下，不能起水阴以上滋，故仲祖栀子豉汤，生用不炒，有交媾水火，调和心肾之功。而后人委言，栀子生用则吐，炒黑则不吐，且以栀子豉汤为吐剂。愚每用生栀子及栀子豉汤，并未曾吐，夫不参《经》旨，而以讹传讹者，不独一栀子为然矣。

叶天士曰：栀子气寒，禀天冬寒之水气，入足太阳寒水膀胱经；味苦无毒，得地南方之火味，入手少阴心经。气味俱降，阴也。五内者，五脏之内也，五脏为阴，其邪气内阳邪也，栀子苦寒清阳，所以主之。胃为阳明，胃中热气，燥热之气也，气寒禀冬寒之水气，所以除燥热也。心主血，其华在面，面赤色，心火盛也，味苦清心，所以主之。鼻属肺，肺为金，金色白，心火乘肺，火色赤，故鼻红成酒疱皶鼻，其主之者，入心清火也。癞者，麻皮风也，膀胱主表，心火郁于膀胱寒水经，则湿热成癞也。白者湿也，赤者火也，栀子入心与膀胱，苦寒可以燥湿热，所以主之也。疮疡皆属心火，苦寒清心，故主疮疡也。

陈修园曰：栀子气寒，禀水气而入肾；味苦，得火味而入心。五内邪气，五脏受热邪之气也；胃中热气，胃经热烦，懊憹不眠也。心之华在面，赤则心火盛也；鼻属肺，酒疱皶鼻，金受火克而色赤也。白癞为湿，赤癞为热，疮疡为心火，栀子下禀寒

水之精，上结君火之实，能起水阴之气上滋，复导火热之气下行，故统主以上诸症。唯生用之气性尚存，若炒黑，则为死灰无用之物矣。仲景栀子豉汤用之者，取其交姤水火，调和心肾之功，加香豉以引其吐，非栀子能涌吐也。

徐灵胎曰：栀子正黄，亦得金色，故为阳明之药也。但其气体轻虚，走上而不走下，故不入大肠而入胃，胃在上焦故也。胃家之蕴热，惟此为能除之。又胃主肌肉，肌肉有近筋骨者，有近皮毛者，栀子形开似肺，肺主皮毛，故专治肌肉热毒之见于皮毛者也。

东垣曰：栀子味苦，性大寒，无毒，沉，阴也。其用有三：疗心中懊恼颠倒而不得眠，治脐下血滞小便而不得利。易老①有云："轻飘而象肺，色赤而象火，又能泻肺中之火。"

丹溪曰：栀子屈曲下行降火，又能治块中之火。《本草》云："去热毒风，利五淋，通小便。"又云："栀子虽寒，无毒，治胃中热气。既亡血、亡精液，脏腑无润养，内生虚热，非此物不可去之。"

海藏曰：栀子气寒，味微苦，味苦性大寒，味薄，阴中阳也，无毒。入手太阴经，《象》云："治心烦懊恼而不得眠，心神颠倒欲绝，小便不利。杵细用。"

时珍曰：栀子治吐血衄血，下痢下血血淋，损伤瘀血，及伤寒劳复，热厥头痛疝气，汤火伤。

仕材曰：栀子治胃中懊恼，而眠卧不宁，疏脐下血滞，而小便不利，清太阳肺经，轻飘而上达，泻三焦火，屈曲而不行。

李梴曰：栀子苦寒泻肺火，更除胃热心烦懊，目赤鼻衄身发黄，止痢通淋消癫颗。

讱庵曰：栀子苦寒，轻飘象肺，色赤入心，泻心肺之邪热，使之屈曲下行从小便出，而三焦之郁火以解，热厥心痛以平，吐衄血淋血痢之病以息，治心烦懊恼不眠，五黄五淋，亡血津枯，口渴目赤，紫癜白癞，疱皶疮疡。生用泻火，炒黑止血。姜汁炒，止烦呕。内热用仁，表热用皮。

兆嘉曰：栀子味苦通心，导热归肠，寒胜火，气轻达肺，炒焦入血，黑平红仁则解郁热于胃中，壳乃退阳邪于皮部。

宫绣曰：栀子（专入心肺）味苦大寒，轻飘象肺，色赤入心。书言能泻心肺热邪，使之屈曲下从小便而出，而三焦之郁火以解，热厥心痛以平，吐衄血淋血痢之病以息。且能治心烦懊，五黄五淋，亡血津枯，口噤目赤，风疮等症。此数语业已道其大要矣，然更就其轻清以推，则浮而上者其治亦上，故能治心肺之火。而凡在上而见消渴烦燥懊恼不眠，头痛目赤肿痛等症，得此以除。就其味苦而论，则苦而下者，其治亦下，故能泻肝肾膀

---

① 易老：即金代著名医家张元素，河北易水人，著有《医学启源》。阐发脏腑辨证理论，发明归经学说，对中医学术发展贡献巨大，故后世尊称为易老。

胱之火。而凡在下而见淋闭便结，疸黄疝气，吐衄血痢，损血瘀等症，得此以泄，惟其气浮能升，故仲景用此以吐上焦之痰滞。惟其味苦能降，故丹溪用此以降内郁之邪耳！但治上宜生，治下宜炒宜黑。虽其上下皆入，而究则由自肺达下，故能旁及而皆治者也。此惟实邪实热则宜。若使并非实热，概为通用，恐不免有损食泄泻之虞矣。生用泻火，炒黑止血，姜汁炒止烦呕。内热用仁，表热用皮（按：简易治衄血不止，用山栀子烧灭吹之，屡效。又《药性赋》论治鼻衄内服之功，未能道及外吹之效）。

杏仁

杏仁 气味甘苦温、冷利，有小毒，主治咳逆上气，雷鸣喉痹，下气，产乳，金疮，寒心奔豚。

张隐庵曰：杏仁气味甘苦，其实苦重于甘，其性带温，其质冷利，冷利者滋润之意。主治咳逆上气者，利肺气也，肺气利而咳逆之气自平矣。雷鸣者，邪在大肠；喉痹者，肺窍不利；下气者，谓杏仁质润下行，主能下气，气下则雷鸣、喉痹皆愈矣。产乳者，产妇之乳汁也，生产无乳，杏仁能通之。金疮者，金刃伤而成疮也，金伤成疮，杏仁能敛之。寒心奔豚者，肾藏水气凌心而寒，如豚上奔，杏仁治肺，肺者金也，金为水之母，母能训子逆，又肺气下行，而水逆自散矣。

叶天士曰：杏仁气温，禀天春和之木气，入足厥阴肝经；味甘，得地中正之土味，入足太阴脾经；杏果本苦，且属核仁，而有小毒，则禀火性，入手少阴心经。气味俱升，阳也。肺为金脏，气上逆乘肺则咳，肺苦气逆，急食苦以泄之，杏仁苦而下泄，所以止咳也。火结于喉，闭而不通，则为喉痹。雷鸣者，火结痰壅，声如吼也，杏仁温能散结，苦能下泄，甘可缓急，所以主之也。杏仁味苦制肺，制则生化，则肺金下行，所以下气。肝藏血，血温则流行，故主产乳。血既流行，疮口亦合，故又主金疮也。心阳虚，则寒水之邪自下，如豚上奔冲犯心君矣，故为寒水奔豚，其主之者，杏仁禀火土之气味，能益心阳而伐水邪也。杏本有小毒，若双仁则失其常，所以能杀人也。

陈修园曰：杏仁气味甘苦，其实苦重于甘，其性带湿，其质冷利（冷利者，滋润之意也），"下气"二字，足以尽其功用。肺实而胀，则为咳逆上气。雷鸣喉痹者，火结于喉为痹痛，痰声之响，如雷鸣也，杏仁下气，所以主之。气有余便是火，气下即火下，故乳汁可通，疮口可合也。心阳虚，则寒水之邪自下，上奔犯于心位，杏仁有下气之功，伐寒水于下，即所以保心阳于上也。凡此皆治有余之症，若劳伤咳嗽之人，服之必死。时医谓产于叭哒者，味纯甘可用，而不知纯甘非杏仁之正味，既无苦降之功，徒存其湿以生痰，甘以壅气，阴受其害，至死不悟，惜哉。

东垣曰：杏仁味苦甘，性温，有毒，可升可降，阴中之阳也。其用有二：利胸中逆气而喘促，润大肠气闭而难通。

丹溪曰：杏仁属土，而有水与火，能坠，亦须细研用之。其性热，因寒者可用，其实不可多食，能伤筋骨。

海藏曰：杏仁气温味甘苦，冷利，有小毒，入手太阴经。《象》云："除肺燥，治风燥在胸膈间。麸炒去皮尖用。"

时珍曰：杏仁杀虫，治诸疮疥，消肿，去头面诸风气㾦疱。根（解杏仁毒）。

仕材曰：杏仁散上焦之风，除心下之热，利胸中气逆而喘咳，润大肠气闭而难通。解锡毒有效，消狗肉如神。

李梴曰：杏仁有毒苦甘温，润肺止嗽及奔豚，消食治肿通气闭，祛风发汗出声言。

䒭庵曰：杏仁辛苦甘温而利，泻肺解肌，除风散寒，降气行痰，润燥消积，通大肠气秘。治时行头痛，上焦风燥，咳逆上气，烦热喘促。有小毒，能杀虫治疮。制狗毒、锡毒。肺虚而咳者禁用。去皮尖，炒研，发散连皮、尖研。双仁者杀人。得火良。恶黄芪、黄芩、葛根。

兆嘉曰：杏仁苦辛宣壅，能疏肺部风寒，温润下行，善降大肠燥结，能宽胸而降气，可治咳以搜痰。甜者因味属甘平，用之则功多降润。

宫绣曰：杏仁专入肺，既有发散风寒之能，复有下气除喘之力。缘辛则散邪，苦则下气，润则通秘，温则宣滞行痰。杏仁气味俱备，故凡肺经感受风寒而见喘嗽咳逆，胸满便秘，烦热头痛。与夫蛊毒疮疡，狗毒面毒锡毒金疮，无不可以调治。东垣论杏仁与紫菀，均属宣肺除郁开溺，而一主于肺经之血（紫菀），一主于肺经之气（杏仁）；杏仁与桃仁，俱治便秘，而一治其脉浮，气喘便秘于昼而见（杏仁）；一治其脉沉，狂发便闭于夜而见（桃仁）。冯楚瞻[1]论杏仁、栝蒌，均属除痰，而一从腠理中发散以祛，故表虚者最忌（杏仁）；一从肠胃中清利以除，故里虚者切忌（栝蒌）。诸药貌虽相同，而究实有分辨，不可不细审而详察也。但用杏仁以治便秘，须用陈皮以佐，则气始通。至书所言久服令人须眉发落，亦是耗气之故。今人以此混治阴虚咳嗽，及于亡血家妄投，其亦未明耗气损血之义也乎！去皮尖炒研，发散连皮尖研。双仁者杀人。得火良。恶黄芪、黄芩、葛根（按：脉浮者，属气，用杏仁佐以陈皮；脉沉者，属血，用桃仁佐以陈皮。肺与大肠为表里，贲门在胃口之上，上主往来；魄门，即肛门，主收纳，为气之通道。故并用陈皮佐之，此治便秘之良法也）。

桃仁

桃仁 气味苦甘平，无毒，主治

---

[1] 楚瞻：即冯兆张，字楚瞻，清代著名医家，浙江海盐人，著有《冯氏锦囊秘录》。

瘀血，血闭癥瘕，邪气，杀小虫。

张隐庵曰：桃仁、杏仁味俱甘苦，杏仁苦胜，故曰甘苦；桃仁甘胜，故曰苦甘。桃色先青后紫，其味甘酸，禀木气也，其仁亦主疏肝。主治瘀血血闭，疏肝气也。癥瘕邪气，乃血与寒汁沫留聚于肠胃之外，凝结而为癥瘕，肝气和平，则癥瘕邪气自散矣。杀小虫者，厥阴风胜则生虫，肝气疏通而虫自杀矣。

《素问》五果所属，以桃属金，为肺之果。后人有"桃为肺果，其仁治肝"之说。

按：桃味酸甘，其色生青熟紫，并无金体，窃疑《素问》之桃乃胡桃也，俗名核桃，外壳内白，庶几似之。若谓桃，则惟毛桃仁之桃，皮色白有毛，余俱无矣，生时肉青白，熟则紫矣。若以外核内仁当之，则杏梅未始不如是，献疑于此，俟后贤正之。

叶天士曰：桃仁气平，禀天秋收之金气，入手太阴肺经，味苦甘无毒，得地中南火土之味，入手少阴心经、足太阴脾经。气味降多于升，阴也。心主血，脾统血，血者阴也，有形者也，周流乎一身，灌溉乎五脏者也。一有凝滞，非瘀即闭矣。至有形可征，即成癥，假物成形则成瘕，盖皆心脾不运故也。桃仁甘以和血，苦以散结，则瘀者化，闭者通，而积者消矣。桃，五木之精，能镇辟不祥，所以主邪气。禀火之苦味，所以杀小虫也。

陈修园曰：桃仁气平为金气，味苦为火味，味甘为土味，所以泻多而

补少者，以气平主降，味苦主泄，甘味之少，不能与之为敌也。

徐灵胎（徐氏列下品）曰：桃得三月春和之气以生，而花色最鲜明似血，故凡血郁血结之疾，不能调和畅达者，此能入于其中而和之散之。然其生血之功少，而去瘀之功多者，何也？盖桃核本非血类，故不能有所补益，若瘀瘕皆已败之血，非生气不能流通，桃之生气皆在于仁，而味苦又能开泄，故能逐旧而不伤新也。

东垣曰：桃仁苦甘平，性寒，无毒，降也，阴也。其用有二：润大肠血闭之便难，破大肠久蓄之血结。

海藏曰：桃仁气温，味苦甘，性平，苦重于甘，阴中阳也，无毒，入手足厥阴经。《象》云："治大便血结血秘血燥，通润大便，七宣丸中专治血结破血。以汤浸去皮尖，研如泥用。

时珍曰：桃仁主血滞风痹，骨蒸肝疟寒热，鬼注疼痛，产后血病。

仕材曰：桃仁破诸经之血瘀，润大肠之血燥，肌有血凝而燥痒，堪除热入血室，而谵语可止。

李梴曰：桃仁无毒苦甘平，破血通肠利月经，兼除咳逆心胸满，疝瘕腰痛杀虫精，花悦颜色医淋肿，奴散气血肺心清。

讱庵曰：桃仁苦平，微甘，厥阴血分药（肝、心包）。苦以泄血滞，甘以缓肝气而生新血，通大肠血秘，治热入血室，血燥血痞，损伤积血，血痢经闭，咳逆上气，皮肤血热燥痒，畜血发热如狂。血不足者禁用。行血连

皮尖生用，润燥去皮尖炒用，俱研碎或烧存性用。双仁者有毒，不可食。香附为使。桃花苦平，下宿水，除痰饮，消积聚，利二便，疗风狂。桃叶能发汗。

兆嘉曰：桃仁破瘀，留于肝络。味苦兼甘，通燥结于肺肠，性平且润，可辟八方之鬼魅，乃缘五木之精英。

宫绣曰：桃仁（专入心包、肝）辛苦甘，温，为厥阴心包肝血分主药。夫血者，阴也，有形者也，周流乎一身，一有凝滞，则为癥瘕瘀血血闭，或妇人月水不通，或跌扑损伤积血，及心下宿血坚痛，皆从足厥阴受病，以其为藏血之脏也。苦能泄滞，辛能散结，甘温通行而缓肝，故并主之，所以为畜血必需之药。且桃为五木之精，能镇辟不祥，故主辟邪。味苦而辛，故能杀小虫。虽云苦能去滞，甘能生新，但苦重甘微，气薄味厚，沉而下降，故泻多补少，散而不收，用之不当及过用、多用，使血下不止，损伤真阴，不可不慎。行血连皮尖生用，润燥去皮尖炒用，俱研碎，或烧存性用。双仁者有毒，不可食。香附为使（古人有云："桃与鳖同食，患心腹痛，服术人最忌之"）。

桃胶

桃胶 气味苦平，无毒，炼服保中不饥，忍风寒。

时珍曰：桃胶和血益气，治下痢，止痛（南丰[①]桃胶注云："主保中不饥，忍风寒，下石淋，破血，愈百病。桑灰汁煮三次，阴干用。"

愚按：桃胶世无用者，故各家未能发明，宜按《本经》所谓"气味苦平，无毒，炼服保中不饥，忍风寒"等语为确）。

乌梅

乌梅 气味酸温平涩，无毒，主治下气，除热烦满，安心，止肢体痛，偏枯不仁死肌，去青黑痣，蚀恶肉。

张隐庵曰：梅花放于冬，而实熟于夏，独得先春之气，故其味酸，其气温平而涩，涩附于酸也。主下气者，得春生肝木之味，生气上升，则逆气自下矣。除热烦满者，禀冬令水阴之精，水精上滋则烦热除，而胸膈不满矣。安心者，谓烦热除而胸膈不满，则心气亦安。肢体痛，偏枯不仁，死肌，皆阳气虚微，不能熏肤充身泽毛，若雾露之溉，梅实结于春，而熟于夏，主敷布阳气于肌腠，故止肢体痛及偏枯不仁之死肌。阳气充达，则其颜光，其色鲜，故去面上之青黑痣，及身体虫蚀之恶肉。

愚（郭）按：乌梅味酸，得东方之木味，放花于冬，成熟于夏，是禀冬令之水精，而得春生之上达也。后人不体经义，不穷物理，但以乌梅为酸敛收涩之药，而春生上达之义，未之讲也，惜哉！

---

① 南丰：古代江西地名，今江西南丰。因明代医家李梴是南丰人，后人尊其为南丰或南丰先生。

叶天士曰：乌梅气平，禀天秋收之金气，入手太阴肺经。味酸无毒，得地东方之木味，入足厥阴肝经。气味俱降，阴也。肺主气，气平则降，所以下气。肝属木，木枯火炎，逆于胸中，则热而烦满。乌梅味酸，能收浮热，吸气下行，所以止烦满也。心者火也，木之子，味酸气平，能平肝木，木和心自安也。肢体属脾，脾为土，肝木克土则痛，味酸则敛，所以止痛。肝藏血，血枯则偏枯不仁死肌矣，味酸益肝血，血和则润，不仁死肌愈也。去青黑痣，及蚀恶肉，酸收之味外治能消痣与肉也。

陈修园曰：乌梅气平，禀金气而入肺；气温，禀木气而入肝；味酸无毒，得木味而入肝。味涩，即酸之变味也，味胜于气，以味为主。梅得东方之味，放花于冬，成熟于夏，是禀冬令之水精，而得春生之气，而上达也。其下气者，生气上达，则逆气自下矣。热烦满，心不安，《伤寒论》厥阴症，以"气上撞心，心疼热"等字该之，能下其气，而诸病皆愈矣。脾主四肢，木气克土，则肢体痛。肝主藏血，血不灌溉，则偏枯不仁而为死肌。乌梅能和肝气、养肝血，所以主之。去青黑痣及蚀恶肉者，酸收之味，外治能消痣与肉也。

东垣曰：乌梅味酸平，性温，无毒，可升可降，阴也。其用有二：收肺气，除烦止渴；主泄痢，调胃和中。

海藏曰：乌梅气平，味酸，酸温，阳也，无毒。《象》云："主下气，除热烦满，安心调中，治痢止渴，以盐为白梅，亦入除痰药，去核用。"

时珍曰：乌梅敛肺涩肠，止久嗽泻痢，反胃噎隔，蛔厥吐利，消肿涌痰，杀虫。解鱼毒、马汗毒[①]、硫黄毒。

李梃曰：乌梅酸平能敛肺，止渴除烦下痰气，调胃和中断疟痢，虚劳蒸热及偏瘫。白梅虽暖仍化痰，捣傅痈疮点黑痣。

讱庵曰：乌梅酸涩，而温脾肺血分之药。敛肺涩肠，涌痰消肿，清热解毒，生津止渴，解酒杀虫。治久嗽泻痢，瘴疟霍乱，吐逆反胃，劳热骨蒸，安蛔厥，去黑痣，蚀恶肉。多食损齿伤筋。白梅功用略同，治痰厥僵仆，牙关紧闭，惊痫喉痹，乳痈肿毒，刺入肉中。青梅熏黑为乌梅，盐渍为白梅。

兆嘉曰：乌梅酸先入肝，肺络脾经均可及，黑能走血，肠红嗽疾总堪医。因其温涩之功，虚痢可疗，汗可敛。假此酸收之品，风痰能化，噤能开。蛔厥难安，得酸则伏。恶疮翻凸，捣贴能除。白霜梅善豁痰涎，梅核膈宜求含咽。

宫绣曰：乌梅（专入肺肠，兼入肝胆）酸涩而温，似有类于木瓜，但此入肺则收，入肠则涩，入筋与骨则软，入

---

① 马汗毒：与马鞍热气意思相似。是指因马汗因素导致乘马人原患疮疡出现焮肿、疼痛加重的邪气。

虫则伏，入于死肌恶肉恶痣则除，刺入肉中则拔。故于久泻久痢，气逆烦满，反胃骨蒸，无不因其收涩之性，而使下脱上逆皆治。且于痈毒可敷，中风牙关紧闭可开，蚘虫上攻眩仆可治，口渴可止，宁不为酸涩收敛之一验乎。不似木瓜功专疏泄脾胃，筋骨湿热，收敛脾肺耗散之元，而于他症则不及也。白梅由于盐渍，味咸则能软坚，若牙关紧闭，死肉黑痣，白梅用之更捷。但肝喜散恶收，久服酸味亦伐生气，且于诸症初起切忌（若食梅齿齼者，嚼胡桃即解。衣有霉点者，梅叶煎汤洗之，捣洗葛衣亦佳。）

枳实

枳实气味苦寒，无毒，主治大风在皮肤中，如麻豆苦痒，除寒热结，止痢，长肌肉，利五脏，益气轻身。

张隐庵曰：枳实气味苦寒，冬不落叶，禀少阴标本之气化，臭香形圆，花白多刺，穰肉黄白，又得阳明金土之气化。主治大风在皮肤中，如麻豆痒者，得阳明金气而治风，禀少阴水气而清热也。除寒热结者，禀少阴本热之气而除寒，标阴之气而除热也。止痢长肌肉者，得阳明中土之气。五脏发原于先天之少阴，生长于后天之阳明，故主利五脏。得少阴之气，故益气，得阳明之气，故轻身。

仲祖本论，有大承气汤用炙厚朴、炙枳实，小承气汤用生厚朴、生枳实，生熟之间，有意存焉，学者不可不参。

叶天士曰：枳实气寒，禀天冬寒之水气，入足太阳寒水膀胱经、手太阳寒水小肠经。味苦无毒，得地南方之火味，入手少阳相火三焦。气味俱降，阴也。太阳主表，经行身表，为外藩也，大风在皮肤中，如麻豆苦痒者，皮毛患大麻风也。其主之者，枳实入太阳，苦寒清湿热也。小肠为寒水之经，丙火之腑，寒热结者，寒热之邪，结于小肠也，其主之者，苦以泄结也；小肠为受盛之腑，化物出焉，受物不化，则滞而成痢。枳实苦寒下泄，所以止痢。太阴脾主肌肉，乃湿土之脏也，土湿则脾困，而肌肉不生，枳实入小肠膀胱，苦寒清湿热，所以脾土燥而肌肉长也。三焦，人身一大腔子也，苦寒清三焦之相火，火息则阴足，而五脏皆安也。益气者，枳实泄滞气，而正气受益也；轻身者，邪去积消，则正气流通，而身轻也。

陈修园曰：按《本经》有枳实，无枳壳，唐《开宝》始分之，然枳壳即枳实之大者，性宣发而气散，不如枳实之完结，然既是一种，亦不必过分。

东垣曰：枳实味苦酸，性微寒，无毒，沉也，阴也。其用有四：消胸中之虚痞，逐心下之停水，化日久之稠痰，削年深之坚积。

丹溪曰：枳实泻痰，能冲墙倒壁，滑窍泻气之药。枳实、枳壳一物也，小则其性酷而速，大则其性详而缓，故张仲景治伤寒，仓卒之病，承气汤中用枳实，此其意也，皆取其疏通决泄破结实之义。

海藏曰：枳实气寒味苦酸咸，纯阴无毒。《象》云："除寒热，破结实，消痰癖，治心下痞，逆气胁痛，麸炒用。

仕材曰：枳实破积，有雷爝风行之势，泻痰有冲墙倒壁之威。解伤寒结胸，除心下急痞。

李梴曰：枳实比壳性更酷，主治大同下胁腹，更消脾瘀破坚癥，溏泄阴痿莫误服。

讱庵曰：枳实枳壳，苦酸微寒，其功皆能破气，气行则痰行喘止痞胀消，痛刺息后重除。治胸痹结胸，食积五膈，痰癖癥结，呕逆咳嗽，水肿胁胀，泻痢淋闭，痔肿肠风，除风去痹，开胃健脾，所主略同。但枳实利胸膈，枳壳宽肠胃，枳实力猛，枳壳力缓，为少异。孕妇及气虚人忌用，皮厚而小为枳实，壳薄虚大为枳壳，陈者良。麸（炒）用。

兆嘉曰：枳实性味与枳壳相同，功力较老者更猛，泻痰破积，承气赖之以先声，导水行瘀。《金匮》取之而下达，治痞坚之峻剂，攻气分之神丹。

宫绣曰：枳实（专入脾胃）气味与枳壳苦酸微寒无异，但实小性酷，下气较壳最迅，故书载有推墙倒壁之功，不似枳壳，体大气散，而仅为利肺开胸宽肠之味耳。是以气在胸中则用枳壳，气在胸下则用枳实，气滞则用枳壳，气坚则用枳实。虽古有云："枳壳治气，枳实治血。"然气行则血自通，究皆利气之品，而非通血之剂耳。故

同白术则可调脾，同大黄则可推积。若气虚痞满而用枳壳枳实，则与抱薪救火者无异矣（今人往往一见痞满腹胀等症，不分虚实即投此破气败胃之品，不但无效而反增剧冤哉）。

枳壳

枳壳 气味苦酸微寒，无毒，主治风痹淋痹，通利关节，劳气咳嗽，背膊闷倦，散留结胸膈痰滞，逐水消胀满，大肠风，安胃，止风痛。

张隐庵曰：《上世本草》止有枳实，至《开宝本草》始分，枳之小者为枳实，大者为枳壳。愚谓小者其性藏密而气全，大者其性宣发而气散。或云大者气足而力厚，小者气不足而力薄。不知气之足也，在于旺时，若过其时，则反薄矣。又李东垣云："枳壳缓而枳实速"。王好古云："枳壳主高，枳实主下，高者主气，下者主血。"未免臆说不经，后学遵而信之，宁无误乎。须知实与壳，其种未始有分也，种既无分，则缓速气血之说，何可分乎？

叶天士曰：枳壳气微寒，禀天初冬寒水之气，入足太阳寒水膀胱经、手太阳寒水小肠经；味苦酸无毒，得地东南木火之味，入足少阳相火胆经、手厥阴风木心包络经。气味俱降，阴也。太阳经行身表，附皮毛而为卫者也，太阳为寒水，风入寒水，则风湿相搏，风痒麻痹矣。其主之者，酸可治风，苦可燥湿也。关节筋束之，太

阳主筋，苦寒清湿热，故利关节也。劳则伤少阳之气，于是相火刑金，而咳嗽矣。枳壳味酸，可以平少阳，味苦可以泻相火，火息木平而咳止矣。背膊太阳经行之地，火热郁于太阳，则背膊闷倦，苦寒下泄，可以泻火热也。手厥阴经，起于胸中，厥阴为相火，火炎胸中则痰涎滞结，枳壳寒可清火，苦可泄胸膈之痰也。入小肠膀胱而性寒苦，故可以逐水消胀满。风为阳邪，入大肠阳经，两阳相烁，则血热下行而为肠风，心包乃风木之经，代君行事而主血，枳壳清心包之火，可以平风木而治肠风。胃为燥金，味苦能燥，所以安胃。《经》云："味过于苦，胃气乃厚。"盖以苦能泄也，风入太阳，气壅而痛，枳壳味苦能泄，所以止痛也。

东垣曰：枳壳味酸苦，性微寒，无毒，沉也，阴也。其用有四：消心下痞塞之痰，泄腹中滞塞之气，推胃中隔宿之食，削腹内连年之积。

海藏曰：枳壳气寒味苦，苦而酸，微寒，味薄气厚，阳也。阴中微阳，无毒。《象》云："治脾胃痞寒，泄肺气，麸炒用。"

时珍曰：枳壳治里急后重。

仕材曰：枳壳破至高之气，除咳逆停痰，助传导之官消水留胀满。

李梴曰：枳壳微寒，味苦酸，逐水消痰，胸膈宽，止呕泻痢，攻坚积，散痔祛风，利窍关。

兆嘉曰：枳壳利膈宽胸，辛苦性寒，破气滞，行痰逐水，和中化食，入阳明。

宫绣曰：枳壳（专入肺胃，兼入大肠）苦酸微寒，功专下气，开胸利肺开胃。凡人或因风寒食滞，热积湿停气郁，而见咳嗽，胸满便闭，痰癖癥结，呕逆水肿，胁痛泻痢，痔肿肠风，湿痹等症，治皆能除。至书有云："枳壳益气明目，似属诳，但人脏腑本贵清利，清利则气自益而目自明。"枳壳体大气散（的解），较之枳实功虽稍逊，而利气宽胸，谓之益气非其宜乎。但多用则能以损胸中至高之气，虽束胎，瘦胎亦有进用枳壳之味，然必气实可投。若使气虚而用，则不免有虚虚之祸矣。陈者良（按：八九月胎气盛壅滞，用枳壳、苏梗以顺气，胎前无滞，则产后无虚也。气弱者大非所宜矣）。

山茱萸

山茱萸 气味酸平，无毒，主治心下邪气，寒热，温中，逐寒热痹，去三虫，久服轻身。

张隐庵曰：山萸色紫赤而味酸平，禀厥阴、少阳木火之气化。手厥阴属心包，故主治心下之邪气寒热。心下乃厥阴心包之部也，手少阳属三焦，故温中。中，中焦也。中焦取汁，奉心化赤而为血，血生于心，藏于肝。足厥阴肝主之血，充肤热肉，故逐周身之寒湿痹。木火气盛，则三焦通畅，故去三虫。血充肌腠，故久服轻身。

愚（郭）按：仲祖八味丸用山茱萸，后人去桂附，改为六味丸，以山茱萸为固精补肾之药，此外并无他用，皆因安于苟简，不深探讨故也。今详观《本经》山茱萸之功能主治如此，学者能于《本经》之内会悟而广其用，庶无拘隘之弊。

叶天士曰：山茱萸气平，禀天秋成之金气，入手太阴肺经；味酸无毒，得地东方之木味，入足厥阴肝经。气味俱降，阴也。心下，脾之分也；脾之邪，肝木之邪也。肝木血少气亢则克脾土，并于阳则热，并于阴则寒矣。山茱萸味酸入肝，益肝血而敛肝气，则心下之寒热自除矣。山茱萸味酸收敛，敛火归于下焦，火在下谓之少火，少火生气，所以温中。山茱萸气平益肺，肺主皮毛而司水道，水道通调，则皮毛疏理，而寒湿之痹瘳矣。三虫者，湿热所化也，湿热从水道下行，则虫亦去也。久服味过于酸，肝气以津，肝者敢也，生气生血之脏也，所以身轻也。

陈修园曰：山萸色紫赤而味酸平，禀厥阴少阳木火之气化。手厥阴心包、足厥阴肝，皆属于风木也；手少阳三焦、足少阳胆，皆属于相火也。心下巨阙穴，乃手厥阴心包之募，又心下为脾之分，曰邪气者，脾之邪，实为肝木之邪也。足厥阴肝木血少气亢，则克脾土，并于阳则热，并于阴则寒也，又寒热往来，为少阳之病。山萸禀木火之气化，故咸主之。山萸味酸收敛，敛火归于下焦，火在下谓之少火，少火生气，所以温中。山萸味酸入肝，肝主藏血，血能充肤热肉，所

以逐周身寒湿之痹。三虫者，厥阴风木之化也，仲景乌梅丸之酸能治蛔厥，即此物悟出。肝者敢也，生气生血之脏也，孙真人生脉散中有五味之酸，能治倦怠而轻身，亦从此物悟出。

海藏曰：山茱萸气平微温，味酸无毒，入足厥阴经、少阴。《本草》云："生温中，逐寒湿痹，强阴益精，通九窍，止小便，入足少阴、厥阴。"

仕材曰：山茱萸补肾助阳事，腰膝之疴不必虑也。闭精缩小便，遗泄之证宁足患乎？月事多而可以止，耳鸣响而还其聪。

李梴曰：山茱萸酸涩微温，补肾强阴固精元，去头面风除疝瘕，逐痹调经益肝源。

讱庵曰：山茱萸辛温酸涩，补肾温肝（入二经气分），固精秘气，强阴助阳，安五脏，通九窍，暖腰膝，缩小便。治风寒湿痹，鼻塞目黄，耳鸣耳聋。去核用，核能滑精。恶桔梗、防风、防己。

兆嘉曰：山茱萸性敛偏温，固精补肾，味酸而涩，壮水生肝。

宫绣曰：山茱萸（专入肝肾）味酸，性温而涩。何书载"缩小便，秘精气"，以其味酸（主收）性涩（固脱），得此则精与气不滑。又云"能暖腰膝及风寒湿痹，鼻塞目黄"，以其气温克补，得此能入肝肾二经气分者故耳。且涩本属收闭，何书载"使九窍皆通，耳鸣耳聋皆治"，亦是因其精气充足则九窍自利，又曷为涩而不通乎？去核用。恶桔梗、防风、防己（好古曰：滑则

气脱，涩剂所以收之，故仲景八味丸用之为君，其性可知矣）。

吴茱萸

吴茱萸 气味辛温，有小毒，主治温中下气，止痛除湿血痹，逐风邪，开腠理，咳逆寒热。

张隐庵曰：山茱萸、吴茱萸咸禀木火之气，禀火气故主温中，禀木气故主下气，中焦温而逆气下，则痛自止矣。湿血痹者，湿伤肌腠，致充肤热肉之血凝泣为痹。少阳炎热之气，行于肌腠，肝主冲任之血，淡渗皮肤，则湿血痹可除矣。又曰逐风邪者，言湿痹可除，而风邪亦可逐也。气味辛温，故开腠理，腠理开，则肺病之咳逆，皮肤之寒热皆治矣。

叶天士曰：吴萸气温，禀天春和之木气，入足厥阴肝经，味辛有小毒，得地西方燥烈之金味，入手太阴肺经。气味俱升，阳也。中者脾也，太阴经也；肺主气，亦太阴也，气温则肺令下行，而太阴亦暖，所以温中下气也。寒邪客于胸腹，则真气不通而痛矣，辛温则流行和散，所以止痛也。辛温暖肺，肺气通行，则水道通调，故又除湿。血泣则成痹，肝藏血，血温则活，故主血痹。辛温为阳，则能发散，故逐风邪。肺主皮毛，而司腠理，辛温疏散，腠理自开。形寒饮冷则伤肺，肺伤则气不下降，而火反上逆，咳逆寒热之症生焉。吴萸辛温暖肺，肺气下降，而寒热咳逆之症自平也。

陈修园曰：吴萸气温，禀春气而入肝，味辛有小毒，得金味而入肺。气温能驱寒，而大辛之味，又能俾肺，令之独行而无所旁掣，故中寒可温，气逆可下，胸腹诸痛可止，皆肺令下行，坐镇而无余事。仲景取治阳明，食谷欲呕症，及干呕吐涎沫症，从《本经》而会悟于言外之旨也。肺喜温而恶寒，一得茱萸之大温大辛，则水道通调而湿去。肝藏血，血寒则泣而成痹，一得吴萸之大温大辛，则血活而痹除。风邪伤人，则腠理闭而为寒热咳逆诸症，吴萸大辛大温，开而逐之，则咳逆寒热诸症俱平矣。然犹有疑者，仲景用药，悉遵《本经》，而"少阴病吐利，手足逆冷，烦燥欲死者，吴茱萸汤主之。"二十字与《本经》不符，而不知少阴之脏，皆本阳明水谷以资生，而复交会于中土，若阴阳之气，不归中土，则上吐而下利。水火之气不归中土，则下燥而上烦，中土之内气绝，则四肢逆冷而过肘膝，法在不治。仲景取吴茱萸大辛大温之威烈，佐人参之冲和，以安中气，姜枣之和胃，以行四末，专求阳明，是得绝处逢生之妙。张隐庵、叶天士之解俱浅。

徐灵胎曰：吴茱萸味极辛，辛属金，金平木，故为驱逐肝风之要药。但肝风有二：一为挟寒之风，一为挟火之风。吴茱萸性温，于挟寒之风为宜，此又不可不审也。

东垣曰：吴茱萸味苦辛，性热，有小毒，可升可降，阳也。其用有四：

腹内寒气噎塞而不通，胸中冷气闭塞而不利，脾胃停冷腹痛而不住，心气刺痛成阵而不止。

海藏曰：吴茱萸气热味辛苦，气味俱厚，阳中阴也。辛温大热，有小毒，入足太阴经、少阴经、厥阴经。《象》云："食则令人口开目瞪，寒邪所隔，气不得上下，此病不已，令人寒中腹满，膨胀下利，寒气诸药不可代也。洗去苦味，日干杵碎用。

时珍曰：吴茱萸开郁化滞，治吞酸，厥阴痰涎头痛，阴毒腹痛，疝气血痢，喉舌口疮。

仕材曰：吴茱萸燥肠胃而止久滑之泻，散阴寒而攻心腹之疼，祛冷胀为独得，疏肝气偏长，疝疼脚气相宜，开郁杀虫至效。

李梴曰：吴茱萸辛热毒小，治心腹冷痛如绞，疝痹肠风脚气攻，霍乱咳逆咽隔饱，食茱性同疗水浮，颗粒差大力却少。

䎱庵曰：吴茱萸辛苦大热有小毒，入足太阴血分（脾）、少阴、厥阴气分（肾、肝）。润肝燥脾，温中下气，除湿解郁，去痰杀虫，开腠理逐风寒。治厥阴头痛，阴毒腹痛，呕逆吞酸，痞满噎膈，食积泻痢，血痹阴疝，痔疾肠风，脚气水肿，口舌生疮，冲脉为病，气逆里急。性虽热而能引热下行，利大肠壅气，下产后余血。然走气动火，昏目发疮，血虚有火者禁用。陈者良。泡去苦，烈汁用。止呕黄连水炒，治疝盐水炒，治血醋炒。恶丹参、硝石。

兆嘉曰：吴茱萸散厥阴之寒，辛苦疏肝降冷浊，燥脾家之湿。芳香治呕愈寒疼，故疝瘕脚气相宜，而郁结饮邪亦效。吞酸胸满能导以下行，痃癖奔豚可用其温散。

宫绣曰：吴茱萸（专入肝，兼入脾胃、肾、膀胱）辛苦燥热，微毒，专入厥阴（肝）气分，散寒除胀。东垣云："浊阴不降，厥气上逆，甚而胀满，非吴茱萸不可治也。"多用损人元气，故吞酸吐酸等症俱用。至如咽喉口舌生疮，以茱萸末醋调贴两足心，一夜便愈者，以热下行也。兼入脾胃以除胸中寒冷，又脾经血分湿痹，令其表里宣通，而无拒闭之患矣。又兼入肾而治膀胱，受湿阴囊作疝，久滑冷泻，阴寒小腹作疼，暨脚气水肿并口舌生疮，除蛊杀虫，要皆气味辛燥所致。但走气动火，久服令人目昏发疮，血虚有火者尤忌。陈者良。泡去苦，烈汁用。止呕黄连水炒，治疝盐水炒，治血醋炒。恶丹参、硝石（按：吞酸水之症，河间、丹溪单指属热，景岳专指属寒，讵知斯症，寒热俱有，在医于病所见兼症于脉，及平昔脏气偏纯，审实明辨可耳，不可专祖一家治法）。

猪苓

猪苓　气味甘平，无毒，主治痎疟，解毒蛊疰不祥，利水道。久服轻身耐老。

张隐庵曰：枫树之瘿，遇雷雨则暗长，以泥涂之即天雨，是禀水精所主之木也。猪苓新出土时，其味带甘，苓主澹渗，故曰甘平。痎疟，阴疟也，主治痎疟者，禀水精之气，以奉春生，则阴疟之邪，随生气而升散矣。解毒蛊疰不祥者，苓禀枫树之精华，结于土中，得土气则解毒，禀精华则解蛊疰不祥也。味甘平而淡渗，故利水道。久服则水精四布，故轻身耐老。

叶天士曰：猪苓气平，禀天秋凉之金气，入手太阴肺经；味甘无毒，得地中正之土味，入足太阴脾经。气味降多于升，阴也。其主痎疟者，盖主太阴呕吐之湿疟也，猪苓入脾肺以化气，则湿行而疟止也。蛊疰不祥，皆湿热之毒，甘平渗利，所以主之。肺主气，气平益肺，肺气化及州都，则水道利，所以利水。久服则味甘益脾，脾统血，血旺故耐老，气平益肺，肺主气，气和故身轻也。

陈修园曰：猪苓气平，禀金气而入肺，味甘无毒，得土味而入脾，肺主治节，脾主转输，所以能利水道。

又考此物出土时带甘，久则淡然无味，无味则归于膀胱，膀胱为太阳。其说有二：一曰经络之太阳，一曰六气之太阳。何谓经络之太阳，其腑在下而主水，得上焦肺气之化，中焦脾气之运，则下焦愈治。所谓上焦如雾，中焦如沤，下焦如渎，俾决渎之用，行于州都，则州都中自有云行雨施之景象，利水如神，有由来也。且不独利水道也，六气之太阳，名曰巨阳，应天道，居高而卫外，乃心君之藩篱

也。凡风寒初感，无非先入太阳之界，治不得法，则留于膜原而为疟，久则为痎，即伤寒杂病，似疟非疟者，皆在此例。但得猪苓之通利水道，水行气化，水精四布，溱溱①汗出，则营卫和而诸邪俱解。仲景五苓散、桂枝去桂加茯苓白术汤，非于此得其悟机乎。若阳明之渴欲饮水，小便不利，少阴之咳呕而渴，心烦不眠，热疟多兼此症。总于利水道中布达太阳之气，使天水循环，滋其枯燥，即仲景猪苓汤之义也。且太阳为天，光明清湛，清湛则诸毒可解，光明则蛊疰不祥自除。又云久服轻身耐老者，溺得阳气之化而始长，溺出不能远射，阳气衰于下也。溺出及溺已时头摇者，头为诸阳之会，从下以验其上之衰也，此皆老态，得猪苓助太阳之气，而可耐之。然此特圣人开太阳之治法，非谓猪苓之平淡可赖也。

东垣曰：猪苓味淡甘平，性温无毒，降也，阳中之阴也。其用有二：除湿肿体用兼备，利小水气味俱长。

海藏曰：猪苓气平味甘，苦甘寒，甘苦而淡，甘重于苦，阳也，无毒，入足太阴经、少阴经。《象》云："除湿。此诸淡渗药。大燥，亡津液，无湿症勿服。去皮用。

时珍曰：猪苓开腠理，治淋肿脚气，白浊带下，妊娠子淋胎肿，小便不利。

仕材曰：猪苓分消水肿，淡渗湿痰。

---

① 溱溱汗出：溱，溱古水名。溱溱，多盛貌。形容汗出较多。

李梴曰：猪苓淡苦气亦平，行水消浮烦渴宁，伤寒暑病疟疫用，更止湿热暴遗精。

讱庵曰：猪苓苦泄滞，淡利窍，甘助阳，入膀胱、肾经，升而能降，开腠发汗，利便行水，与茯苓同而不补。治伤寒温疫，大热懊憹，消渴肿胀，淋浊泻痢，疟疟。然耗津液，多服损肾昏目。多生枫树下，块如猪屎，故名。肉白而实者良，去皮用。

兆嘉曰：猪苓淡渗分消，治各种癃淋，皆可自肠中下导。甘平赤黑，去诸般湿热，却能从釜底抽薪。

宫绣曰：猪苓（专入膀胱、肾）甘淡微苦，性平无毒，得枫根之余气以成，形如猪屎，故以猪名。凡四苓、五苓等方，并皆用此，性虽有类泽泻，同入膀胱、肾经，解热除湿，行窍利水。然水消则脾必燥，水尽则气必走。泽泻虽同利水，性亦类燥，然咸性居多，尚有润存。泽虽治火性，亦损气，然润能滋阴，尚有补在。故猪必合泽泻以同用，则润燥适均，而无偏陂之患矣。至于茯苓，虽属渗剂，有湿自可以去，然茯则入气而上行，此则入血而下降，且与降湿利水消肿治疟止痢等药，审属暑邪湿热内闭，无不藉此以为宣导之需。古人已云"清利小便，无若此快以"。故滋阴药中，止有泽泻而不用及猪苓，正谓此耳。但此专司引水，津液易耗，久服多致损目。白而实者良。去皮用（凡服利水药而明目者，因除浊气湿热而成明也。用利水药而失明者，因其走泄真气也）。

芜荑

芜荑　气味辛平，无毒，主治五内邪气，散皮肤骨节中淫淫温行毒，去三虫化食。

张隐庵曰：芜荑，山榆仁也，榆受东方甲乙之精，得先春发陈之气，禀木气也。其味辛，其臭腥，其色黄白，其本有刺，禀金气也。木能平土，故主治五内之邪气，五内者，中土也。金能制风，故散皮肤骨节中淫淫温行毒。淫淫温行者，风动之邪也，风胜则生虫。去三虫，亦金能制木也。火衰则食不化，化食乃木能生火也。

时珍曰：芜荑有大小两种，小者即榆荚也，揉取仁，酿为酱，味尤辛。人多以外物相和，不可不择去之入药，皆用大芜荑，别有种。

仕材曰：芜荑除疳积之要品，杀诸虫之神剂。

李梴曰：芜荑无毒味辛平，疗风治疥杀虫灵，积癥肠滑不可缺，腹心冷气痛堪凭。

讱庵曰：芜荑辛散满苦，杀虫温燥湿，化食，祛五脏皮肤肢节风湿，心腹积冷癥痛，鳖瘕痔瘘疮癣，小儿惊疳冷痢，胃中有虫，食即作痛，形类榆荚，陈久气膻者良。

兆嘉曰：芜荑治肺经虫积疳痨，辛平无毒，去子脏风邪垢腻，洗服均良。

宫绣曰：芜荑（专入脾，兼入肝）味辛而苦，气温无毒，功专燥脾去风，化食杀虫。缘虫生于人腹，多因湿为之兆，滞为之得，风为之助，寒为之成。《直指方》[1]云："嗜酒人，血入于酒为酒鳖；多气人，血入于气，为气鳖；虚劳人，败血杂痰为血鳖。摇头掉尾如蛊之行，上浸人咽，下蚀入肛，或附胁背，或隐胸腹，大则如鳖，小则如钱。治法惟当用此煎服，兼用暖胃益血理中之类乃可杀之。且不独杀虫如是，即其皮肤骨节，湿热内入，留连不解，以致秽垢不清，得以合其辛散等药，亦能去风除湿，而使气血调和，肢节安养，而无瘫痪痿痹之候矣。奈世仅知扫虫杀蛊，而不知此更散皮肤骨节淫湿，其亦未达《本经》之旨耳。形类榆荚，陈久气膻者良（治虫牙作痛，以芜荑仁安蛀孔中，反缝中甚效）。

皂荚

皂荚 气味辛咸温，有小毒，主治风痹死肌，邪气头风泪出，利九窍，杀精物。

张隐庵曰：皂荚枝有刺而味辛，禀金气也；色紫赤而味兼咸，禀水气也。太阳之气，合金气而出于肤表，合水气而下挟膀胱，故味辛咸而气温热，辛咸温热，则有小毒矣。风邪薄于周身，则为风痹死肌之证。风邪上薄于头，则为头风泪出之证。皂荚禀金气而制风，故能治也。九窍为水注之气，皂荚禀水气，故利九窍。太阳

阳热之气，若天与日，天日光明，则杀精物，精物犹百精老物也。

海藏曰：皂荚气温味辛咸，有小毒，引入厥阴经药。《本草》云：主风痹死肌，邪气头风泪出，利九窍（《本经》）。疗腹胀满，消谷，除咳嗽。治囊缩，妇人胞不落，明目益精。可为沐药，不入汤。

时珍曰：皂荚通肺及大肠气，治咽喉痹塞，痰气喘咳，风疬疥癣。

仕材曰：皂荚开窍通关，宣壅导滞，搜风逐痰，辟邪杀鬼。

李梴曰：皂荚辛咸利窍关，卒中风痹头痛宽，消痰止嗽除胀满，祛劳贴肿堕胞难。

切庵曰：皂角辛咸性燥，气浮而散，入肺、大肠经，金胜木，燥胜风，故兼入肝，搜风泄热，吹之导之，则通上下关窍，而泄吐痰涎，搐鼻立作喷嚏。治中风口噤，胸痹喉痹，服之则除湿去垢，消痰破坚，杀虫下胎。治风湿风癞，痰喘肿满，坚癥囊结，涂之则散肿消毒，煎膏贴一切痹痛。合苍术焚之，辟瘟疫湿气。一种小如猪牙，一种长而枯燥，一种肥厚多脂，多脂者良。去燥皮。子弦或蜜炙酥炙绞汁，烧灰用。柏实为使。恶麦冬，畏人参、苦参。

兆嘉曰：皂角开关利窍，导滞宣风，涤垢行痰，杀虫化食。或搐鼻而取嚏，或探吐以稀涎，或疮毒用以外敷，或疫病取其焚气，性味窜通腑与

---

① 《直指方》：即《仁斋直指方》，宋代著名医家杨士瀛著。杨氏，字登父，号仁斋，故其书命名为《仁斋直指方》。

本草十三家注

脏，辛咸润下毒而温。

宫绣曰：皂角（专入肝、肺、大肠）辛咸性燥，功专通窍驱风。故凡风邪内入而见牙关紧闭，口噤不语，胸满喉痹，腹盅胎结，风痰癫喘，肿满坚瘕囊结等症，用此吹之导之，则通上下之窍；煎之服之，则治风痰喘满；涂之擦之，则能散肿消毒，以去面上风气；熏之蒸之，则通大便秘结；烧烟熏之，则治臁疮湿毒。然种类甚多，形如猪牙，名为牙皂，较之大皂稍有不同。大皂则治湿痰更优，牙皂则治风痰更胜也（按：中风不省人事，不可滴水入喉，入则涎水系于心络而不去，即成废人，宜掐人中，用皂角末或半夏末吹入鼻中，有嚏则生，无嚏则死，不开再用。开关散擦牙熏鼻法，熏鼻及以苏合香丸、牛黄丸、至宝丹之类，相其寒热选用。如寒闭牙关，则当用以苏合香丸；热闭牙关，则当用以牛黄丸，但此止可施于中脏闭症）。

皂角刺

皂角刺 一名天丁，气味辛温，无毒。米醋熬嫩刺作煎，涂疮癣有奇效，治痈肿妒乳，风疬恶疮，胎衣不下，杀虫，小儿重舌，小便淋闭，肠风痢血，大风疬疡，痈疽不溃，疮肿无头，去风化痰，败败毒攻毒，定小儿惊风发搐，攻痘疮起发，化毒成浆。

丹溪曰：皂角刺治痈疽已溃，能引至溃处，甚效。《神仙传》云："崔

言者职隶左亲骑军一旦得疾，双目昏，咫尺不辨人物，眉自落，鼻梁崩倒，肌肤疮癣，皆为恶疾，势不可救。一道流，不言名，授其方曰：'皂角刺一二斤，为久蒸久晒，研为末食上，浓煎，大黄汤调一钱七[1]。'服一旬，须发再生而愈。又铁砧以煅金银，虽百十年不坏，以挝皂角，则一夕破碎"。

时珍曰：皂角刺治痈肿妒乳，风疬恶疮，胎衣不下，杀虫。

讱庵曰：皂角刺辛温，搜风杀虫，功同皂荚，但其锋锐，能直达患处，溃散痈疽，治痈毒妒乳，风疬恶疮，胎衣不下。痈疽已溃者禁用，孕妇忌之。

兆嘉曰：皂角刺纯辛，力尤锋锐，其搜风杀虫之治用若相同，而溃痈败毒之长，功能独擅。

宫绣曰：皂角刺气味辛温，功治略同，但其锋锐直透患处，溃散痈疽及妒乳风厉恶疮（此条与讱庵所论相同）。

皂荚子

皂荚子 气味辛温，无毒，炒舂去赤皮，以水浸软，煮熟糖渍食之，疏通五脏风热壅。核中白肉，入治肺药。核中黄心，嚼食治膈痰吞酸。仁，和血润肠，治风热大肠虚秘，瘰疬肿毒疮癣。治疔肿痈，风虫牙痛，妇人难产，里急后重，肠风下血，腰脚风痛。治疝气并睾丸肿痛。

① 七：为匕之误。

时珍曰：皂角子治风热，大肠虚秘，瘰疬肿毒疮癣。

切庵曰：皂角子通大便燥结，煅存性用。

兆嘉曰：皂角子烧灰，能通闭结，肠风致病可仗咸温。

宫绣曰：皂角子治大便燥结，煅存性用。以上三味均恶人参、苦参。皂角以肥厚多脂者良，炙酥烧灰用。肥皂，气味辛温，亦治风温，及敷无名肿毒，去垢腻（三味本属一种，治症亦略同功，但审形体病势而酌用之）。

肥皂荚

肥皂荚 气味辛温，微毒，主治去风湿，下痢便血，疮癣肿毒。

张隐庵曰：近时疡医用肥皂肉捣窨无名肿毒；用核仁治鼠瘘疳痔。方士游医，用为吐药，治癥瘕痞积。内科用者盖鲜焉。

时珍曰：肥皂荚去风湿，下痢便血，疮痛肿毒，核除风气。

切庵曰：肥皂荚辛温除风湿，去垢腻，疗无名肿毒有奇功。

宫绣曰：肥皂荚（专入肠胃）生于六阳之盛，成于秋金之月，气味平温，有毒，不减皂荚皂刺之性。凡因肠胃素有垢腻秽恶发于外，则为瘰疬，恶疮肿毒；泄于下，则为肠风，下痢脓血，俱可用此以除，以其力能涤垢除腻，洁脏净腑故也。是以痫病胜金丹用此涌发，不使砒性留于肠胃。瘰疬用此，去核和药为丸，以追其毒。且

能澡身洗面及疗无名痛肿。其子亦治大肠风秘及头面霉疮有效。但其仁须炒，研为用，庶于肾气不伤（肥皂荚乃毒物也，入外治药内。倘内服之，非涌吐之方不可用也）。

秦皮

秦皮 气味苦，微寒，无毒，主治风寒湿痹，洗洗寒气，除热，目中青翳白膜。久服头不白轻身。

张隐庵曰：秦木生于水旁，其皮气味苦寒，其色青碧，受水泽之精，具青碧之色，乃禀水木相生之气化。禀木气而春生，则风寒湿邪之痹证，及肤皮洗洗然之寒气，皆可治也。禀水气而清热，故主除热。目者，肝之窍，木气盛则肝气益，故治目中青翳白膜。发者，血之余，水精足则血充，故久服头不白而轻身。

东垣曰：秦皮味苦性寒，无毒，沉也，阴也。其用有四：风寒邪合湿成痹，青白色幻翳遮睛，女子崩中带下，小儿风热惊痫。

海藏曰：秦皮气寒味苦，无毒。《液》云："主热利下重，下焦虚。"《经》云："以苦坚之，故用白头翁、黄柏、秦皮苦之剂也，治风寒湿痹，目中青翳白膜，男子少精，妇人带下，小儿惊痫，宜作汤洗目。俗呼为白桪木，取皮渍水，浸出黄蓝色。与紫草同用，以增光晕尤佳。大戟为之使，恶吴茱萸。

李梴曰：秦皮苦寒解热痫，清肝

主风寒湿痹，补精止带洗惊痫，点赤眼肿除翳泪。

切庵曰：秦皮苦寒色青，性涩，补肝胆而益肾，以能平木，故治目疾惊痫。以其收涩而寒，故治带下痢。以其涩而补下焦，故能益精有子。出西土，皮有白点，渍水碧色，书纸不脱者真。大戟为使，恶吴茱萸。

兆嘉曰：秦皮味苦气寒，色青性涩，主少阳协热之痢疾，逐水行皮，洗厥阴湿火之阳邪，祛风明目。

宫绣曰：秦皮（专入肝胆、肾）味苦气寒，色青性涩，功专入肝以除热，入肾以涩气，是以因风而见湿痹惊痫目障之症者，则当用此苦燥苦降之味以除；因脱而见崩带肠澼下痢之症者，则当用此收涩寒气以固，如仲景白头翁之用。秦皮苦涩之类，老子云："天道贵涩。"惟涩故补，服此不惟泄热止脱，而且益肾有子矣。至治赤眼肿痛，则合黄连等分，频点，并秦皮一味，煎汤以洗，甚效。但此气寒伤胃，总不宜于胃虚少食之人耳。出西上，皮有白点，渍水碧色，书纸不脱者真。大戟为使。恶吴茱萸（用秦皮加黄连煎汤洗目甚效）。

篁竹叶（附淡竹叶）

篁竹叶 气味苦寒，无毒，主治咳逆上气，溢筋急，消恶疡，杀小虫。

张隐庵曰：篁竹叶凌冬不落，四季常青。凌冬不落者，禀太阳标阳之气也，太阳标阳本寒，故气味苦寒。四季常青者，禀厥阴风木之气也。木

主春生，上行外达，故主治咳逆上气。溢筋急者，肝主筋，竹叶禀风木之精，能滋肝脏之虚急也。消恶疡者，恶疡主热，竹叶禀水寒之气，能清心脏之火热也。虫为阴类，竹叶得太阳之标阳，而小虫自杀矣。

东垣曰："竹叶（篁竹、淡竹为上，苦竹次之，余不入药）。味苦辛平，性寒无毒，可升可降，阳中之阴也。其用有二：辟除新旧风邪之烦热，能止喘促气胜之上冲。

海藏曰：竹叶气平，味辛又苦，大寒，辛平无毒。《本草》云："主咳逆上气溢，筋急恶疡，杀小虫，除烦热，风痉喉痹呕吐。仲景竹叶汤用淡竹叶。"淡竹叶气寒味辛平。《本草》云："主胸中痰热，咳逆上气。"

时珍曰：篁竹叶煎汤，熨霍乱转筋。淡竹叶煎浓汁，漱齿中出，洗脱肛不收。苦竹叶杀虫，烧末和猪胆涂小儿头疮、耳疮、疥癣；和鸡子白涂一切恶疮，频用取效。

仕材曰：竹叶清心涤烦热，止嗽化痰涎。

李梴曰：竹叶气寒味辛甘，主虚烦热清心痰，除喘咳渴与呕血，痉痹喉风肿症堪。

切庵曰：淡竹叶辛淡甘寒，凉心缓脾，消痰止渴，除上焦风邪烦热，咳逆喘促，呕哕吐血，中风失音，小儿惊痫。竹生一年以上者，嫩而有力。

兆嘉曰：淡竹叶甘淡微寒，心肺火邪都下降，轻浮上达，太阳湿热尽分消。

宫绣曰：竹叶（专入胃、心）体轻气薄，味甘而淡，气寒微毒。据书皆载凉心缓脾，清痰止渴，为治上焦风邪烦热，咳逆喘促，呕哕吐血，一切中风惊痫等症，无非因其轻能解上，辛能散郁，甘能缓脾，凉能入心，寒能疗热故耳。大要总属清利之品，合以石膏同治，则能解除胃热而不致烦渴不止也。竹生一年，嫩而有力者良（按：叶生竹上，故治上焦。仲景治伤寒发热大渴，有竹叶石膏汤，乃假其辛寒以散阳明之热邪也）。

竹沥

竹沥 气味甘，大寒，无毒，主治暴中风，风痹，胸中大热，止烦闷，消渴劳复。

张隐庵曰：朱震亨云：竹沥治痰，非助以姜汁不能行。

叶天士曰：竹沥气大寒，禀天冬寒之水气，入足少阴肾经，味甘无毒，得地中正之土味，入足太阴脾经。气味降多于升，阴也。暴病皆属于火，火炽风生，以致僵仆，或偏痹不仁，竹沥甘寒，可以清热缓急，所以主之。胸中者，太阴脾经行之地，脾阴虚，则胸中大热矣，甘寒清热，所以主之。肾者水也，心者火也，水不制火，则心中烦闷而消渴矣。其主之者，甘寒可以壮水而清火也。劳复者，伤寒热病愈后，劳碌而复热也，其主之者，亦以甘寒能更清耳。

丹溪曰：竹沥《本草》大寒，泛观其意，以与石膏芩连等同类，而诸方治产后胎前，诸病及金疮口噤与血虚自汗，消渴尿多，皆阴虚之病，无不用，缩手待尽，哀哉。《内经》曰："阴虚发热，大寒而能补正"，与病对，薯蓣寒而能补，世或用之。惟竹沥因大寒，置疑是犹因盗嫂受金而弃陈平之国士也。竹沥味甘性缓，能除阴虚之有大热者。大寒者，言其功也，非以气言，幸相与可否，若曰不然，世人喫笋，自幼至老者，可无一人因笋寒而有病，沥即笋之液也。况假于火而成者，何寒如此之甚？

时珍曰：淡竹沥治子冒风痉，解射罔毒，苦竹沥治牙疼。

仕材曰：竹沥，痰在皮里膜外者，直达以宣通，痰在经络四肢者，屈曲而搜剔，失音不语，偏宜肢体，挛蜷决用。

李梴曰：竹沥甘寒最滋阴，止渴止汗除烦心，口疮目痛救胎产，中风痰壅失声音。

讱庵曰：竹沥甘寒而滑，消风降火，润燥行痰，养血益阴，利窍明目，治中风口噤，痰迷大热，风痉颠狂，烦闷消渴，血虚自汗。然寒胃滑阳，有寒湿者勿服。

兆嘉曰：竹沥能豁痰而清热，皮间膜外尽搜。除治类中与偏枯，经络四肢都走偏。以其甘寒滑利，须同姜汁和冲。

宫绣曰：竹沥（专入经络皮里膜外）甘寒而滑，治专消风降火，润燥行痰，养血益阴。凡小儿天吊惊痫，阴虚发热口噤，胎产血晕，痰在经络四肢，皮里膜外者，服之立能见效，盖沥之出于竹，由血之出于人也。极能补阴，长于清火，性滑流利，走窍逐痰，故为中风要药，以中风莫不由于阴虚火旺，煎熬津液成痰，壅塞气道，不得升降，服此流利经络，使痰热去，气道通，而外症愈矣。故火燥热者宜之。若脾胃肠滑，寒痰湿痰，食积生痰不可用也。荆沥性味相近，但气寒多用荆，气虚热多用竹。姜汁为使，但竹类甚多，惟取竹内薄节，用笋尖发痘疮（按：取沥法：将竹截作二尺长，劈开，以砖两片对立架竹于上，以火炙出其沥，以盘乘取）。

竹茹

竹茹 气味甘，微寒，无毒，主治呕哕，温气寒热，吐血崩中。

张隐庵曰：呕哕，吐逆也；温气，热气也；竹茹，竹之脉络也。人身脉络不和，则吐逆而为热矣；脉络不和，则或寒或热矣。充肤热肉，澹渗皮毛之血，不循行于脉络，则上吐血而下崩中矣。凡此诸病，竹茹皆能治之，乃以竹之脉络而通人之脉络也。

叶天士曰：竹茹气微寒，禀天初冬寒水之气，入足太阳寒水膀胱经；味甘无毒，得地中正之土味，入足太阴脾经。气味降多于升，阴也。太阳者，寒水经也，冬日燥热，则太阳阴精不藏，感天燥热之气，至春木令，则为病温，火性炎上，故多呕哕，病

在太阳，故发寒热。竹茹气寒可以祛温火，味甘可以缓火炎，所以主之也。脾统血，血热妄行，非吐即崩，其主之者，甘寒可以清热也。

海藏曰：竹茹气微寒，味苦。《本草》云："主呕哕，温气寒热，吐血崩中，溢筋。

时珍曰：竹茹伤寒劳复，小儿热痫，妇人胎动。苦竹茹止尿血。

仕材曰：竹茹疏气逆，而呕呃与噎隔，皆平清血热，而吐衄与崩中咸疗。

李梴曰：竹茹微寒治虚烦，清肺痿衄与血崩，更治呕哕通噎膈，伤寒劳复益阴筋。

讱庵曰：竹茹甘而微寒，开胃土之郁，清肺金之燥，凉血除湿，治上焦烦热，温气寒热，膈噎呕啘，吐血衄血，肺痿惊痫，崩中胎动。竹类甚多，淡竹肉薄，节间有粉，多汁而甘最良。簜竹坚而节促，皮白如霜。苦竹本粗叶大，笋味苦入药，惟此三种功用略同。竹茹即刮取青皮，竹沥如取荆沥法。姜汁为使，笋尖发痘疮。

兆嘉曰：竹茹入胃，清烦止呕，逆用治多灵，行皮达络，扫邪氛，甘寒有力。

宫绣曰：竹茹（专入肺胃）味甘而淡，气寒而滑。凡因邪热客肺，肺金失养而致，凡渴不宁，膈噎呕逆，恶阻呕吐，吐血衄血等症者，皆当服此。盖味甘则中可安而烦不生，味寒则热得解而气悉宁，所以《金匮》之治产后虚烦呕逆，则有竹皮大丸。《千金》

之治产后内虚，烦热短气，则有甘竹茹汤，产后虚烦，头痛短气，闷乱不解，则有淡竹茹汤。皆有至理内存，不可不知。取竹刮去外膜，取二层如麻缕者良（按：上焦有热者，皆可用之。至行皮达络之意，亦以类相从耳）。

石膏

石膏 气味辛，微寒，无毒，主治中风寒热，心下逆气，惊喘，口干舌焦，不能息，腹中坚痛，除邪鬼，产乳，金疮。

张隐庵曰：石膏质坚色白，气辛味淡，纹理如肌腠，坚白若精金，禀阳明金土之精，而为阳明胃腑之凉剂、宣剂也。中风寒热者，风乃阳邪，感阳邪而为寒为热也，金能治风，故主治中风之寒热。心下逆气惊喘者，阳明胃络上通于心，逆则不能上通，致有惊喘之象矣。口干舌焦，不能息，腹中坚痛者，阳明之上，燥气治之，口干舌焦，燥之极也。不能息，燥极而阳明之气不和于上也。腹中坚痛，燥极而阳明之气不和于下也。石膏质重性寒，清肃阳明之热气，故皆治之。禀气则有肃杀之能，除邪鬼。生产乳汁，乃阳明胃腑所生；刀伤金疮，乃阳明肌肉所主，石膏清阳明而和中胃，故皆治之。

《灵枢经》云："两阳合明，是为阳明"。又云："两火并合，故为阳明。"是阳明上有燥热之主气，复有前后之火热，故《伤寒》有白虎汤，用石膏、知母、甘草、粳米，主资胃腑之津，以清阳明之热，又阳明主阖，而居中土，故《伤寒》有越婢汤，石膏配麻黄，发越在内之邪，从中土以出肌表。盖石膏质重则能入里，味辛则能发散，性寒则清热，其为阳明之宣剂凉剂者如此。

叶天士曰：石膏气微寒，禀天初冬寒水之气，入足太阳寒水膀胱经，味辛无毒，得地西方燥金之味，入手太阴肺经、足阳明燥金胃、手阳明燥金大肠经。气味降多于升，阴也。中风者，伤寒五种之一也。风为阳邪，中风病寒热，而心下逆气惊喘，则已传阳明矣。阳明胃在心之下，胃气本下行，风挟之上逆乘肺则喘，闻木声则惊，阳明烁津液，致口干舌焦，不能呼吸，故用石膏辛寒之味，以泻阳明实火也。腹中，大肠经行之地，大肠为燥金，燥则坚痛矣，其主之者，辛寒可以清大肠之燥火也。阳明邪实，则妄言妄见，如有神灵，若邪鬼附之，石膏辛寒清胃，胃火退而邪妄除，故云除邪鬼也。产乳者，产后乳不通也，阳明之脉，从缺盆下乳，辛寒能润，阳明润，则乳通也。金疮，热则皮腐，石膏气寒，故外糁[1]合金疮也。

陈修园曰：石膏气微寒，禀太阳寒水之气，味辛无毒，得阳明燥金之味。风为阳邪，在太阳则恶寒发热，

---

[1] 糁：糁（音 sēn）。据《本草经解》为糁误。

然必审其无汗烦躁而喘者，可与麻桂并用。在阳明则发热而微恶寒，然必审其口干舌焦。大渴而自汗者，可与知母同用。曰心下气逆，即《伤寒论》"气逆欲呕"之互词，曰不能息，即《伤寒论》"虚羸少气"之互词，然必审其为解后里气虚而内热者，可与人参、半夏、竹叶、麦冬、甘草、粳米同用。腹中坚痛，阳明燥甚而坚，将至于胃实不大便之症。邪鬼者，阳明邪实，妄言妄见，或无故而生惊，若邪鬼附之，石膏清阳明之热，可以统治之。阳明之脉从缺盆下乳，石膏能润阳明之躁，故能通乳。阳明主肌肉，石膏外糁，又能愈金疮之溃烂也。但石品见火则成石灰，今人畏其寒而煅用，则大失其本来之性矣。

东垣曰：石膏味辛甘，性大寒，无毒，沉也，阴也。其用有二：制火邪，清肺气。仲景有白虎之名，除胃热，夺甘食。《易老》云："大寒之剂。"

丹溪曰：石膏尝观药命名，固有不可晓者，中间亦多有意义，学者不可不察。如以色而名者，大黄、红花、白前、青黛、乌梅之类；是以气而名者，木香、沉香、檀香、麝香、南香之类是也；以质而名者，厚朴、干姜、茯苓、生地黄之类是也；以味而名者，甘草、苦参、龙胆草、淡竹叶、苦酒之类是也；以能而名者，百合、当归、

升麻、防风、硝石之类是也。石膏火煅、细研、醋调、封丹炉，其固密甚于石脂，苟非有膏焉能为用此，兼质兼能而得名。正与石脂同意，阎孝忠[1]妄以方解石为石膏，况石膏甘辛，本阳明经药，阳明经主肌肉，其甘也能缓脾益气，止渴去火；其辛也能解肌出汗。上行至头，又入手太阴、手少阳。彼方解石止有体重质坚性寒而已，求其所谓石膏而可为三经之主者焉在哉。医欲责效，不其难乎？又云软石膏可研为末，醋研丸如菉豆大，以泻胃火痰火食积殊验。生钱塘者，如棋子白澈最佳。彭城者亦好。又有一种玉火石，医人常用之，云味甘微辛温，治伤寒发汗，止头痛目昏眩，功与石膏等，故附之。

海藏曰：石膏气寒，味甘辛微寒，大寒无毒，入手太阴经、少阳经、足阳明经。《象》云："治足阳明经中热，发热恶热，燥热日晡潮热，自汗小便滑赤，大渴引饮，肌肉壮热，苦头痛之药，白虎汤是也。善治本经头痛。若无余症勿用。

仕材曰：石膏，营卫伤于风寒，青龙收佐使之勋，螺[2]傅因于火热，白虎定为君之剂。头痛齿痛肌肤热，入胃而搜逐。消渴阳狂逆气起，入肺以驱除。

李梴曰：石膏甘辛泻胃热，止渴解肌头痛裂，更清肺火与三焦，散风

---

① 阎孝忠：一说阎季忠。北宋医学家，著有《阎氏小儿方论》。
② 螺：经查李中梓《医宗必读》原书，为"相"之误。

寒邪及中暍。

诩庵曰：石膏甘辛而淡，体重而降，足阳明经（胃）大寒之药。色白入肺，兼入三焦，寒能清热降火，辛能发汗解肌，甘能缓脾益气，生津止渴。治伤寒郁结无汗，阳明头痛，发热恶寒，日晡潮热，肌肉壮热，小便赤浊，大渴引饮，中暑自汗，舌焦牙痛。又胃主肌肉，肺主皮毛，为发斑发疹之要品。但用之鲜少则难见功。然能寒胃，胃弱血虚及病邪未入阳明者禁用。亦名寒水石，莹白者良。研细，甘草水飞用。近人因其寒，或用火煅则不伤胃。味淡难出，若入煎剂，须先煮数十沸。鸡子为使。忌巴豆、铁。

兆嘉曰：石膏退肺胃之火邪，清暑除烦能止渴，解阳明之郁热，祛湿逐疫可消斑。性属甘寒，质颇重镇。

宫绣曰：石膏（专入胃腑，兼入脾肺）甘辛而淡，体重而降，其性大寒，功专入胃，清热解肌，发汗消郁。缘伤寒邪入阳明胃府，内郁不解，则必日晡热蒸，口干舌焦唇燥，坚痛不解，神昏谵语，气逆惊喘，溺闭渴饮，暨中暑自汗，胃热发斑牙痛等症，皆当用此。调治以辛，能发汗解热，甘能缓脾益气，生津止渴，寒能清热降火故也。

按：石膏是足阳明府药，邪在胃府，肺受火制，故必用此辛寒以清肺气，所以有白虎之名，肺主西方故也。但西有肃杀而无生长，如不得已而用，须中病即止，切勿过食以损生气。况有貌属热症，里属阴寒而见斑黄狂燥，

日晡潮热，便秘等症，服之更须斟酌。惟细就实明辨，详求其真可也。取莹白者良。研细或甘草水飞或火煅，各随本方用。鸡子为使。忌豆、铁（如治外因温热，生用；解胃火内热煅用）。

慈石（即磁石）

慈石　气味辛寒，无毒，主治周痹风湿，肢节中痛，不可持物，洗洗酸消，除大热，烦满及耳聋。

张隐庵曰：慈石色黑，味辛，性寒，盖禀金水之精气所生。周痹者，在于血脉之中，真气不能周也。慈石能启金水之精，通调血脉，故能治之。风湿肢节中痛，不可持物，洗洗酸消者，风湿之邪，伤于肢节而痛，致手不能持物，足洗洗酸消不能行，酸消犹酸削也。慈石禀阳明太阳金水之气，散其风湿，故能治之。除大热烦满及耳聋者，乃水济其火，阴交于阳，亦慈石引针，下而升上之义。

叶天士曰：慈石气寒，禀天冬寒之水气，入足少阴肾经；味辛无毒，得地西方之金味，入手太阴肺经。气味降多于升，阴也。其主周痹风湿，肢节中痛，不可持物。洗洗酸者，盖湿流关节，痛不可持物，湿胜筋软也。湿而兼风，风属木，木曰曲直，曲直作酸，洗洗酸痛，所以为风湿周痹也。慈石味辛入肺，金能平木可以治风，肺司水道，可以行湿也。肾，水脏也，水不治火，浊气上逆，则大热烦满。慈石入肾，气寒壮水，质重降浊，所

以主之。肾开窍于耳，肾火上升则聋。慈石气寒，可以镇火，所以主耳聋也。

徐灵胎曰：凡五行之中各有五行，所谓物物一太极也。如金一行也，银色白属肺，金色赤属心，铜色黄属脾，铅色青属肝，铁色黑属肾。石也者，金土之杂色，而得金之体为多，何以验之？天文家言"星者，金之散气，而星陨即化为石"，则石之属金无疑。而石之中亦分五金焉，磁石乃石中铁之精也，故与铁同气而能相吸，铁属肾，故磁石亦补肾。肾主骨，故磁石坚筋壮骨；肾属冬令，主收藏，故磁石能收敛正气，以拒邪气。知此理，则凡药皆可类推矣。

时珍曰：慈石明目聪耳，止金疮血。

仕材曰：磁石治肾虚之恐怯，镇心脏之怔忡。

李梴曰：磁石咸寒能吸铁，起痹开聋通关节，益肾壮阳补绝伤，散核消痈除烦热。

讱庵曰：磁石辛咸，色黑属水，能引肺金之气入肾，补肾益精，除烦祛热，通耳明目，治赢弱周痹，骨节酸痛，惊痫肿核，误吞针铁，止金疮血。色黑能吸铁者真，火煅，醋淬碾末，水飞或醋者，三日夜用。柴胡为使，杀铁消金，恶牡丹。

兆嘉曰：磁石引金气以下行，气纳喘平，导归水部，镇肾虚之恐怯，耳聪翳退，性味咸寒。

宫绣曰：磁石（专入肾）即俗煆石，磁为铁母，故见铁即能以引，是以有

磁之说也。磁石味辛而咸，微寒无毒，得冲和之气，能入肾镇阴，使阴气龙火不得上升，故千金磁砵丸用此以治耳鸣嘈嘈（耳属肾窍），肾虚瞳人散大（瞳人属肾）。谓有磁以镇养真精，使神水不得外移。砵砂入心，镇养心血，使邪火不得上炎，而见肾受荫矣。且磁入肾，肾主骨，磁气辛，辛主气；磁味咸，咸软坚；磁质重，重镇怯。故凡周痹风湿而见肢体酸痛，惊痫肿核，误吞针铁，金疮血出者，其何莫不用此为调治？昔徐之才《十剂篇》云："重可去怯，磁石铁粉之属是也，故怯则气浮，宜重剂以镇之。"然亦不可与铁同用，色黑能吸铁者真，火煅，醋淬碾末，水飞用。柴胡为使，杀铁消金。恶牡丹、莽草，畏黄石脂（按：磁石二百年孕而成铁，故见铁能引，乃同类相从耳）。

石硫黄

石硫黄 气味酸温，有毒，主治妇人阴蚀疽痔恶血，坚筋骨，除头秃，能化金银铜铁奇物。

张隐庵曰：硫黄色黄，其形如石，黄者土之色，石者土之骨。遇火即焰，其性温热，是禀火土相生之气化，火生于木，故气味酸温，禀火气而温经脉，故主治妇人之阴蚀，及疽痔恶血。禀土石之精，故坚筋骨。阳气长，则毛发生，故主头秃。遇火而焰，故能化金银铜铁奇物。

徐灵胎曰：硫黄乃石中得火之精

者也。石属阴，而火属阳，寓至阳于至阴，故能治阴分中寒湿之疾。其气旺而性暴，故又能杀虫而化诸金也。

海藏曰：硫黄气温大热，味酸有毒。《本草》云：主妇人阴蚀，疽痔恶血，坚筋骨，除头秃（经语）。疗心腹积聚邪气，冷癖在胁，咳逆上气，脚冷痛弱无力，及鼻衄恶疮，下部蟨疮，止血杀疥虫。

时珍曰：石硫黄主虚寒久痢，滑泄霍乱，补命门不足，阳气暴绝，阴毒伤寒，小儿慢惊。

仕材曰：硫黄壮阳，坚筋骨，阴气全消，杀虫燥寒湿，疮疳尽扫，老年风秘，君半夏而立通。泄痢虚寒，佐蜡矾而速止。艾汤投一匕，阴毒回春，温酒送三丸，沉寒再造。

李梴曰：硫黄甘酸性大热，杀诸疮虫燥脓血，壮肾阳气暖肺脾，涩精治脾除饦噎。

讱庵曰：石硫黄味酸有毒，大热纯阳，补命门真火不足，性虽热而疏利大肠，与涩者不同。若阳气暴绝，阴毒伤寒，久患寒泻，脾胃虚寒，命欲垂尽者，用之亦救危妙药也。治寒痹冷癖，足寒无力，老人虚秘，妇人阴蚀，小儿慢惊，暖精壮阳，杀虫疗疮，辟鬼魅，化五金。能干水番舶者良。取色黄，坚如石者，以莱菔剜空入硫合定，糠火煨热，去其臭气，以紫背浮萍煮过，消其火毒，以皂荚汤淘其黑浆，一法绢袋盛酒煮三日夜，一法入猪大肠烂煮三时用。畏细辛、诸血、醋。土硫黄辛热腥臭止可入疮，不可服饵。

兆嘉曰：硫黄酸辛咸热，补肾火以助元阳，救逆扶危，润大肠，可疏风闭冷癖阴凝之证。内服则用以宣通，虫疮疥癞诸方，外治则取其毒烈。

宫绣曰：硫黄（专入命门）味酸有毒，大热纯阳，号为火精，盖人一身全赖命门真火周布，始能上贯心肝以为云为中，及脾胃以蒸水谷，下司开阖以送二便，旁达四肢以应动作。此火一衰，阳微阴盛，内寒先生，外寒后中，厥气逆胸旁及于胃，胃为肾关，外寒斩关直入，由是无热恶寒，手足厥逆，二便凝结，医以朴硝攻下，猪泽渗利，则二便不通而凝结益甚。是犹层冰不解，非不补火消阴，疏阳建胃，则寒莫去而结莫消。书云："命门火衰，服桂附不能补者，须服硫黄补之。"

按：硫黄纯阳，与大黄一寒一热，并号将军。凡阳气暴绝，阴毒伤寒，久患寒泻，脾胃虚寒，命欲垂尽者，须用此主之。又治老人一切风秘气秘冷秘，为补虚助阳圣药，且能外杀疮疥。一切虫蛊恶毒，并小儿慢惊，妇人阴蚀，皆能有效。但必制造得宜，始可以服。余用法制。凡遇一切虚劳中寒，冷痢冷痛，四肢厥逆，并面赤戴阳，六脉无力或细数无伦，烦躁欲卧井中，口苦咽干，漱水而不欲咽，审属虚火上浮，阳被阴格者，服无不效。今人不晓病机，一见秘结不解，不分寒热，辄用承气以投，讵知寒热不同，冰炭迥异，用之无益，适以致害，不可不慎欤。但火极似水，症见寒厥，不细审认，辄作寒治，遂用此药，其害匪浅。番舶色黄，坚如石者良。上硫黄辛热腥臭，止可入疮药，不可服饵（按：古人有云：硫是矾之液，矾是铁之精，磁石是铁之母，故铁砂磁石制入硫黄立成紫粉矣）。

阳起石

阳起石　气味咸，微温，无毒，主治崩中漏下，破子脏中血，癥瘕结气，寒热腹痛，无子，阴痿不起，补不足。

叶天士曰：阳起石者，此山之石，乃阳气之所起也。故大雪遍境，而山无积白，有形之石，阳气所钟，故置之雪中，倏然灭迹，扬之日下，自能飞举。主治崩中漏下者，崩漏为阴，今随阳气而上升也。破子脏中血，及癥瘕结气者，阳长阴消，阳气透发，则癥结破散矣。妇人月事不以时下，则寒热腹痛而无子，阳起石贞下启元，阴中有阳，阴阳和而寒热除，月事调而生息繁矣。男子精虚，则阴痿不起，阳起石助阴中之阳，故治阴痿不起，而补肾精之不足。

徐灵胎曰：阳起石得火不然，得日而飞；硫黄得日无焰，得火而发，皆为火之精而各不同。盖阳起石禀日之阳气，以成天上阳火之精也，硫黄禀石之阳气以成地上阴火之精也，所以硫黄能益人身阴火之阳，阳起石能益人身阳火之阳也。五行各有阴阳，亦可类推。

时珍曰：阳起石散诸热肿。

仕材曰：阳起石固精而壮元阳，益血而止崩带。

李梴曰：阳起石咸温无毒，治男阴痿最有功，主女瘕癥腹内痛，止崩漏下暖子宫。

讱庵曰：阳起石咸温补右肾命门，治阴痿精乏，子宫虚冷，腰膝冷痹，水肿癥瘕。出齐州阳起山云母根也。虽大雪遍境，此山独无，以云头雨脚，鹭鸶毛色白滋润者良（真者难得）火煅醋淬七次，研粉水飞用。亦有用烧酒、樟脑升炼取粉者。桑螵蛸为使，恶泽泻、菌桂，畏兔丝子。忌羊血。

宫绣曰：阳起石（专入命门）即云母根也。虽大雪遍境，此山独无，禀纯阳之气以生，味咸气温无毒，能补命门相火。凡因火衰寒气内停，宿血留滞而见阴痿精滑，子宫虚冷，腰膝冷痹，水肿癥瘕，服此即能有效，以其性禀纯阳者故耳。是以育龟丸用此以为祠续宗祧之基，不可以房术论也。功虽类于硫黄，但硫黄大热，号为火精，此则有力稍逊，而于阳之不能起者，克起阳起之号，于是而名。出齐州云头雨脚，鹭鸶毛色白滋润者良。火煅醋淬七次，研粉水飞用。桑螵蛸为使，恶泽泻、菌桂、雷丸、石葵、蛇皮，畏兔丝子，忌羊血。不入汤剂（按：寇宗奭曰：石药冷热皆有毒，用时亦宜斟酌）。

雄黄

雄黄　气味苦平寒，有毒，主治寒热鼠瘘，恶疮疽痔死肌，杀精物恶鬼邪气，百蛊毒，胜五兵①。炼食之，轻身神仙。

张隐庵曰：雄黄色黄质坚，形如丹砂，光明烨烨，乃禀土金之气化，而散阴解毒之药也。水毒上行，则身寒热而颈鼠瘘，雄黄禀土气而胜水毒，故能治之。肝血壅滞，则生恶疮，而为疽痔，雄黄禀金气而平肝，故能治之。死肌，乃肌肤不仁；精物恶鬼，乃阴类之邪，雄黄禀火气而光明，故治死肌，杀精物恶鬼邪气。百虫之毒，逢土则解，雄黄色黄，故杀百虫毒。胜五兵者，一如硫黄能化金银铜铁锡也。五兵五金也，胜五兵，火气盛也。炼而食之，则转刚为柔，金光内藏，故轻身神仙。

海藏曰：雄黄气温寒，味苦甘，有毒。《本草》云：“主寒热鼠瘘，恶疮疽痔死肌（《本经》）。”疗疥虫蜃疮，目痛鼻中息肉，及绝筋破骨，百节中大风积聚，癖气中恶腹痛鬼疰。

时珍曰：雄黄治疟疾寒热，伏暑泄痢，酒饮成癖，惊痫头风眩，运化腹中瘀血，杀劳虫疳虫。

仕材曰：雄黄杨梅疔毒，疥癣痔疡，遵法搽敷力不小；血虚风淫，鬼干尸疰，依方制服效偏奇。化痰涎之积，涂蛇虺之伤。

李梴曰：雄黄苦甘平有毒，治诸疮癣鼻息肉，化蛊杀虫辟瘴邪，破癥癖令筋骨续。

切庵曰：雄黄辛温有毒，得正阳之气，入肝经气分，搜肝强脾，散百节大风，杀百毒，辟鬼魅，治惊痫，痰涎头痛眩运者。疟澼痢泄泻积聚，又能化血为水，燥湿杀虫，治痨疰疮疥蛇伤。赤似鸡冠，明彻不臭重三五两者良。醋浸，入莱菔汁煮干用。生山阴者名雌黄，功用略同。劣者名薰黄，烧之则臭，只堪薰疮疥，杀虫虱。

兆嘉曰：雄黄禀阳精之气以生，驱阴破血，具辛热之功，取效入胃通肝，辟鬼除邪，化留聚痰涎之积，杀虫治疥，涂外伤虫虮之灾。

宫绣曰：雄黄（专入胃肝）生山之阳，得气之正，味辛而苦，气温有毒。凡人阳气虚则邪易侵，阴气胜则鬼易凭，负二气之精者，能破群妖，受阳气之正者，能辟幽暗。救能治寒热鼠瘘，恶疮疽痔，死肌疥蛊。蜃疥诸症，皆由湿热侵于肌肉而成，服此辛以散结，温以行气，辛温相合而虫杀，故能搜剔百节中风寒积聚也。是以《圣惠方》之治狐惑，《肘后方》之治阴肿如斗，《家秘方》之消疟母，《急救方》之治风狗咬伤，《圣济方》之治白秃头疮，无一不用雄黄以为调治。至云能解蛇虺藜芦等毒，以其蛇属阴物，藜属阴草也。息肉癖气能治者，以其一属气结，一属积滞也。目痛能愈者，以其肝得辛散之意也。明澈不臭者良。醋浸，入莱菔子汁煮干用。生山阴者名雌黄，功用略同。劣者名薰黄，烧之则臭，止可薰疮疥，杀虫虱（昔虞雍公

本草十三家注

允文感暑下痢，连月不瘥，忽梦仙官延坐壁间，有药方，其辞云："暑毒在脾，湿气连脚不泄则痢，不痢则疟。独炼雄黄，蒸饼和药，别作治疗，医家大错。"公依方服愈。惜药方未能同载）。

雄黄

雄黄 气味辛平，有毒，主治恶疮头秃，痂疥，杀毒虫虱，身痒邪气诸毒。炼之久服轻身，增年不老。

张隐庵曰：李时珍云："雄黄、雄黄同产，但以山阴山阳受气不同分别，服食家重雄黄，取其得纯阳之精也。雌黄则兼有阴气，故不重。若治病，则二黄之功亦相仿佛。大要皆取其温中、搜肝、杀虫、解毒、祛邪焉耳。

按：雄黄、雌黄气味宜同，今雄黄曰苦平，雌黄曰辛平，须知雄黄苦平而兼辛，雌黄辛平而兼苦，气味之同，难以悉举，故彼此稍异，以俟人之推测耳。

时珍曰：雌黄治冷痰劳嗽，血气虫积，心腹痛，癫痫，解毒。

李梴曰：雌黄辛甘平有毒，恶疮疥癞头生秃，身痒白驳皮死肌，肺痨久嗽亦堪服（本注云：色黄似云母，甲错可折者佳。细研入瓦罐，火煅通红，候冷，再研，水飞用）。

水银

水银 气味辛寒，有毒，主治疹瘘痂疡白秃，杀皮肤中虱，堕胎除热，伏金银铜锡毒，镕化还复为丹。久服神仙不死。

张隐庵曰：水银气味辛寒，禀金水之真精，为修炼之丹汞，烧砵则鲜红不渝，烧粉则莹白可爱，犹人身中焦之汁，化血则赤，化乳则白，此天地所生之精汁也。主治疹瘘痂疡白秃者，禀水精之气，能清热而养血也。杀皮肤中虱、堕胎者，禀金精之气，能肃杀而攻伐也。性寒，故能除热。汞乃五金之精，故能杀金银铜锡毒。水银出于丹砂之中，而为阳中之阴，若镕化则还复为丹，而为阴中之阳，一名灵液，又名姹女，乃天地所生之精汁，故久服神仙不死。

徐灵胎曰：水银，五金之精也，得五金之精气，而未成质，炼之亦能为金银等物。其所治，皆皮肤热毒之疾，盖肺属金，而主皮毛，亦以气相感也。

丹家炉鼎之术，以水银与铅为龙虎，合炼成丹，服之则能长生，久视飞升羽化。自《参同契》[①]以后，其说纷纷，高明之士，为所误者不一而足。夫水银乃五金之精，而未成金体者也。凡金无不畏火，惟水银则百炼如故，以其未成金质，中含水精，故火不得而伤。其能点化为黄白者，亦因药物所炼，变其外貌，非能真作金银也。今乃以其质之不朽，欲借其气以固形体，真属支离，盖人与万物，本为异

① 参同契》：即《周易参同契》。

体，借物之气，以攻六邪，理之所有，借物之质，以永性命，理之所无。术士好作聪明，谈天谈易，似属可听，实则伏羲画卦，列圣系辞，何尝有"长生"二字，此乃假托大言以愚小智，其人已死，诡云尚在。试其术者，破家丧身，未死则不悟，既死则又不知。历世以来，昧者接踵，总由畏死贪生之念，迫于中而反以自速其死耳。悲夫！

时珍曰：水银镇坠痰逆，吐呕反胃。水银粉治痰涎积滞，水肿臌胀，毒疮（水银粉见卷八）。

李梴曰：水银辛寒，毒入肉，量用，涂疮，杀虫蟨，堕胎绝孕，又消阴，疗儿涎，热惊风搐。

切庵曰：水银辛寒阴毒，功专杀虫治疮疥虮虱，解金银铜锡毒。堕胎绝孕。乃从丹砂烧煅而出。畏磁石、砒霜，得铅则凝，得硫则结，并枣肉入唾，研则碎，散失在地者，以花椒茶末收之。

兆嘉曰：水银其质即硃砂之液，性极阴寒，其治则虫蚀成疮，毒偏重坠，还元返本。当知煅炼之得，宜拯逆扶危，须识配合之有法。

宫绣曰：水银（走而不守）从石中逼出者为石汞，从丹砂出者为硃里汞，究皆丹砂液也。性禀至阴，辛寒有毒，质重着而流利，得盐矾为轻粉，加硫黄为银，硃煬成罐，同硫黄打火升炼则为灵砂，同皂矾则为升降灵丹，药之飞胜，灵变无有过，是故以之杀诸虫疥疮也。然至阴之性近于男子阴器，则必消瘘。无气入耳能蚀人脑至尽（头疮切不可用）入肉令百节挛缩，外敷尚防其毒之害，内服为害，不待言而可知矣。得枣肉入唾，同研则散，得铅则凝，得硫黄则结，得紫河车则伏，得川椒则收（水银乃外治之品，尝见服方往往有之，其害非浅）。

铁落（附铁粉）

铁落 气味辛平，无毒，主治风热，恶疮疡，疽疮，痂疥，气在皮肤中。

张隐庵曰：铁名黑金，生于西北，五金中之属水者也。禀金气，故治风，禀水气，故治热。恶疮疡、疽疮，热也；痂疥、气在皮肤中，风也。以火煅转乌之金，而清热毒之疮，故治恶疮疡、疽疮。以皮肤所落之金，而杀皮肤之虫，故治痂疥、气在皮肤中。《素问·病能论》有生铁落饮，言其"下气疾"也。今人以铁秀磨涂疔肿、汤火伤、蜈蚣咬、嘻儿疮、重舌脚肿，正治风热恶疮之义。

叶天士曰：铁落又名铁衣，气平，禀天秋降之金气，入手太阴肺经，味辛甘无毒，得地金土之味，入足阳明燥金胃土。气味降多于升，性重色黑，阴也。肝为风木，风热疮疽痂疥，肝火也；气平可以平肝，味甘可以缓热，所以主之也。皮肤者，肺之合也，气在皮中，气不敛也，其主之也，气平可以敛气也。《素问》用铁落治狂，狂者肝木之症，故取金气以制之也。

时珍曰：铁落平肝去怯，治善怒发狂。

兆嘉曰：铁落平肝镇怯，治惊风癫痫之痰，治怒疗狂，为无毒辛平之品（李梴生铁注云："铁落即砧上打落细皮屑也。味辛甘平，无毒。主皮肤屈热，恶疮及胸膈中热，饮食不下。"录此以便考察）。

宫绣曰：铁粉（专入肝）气辛性平，诸书所著治功止载定惊疗狂，消痈解毒数效。即其所云定惊疗狂亦止。就铁重坠之意起见，故云可以定疗，岂真救本求源之治哉？暂用则可，久用鲜效，且诸草药切忌。畏磁石、皂荚。煅赤，醋沃七次用（按：铁煅时由砧上打落者，名铁落；如尘飞起者，名铁精；器物生衣者，名铁绣；用盐醋浸出者，名铁华；括取细末捣碎，名铁粉，大都功用其重坠之意相同，世人多用铁落铁粉）。

犀角

犀角 气味苦酸咸寒，无毒，主治百毒蛊疰，邪鬼瘴气，杀钩吻鸩羽蛇毒，除邪，不迷惑魇寐。久服轻身。

张隐庵曰：犀色黑而形似猪，水之畜也，依木而栖，足三趾，一孔三毛，禀木气也。生于南粤[1]，禀火气也。犀禀水，木火相生之气化，故其角苦酸咸寒。犀为灵异之兽，角具阳刚之体，故主治百毒蛊疰邪鬼瘴气，如温峤燃犀，照见水中怪异之物是也。犀食荆棘，不避毒草，故杀钩吻之草毒。

钩吻，毒草也，食之令人断肠。又曰鸩羽蛇毒，言不但杀钩吻之草毒，而鸩鸟毒蛇亦能杀也。犀禀水火之精，故除邪不迷惑魇寐。久服水火相济，故轻身。

叶天士曰：犀角气寒，禀天冬寒之水气，入足少阴肾经。味苦酸咸无毒，得地东南北木火水之味，入手少阴心经、手厥阴风木心包络经、手太阳寒水小肠经。气味俱降，阴也。百毒之性皆热，虫疰亦感湿热而成，其主之者，苦寒可以清热散毒也。气寒壮肾水，味苦清心火，火降水升，心肾相交，一身之天地位矣，所以能辟除邪杀鬼，不迷惑魇寐也。气寒味苦，行天地肃杀之令，所以辟瘴，解钩吻鸩羽蛇毒也。久服轻身者，心肾交则阴阳和，心神清，则百脉理，所以轻身也。

陈修园曰：犀角气寒，禀水之气也，味苦酸咸无毒，得木火水之味也。主百毒蛊疰邪鬼瘴气者，以犀为灵异之兽，借其灵气以辟邪也。解钩吻鸩蛇毒者，以牛属土，而犀居水，得水土之精，毒物投水土中而俱化也。不迷惑魇寐轻身者，言水火既济之效也。今人取治血症，与经旨不合。

徐灵胎曰：牛属土，而犀则居水，水无兽，惟犀能伏其中，则其得水土之精可知。凡物之毒者，投水土则毒自化。犀得水土之精，故化毒之功为多，而其角中虚有通灵之象，故又能

---

[1] 南粤：即广东地区的简称。

养心除邪也。

丹溪曰：犀角属阳，性走散，以诸角尤甚。痘疮后用此散余毒，俗以为常。若不有余毒而血虚者，或以燥热发者，祸至人故不知。凡用须乌色，未经汤水浸煮入药，已经浸煮不入药。用鹿取茸，犀取尖，其精锐之力尽在是矣。汤散用，则屑之为末，取屑一纸，裹于怀中，良久合诸色，药物绝为易捣。

海藏曰：犀角气寒味苦，酸咸微寒，无毒。《象》云："治伤寒温疫头痛，安心神，止烦乱，明目镇惊。治中风失音，小儿麸豆，风热惊痫。镑用。

时珍曰：犀角磨汁，治吐血衄血下血及伤寒畜血，发狂谵语，发黄发斑，痘疮稠密，内热黑陷或不结痂，泻肝凉心，清胃解毒。

仕材曰：犀角解烦热而心宁，惊悸狂邪都扫，散风毒而肝清，目昏痰壅皆消。吐衄崩淋投之辄止，痈疽发背用以消除。解毒高于甘草，祛邪过于牛黄。

李梴曰：犀角苦酸咸气凉，大治伤寒热衄狂，中风惊痫杀百毒，化脓为水治诸疮。

切庵曰：犀角苦酸咸寒，凉心泻肝，清胃中大热，祛风利痰，辟邪解毒，治伤寒时疫，发黄发斑，吐血下血，畜血谵狂，痘疮黑陷，消痈化脓，定惊明目，妊妇忌之。乌而光润者胜，角尖尤胜。现成器物，多被蒸煮，不堪入药。入汤剂磨汁用，入丸散锉细。纸裹纳怀中，待热捣之立碎。升麻为使，忌盐。

兆嘉曰：犀角咸苦大寒，专入心家，治血热，轻灵解毒，善清胃腑，退疹瘢，治火郁之吐红，救痘疮之陷黑。

宫绣曰：犀角（专入胃，兼入心）功专入胃清火及入心凉血，盖胃为水谷之海，无物不受，口为阳明之窍，凡毒邪必先由于口鼻而入，以至及于阳明胃腑。犀角为神灵之兽，食百草之毒及众木之棘。角尖，精力尽聚，用此苦寒之性，使之专入阳明以清诸热百毒也。热邪既去，心经自明，所以狂言妄语，热毒痈肿，惊烦目赤，吐血衄血蓄血，时疫班黄，痘疮黑陷等症，无不由于入胃入心，散邪清热，凉血解毒之功也。然痘疮心火，初用不无冰伏之虞，后用不无引毒入心之患，故必慎用，始无碍身。至于蛊毒之乡，遇有饮食，以犀箸搅之，有毒则生白沫，无毒则无。若云可以发表取汗，则必毒热闭表，合以升发等味同投，则见魄汗淋漓，若微毒单用，则不及矣。镑成以热掌摸之，香者真，不香者假。成器多被蒸煮，无力。入汤剂磨汁，入丸剂锉细。纳怀中待热，捣之立碎。升麻为使，忌盐（按：犀角出南海者为上，蜀产次之，近俗以牛角镑片充之，其害人非浅也）。

羚羊角

羚羊角 气味咸寒，无毒，主明目，益气起阴，主恶血注下，辟蛊毒恶鬼不祥，常不魇寐。

张隐庵曰：羚羊角气味咸寒，禀水气也，角心木胎，禀木气也。禀水气而资养肝木，故主明目。先天之气，发原于水中，从阴出阳，羚羊角禀水精之气，故能益肾气而起阴。肝气不能上升，则恶血下注，羚羊角禀木气而助肝，故去恶血下注。羚羊乃神灵解结之兽，角有二十四节，以应天之二十四气，故辟蛊毒恶鬼不祥，而常不魇寐也。

叶天士曰：羚羊角气寒，禀天冬寒之水气，入足少阴肾经。味咸无毒，得地北方之水味，入足太阳寒水膀胱经。气味俱降，阴也。膀胱经起于目内眦，气寒可以清火，火清则水足而目明矣。益气者，咸寒益肾气之不足也。起阴者，咸寒益肾，肾足则宗筋强也。味咸则破血，气寒则清热，故主恶血注下也。蛊毒，湿热之毒也，咸寒可清湿热，所以主之。羚羊性灵通神，故辟恶鬼不祥；咸寒益肾，肾水足则精明，所以常不魇寐也。

陈修园曰：羚羊角气寒味咸无毒，入肾与膀胱二经。主明目者，咸寒以补水，水足则目明也。益气者，水能化气也。起阴者，阴器为宗筋而属肝，肝为木，木得烈日而萎，得雨露而挺也。味咸则破血，故主去恶血。气咸则清热，故止注下也。蛊毒为湿热之毒也，咸寒可以除之。辟恶鬼不祥常不梦魇寐者，夸其灵异通神之妙也。

丹溪曰：羚羊角属木，入厥阴经为捷，紫雪方中用之，近理又羚羊角，今昔取有挂痕者。陈藏器云："取其耳听之集，集有声者良。"亦强出此说，未尝遍试也。今将他角附耳皆集，集有声不如挂痕一说尽矣。然多伪者，不可不察也。

时珍曰：羚羊角平肝舒筋，定风安魂，散血下气，辟恶解毒，治子痫痉疾。肺治水肿鼓胀，小便不利。胆治面上皯𪒟如雀卵色，以二升同煮三沸，涂四五次良。鼻炙研治五尸遁尸邪气。

仕材曰：羚羊角直达东方，理热毒而昏，胃无虞，专趣血海，散阏结而真阴有赖。清心明目，辟邪定惊，淫风痫血宜加入，瘰疬痈疽不可无。

李梴曰：羚羊角味苦咸寒，主伤寒热清肺肝，痛风毒痫皆能止，又消食噎辟邪干。

讱庵曰：羚羊角苦咸微寒，羊属火而羚羊属木，入足厥阴（肝）、手太阴（肺）、少阴（心）经，目为肝窍，此能清肝，故明目去障。肝主风，其合在筋，此能却风舒筋，故治惊痫搐搦，骨痛筋挛。肝藏魂，心主神明，此能泻心肝邪热，故治狂越僻谬，梦魇惊骇。肝主血，此能散血，故治瘀滞恶血，血痢肿毒。相火寄于肝胆，在志为怒，此能下气降火，故治伤寒伏热，烦懑气逆，食噎不通。羚之性灵而精在角，故又辟邪而解诸毒。出西地似羊而大，角有节，最坚，劲能碎金刚石，与貘骨夜宿防患，以角挂树而栖。多两角，一角者胜。锉研极细或磨用。

兆嘉曰：羚羊角清肝胆之热狂，

性禀轻灵，咸寒解毒，治厥阴之风痉，功专明目，辟恶除邪。

宫绣曰：羚羊角（专入肝，兼入心肺）苦咸大寒，功专入肝泻火，兼入心肺二经。考书所论主治多属冗统，惟李时珍剖晰甚明。言羊，火畜也，而羚羊则属木，故其角入厥阴肝经甚捷同气相求也。肝主木，开窍于目，其发病也，目暗障翳，而羚羊角能平之。肝主风，在合为筋，其发病也，小儿惊痫，妇人子痫，大人中气搐搦，及筋脉挛急，历节掣痛，而羚羊角能舒之。魂者，肝之神也，发病则惊骇不宁，狂越僻谬，魇寐卒死，而羚羊角能安之。血者，肝之藏也，发病则瘀滞下血，疝痛毒痢，疮肿瘰疬，产后血气，而羚羊角能散之。相火寄于肝胆，在气为怒，病则烦闷，气逆噎塞不通，寒热及伤寒伏热，而羚羊角能降之。羚之性灵，而筋骨之精在角，故又能辟恶而解诸毒，碎佛牙而烧烟走蛇虺也。《本经》《别录》甚著其功，而近俗罕能发扬，惜哉！时珍之论如此，但此虽能清肝及肺，若使过用久用，则更有代生之气耳。多两角，一角者胜。锉研极细或磨用（满节细秘者真，一边有节而疏者伪）。

羖羊角

羖羊角 气味咸温，无毒，主治青盲明目，止惊悸寒泄。久服安心，益气轻身，杀疥虫。入山烧之，辟恶鬼虎狼。

张隐庵曰：羚羊角气味咸寒，羖羊角气味咸温，是羚羊禀水气，而羖羊禀火气也。故《内经》谓"羊为火畜"，主治青盲明目者，阳光盛而目明也。止惊悸寒泄者，火之精为神，神宁则惊悸止，火胜则寒泄除也。心为火脏，故久服安心。益气者，益阳气也，阳气盛则轻身，而阴类之疥虫可杀矣。夫羖羊属火，其角至明，入山则阴寒气多，故烧之而恶鬼虎狼可辟，亦敌不避强之义。

李梴曰：羖羊角咸苦微寒，退心肝热治惊痫，止血止泄清头目，解蛊又令产后安。

猬皮①

猬皮 气味苦平，无毒，主治五痔阴蚀下血，赤白五色，血汁不止，阴肿痛引腰背。

张隐庵曰：猬形同鼠，毛刺若针，乃禀金水所生之兽，故能益肠解毒，清热平肝。主治五痔，益肠也；治阴蚀，解毒也；治下血赤白五色，血汁不止，清热也；治阴肿痛引腰背，平肝也。

时珍曰：猬脂涂秃疮疥癣，杀虫脑，治狼瘘心肝，治蚁瘘蜂瘘，瘰疬恶疮。烧灰酒服一钱。胆点目，止泪化水，涂痔疮。

---

① 猬皮：即刺猬皮。

李梴曰：猬皮无毒苦甘平，痔肿连阴及腰疼，止血宽膨除疝积，开胃进食补下停。

切庵曰：猬皮苦平，治肠风泻血，五痔阴肿。脂滴耳中治聋，胆点痘后风眼。似鼠而圆大，褐色，攒毛外刺如栗房。煅黑存性用。

兆嘉曰：刺猬皮味苦气平，疏胃逆宽肠，疗痔散瘀邪。

宫绣曰：刺猬皮（专入肠胃）其皮如刺，因以刺名。其兽属胃而入胃，因以猬号。何书载治五痔阴蚀，以其湿热下注，得此味辛入肠，金属大肠，故能以破其血耳。何书又载能治膻膈反胃，以猬属兽兼味辛苦，故能散邪泻热，使其胃气调和而不上逆故耳。但食肉切宜除骨，若误食则令人瘦。劣节节渐小也。似鼠而圆，火褐色，攒毛外刺如栗房。煅黑存性用（按：《普济方》治反胃，用猬皮烧灰存性为末，酒服或煮汁或五味淹炙食，皆效）。

鳖甲

鳖甲 气味咸平，无毒，主治心腹癥瘕，坚积寒热，去痞疾、息肉、阴蚀、痔核、恶肉。

张隐庵曰：鳖生池泽，随日影而转，在水中必有津沫上浮。盖禀少阴水气，而上通于君火之日，又甲介属金，性主攻利，气味咸平，禀水气也。主治心腹癥瘕坚积寒热者，言心腹之内，血气不和，则为癥为瘕，内坚积而身寒热。鳖禀水阴之气，上通君火之神，神气内藏，故治在内之癥瘕坚积。又曰去痞疾者，言癥瘕坚积身发寒热，若痞疾则身无寒热，而鳖甲亦能去也。夫心腹痞积，病藏于内，若息肉、阴蚀、痔核、恶肉，则病见于外，鳖甲属金，金主攻利，故在外之恶肉阴痔，亦能去也。

叶天士曰：鳖甲气平，禀天秋收之金气，入手太阴肺经，味咸无毒，得地北方之水味，入足少阴肾经。气味俱降，阴也。心腹者，厥阴肝经经行之地也，积而有形可征谓之癥，假物而成者谓之瘕，坚硬之积，致发寒热，厥阴肝气凝聚，十分亢矣，鳖甲气平入肺，肺平可以制肝，味咸可以软坚，所以主之也。痞者，肝气滞也，咸平能制肝而软坚，故亦主之。息肉、阴蚀、痔核、恶肉，一生于鼻，鼻者肺之窍也；一生于二便，二便肾之窍也，入肺肾而软坚，所以消一切恶肉也。

陈修园曰：鳖甲气平，禀金气而入肺；味咸无毒，得水味而入肾。心腹者，合心下大腹小腹，以及胁肋而言也，癥瘕坚硬之积，致发寒热，为厥阴之肝气凝聚，鳖甲气平，可以制肝，味咸可以软坚，所以主之也。痞者，肝气滞也，咸平能制肝而软坚，故亦生息肉、阴蚀、痔核、恶肉也。

丹溪曰：鳖甲鳖肉补阴。《左传》云："三足者为之能（奴莱切[1]），不可

---

① 能奴莱切：能（音nái），为一种三足鳖。奴莱切，为反切注音标记。

食。凡使须九肋者佳。"《药性》曰："治劳瘦，除骨热。酽醋炙黄用，又治心腹癥瘕坚积，尤效。"

海藏曰：鳖甲气平，味咸无毒。《本草》云："主心腹癥瘕，坚积寒热，去鼻蛔瘜肉，阴蚀痔，恶肉。疗温疟血瘕腰痛，小儿胁下坚。"

时珍曰：鳖甲除老疟疟母，阴毒腹痛，劳复食复，斑痘烦喘，小儿惊痫，妇人经脉不通，难产，产后阴脱，丈夫阴疮石淋，敛溃痈。

仕材曰：鳖甲解骨间蒸热，消心腹癥瘕，妇人漏下五色，小儿胁下坚瘕。

李梴曰：鳖甲咸平治劳热，止疟破癥下气血，更消阴蚀与痔疮，堕胎止崩宽儿胁。肉味虽甘补中气，阴虚之人乃可啜。

切庵曰：鳖甲咸平属阴，色青入肝，治劳瘦骨蒸，往来寒热，温疟疟母，腰痛腹坚，血瘕痔核，经阻产难，肠痈疮肿，惊痫斑痘，厥阴血分之病。色绿，九肋重七（两）者为上，醋炙。若治劳，童便炙，亦可熬膏。鳖肉凉血补阴，亦治疟痢。恶矾石，忌苋菜、鸡子。胆味辣，可代椒解腥。

兆嘉曰：鳖甲性本咸寒，入肝达络，功行瘀癖，退热潜阳。

宫绣曰：鳖甲（专入肝）味咸气平色青。书虽载属补肝，与龟载属补肾各别，然究皆属除热削肝之品，非真滋肝药也。凡厥阴血分积热而见劳嗽骨蒸，寒热往来，温疟疟母，及腰腹胁坚，血瘕痔核，经阻产难，疡痈疮

肿，惊痫斑痘等症，服此咸平，能以消除。若肝虚无热，切忌。鳖以七肋九肋者佳，以其得阳之数耳。其用必取乎肋，以肋属肝故耳。但食品中惟鳖叵测，如三足两头，并项强腹赤，皆有大毒，能以杀人，不可不慎（按：论中诸症，皆就阴虚邪入而论，故用鳖甲入阴，除热散结）。

蟹

蟹　气味咸寒，有小毒，主治胸中邪气热结痛，㖞辟面肿，能败漆，烧之致鼠。

张隐庵曰：今人以蟹为肴馔，未尝以之治病，惟面有漆疮，多用蟹黄敷之。

时珍曰：蟹杀莨菪，解鳝鱼毒漆毒，治疟及黄疸，捣膏涂疥疮癣疮，捣汁滴耳聋。

仕材曰：蟹和经脉而散恶血热结而续筋骨，合小儿之囟，解漆毒之疮。

李梴曰：蟹主胸中邪热结，爪能堕胎破瘀血，壳黄化漆更续筋，消食涂疮同脚节。

切庵曰：蟹咸寒除热，解结散血，通经续筋骨，涂漆疮。然寒胃动风，蟹爪堕胎。

兆嘉曰：蟹通经络，散瘀血，续筋骨，解漆疮，有横走之功，具咸寒之性，动风发毒，解热行胎。

宫绣曰：螃蟹（专入胃肝）最属阴寒，故书所述利弊大令人骇。如蟹与柿同食，则令人泄泻及发癥瘕；与孕

235

本草十三家注

妇食，则能使胎即下，而爪尤甚。以蟹烧烟，则能集鼠于庭；同银铢烧烟，则能使臭虫即毙。蟹近于漆，则能化漆为水。筋骨损断，用蟹捣烂，微炒，纳入疮中，则能使筋即连。他如胸中热结，喎辟面肿，及蓄血发黄，妇人乳痈硬肿，小儿颅解，凡因热结热滞而成者，无不用之立效。其化血为水，逐热消瘀，未有若是其神者矣。总缘性属咸寒，外骨内肉，生青熟赤，阳包阴象，阴气纯布，故克见其迅利耳。若血因寒滞，及腹中疼痛，喜热恶寒者，切忌焉。腌蟹宜入蒜，投则不沙蔽。中蟹毒者，宜捣藕节，热酒调服

（按：寇宗奭曰：此物极动风，风疾人不可食，屡见其害）。

蟹壳

蟹壳 烧存性，蜜调涂，冻疮及蜂虿伤。久服治妇人儿枕痛，及血崩腹痛，消积。

张隐庵曰：今外科多用蟹壳，捣细筛末，为铁箍败毒散。大抵蟹壳为攻毒散风，消积行瘀之用，学者以意会之可也。

时珍曰：蟹壳烧存性，蜜调涂冻疮，及蜂虿伤。酒服，治妇人儿枕痛，及血崩腹痛消积。盐蟹汁治喉风肿痛满，含细咽即消。

蚱蝉

蚱蝉 气味咸甘寒，无毒，主治小儿惊痫夜啼，癫病寒热。

张隐庵曰：蝉感秋气而生，应月周而去，禀金水之气化也，金能制风，水能清热，故主治小儿惊痫；昼鸣夜息，故止小儿夜啼。水火不交，则癫病寒热，蝉禀金水之精，能启下焦之水气，上合心包，故治癫病寒热。

陈修园曰：蚱蝉气寒，禀水气，味咸得水味，而要其感凉风清露之气以生，得金气最全。其主小儿惊痫者，金能平木也。蚱蝉日出有声，日入有声，故止夜啼也。癫病寒热者，肝胆之风火也，蚱蝉具金水之气，金能制风，水能制火，所以主之。

徐灵胎曰：蚱蝉感凉风清露之气以生，身轻而声嘹亮，得金气之发扬者也。又脱落皮壳，亦属人身肺经之位，故其性能清火驱风而散肺经之郁气。若其质轻虚，尤与小儿柔弱之体为宜也。

蚱蝉日出有声，日入无声，止小儿夜啼，取其意也。

讱庵曰：蚱蝉治小儿惊痫夜啼，杀疳去热，出胎下胞。

蝉蜕

蝉蜕 气味咸甘寒，无毒，主治小儿惊痫，妇人生子不下，烧灰水服，治久痢。

张隐庵曰：古人用身，后人用蜕。蜕者，褪脱之义，故眼膜翳障，痘疮不起，皮肤隐疹，一切风热之证，取而用之。学者知蝉性之本原，则知蝉

蜕之治疗矣。

海藏曰：蝉蜕，《心》云："治同蛇蜕"。《药性论》云："使治小儿浑身壮热惊痫，兼能止渴。"人云其蜕壳头上有一角，如冠状，谓之蜕花，最佳。味甘寒，无毒。主小儿天吊[1]，惊痫瘛疭，夜啼心悸。

时珍曰：蝉蜕治头风眩运，皮肤风热，痘疹作痒，破伤风及疔肿毒疮，大人失音，小儿噤风，天吊惊哭，夜啼阴肿。

仕材曰：蝉壳快痘疹之毒，宣皮肤之风，小儿惊痫夜啼，目疾昏花障翳。

李梴曰：蝉退甘咸气清凉，治头目眩皮风痒，妇乳产难胞不下，主惊颠痫夜啼郎。

讱庵曰：蝉蜕，蝉乃土木余气所化，饮风露而不食。其气清虚而味甘寒，故除风热；其体轻浮，故发痘疹；其性善蜕，故退目翳催生下胞；其蜕为壳，故治皮肤疮疡瘾疹；其声清响，故治中风失音；又昼鸣夜息，故止小儿夜啼。蝉类甚多，惟大而色黑者入药，洗去泥土翅足，浆煮晒干用。

兆嘉曰：蝉壳可解皮肤风热与惊痰乳壅，气禀轻虚，善疗翳膜瘾疹及胞阻产难。功能脱退，昼鸣夜息，治小儿之惊啼。味咸性寒，化上焦之邪滞。

宫绣曰：蝉蜕（专入肝，兼入皮肤）止一虫壳，味甘气寒，如何主治甚多，

盖蝉本木余气所化，饮风露而不食。其言能治肝经风热者，因体气轻虚而味甘寒之意也。其言能治妇人生子不下，及退翳膜浸睛弩肉满眦者，因其性有善脱之意也。其言能治皮肤疮瘾疹者，以其所取在壳之意也。其言能治中风不语者，以其蝉声清响之意也。其言能治小儿夜啼者，以其昼鸣夜息之意也。古人立药治病，何在不有义存？惟在人细自审用耳。色黑而大者良入药。洗去泥土翅足，浆煮晒干用

（按：时珍有云：治皮肤疮疡风热，当用蝉蜕治脏腑，经络当用蝉身，名从其类也）。

白僵蚕

白僵蚕 气味咸辛平，无毒，主治小儿惊痫夜啼，去三虫，灭黑黚，令人面色好，男子阴痒病。

张隐庵曰：僵蚕色白体坚，气味咸辛，禀金水之精也。东方肝木，其病发惊骇，金能平木，故主治小儿惊痫。金属乾而主天，天运循环，则昼开夜阖，故止小儿夜啼。金主肃杀，故去三虫。水气上滋，则面色润泽，故主灭黑黚，而令人面色好。金能制风，咸能杀痒，故治男子阴痒之病。阴，前阴也。

又曰：蝉蜕、僵蚕，皆禀金水之精，故《本经》主治，大体相同。但蝉饮而不食，溺而不粪；蚕食而不饮，粪而不溺，何以相同？《经》云："饮

---

[1] 天吊：病症名，古代惊风的一种。临床特征为高热，惊厥，头目仰视。

入于胃，上归于肺；谷入于胃，传之于肺。"是饮食虽殊，皆由肺气之通调，则溺粪虽异，皆禀肺气以传化矣。又凡色白而禀金气之品，皆不宜火炒。僵蚕具坚金之体，故能却风攻毒，若以火炒，则金体消败，何能奏功？后人不体物理，不察物性，而妄加炮制者，不独一僵蚕已也。如桑皮炒黄，麻黄炒黑，杏仁、蒺藜皆用火炒，诸如此类，不能尽述，皆由不知药性之原，狃[1]于习俗之所致耳。

陈修园曰：僵蚕气平为秋气，味辛为金味，味咸为水味，禀金水之精也。治惊痫者，金能平木也。治夜啼者，金属乾而主天，天运旋转，昼开夜阖也。杀三虫者，虫为风木所化，金主肃杀也。灭黑𪒟令人面色好者，俾水气上滋也。治男子阴痒者，金能制风，咸能除痒也。

徐灵胎曰：蚕，食桑之虫也。桑能治风养血，故其性亦相近。僵蚕感风而僵，凡风气之疾，皆能治之，盖借其气以相感也。

僵蚕因风以僵，而反能治风者，何也？盖邪之中人也，有气而无形，穿经透络，愈久愈深，以气类相反之药投之，则拒而不入，必得与之同类者，和入诸药，使为乡道，则药力至于病所，而邪与药相从，药性渐发，邪或从毛空出，或从二便出，不能复留矣，此即从治之法也。风寒暑湿，莫不皆然，此神而明之之道，不专恃

正治奏功也。

东垣曰：白僵蚕味咸辛平，性微温，无毒，升也，阴中之阴也。其用有二：去皮肤风动如虫行，主面部𪒟生如漆点。

丹溪曰：白僵蚕属火而有土，属火与木，得金气僵而不化。治喉痹者，取其火中清化之气，从以治相火，散浊逆结滞之痰耳。僵蚕，然蚕有两三番，惟头番蚕白色而条直者为佳。其蚕蛾则第二番者，以其敏于生育。四月取自死者，勿令中湿，中湿有毒，不可用。

海藏曰：白僵蚕味咸辛平，无毒。《本草》云："主小儿惊痫夜啼，去三虫，灭𪒟，令人面色好，男子阴疡病，女子崩中赤白，产后余痛，灭诸疮瘢痕。生颖川平泽，四月取自死者，勿令中湿，湿中有毒，不可用。

时珍曰：白僵蚕散风痰结核瘰疬，头风风虫齿痛，皮肤风疮，丹毒作痒，痰疟癥结，妇人乳汁不通，崩中下血，小儿疳蚀，麟体一切金疮，疔肿风痔。

仕材曰：白僵蚕治中风失音，去皮肤风痒，化风痰，消瘰疬，拔疔毒，灭瘢痕，男子阴痒，女人崩淋。

李梴曰：僵蚕辛咸散痰结，中风喉痹疮瘢灭，阴易崩带产余痛，儿惊夜啼口噤撮。

讱庵曰：僵蚕微温，僵而不腐，得清化之气，故能治风化痰，散结行经。其气味俱薄，轻浮而升，入肺、

① 狃：（音niǔ），拘泥、习惯。

肝、胃三经，治中风失音，头风齿痛，喉痹咽肿，丹毒瘙痒，瘰疬结核，痰疟血病，崩中带下，小儿惊疳，肤如麟甲，下乳汁，灭瘢痕。若诸症由于血虚而无风寒客邪者，勿用。以头蚕色白，条直者良。糯米泔浸一日，待桑涎浮出，漉起焙干，拭净肉毛口甲，捣用。恶桑螵蛸、茯苓、茯神、桔梗、萆薢。蚕茧甘温，能泻膀胱相火，引清气上朝于口，止消渴痈疽。无头者，烧灰酒服。雄蚕蛾娥气热性淫，主固精强阳，交接不倦。

兆嘉曰：僵蚕辛散风邪，咸可豁痰，入肺部，温行肝络，轻能治上，利咽喉，备宣疏攻托之能，疗惊通乳，有结化瘰开之效。消肿除疳，蚕砂燥湿并祛风，性味辛温兼治渴。

宫绣曰：僵蚕（专入肝，兼入肺胃）辛寒微温，大率多属祛风散寒，燥湿化痰，温行血脉之品。故书载能入肝，兼入肺胃，以治中风失音，头风齿痛，喉痹咽肿，是皆风寒内入，结而为痰，合姜汤调下以吐，假其辛热之力以除风痰之害耳。又云能治丹毒瘙痒，亦是风与热炽，得此辛平之味，拔邪外出，则热自解。又云能治瘰疬结核，痰疟血病，崩中带下，亦是风木乘肝，得此辛温之味，以行血脉则血气安和而病自消。又云能治小儿惊疳，肤如麟甲，亦是胎元气血不足，得此辛咸，煎汤除垢，则麟自去，即是诸症，以推则知。古之用药，悉从物理，勘出

岂有他谬，奇巧于其中者哉。但此非由外感而用是药，则非治耳。头蚕色白，条直者良。米泔浸一日，待桑涎浮出，取起焙干，拭净肉毛口甲，捣用。恶桑螵蛸、茯神、茯苓、桔梗、萆薢（按：小儿肤如麟甲，病名胎垢，用此辛咸之品，浊垢自除而愈）。

原蚕沙

原蚕沙 气味甘辛温，无毒，主治肠鸣，热中消渴，风痹隐疹。

时珍曰：原蚕沙治消渴癥结，及妇人血崩头风，风赤眼，去风除湿。

讱庵曰：原蚕砂，蚕食而不饮，属火性燥，燥能去风胜湿，其砂辛甘而温。炒黄浸酒，治风湿为病，支节不随，皮肤顽痹，腰脚冷痛，冷血瘀血。炒熟熨患处亦良。麻油调敷，治烂弦风眼。晚蚕矢也，淘净晒干。

宫绣曰：蚕沙（专入肝脾，兼入胃）即晚蚕所出之粪也。玩[1]书所著治功多有祛风除湿之能，所述治症多是肢节不遂，皮肤顽痹，腰膝冷痛，冷血瘀血，肠鸣，消烂弦风眼。缘蚕食而不饮，其食出则气燥，燥则可以胜湿去风，凡一切皮肤等症因于风湿而至者，无不得此以为调治。且味辛而兼甘，故凡水火相激而见肠鸣，得此甘以和之，燥热而见消渴不止，得此辛以润之，是以用此炒黄。袋盛浸酒，以去风缓不随。皮肤顽痹，暨烂弦风眼，

---

① 玩：本意为持玉反复观赏，后也指拿着他物观赏。引申泛指观赏、欣赏；进而引申指仔细体会、研习。

用此油浸涂患即愈。昔史国公用此浸酒以治风痹，义多根此。然惟晚者为良，早蚕者不堪入药，以饲火烘，故有毒也（寇氏曰：用醇酒三升，拌蚕砂五斗，蒸熟铺暖室席上，令患冷风气痹人，以患处就卧，厚覆取汗，不愈，间日再作。须防昏闷）。

樗鸡（一名红娘子，一名灰花蛾）

樗鸡 气味苦平，有小毒，主治心腹邪气，阴痿，益精强志，生子好色，补中轻身。

张隐庵曰：樗鸡生于木上，味苦色赤，禀木火之气化。主治心腹邪气者，禀火气以治心，禀木气以治腹也。阴痿者，火气盛也；益精强志者，水火相济也；生子好色者，木生火也；补中轻身者，火生土也。

樗鸡（一名红娘子，一名灰花蛾）。时珍曰：樗鸡主瘰疬，散目中结翳，辟邪气，疗猘[1]犬伤。

李梴曰：樗鸡（《入门》[2]本注云：生樗木上，形类蚕蛾，但头足微黑，翅有一重灰色，一重深红，五色具，腹大者佳，又名红娘子。味苦平，小毒，主阴痿益精，补中下气，强志轻身，生子好色，又治心腹邪气，腰痛，行瘀血血闭。不可近目。七月采，晒干微炒）。

䗪虫

䗪虫 气味咸寒，有毒，主治心腹寒热洗洗，血积癥瘕，破坚下血闭，生子大良。

张隐庵曰：《金匮》方中治久病结积，有大黄䗪虫丸；又治疟痞，有鳖甲煎丸，及妇人下瘀血汤方，并用之。今外科、接骨科亦用之，乃攻坚破积行血散疟之剂，学者以意会之可也。

䗪虫（一名土鳖）。海藏曰：䗪虫味咸寒，有毒。《本草》云："主心腹寒热洒洒，血积癥瘕，破坚下血闭，生子大良。"仲景主治久瘕积结，有大黄䗪虫丸。

时珍曰：䗪虫行产后血积，折伤瘀血，治重舌木舌，口疮，小儿腹痛夜啼。

仕材曰：䗪虫去血积搜剔极周，主折伤补接至妙，煎含而木舌旋消，水服而乳浆立至。

兆嘉曰：䗪虫补接折伤，通乳脉，性味咸寒，搜寻癖积，达肝家，通行经络。

宫绣曰：䗪虫（专入肝）即属地鳖，又名土鳖者是也。味咸性寒，其物生于土中，伏而不出，善攻隙穴，以刀断之，中有汁如浆，斗接即速复能行走，故书载跌扑损伤，续筋接骨，义由此耳，真奇物也。且人阴血贯于周身，虽赖阳和，亦忌燥烈，若热气内郁，则阴阳阻隔而经络不通，因而寒热顿生，得此咸寒，入血软坚，则凡血聚积块癥瘕，靡不因是而除，而血脉调和，营卫畅达，月事时至，又安有血枯血闭而不见其生育者乎？故又

---

① 猘：猘（音zhì），指狂犬，疯犬。
② 《入门》：即明代医家李梴所著《医学入门》的简称。

能治诸般血症，而使挟孕而有子也。是以古人用此以治跌扑损伤，则多合自然铜、龙骨、血竭、乳香、没药、五株钱、黄荆子、麻皮灰、狗头骨。以治下腹痛，血痛血闭则合桃仁、大黄以治。各随病症所因而用之耳。阴干，临时研入。畏皂角、菖蒲、屋游（按：䗪虫生沙中及人家墙壁下土中湿处，似鼠妇，而大形扁如鳖，故名土鳖，俗名簸箕虫是也）。

虻虫

虻虫　气味苦微寒，有毒，主逐瘀血，破血积坚，痞癥瘕寒热，通利血脉及九窍。

张隐庵曰：虻乃吮血之虫，性又飞动，故主逐瘀血积血，通利血脉九窍。《伤寒论》太阳病，表不解，随经瘀热在里，抵当汤主之，内用虻虫、水蛭、大黄、桃仁。近时儿医治痘不起发，每加牛虻，此外未之用也。

虻虫（一名蜚虫）。海藏曰：虻虫气微寒，味苦平，有毒。《本草》云："主目中赤痛眦伤泪出，瘀血血闭，寒热酸惭无子，炒去翅足。

仕材曰：虻虫攻血，遍行经络，堕胎只在须臾。

兆嘉曰：虻虫破积坠胎，味苦寒而有毒，入肝行血，泻大便以推陈。

宫绣曰：虻虫（专入肝）微苦微咸，气寒有毒。善啮牛马猪血，因其性以

为用。故以之治一切血结诸症，故凡病血蓄而见身黄脉结，腹痛如狂，小便利并坚瘕积块疟母，九窍闭塞者，服之自克有效，以苦泄结，咸走血故也。且色青入肝，服之宜入肝脏血分而散之矣。仲景合水蛭用此以治太阳蓄血如狂，亦是此意。但性属恶毒，以此治病，是由刑罚之治，盗贼非得已也。去翅足，炒用。恶麻黄（按：虻虫食血，能治血病，因其性而为用也）。

蛞蝓

蛞蝓　气味咸寒，无毒，主治贼风喝僻，跌筋及脱肛，惊痫挛缩。

张隐庵曰：蜒蚰[1]感雨湿之气而生，故气味咸寒，主定惊，清热解毒，输筋。寇宗奭曰："蛞蝓能解蜈蚣毒。近时治咽喉肿痛，风热喉痹，用簪脚捻之，内入喉中，令吞下，即愈。"

时珍曰：蛞蝓治肿毒焮热，热疮肿痛。

李梴曰：蛞蝓（《入门》本注曰：味咸寒无毒，主贼风喝僻，惊痫挛缩，生研水服止渴，烧灰猪脂调傅脱肛，和蛤粉傅发背，石灰淹治牙虫）。

蜗牛

蜗牛　气味咸寒，有小毒，主治贼风喝僻，踠跌，大肠脱肛，筋急及惊痫。

张隐庵曰：蜗牛，一名蜗蠃，感

---

①　蜒蚰：蛞蝓别名，俗称鼻涕虫。

雨湿化生，而成介虫之类。气味咸寒，能清热解毒。甲虫属金，能去风定惊；大肠属阳明，寒则收缩，热则纵弛，故主治如此。

时珍曰：蜗牛治小儿脐风撮口，利小便，消喉痹，止鼻衄，通耳聋，治诸肿毒痔漏，制蜈蚣蝎虿毒，研烂涂之。

兆嘉曰：蜗牛咸寒解热，能搽痔；凉润清咽，可治喉。敷瘰疬与疔疮，点肛门而通溺。

宫绣曰：蜗牛（专入经络、大肠、胃）即带壳大蜒蚰是也。生下湿地，阴雨即出，性禀至阴，味咸小毒，故古方用此以治真阴亏损，腠理不密致风中于经络而见口眼㖞斜，筋脉挛拘，及风热脱肛，痔疮肿痛，痈疽发背，疔肿等症，皆能见效。总以取其咸寒解其诸热之性耳。并解蜈蚣毒，取形尖小，缘桑木佳（按：蜗牛能治发背，取活者一升，置瓶中，以井水浸一宿，取出涎水，调蛤粉敷之日十余度则痛止）。

李梴曰：蜗牛《入门》本注云：即蜒蚰。有四角，背上别有肉以负壳行。味咸寒有毒，治发背，取活者一升置瓶中，以井水浸之一宿取出，涎水调蛤粉敷之，日十余度则痛止疮愈。齿有虫，烧壳灰揩之，效。大肠虚脱，烧灰猪脂调敷，立缩。蜈蚣咬，取汁涂之。又主贼风㖞，僻筋踠跌，小儿惊痫，疳积，入药炒用。

露蜂房

露蜂房 气味甘平，有毒，主治惊痫瘈疭，寒热邪气，癫疾鬼精蛊毒，肠痔。火熬之良。

张隐庵曰：蜂房，水土结成，又得雾露清凉之气，故主祛风解毒，镇惊清热。仲祖鳖甲煎丸用之，近医治齿痛用之褪管，攻毒解毒，清热祛风，学者以意会之可也。

仕材曰：露蜂房拔疔疮附骨之根，止风虫牙齿之痛，起阴痿而止遗尿，洗乳痈而涂瘰疬。

李梴曰：露蜂房味苦咸平，消瘰乳痈及齿疼，痔漏风疹与癫痫，止女崩中儿咳声。

讱庵曰：露蜂房甘平有毒，惊痫瘈疭，附骨痈疽，根在脏腑，涂瘰疬成瘘，止风虫牙疼，傅小儿重舌，起阴痿。取悬于树，受风露者炙用。

兆嘉曰：露蜂房入阳明而质毒，疔毒瘰疬宜求，味咸苦而性平，癣癫顽风可治，风虫牙疼水漱为良，附骨痈疽制方可采，虽《本经》可治惊痫诸邪，而服食总宜审详慎用。

宫绣曰：蜂房味苦咸辛，气平有毒，为清热软坚散痞要药。是以惊痫蛊毒，痈疽瘰疬，痔痢风毒等症得此则除。以其辛能散结，苦能泄热，咸能软坚，且取其气类相从，以毒攻毒之义也。有同乱发、蛇皮三物合烧灰酒服，治恶疮附骨痈根在脏腑，历节肿出疔肿恶脉诸毒者。又以煎水漱齿，止风虫疼痛，洗乳痈蜂疔恶疮者，皆以取其凉能散邪杀虫之意，并得阴露之寒及蜕脱之义。恶疮痈疽溃后禁用。去外粗皮，酒洗炒用（此即山林中木上黄蜂窠，大者如瓮，小者如扁，其蜂黑色，长寸许。螫牛马人乃致死者，用此尤效，人家屋间，亦往往有之）。

乌贼鱼骨（一名海螵蛸）

乌贼鱼骨 气味咸微温，无毒，主治女子赤白漏下经汁，血闭，阴蚀肿痛，寒热癥瘕，无子。

张隐庵曰：乌贼鱼骨，禀金水之精，金能平木，故治血闭肿痛，寒热癥瘕。水能益髓，故治赤白漏下，女子无子。

《素问》治年少时有所大脱血，或醉入房中，气竭肝伤，故月事衰少不来，病曰血枯，治以四乌鲗骨、一藘茹为末，丸以雀卵，大如小豆，每服五丸，饮以鲍鱼汁。

叶天士曰：乌贼鱼骨，气微温，禀天春和之木气，入足厥阴肝经；味咸无毒，得地北方之水味，入足少阴肾经。气味颠多于倒，阳也。女子以血为主，肝为藏血之脏，肝血不藏，则赤白漏下，其主之者，气温以达之也。肝藏血，血枯则血闭，其主之者，味咸以通之。肾为藏精之脏，主阴户隐曲之地。肝为厥阴，其经络阴器，其筋结阴器，二经湿浊下注，则阴蚀肿痛，其主之者，气温可以燥湿，味咸可以消肿也。寒热癥瘕者，癥瘕而发寒热也，乌贼骨咸可软坚，温可散寒热也。男子肾虚，则精竭无子，女子肝伤，则血枯无子，咸温入肝肾，通血益精，令人有子也。

乌贼鱼骨（一名海螵蛸）。时珍曰：乌贼鱼骨主女子血枯病伤肝，唾血下血，治疟消瘿。研末敷小儿疳疮痘疮臭烂，丈夫阴疮，汤火伤，跌伤出血。烧存性，酒服，治妇人水户嫁痛。同鸡子黄涂小儿重舌鹅口；同蒲黄末敷舌肿，血出如泉；同槐花末吹鼻治衄血；同银硃吹鼻治喉痹；同白矾末吹鼻治蝎螫疼痛；同麝香吹耳治聤耳有脓及耳聋。

仕材曰：海螵蛸止吐衄肠风，涩久虚泻痢，外科燥脓收水，眼科去翳清烦。

李梴曰：乌贼骨湿燥脓汁，阴痛耳聋目翳泣，止痢杀虫心腹疼，消肿更治崩漏急，通经破癖令生儿，肉味酸平志气立。

讱庵曰：海螵蛸咸走血，温和血，入肝肾血分，通血脉，祛寒湿，治血枯血瘕，血崩血闭，腹痛环脐，阴蚀肿痛，疟痢疳虫，目翳泪出，聤耳出脓，厥阴少阴经病。出东海亦名墨鱼，取骨，鱼卤浸，炙黄用。恶附子、白及、白蔹，能淡盐。

兆嘉曰：乌鲗骨入肝经，治血分之疴，带下崩中。经方有考，去湿浊，味咸温兼涩，虫疳下痢，审症随施。点眼则去翳，摩星贴疮可燥脓收水。

宫绣曰：乌贼鱼（专入肝，兼入肾）肉按书止言气味酸平，又言其味珍美，食则动气与风。其治载能益气强志，及通妇人月经。可知其性属阴，故能入肝补血，入肾滋水强志，而使月事以时而下也。又考书言乌贼鱼既能吸波巽墨，令水混黑自卫，以妨人害，又能日浮水上诈死以啄乌,是其性阴而险,固不待言。且其腹中血出与胆有如墨黑,手染色变,书字则逾年迹灭,惟存空纸已尔,是其色黑入肾,又不待言。是以阴脏服之,则能动气与风,泄泻腹痛;阳脏服之,则能敛阴秘阳(皆言鱼肉之功能)故在骨名为螵蛸,亦能以治血枯气竭肝伤之病也。惟是其肉久不入食,故义亦不甚明。今则南北通用,觉血枯阴燥,服则有益无损,而血衰气寒服反见害,岂非性阴不燥之义欤?柔鱼无骨,形质与气皆与乌贼鱼骨肉相若,但味胜于乌贼鱼,越人重之(此鱼本名墨鱼,性嗜乌,噀出腹中墨以混水自卫,乌见以为死,往啄之,乃卷取入水而食之,见其性之阴险,固不待言矣)。

文蛤 (一名花蛤)

文蛤 气味咸平,无毒,主治恶疮,蚀五痔。

张隐庵曰:蛤乃水中介虫,禀寒水之精,故主治恶疮蚀。感燥金之气,主资阳明大肠,故治五痔。五痔解,见黄芪条下。

《伤寒·太阳篇》曰:"病在阳,应行汗解之,反以冷水潠①之,若灌之,其热被却不得去,弥更益烦,肉上粟起,意欲饮水反不渴者,服文蛤散,文蛤五两为末,每服方寸匕,沸汤下,甚效。"文蛤外刚内柔,象合离

明,能燥水湿,而散热邪也。

海藏曰:文蛤气平味咸,无毒。《本草》云:"主恶疮。蚀五痔(《本经》)。"咳逆胸痹,腰痛胁急,鼠瘘,大孔出血,崩中漏下,能利水。治急疳蚀口鼻,数目尽,欲死,烧灰,腊猪脂和涂之。坠痰软坚,止渴收涩固济,蛤粉也。咸能走肾,可以胜水。文蛤尖而有紫斑。

时珍曰:文蛤能止烦渴,利小便,化痰软坚,治口鼻中蚀疳。

李梴曰:文蛤海蛤味皆咸,治胸胁腰痛因痰,能降疝气涩崩带,瘿瘰痔恶疮仍兼。

发髲 (一名血余)

发髲 气味苦温,无毒,主治五癃,关格不通,利小便水道,疗小儿惊,大人痓,仍自还神化。

张隐庵曰:发者血之余,血者水之类,水精奉心,则化血也。又《经》云:"肾之合骨也,其荣发也",是发乃少阴心肾之所主,故气味苦温,苦者火之味,温者火之气也,水火相济,则阴阳和合,故主治五癃及关格不通。又曰利小便水道者,言禀肾气,益膀胱,则利小便。禀心气而益三焦,则利水道也。心虚则惊,肾虚则痓,发乃少阴心肾之所主,故疗小儿惊,大人痓。小儿天癸未至,故病惊;大人天癸已至,故病痓也。发髲炼服,能

本草十三家注

① 潠:潠(音xùn)。本义为把含在口中的东西喷出,此即口中喷出冷水。

益水精而资血液，故曰"仍自还神化"，谓仍能助水精，而颠倒心脏之神，以化其血也。凡吐血、衄血之证，皆宜用血余也。

徐灵胎（髪徐列上品）曰：发为血之余，而经中所治之疾，皆主通经利便之功，何也？盖心与小肠为表里，心主血，发为血之余，则不能入心，而能入小肠，以小肠为心之出路也。且发亦毛类，肺主皮毛而为水源，故能利水，非一定之理乎！其治癫痫，则泻肺家之痰饮，及滋润血脉之功也。

《金匮要略》方治小便闭淋，用滑石、乱发，知用药悉遵《本经》者，惟仲景一人而已。

发髪（一名血余）。丹溪曰：发补阴之功甚捷，此即乱发也，烧灰研末，调方寸匕，治鼻衄欲死者立效。更以末吹鼻中甚验。

仕材曰：发去瘀血，补真阴。父发与鸡子同煎，免婴儿惊悸。已发与川椒共煅，令本体乌头。吐血衄红取效，肠风崩带宜求。

李梴曰：乱发苦温极补阴，止血止咳通闭淋，利水治风医霍乱，产难惊热敛疮淫。

切庵曰：发者，血之余。味苦微寒，入足少阴、厥阴（肾与肝），补阴消瘀，通关格，利二便，治诸血疾，血痢血淋，舌血（煨末，茅根汤服）鼻血（烧灰吹鼻），转胞不通（烧灰酒服），小儿惊热（合鸡子黄，煎为汁服，鸡子能去风痰）。合诸药煎膏，凉血去瘀长肉。皂荚水洗净入罐，固煅存性用。胎发尤

良。补衰，固头垢，治淋及噎膈劳复。

兆嘉曰：人发得血之余气，消瘀利水，补真阴。味苦而微温，达肾通肝，入心脏。

宫绣曰：血余（专入肝心，兼入肾）味苦微温。据书能补肾壮气，然总不如地、茱、参、薯为补精补气之最耳。又载功能疗惊痫，理咳嗽，固崩带，止血晕血痢血淋，舌血鼻血，盖转胞不通及涂疮，入膏敷毒，治皆有效。然总皆属通关开窍，凉血散瘀，生新之品。若胃虚用之，有吐泻之弊。皂荚水洗用（弘景曰：不知发髪审是何物，"髪"字书记所载，无此字或作"蒜"字，今人呼"斑发"为"蒜发"，书家亦呼"乱发"为"髻"，恐即髻也。有云童男之理，或未全明也）。

附子

附子　气味辛温，有大毒，主治风寒咳逆邪气，寒湿踒躄，拘挛膝痛，不能行步，破癥坚积聚，血瘕金疮。

张隐庵曰：附子禀雄壮之质，具温热之性，故有大毒。《本经》下品之药，大毒有毒者居多，《素问》所谓毒药攻邪也。夫攻其邪，而正气复，是攻之即所以补之。附子味辛性温，生于彰明赤水，是禀大热之气，而益太阳之标阳，助少阴之火热者也。太阳阳热之气，不循行于通体之皮毛，则有风寒咳逆之邪气，附子益太阳之标阳，故能治也。少阳火热之气，不游行于肌关骨节，则有寒湿踒躄拘挛，

膝痛不能行步之证，附子助少阳之火热，故能治也。癥坚积聚，阳气虚而寒气内凝也；血瘕乃阴血聚而为瘕；金疮乃刀斧伤而溃烂，附子具温热之气，以散阴寒，禀阳火之气，以长肌肉，故皆治之。

《经》云："草生五色，五色之变，不可胜视；草生五味，五味之美，不可胜极。天食人以五气，地食人以五味。"故在天时，宜司岁备物；在地利，有五方五土之宜。附子以产彰明赤水者为胜，盖得地土之专精。夫太阳之阳，天一之水也，生于膀胱水腑，而彰明于上。少阳之阳，地二之火也。生于下焦之火，而赤日行天，据所出之地曰彰明、曰赤水，盖亦有巧符者矣，学者欲知物性之精微，而五方生产之宜，与先圣命名之意，亦当体认毋忽也。

今陕西亦莳植附子，谓之西附，性辛温，而力稍薄，不如生于川中者，土厚而力雄也。又今药肆中零卖制熟附子，皆西附之类。盖川附价高，市利者皆整卖不切片卖，用者须知之。

凡人火气内衰，阳气外驰，急用炮熟附子，助火之原，使神机上行，而不下殒，环行而不外脱，治之于微，奏功颇易。奈世医不明医理，不识病机，必至脉脱厥冷，神去魄存，方谓宜用附子。夫附子治病者也，何能治命？甚至终身行医，而终身视附子为蛇蝎。每告人曰："附子不可服，服之必发狂；而九窍流血，服之必发火；而痈毒顿生，服之必内烂五脏。今年

服之，明年毒发。"嗟嗟！以若医而遇附子之证，何以治之？肯后利轻名，而自谢不及乎？肯自居庸浅，而荐贤以补救乎？必至今日药之，明日药之，神气已变，然后覆之，斯时虽有仙丹，莫之能救。贤者于此，或具热衷，不忍立视其死，间投附子以救之，投之而效，功也；投之不效，亦非后人之过。前医惟恐后医奏功，祗幸其死，死后推过，谓其死由饮附子而死。噫！若医而有良心者乎！医不通经旨，牛马而襟裾，医云乎哉！

如用附子，本身有用，一两余者，方为有力，侧子分两须除去，土人欲增分两，用木坯将侧子敲平于上，故连侧子重一两五六钱者方好。土人又恐南方得种，生时以戎盐腌之，然后入杯敲平，是附子本无盐味，而以盐腌之，故咸也。制附子之法，以刀削去皮脐，剖作四块切片，用滚水连泡二次，去盐味、毒味晒半燥，于铜器内炒熟用之。盖上古司岁备物，火气司岁，则备温热之药。《经》曰："司岁备物，专精者也；非司岁备物，气散者也。"后世不能如上古之预备，故有附子火炮之说，近世皆以童便煮之，乃因讹传讹，习焉不知其非耳。

陈修园曰：《素问》谓以毒药攻邪，是回生妙手，后人立补养等法，是模棱巧术，究竟攻其邪而正气复，是攻之所以补之也。附子味辛气温，火性迅发，无所不到，故为回阳救逆第一药品。《本经》云："风寒咳逆邪气，是寒邪之逆于上焦也；寒湿痿躄

拘挛，膝痛不能行步，是寒邪着于下焦筋骨也；癥坚积聚血瘕，是寒气凝结，血滞于中也。"考《大观本草》"咳逆邪气"句下，有"温中金疮"四字，以中寒得暖而温，血肉得暖而合也。大意上而心肺，下而肝肾，中而脾胃，以及血肉筋骨营卫，因寒湿而病者，无有不宜，即阳气不足，寒自内生，大汗大泻，大喘中风卒倒等症，亦必仗此大气大力之品，方可挽回，此《本经》言外意也。

又曰：附子主寒湿，诸家俱能解到，而仲景用之，则化而不可知之谓神，且夫人之所以生者，阳也，亡阳则死。亡字有二意，一无方切、音忘，逃也，即《春秋传》"出亡"之义也。一微夫切、音无，无也，《论语》"亡而为有"，《孟子》"问有余，曰亡矣"之义也。误药大汗不止为亡阳，如唐之幸蜀，仲景用四逆汤、真武汤等法以迎之。吐利厥冷为亡阳，如周之守府，仲景用通脉四逆汤、姜附汤以救之。且太阳之标阳，外呈而发热，附子能使之交于少阴而热已。少阴之神机病，附子能使自下而上而脉生，周行通达而厥愈。合苦甘之芍草而补虚，合苦淡之苓芍而温固，元妙不能尽述，按其立法，与《本经》之说不同，岂仲景之刱见欤！然《本经》谓"气味辛温有大毒"七字，仲景即于此悟出附子大功用，温得东方风木之气，而温之至则为热，《内经》所谓"少阴之上，君子主之"是也。辛为西方燥金之味，而辛之至则反润，《内经》所谓"辛以润之"是也。凡物性之偏处则毒，偏而至于无可加处则大毒。因"大毒"二字，知附子之温为至极，辛为至极也。仲景用附子之温有二法，杂于苓芍甘草中，杂于地黄、泽泻中，如冬日可爱，补虚法也。佐以姜桂之热，佐以麻辛之雄，如夏日可畏，救阳法也。用附子之辛，亦有三法，桂枝附子汤、桂枝附子去桂加白术汤、甘草附子汤，辛燥以祛除风湿也。附子汤、芍药甘草附子汤，辛润以温补水脏也。若白通汤、通脉四逆汤、加人尿猪胆汁，则取西方秋收之气，保复元阳，则有大封大固之妙矣。

徐灵胎曰：凡有毒之药，性寒者少，性热者多，寒性和缓，热性峻速，入于血气之中刚暴驳烈，性发不支脏腑娇柔之物，岂能无害，故须审慎用之。但热之有毒者速而易见，而寒之有毒者缓而难察，尤所当慎也。

东垣曰：黑附子味辛性热，有大毒，浮也，阳中之阳也。其性浮而不沉，其用走而不息，除六腑之沉寒，补三阳之厥逆。

丹溪曰：附子《衍义》论五等同一物，以形像命名而为用至哉，斯言犹有未善。仲景八味丸，附子为少阴之向导，其补自是熟地黄，后世因以附子为补，误矣。附子走而不守，取健悍走下之性，以行地黄之滞，可致远。亦若乌头、天雄皆气壮形伟，可为下部药之佐。无人表其害人之祸，相习用为治风之药，杀人多矣。治寒治风有必用者，予每以童便煮而浸之，

本草十三家注

247

以杀其毒，且可助下行之力，入盐尤捷。又坠胎，为百药之长，慎之。

海藏曰：黑附子气热，味大辛，纯阳，辛甘温大热，有大毒。通行诸经引用药，入手少阴经、三焦、命门之剂。《象》云："性走而不守，亦能除肾中寒甚，白术为佐，名术附汤。除寒湿之圣药也，湿药中少加之。通行诸经，引用药也。治经闭，慢火炮。

时珍曰：附子治三阴伤寒，阴毒阴疝，中寒中风，痰厥气厥，柔痓及癫痫，小儿慢惊，风湿麻痹肿满，脚气头风，肾厥头痛，暴泻脱阳，久痢脾泄，寒疟瘴气，久病呕哕，反胃噎嗝，痈疽不敛，久漏冷疮。合葱涕①塞耳，治聋。

仕材曰：附子补元阳，益气力，堕胎孕，坚筋骨，心腹冷痛，寒湿踒躄足瘫，软坚瘕癥癖。

李梴曰：附子辛甘咸热毒，虚寒风湿行经速，咳逆厥冷腹心疼，霍乱呕痢筋蜷缩。

讱庵曰：附子辛甘有毒，大热，纯阳。其性浮而不沉，其用走而不守，通行十二经，无所不至。能引补气药以复散失之元阳，引补血药以滋不足之真阴，引发散药开腠理以逐在表之风寒，引温暖药达下焦以祛在里之寒湿。治三阴伤寒，中寒中风，气厥痰厥，咳逆呕哕，膈噎脾泄，冷痢寒泻，霍乱转筋，拘挛风痹，癥瘕积聚，督脉为病，脊强而厥，小儿慢惊，痘疮

灰白，痈疽不敛，一切沉寒痼冷之症。助阳退阴，杀邪辟鬼（《本草》未载），通经坠胎。母为乌头，附生者为附子，连生者为侧子，细长者为天雄，两歧者为乌喙，五物同出异名。附子以西川彰明赤水产者为最，皮黑体圆，底平八角，重一两以上者良。生用发散，熟用峻补（峻补之义恐有未当）水浸面裹，煨令发拆，乘热切片，炒黄去火毒用。又法甘草二钱，盐水、姜汁、童便各半盏，煮熟用。畏人参、黄芪、甘草、防风、犀角、绿豆、童便，反贝母、半夏、括蒌、白芨、白蔹。中其毒者，黄连、犀角、甘草煎汤解之，黄土水亦可解。

兆嘉曰：附子味辛性热，能回脾肾元阳，质燥气刚，可逐中下寒湿，斩关夺门之将，痼冷何愁。善行疾走之功，沉寒立解；或温经发汗，痹病赖此以宣通；或益气调营，补药杖之而有力。

宫绣曰：附子（专入命门）味辛大热，纯阳有毒，其性走而不守，通行十二经，无所不至，为补先天命门真火第一要剂。凡一切沉寒痼冷之症，用此无不奏效。故书皆载能治寒毒厥逆，呃逆呕哕，冷痢寒泻，霍乱转筋，拘挛风痹，癥瘕积聚，督脉为病，脊强而厥，小儿慢惊，疮灰白，痈疽不敛（皆属于寒者）其入补气药中，则追失散之元阳；入发散药中，则能开腠理，以逐在表之风寒；入温暖药内，则

---

① 葱涕：又名葱汁，即大葱捣烂后取得的液体。

能以祛在里之寒湿。独书所云入补血药，则能以滋不足之真阴。缘阴与阳相为依附，补阳即所以滋阴。若使水亏火盛，用以辛热纯阳，不更使火益盛，而水益亏乎？故崔氏八味丸中用此以为补阴向导，使阴从阳复。然丹溪谓其雄悍无补而且杀人，其言似谬，但阴极似阳，服之不宜热。投发散附子须生用，补附子宜熟（原注以麻黄附子细辛汤作证，疏不知仲景用附子决不在补也）。以西川彰明赤水产者为最，皮黑体圆，底平八角，重三两者良。水浸面裹，煨令发折，乘热切片。反半夏（按：附子即有走而不守之力，何熟用又能补之？）《本经》未载。

天雄（附侧子）

天雄 气味辛温，有大毒，主治大风寒湿痹，历节痛，拘挛缓急，破积聚邪气，金疮，强筋骨，轻健行。

张隐庵曰：天雄，附子，《本经》主治稍异，而旨则同，故不加释。

丹溪曰：天雄，洁古云："非天雄不足以补上焦之阳虚。

仕材曰：天雄除寒湿痿躄，强阴壮筋骨。

李梴曰：天雄壮阳散寒湿，上疗头面风邪急。侧子专治偏痹风，疮瘘痈肿效可立。

讱庵曰：天雄补下焦命门阳虚，风寒湿痹，为风家主药，发汗又能止阴汗。侧子散侧旁生，宜于发散四肢，充达皮毛，治手足风湿诸痹。

兆嘉曰：天雄乃乌附之长，形单无附，均皆有毒，各自分名。

宫绣曰：天雄细长，独颗无附，其身大于附子，其尖向下，能补下焦命门阳虚。然辛热走窜，止属主治风寒湿痹之品。侧子连生附侧，宜于发散四肢，故治手足风湿诸痹，其功皆与附子补散差殊。畏人参、黄芪、甘草、防风、犀角、录豆、童便，反贝母、半夏、括蒌、白芨、白敛。中其毒者，黄连、犀角、甘草节煎汤解，黄土水亦可（按：天雄性味与附子稍异，用治大旨则同）。

乌头（即草乌，附川乌）

乌头 气味辛温，有毒，主治诸风，风痹血痹，半身不遂，除寒冷，温养脏腑，去心下坚痞，感寒酸痛。

海藏曰：乌头气热，味大辛，辛甘大热，有大毒。行诸经。《象》云："治风痹血痹，半身不遂，行经药也。慢火炮，折去皮用。

时珍曰：乌头助阳退阴，功同附子而稍缓，治头风喉痹，痈疽疔毒。

讱庵曰：乌头辛苦大热，搜风胜湿，开顽痰，治顽疮，以毒攻毒，颇胜川乌。然至毒，无所酿制，不可轻投。野生状，类川乌，亦名乌喙。姜汁炒或豆腐煮用。熬膏名射罔，傅箭射兽，见血即死。又曰乌头功同附子而稍缓，附子性重峻，温脾逐寒；乌头性轻疏，温脾逐风。乌附尖吐风痰，治癫痫，取其锋锐，直达病所。

兆嘉曰：乌头即附子之母，性猛祛风。

宫绣曰：草乌头（专入肝，兼入脾）辛苦大热。按书论此，惟长洲张璐辨之明晰，言此与射罔乃至毒之物，非若川乌头、附子之比，自非风顽急疾，不可轻投此药。止能搜风胜湿，开顽痰，治顽疮，以毒攻毒而已。《本经》治恶风流汗，但能去恶风而不能回阳散寒。可知昔人病风癣，服草乌头、木鳖子药过多，甫入腹，遂麻痹不救。乌附五种，主治攸分，附子大壮元阳，虽偏下焦而周身内外无所不至；天雄峻温不减，于附而无顷刻回阳之功；川乌专搜风湿痛痹，却少温经之力；侧子善行四末不入脏腑；草乌悍烈仅堪外治，此乌附之同类异性者。至于乌啄，禀气不纯，服食远之可也。又曰乌头性轻逐风，不似附子性重逐寒。乌附尖能吐风痰以治癫痫，取其直达病（此节后数句所论大义与汪䜣庵同）。

乌啄（一名两头尖，附川乌）

乌啄 气味辛温，有大毒，主治中风恶风，洗洗出汗，除寒湿痹，咳逆上气，破积聚寒热，其汁煎之名射罔，杀禽兽。

张隐庵曰：乌啄虽亦名乌头，实乃土附子也，性劣有毒，但能搜风胜湿，开顽痰，破坚积，治顽疮。以毒攻毒，不能如附子，益太阳之标阳，助少阳之火热，而使神机之环转，用者辨之。

时珍曰：乌啄主大风顽痹（《纲目本》注曰："乌啄即偶生两歧者，今俗呼为两头尖，因形而名，其实与乌头乃一物也。如附子、天雄之偶生两歧者，亦谓之乌。功亦同乎天雄，非此乌头也。又《后魏书》言辽东塞外，秋收乌头为毒药，射禽兽。陈藏器所引《续汉五行志》言西国生独白草，煎为药，敷箭射人即死者，皆此乌头，非川乌头也。"）

李梴曰：乌啄专主阴囊痒，能消瘿肿医历节。川乌破积除寒热，心腹脐间冷气结，肩脾诸痹目中疼，消胸痰滞三虫杀

大黄

大黄 气味苦寒，无毒，主下瘀血，血闭寒热，破癥瘕积聚，留饮宿食，荡涤肠胃，推陈致新，通利水谷，调中化食，安和五脏。

张隐庵曰：大黄味苦气寒，色黄臭[①]香，乃肃清中土之剂也。其性走而不守，主下瘀血、血闭。气血不和，则为寒为热，瘀血行而寒热亦除矣。不但下瘀血、血闭，且破癥瘕积聚，留饮宿食。夫留饮宿食，在于肠胃；癥瘕积聚，陈垢不清，故又曰荡涤肠胃，推陈致新。夫肠胃和，则水谷通利；陈垢去，则化食调中，故又曰通利水谷，调中化食也。《玉机真脏论》云："五脏者，皆禀气于胃。胃者，五

---

① 臭：本义为犬用鼻子辨别气味，泛指一切气味。

脏之本也，胃气安，则五脏亦安。"故又曰安和五脏。

按：大黄仰阳养阴，有安和五脏之功，故无毒。而《本经》名曰"黄良"，但行泄太迅，下瘀破积，故别名"将军"，而列于下品。

西北之人，土气敦厚，阳气伏藏，重用大黄，能养阴而不破泄。东南之人，土气虚浮，阳气外泄，稍用大黄，即伤脾胃，此五方五土之有不同也。又总察四方之人，凡禀气厚实，积热留中，大黄能养阴而推陈致新，用之可也。若素禀虚寒，虽据证当用大黄，亦宜量其人而酌减，此因禀质之有不同也。至《伤寒·阳明篇》中，三承气汤，皆用大黄，大承气、调胃承气与芒硝同用，所以承在上之火热，而调其肠胃，使之下泄也。小承气汤，但用大黄，不用芒硝，所以行肠胃之燥结也，燥结行而阴阳上下内外皆和。今人不知《伤寒》精义，初起但发散而消食，次则平胃而挨磨，终则用大黄以攻下，不察肌表经脉之浅深，不明升降出入之妙义。胸膈不舒，便谓有食，按之稍痛，更云有食，外热不除，必绝其谷，阳虚不便，必下其粪，处方用药，必至大黄而后已。夫禀质敦厚，或感冒不深，虽遭毒害，不即殒躯，当一二日而愈者，必至旬日，当旬日而愈者，必至月余。身愈之后，医得居功，若正气稍虚，或病邪猖狂，亦以此医治之，此医但知此法，鲜不至死。噫！医所以寄死生，可以盲瞽不明者，而察秋毫之末乎！不思结网，

但知羡鱼，耻也！旁门管见，居之不疑，耻更甚焉！

叶天士曰：大黄气寒，禀天冬寒之水气，入手太阳寒水小肠经；味苦无毒，得地南方之火味，入手少阴心经、手少阳相火三焦经。气味俱降，阴也。浊阴归六腑，味厚则泄，兼入足阳明胃经、手阳明大肠经，为荡涤之品也。味厚为阴，则入阴分，血者阴也，心主者也。血凝则瘀，大黄入心，味苦下泄，故下瘀血。血结则闭，阴不和阳，故寒热生焉，大黄味苦下泄，则闭者通，阴和于阳，而寒热止矣。癥瘕积聚，皆有形之实邪，大黄所至荡平，故能破之。小肠为受盛之官，无物不受，传化失职，则饮留食积矣，大黄入小肠而下泄，所以主留饮宿食也。味厚则泄，浊归六腑，大黄味厚为阴，故入胃与大肠，而有荡涤之功也。消积下血，则陈者去而新者进，所以又有推陈致新之功焉。其推陈致新者，以骨润而能通利水谷，不使阻碍肠胃中也，肠胃无碍，则阳明胃与太阴脾，调和而食消化矣。饮食消化，则阴之所生本自五味，五脏主藏阴，阴生而脏安和矣。

陈修园曰：大黄色正黄而臭香，得土之正气正色，故专主脾胃之病，其气味苦寒，故主下泄。凡血阏而闭则为寒热，腹中结块，有形可征曰癥，忽聚忽散曰瘕，五脏为积，六腑为聚，以及留饮宿食，得大黄攻下，皆能已之。自荡涤肠胃下五句，是申明大黄之效，末一句是总结上四句，又大申

大黄之奇效也。意谓人只知大黄荡涤肠胃，功在推陈，抑知推陈即所以致新乎？人知大黄通利水谷，功在化食，抑知化食，即所以调中乎？且五脏皆禀气于胃，胃得大黄运化之力而安和，而五脏亦得安和矣。此《本经》所以有黄良之名也。

徐灵胎曰：大黄色正黄而气香，得土之正气正色，故专主脾胃之疾。

凡香者无不燥而上升，大黄极滋润达下，故能入肠胃之中，攻涤其凝结之邪，而使之下降，乃驱逐停滞之良药也。

东垣曰：大黄味苦性寒，无毒。其性沉而不浮，其用走而不守，夺土郁而无壅滞，定祸乱而致太平。因名之曰将军。

丹溪曰：大黄属水属火，苦寒而善泄。仲景用之以心气不足而吐衄者，名曰泻心汤，正是因少阴经不足，本经之阳亢甚无辅，以致血妄行飞越，故用大黄泄去亢甚之火，使之平和则血归经而自安。夫心之阴气不足非一日矣，肺与肝俱各受火而病作，故芩救肺，连救肝，故肺者阴之主，肝者心之母，血之舍也。肝肺之火既退，宜其阴血复其旧。《衍义》不明说而曰邪热因不足而客之，何以明仲景之意，开后人之盲瞆也。

海藏曰：大黄气寒味苦，大寒味极厚，阴也，降也，无毒，入手足阳明经，酒浸入太阳经，酒洗入阳明经，余经不用酒。《象》云："性沉而不守，泻诸实热不通，下大便，涤荡肠胃间热，专治不大便。"

时珍曰：大黄下痢赤白，里急腹痛，小便淋沥，实热燥结，潮热谵语，黄疸诸火疮。

仕材曰：大黄瘀血积聚，留饮宿食，痰实结热，水肿痢疾。

李梴曰：大黄大寒苦善泄，不问痰瘀癥积热，阳明燥结胀难禁，上走胸项假舟楫。

讱庵曰：大黄大苦大寒，入足太阴脾、手足阳明、厥阴（大肠、胃、心包、肝）血分，其性浮而不沉，其用走而不守。若酒浸亦能引至至高之分，用以荡涤肠胃，下燥结而除瘀热。治伤寒时疾，发热谵语，温热瘴疟，下痢赤白，腹痛里急，黄疸水肿，癥瘕积聚，留饮宿食，心腹痞满，二便不通，吐血衄血，血闭血枯，损伤积血。一切实热，血中伏火，行水除痰，蚀脓消肿，能推陈致新。然伤元气而耗阴血，若病在气分，胃虚血弱人禁用。川产锦纹者良。有酒浸、酒蒸、生熟之不同，生用更峻。黄芩为使。

兆嘉曰：大黄沉降下行，苦寒有毒，通肠涤胃，泻实热之稽留，破积行瘀，荡诸邪之闭结。制炒偏通于小便，分消善导乎州都。

宫绣曰：大黄（专入脾胃）大苦大寒，性沉不降，用走不守。专入阳明胃府、大肠，大泻阳邪内结，宿食不消。故凡伤寒邪入胃府而见日晡潮热，谵语斑狂，便秘硬痛，手不可近，及温热瘴疟，下痢赤白，腹痛里急，黄疸水肿，积聚留饮，宿食心腹痞满，二便不通与热结血分，一切癥瘕，血燥血秘实热等症，用此皆能推陈致新，定乱致治，故昔人云有将军之号。然苦则伤气，寒则伤胃，下则亡阴，故必邪热实结，宿食不下用之得宜。若使病在上脘，虽或宿食不消及见发热，只须枳实、黄连以消痞热，宿食自通。若误用大黄，推荡不下，反致热结不消，为害不浅。况先辈立药治病，原有成则，如大黄、芒硝则泻肠胃之燥热，牵牛、甘遂则泻肠胃之湿热，巴豆、硫黄则泻胃之寒结也。虽其所通则一而性实有不同，当为分视。至于老人虚秘，腹胀少食，妇人血枯，阴虚寒热，脾气痞积，肾虚动气及阴疽色白不起等症，不可妄用，以取虚虚之祸。川产锦纹者良。生用峻，熟用纯。忌进谷食。黄芩为使（按：食大黄忌进饮食，如得谷食，不能通利）。

半夏

半夏 气味辛平，有毒，主治伤寒寒热，心下坚，胸胀咳逆，头眩，咽喉肿痛，肠鸣下气，止汗。

张隐庵曰：《月令》"五月半夏生"，盖当夏之半也。《脉解篇》云："阳明者午也，五月盛阳之阴也。"半夏生当夏半，白色味辛，禀阳明燥金之气化。主治伤寒寒热者，辛以散之也。阳明胃络，上通于心，胃络不通于心，则心下坚。胸者肺之部，阳明金气上合于肺，金气不和于肺，则胸胀咳逆，半夏色白属金，主宣达阳明之气，故皆治之。金能制风，故治头

眩，以及咽喉肿痛。燥能胜湿，故治肠鸣之下气而止汗也。

叶天士曰：半夏气平，禀天秋燥之金气，入手太阴肺经；味辛有毒，得地西方酷烈之金味，入足阳明胃经、手阳明大肠经。气平味升，阳也。主伤寒寒热心下坚者，心下脾肺之区，太阴经行之地也。病伤寒寒热而心下坚，湿痰在太阴也，半夏辛平消痰去湿，所以主之。胸者肺之部也，胀者气逆也，半夏辛平，辛则能开，平则能降，所以主之也。咳逆头眩者，痰在肺则气不下降，气逆而头晕眩也。东垣曰："太阴头痛，必有痰也"，半夏辛平消痰，所以主之。咽喉太阴经行之地，火结则肿痛，其主之者，辛能散结，平可下气，气下则火降也。肠鸣者，大肠受湿，则肠中切痛而鸣濯濯也。辛平燥湿，故主肠鸣下气者，半夏入肺，肺平则气下也。阳明之气本下行，上逆则汗自出矣，平能降气，所以止汗也。

陈修园曰：半夏气平，禀天秋金之燥气，而入手太阴；味辛有毒，得地西方酷烈之味，而入手足阳明。辛则能开诸结，平则能降诸逆也。伤寒寒热心下坚者，邪结于半表半里之间，其主之者，以其辛而能开也。胸胀咳逆，咽喉肿痛，头眩上气者，邪逆于巅顶胸膈之上，其主之者，以其平而能降也。肠鸣者，大肠受湿，则肠中切痛而鸣濯濯也，其主之者，以其辛平能燥湿也。又云止汗者，另著有辛中带涩之功也。仲景于小柴胡汤用之，以治寒热；泻心汤用之，以治胸满肠鸣；少阴喉痛亦用

之。《金匮》头眩亦用之，且呕者，必加此味，大得其开结降逆之旨，用药悉遵《本经》，所以为医中之圣。

又曰：今人以半夏功专祛痰，概用白矾煮之，服者往往致吐，且致酸心少食，制法相沿之陋也。古人只用汤洗七次去涎，今人畏其麻口，不敢从之。余每年收干半夏数十斤，洗去粗皮，以生姜汁、甘草水浸一日夜，洗净，又用河水浸三日，一日一换，摅起蒸熟晒干切片，隔一年用之甚效。盖此药是太阴、阳明、少阳之大药，祛痰却非专长，仲景诸方加减，俱云呕者加半夏，痰多者加茯苓，未闻以痰多加半夏也。

徐灵胎曰：半夏色白而味辛，故能为肺经燥湿之药。

肺属金，喜敛而不喜散，盖敛则肺叶垂而气顺，散则肺叶张而气逆。半夏之辛与姜桂之辛迥别，入喉则闭不能言，涂金疮则血不复出，辛中带涩，故能疏而又能敛也。又辛之敛与酸之敛不同，酸则一主于敛，辛则敛之中有发散之意，尤与肺投合也。

东垣曰：半夏味辛平，生寒熟温，有毒，降也，阳也。其用有四：除湿化痰涎，大和脾胃气，痰厥及头痛，非此莫能治。

丹溪曰：半夏属金属土，仲景用于小柴胡汤，取其补阳明也，岂非燥脾土之功。今人惟知去痰不言益脾，盖能分水故也。又诸血证禁服。仲景

伤寒渴者去之，半夏燥津液故也。又孕妇姜炒用之。

海藏曰：半夏气微寒，味辛平，苦而辛，辛厚苦轻，阳中阴也。生微寒熟温，有毒，入足阳明经、太阴经、少阳经。《象》云："治寒痰及形寒饮冷，伤肺而咳，大和胃气，除胃寒，进食。治太阴痰厥头痛，非此不能除。"

时珍曰：半夏除腹胀，目不能瞑，白浊梦遗带下。

仕材曰：半夏消痰燥湿，开胃健脾，咳逆呕吐，头眩昏迷，痰厥头痛，心下满坚，消痞可也，堕胎有焉。

李梴曰：半夏味辛气亦平，去湿痰健胃脾经，伤寒呕咳咽喉肿，胸满头痛尽忌生。

切庵曰：半夏辛温有毒，体滑性燥，能走能散，能燥能润，和胃健脾，补肝润肾，除湿化痰，发表开郁，下逆气止烦呕，发音声利水道，救暴卒，治咳逆头眩，痰厥头痛，眉棱骨痛，咽痛胸胀，伤寒寒热，痰疟不眠，反胃吐食，散痞除瘿，消肿止汗。孕妇忌之。圆白而大，陈久者良。浸七日，逐日换水，沥去涎，切片，姜汁拌。柴胡、射干为使，畏生姜、秦皮、龟甲、雄黄，忌羊肉、海藻、饴糖，恶皂荚，反乌头。韩飞霞[①]造曲十法（见《备要》注）以上并照造曲法，草盖七日，待生黄衣，晒干，悬挂风处，愈

---

① 韩飞霞：即明代医学家韩㦬，字天爵，别号飞霞子、飞霞道人，四川泸州人。著有《韩氏医通》。

久愈良。

兆嘉曰：半夏性温体滑，入阳明并走心脾，质燥味辛，治呕吐，专消痰饮。通阴阳而和胃，不寐堪医；散逆气以调中，郁邪可解。痰厥头疼，当取服。中风暴卒，急宜求。辛润通肠，半硫[1]主津凝虚闭，温宣消痞。制法系姜汁、青盐。

宫绣曰：半夏（专入脾胃胆，兼入心）书言辛温有毒，体滑性燥，能走能散，能燥能润，和胃健脾，补肝润肾数语。业已道其主治大要矣，第不详悉注明，犹未有解。盖半夏味辛，辛则液化而便利，故云能润肾燥也。脾苦湿必得味辛气温以为之燥，半夏辛温能于脾中涤痰除垢，痰去而脾自健，故云能以健脾也。胃为痰气壅塞则胃不和之极，半夏既能温脾以除痰，又合生姜暖胃以除呕，若合柴芩以治少阳寒热往来，则胃更见和谐，故云能以和胃也。他如气逆能下，郁结能闭，暴死，以末吹鼻能救不眠，以半夏汤通其阴阳得卧。胸胀合括蒌等药，名小陷胸汤，以除少阴咽痛生疮，语声不出，合鸡子、苦酒，名苦酒汤，以服。亦何莫非半夏之妙用，而为开窍利湿之药。但阴虚火盛，热结胎滑，痰涌等症则非所宜，不可不慎。圆白而大，陈久者良。浸七日，逐日换水，沥去涎，同皂荚、白矾煮熟，或七日夜用净水淘浸，再用皂荚水浸七日夜，又用灰水淘浸七日夜，又用白矾水淘浸七日夜，又用生姜水淘浸七日夜，又用甘草水淘浸七日夜，洗净焙干用。柴胡、射干为使，畏生姜、秦皮、龟甲、雄黄，忌羊血、海藻、饴糖，恶皂荚，反乌头。其用姜汁浸造，名生姜曲；矾水煮造，名矾曲；同皂角煮，名皂角曲；同白芥子，等分煮造（内有竹沥三分之一），名竹沥曲；同麻油浸造，炒干为末造成，名麻油曲；同黄牛胆与蜜造，名牛胆曲；同香附、苍术、抚芎和半熬膏造，名开郁曲；同芒硝（十分之三）煮与大黄煎膏造，名硝黄曲；同海粉、雄黄（各十分之五）炼蜜造，名海粉曲；同黄生牛肉熬膏，名霞天曲；并照造曲法草盦七日，待生黄衣，悬干挂风处，至用曲治之症，则随制药能治病症之性，以为治焉（随时制宜，如生姜治寒痰，皂荚治风痰，白矾治湿痰，牛肉治沉疴固痰之类）。

连翘

连翘 气味苦平，无毒，主治寒热鼠瘘，瘰疬痈肿，恶疮瘿瘤，结热蛊毒。

张隐庵曰：连翘味苦性寒，形像心肾，禀少阴之气化。主治寒热鼠瘘瘰疬者，治鼠瘘瘰疬之寒热也。夫瘘有内外二因：内因曰鼠瘘，外因曰瘰疬，其本在脏，其末在脉；此内因而为水毒之瘘，故曰鼠瘘也。陷脉为瘘，留连肉腠，此外因而寒邪薄于肉腠之

瘰，故曰瘰疬也。是瘰疬起于肾脏之毒，留于心主之血脉。瘰疬因天气之寒，伤人身之经脉，连翘形像心肾，故治鼠瘘瘰疬也。痈肿恶疮，肌肉不和；瘿瘤结热，经脉不和，连翘味苦，其气芳香，能通经脉，而利肌肉，故治痈肿恶疮瘿瘤结热也。受蛊毒者在腹，造毒者在心，苦寒泄心，治造毒之原，芳香醒脾，治受毒之腹，故又治蛊毒。

叶天士曰：连翘气平，禀天秋平之金气，入手太阴肺经；味苦无毒，得地南方之火味，入手少阴心经、手厥阴心包络经。气味俱降，阴也。心包络者，臣使之官，喜乐出焉，其经别属三焦，出循喉咙，出耳后，合少阳，郁则包络之火上炎经络，而成寒热鼠瘘瘰疬矣。连翘轻清苦平，轻而扬之，因而越之，结者散而寒热愈矣。痈肿恶疮，皆生于心火，连翘味苦清心，所以主之。瘿瘤结热，亦心包络之郁结火也，其主之者，轻扬有散结之功也。蛊毒因辛热而成，辛热则生虫也。连翘平能清而苦能泄，热解虫化而蛊自消也。

《灵枢·寒热论》岐伯曰："鼠瘘寒热之毒气也，留于脉而不去者也，其本在于水脏，故曰鼠；上通于心主之脉，颈腋溃烂，故曰瘘。"鼠瘘寒热之毒气者，言鼠瘘水毒而为寒，上合心包而为热也，主治寒热鼠瘘者，治鼠瘘之寒热也。今人不解《本经》，祇事剿袭，以寒热二字句逗，谓连翘主治寒热，出于《神农》之言。凡伤寒、

中风之寒热，一概用之。岂知风寒之寒热，起于皮肤；鼠瘘之寒热，起于血脉，风马牛不相及也，嗟嗟！为医者可不知《内经》乎？《灵枢》论营卫血气之生始出入，脏腑经脉之交合贯通，乃医家根本之学，浅人视为"针经"而忽之，良可惜也。

徐灵胎曰：凡药之寒热温凉，有归气分者，有归血分者。大抵气胜者治气，味胜者治血。连翘之气芳烈，而性清凉，故凡在气分之郁热，皆能已之。又味兼苦辛，应秋金之令，故又能除肝家留滞之邪毒也。

东垣曰：连翘味苦平，性微寒，无毒，升也，阴也。其用有二：泻诸经之客热，散诸肿之疮疡。

丹溪曰：连翘苦，阴中微阳，升也。入手少阴经，泻心火，降脾胃湿热及心经客热，非此不能除，疮瘘痈肿不可缺也。治血症以防风为上使，连翘为中使，地榆为下使，不可不知。《衍义》治利有微血不可热。以连翘为苦燥剂，虚者多致危困，实者宜用之。

海藏曰：连翘气平味苦，苦微寒，气味俱轻，阴中阳也，无毒，手足少阳经、阳明经药。《象》云："治寒热瘰疬，诸恶疮肿，除心中客热，去胃虫通五淋。

仕材曰：连翘除心经客热，散诸经血积。

李梴曰：连翘苦寒散心火，脾经湿热特轻可，排脓消肿用作君，治血通淋为之左。

切庵曰：连翘微寒升浮，形似心，

苦入心，故手少阴、厥阴气分而泻火，兼除手足少阳、手阳明经气分温热，散诸经血凝气聚，利水通经，杀虫止痛，消肿排脓，为十二经疮家圣药。

兆嘉曰：连翘苦入心，寒能及肺，诸疮各毒，皆缘邪火游行，气聚血凝，用此宣通表里。

宫绣曰：连翘专（入心）味苦微寒，质轻而浮，书虽载泻六经郁火，然其轻清气浮，实为泻心要剂，心为火主，心清则诸脏与之皆清矣。然湿热不除，病症百出，是以痈毒五淋，寒热鼠瘘，瘰疬恶疮，热结蛊毒等症，书载皆能以治。且《经》有言，诸痛疮疡，皆属心火。连翘实为疮家圣药也。然多用胃虚食少，脾胃不足者慎之。况清而无补，痈疽溃后勿服。火热由于虚者忌投（汪昂曰：凡痈而痛者为实，邪肿而不痛为虚，邪肿而赤者为热结，肿而不结者为留气痰饮）。

翘根

翘根 气味甘寒平，有小毒，主治下热气，益阴精，令人面悦好，明目。久服轻身耐老。

连轺（又名翘根）。丹溪曰：连轺《本经》不见所注，但《仲景方注》云即连翘根也。

海藏曰：连轺气寒味苦，《本经》不见所注，但《仲景古方》所注云，即连翘之根也。方言熬者，即今之炒也。

时珍曰：翘根治伤寒瘀热欲发黄。

李梴曰：翘根或曰此非翘根也。别有一种，姑补此以待识者辨论。《入门》本注云味甘咸平，小毒。主下热气，益阴精。久服悦颜，明目耐老，以作蒸饮酒病人。

桔梗（附荠苨）

桔梗 气味辛微温，有小毒，主治胸胁痛如刀刺，腹满肠鸣幽幽，惊恐悸气。

张隐庵曰：桔梗，根色黄白，叶毛味辛，禀太阴金土之气化；味苦性温，花茎紫赤，又禀少阴火热之气化。主治胸胁痛如刀刺者，桔梗辛散温行，能治上焦之胸痛，而旁行于胁，复能治少阳之胁痛，而上达于胸也。腹满肠鸣幽幽者，腹中寒则满，肠中寒则鸣。腹者土也，肠者金也，桔梗禀火土金相生之气化，能以火而温腹满之土寒，更能以火而温肠鸣之金寒也。惊恐悸气少阴病也，心虚则惊，肾虚则恐，心肾皆虚则悸。桔梗得少阴之火化，故治惊恐悸气。

按：桔梗治少阳之胁痛，上焦之胸痹，中焦之肠鸣，下焦之腹满，又惊则气上，恐则气下，悸则动中，是桔梗为气分中之药，上中下皆可治也。张元素不参经义，谓桔梗乃舟楫之药，载诸药而不沉，今人熟念在口，终身不忘，夫以元素杜撰之言为是，则《本经》几可废矣！医门豪杰之士，阐明《神农》之《本经》，轩岐之《灵》《素》，仲祖之《论》《略》，则千百方书，皆为糟粕，设未能也，必为方书所囿，而蒙蔽一生矣，可畏哉！

叶天士曰：桔梗气微温，禀天初春稚阳之木气，入足少阳胆经；味辛有小毒，得地西方阴惨之金味，入手太阴肺经。气味俱升，阳也。胸者，肺之分也；胁者，胆之分也，胆气不升，肺气不降，则滞于胸胁，痛如刀刺矣，其主之者，辛以散之，温以达之也。足之三阴，从足走腹，太阴行气于三阴者也，肺亦太阴，通调上下相传之职，太阴不能通调，则腹饱满矣，其主之者，辛以调气，温以行气也。大肠者，燥金之腑也，大肠湿热则鸣幽幽，肺与大肠为表里，桔梗辛以益肺，肺通调水道，则湿热行而肠鸣自止。胆为中正之官，胆者担也，胆气伤则不能担当而惊恐悸矣。桔梗辛温，则扶苏条达，遂其生发之性，复其果敢之职，而惊恐悸自平也。

东垣曰：桔梗味苦辛，性微温，有小毒，升也，阴中之阳也。其用有四：止咽痛兼除鼻塞，利膈气仍治肺痈，一为诸药之舟楫，一为肺部之引经。

丹溪曰：桔梗能开提气血，气药中宜用之。又桔梗能载诸药，不能下沉，为舟楫之剂耳。

海藏曰：桔梗气微温，味辛苦，阳中之阳，味厚气轻，阳中之阴也，有小毒。入足少阴经，入手太阴肺经药。《药象》云："治咽喉痛，利肺气。去芦，米泔浸一宿，焙干用。

时珍曰：桔梗主口舌生疮，赤目肿痛。

仕材曰：桔梗清肺热以除痈痿，通鼻塞而理咽喉，排脓行血，下气消痰，定痢疾腹痛，止胸胁烦疼。

李梴曰：桔梗苦辛提气血，头目鼻咽皆肺热，胸胁腹肠多有痰，又定惊痫排疮疖。

讱庵曰：桔梗苦辛而平，色白属金，入肺泻热，兼入手少阴心、足阳明胃经，开提气血，表散寒邪，清利头目咽喉，开胸膈滞气。凡痰壅喘促，鼻塞目赤，喉痹咽痛，齿痛口疮，肺痈干咳，胸膈刺痛，下痢腹痛，腹满肠鸣，并宜苦梗以开之。为诸药舟楫，载之上浮，能引苦泄峻下之剂至于至高之分成功，养血排脓，补内漏。去浮皮，泔浸微炒用。畏龙胆、白芨，忌猪肉。

兆嘉曰：桔梗为诸药之舟楫，开提肺气，散风寒，扫上部之邪氛，清利咽喉，平咳逆。升而复降，宣胸快膈有功，苦且辛平，泄郁消痰多效。

宫绣曰：桔梗（专入肺，兼入心胃）辛苦而平。按书既载能引诸药上行，又载能以下气，其义何居？盖缘人之脏腑胸膈本贵通利，一有寒邪阻塞，则气血不通。其在于肺，则或为不利而见痰壅喘促鼻塞；其在阳明（胃），则或风热相搏而见齿痛；其在少阴（肾），则因寒蔽火郁而见目赤喉痹咽痛。久而火郁于肺，则见口疮肺痈干咳；火郁上焦，则见胸膈刺痛；肺火移郁大肠，则见下痢腹痛，腹满肠鸣。总皆寒入于肺，闭其窍道（一语透尽诸病根源），则清不得上行，浊因不得下降耳。桔梗味苦气平，质浮色白，系开提肺气之圣药。可为诸药舟楫，载之上浮，能引苦泄峻下之剂至于至高之分成功。俾清气，既得上升，则浊气自克下降，降气之说理根于是。是以好古加甘桔，无不因症加药，如失音则加诃子；声不出加半夏；上气加陈皮；涎嗽加知母、贝母；咳渴加五味；酒毒加葛根；少气加人参；呕加半夏、生姜；吐脓血加紫苑；肺萎加阿胶；胸膈不快加枳壳；痞满加枳实；目赤加栀子、大黄；面肿加茯苓；肤痛加黄芪；发斑加荆防；疫疠加牛旁、大黄；不得眠加栀子，总不离乎桔梗，以为开提。奈世仅知此属上升，而不知其下行，其失远矣。但痘疹下部不起勿用，以其性升之故；久嗽不宜妄用，以其通阳泄气之故；阴虚不宜妄用，以其拔火上乘之故。其芦能吐膈上风实痰实，生研末，水调服，探吐。去浮皮，泔浸，微炒用。畏龙胆草、白芨。忌猪肉（按：李时珍曰：《朱肱活人书》治胸中痞满不痛，用桔梗、枳壳，取其通肺利膈下气也。）

时珍曰：荠苨主咳嗽，消渴强中，疮毒丁肿，辟沙虱，短狐毒。

切庵曰：荠苨寒利肺，甘解毒，和中止嗽，治消渴强中，痈肿疔毒，似人参而体虚无心，似桔梗而味甘不苦。

兆嘉曰：荠苨甘能解毒清金，除消渴之邪，寒可退阳，入肾治强中之火。

宫绣曰：荠苨（专入肺脾）即甜桔梗也。似人参而体虚无心，似桔梗而味甘不苦。

按：据诸书有因味甘，载能和中

止嗽，消渴。然力专主解毒，以毒性急迫，甘以和之故也。观《葛洪肘后方》云："一药而解众毒者，惟荠苨汁浓饮一升或煮嚼之，亦可作散服。此药在诸药中，毒皆自解也。"又张鷟《朝野佥载》云："名医言虎中药箭，食清泥而解；野猪中药箭，啮荠苨而食。物犹知解毒，何况于人乎？"观此洵为解毒之最。且更能治强中精出，消渴之后发为痈肿之症，亦以取其清热解毒之功，无他义耳。但市肆多取此苗以乱人参，不可不察（又有取此作假洋参者，尝其味即属荠苨也）。

白头翁

白头翁 气味苦温，无毒，主治温疟，狂狷寒热，癥瘕积聚，瘿气，逐血止腹痛，疗金疮。

张隐庵曰：白头翁无风而摇者，禀东方甲乙之气，风动之象也。有风则静者，得西方庚辛之气，金能制风也。主治温疟者，温疟之邪藏于肾脏，禀木气则能透发母邪也。狂狷寒热，温疟病也。治癥瘕积聚瘿气逐血者，禀金气则能破积聚而行瘀也。止腹痛乃腹中之痛，有由于积滞者，积滞去，故痛止也。疗金疮，是和血瘀之效。

东垣曰：白头翁味苦性温，无毒，可升可降，阴中之阳也。其用有四：傅男子阴疝偏肿，治小儿头秃，膻腥鼻衄非此不效，痢赤全赖收功。

海藏曰：白头翁气寒，味辛苦，无毒，有毒，《本草》云："主温疟狂易（音羊），寒热癥瘕，积聚瘿气，逐血止痛，疗金疮鼻衄。

李梴曰：白头翁苦温无毒，鼻洪痢赤当先服，更止疟狂消瘕疝，项下瘿瘤头上秃。

讱庵曰：白头翁苦坚肾，寒凉血，入阳明血分（胃、大肠）。治热毒血痢，温疟寒热，齿痛骨痛（肾主齿、骨，龈属阳明），鼻衄秃疮，瘰疬疝瘕，血痔偏坠，明目消疣。有风反静，无风则摇，近根处有白茸，得酒良。

兆嘉曰：白头翁苦泄辛疏，能治传里伤寒蕴成邪热痢；凉瘀解表，毋使外来温疫扰乱少阳明。

宫绣曰：白头翁（专入肠胃）味苦性寒，何书用此以治痢便脓血。《经》云："肾欲坚，急食苦以坚之，痢则下焦虚损，故以纯苦之剂以坚，如仲景之治挟热下痢之用白头翁汤之属是也。若使热结不除，则肾愈虚愈解而痢莫愈。又书何以用此以治温疟寒热，齿痛骨痛，鼻衄秃疮，山瘕等症，亦因邪结阳明，服此热解毒清，则肾不燥扰而骨固，胃不受邪而齿安，毒不上浸而衄止，热不内结疝与瘕皆却，风无热炽而小儿头秃得除矣。总皆清解热毒之力也。近根有白茸，得酒良（要伤寒热痢温疟等症，得此则效，故仲景有白头翁汤。施之于温病，其无功也）。

甘遂

甘遂 气味苦寒，有毒，主治大腹疝瘕，腹满，面目浮肿，留饮宿食，破癥坚积聚，利水谷道。

张隐庵曰：土味曰甘，径直曰遂。甘遂味苦，以其泄土气而行隧道，故名甘遂。土气不和，则大腹。隧道不利，则疝瘕。大腹，则腹满，由于土不胜水，外则面目浮肿，内则留饮宿食，甘遂治之，泄土气也。为疝为瘕则癥坚积聚，甘遂破之，行隧道也。水道利则水气散，谷道利则宿积除，甘遂行水气而通宿积，故利水谷道。

丹溪曰：甘遂甘寒有毒，惟用连珠者。然《经》中不言此药，专于行水攻决，为用入药，须斟酌之。

海藏曰：甘遂气大寒，味苦甘，甘纯阳，有毒。《本草》云："主大腹疝瘕，腹满面目浮肿，留饮宿食，破坚消积，利水谷道，下五水，散膀胱留热，皮中痞热，气肿满。瓜蒂为使，恶远志，反甘草。

时珍曰：甘遂泻肾经及隧道水湿脚气，阴囊肿坠，痰迷癫痫，噎膈痞塞。

仕材曰：甘遂逐留饮水胀，攻痞热疝瘕，水结胸非此不除。

李梴曰：甘遂苦寒善攻决，消水肿满开胸结，化痰饮与食宿留，又破癥瘕及痞热。

讱庵曰：甘遂苦寒有毒，能泻肾经及随道水湿，直达水气所结之处，以攻决为用，为下水之圣药。主十二种水，大腹肿满，瘕疝积聚，留饮宿食，痰迷癫痫。虚者忌用。皮赤肉白，根作连珠，重实者良。面裹煨熟用。瓜蒂为使，恶远志，反甘草。

兆嘉曰：甘遂洁净府而有功，入肾通肠，直水邪所结处，宣经隧而无滞。性寒味苦，生成阴毒，勿轻投。

宫绣曰：甘遂（专入脾胃肺肾膀胱）皮赤肉白，味苦气寒，有毒。其性纯阴。故书皆载，能于肾经及或隧道水气所结之处，奔涌直决，使之尽从谷道而出，为下水湿第一要药。喻嘉言曰："胃为水谷之海，五脏六腑之源，脾不散胃之水精于肺，而病于中，肺不能通胃之水道于膀胱而病于上，有不能司胃之关时其蓄泄而病于下，以致积水浸淫无所底止，故凡因实邪，元气壮实而致隧道阻塞，见为水肿蛊胀，疝瘕腹痛，无不仗此迅利以为开决水道之首，如仲景大陷胸汤之类。然非症属有余，祇因中气衰弱，小便不通，水液妄行，脾莫能制，误用泄之之品，益虚其虚，水虽暂去，大命必随。甘草书言与此相反，何以二物同用而功偏见，亦以甘行而下，益急非深于斯道者，未易语此。皮赤肉白，根作连珠，重实者良。面裹煨熟用。瓜蒂为使，恶远志（按：仲景治心下留饮，与甘草同用，取其相反而立功也）。

天南星（一名虎掌）

天南星 气味苦温，有大毒，主治心痛，寒热结气，积聚伏梁，伤筋痿拘缓，利水道。

张隐庵曰：天南星色白根圆，得阳明金土之气化；味苦性温，又得阳明燥烈之气化，故有大毒。主治心痛，寒热结气者，苦先入心而清热，温能散寒而治痛结也。积聚伏梁者，言不但治痛结无形之气，且治有形之积聚伏梁，所以然者，禀金气而能攻坚破积也。伤筋痿拘缓者，言筋受伤而痿拘能缓也，夫小筋受伤而弛长为痿，犹放纵而委弃也；大筋受伤而软短为拘，犹缩急而拘挛也。阳明主润宗筋，束骨而利机关，故伤筋痿拘能缓，缓舒缓也。利水道者，金能生水，温能下行也。

东垣曰：南星味苦辛性温，有毒，可升可降，阴中之阳也。其用有二：坠中风不省之痰毒，主破伤如尸之身强。

丹溪曰：天南星欲其下行，以黄柏引之。天南星，今市人多以由跋小者似天南星，但南星小，柔腻肌细，炮之易裂，差可辨尔。

海藏曰：天南星味苦辛有毒。珍云治同半夏，陈藏器主金疮。伤折瘀血，取根，捣傅伤处。

时珍曰：天南星治惊风痫，口眼㖞斜，喉痹口舌疮糜，结核，解颅。

仕材曰：南星风痰麻痹堪医，破血行胎可虑。

李梴曰：南星苦辛利风痰，破伤惊搐紧牙函，麻痹疮肿寒咳嗽，消瘀破积蛇虫含。

讱庵曰：天南星味辛而苦，能治风散血，气温而燥，能胜湿除痰，性紧而毒，能攻积拔肿，补肝风虚，为肝、脾、肺三经之药。治惊痫风眩，身强口噤，喉痹舌疮，结核疝瘕，痈毒疥癣，蛇虫咬毒，破结下气，利水堕胎。性更烈于半夏，阴虚燥疾禁用。根似半夏而大，看如虎掌，故一名虎掌。以矾汤或皂角汁，浸三昼夜，暴用或酒浸一宿，熬（下文为"蒸"），竹刀切开，至不麻乃止。或姜渣黄泥和包煨熟用，造曲法与半夏同。造胆星法，腊月取黄牛胆汁和南星末，纳入胆中，风干，年久者弥佳。畏附子、干姜、防风。

兆嘉曰：南星温燥能行，逐风痰于肝脏，苦辛有毒，散坚结于脾家，性刚善走夫阳明，妊娠忌用。制法须藏乎牛胆，惊痫宜求。

宫绣曰：天南星（专入肝脾肺）味辛而麻，气温而燥，性紧而毒，惟其味辛，则凡中风不语及或破伤风瘀，故书载能克治，以其辛能散风故也。惟其性燥，则凡稠痰固结，筋脉拘挛得以能通，以其燥能除湿而痰自去也。惟其性紧，则凡疝瘕结核，胎产难下，水肿不消，得以攻逐，以其性紧急迫而坚自去也。性虽有类半夏，然半夏专走肠胃，故呕逆泄泻得之以为向导。南星专走经络，故中风麻痹亦得以之为向导。半夏辛而能散，仍有内守之意；南星辛而能散，决无有守之性，其性烈于半夏也。南星专主经络风痰，半夏专主肠胃湿痰，功虽同而用有别也。但阴虚燥疾，服之为切忌耳。根似半夏，看如虎掌者良。以矾汤或皂角汁浸三昼夜，暴用或酒浸一宿，蒸，

竹刀切开至不麻乃止。或姜渣、黄泥和包，煨熟用。造曲法以姜汁、矾汤和南星末，作小饼子，安蓝内，楮叶包盖，待上黄衣，乃晒收之。胆制味苦性凉，能解小儿风痰热滞，故治小儿急惊最宜。畏附子、干姜、防风（得牛胆则不燥，今人以制九年为九转胆星，但是年久佳，何拟九年）。

大戟

大戟 气味苦寒，有小毒，主治蛊毒，十二水[1]，腹满急痛，积聚，中风，皮肤疼痛，吐逆。

张隐庵曰：大戟生于西北，茎有白汁，味苦气寒也。浸水中，其色青绿，乃禀金水木相生之气化。水能生木，则木气运行，故主治蛊毒，治蛊毒者，土得木而达也。金能生水，则水气运行，故主治十二水。十二经脉，环绕一身，十二水者，一身水气不行而肿也。腹满急痛、积聚，言蛊毒之病，则腹满急痛，内有积聚，大戟能治之。中风、皮肤疼痛，言十二水之病，则身中于风而皮肤疼痛，大戟亦能治之。吐逆者，腹满急痛积聚，则土气不和；中风，皮肤疼痛，则肌表不通，皆致吐逆，而大戟皆能治之也。

丹溪曰：大戟甘寒有毒，主下十二经水，腹满急痛，积聚，利大小肠，通月水，治瘀血，能堕胎孕。其叶名

---

[1] 十二水：森立之《本草经考注》认为十二水者，与十二瘤疾、十二风痹、十二癃痹、十二疟、十二蛊毒之类同例，"只是配当而已"，并不是实指。

泽漆，味甘无毒，主治颇同。

海藏曰：大戟气大寒，味苦甘，阴中微阳，有小毒。《本草》云：治蛊毒，十二水腹满急痛，积聚中风，皮肤疼痛，吐逆（《本经》），颈腋痈肿，头疼发汗，利大小肠，此泽漆根也。

仕材曰：大戟驱逐水蛊，疏通血阏，发汗消痈，除二便闭。

李梴曰：大戟苦甘寒，有毒。消十二肿，宽胸腹，破癖逐瘀，通经孕，祛风散肿，辟瘟疫。

㕞庵曰：大戟苦寒有毒，能泻脏腑水湿，行血发汗，利大小便，治十二水腹满急痛，积聚癥瘕，颈腋痈肿，风毒脚肿，通经堕胎。误服，损真气。杭产紫者为上，北产白者伤人。浆水煮，去骨用。得大枣则不损脾，畏菖蒲，反甘草。

兆嘉曰：大戟通肠涤脏，味辛苦而沉寒，导水行瘀，入肝脾而达肾，亦能发汗，且可消痈。泽漆乃是其苗，阴毒之功类戟。

宫绣曰：大戟（专入肺、肾，旁行经络）气味苦寒，性秉纯阳，峻利居首。上泻肺气，下泄肾水，兼因味辛，旁行经脉，无处不到。浸水色绿，又入肝胆，故书皆载能治十二水毒蛊结，腹满急痛等症。李时珍云："凡痰涎为物，随气升降，无处不到。"入于心则迷窍而癫痫；入于肺则窍塞而成咳唾稠粘，喘急背冷；入于肝则留伏蓄聚而成胁痛干呕，寒热往来；入于经络则麻痹疼痹（痛）；入于筋骨则颈项胸背，腰胁手足，牵引隐痛，三因并以

控涎丹主之。盖有大戟能泄脏腑之水湿，甘遂能行经隧之水湿，白芥子能散皮里膜外之痰气，要必实症实热实脉，方可以用，否则泻肺伤肾，害人不浅。若中其毒者，惟菖蒲可解。杭产色紫者良，北产色白者不堪入药。水浆煮，去骨用。得大枣则不损脾，畏菖蒲，反甘草。苗名泽漆，亦行水道，主治略同（按：有毒之物，人当慎用）。

泽漆

泽漆 气味苦微寒，无毒，主治皮肤热，大腹水气，四支面目浮肿，丈夫阴气不足。

张隐庵曰：泽漆五枝五叶，白汁白根，禀金土之精，故能制化其水，盖金生水而土制水也。气味苦寒，故主治皮肤热。土能治水，故治大腹水气，四支面目浮肿。金能生水，故治丈夫阴气不足。

《金匮》有泽漆汤，治咳逆上气。咳而脉浮者，厚朴麻黄汤主之；咳而脉沉者，泽漆汤主之。

㕞庵曰：泽漆辛苦微寒，消痰退热，止嗽杀虫，利大小肠，治大腹水肿，益丈夫阴气。生平泽，叶圆黄绿，颇类猫睛，一名猫儿眼睛草。茎中有白汁，粘人（时珍曰：《别录》云是大戟苗，非也，功相类耳）。

常山

常山 气味苦寒，有毒，主治

伤寒寒热，热发温疟鬼毒，胸中痰结吐逆。

张隐庵曰：恒山，北岳也，后以汉文帝讳恒，遂改名常山，此草名常山，亦名恒山。李时珍疑其始出于常山，故得此名。余以此思常山之草，盖禀西北金水之化，而气出于东南。主治伤寒之寒热者，从西北之阴，而外出于阳也。热发温疟者，乃先发热之温疟，温疟病藏于肾，常山从西北而出于东南，则温疟可治也。神气乃浮，则鬼毒自散。阳气外行，则胸中痰结自消。痰结消，而吐逆亦平矣。

按：伤寒寒热，言伤寒之病，先寒后热也；热发温疟，言温疟之病，先热发而后寒也，言不尽意，以意会之。

《阴阳离合论》云："圣人南面而立，前曰广明，后曰太冲，太冲之地，名曰少阴，少阴之上，名曰太阳。"是太阳之气，根于少阴，主于肤表，常山从少阴而达太阳之气以外出，所谓因于寒，欲如运枢，起居如惊，神气乃浮者是也。

丹溪曰：常山属金而有火与水，性暴悍，善驱逐，能伤其真气，切不可偃过也。病人稍近虚怯，勿可用也。惟雷公云老人与久病切忌之，而不明言其害。《外台秘要》乃用三两作一服煎，顿服，以治疟子。恐世人因《秘要》之言，而不知雷公之意。云常山，蜀漆根也。

仕材曰：常山疗痰饮有灵，截疟疾必效。

李梴曰：常山辛苦除寒热，逐水消痰疟可截，善治腹块并项瘿，老弱虚人忌入舌。

䜣庵曰：常山辛苦而寒，有毒，能引吐行水，祛老痰积饮，专治诸疟。然悍暴能损真气，弱者慎用。如鸡骨者良，酒浸，蒸或炒用。栝蒌为使，忌葱、茗。茎叶名蜀漆，功用略同。甘草水拌蒸。

兆嘉曰：常山服之吐利，劫肝胃蕴蓄之痰，味则甘辛，截痎疟稽留之病。苗名蜀漆，宣发多功。气属腥寒，虚赢当禁。

宫绣曰：常山（专入心下）辛苦而寒，有毒。功专引吐行水，为除疟疾老痰积饮要药。盖疟无不挟痰，挟以成，然亦有风痰、寒热、食气之分，治须分其阴阳虚实表里以定。如疟果因伤寒寒热及时气温疫而致，黄涎聚于胸中，心下牢固不解，则当用此引吐，然亦须在发散表邪及提出阳分之后而用之。其用又当审其所见部位及药佐使以治。如常山得甘草则吐水，在上焦宜之；得乌梅、山甲则入肝水，在胁下者宜之；得大黄则利水，邪热交结而成内实者宜之；得小麦、竹叶则入心；得秫米、麻黄则入肺；得龙骨、附子则入肾；得草菓、槟榔则入脾。然此阴毒之草，其性悍暴，虽有破瘴逐饮之能，而亦终损真气，所以仲景治疟方中从无及此。而夏伤于暑，秋必痎疟，及疟在三阴，元气虚寒人，则常山等药皆为戈戟。或问吐药甚多，何以疟疾必用常山、蜀漆？盖以常山性兼逐疫，疟疾本于湿疫，故于常山、蜀漆则宜。犹之瓜蒂、乌附尖、莱菔子、藜芦皆为吐剂，而瓜蒂则止宜于热痰；乌附尖则止宜于湿痰；莱菔子则止宜于气痰；藜芦则止宜于风痰也。酒浸炒用，根即蜀漆，功用略同。但苗性轻扬，其于上焦邪结，治之更宜（按：痰有六，风、寒、湿、热、食也。饮有五，流于肺为支饮，流于肝为悬饮，流于心为伏饮，流于经络为溢饮，流于肠胃为痰饮。而常山力能吐之下之）。

蜀漆

蜀漆 气味辛平，有毒，主治疟，及咳逆寒热，腹中坚癥，痞结积聚，邪气蛊毒鬼疰。

张隐庵曰：蜀漆能通金水之气，以救火逆，又能启太阳之阳，以接助其亡阳，亦从阴出阳之药也。故《伤寒·太阴篇》云："伤寒脉浮，医以火迫劫之亡阳，必惊狂起卧不安者，桂枝去芍药加蜀漆牡力龙骨救逆汤主之。"又《金匮论》云："疟多寒者，名曰牝疟，蜀漆散主之。"

李时珍曰：常山、蜀漆，有劫痰截疟之功，须在发散表邪，及提出阳分之后，用之得宜，神效立见；用失其法，真气必伤。"愚谓疟乃伏邪，有留于脏腑募原之间，而为三阴疟者；有藏于肾脏，而为先热后寒之温疟者；有气藏于心，而为但热不寒之瘅疟者。

常山主通少阴太阳之气，从阴出阳，自内而外，则邪随气出，所谓"有故无殒"。若邪已提出阳分，而反用攻利之剂，岂不妄伤正气乎？李蕲阳[①] 数十年苦心，始成《纲目》，而其间发明议论，有与经旨不合者，长于纂集，而少于参究故也。

海藏曰：蜀漆气微温，味辛纯阳，辛平有毒。珍云破血，成无已注云火邪错逆，加蜀漆之辛以散之。

李梃曰：蜀漆即是常山苗，性同更医逆气结（《本》注云："蜀漆生蜀中，采时茎内有汁如漆，纯阳有毒，吐疟破癥，疗鬼疰。与常山用同，更治咳逆气结也。"

李时珍《纲目》注云："常山、蜀漆，有却痰截疟之功，须在发散去邪及提出阳分之后用之，得宜，神效立见。用失其法，真气必伤。夫疟有六经五脏，痰疟湿食积，瘴疫鬼邪，诸疟分阴阳虚实，不可一概而论也。"）

葶苈子

葶苈子 气味辛寒，无毒，主治癥瘕积聚结气，饮食寒热，破坚逐邪，通利水道。

张隐庵曰：葶苈花实黄色，根白味辛，盖禀土金之气化。禀金气，故主治癥瘕积聚之结气。禀土气，故主治饮食不调之寒热。破坚逐邪，金气盛也。通利水道，土气盛也。

叶天士曰：葶苈子气寒，禀天冬寒之水气，入足太阳寒水膀胱经、手

---

① 李蕲阳：因蕲春增改名蕲阳，明代医学家李时珍是湖北蕲春人，著《本草纲目》，对后世影响巨大，故以地名尊称为李蕲阳。一如张长沙、刘河间、李东垣、朱丹溪以地名尊称。

太阳寒水小肠经；味辛无毒，得地西方之金味，入手太阴肺经。气味降多于升，阴也。其主癥瘕积聚结气者，气结聚而成积，有形可征者谓之癥，假物成形者谓之瘕。葶苈入肺，肺主气，而味辛可以散结也。小肠为受盛之官，饮食入肠，寒热之物，皆从此运转，如调摄失宜，则寒热之物积矣。葶苈气寒可以去热，味辛可以散寒，下泄可以去积也，破坚者辛散之功，逐邪者下泄之力。《十剂》云："泄可去闭，葶苈是也。"肺者通调水道，下输膀胱，葶苈入肺入膀胱，辛寒下泄，所以通利也。

陈修园曰：葶苈滑润而香，专泻肺气，肺为水源，故能泻肺，即能泻水，凡积聚寒热，从水气来者，此药主之。

大黄之泻，从中焦始；葶苈之泻，从上焦始，故《伤寒论》中，承气汤用大黄，而陷胸汤用葶苈也（此条与徐本同，故不再录）。

东垣曰：葶苈味苦性寒，无毒，沉也，阴中之阴也。其用有四：除周身之浮肿，逐膀胱之留热，定肺气之喘促，疗积饮之痰厥。

丹溪曰：葶苈属火属木，性急善逐水，病人稍涉虚者，宜远之。且杀人甚捷，何必久服而后致虚也。葶苈有甜苦两等，其形则一经既言味辛苦，即甜者不复更入药也。大概治体皆以行水走泄为用，故不可久服。

海藏曰：葶苈气大寒，味苦辛无毒。《本草》云："主癥瘕积聚结气，饮食寒热，破坚逐邪，通利水道（《本经》)。"下膀胱水伏留热气，及皮间邪水上出，面目浮肿，身暴中风，热痱痒，利小便。久服令人虚。又云疗肺痈上气咳嗽，定喘促，胸中痰饮。

时珍曰：葶苈子通月经。

仕材曰：葶苈子疏肺下气，喘逆安平，消痰利水，理胀通经。

李梴曰：葶苈大寒辛苦味，善消水肿泻肺气，更医肾瘅破脾积，解毒祛风治疙痹。

讱庵曰：葶苈辛苦大寒，属火，性急，大能下气，行膀胱水，肺中水气膹急者，非此不能除。破积聚癥结，伏留热气，消肿除痰，止嗽定喘，通经利便。久服令人虚。子如黍米，微长色黄，合糯米微炒，去米用，得酒良。榆皮为使。

兆嘉曰：葶苈子功专苦降，气属辛寒，泻肺气以行痰，水满上焦喘可愈。利二肠而治咳，热从下导胀能消。

宫绣曰：葶苈（专入肺，兼入胃）辛苦大寒，性急不减硝黄，大泻肺中水气，膹急下行膀胱。故凡积聚癥结，伏留热气，水肿痰壅，嗽喘经闭，便塞至极等症，无不当用此调。昔《本草十剂》篇云泻可去闭，葶苈、大黄之属。但大黄则泻脾胃阴分血闭，葶苈则泻肺经阳分气闭。葶苈有苦有甜，甜者性缓，虽泻而不伤。苦者性急，既泻肺而复伤胃，故必用以大枣补土以制，但水去则止，不可过剂。观《金匮》所云用葶苈以治头痛，药气入脑，杀人。其意大可知矣。子如黍米，微长色黄，糯米微炒用，得酒良。榆皮为使（按：条内论诸症，皆就水气停肺而言）。

莞花

莞花 气味苦寒，有毒，主治伤寒温疟，下十二水，破积聚大坚、癥瘕，荡涤胸中留澼饮食寒热，邪气，利水道。

张隐庵曰：《诊要经终论》云："五月六月，天气高，地气盛，人气在头。"莞花气味苦寒，花开炎夏，禀太阳本寒之气，而合太阳之标阳，故苦寒有毒。伤寒者，寒伤太阳，莞花气合标阳，故治伤寒。温疟者，病藏于肾，莞花气禀寒水，故治温疟。膀胱水气，藉太阳阳热而运行于周身，则外濡皮毛，内通经脉，水气不行，则为十二经脉之水。莞花合太阳之阳，故下十二水，且破阴凝之积聚，及大坚之癥瘕。太阳之气，从胸膈以出入，故荡涤胸中之留澼痰饮类也。不但荡涤胸中留澼，且除饮食内停之寒食邪气。水气得阳热以运行，故利水道。

按《伤寒论》云："伤寒表不解，心下有水气，干呕发热而咳，若微利者，小青龙汤加莞花如鸡子大，熬令赤色。"大如鸡子，形圆象心也；熬令赤色，取意象火也。是莞花气味虽属苦寒，而有太阳之标阳，恐后世不能司岁备物，故加炮制如是尔。

海藏曰：莞花气微寒，味苦辛，有毒。《本草》云："主伤寒温疟，下十二水，破积聚大坚癥瘕，荡涤肠胃中留癖饮食，寒热邪气，利水道（《本经》）。"疗痰饮咳嗽。

李梴曰：莞花（《医学入门》本注云："莞，尧也。言其花开多也。味辛苦，气寒，有毒。主伤寒温疟，十二水肿，利水道，破积聚大坚癥瘕，荡涤肠胃中留饮饮食，寒热邪气，疗痰饮咳嗽。仲景用治利者，以其行水也，水去则利止，量病斟酌用之耳。"）

讱庵曰：莞花辛散结，苦泄热，行水捷药，主治略同芫花。

宫绣曰：莞花（专入肠胃）虽与芫花形色相同，而究绝不相似。盖芫花叶尖如柳，花紫似荆。莞花苗茎无刺，花细色黄。至其性味，芫花辛苦而温，此则辛苦而寒。若论主治，则芫花辛温多有达表行水之力，此则气寒多有入里走泄之效。故书载能治利，然要皆属破结逐水之品，未可分途而别视也。但药肆混收，亦可见效，以其主治差同故耳（按：宗奭曰：张仲景《伤寒论》以莞花治利者，取其行水也，水去则利止，其意如此。今用之当斟酌，不可过使，恐不及也，须有是症以用之）。

芫花

芫花 气味辛温，有小毒，主治咳逆上气，喉鸣喘，咽肿短气，蛊毒鬼疟，疝瘕痈肿，杀虫鱼。

张隐庵曰：草木根荄之在下者，性欲上行；花实之在上者，性复下降，此物理之自然也。芫花气味辛温，花开赤白，禀金火之气化，主行心肺之气下降，故治咳逆上气，喉鸣而喘，以及咽肿而短气。禀火气，故治蛊毒鬼疟，禀金气，故治疝瘕痈肿。辛温有毒，故杀虫鱼。

时珍曰：芫花治水饮痰癖胁。

仕材曰：芫花主痰癖饮癖，行虫毒水胀。

李梴曰：芫花苦寒消水肿，咳逆喉鸣痰气壅，心腹腰脚胀且疼，破积杀虫拔毛孔。

讱庵曰：芫花苦寒有毒，去水饮痰癖，疗五水在五脏，皮肤胀满，喘急痛引胸胁，咳嗽瘴虐。叶似柳，二月开花，紫碧色，叶生花落，陈久者良。醋煮过水浸，暴用。根疗疥可毒。反甘草。

兆嘉曰：芫花入肺脾而兼肾，窠囊水饮立蠲除，导上下以通肠，留伏湿痰顿解化，散瘀消肿，味苦而辛，治癖杀虫，性温有毒。

宫绣曰：芫花（专入脾、肺、肾）味辛而苦，气温有毒，亦反甘草。主治颇与大戟、甘遂皆能达水饮窠囊隐僻之处。然此味苦而辛，苦则内泄，辛则外搜，故凡水饮痰癖，皮肤胀满，喘急痛引胸胁，咳嗽胀疟，里外水闭，危迫殆甚者，用此毒性至紧，无不立应。不似甘遂苦寒止泄经隧水湿，大戟苦寒止泻脏腑水湿。荛花与此气味虽属相同，而性较此多寒之有异耳。此虽取效甚捷，误用多致夭折，不可不慎。根多蜀桑，止可敷疮毒鱼。及捣汁浸线，击落痔疮，他不宜用。叶似柳花，紫碧色叶，生花落，陈久者

良。醋煮过水浸，暴用。反甘草（予按：有毒之药，均勿入唇，为当如不得已，亦可斟酌用之，不致有伤性命）。

萹蓄

萹蓄 气味苦平，无毒，主治浸淫、疥瘙、疽痔，杀三虫。

张隐庵曰：《金匮要略》曰："浸淫疮从口流向四支者可治；从四支流来入口者不可治。"盖口乃脾窍，脾属四支，萹蓄禀火气而温土，故主治脾湿之浸淫。充肤热肉之血，不淡澹渗于皮毛，则为疥瘙。浸淫可治，则疽痔亦可治矣，疥瘙可治，则三虫亦可治矣。缘其禀木火之气，通利三焦，从经脉而达于肌腠皮肤，故主治如此。

时珍曰：萹蓄治霍乱黄疸，利小便，小儿魃病。

仕材曰：萹蓄利水治癃淋，杀虫理疮疾。

李梴曰：萹蓄（《医学入门》本注云："在处有之，苗似瞿麦，叶细绿如竹，茎赤如钗股有节，花青黄色，可食，味苦气平，无毒。主热黄五痔及丹石毒发，冲眼肿痛，并捣汁顿服。霍乱吐利不止，以五味调和，煮羹食之。又主浸淫疥瘙，热肿恶疮痒痛，并捣敷之。女子阴蚀，小儿蛔虫攻心，心痛面青，口中沫出欲死者，空心服之，其虫自下。"）

讱庵曰：萹蓄苦平，杀虫疥，利小便，治黄疸热淋，蛔咬腹痛，虫蚀下部。叶细如竹，弱茎蔓引促节有粉，三月开红花。

兆嘉曰：萹蓄入膀胱，专主分消

降利，功偏化湿浊，行脾肺，并疗疥疾，苦平性燥，杀虫疮。

宫绣曰：萹蓄（专入脾）味苦气平，功专利水清热，除湿杀蛊，是以小儿魃病，女子阴蚀，浸淫瘙痒疽痔诸病，无籍此以为主治耳。以其味苦则热泄，味苦则虫伏，但此止属标治，不能益人，勿常用也。叶细如竹，弱茎蔓引促节有粉，三月开细红花（《海上歌》曰：心头急痛不能当，我有仙人海上方，萹蓄醋煎通口咽，管教时刻便安康）。

商陆根

商陆根　气味辛平，有毒；主治水肿，疝瘕，痹，熨①除痈肿，杀鬼精物。

张隐庵曰：商陆禀金土之气化，故气味辛平，以根花白者为良。主治水肿者，辛走气，土胜水，气化则水行，水散则肿消也。治疝瘕者，疝瘕乃厥阴肝木之病，而金能平之也。痹熨犹言熨痹，肌肉闭痹，商陆熨而治之，火温土也。治痈肿者，金主攻利也。杀鬼精物者，金主肃杀也。

东垣曰：商陆味酸辛平，性寒有毒，降也，阳中之阴也。其味酸辛，其形类人，其用疗水，其效如神。

海藏曰：商陆根气平味辛酸，有毒。《本草》云："主水胀满，疝瘕痹熨，除痈肿，杀鬼精物，治胸中邪气，水肿痿痹，腹满洪直，疏五脏，散水

气，如人形者有神。"

仕材曰：商陆水满蛊胀，通利二便。

李梴曰：商陆酸辛气亦平，直疏五水有神灵，兼疗胸邪身痿痹，疝瘕痈肿鬼物精。

讱庵曰：商陆苦寒有毒，沉阴下行，与大戟、甘遂同，功疗水肿胀满，瘕疝痈肿，喉痹不通，湿热之病，泻蛊毒，傅恶疮，堕胎孕，令人见鬼神。取花白者良，黑豆汤浸，蒸用。得蒜良。

兆嘉曰：商陆苦辛有毒，入脾胃，逐水通肠，沉降偏寒，疏脏腑，散坚消肿。

宫绣曰：商陆（专入脾）辛酸苦寒，有毒。功专入脾行水，其性下行最峻，有排山倒海之热，功与大戟、芫花、甘遂相同，故凡水肿水胀，瘕疝痈肿，喉痹不通，湿热蛊毒恶疮等症，服此即能见效。如仲景牡蛎泽泻散之用商陆，以治大病后腰以下肿，用此急追以散之也。若脾虚水肿，因服轻剂未愈，遂用苦劣有毒，纯阴之药迅迫，效虽稍见，未几即发，决不可救。取花白者良，赤者只堪贴脐。黑豆汤浸，蒸用，得蒜良（古赞云：其味酸辛，其形类人，疗水贴肿，其效其神，斯言尽之矣）。

藜芦

藜芦　气味辛寒，有毒，主治蛊

---

① 熨：中医外治方法，即用药涂敷患处，或将药炒热后用布包起，摩擦患处。

毒，咳逆，泄痢肠澼，头疡，疥瘙恶疮，杀诸虫毒，去死肌。

张隐庵曰：藜芦气味辛寒，其根黄白，外皮黑色，禀土金水相生之气化。土气运行，则能治蛊毒。金气流通，则能治咳逆。水气四布，则能治泄痢肠澼也。治头疡疥瘙，金制其风也；治恶疮，水济其火也；杀诸虫毒，土胜湿而解毒也。土主肌肉，故又去死肌。

徐灵胎曰：凡有毒之药，皆得五行刚暴偏杂之性以成。人身气血，乃天地中和之气所结，故服毒药者，往往受伤。疮疥等疾，久而生虫，亦与人身气血为类，故人服之，而有伤气血者，必能杀虫。惟用之得其法，乃有利而无弊，否则必至于两伤，不可不慎也。

又毒之解毒，各有所宜。如燥毒之药，能去湿邪；寒毒之药，能去火邪。辨证施治，神而明之，非仅"以毒攻毒"四字可了其义也。

仕材曰：藜芦司蛊毒与喉痹，能杀虫理疥疡。

李梴曰：藜芦苦寒亦善吐，风痫蛊毒与喉痹，诸疮癣秃鼻瘜肉，止痢治疟除逆哕。

讱庵曰：藜芦辛寒至苦，有毒。入口即吐，善通顶，令人嚏，风痫症多用之。取根去头用。黄连为使，反细辛、芍药、诸参，恶大黄，畏葱白。

兆嘉曰：藜芦辛苦大寒，沉阴有毒，专司涌吐，能宣胸胃之风痰，善杀蛊虫且愈肺脾之癣疥。

宫绣曰：藜芦（专入肺胃）能反五参、细辛、芍药，及一服即吐，其义何居？盖因苦虽属降而亦善涌。藜芦辛少苦多，故能入口即吐，是以风痰膈结而见咳逆上气者，当用是药以投，使其膈部之邪，悉从上出也。但此宜作散剂以投，切勿汤药以服。至于肠澼泄痢如何，书载克治，亦是因吐除其实积，积去而利与澼亦可止矣。吐虽等于常山、瓜蒂、乌附尖、莱菔子，但常山则吐疟痰；瓜蒂则吐热痰；乌附尖则吐湿痰，此则专吐风痰者也。况此气善通顶，治喉痹及鼻中瘜肉，为末吹，效。然亦并非得已即有，中蛊等毒及或老痰积块，止可借其宣泄，切勿沾口以自损其津液耳。取根去头用。黄连为使，反细辛、芍药、诸参，恶大黄，畏葱白（服藜芦过吐不止，煎葱白汤解之即止）。

旋覆花（一名金沸草）

旋覆花 气味咸温，有小毒，主治结气，胁下满，惊悸，治水，去五脏间寒热，补中下气。

张隐庵曰：花名旋覆者，花圆而覆下也；草名金沸草者，得水露之精清，肺金之热沸也；又名盗庚者，开黄花白茸，于长夏金伏之时，盗窃庚金之气也。气味咸温有小毒，盖禀太阳之气化。夫太阳之气，从胸胁以出入，故主治胸中结气，胁下胀满。太阳不能合心主之神气以外出则惊，寒水之气动于中则悸，旋覆花能旋转于外，而覆冒于下，故治惊悸。太阳为诸阳主气，气化则水行，故除水。五脏如五运之在地，天气旋覆于地中，则五脏之寒热自去也。去五脏间寒热，故能补中。治结气、胁满、惊悸、除水，故能下气也。

叶天士曰：旋覆气温，禀天春和之木气，入足厥阴肝经；味咸有小毒，得地北方阴惨之水味，入足少阴肾经。气味降多于升，阴也。温能散结，咸能软坚，故主结气，胁下满也。水气乘心则惊悸，咸温下水，所以并主惊悸也。去五脏间寒热者，五脏藏阴者也，痰蓄五脏，则脏阴不藏而寒热矣，咸温可以消痰，所以去寒热也。补中者，中为脾胃，水行痰消，则中宫脾胃受补也。下气者，咸性润下也。因有小毒，所以服之必烦也。

陈修园曰：旋覆花气温，禀风气而主散；味咸得水味，润下而软坚，味胜于气，故以味为主。唯其软坚，故结气胁下满等证，皆能已之。唯其润下，故停水惊悸，及五脏郁滞而生寒热等证，皆能已之。藉咸降之力，上者下之，水气行，痰气消，而中气自然受补矣。

徐灵胎曰：此以味为治，凡草木之味，咸者绝少。咸皆治下，咸而能治上焦者尤少。惟此味咸而治上，为中上二焦之药。咸能软坚，故凡上中二焦凝滞坚结之疾，皆能除之。

凡体轻气芳之药，往往能消寒热，盖寒热之疾无不因郁遏而成。《内经》云："火郁则发之。"轻芬之体能发散，

故寒热除也。

丹溪曰：旋覆花味甘微冷，刺有小毒，主结气，胁下满，消胸上痰结，唾如胶漆。一名金沸草也。《衍义》云："行痰水，去头目风，亦走散之药。病人涉虚者，不宜多服，利大肠，戒之。

海藏曰：旋覆花气温味咸甘，冷利有小毒。《本草》云："主补下气，消坚软痞，消胸中痰结，唾如胶漆，脐下膀胱留饮，利大便，通血脉，发汗吐下后心下痞满，噫气不除者宜此。

仕材曰：旋覆花老痰坚硬，结气留饮，风气湿痹，利肠通脉。

李梴曰：旋覆花咸甘冷烈，逐水消痰止呕噫，宽胸胁清头目风，治脾又治肠脏结。

讱庵曰：旋覆花咸能软坚，苦辛能下气行水，温能通血脉，入肺、大肠经。消痰结坚痞，吐如胶漆，噫气不除，大腹水肿，去头目风。然走散之药，冷利大肠，虚者慎用。类金钱菊，去皮带蕊壳蒸用，根能续筋。

兆嘉曰：旋覆花咸以软坚，蠲饮化痰都有效。苦能下达，通畅导水，悉皆能具宣行肺胃之功，噫气不除，赖其辛散有斡旋胸中之力，肝邪痹着藉以温通。

宫绣曰：旋覆花（专入肺、大肠）即《本经》所名金沸草者是也。其性虽兼辛温，凡阴虚劳嗽，风热燥咳，不可误用，用之其嗽必甚。究之味苦而咸，性主下降，凡心脾伏饮，胁下胀满，胸上痰结，唾如胶漆，风气湿痹，

皮间死肉，服之即能有效。更能续筋敷伤，是以仲景之治伤寒汗下后，心下痞坚，噫气不除，有旋覆代赭石汤。并《金匮》半产漏下，有旋覆花汤。《胡洽》[①]治痰饮在两胁胀满，有旋覆花汤。皆取苦能下气故耳。惟其性专主下，故书皆载病衰弱，大肠虚寒者切忌，以其不禁再下故也。五月五日采花，晒干，去皮蒂蕊壳用（按：古人祇有三二方中用旋覆花者，今人不善用之，一时虚实错误，用之不当，有伤于性命矣）。

青葙

青葙 气味苦微寒，无毒，主治邪气，皮肤中热，风瘙身痒，杀三虫。

子气味同，主治唇口青。

张隐庵曰：青葙开花结实于三秋，得秋金清肃之气，故主清邪热，去风瘙，杀三虫。《辨脉篇》云："唇口反青，四肢𤺊习者，此为肝绝也。"青葙花开黄白，结黑子于深秋，得金水相生之化，以养肝木，故子治唇口青，肝气得其生化。故今时又用以明目。

李梴曰：青葙子苦治皮风，恶疮疥痔杀三虫，益脑髓能去目翳，风寒湿痹亦堪攻。

讱庵曰：青葙子味苦微寒，入厥阴（肝），祛风热，镇肝明目，治青盲障翳，虫疥恶疮。瞳子散大者，忌服。类鸡冠而穗尖长。

兆嘉曰：青葙子青碧入肝疗目疾，苦寒退热治风淫。

宫绣曰：青葙子（专入肝）即鸡冠花子者是也。《备要》又言即草决明。味苦微寒无毒，入足厥阴肝。凡人一身风痒，虫疥得蚀，口唇色青，青盲翳肿，多缘热盛风炽所致。书言服此目疾皆愈，唇青即散，三蛊皆杀，风痒即绝。无非因其血热除，血脉和，而病自可愈耳，无他义也。但瞳子散大者切忌。类鸡冠而种尖长，捣用（按：青葙子主治，仅有"唇口青"三字，然唇口属脾，青色属肝，显系肝邪侮土之象。况此物性寒，其子青碧色而成于秋，宜其能清肝火治目疾也）。

贯众根

贯众根 气味苦微寒，有毒，主治腹中邪热气，诸毒，杀三虫。

张隐庵曰：贯众气味苦寒，色多赤黑，盖禀少阴水火之气。主治腹中邪热气、诸毒，禀水气也；杀三虫，禀火气也。

徐灵胎曰：贯众生于山涧之中，得天地清阴之气，故能除蕴热湿秽之疾，其体中虚而清芳，故能解中焦之毒。人身之虫，皆湿热所生。湿热除，则诸虫自消也。

时珍曰：贯仲根治下血，崩中带下，产后血气胀痛，斑疹毒，漆毒，骨硬解猪病。

仕材曰：贯仲杀虫解毒，化硬破

---

① 《胡洽》：即《胡洽方》简称。为东晋南北朝医家胡洽所著。

癥，产后崩淋，金疮鼻血。

李梴曰：贯众（《入门》本注云："生山谷阴处，苗赤叶绿，如叶茎干三棱似雉尾，根大如瓜，紫黑色有毛，陵冬不死。又谓之贯节，味苦微寒有毒，主腹中邪热气诸毒，除头破癥痕，止鼻血金疮，杀三虫，去寸白虫。"）

讱庵曰：贯众味苦微寒，有毒而能解邪热之毒。治崩中带下，产后血气胀痛，发斑痘疹，化骨硬，杀三虫。根似狗脊，而大汁能制三黄，化五金，伏钟乳，结砂制汞，解毒消坚。

兆嘉曰：贯众辟时行之疫厉，入血除邪，化痘毒与癥疹，散瘀解热，杀虫化哽，方多效。入胃行肝，苦且寒。

宫绣曰：贯众（专入肝胃）即俗称为管作者是也。味苦，微寒，无毒。世遇天时行不正之气，人多用此，置之水缸，使人食之不染，且不独力能解毒。凡遇崩中带下，并癥痕斑痘，虫蛊骨硬，皆可用之。盖以苦能杀蛊，寒能散热故也。昔王缪《百一选方》言食鲤鱼羹，为骨所硬，百药不效，或令以贯众煎浓汁连进，一咯而出，可见软坚之功，其殆若是之神矣。形似狗脊，而大汁能制三黄，化五金，伏钟乳，结沙制汞，解毒软坚（按：《本经》"主治腹中邪热诸毒，杀三虫"等语，皆取寒能胜湿，以毒攻毒之故也）。

蛇含草

蛇含草 气味苦微寒，无毒，主治惊痫，寒热邪气，除热，金疮疽痔鼠瘘，恶疮头疡。

张隐庵曰：蛇含草始出西川，气味苦寒，花开黄色，西川金也，苦寒水也，黄色土也，禀土金水之气化。金能制风，则惊痫之寒热可治也。寒能清热，则邪气之热气可除也。土能生肌，则金疮可治也。禀土金水之气而和在下之经脉，则治疽痔；禀土金水之气而和在上之经脉，则治鼠瘘、恶疮、头疡。

李梴曰：蛇含草（《入门》本注云：蛇含草处处有之，生下湿地，一茎五叶或七叶，有两种，当用细叶黄色花者。味苦寒，无毒。昔田父见一蛇，被伤，一蛇含草着其伤处，经日蛇伤乃去。因取此草捣汁以傅蛇虺蜂蜴疮毒皆验，故名。又主金疮疽痔，鼠瘘恶疮，头疡丹毒疮肿，兼治惊痫寒热，心腹邪气，腹痛湿痹，养胎，治产后泄痢，利小儿）。

狼毒根

狼毒根 气味辛平，有大毒，主治咳逆上气，破积聚，饮食寒热，水气恶疮，鼠瘘疽蚀，鬼精虫毒，杀飞鸟走兽。

张隐庵曰：狼毒草有大毒，禀火气也；气味辛平，茎叶有毛，入水则沉，禀金气也。禀金气，故主治肺病之咳逆上气，金能攻利，故破积聚，破积聚则饮食壅滞，而为寒为热之病亦可治矣。水气，水寒之气也，水气而濡，则有恶疮、鼠瘘、疽蚀，并鬼精、蛊毒之病，狼毒禀火气而温脏寒，故皆治之。又言其毒能杀飞鸟走兽，草以狼名，始以此故。李时珍曰：观其名则知其毒矣。"

李梴曰：狼毒（《入门》本注云："味辛平，有大毒，能杀飞禽走兽，狼鼠中之即死。消水气，止咳逆上气，破痰饮积聚癥瘕，饮食寒热，胁下积癖，心腹胀痛，脏腑一切虫病，兼治恶疮鼠瘘，干癣疽毒，鬼精蛊蚀。"）

兆嘉曰：狼毒辛平苦毒，破僻积，治蛊消瘀，阴蚀虫疮。有狼牙煎薰洗涤。

狼牙根

狼牙根 气味苦寒，有毒，主治邪气热气，疥瘙恶疡疮痔，去白虫。

张隐庵曰：狼性灵智，此草根如兽之牙齿，而专以狼名者，疑取其上下灵通之义。寒水之气上行，则能散在表之邪气热气，以及皮肤之疥瘙恶疡。苦寒之气下泄，则能除在下之疮痔，以及在内之白虫。

《金匮要略》曰："少阴脉滑而数者，阴中即生疮，阴中蚀疮烂者，狼牙汤洗之。"此草气味苦寒，禀性纯阴，故能治少阴之火热疮烂也。

按：狼牙根自古无人注释，《本经》列为下品，故今人罕有用者。《经》云："主治邪气热气，疥瘙恶疡疮痔，去白虫。"后有张隐庵详为注释（见《本草经注》）。

羊蹄根

羊蹄根 气味苦寒，无毒，主治头秃，疥瘙，除热，女子阴蚀。

张隐庵曰：羊蹄，水草也，生于川泽，及近水湿地，感秋气而生，经冬不凋，至夏而死。盖禀金水之精气所

生，金能制风，故治头秃疥瘙；水能清热，故除热；苦能生肌，故治阴蚀。

丹溪曰：羊蹄根（草）属水，走血分，叶似蔗，甘而不苦，多食亦令人大腑泄滑。亦取为菜。羊蹄《经》不言根，《图经》加根字。今人生采根用，摩涂癣疥立效。俗呼为秃菜。又《诗》云言采其蓄正，谓此草。

李梴曰：羊蹄根苦寒无毒，阴蚀浸淫头上秃，癣疮肿毒醋摩敷，止血杀虫功最速。

羊踯躅花（一名闹羊花）

羊踯躅花 气味辛温，有大毒，主治贼风在皮肤中淫淫痛，温疟，恶毒，诸痹。

张隐庵曰：羊踯躅花色黄，气味辛温，禀火土金相生之化。羊乃火畜而兼土金，南方赤色，其畜羊，火也；在辰为未，土也；在卦为兑，金也。此花大毒，亦禀火土金之化，羊食之，则同气相感，而受其毒，是以踯躅而死。金主皮毛，土主肤肉，火主血脉，主治贼风在皮肤中淫淫痛，治金主之皮毛，土主之肤肉，乃以毒而攻毒也。疟邪随经内薄，治温疟恶毒，治火主之经脉也。诸痹，乃皮脉肉之痹，而踯躅亦治之也。

李梴曰：羊踯躅辛温大毒，皮肤痛痒贼风酷，痊疟安然痢痹消，善除蛊毒兼诸毒。

兆嘉曰：闹羊花痹痛风寒须审用，辛温毒烈勿轻投。

瓜蒂 (一名苦丁香)

瓜蒂 气味苦寒，有毒，主治大水。身面四肢浮肿，下水，杀蛊毒，咳逆上气，及食诸果，病在胸腹中，皆吐下之。

张隐庵曰：甜瓜生于嵩高平泽，味甜臭香，色黄，盖禀天地中央之正气，其瓜极甜，其蒂极苦，合火土相生之气化，故主治大水，及身面四肢浮肿，所以然者，禀火土之气达于四旁，而能制化其水湿，故又曰：下水。土气运行，故杀蛊毒。苦主下泄，故治咳逆上气。苦能上涌，又主下泄，故食诸果，病在胸腹中者，皆可吐下之也。

丹溪曰：苦丁香性急损胃气，吐药不为不多。胃弱者勿用。设有当吐之症，以他药代之可也。病后产后宜深戒之。仲景有云："诸亡血诸虚家，不可与瓜蒂。"花主心痛咳逆。

海藏曰：瓜蒂气寒味苦，有毒。《本草》云："治大水，身面四肢浮肿，下水谷蛊毒，咳逆上气及食诸果，病在胸腹中者，皆吐下之。去鼻中息肉，疗黄疸，鼻中出黄水，除偏头疼有神。头目有湿，宜此瓜蒂。苦以治胸中寒。与白虎同例，俱见知母条下。与麝香、细辛同为使，治久不闻香臭。仲景钤方：瓜蒂一十四个，丁香一个，黍米四十九粒，为末，含水搐一字取下。

时珍曰：瓜蒂吐风痰热涎，治风眩头痛，癫痫喉痹，头目有湿气。

仕材曰：瓜蒂理上脘之疴，或水停或食积，总堪平治。去胸中之邪，或痞鞕或懊恼，咸致安宁。水泛皮中，得吐而痊。泾家头痛，嗅鼻而愈。

李梴曰：瓜蒂苦寒能吐痰，风痫喉痹不须探，菓积蛊毒心腹胀，咳逆浮疸鼻瘜拈。

讱庵曰：甜瓜蒂苦寒，阳明（胃）吐药，能吐风热痰涎，上膈宿食。治风眩头痛，懊恼不眠，癫痫喉痹，头目湿气，水肿黄疸，湿热诸病。上部无实邪者，禁用。

兆嘉曰：瓜蒂苦寒，通于胃腑，吐膈上蓄积之热痰。研散，纳之鼻中，治头内蕴留之水湿。

宫绣曰：甜瓜蒂（专入脾肺胃）即俗名苦丁香是也，味苦气寒，有毒。盖此气味纯阴，功专涌泄。凡因热痰聚膈而见面目浮肿，咳逆上气，皮肤水气，黄疸湿热诸症，则当用此调治。或兼他药，同入涌吐。如仲景合赤小豆之酸甘以吐胸中寒邪，《金匮》瓜蒂汤以治中暍无汗之类。若不因其高而越则为喘为嗽，势所必到，但非实热实症不可轻用（按：古方瓜蒂散乃因症施功，今人不见是症，戒勿轻用）。

莨菪子 (一名天仙子)

莨菪子 气味苦寒，有毒，主治齿痛，出虫，肉痹拘急。久服轻身，使人健行，走及奔马，强志益力，通神见鬼。多食令人狂走。

张隐庵曰：莨菪子气味苦寒，生于海滨，得太阳寒水之气，故治齿痛。

太阳上禀寒气，下有标阳，阳能散阴，故能出虫。太阳阳热之气，能温肌腠，又太阳主筋所生病，故治肉痹拘急。肉痹，肌痹也。拘急，筋不柔和也。久服轻身，使人健行，走及奔马者，太阳本寒标热，少阴本热标寒，太阳合少阴而助跷脉也。盖阳跷者，足太阳之别，起于跟中，出于外踝。阴跷者，足少阴之别，起于跟中，循于内踝。莨菪子禀太阳少阴标本之精，而助跷脉，故轻身健走若是也。禀阴精之气，故强志益力；禀阳热之化，故通神见鬼。下品之药，不宜久服，故又曰多食令人狂走，戒之也。

李梴曰：莨菪子苦寒有毒，专能截风治痫搐，杀虫齿痛定颠狂，多服放荡无拘束。

夏枯草

夏枯草　气味苦辛寒，无毒，主治寒热瘰疬鼠瘘颈疮，破癥瘕瘿结气，脚肿，湿痹，轻身。

张隐庵曰：夏枯草禀金水之气，故气味苦辛寒无毒。主治寒热瘰疬鼠瘘颈疮者，禀水气而上清其火热也。破癥瘕瘿结气者，禀金气而内削坚积也。脚肿乃水气不行于上，湿痹乃水气不布于外，夏枯草感一阳而生，能使水气上行环转，故治脚气湿痹而轻身。

叶天士曰：夏枯草气寒，禀天冬寒之水气，入足太阳寒水膀胱经，味苦辛无毒，得地火金之味，入手少阴心经、手太阴肺经。遇火令而枯，禀

金水之气独全，水制火，金平木，故专主少阳相火，风木胆经之症。气味轻清，少阳也。太阳主表，表邪外入，则太阳有病而恶寒发热也。瘰疬鼠瘘皆少阳胆经风热之毒，夏枯草禀金水之气味，所以专入少阳，解风热之毒也。头乃太阳经行之地，膀胱湿热则生头疮，其主之者，气寒清热，味苦燥湿也。积聚而有形可征谓之癥，乃湿热结气也，味辛可以散结，味苦可以燥湿热，所以主之也。瘿亦少阳之症，其主之者，以夏枯草专治少阳之病，而有辛散之功也。湿邪伤下，脚肿湿痹，无非湿也，苦能燥湿，所以主之，且入肺与膀胱，而有祛湿之力。湿胜则身重，既有祛湿之功，所以又能轻身也。

徐灵胎曰：此以物禀之气候为治，又一义也。凡物皆生于春长于夏，惟此草至夏而枯。盖其性禀纯阴，得少阳之气勃然兴发，一交盛阳，阴气将尽，即成熟枯槁。故凡盛阳留结之病，用此为治，亦即枯灭。此天地感应之妙理也，凡药之以时候荣枯为治者，俱可类推。

丹溪曰：夏枯草无臭味，治瘰疬。臭草有臭味，方作紧面，即茺蔚是也。两物俱生于春，但夏枯草先枯而无子，蔚臭草后枯而结黑子。又云有补养血脉之功，三月、四月开花，五月夏至时候复枯，盖禀纯阳之气，得阴气则枯也。《本草》云："散瘿结气，脚肿湿痹。

仕材曰：夏枯草，瘰疬鼠瘘，目痛羞明。

李梴曰：夏枯草味苦辛寒，鼠瘘

头疮瘿结团，明目破癥除脚气，能消湿痹又滋肝。

讱庵曰：夏枯草辛苦微寒，气禀纯阳，补肝血，缓肝火，解内热，散结气。治瘰疬湿痹，目珠夜痛。冬至生，夏至枯，故名。用茎叶。

兆嘉曰：夏枯草虽禀纯阳之气，味仍辛苦而寒。独走厥阴，能解肝家郁火，功专散结，堪医瘰疬疮疡。

宫绣曰：夏枯草（专入肝）辛苦微寒。按书所论，治功多言散结解热，能治一切瘰疬湿痹，目珠夜痛等症，似得以寒清热之义矣。何书又言，气禀纯阳及补肝血，得毋自相矛盾乎？讵知气虽寒而味则辛，凡结得辛则散，其气虽寒犹温，故云能以补血也。是以一切热郁肝经等症，得此治，无不效，以其得藉解散之力耳。若属内火，治不宜用。又药何以"枯"名，以其冬生而夏枯也。茎叶同用（古方：夏枯草二两，香附二两，甘草四钱，为末，每服一钱半，清茶调下，治目珠夜疼，甚效）。

蚤休

蚤休 气味苦微寒，有毒，主治惊痫，摇头弄舌，热气在腹中。

张隐庵曰：一者，水之生数也；七者，火之成数也；三者一奇二偶，合而为三也。蚤休三层，一层七叶，一花七瓣，禀先天水火之精，故主治惊痫摇头弄舌，惊痫而摇头弄舌乃小儿胎惊胎痫也。胎惊胎痫，乃热毒之气，得于母腹之中，故曰热气在腹中。

愚按（郭氏）：蚤休，一名河车，服食此草，又能辟谷，为修炼元真胎息长生之药，故主治小儿先天受热之病。学者得此义而推广之，则大人小儿后天之病，亦可治也。

蚤休（一名重楼金线）。时珍曰：蚤休去疟疾寒热。

仕材曰：蚤休专理痈毒，兼疗惊痫。

李梴曰：蚤休味苦气微寒，惊搐颠痫弄舌端，疮痈瘰疬皆堪用，杀虫解毒不等闻。

兆嘉曰：蚤休痈毒能消，味苦寒而散结热，瘀可化，杀虫积以通肝。

白及根

白及根 气味苦平，无毒，主治痈肿恶疮，败疽伤阴死肌，胃中邪气，贼风鬼击，痱缓不收。

张隐庵曰：白及气味苦平，花红根白，得阳明少阴之气化，少阴主藏精，而精汁生于阳明，故主治痈肿恶疮，贼风痱缓诸证。

徐灵胎曰：此以质为治。白及气味冲淡和平，而体质滑润，又极黏腻入于筋骨之中，能和柔滋养，与正气相调，则微邪自退也。

海藏曰：白芨苦甘，阳中之阴，味辛苦平，微寒无毒。珍云："止肺，涩，白敛治证同。

仕材曰：白芨肺伤吐血建奇功，痈肿排脓称要剂。

李梴曰：白芨苦辛平无毒，痈疽疥癣裂皮肉，平胃风痹缓不收，补肺止血治打扑。

讱庵曰：白芨味苦而辛，性涩而收，得秋金之令，入肺止吐血，肺损者能复生之。治跌打拆骨，汤火灼伤，恶疮痈肿，败疽死肌，去腐逐瘀生新，除面上皯疱，涂手足皲裂，令人肌滑。紫石英为使，畏杏仁，反乌头。

兆嘉曰：白芨清金治嗽，苦辛甘涩，性平寒，止血生肌，散结敛疮，质腻滑。

宫绣曰：白芨（专入肺）味苦而辛，性涩而收，微寒无毒。方书既哉，功能入肺止血。又载能治跌扑折骨，汤火灼伤，恶疮痈肿，败疽[1]死肌，得非似收不收，似涩不涩，似止不止乎。不知书言功能止血者，是因性涩之谓也。书言能治痈肿损伤者，是因味辛能散之谓也。此药涩中有散，补中有破，故书又载去腐逐瘀生新。至云重囚肺有白芨一事，因剖而见色犹不变，虽云肺华损坏，可以复生，然终涉于荒唐，未尽信。手足皲裂，面上黑疱，并跌打损伤，汤火灼伤，用治亦效。紫石英为使，恶杏仁，反乌头（台州狱吏悯一重囚，囚因感之云："吾七犯死罪，遭刑拷，肺皆损伤。得一方用白芨末，米饮日服，其效如神。"后因凌迟，剖开胸，见肺间窍穴，皆白芨填补，色犹不变也）。

白敛根

白敛根 气味苦平，无毒，主治痈肿诸疮，散结气止痛除热，目中赤，小儿惊痫，温疟，女子阴中肿痛，带下赤白。

张隐庵曰：敛者，取秋金收敛之义，古时用此药敷敛痈毒，命名盖以此，有赤白二种，赋禀于白及相同，故主治不甚差别。白及得阳明少阴之精汁，收藏于下，是以作糊稠黏。白敛乃蔓草，性惟上延，而津液濡上，故兼除热清目，小儿惊痫，及女子阴中肿痛，带下赤白。又治温疟者，主清下焦之热，其性从下而上也。

时珍曰：白敛根解狼毒毒。

李梴曰：白敛无毒苦甘平，敛诸疮口故留名，除热目赤杀火毒，女阴肿痛儿痫惊。

讱庵曰：白敛苦能泄，辛能散，甘能缓，寒能除热，杀火毒，散结气，生肌止痛，治痈疽疮肿，面上疱疮，金疮扑损，敛疮方多用之。搽冻耳。蔓赤，枝有五叶，根如卵而长，三五枚，同窠，皮乌肉白。一种赤敛，功用皆同。

兆嘉曰：白敛苦能泻热，辛可疏邪，散结行瘀，止为性寒，能解利消痈敛口，皆因火毒未潜消。

宫绣曰：白敛（专入肝脾）敷肿疮疡，清热解毒，散结止痛，久为外科所用要药。然目赤惊痫，温疟阴肿滞下，淋浊失精，金疮失血。凡因湿热湿毒而成者，何一不可以为内科之用？如《金匮》薯蓣丸，用此解风气百疾蕴蓄。又书载同地肤子，则可以

---

① 疽：据《本草求真》为疽之误。

治淋浊失精；同白芨，则可以敛金疮失血；同甘草，则可以解狼毒之毒，岂尽痈肿解毒而已哉？但此味辛主散，味苦主降，味甘主缓，故止可以散结解热。若胃气虚弱，痈疽已溃者，均非所宜。蔓赤，茎有五叶，根如卵长，有三五枚，同窠，皮黑肉白。代赭石为使，反乌头。色赤为赤敛，功用皆同（按：白敛为治外科圣药，其云目赤惊痫温疟等症，未必见长也）。

鬼臼

鬼臼 气味辛温，有毒，主治杀虫毒，鬼疰精物，辟恶气不祥，逐邪解百毒。

张隐庵曰：鬼臼以九臼者为良，故名九臼。九，老阳之数也，阳者，天气也，故《别录》名天臼。气味辛温，禀太阳阳热乾金之气，故主杀虫毒鬼疰精物，及恶气不祥，并逐邪解百毒。《金匮》方治伤寒令愈不复者，助太阳之气也。盖阳气者，若天与日，此花随天日旋转，而又不见天日，犹天德惟藏，不自明也。

时珍曰：鬼臼下死胎，治邪疟痈疽，蛇毒射工毒。

李梴曰：鬼臼（《入门》本注云：生深山岩谷之阴，叶似蓖麻，初生一茎，茎端一叶，两歧，久长一茎，枯为一臼，二十年则二十臼也。三月开赤花，开后结实，根似射干，八月采根，日干。味辛温，有毒，主蛊毒鬼疰，精物辟邪，恶解百毒，治传尸痨瘦，止咳嗽喉结，去目中肤翳，不入汤药）。

梓白皮

梓白皮 气味苦寒，无毒，主治热毒，去三虫。

张隐庵曰：梓楸同类，梓从辛，楸从秋，禀金气也；气味苦寒，禀水气也。禀水气，故主治热毒。禀金气，故主杀三虫。《阳明篇》云："伤寒瘀热在里，身必发黄，麻黄连轺赤小豆汤主之。"内用梓白皮，义可知矣。

海藏曰：梓白皮气寒，味苦无毒。《本草》云："主热，去三虫，治目中疾。生河内山谷，今近道皆有之，木似梧桐。

时珍曰：梓白皮，治温病复感寒邪变为胃啘，煮汁饮之。

李梴曰：梓白皮（《入门》本注云：即梓树之皮，处处有之，似桐而叶小花紫色，即秋之疏理白色而生子者。味苦寒，无毒，主热，去三虫，疗目中疾及吐逆反胃，小儿热疮，身头热烦。蚀疮，汤浴之）。

柳花

柳花 气味苦寒，无毒，主治风水黄疸，面热黑。

张隐庵曰：柳性柔顺，喜生水旁，受寒水之精，感春生之气，故纵横顺逆插之皆生。得春气则能助肝木以平土，故主治风水黄疸。得水精则能清热气而资面颜，故治面热黑。

李梴曰：柳华寒苦退疸黄，根叶皮攻疔肿疮，絮止灸疮痈用实，煎枝含汁治牙良。

柳叶

柳叶 气味苦寒，无毒，主治恶疥痂疮马疥，煎汁洗之立愈。又疗心腹内血，止痛。

时珍曰：柳叶疗白浊，解丹毒。

杨柳枝及根白皮

杨柳枝及根白皮 气味苦寒，无毒，主治痰热淋疾，可为浴汤，洗风肿瘙，煮酒漱齿痛。近今以屋檐插柳经风日者，煎汤饮，治小便淋浊痛，通利水道。

时珍曰：枝及根白皮，煎服治黄疸白浊，酒煮熨诸痛肿，去风止痛消肿。

郁李仁

郁李仁 气味酸平，无毒，主治大腹水肿，面目四肢浮肿，利小便水道。

张隐庵曰：李乃肝之果，其仁当治脾。郁李花实俱青，其味酸甘，其气芳香，甲己合而化土也。土气化，则大腹水肿，面目四肢浮肿自消，小便水道自利。

丹溪曰：郁李仁，阴中之阳，破血润燥。

海藏曰：郁李仁味苦辛，阴中之阳，辛苦，阴也。珍云："破血润燥。"

仕材曰：郁李仁润达幽门，而关格有转轮之妙；宣通水府，而肿胀无壅遏之嗟。

李梴曰：郁李仁味苦酸平，破血润燥二便行，消肿攻癖通关格，根主牙风肿且疼。

讱庵曰：郁李仁辛苦而甘，入脾经气分，性降，下气行水，破血润燥，治水肿癃急，大肠气滞，关格不通。用酒能入胆，治悸，目张不眠。然治标之剂，多服渗人津液。去皮尖，蜜浸研。

兆嘉曰：郁李仁顺气搜风，燥结立开，津易耗；通肠导水，肿浮顿退，胀全消。辛苦甘酸，平和润降。

宫绣曰：郁李仁（专入脾，兼入膀胱、大肠）世人多合胡麻同用，以为润燥通便之需。然胡麻功止润燥，暖中活血，非若郁仁性润。其味辛甘与苦而能入脾，下气行水，破血之剂也。故凡水肿癃急，便闭，关格不通，得此体润则滑，味辛则散，味苦则降，与胡麻实异，而又可以相需为用者也。然此止属治标之剂，多服恐渗液，而益燥结不解耳。去皮尖，蜜浸研（按：《宋史·钱乙传》云：一乳妇因悸而病，既日目张不得瞑，乙曰：煮郁李酒饮之，使醉即愈。所以然者，目系内连肝胆，恐则气结，胆横不下，郁李仁去结，随酒入胆，结去胆下则目能瞑矣，此盖得肯綮之妙者也）。

巴豆

巴豆 气味辛温，有毒，主治伤

寒温疟寒热，破癥瘕结聚坚积，留饮痰澼大腹，荡练五脏六腑，开通闭塞，利水谷道，去恶肉，除鬼毒虫疰邪物，杀虫鱼。

张隐庵曰：巴豆生于巴蜀，气味辛温，花实黄赤，大热有毒，其性慓悍。主治伤寒温疟寒热者，辛以散之，从经脉而外出于肌表也。破癥瘕结聚坚积留饮痰澼大腹者，温以行之。从中土而下泄于肠胃也，用之合宜，有斩关夺命之功，故荡练五脏六腑，开通闭塞，闭塞开通则水谷二道自利矣。其性慓悍，故去恶肉。气合阳明，故除鬼毒虫疰邪物，杀虫鱼。《经》云："两火合并，是以阳明。"巴豆味极辛，性大温，具两火之性，气合阳明，故其主治如此。

愚（郭氏）按：凡服巴霜，即从胸胁大热达于四肢，出于皮毛，然后复从肠胃而出。《伤寒论》有散方，治伤寒寒实结胸，用此。古人称为斩关夺门之将，用之若当，真瞑眩瘳疾之药；用之不当，非徒无益，而反害矣。

东垣曰：巴豆味辛性热，有大毒，浮也，阳中之阳也。其用有二：削坚积荡脏腑之沉寒；通闭塞利水谷之道路。斩关夺门之将，不可轻用。

丹溪曰：巴豆去胃中寒积，无寒积者勿用。

海藏曰：巴豆气温味辛，生温熟寒，有大毒。《本草》云：主伤寒温疟寒热，破癥瘕结聚坚积，留饮痰澼，大腹水肿，荡涤五脏六腑，开通闭塞，利水谷道，去恶肉，除鬼毒蛊疰邪物，杀虫鱼（《本经》）。疗女子月闭烂胎，金疮脓血不利，丈夫阴癞，杀斑猫毒，健脾开胃。

时珍曰：巴豆治泻利惊痫，心腹痛，疝气，风喎耳聋，喉痹牙痛，通利关窍。

仕材曰：巴豆荡五脏涤六腑，几于煎肠刮胃，攻坚积，破痰癖，直可斩关夺门，气血与食一攻而殆尽，痰虫及水倾倒而无遗，胎儿立堕，疗毒旋抽。

李梴曰：巴豆大毒味辛热，主荡胃中寒积结，气血痰食水癖消，更通月水排脓血。

切庵曰：巴豆辛热，有大毒。生猛而熟少缓，可升可降，能止能行，开窍宣滞，去脏腑沉寒，最为斩关夺门之将。破痰癖血瘕气痞，食积生冷，硬物所伤，大腹水肿，泻痢惊痫，口喎耳聋，牙痛喉痹，其毒性又能解毒杀虫，疗疮疡蛇蝎诸毒。峻用大可劫病，微用亦可和中。通经烂胎，一名刚子，或用壳用仁用油，生用炒用醋煮，烧存性用，研去油，名巴豆霜。芫花为使，畏大黄、黄连、凉水，得火良。油作纸燃，燃火吹息，或薰鼻，或刺喉，能行恶涎恶血，治中风中恶，痰厥气厥，喉痹不通，一切急病。

兆嘉曰：巴豆荡涤阴凝之物，锐利难当；攻消坚积之邪，直前无阻。沉寒痼冷，赖辛热以宣通；化腐伤肌，仗膏丹而施用。脾胃大肠皆可入，刚雄有毒，勿轻尝。

宫绣曰：巴豆（专入肠胃）辛热

大毒。据书所载生猛熟缓，可升可降，能行能止，开窍宣滞，去脏腑沉寒，为斩关夺命之将。夫既能宣滞通窍，则药能降能行。何书又言能升能止耶？此数字不无令人少疑。究之书之所言降者，因有沉寒痼冷，积聚于脏，深入不毛，故欲去不能，不去不得，非无辛热迅和斩关直入，扫除阴霾，推陈致新，亦安能荡涤而如斯哉。是即书之所谓"能降能行者耳"。至有久病溏泄，服升提涩药而泻反甚，脉滑而沉，是明脾胃久伤，冷积凝气所致，法当用以热下，则寒去利止，而脉始得上升，是即所谓"能升能止"者是也。夫医理玄远，变化靡尽，在人引伸触类，毋为书执，则用药不歧。即如大黄，亦属通闭开便之品，然惟腑病多热者最宜，若以脏病多寒而用大黄通利，不亦自相悖谬乎？故曰误用有推墙倒壁之虞，善用有勘乱调中之妙。元素曰："世以治酒病膈气，而以巴豆辛热，通开肠胃郁热。第郁结虽通，血液随亡，其阴亏损伤，寒结胸膈，小儿疳积，用之不死亦危。奈何庸人畏大黄而不畏巴豆，以其性热剂小耳。试以少许，轻擦皮肤须臾发泡，况下肠胃能无溃灼薰烂之患乎？即有急症不得已而用之。"压去其油，取霜，少许入药可也，或用壳用仁用油，生用炒用醋煮，烧存性用。研去油，名豆霜。芫花为使，畏大黄、黄连、凉水，得火良（中其毒者，以大黄、黄连煎汤解之，或用凉水。又方，黑豆绿豆汁亦佳）。

雷丸

雷丸 气味苦寒，有小毒，主杀三虫，逐毒气，胃中热，利丈夫，不利女子。

张隐庵曰：雷丸是竹之余气，感雷震而生。竹茎叶青翠，具东方生发之义，震为雷，乃阳动于下。雷丸气味苦寒，禀冬令寒水之精，得东方震动之气，故杀阴类之三虫，而逐邪毒之气。得寒水之精，故清胃中热。震为雷为长男，故利丈夫，不利女子。

仕材曰：雷丸杀脏腑之诸虫，除婴儿之百病。

李梴曰：雷丸咸苦冷微毒，逐皮热毒杀诸虫，摩膏疗儿百种病，久服伤阴男女同。

讱庵曰：雷丸苦寒，有小毒，入胃、大肠经。功专消积杀虫，乃竹之余气得霹雳而生，故名。大小如栗，竹刀刮去黑皮，甘草水浸一宿，酒拌，蒸或炮用。厚朴、芫花为使，恶葛根。

兆嘉曰：雷丸得竹之余气，苦寒能清热杀虫；感雷而成苓，阴毒可入肝达胃。

宫绣曰：雷丸（专入胃）味苦而咸，性寒，小毒。本竹余气所结，得霹雳而生，故有雷丸之号。功专入胃，除热消积化蛊。故凡湿热内郁，癫痫狂走，汗出恶风，蛊积殆甚，腹大气胀，蛊作人声者，服之即能有效。以其秉性纯阴，兼味至苦，感其霹雳，故能去其邪魅也。所云惟利男子，不利妇人，亦以妇人属阴，故于阴物不宜耳。究之，果属肾热亦又何碍，但无蛊积，不得妄用。皮黑肉白者良。若肉紫黑者，杀人。甘草水浸一宿，酒拌，蒸或泡用。厚朴、芜花为使，恶葛根（按：雷丸性属纯阴，虽能杀虫，不可久服，久服令人阴痿）。

代赭石

代赭石　气味苦寒，无毒，主治鬼疰贼风蛊毒，杀精物恶鬼，腹中毒邪气，女子赤沃漏下。

张隐庵曰：赭石，铁之精也，其色青赤，气味苦寒，禀水石之精，而得木火之化。主治鬼疰贼风蛊毒者，色赤属火，得少阳火热之气，则鬼疰自消也。石性镇重，色青属木，木得厥阴风木之气，故治贼风蛊毒也。杀精物恶鬼，所以治鬼疰也。腹中毒，所以治蛊毒也。邪气，所以治贼风也。赭石，一名血师，能治冲任之血，故治女子赤沃漏下。

叶天士曰：代赭石气寒，禀天冬寒之水气，入足少阴肾经。味苦无毒，得地南方之火味，入手少阴心经。气味俱降，阴也。天地者，阴阳之体；水火者，阴阳之用也。肾为坎水，代赭石气寒益肾，则肾水中一阳上升；心为离火，代赭石味苦益心，则心火中一阴下降。水升火降，阴阳互藏其宅，而天地位矣。故鬼疰邪气，精魅恶鬼贼风毒邪，不能相干。即或有邪，亦必祛逐也。寒可清热，苦可泄邪，所以又主

蛊毒，及腹中邪毒也。肾主二便，心主血，血热则赤沃漏下，苦寒清心，心肾相交，所以主女子赤沃漏下也。

陈修园曰：代赭石气寒入肾，味苦无毒，入心肾为坎水。代赭石气寒益肾，则肾水中一阳上升；心为离火，代赭石味苦益心，则心火中一阴下降。水升火降，阴阳互藏其宅，而天地位矣。故鬼疰贼风，精魅恶鬼，以及蛊毒腹中邪毒，皆可主之。肾主二便，心主血，血热则赤沃漏下，苦寒清心，心肾相交，所以主女子赤沃漏下。仲景代赭旋覆花汤用之极少，后人昧其理而重用之，且赖之以镇纳诸气，皆荒经之过也。

海藏曰：代赭石气寒味甘苦，无毒。一名须丸，出姑幕者，名须丸，出代都者，名代赭。入手少阴经、足厥阴经。《本草》云："主鬼疰贼风蛊毒，杀精物恶鬼，腹中毒邪气，女子赤沃漏下，带下百病，胞衣不下，坠胎养血，除五脏血脉中热，血痹血瘀，大人小儿惊气入腹，及阴痿不起。

李梴曰：代赭石寒甘且苦，养气血精又善止，镇肝健脾治惊疳，辟贼风邪及疰蛊。

讱庵曰：代赭石苦寒，养血气，平血热，入肝与心包，专治二经血分之病。吐衄崩带，胎动产难，小儿慢惊，金疮长肉。煅红醋淬，水飞用。干姜为使，畏雄附。

兆嘉曰：代赭石噎痞能除，用治虚邪，重以镇心肝，并入堪清血分，苦而寒。

宫绣曰：代赭石（专入心肝）味苦而甘，气寒无毒。凡因血分属热，崩带泻痢，胎动产难，膈膈痞硬，惊痫金疮等症，治之即能有效。以其体有镇怯之能，甘有和血之力，寒有胜热之义，专入心肝二经血分，凉血解热，镇怯祛毒。但小儿慢惊及阳虚阴痿，下部虚寒者忌之，以其沉降而乏生发之功耳。书载能治慢惊，其说似非。击碎有乳孔者真，火煅醋淬三次，研细，水飞用。干姜为使，畏雄附（按：实症不可谓慢，小儿慢惊，虚症也，用代赭石能镇怯填虚）。

铅丹（一名黄丹）

铅丹 气味辛微寒，无毒，主治吐逆反胃，惊痫癫疾，除热下气。炼化还成九光，久服通神明。

张隐庵曰：铅丹本金水之精，得火化而变赤，气味辛微寒，盖禀金质而得水火之气化。主治吐逆反胃者，火温其土也；治惊痫者，水济其火也；治癫疾者，火济其水也。气味辛寒，寒能除热，辛能下气也。炼化还成九光者，炼九转而其色光亮，还成黑铅也，炼化还光而久服，则金水相生，水火相济，故通神明。

愚按（郭氏）：铅有毒，炼铅成丹则无毒。铅丹下品，不堪久服，炼铅丹而成九光，则可久服，学者所当意会者也。

丹溪曰：铅丹属金而有土与水火，丹出于铅而曰无毒，又曰凉。予观窃

有疑，曾见中年一妇人因多子，于月内服丹铅二两，四肢冰冷强直，食不入口，时正仲冬，急服理中汤加附子数帖而安，谓之凉而无毒可乎？铅丹本谓之黄丹，化铅而成，别有法《唐本》[①]注炒锡作。然经称铅丹，则炒锡之说误矣，亦不为难辨，盖锡则色黯暗，铅则明白，以此为异尔。

海藏曰：铅丹气微寒，味辛，黄丹也。《本草》云：主吐逆反胃，惊痫癫疾，除热下气（《本经》）。止小便利，除毒热筋挛，金疮溢血。又云镇心安神，止吐血。

时珍曰：铅丹坠痰杀虫，去怯除忤恶，止痢明目。

仕材曰：黄丹止痛生肌，宜于外傅；镇心安魄，可作丸吞。下痰杀虫，截疟止痢。

李梴曰：铅丹有毒味辛凉，生肌止血治诸疮，吐逆癫痫消久积，截疟镇惊神气藏。

讱庵曰：铅丹咸寒沉重，味兼盐矾，内用坠痰去怯，消积杀虫，治惊疳疮痢。外用解热拔毒，去瘀长肉，熬膏必用之药。铅粉主治略同。

兆嘉曰：黄丹辛咸，性寒，沉阴走血，坠痰退热，能镇逆以疗惊，止痛生肌，可杀虫而固脱。

宫绣曰：铅丹即名黄丹，系用黑铅、硝黄、盐矾煅炼而成，故味兼咸而走血，其性亦能杀蛊解热，坠痰祛积，且更拔毒去瘀，长肉生肌，膏药每取为用。目暴赤痛，铅丹调贴太阳

① 《唐本》：即唐代《新修本草》简称。

立效（时珍曰：吴巡检病不得溲，卧则微通，立则不能涓滴，遍用通利药不效，唐与正问其平日自制黑铅丹常服，因悟曰：此必结砂，时硫飞去铅不死，铅砂入膀胱，卧则偏重，犹可溲，立则正塞水道，故不通。取金液丹三百粒，分为十服，煎瞿麦汤送，水下得愈。"）

铅粉

铅粉 气味辛寒，无毒，主治伏尸毒螫，杀三虫。

张隐庵曰：伏尸者，伏于泉下之尸，相荫而为传尸鬼疰之病，铅粉从黑变白，从阴出阳，故主治伏尸。禀水气而性寒，故消螫毒；禀金气而味辛，故杀三虫。

愚（郭氏）按：黄丹、铅粉，皆本黑锡所成，而变化少有不同，变白者，得金水之气，而走气分；变赤者，得火土之气，而走血分。黄丹禀火土之气，故入膏丹，主痈疽恶疮之用。今时则用铅粉收膏药，以代黄丹。

丹溪曰：白粉，胡粉另是一种，乃是锡粉，非铅粉也（用时不可不辨也）。盖古人以锡为粉，故名胡粉，不可入药，惟妇人用以附面，喜其色，类肌肉也。又名镴子粉，即是锡也。

海藏曰：白粉，《本草》云："一名胡粉，一名定粉，一名瓦粉，仲景猪肤汤用白粉，非此白粉，即白米粉也。黄延非治胸中寒，是治胸中塞，误写作'寒'字。

时珍曰：粉锡治食服劳复，坠痰消胀，治疥癣狐臭，黑须发。

李梴曰：铅粉有毒味辛寒，恶疮狐臭水能干，消积杀虫止溺痢。破瘀坠胎亦可餐，诸疮可用煎膏贴，油十粉四滴成丸。

兆嘉曰：铅粉杀虫泽面辛寒重，退热除痰外治多。

宫绣曰：铅粉，一名胡粉，系黑铅煅炼，变黑为白，气味辛寒，体用与铅相似。但有豆粉、蛤粉同入，故止入气而不入血，其功专能止痛生肌，膏药每取为用。且力能化蛊杀蛊，《金匮》甘草粉蜜汤用此，以为除蛊杀虫药也（按：铅粉、铅丹、黑铅，气味功用略同，用一味宜互参之）。

戎盐（即青盐）

戎盐 味咸寒，无毒，主明目目痛，益气坚肌骨，去毒盐。

张隐庵曰：戎盐由海中咸水凝结于石土中而成，色分青赤，是禀天一之精，化生地之五行。故主助心神而明目，补肝血而治目痛，资肺金而益气，助脾肾而坚肌骨。五脏三阴之气，交会于坤土，故去蛊毒。

时珍曰：戎盐解芫青斑蝥毒。

李梴曰：青盐咸寒去痰热，明目固齿乌须发，除诸血疾腹心疼，滋肾镇心涂疮疖。

切庵曰：青盐甘咸而寒，入肾经，助水脏，平血热。治目痛赤涩，吐血溺血，齿舌出血，坚骨固齿，明目乌须，余同食盐。出西羌，不假煎炼，方棱明莹色青者良。

兆嘉曰：青盐性同盐而不经煎炼，利水强阴，味带甘而并可软坚，退阳明目，功归血分，治达肾家。

宫绣曰：青盐（专入肾，兼入心）即名戎盐，禀至阴之气凝结而成，不经煎炼，生于涯涘之阴。其味咸，气寒无毒，能入少阴肾脏以治血分实热。故凡病因肾起而见小便不通，胃中瘀赤涩昏，及吐血溺血，齿舌出血，牙龈热痛，暨蛊毒邪气固结不解者，宜以此味投治。俾肾补而热除，咸入而坚软。《经》曰："热淫于内，治以咸寒。"正此谓耳。出西羌，不假煎煆，方棱明润色青者良（《普济》^①方治风眼烂弦，用戎盐化水点之。仲景《金匮》方治小便不通，用戎盐弹丸大一枚，茯苓半斤，白术二两，水煎服之，均有奇效也）。

天鼠屎（夜明砂）

天鼠屎 气味辛寒，无毒，主治面痈肿，皮肤洗洗时痛。腹中血气，破寒热积聚，除惊悸。

张隐庵曰：蝙蝠形极类鼠，而飞翔空中，故曰天鼠。身有翼而昼伏，故曰伏翼。屎，乃蚊蚋乳石之余精，气味辛寒，感阳明太阳金水之化。主治面痈肿者，而属阳明也；皮肤洗洗时痛者，皮肤属太阳也。痈肿则气血不和，阳明行身之前，而治面之痈肿，则腹中血气之病，亦可治也。皮肤洗洗，则身发寒热；皮肤时痛，则寒热积聚。太阳主通体之皮肤而治皮肤洗

洗之时痛，则自发寒热而邪积凝聚者，亦可破也。肝病则惊，心病则悸，除惊悸者，禀阳明金气，而除风木之惊；禀太阳水气，而除火热之悸也。

天鼠粪（即夜明砂，即伏翼矢）。时珍曰：天鼠粪治目盲障翳，明目除疟。

李梴曰：夜明砂辛寒，治疳更疗痨疮，子死腹。

讱庵曰：夜明砂辛寒，肝经血分药，活血消积，治目盲障翳，疟魃（音奇）惊疳，血气腹痛。同鳖甲烧烟辟蚊。蝙蝠矢也。食蚊，砂皆蚊眼，故治目疾。淘净焙用，恶白微、白敛。

兆嘉曰：夜明砂感阴气之精，其目夜明善治瞖，禀咸寒之性，其砂辛苦可行瘀，能理儿疳，堪摩腹积。

宫绣曰：夜明砂（专入肝）即名天鼠粪也。其粪因食蚊虫而化。蚊虫善食人血，是即蚊虫之眼，故能入肝经血分活血，为治目盲障翳之圣药。凡人目生障翳，多缘肝有血积，以致上攻于目，其或见为惊疳疟魃，血气腹痛，得此辛以散邪，寒以胜热，则血自活，而病无不遽愈。以其蚊善食血，故即可以食血者，治其血耳。并能烧烟辟蚊，是即以蚊治蚊之意。淘净焙用。恶白微、白敛（按：夜明砂即蝙蝠矢。蝙蝠俗所谓偷油老鼠也，其鼠善食蚊而睛不化，故矢皆蚊眼也。蚊为食血之物，故能入肝破血。此鼠昼伏夜飞，其目夜明，故能治雀目，退翳膜也）。

李梴曰：伏翼（即蝙蝠也）味咸平无毒，主儿魃病明眼目，止久嗽又通

① 《普济》：即《普济方》简称。

五淋，常服延寿无忧辱（时珍曰："蝙蝠性能泻人，故陈子真等服之皆致死，观后治金疮方，皆致下痢，其毒可知。《本经》谓其无毒，久服喜药无忧，《日华子》云久服解愁者，皆误后世之言。适足以增忧益愁而已。治病可也，服食则不可。"）。

虾蟆（蟾蜍）

虾蟆 气味辛寒，有毒，主治邪气，破癥坚血，痈肿阴疮，服之不患热病。

张隐庵曰：虾蟆生于阴湿陂泽，能作土遁，其色黄黑，气味辛寒，盖禀土金水之气化所生。主治邪气者，辛以散之也。禀金气，故破癥坚血；禀土气，故治痈肿阴疮；禀水气，故服之不患热病。

虾蟆（附蟾蜍，蟾酥）丹溪曰：虾蟆属土与水，味甘性寒，南人多食之。《本草》明言可食，不患热病，由是病人喜食之矣。《本草》之义，盖是或炙、或干、或烧、或灰，和在药剂用之，非若世人煮为羹入盐抹而啜其汤。此物湿化，火能发湿，久则湿以化热。此七气原自然有火也，《衍义》谓解劳热之谓也，非羹之谓也，戒之。凡用五月五日取东行者良。又取眉间有白汁，谓之蟾酥，以油单裹眉裂之，酥出单上，收之入药。又人患齿缝中血出，以纸纸子蘸干蟾酥少许于血出处，按之立止（按：蟾蜍出于蟾蜍非虾蟆，取白汁而成，此一条误矣）。

时珍曰：虾蟆肝，蛇蝲人，牙入肉中，痛不可堪，捣傅之，立愈。虾蟆胆治小儿失音不语，取汁点舌上，立愈。

仕材曰：虾蟆发时疮之毒，理痨积之疴，消猘犬之毒，枯肠痔之根。

李梴曰：虾蟆味辛寒有毒，痈肿金疮可内服，破癥治痨攻犬伤，生捣又堪窨打扑。蟾酥乃是蟾之精，恶疮痨瘦效尤灵。

时珍曰：蟾蜍治一切五疳八痢，肿毒破伤，风病脱肛。蟾酥发背疔疮，一切恶肿。

仕材曰：蟾酥发背疔疽，五疳羸弱，立止牙疼，善扶阳事。

李梴曰：蟾酥乃是蟾之精，恶疮痨瘦效尤速。

切庵曰：蟾蜍（即癞虾蟆）蟾土精而应月魄，辛凉微毒，入阳明胃，发汗退热，除湿杀虫，治疮疽发背，小儿劳瘦疳疾。蟾酥辛温大毒，助阳气，治疔肿发背，小儿疳疾脑疳。

兆嘉曰：蟾酥性毒质粘，能辟邪而开窍，味辛气热，可拔毒以消痈，外用伤肌，鼻闻取嚏。蟾皮可疗疳积，能发疮疹，性味却属甘凉，善行脾肺。

宫绣曰：蟾酥（专入肌肉）即蟾蜍眉间内有白汁者是也。味辛气温，有毒，能拔一切风火热毒之邪，使之外出。盖邪气着人肌肉，郁而不解，则或见为疔肿发背，阴疮阴蚀，痘疔恶疮，故必用此辛温以治。盖辛主散，温主行，使邪尽从汗发，不留内入，而热自可以除矣。但性有毒，止可外治取效。即或用丸剂，亦止二、三、四厘①而已，多则能使毒人。其用作丸投服，亦宜杂他药内入，如牛黄、明矾、乳香、没药之类，毋单服也。故书载拔诸毒，只宜用酥一钱，白面二钱，砵砂少许作锭，谅病轻重酌与，不可尽服。又治背发无名等毒，取酥三五分，广胶水化，米醋入铫火化，乘热手刷不已，以散为度。刻玉涂之，等于刻蜡，房术用之更善。总皆外科夺命之功，轻用烂人肌肉。至若蟾蜍气味辛寒，凡癥瘕积块，风犬咬伤。小儿疳积，瘟疫发斑，疮疽发背，用之与酥略同。以其辛有发散之能，寒有逐热之功，外敷固见神功，内服除去头足腹肠垢，亦能去积除热。如疯狗咬伤，用蟾蜍后足捣汁生食，先于患人顶心拔去红发三四茎，于小便内见沫，其毒即解。发背初肿，用活蟾数个更易系于肿上，则毒其亦散矣！总皆具有外拔内攻之力，勿轻用也。蟾酥以油单纸裹眉裂之，酥出纸上，阴干用。蟾蜍焙干，去皮爪，酒浸去肉用（按：虾蟆、蟾蜍本两物，虾蟆即吾乡所谓青蛤蚂，蟾蜍即吾乡所谓癞蛤蚂也。蟾酥出自蟾蜍，非取于《本经》所谓虾蟆。虾蟆者，即青蛤蚂也。详见《纲目》）。

蜈蚣

蜈蚣 气味辛温，有毒，主治鬼疰蛊毒，啖诸蛇虫鱼毒，杀鬼物老精，温疟，去三虫。

张隐庵曰：蜈蚣色赤性温，双钳两尾，头尾咸红，生于南方，禀火毒之性，故《本经》主治，皆是以火毒而攻阴毒之用也。

愚（郭氏）按：蛇属金，蜈蚣属火，故能制之。鸡应昂宿，是又太阳出而爝火灭之义矣。

时珍曰：蜈蚣，小儿惊痫风搐，脐风口噤，丹毒秃疮，瘰疬便毒痔漏，蛇瘕蛇瘴蛇伤。

李梴曰：蜈蚣有毒能攻毒，气味辛温杀恶虫，消积破瘀堕胎产，口疮牙噤保婴童。

讱庵曰：蜈蚣辛温有毒，入厥阴肝经。善走能散，治脐风撮口，惊痫瘰疬，蛇瘕疮甲，杀虫堕胎。取赤足黑头者，火炙，去头足尾用，将荷叶火煨用，或酒炙。畏蜘蛛、蜒蚰、鸡屎、桑皮、盐。

兆嘉曰：蜈蚣其性走而有毒，散肿行瘀，其味辛而且温，搜风定搐，杀蛇辟蛊，先行胃，治痫疗惊，又入肝。

宫绣曰：蜈蚣（专入肝）本属毒物，性善啖蛇，故治蛇瘕毒者无越是物。且其性善走窜，故瘟疫鬼怪得此则疗。又其味辛，辛则能以散风，故凡小儿惊痫风搐，脐风噤口，得此入肝则治。又其性温，温则能以疗结，故凡瘀血堕胎，心腹寒热结聚，得此则祛。至于瘰疬便毒等症，书载能以调治，亦是以毒攻毒之意耳。赤足黑头者佳，火煨用。畏蜘蛛、蜒蚰、鸡屎、桑皮、

① 厘：古代计量单位。相当于今之0.03g。

盐（如有中蜈蚣毒者，以桑汁、盐、蒜涂之，即愈矣）。

蚯蚓（一名土地龙）

蚯蚓 气味咸寒，无毒，主治蛇瘕，去三虫，伏尸鬼疰蛊毒，杀长虫。

张隐庵曰：蚯蚓冬藏夏出，屈而后伸，上食稿壤，下饮黄泉，气味咸寒，宿应轸水，禀水土之气化。主治尸疰虫蛊，盖以泉下之水气上升，地中之土气上达，则阴类皆从之而消灭矣。蜈蚣属火，名曰天龙；蚯蚓属水，名曰地龙。皆治鬼疰蛊毒蛇虫毒者，天地相交，则水火相济。故禀性虽有不同，而主治乃不相殊。

蚯蚓（一名土地龙）。丹溪曰：蚯蚓属土而有水与木，性寒，大解诸热毒，行湿病。凡使白颈自死者良，然亦应候而鸣。此物有毒，人被其毒，以盐水浸咬处，又以盐汤饮之立瘥。若治肾脏风下产病，不可阙也，仍须盐汤送。王荆公所谓寡壤太宰俱有味，可能蚯蚓独清廉者也。

时珍曰：蚯蚓主伤寒疟疾，大热狂烦，及大人小儿小便不通，急慢惊风，历疖风痛，脏风注，头风齿痛，风热赤眼，木舌喉痹，鼻瘜聤耳，秃疮瘰疬，卵肿脱肛。解蜘蛛毒疮，疗蚰蜒入耳。

李梴曰：地龙咸寒治热狂，蛊毒蛇瘕服之良，更医肾气注脚胫，粪治痢丹及犬伤。

切庵曰：蚯蚓土德而星应轸水，

味性咸寒，故能清热下行，故能利水。治温病大热狂言，大腹黄疸，肾风脚气。白颈者，乃老蚯蚓。治大热，捣汁，井水调下。入药或晒干为末，或盐化为水，或微炙，或烧灰，各随本方。蚯蚓泥甘寒，泻热解毒，治赤白久痢，傅小儿阴囊热肿，肿腮丹毒。

兆嘉曰：地龙性下行，利水通经，皆取咸寒退火热，治囊肿，毒因火附，须求蚯蚓净泥砂。

宫绣曰：蚯蚓（专入脾经络）最属寒味，观书所载甚明，其言味咸性寒，无毒，其论所治，则云能主伏尸鬼疰，伤寒伏热，狂谬热病，发狂血热，痘疮斑多紫黑，癥瘕黄疸，损伤垂危，瘰疬溃烂流串，肾风脚气，备极热毒形症，皆能调治，则其气味之寒，不待言矣！究其所以致治，则因此物伏处洼处，钻土饮泉，是其本性，故能除其鬼疰，解其伏热。且味咸主下处湿，而以入湿为功，故于湿热之病，湿热之物，遇之即化，停癥畜水，触着即消，而使尽从小便而出。蚯蚓本有钻土之能，化血之力，而凡跌扑受伤血瘀经络，又安有任其停蓄而不为之消化乎！但审认下入药，或晒干为末，或微炙，或烧灰，各随本方用

（按：汪昂云：中其毒者，盐水解之。昔有张将军病蚯蚓咬毒，每夕蚓鸣于体，浓煎盐水洗身，数过而愈）。

蛇蜕

蛇蜕 气味咸甘平，无毒，主治

小儿百二十种惊痫，蛇痫，癫疾瘈瘲，弄舌摇头，寒热肠痔蛊毒。

张隐庵曰：蛇蜕色白如银，至洁至净，气味咸平，禀金水之气化。金能制风，故主治小儿百二十种惊痫、蛇痫之证。癫疾瘈瘲，惊痫病也；弄舌摇头，蛇痫病也。水能清热解毒，故主治大人寒热肠痔。蛊毒寒热者，肠痔蛊毒之寒热也。

愚（郭氏）：痫证惟一，既曰惊痫，复曰蛇痫，则痫症不止一端。若以内之七情，外之形象求之，不啻百二十种，先圣立言，当意会也。

蛇蜕（一名龙衣）。海藏曰：蛇蜕，《心》云去翳膜用之，取其意也。

时珍曰：蛇蜕止疟辟恶，去风，杀虫。烧末服，治妇人吹奶，大人喉风，退目翳，消木舌，傅小儿重舌重腭，唇紧解颅，面疮月蚀，天泡疮，大人疔肿，漏疮肿毒，煮汤洗诸恶虫伤。

李梴曰：蛇退甘咸治蛇痫，喉风目翳诸疮虫，肠痔蛊毒催难产，百种惊风救儿童。

讱庵曰：蛇蜕甘咸无毒，性灵而能辟恶，故治鬼魅虫毒；性窜而善去风，故治惊痫风疟，重舌喉风；性毒而能杀虫，故治疥痫恶疮，疔肿痔漏；属皮而性善蜕，故治皮肤疮痒，产难目翳。用白色如银者，皂荚水洗净，或酒或醋或蜜浸，炙黄，或用烧存性，或盐泥固煅，各随本方。

宫绣曰：蛇蜕（专入肝，兼行皮肤）味甘而咸，气平无毒。凡治小儿惊痫风毒等症，无不用此为主。盖此具有

四能：一则性善辟恶，而凡邪魔蛊毒者不敢近，以其饮风吸露，气极清虚故也。二则性能驱风，而凡惊痫癫仆，偏正头风，喉舌诸疾者皆能除，以其性极走窜，力能驱风故也。三则性能杀虫，而凡恶癞痔漏疥癣，无不用之即效，以其质属毒物，以毒攻毒故也。四则能去皮肤之疾，而凡眼目翳膜，胎衣不下，得此即为解脱，以其气以类聚，即从其类以除也。色白如银者佳，皂刺水洗净，或酒或醋或蜜浸，炙黄。或烧灰存性，或盐泥固煅，各随本方（按：蛇蜕从口退出，眼睛亦退。今眼药及去翳瘼用之，取此义也）。

斑蝥

斑蝥 气味辛寒，有毒，主治寒热鬼疰蛊毒，鼠瘘恶疮，疽蚀死肌，破石癃。

张隐庵曰：斑蝥感秋气，食豆花，气味辛寒，色兼黄黑。盖禀金水之化，而为毒虫，故主散恶毒，消恶疮，攻死肌，破石癃，乃以毒而攻毒也。

海藏曰：斑猫味辛寒有毒。《本草》云："主寒热鬼疰，蛊毒鼠瘘，疥癣，恶疮，疽蚀死肌，破石癃。（《本经》）"血积，伤人肌，堕胎。畏巴豆。

时珍曰：斑蝥治疝瘕，解疔毒，猘犬毒，沙虱毒，轻粉毒。

仕材曰：斑猫破血结而堕胎儿，散瘕癖而利水道，拔疔疽之恶根，下猘犬之恶物，中蛊之毒宜求，轻粉之毒亦化。

李梴曰：斑猫辛寒须炒熟，内消瘰疬傅癣毒，破血癥又破石癃，通经堕胎溃入肉。

讱庵曰：斑蝥辛寒有毒，外用蚀死肌，傅疥癣恶疮。内用破石淋，拔瘰疬疔肿，下猘犬毒，溃肉堕胎，豆叶上虫，黄黑斑文，去头足，糯米炒热。生用则吐泻，人亦有用米，取气不取质者。畏巴豆、丹参，恶甘草、豆花。

兆嘉曰：斑猫直走精宫，腐肉堕胎毒至猛，专行血室，通淋逐积味辛寒，治疯犬之毒邪，达下窍而攻泻。

宫绣曰：斑蝥（专入下部）最属恶物，闻人捕捉，即于屁射出恶气，令人臭不可闻。近人肌肉则溃，入胎则堕，其毒概可知矣！其味辛，其气寒，其性下走而不上，故书载外用止可以蚀死肌敷疥癣恶疮，内治止可以破石淋拔瘰疬疔毒下犬伤恶毒而已，取其以毒攻毒也。然惟实者可用，其拔瘰疬毒，则以斑蝥法制，使令毒根从便出，如粉片血块烂肉之形，次以木通、滑石、灯心草辈导之。但下犬毒之初，先于患人头上拔去红发二三茎，以斑蝥七枚，去翅足，炙黄用，蟾蜍捣汁，服之疮口于无风处搦去恶血。小便洗净，发炙敷之，服后，小便当有瘀毒泄出，三四日当有狗肉三四块为尽，如数少，再服七枚。若愈后，忌闻钟声，复发则不可治矣。去头足，糯米炒熟，生用则吐泻，人亦有用米，取气不取质者。畏巴豆、丹参，恶甘草、芫花（按：此虫春食芫花为芫青，夏食葛花为亭长，秋食豆花为斑蝥，冬入地中为地胆。按：

芫青青绿花尤毒，亭长黑身赤头，斑蝥斑色，地胆黑头赤足）。

蠦蟷

蠦蟷 气味咸寒，有毒，主治小儿惊痫瘈疭，腹胀寒热，大人癫疾狂阳。

张隐庵曰：蠦蟷，甲虫也，出于池泽，以土包转而成生育，气味咸寒，是甲虫而禀水土之气化。甲虫属金，金能制风，故主治小儿惊痫瘈疭。禀土气，故治腹胀之寒热；禀水气，故治大人癫疾之狂阳。

蠦蟷（一名铁甲将军）。海藏曰：蠦蟷气寒味酸，有毒。《本草》云："治小儿惊风瘛疭，腹胀寒热，大人癫疾狂易，手足端寒，支满奔豚。"

时珍曰：蠦蟷治大小便不通，下痢赤白，脱肛，一切痔瘘疔肿。附骨疽疮，疬疡风炙疮，出血不止，鼻中息肉，小儿重舌。

兆嘉曰：蠦蟷咸寒有毒，肝胃双行，便闭虫疳，肠积能攻痫疾愈，惊风痔漏，疮疡并治骨疽消，拔箭镞之灾伤，贴疔毒而病愈。

鼠妇

鼠妇 气味酸温，无毒，主治气癃不得小便，妇人月闭血瘕，痫痓寒热，利水道堕胎。

张隐庵曰：鼠妇感阴湿而生，气味酸温，禀太阳寒水、厥阴风木之化。太阳水气行于肤表，则气癃而不得小便者，可治也。厥阴木气上行外达，则妇人月闭而为血瘕，可治也。膀胱气癃在内，则不得小便；在外，则有痫瘈寒热之病。鼠妇治气癃，则痫瘈之寒热亦可治也。不得小便，则水道不利，鼠妇治不得小便，则水道亦可利也。妇人恶血内闭则为血瘕，新血内聚则为姅娠，鼠妇治妇人月闭血瘕，则堕胎亦其验也。

时珍曰：鼠妇治久疟寒热，风虫牙齿疼痛，小儿撮口惊风，鹅口疮，痘疮倒靥。解射工毒，蜘蛛毒，蚰蜒入耳。

李樋曰：鼠妇（《入门》本注云：鼠妇即地鸡，多足，色如蚓，背有横纹蹙起，生瓮底下湿处及土坎中，常负鼠背上故名。味酸，微寒，无毒。主利水道，气癃不得小便，妇人月闭血瘕，痫瘈寒热，堕胎。仲景用治久疟者，以其主寒热也。端午采，日干，微炒）。

水蛭

水蛭　气味咸苦平，有毒，主逐恶血瘀血月闭，破血瘕积聚，无子，利水道。

张隐庵曰：水蛭乃水中动物，气味咸苦，阴中之阳也。咸苦走血，故主逐恶血瘀血，通月闭。咸软坚，苦下泄，故破血瘕积聚，及经闭无子。感水中生动之气，故利水道。

仲祖《伤寒论》，治太阳随经，瘀热在里，有抵当汤，内有水蛭，下瘀血也。

徐灵胎曰：凡人身瘀血方阻尚有

生气者，易治阻之，久则无生气而难治。盖血既离经与正气全不相属，投之轻药则拒而不纳，药过峻，又反能伤未败之血，故治之极难。水蛭最喜食人之血，而性又迟缓善入，迟缓则生血不伤，善入则坚积易破，借其力以攻积久之滞，自有利而无害也。

仕材曰：水蛭恶血积聚，闭结坚劳，炒末调吞多效。赤白丹肿痈毒，初生竹筒，含咂有功。

李樋曰：水蛭苦咸性毒凉，善吮痈疽理折伤，更利宿血通积结，堕胎通经救妇娘。

兆嘉曰：水蛭入血家，破血行瘀，其味苦咸，消肿胀，寻经络，搜邪磨积，其功寒毒，堕胎元。

宫绣曰：水蛭（专入肝）即马黄蜞，生于阴湿之处，善食人血，味咸与苦，气平有毒。与虻虫功用相似，通利水道，破血堕胎。故月闭血瘕，积聚无子，并肿毒恶疮折伤，皆能有效。然煅之存性，见水复能化生，啮人脏腑。破瘀之药甚多，何须用此。如犯之者，止用黄泥作丸吞之，必入泥而出，以土制水故也。凡用须先预熬黑七日，置水中不活者，方用。畏石灰、食盐（时珍曰：昔有人途行饮水，及食水菜，误吞水蛭入腹，生子为害，啖咂脏血，肠痛黄瘦者，惟以田泥或擂黄土饮数升，则必尽下出也。盖蛭在人腹，得土气而下也）。

雀瓮

雀瓮　气味甘平，无毒，主治寒

热结气，蛊毒鬼疰，小儿惊痫。

张隐庵曰：雀瓮多生榴棘树上，夏月羽化而出毛虫，有毒，雀瓮则无毒矣。气味甘平，感木火土之气化，土气和于内外，则寒热结气可治矣。木气条达，则土气疏通，而蛊毒可治矣；火气光明，则鬼疰及小儿惊痫皆可治矣。

李梴曰：雀瓮放子名天浆，甘平无毒抹诸疮，小儿惊痫不可缺，撮口风堪刺口傍。

萤火

萤火 气味辛微温，无毒，主明目。

张隐庵曰：润下作咸，其臭腐，腐草为萤，禀水气也。萤为火宿，名曰萤火，禀火气也。生于七月，其时大火流西，故气味辛温，水之精，火之神，共凑于目，故《本经》主明目，而《别录》又云通神精。

李梴曰：萤火（《入门》本注云：萤火是腐草得大火化气成，味辛温，无毒。主治青盲明目，小儿火疮伤，热气蛊毒鬼疰，通神精）。

衣鱼

衣鱼 气味咸温，无毒，主治妇人疝瘕，小便不利，小儿中风，项强背起，摩之。

张隐庵曰：衣鱼色白，碎之如银，禀金气也；命名曰鱼，气味咸温，禀水气也。不能生木，故治妇人之疝瘕，妇人疝瘕，肝木病也。金能生水，故治小便之不利，小便不利，水不行也。小儿经脉未充，若中于风，日久不愈，则项强背起，乃督脉为病，督脉合肝部，属太阳，衣鱼禀金水之化，故当用以摩之。

时珍曰：衣鱼主小儿脐风，撮口客忤，天吊风痫，口喎重舌，目翳目眯，尿血转胞，小便不通。

李梴曰：衣鱼（《入门》本注云：衣鱼即书内蠹虫，味咸温无毒，辛患偏风口眼喎斜，喎右摩左耳下，喎左摩右耳下，正即止。妇人瘕疝，小便不利，小儿中风，项强背起，摩之。淋闭，取摩脐及小腹即通，研烂傅瘢疮，又和乳汁点眼，治翳及沙石草落目中）。

扁青

扁青 味甘平，主目痛，明目，折跌痈肿，金疮不瘳，破积聚，解毒气，利精神。久服，轻身不老。

徐灵胎曰：《内经》云："五脏六腑之精，皆上注于目。"故目虽属肝之窍，而白乃肺之精也。五行之中，火能舒光照物，而不能鉴物，惟金之明，乃能鉴物。石体属金，故石药皆能明目。而扁青生于山之有金处，盖金气精华之所结也，又色青属肝，于目疾尤宜。凡草木中得秋金之气者亦然。

凡物精华所结者，皆得天地清粹之气以成，而秽浊不正之气不得干之，故皆有解毒之功。其非精华所结，而亦能解毒者，则必物性之相制，或以毒攻毒也。

时珍曰：扁青吐风痰癫痫，平肝。

李梴曰：扁青（《入门》本注云："蜀郡者，块大如拳，其色青，腹中亦时有空者。武昌者，块小扁，而色更佳，味甘平，无毒，主折跌痈肿，金疮不瘳，治目痛，破积聚，解毒气，利精神，去寒热风痹及丈夫茎中百病，内绝益精，令人有子，久服轻身不老。"）

丹雄鸡

丹雄鸡　味甘微温，主女人崩中漏下赤白沃，补虚，温中止血。头主杀鬼，东门上者尤良。肶胵，里黄皮，微寒，主泄利。屎白，主消渴伤寒寒热。

徐灵胎曰：凡血肉之物，鲜属金者，惟鸡于十二支属酉，而身轻能飞，其声嘹亮，于五音属商，乃得金气之清虚者也。五脏之气，木能疏土，金能疏木，鸡属金，故能疏达肝气。本血物之物，故又能不克伐而调养肝血也。

槟榔

槟榔　东垣曰：槟榔味苦辛，性温无毒，降也，阴也。其用有二：坠诸药，性若铁石；治后重，验如奔马。

海藏曰：槟榔气温，味辛苦，味厚气轻，阴中阳也，纯阳无毒。《心》云："苦以破滞，辛以散邪，专破滞气下行。

时珍曰：槟榔治泻痢后重，心腹诸痛，大小便气秘，痰气喘急，疗诸疮，御瘴疠。

仕材曰：槟榔降至高之气，似石投水；疏后重之急，如骥追风，疟疾与痰癖皆收，脚气与杀虫并选。

李梴曰：槟榔辛苦善调中，下气坠药杀三虫，消谷逐水除痰癖，疟痢脚气与诸风。

讱庵曰：槟榔苦温破滞，辛温散邪，泻胸中至高之气，使之下行。性如铁石，能坠诸药至于下极。攻坚去胀，消食行痰，下水除风，投虫醒酒。治痰癖癥结，瘴疠疟痢，水肿脚气。治大小便气秘，里急后重。过服则损真气。鸡心尖长，破之作锦纹者良。

兆嘉曰：槟榔破至高之气，消积消痰，攻下极之邪，入肠入胃，杀虫截疟。味则辛苦而温，降气宽胸，性则坚刚而峻。脚气沈寒可引导，瘴邪蓄饮藉消除。

宫绣曰：槟榔（专入肠胃）辛苦而温。书何言其至高之气，彼独能泻，使之下行以至于极，以其味苦主降，性如铁石之重，故尔有坠下之力耳。是以无坚不破，无胀不消，无食不化，无痰不行，无水不下，无气不除，无虫不杀，无便不开。故凡里里急后重，岚瘴疠疟，并水肿脚气，酒醉不醒，无不因其苦温辛涩之性，以为开泄行气破滞之地耳。至书所云饱能使之饥，醉能使之醒者，以其能下气也；饥能使之饱，醒能使之醉者，以槟榔必用蒟叶裹嚼，蒟叶气味辛温，得此能除中外之气，以散瘴疠之邪也。然非瘴之地，不可常服，恐其能泄真气耳。鸡心尖长，劈之作锦纹者良（按：朱晦庵

《槟榔》诗云:"忆昔游南日,初尝面发红。药囊知有用,茗盌拒能同。蛊疾收殊效,修真录异功。三彭如不避,縻烂七非中。"亦以其治疾杀虫之功,而不满其代茶之俗也)。

乌药顺气散则可以利肺,同四君子汤则可健脾以除口臭。但因热作呕,勿服(按:藿香正气散用此以理脾肺之气,俾正气通,而邪气除也)。

藿香

藿香 东垣曰:藿香叶味甘性温无毒,可升可降,阳也。其用有二:开胃口,能进饮食;止霍乱,仍除呕逆。

海藏曰:藿香气微温,味甘辛,阳也。甘苦纯阳,无毒,入手足太阴经。《象》云:"治风水,去恶气,治脾胃,吐逆霍乱心痛。去枝、梗,用叶。

仕材曰:藿香温中开胃,行气止呕。

李梴曰:藿香辛温散寒气,霍乱心痛并呕哕,消风水肿辟瘴邪,行气入肺专开胃。

讱庵曰:藿香辛甘微温,入手足太阴(肺脾)。快气和中,开胃止呕,去恶气,进饮食。治霍乱吐泻,心腹绞痛,肺虚有寒,上焦壅热。出交广,方茎有节,叶微似茄叶。古惟用叶,今枝梗亦用之,因叶多伪也。

兆嘉曰:藿香辛能解表疏邪,入脾达肺,香可宣中快膈,醒胃清神。性属微温,能辟疫而止呕,功颇善散,防助火以伤阴。

宫绣曰:藿香(专入肺胃脾)辛香微温,香甜不峻。但藿香气正,能助脾醒胃,以辟诸恶。故凡外来恶气内侵,而见霍乱呕吐不止者,须用此投服,俾其胸开气宽,饮食克进。故同

薄荷

薄荷 东垣曰:薄荷叶味辛性凉无毒。升也,阳也。其用者有二:清利六阳之会首;祛除诸热之风邪。

海藏曰:薄荷气温味辛苦辛凉,无毒。手太阴经、厥阴经药。《象》云:"能发汗,通骨节,解劳乏,与薤相宜。"新病瘥人,勿多食,令虚汗出不止。去枝梗,搓碎用。

时珍曰:薄荷利咽喉口齿诸病,治瘰疬疮疥,风瘙瘾疹。捣汁含漱,去舌苔语塞。采叶塞鼻,止衄血。涂蜂螫蛇伤。

仕材曰:薄荷去风热,通关节,清头目,定霍乱,消食下气。猫咬蛇伤,伤寒舌胎[1],和蜜搽之。

李梴曰:薄荷辛凉最发汗,清头目解皮风绊,止惊风热劫劳蒸,消食下气除霍乱。

讱庵曰:薄荷辛能散,凉能清。升浮能发汗,搜肝气而抑肺盛,消散风热,清利头目。治头痛头风,中风失音,痰嗽口气,语涩舌胎,眼耳咽喉口齿诸病,皮肤瘾疹,瘰疬疮疥,惊热骨蒸,破血止痢。虚人不宜多服。苏产气芳者良。

兆嘉曰:薄荷轻清入肺,味辛温

---

① 胎:本义怀孕三个月。又指舌上的垢腻。

而气禀芳香，解散上焦，清头目而善宣风热。

宫绣曰：薄荷（专入肝，兼入肺）气味辛凉，功专入肝与肺。故书皆载辛能发散，而于头痛头风发热恶寒则宜；辛能通气，而于心腹恶气痰结则治；凉能清热，而于咽喉口齿眼耳瘾疹疮疥惊热骨蒸衄血则妙。是以古方逍遥散，用此以为开郁散气之具；小儿惊痫，用此以为宣风向导之能；肠风血痢，用此以为疏气清利之法。然亦不敢多用，所用不过二三分而止，恐其有泄真元耳。苏产，气芳香者良。猫伤用汁涂之最妙（按：气虚食之，令人虚汗不止；阴虚火甚食之，令人动消渴病）。

白豆蔻

白豆蔻 东垣曰：白豆蔻味辛性温，无毒。升也，阳也。其用有四：破肺中滞气；退口中云气；散胸中冷气；补上焦元气。

海藏曰：白豆蔻气热味大辛，味薄气厚，阳也。辛大温，无毒，入手太阴经。《珍》云："主积冷气，散肺中滞气，宽膈止吐逆，治反胃，消谷下气进食。去皮用。"

时珍曰：白豆蔻治噎膈，除疟疾寒热，解酒毒。

仕材曰：白豆蔻温中除吐逆，开胃消饮食，疟症宜投，目翳莫缺。

李樵曰：白豆蔻味辛大温，上焦气冷补还元，散肺中滞退云翳，助脾消积止胃番。

讱庵曰：白豆蔻辛热流行三焦，温暖脾胃，而为肺家本药。散滞气，消酒积，除寒燥湿，化食宽膨。治脾虚疟疾，感寒腹痛，吐逆反胃。白晴翳膜，太阳经目眦红筋。番舶者良，研细用。

兆嘉曰：白豆蔻性热气香，入肺部宣邪破滞，味辛质燥，行胃中止呕除寒。

宫绣曰：白豆蔻（专入肺脾胃，兼入大肠）本与缩砂密一类，气味既同，功亦莫别。然此另有一种清爽妙气，上入肺经气分，而为肺家散气要药；且其辛温香窜，流行三焦，温暖脾胃，而使寒湿膨胀虚疟，吐逆反胃腹痛，并翳膜目眦红筋等症悉除，不似缩砂密辛温香窜兼苦，功专和胃醒脾调中，而于肺肾他部则止兼而及之也。是以肺胃有火，及肺胃气薄切忌。故凡用药治病，最宜审谅气味，分别形质，以为考求。不可一毫忽略，竟无分别于其间耳（按：白蔻与砂密自是不同，其性味一重一轻，故白豆蔻有清散肺气之能，而缩砂密只和胃醒脾而已）。

生姜

生姜 东垣曰：生姜味辛性温无毒。升也，阳也。其用有四：制半夏有解毒之功；佐大枣有厚肠之益；温经散表邪之风；益气除肺家之寒。

海藏曰：生姜气温，味辛。辛而甘，微温，气味俱轻，扬也。无毒。《象》云："主伤寒头痛鼻塞，咳逆上气。"止呕吐，治痰嗽。生与干同治。与半夏等分，治心下急痛。镧细用。

时珍曰：生姜生用发散，熟用和中，解食野禽中毒成喉痹；浸汁点赤眼；捣汁和黄明胶熬，贴风湿痛，甚妙。

仕材曰：生姜生能发表，热可温中，开胃有奇功，止呕为圣剂，气胀腹痛俱妙，痰凝血滞皆良。刮下姜皮，胀家必用。

讱庵曰：生姜辛温，行阳分而祛寒发表，宣肺气而解郁调中，畅胃口开冷痰下食。治伤寒头痛，伤风鼻塞，咳逆呕哕，胸壅痰膈，寒痛湿泻。消水气，行血痹，通神明，去秽恶，救暴卒，疗狐臭，搽冻耳。杀半夏、南星、菌蕈、野禽毒。辟雾露山岚瘴气，捣汁，和黄明胶熬，贴风湿痹痛。久食兼酒，则患目发痔。疮痈人忌食（皮）姜皮辛凉，和脾行水，治浮肿胀满。秦椒为使，恶黄连、黄芩、夜明砂。

兆嘉曰：生姜达肺经，发表除寒，横行有效，入胃腑，温中止呕，辛热多功，去秽，通神化痰散逆。煨熟则缓而性降，治中焦腹痛之虚寒。蜜炙则润以兼疏，散肺部风痰之咳嗽。姜汁豁痰通（一皮）络。体用颇殊，姜皮散水和脾，温凉稍异。

宫绣曰：生姜（专入肺）气味辛，宣走而不守。据书所载主治甚多，然总发表除寒，开胃散气，辟恶除邪，数端而已。其曰伤寒头痛，伤风鼻塞可用者，以其主有宣散通肺之力也。咳逆口哕而必用者，以其具有开提散郁之义也。水气湿泻血痹而必用者，以其具有逐阴行阳除湿开导之力也。他如冻耳可擦，狐臭可疗，诸毒可解，亦何莫不由宣发之力以为辟除。夫辛入肺，肺旺则一身之气皆为吾用，中焦之元气克而足脾胃出纳之令，壮而行，邪气不能容矣。凡中风中暑中气中毒中酒，食厥痰厥尸厥冷厥霍乱昏晕，一切暴病，得之必救。早能含姜，不犯雾露之气，及山岚不正之邪，皆能以正神明而辟秽恶，真药中之神圣也。但积热患目及因热成痔者，切忌。至书有言夜主阖而姜不宜食，秋主收而姜不宜食，与孕妇食姜而令儿指象形，此虽就其时令及以物类相感立说，然亦未可尽拘。姜皮辛凉和脾，利水消肿，取其皮以行皮之义。秦皮为使，恶黄连、黄芩、夜明砂（按：《相感志》云："糟姜瓶内入蝉蜕，虽老姜无筋，亦物性有所伏也。"）。

苏木（又名赤木）

苏木 东垣曰：苏木味甘咸平，性寒无毒。可升可降，阴也。其用有二：破疮疡死血，非此无功；除产后败血，用之立验。

丹溪曰：苏木味辛甘咸，乃阳中之阴，主破血，产后血胀满欲死，排脓止痛，消痈肿瘀血，月经不调，及血晕口噤极效。

海藏曰：苏木气平味甘咸，甘而酸辛，性平。甘胜于酸辛，阳中之阴也。无毒。《本草》云："主破血，产后血胀闷欲死者，排脓止痛，消痈肿瘀血，妇人月水不调，及血晕口噤。

仕材曰：苏木宣表里之风邪，除新旧之瘀血。

李梴曰：苏木甘咸平去瘀，风噤血癖气凝聚，通经产后是灵丹，疮损下痢与呕吐。

讱庵曰：苏木甘咸辛凉，入三阴血分，行血去瘀，发散表里风气，治产后血晕，胀满欲死，血痛血瘕，经闭气壅，痈肿扑伤，排脓止痛。多破血，少和血。出苏方国，交爱亦有。忌铁。

宫绣曰：苏木（专入心胃）甘咸辛凉，功用有类红花。少用则能和血，多用则能破血。但红花性微温和，此则微寒凉也。故凡病因表里风起，而致血滞不行，暨产后血晕胀满以死，及血痛血瘕，经闭气壅，痈肿跌扑损伤等症，皆宜。相症合以他药调治，如疏风则与防风同用，行血则与乳香同用。但性平疏泄，产后恶露已尽，大便不实者，均应禁用。出苏方交爱。忌铁（按：交爱即交州、爱州也。他处所产，色暗，不堪用药）。

红花

红花　东垣曰：红花味辛性温，无毒。阳也。其用有四：逐腹中恶血而补虚之虚，除产后败血而止血晕之晕。

丹溪曰：红蓝花破留血，养血。多用则破血，少用则养血。《本草》云："产后血晕口噤，腹内恶血，胎死腹中，并酒煮服。又其子吞数颗，主天行痘不出，又其胭脂治小儿聤耳，

滴耳中妙。

海藏曰：红蓝花气温味辛，辛而甘温苦，阴中之阳。无毒。《象》云："治产后口噤血晕，腹内恶血不尽，止痛，破留血神效。搓碎用。

时珍曰：红蓝花活血润燥，止痛散肿通经。

仕材曰：红花产后血晕急需，胎死腹中必用。

李梴曰：红蓝花辛温散血，胎死产晕口噤结，兼治诸风及痹喉，少用补血东垣诀，若作胭脂功又奇，小儿聤耳不可缺。

讱庵曰：红花辛苦甘温，入肺经而破瘀血，活血润燥，消肿止痛。治经闭便难，血运口噤，胎死腹中，痘疮血热（《本草》不言治痘），喉痹不通。又能入心经，生新血。俗用染红，并作胭脂。少用养血，多则行血，过用能使血行不止而毙。

兆嘉曰：红花色赤而温，心肝皆及，味甘且苦，辛散俱优。调血脉可去瘀生新，治折伤理胎前产后。

宫绣曰：红花（专入心包肝）辛苦而温，色红入血，为通瘀活血要药。盖血生于心包，藏于肝，属于冲任，一有外邪内侵则血滞而不行。红花汁与血类，故凡血燥而见喉痹不通，痘疮不起，肌肤肿痛，经闭便难，血晕口噤，子死腹中，治当用此通活。但用不宜过多，少用则合当归能生，多用则血能行，过用则能使血下行不止而毙。胭脂系红花染出，可治小儿聤，并解疮毒肿（按：经闭本有血滞、血枯之分，

用红花就血滞论，血枯则无功也）。

川椒（又名蜀椒，即椒目，附秦椒）

川椒 东垣曰：川椒味辛，性大热，有毒。浮也，阳中之阳也。其用有二：用之于上，退两目之翳膜；用之于下，除六腑之沉寒。

海藏曰：川椒气热温，味大辛，辛温大热，有毒。《象》云："主邪气，温中，除寒痹；坚齿发，明目，利五脏。须炒，去汗。"

时珍曰：蜀椒散寒除湿，解郁结，消宿食，过三焦，温脾胃，补右肾命门，杀蛔虫，止泄泻。

仕材曰：蜀椒温脾土而击三焦之冷滞，补元阳而荡六腑之沉寒，饮癖气瘕和水肿累建奇功，杀虫止呕及肠虚恒收速效。通血脉则痿痹消除，行肢节则机关健运。椒目善消水肿，可塞耳聋。

李梴曰：蜀椒辛热散风寒，齿目肤顽肠澼安，咳呕疟疝并瘕结，（椒）壮阳缩便达下关。子名椒目专渗水，秦椒正痛逐风痹。

讱庵曰：川椒辛热纯阳，入肺发汗散寒，治风寒咳嗽；入脾暖胃燥湿，消食除胀，治心腹冷痛，吐泻澼痢，痰饮水肿；入右肾命门补火，治肾气上逆，阳衰溲数，阴汗泄精，坚齿明目，破血通（椒）经，除瘕安蛔。杀鬼疰虫鱼毒。肺胃素热者忌服。秦产名

秦椒，俗名花椒，实稍大；蜀产肉厚皮皱为川椒。闭口者杀人，微炒去汗捣，去里面黄壳，取红用。得盐良。使杏仁，畏冬花、防风、附子、雄黄、麻仁、凉水。名椒目，苦辛，专行水道，不行谷道，能治水虫，除胀定喘，及肾虚耳鸣。

兆嘉曰：川椒气香有毒，走脾肾燥湿，祛寒。色赤入营，达胃肝，破瘕解郁，壮元阳而除痼冷，下焦之水肿堪除，仗辛热以杀诸虫，表里之疫邪可辟。椒目乃善导水邪下降，苦辛则能使喘满消除。

宫绣曰：川椒（专入肺脾肾）辛热纯阳，无处不达。治能上于肺发汗散寒，中入于脾暖胃燥湿消食，下入于命补火治气上逆。凡因火衰寒痼，而见阴衰溲数，阴汗精泄并齿动摇目。暗经滞瘕痕，蛔痛鬼疰血毒者，服此辛热纯阳，无不奏效，以其寒去脏温，故能所治皆应。此虽与胡椒同为一类，但胡椒则止温胃除寒逐水，此则更兼入肾补火杀蛊而于逐水不甚专也。出四川，肉厚皮皱者是。秦产名秦椒，味辛过烈。闭口者有毒杀人。微炒去汗，捣去里面黄壳，取红用，得盐良。使杏仁，畏款冬、防风、附子、雄黄、麻仁、凉水。子名椒目，苦辛，专行水道，不行谷道，能治水蛊，除胀定喘，及肾虚耳鸣（凡人肾气上逆，须以川椒引之归肾。危氏[①]神授丸治传尸劳，用川椒炒出汗，米饮送下二斤而愈）。

---

① 危氏：即元代医学家危亦林，字达斋，江西南丰人。著有《世医得效方》。

丹溪曰：秦椒属火而有水与金，有下达之能，所以其子名椒目者，正行渗，不行谷道。世人服椒目者，无不被其毒，以其久久则火自水中起，谁能御之？能下水中肿温。凡使以蜀椒为佳，子为椒目，治盗汗尤效，又能行水。

葱白（附葱实、葱汁）

葱白 东垣曰：葱白味辛性温，无毒。升也，阳也。其用有二：散伤风阳明头痛之邪；主伤寒阳明下痢之苦。

海藏曰：葱白气温，味辛，无毒。入手太阴经、足阳明经。《液》云："以通上下之阳也。"《活人书》："伤寒头痛如破，连须葱白汤主之。"

时珍曰：葱茎白，除风湿，身痛麻痹，虫积心痛，止大人阳脱，阴毒腹痛，小儿盘肠内钓，妇人妊娠溺血，通乳汁，散乳痈，利耳鸣，涂猘犬伤，制蚯蚓毒。

仕材曰：葱白通中发汗，头疼风湿总蠲除，利便开关，脚气奔豚通解散，跌打金疮出血，砂糖研傅。气停虫精为殃，铅粉丸吞。专攻喉痹，亦可安胎。

李梴曰：葱白辛平发伤寒，阳明额痛（汗）痢肠宽，除风肿治腹心痛，通肾和肝胎自安。实性辛温补中气，汁止衄溺血相干。

䚡庵曰：葱生辛散热甘温，外实中空肺之药也。肺主皮毛，其合阳明，故发汗解肌，以通上下阳气。益目睛，利耳鸣，通二便，治伤寒头痛，时疾热狂，阴毒腹痛。气通则血活，故治吐血衄血，便血痢血，折伤血出，乳痈风痹，通乳安胎。通气，故能解毒，杀药毒、鱼肉毒、蚯蚓毒、猘犬毒。诸物皆宜，故曰菜伯，又曰和事草。取白连须用，亦有用青者。同蜜食杀人，同枣食令人病。

兆嘉曰：葱白行肺胃，以通阳，可温宣而发汗。味辛性热，散气昏神。

宫绣曰：葱叶（专入肺，兼入肝）生辛而散，熟甘而温，外实中空，能入肺经发汗解肌，以通上下之阳，故书号为肺菜。其力则能明目利耳通便，及治伤寒头痛，时疾热狂，阴毒腹痛之谓。又气通则血活，故书又载能止诸般血出不调，且气通则毒解，故书又言能治诸般恶毒。即是以思则知气血之凝聚，是即寒气之未散，寒气之既散，即气血之既理，又安有毒气不解而云是要药之莫治乎！阳春一回草木甲折，其势然也，故葱号为葱伯，又曰和事草，其意在斯。取白连须用，亦有用青者。但过食亦损须发，及有虚气上冲，汗出不止之弊。同蜜食如何杀人？以蜜性最胀，葱性最发，同葱则胀益发，而不可解矣，不死何待。同枣食亦令人病，其义可以例推，因并记之（按：思邈曰："正月食生葱令人面上起游风；同蜜食，壅气杀人。"）。

威灵仙

威灵仙 东垣曰：威灵仙味苦性温，无毒。可升可降，阴中之阳也。其用有四：推腹中新旧之滞；消胸中痰唾之癖；散痹痒皮肤之风；利冷疼腰膝之气。

丹溪曰：威灵仙属木，治痛之要药，量病稍涉虚者禁用。采得流水声响者，知其性好走也，采不闻水声者佳。痛用在上者，服之。此药去众风，通十二经脉，朝服暮效。《衍义》治肠风。根性快，多服疏人五脏真气。

海藏曰：威灵仙气温味苦甘，纯阳。《象》云："主湿风冷痛五脏，去腹内痃滞，腰膝冷痛，及治伤损。铁脚者佳。去芦用。"

仕材曰：威灵仙宣五脏而疗痛风，去冷滞而行痰水。

李梴曰：威灵仙苦温无毒，能治诸风痛痒肤，腰疼脚肿不履地，腹冷胃痰疝癖除。

讱庵曰：威灵仙辛泄气，咸泄水，气温属木。其性善走，能宣疏五脏，通行十二经络，治中风痛风，头风顽痹，癥瘕积聚，痰水宿脓，黄疸浮肿，大小肠秘，风湿痰气，一切冷痛。性极快利，积痹不痊者，服之有捷效。然疏泄真气，弱者慎用。和砂仁炒，糖醋煎，治诸骨硬。根丛须数百条，长者二尺余，色深黑，俗名铁脚。威灵仙忌茗面汤。

兆嘉曰：威灵仙性急且温，味辛而散，微咸微苦，疏风邪，走络通经，可导可宣，治痹疾，行痰去湿。

宫绣曰：威灵仙（专入膀胱，兼入肠胃诸经）辛咸气温，其性善走，能宣疏五脏十二经络。凡一切风寒湿热，而见头风顽，癥瘕积聚，黄疸浮肿，大小肠秘，风湿痰气，腰脚冷痛等症，得此辛能散邪，温能泄水，苦能破坚，服此性极快利，通经达络，无处不到，诚风药中之善走者也。是以威喻其性，灵喻其效，仙喻其神耳。气壮者服之神效，若气弱服此，则能泄真气矣。和砂仁、沙糖煎，治诸滑哽。根丛须数百条，长者二尺余，色深黑，为铁脚威灵仙，良。忌茗面汤（先时商州有人手足久废，得遇新罗僧而愈，索药乃知是威灵仙也）。

鼠粘子（即牛蒡子，又名恶实，又名大力子，又名便牵牛）

鼠粘子　东垣曰：鼠粘子味辛平，性微寒，无毒。降也，阳也。其用有四：主风湿瘾疹盈肌；退寒热咽喉下痢；散诸肿疮疡之毒；利凝滞腰膝之气。

丹溪曰：牛蒡子一名恶实。洁古云："主风肿毒，利咽膈，吞一粒可出痈疽头。"《主治秘诀》云："辛温，润肺散气，捣碎用之。"东垣云："味辛平，甘温，主明目，补中及皮肤风，通十二经。其未去萼时，又为之鼠粘子。根为牛菜，作菜茹尤益人。"

海藏曰：鼠黏子气平味辛，辛温。《象》云："主风毒肿，利咽膈，吞一枚可出痈疽疮头。"

时珍曰：恶实消斑疹毒。

仕材曰：牛蒡子宣肺气，理痘疹，清咽喉，散痈肿，一名鼠黏子，一名恶实。

李梴曰：牛蒡子辛疏风拥，头目

面齿咽喉肿，皮肤疮疡筋骨挛，补中止渴消痰壅。

切庵曰：牛蒡子辛平润肺解热，散结除风，利咽膈，理痰嗽，消斑疹，利二便，行十二经，散诸肿疮疡之毒，利腰膝凝滞之气。实如葡萄而褐色，酒半蒸，待有霜，拭去用。根苦寒，竹刀刮净，绞汁，蜜和服，治中风，汗出乃愈。捣和猪脂，贴疮肿及反花疮（肉反出如花状）。

兆嘉曰：牛蒡子苦辛入肺，散结清咽，润降松肌，消痰化热，解风温于上部，利膈疏邪，宣疹痘于周身，通肝达外。

宫绣曰：牛蒡子（专入肺）又名恶实，又名鼠黏子。辛苦冷滑。令人止言解毒，凡遇疮疡痈肿痘疹等症无不用此投治，然尤未绎其义。凡人毒气之结，多缘外感风寒，营气不从，逆于肉里，故生痈毒。牛蒡味辛且苦，既能（降）气下行，复能散风除热，是以感受风邪而见面目浮肿，咳嗽痰壅，咽间肿痛，疮疡斑疹，及一切臭毒痧闭，痘疮紫黑，便闭等症，无不藉此表解里治。但性冷滑利，多服则中气有损，且更令表益虚矣。至于脾虚泄泻，为尤忌焉。实如褐色，酒拌蒸，待有霜，拭去用（此一条深得表里两解之义）。

草豆蔻

草豆蔻 东垣曰：草豆蔻味辛性温，无毒。浮也，阳也。其用有二：去

脾胃积滞之寒邪；止心腹新旧之疼痛。

丹溪曰：草豆蔻气热味辛，入足太阴、阳明经。治风寒客邪在胃，痛及呕吐，一切冷气。面裹煨用。《衍义》云："虚弱不能食者，宜此。

海藏曰：草豆蔻气热，味大辛，阳也。辛温无毒，入足太阴经、阳明经。《象》云："治风寒客邪在胃口之上，善去脾胃客寒，心与胃痛。面包煨熟，去面用。

时珍曰：草豆蔻治瘴疬寒疟，伤暑吐下泻痢，噎膈反胃，痞满吐酸，痰饮积聚，妇人恶阻带下，除寒燥湿，开郁破气，杀鱼肉毒。制丹砂。

仕材曰：草豆蔻散寒止心腹之痛，下气驱逆满之疴，开胃而理霍乱吐泻，攻坚而破噎膈癥瘕。

李梴曰：草豆蔻辛气亦温，心胃寒痛呕翻翻，下气温中除霍乱，善进饮食退酒烦。

切庵曰：草豆蔻辛热香散，暖胃健脾，破气开郁，燥湿祛寒，除痰化食。治瘴疬寒疟，寒客胃痛，霍乱泻痢，噎膈反胃，痞满吐酸，痰饮积聚。解曰臭气，酒毒鱼肉毒。过剂助脾热，耗气损目。闽产名草蔻，如龙眼而微长，皮黄白薄而棱峭，仁如砂仁，而辛香气和。滇广所产名草菓，如诃子，皮黑厚而棱密。子粗而辛臭，虽是一物，微有不同。面裹煨熟，取仁用。忌铁。

兆嘉曰：草豆蔻性味较白蔻为猛，芳香则中土偏宜，暖胃温中，疗心腹之寒痛；宣胸利膈，治呕吐之乖违，又能燥湿强脾，可变胃辟除陈腐，兼

解郁痰肉毒，故和羹服食馨香。

宫绣曰：草豆蔻（专入脾胃）辛热香散，功与肉蔻相似，但此辛热，燥湿除寒，性兼有涩，不似肉蔻涩性居多，能止大肠滑脱不休也。又功与草菓相同，但此止逐风寒客在胃口之上，症见当心疼痛，不似草菓辛热浮散，专治瘴疬寒疟也。故凡湿郁成病而见胃脘作疼，服之最为有效。若使郁热内成，及阴虚血燥者，服之为大忌耳。闽产名草蔻，如龙眼而微长，皮黄白薄而棱峭，仁如砂仁而辛香气和。滇广所产名草菓，如诃子，皮黑厚而棱密，子粗而辛臭。虽是一物，微有不同。面裹煨熟，取仁。忌铁器（按：南地卑下，山岚烟瘴，饮食酸咸，脾胃常多寒湿郁滞之病，故食疗必用与之相宜者，草豆蔻能散寒除湿，然过多亦能助脾热，伤肺损目，可不慎欤？）。

玄胡索

玄胡索 东垣曰：玄胡索味苦辛，性温，无毒。可升可降，阴中之阳也。其用有二：活精血，能疗产后之疾；调月水，亦主胎前之症。

丹溪曰：玄胡辛温，手足太阴经药。《象》云："破血，治妇人月经不调，小腹痛，及产后诸疾。因血为病，皆可疗之。"

海藏曰：延胡索气温味辛，苦辛温，无毒。入手足太阴经。《象》云："破血治气，月水不调，小腹痛，暖腰膝，破癥瘕。碎用。

时珍曰：延胡索活血和气，止痛，通小便。

仕材曰：玄胡索破血下气，止腹痛心疼，调经利产，主血晕。

李梴曰：玄胡索味苦辛温，理气腹心腰痛尊，活血调经淋露止，破瘀专救产余昏。

䚡庵曰：延胡索辛苦而温，入手足太阴、厥阴经。能行血中气滞，气中血滞，通小便，除风痹。治气凝血结，上下内外诸痛，癥瘕崩淋，月候不调，产后血运，暴血上冲，折伤积血，疝气危急，为活血利气第一药。然辛温走而不守，通经坠胎，血热气虚者禁用。根如半夏，肉黄小而坚者良。酒炒行血，醋炒止血，生用破血，炒用调血。

兆嘉曰：延胡索行血中之气滞，质属温香，使气顺而血调，味兼辛苦。入胃搜除瘀冷痛，达肝通治妇人经。

宫绣曰：延胡索（专入心肝）气味辛温，无毒，入足厥阴肝经、手少阴心经，能行血中气滞，气中血滞，故凡月水不调，心腹卒疼，小腹胀痛，胎产不下，筋缩疝瘕，产后血冲血晕，跌仆损伤，不论是血是气，积而不散者，服此力能通达。以其性温则于气血能行能畅，味辛则于气血能润能散，所以理一身上下诸痛，往往独行功多。然此既无益气之情，复少养营之义，徒仗辛温攻凝逐滞，虚人当兼补药同用，否则徒损无益。根如半夏，肉黄小而坚者良。酒炒行血，醋炒止血，生用破血，炒用调血（按：月水或先或后，多因气血凝滞所致，用延胡索虽有解凝化滞之功，然气虚血热者切忌）。

浆水（一名酸浆）

浆水 丹溪曰：浆水味甘酸，而性凉善走，化滞物，解消渴烦，宜作粥，薄暮啜之，解烦去睡，调理脏腑。妇人怀妊不可食之。食谱所忌也。

时珍曰：浆水利小便。

仕材曰：酸浆气寒，一味酸，退热利水治产难。另有三叶酸浆草，止渴通淋带下安，瘰疬恶疮频捣傅，杀虫孩子可常食。

李梴曰：浆水《入门》本注云：味甘酸，性凉，善走，无毒。主调中引气，宣和强力，通关开胃，止消渴、霍乱、泄痢，消宿食，化滞物，宜作粥薄暮啜之。解烦去睡，调理脏腑，粟米新熟白花者佳。煎合醋止呕哕，白肤体。惟水浆至冷，孕妇食之堕胎，或令儿骨瘦不成人。浆水不可同李实食，令人吐利。

自然铜

自然铜 丹溪曰：自然铜世以为接骨之药，然此等方尽多，大抵骨折在补气补血补胃，俗工惟在速效，以冈利迎合病人之意。而铜非煅不可用，若新出火者，其火毒金毒相扇，挟香热毒药，虽有接骨之功，燥散之祸甚于刀剑，戒之！石髓铅即自然铜也。凡使勿用方金牙，其方金牙真似石髓铅，若误饵，吐煞人。

仕材曰：自然铜续筋接骨，折伤者，依然复旧；消瘀破滞，疼痛者，条尔消除。

李梴曰：自然铜吐气辛平，误用金牙吐伤生，主疗折伤续筋骨，更除积聚止心惊，赤铜屑入乌须药，贼风烧赤酒中倾。

讱庵曰：自然铜辛平，主折伤，续筋散瘀止痛。产铜坑中，火煅，醋淬七次，细研，甘草水飞用。

兆嘉曰：自然铜续筋接骨，为损伤良方。破滞消瘀。味辛平，小毒。

宫绣曰：自然铜（专入骨）因何用能接骨，盖缘骨被折伤，则血瘀而作痛，得此辛以散瘀破气，则痛止而伤自和也，而骨安有不接乎？且性秉坚刚，于骨颇类，故能入骨而接，是以有合乳香、没药、蟅虫、五铢古钱、麻皮灰、血竭、胎骨作丸，煎当归、地黄、续断、牛膝、丹皮、红花，浓汤送下，以治跌扑损伤最效。但中病即已，不可过服，以致真气走泄耳。若产后血虚者，忌服。产铜坑中，火煅，醋淬七次，细研，甘草水飞用（按：续筋接骨，消瘀和伤，不特自然铜有功，即一切铜屑皆可，或醋煅内服，或研细外敷，每见铜匹偶遇前证，用之即愈）。

荪（一名水菖蒲，一名白昌，一名昌阳，即溪荪，兰荪也）

荪 丹溪曰：荪无剑脊，如韭叶者，是菖蒲。有脊，一如剑刃，而绝无韭叶之细，未知孰是（时珍曰：此即今池泽所生菖蒲，叶无剑脊，根肥而节疏慢，故谓之白昌。古人以根作菹食，谓之昌，亦为昌歜。文王好食之。其生溪涧者，名曰溪荪。"）。

蓝

蓝　丹溪曰：蓝属水而有木，能使散败血分归经络。

时珍曰：蓝叶汁，解斑蝥、芫青、樗鸡毒，硃砂、砒霜毒。蓝淀止血杀虫，治噎嗝（按：《纲目》本注云："蓝凡五种，各有主治，惟蓝实专取蓼蓝者。蓝，叶如蓼，五六月开花，成穗细小，浅红色，子亦如蓼，岁可三刈，故先王禁之。菘蓝，叶如白菘。马蓝，叶如苦荬，即郭璞所谓大叶冬蓝。俗中所谓板蓝者。二蓝花子并如蓼蓝。吴蓝，长茎如蒿而花白，吴人种之。木蓝，长茎如决明，高者三四尺，分枝布叶，叶如槐叶，七月开淡红花，结角长寸许，累累如小豆角，其子亦如马蹄决明子而微小，迥与诸蓝不同，而作淀则一也。别有甘蓝，可食，见本条。苏恭①以为马蓝为木蓝，苏颂以菘蓝为马蓝，宗奭为蓝实为大叶之实皆非也。今并存以待考。"）。

李梴曰：蓝实甘寒苦杀魅，解毒解结最相宜，叶主热狂并吐血，解毒杀虫更出奇。

兆嘉曰：板蓝（即菘蓝也）根辟瘟解毒能凉血，逐疫祛邪并杀虫。肝胃收功，苦寒降热。

栝蒌实

栝蒌实　丹溪曰：栝蒌实属土而有水。《本草》言治胸癖，以味甘性润，甘能补肺，润能降气。胸有痰者，以肺受逼，失降下之令，今得甘缓润下之助，则痰自降，宜其为治嗽之要药也。又云洗涤胸膈中垢腻，治消渴之细药也。《雷公》云："栝蒌，凡使皮、子、茎、根，效各别。其括并蒌样全别。若栝，自圆，黄皮厚蒂小。苦其蒌，惟形长，赤皮蒂粗，是阴人服。"其实《诗》所谓果蓏之实，正谓此也。根亦名白药。其茎叶疗中热伤暑最效。

时珍曰：栝蒌实润肺燥降火，治咳嗽涤痰结，利咽喉，止消渴，利大肠，消痈肿疮毒。

李梴曰：栝蒌实苦甘润肺，消痰治嗽宽胸痹，止血止痢补虚劳，伸手面皱通经闭。叶茎清暑解热中，瓢入茶煎降痰气。

切庵曰：栝蒌仁甘补肺，寒润下，能清上焦之火，使痰气下降，为治嗽要药。又能荡涤胸中郁热垢腻，生津止渴，清咽利肠，通乳消肿，治结胸胸痹，酒黄热痢，二便不通。炒香酒服，止一切血。泻者禁用。实圆长如熟柿子，扁，多脂，去油用。枸杞为使，畏牛膝、干漆，恶干姜，反乌头。

兆嘉曰：瓜蒌气味相同花粉，治疗各有偏宜。润肺清肠，降痰火下行为顺，消瘀涤垢，治结胸上实颇灵，用仁则润滑肠中，用皮则清于肺部。

① 苏恭：即唐代药学家苏敬，宋时因避赵佶讳，改为苏恭，陈州淮阳（今河南淮阳）人。主持编撰世界第一部国家药典《新修本草》。

宫绣曰：栝蒌仁（专入肺，兼入脾胃）气味甘寒，功专降火，下气坠痰，缘肺受火逼则水必停而痰生，痰生则肺失养而气塞，故有喘急胸满，咳嗽咽闭口渴之病矣。栝蒌性寒味甘寒，能除上焦伤寒，胸膈郁结痰气，使之入肠胃而下降。故仲景小陷胸汤用此以治邪结在胸，又以小柴胡汤用此易半夏以治少阳症见口渴。然大要取其有清降之力，故能使之下行也。若谓此能补气正未必，然虚寒泻利者忌。实圆长如熟柿子，扁，多脂，去油用。枸杞为使，畏牛膝、干漆、恶干姜，反乌头（按：成无己乃谓味苦，其说甚非。栝蒌实能治胸痹者，以其味甘性润故也）。

郁金

郁金 丹溪曰：郁金《本草》无香，属火属土与水，性轻扬，能致达酒气于高远也。正如龙涎无香，能散达诸香之气耳。因轻扬之性，古人用以治郁遏不能散者，恐命名因于此始。《周礼》云："凡祭祀之祼用郁。"又《说文》曰："芳草也，合酿之以降神。"

海藏曰：郁金味辛苦，纯阴。《局方》《本草》郁金味辛苦寒，无毒。主血积，下气，生肌止血，破恶血，血淋尿血，金疮。

时珍曰：郁金治血气心腹痛，产后败血冲心欲死，失心颠狂蛊毒。

仕材曰：郁金血积气壅真称仙剂，生肌定痛的是神丹。

李梴曰：郁金辛苦寒无毒，冷气

胀痛醋摩服，凉心止血破血凝，金疮用之即生肉。

讱庵曰：郁金辛苦气寒，纯阳之品。其性轻扬，上行入心及心包络，兼入肺经，凉心热，散肝郁，下气破血。治吐衄尿血，妇人经脉逆行，血气诸痛，产后败血攻心，颠狂失心。痘毒入心，下蛊毒。出川、广，体锐圆如蝉肚，外黄内赤，色鲜微香，味苦带甘者真。

兆嘉曰：郁金解郁宽胸，心肺可通肝可及，辛开苦降，血瘀能逐气能宣。因其质属芳香，豁痰涩于心窍，却谓性偏寒燥，疗癫痫于肝家。广产者色黄，善行气而有功肺部。川产者色紫，能破血而兼达营中。

宫绣曰：郁金（专入心）辛苦而平，诸书论断不一。有言此属纯阴，其论所治，皆属破气下血之说。有言性温不寒，其论所治，则有疗寒除冷之谓。究之，体轻气窜，其气先上行而微下达，凡有宿血凝积，及有恶血不堪之物，先于上处而行其气，若使其邪、其气、其痰、其血在于膈上而难消者，须审宜温、宜凉，同于他味兼为调治之。如败血冲心，加以姜汁童便；失心疯癫，明矾为丸，砫砂为衣；与受蛊毒，加以升麻之类。若使恶血、恶痰、恶瘀、恶淋、恶痔在于下部，而难消者，俟其辛气既散，苦气下行，即为疏泄，而无郁滞难留之弊矣。此药本属入心散瘀，因瘀去而金得泄，故命其名曰郁金。书云此药纯阴而寒者，因性主下而言也。有云是药性温而有言者，因气味辛香，主上而言也。各有论说不同，以致理难画一耳，因为辩论正之。出川广圆如蝉肚，外黄内赤，色鲜微香带甘者真。市人多以姜黄伪充（按：经验方治失心癫狂，用真郁金七两，明矾三两，为末，薄糊丸，白汤下）。

肉豆蔻

肉豆蔻　丹溪曰：肉豆蔻属金与属土，温中补脾为丸。《日华子》称其下气，以其脾得补而善运化，气自下也。非若陈皮、香附之快泄。《衍义》不详其实，谔亦因之，遂以为不可多服。又云多服则泄气，得中则和平其气。

海藏曰：肉豆蔻气温，味辛，无毒，入手阳明经。《本草》云："主鬼气，温中，治积冷心腹胀痛，霍乱中恶冷痱，呕沫冷气，消食止泄，小儿伤乳霍乱。

时珍曰：肉豆蔻暖脾胃，固大肠。

仕材曰：肉豆蔻温中消食，止泻止痢，心疼腹痛，辟鬼杀虫。

李梴曰：肉豆蔻辛温补中，下气消痰开胃胸，霍乱心腹多膨痛，实肠久泻有奇功。

讱庵曰：肉豆蔻辛温气香，理脾暖胃，下气调中，逐冷祛痰，消食解酒。治积冷心腹胀痛。中恶吐沫，小儿吐逆，乳食不下。又能涩大肠，止虚泻冷痢。出岭南，似草蔻，外有皱纹，内有斑纹，糯米粉裹，煨熟。忌铁。

兆嘉曰：肉豆蔻味属苦辛，温中散逆，质原香燥，入胃除邪。逐冷滞以下气行痰，脾家所喜。治虚寒而厚肠止泻，肾脏偏宜。

宫绣曰：肉豆蔻（专入脾胃，兼入大肠）辛温气香，兼苦而涩。功专燥脾温胃，涩肠行滞，治膨消胀。凡脾胃虚寒，挟痰食，而见心腹冷痛，泄泻不止，服此气温既能除冷消胀，复能涩肠止痢。若合补骨脂同用，则能止肾虚泄也。至书所云能补脾气，以其脾胃虚寒，服此则温而脾自健，非真具有甘补之意也。气逆而服即下，以其脾胃既舒而气即下，非若厚朴、枳实之下为最峻也。但此止属温胃涩肠之品，若郁热暴注者禁用。出岭南，似草蔻，外有皱纹，内有斑纹。糯米粉裹熟，去油用。忌铁（按：土爱暖而喜芳香，故肉豆蔻之辛温，理脾胃而治虚寒也）。

苧

苧　丹溪曰：苧属水，而有土与金，大补肺金而行滞血。方药似未曾用，故表而出之。或恶其贱。其根善能安胎，又汁疗渴甚验。

时珍曰：苧麻叶金疮伤折，血出瘀血。

李梴曰：苧根（《入门》本注云："即今绩布苧蔴根也。味甘，滑冷，无毒。主天行热疾，大渴大狂，服金石药人心膈热。善能安胎，小儿赤丹。其渍苧汁疗渴甚验。"）

讱庵曰：苧根甘寒而滑，补阴破瘀，解热润燥。治天行热疾，大渴大狂，胎动下血，诸淋血淋，捣贴赤游丹毒，痈疽发黄，金疮折伤，鸡鱼骨硬。汁能化血为水。苎皮与产妇作枕止血晕，安腹上止产后腹痛。沤苎汁疗消渴。

兆嘉曰：苎麻根益阴，凉血安胎，则赖其退热之功。滑窍通淋，治病总不离下行之性。味甘寒而无毒，入心主与小肠。

牵牛 (即二丑)

牵牛 丹溪曰：牵牛属火善走，有两种，黑者属水，白者属金。若非病形与证俱实者勿用也。稍涉虚，以其验逐之致虚，先哲深戒之。不胀满不大便秘者勿用。

海藏曰：牵牛气寒味苦，有小毒。黑白二种。《本草》云："主下气，疗脚满水肿，除风毒，利小便。

时珍曰：牵牛子逐痰消饮，通大肠，气秘，杀虫，达命门。

仕材曰：牵牛子下气逐痰水，除风利小便。

李梴曰：牵牛苦寒利肿膨，走脾肾治脚腰疼，下气除嗽破痃癖，堕胎泻蛊性不平。

讱庵曰：牵牛辛寒有毒。属火善走，入肺经，泻气分之湿热。能达右肾命门，走精坠堕通下焦郁遏，及大肠风秘气秘，利大小便，逐水消痰，杀蛊堕胎。治水肿喘满，痃癖气块。若湿热在血分，胃弱气虚人禁用。有黑白二种，黑者力速。取子陶去浮者，春去皮用。得木香、干姜良。

兆嘉曰：牵牛色形黑白宜分，泻肺行痰，消胀逐邪于气分，性味辛温有毒，搜风导滞，通肠利水达胞宫。

宫绣曰：牵牛 (专入肺，兼入大小肠) 有白有黑。白者其性入肺，专于上焦气分，除其湿热，故气逆壅滞，及大肠风秘者，得此以治。黑者其性兼入右肾，能于下焦通其遏郁，故肿满脚气，及大小便秘，俱得以治。但下焦血分湿热，湿自下受，宜用苦寒以折。牵牛气味辛辣，久嚼雄烈，服之最能泄肺。若以下焦血病，而于气分有损之药以为投治，是以血病泻气，不使气血俱损乎。惟是水气在肺，喘满肿胀等症，暂用以为开泄。俾气自上达下，而使二便顿开，以快一时。若果下焦虚肿，还当佐以沉香、补骨脂等味，以为调补，俾补泻兼施，而无偏陂损泄之害矣。取子，淘去浮者，春去皮。得木香、干姜良 (按：牵牛少用则动大便泄下如水，多用则下气损胃伤脾，可不慎欤？)。

蓖麻

蓖麻 丹溪曰：蓖麻属阴，能出有形质之滞物，故取胎产、胞衣、剩骨、胶血者用之。其叶治脚风肿，又油涂，叶炙热熨囟上，止鼻衄效。

时珍曰：蓖麻子主偏风不遂，口眼歪斜，失音口噤，头风耳聋，舌胀喉痹齁喘，脚气毒肿丹瘤，汤火伤，针刺入肉，女人胎衣不下，子肠挺出，开通关窍经络，能止诸痛，消肿追脓拔毒。

仕材曰：蓖麻子口眼不正，疮毒肿浮，头风脚气，瘰疬丹瘤，胞衣不下，子肠不收。

李梴曰：蓖麻子平甘辛味，偏风肿痛服且熨，疥癞水癥单用之，下胎兼辟疰恶气。

讱庵曰：蓖麻子辛甘有毒，性善收，亦善走，能开通诸窍经络，治偏风不遂，㖞邪口噤，鼻塞耳聋。喉痹舌胀。能利水气，治水癥浮肿。能出有形滞物，治针刺入肉，竹木骨硬，胞胎不下。能追脓拔毒，传瘰疬恶疮，外用屡奏奇功。然有毒热，气味颇近巴豆，内服不可轻率。形如牛蝉，黄褐有班。盐水煮，去皮研，或用油。忌铁。

兆嘉曰：蓖麻子辛温有引之功，宣风利窍，苦毒为外敷之药，拔腐提脓。

宫绣曰：蓖麻子（专入经络诸窍）甘辛有热，性味颇类巴豆，既有收引拔毒之能，复有开窍通利之力。观书所言捣膏以贴手臂肿痛，一夜即效；子宫脱下，用此研膏以涂顶心即入；胞衣不出，用此研膏以涂脚心即下；中风口眼㖞斜偏左，贴右手心，偏右，贴左手心即止。至于口噤鼻塞，耳聋喉痹，舌胀，用油烟熏即开。水癥浮肿，用仁研服一枚即消；针刺好肉，用仁捣敷患处即拔；瘰疬恶疮，用仁外敷立愈。凡此皆属外用，以奏奇功。但不宜于服耳。昔人有以汁点畜舌根下，即不能食。点畜肛门内，即下血死。并云服蓖麻者，一生不得服豆，犯即胀死，其毒可知。盐水煮，去皮研，取油用。忌铁（按：鹎鹕油能引药气入内，蓖麻油能拔病气出外）。

荔子

荔子 丹溪曰：荔子肉属阳，主散无形质之滞气，故消瘤赘，赤肿者用之。苟不明者，则措用之而不应。

时珍曰：荔枝实治瘰疬瘤赘，赤肿疔肿，发小儿痘疮。核治颓疝气痛，妇人血气刺痛。

李梴曰：荔枝肉散无形滞，治背劳闷消瘤赘，止心烦燥更清头，健力生津通神智。核可烧灰调酒食，专主心疼并疝气。

讱庵曰：荔枝核甘涩而温，入肝肾，散滞气，辟寒邪，治胃脘痛，妇人血气痛。其实双结核似睾丸，故治癫疝卵肿，有述类象形之义。壳发痘疮，烧存性用。荔枝连壳煅，研，止呃逆。

兆嘉曰：荔枝核散滞祛寒，治肝经之疝疾。味甘性热，医胃腑之瘀疼。

宫绣曰：荔枝（专入肝脾）味甘而酸，气温，故能入脾助气，入肝益血养营。然于血虚火衰则宜。若使病非虚弱，及素火盛服之，反致助火发热，而有衄血齿痛之病矣。至核味甘气温，专入肝肾，散滞辟寒。双核形似睾丸，尤治癫疝卵肿，以其形类相似有感而通之义也。痘疮不起，用壳煎汤以服，盖取壳性温补内托之意。然要皆属性燥，用当酌症所宜，非若龙眼性主温和而资益甚多也。出建产者良（昔有疝气如斗者，用荔枝与茴香、青皮各炒，为末，元酒送甚效）。

灯心

灯心　丹溪曰：灯心属土，火烧为灰，取少许吹喉中，治急喉痹甚捷。小儿夜啼亦用灯心烧灰，涂乳上与吃。

时珍曰：灯心草降火（清心），止血通气，散肿止渴。烧灰入轻粉、麝香，治阴疳。

仕材曰：灯心清心必用，利水偏宜。烧灰吹喉痹，涂乳治夜啼。

李梴曰：灯心草甘寒无毒，清心利水通淋缩，烧吹喉痹止儿啼，被伤咬涎敷一掬。

㓜庵曰：灯草甘淡而寒，降心火，清肺热，利小肠，通气止血，治五淋水肿。烧灰吹喉痹，涂乳止夜啼，擦癣最良。

兆嘉曰：灯心清心肺烦蒸，味淡性寒轻且白，导小肠湿热，通淋利水降而行。

宫绣曰：灯心（专入心）味淡而寒，体小气微，诸书皆称能降心火，以其心治心也，心火清则肺金肃。心与小肠相表里，则热尽从小便而出矣。且热去而血亦宁，故能止血通淋，洵上焦伏热，五淋之圣药也。烧可治喉痹，及以灰涂乳上，则儿饲不夜啼。缚把擦癣，则虫从草出，浮水可见，且能断根矣。气虚小便不禁者，忌服（按：喉痹一方，灯心灰二钱，蓬沙末一钱吹之。一方，灯心草、红花烧灰，酒服）。

五倍子（一名文蛤，附百药煎）

五倍子　丹溪曰：五倍子属金与水，噙口中善收顽痰，有功且解诸热病。口疮以末掺之，便可饮食。即文蛤也（非《本经》主恶疮蚀五痔之文蛤）其内多虫，又名百虫仓（五倍子虫另详卷十）。

时珍曰：五倍子敛肺降火，化痰饮，止咳嗽，消渴盗汗，呕吐失血，久痢黄病，心腹痛，小儿夜啼，乌须发，治眼赤湿烂，消肿毒喉痹，敛溃疮金疮，收脱肛子肠坠下。

仕材曰：五倍子敛肺化痰，故止嗽有效；散热生津，故止渴相宜。上下之血皆止，阴阳之汗咸疗。泻痢久而能断，肿毒发而能消。掺口疮须臾可食，洗脱肛顷刻能收。染须发之白，治目烂之疴。

李梴曰：五倍子平酸味苦，治肺风毒湿癣疮，眼肿牙疳并痔痢，顽痰热渴可煎汤。

㓜庵曰：五倍子咸酸，其性涩，能敛肺；其气寒，能降火。生津化痰，止嗽止血，敛汗解酒。疗消渴泻痢，疮癣五痔，下血脱肛，脓水湿烂，子肠坠下。散热毒，消目肿，敛疮口。其色黑，能染须。嗽由外感，泻非虚脱者禁用。生盐肤木上，乃小虫食汁，遗种结球于叶间。壳轻脆而中虚，可以染皂。或生或炒用。

兆嘉曰：五倍子酸涩轻浮，能敛肺化痰，须白还乌有染法。咸寒苦降，可固肠治痢，汗多能止出良方。搽痔漏与金疮，或调或掺，治癞风之疳蚀，收热收脓。

宫绣曰：五倍子（专入肺脾）按书既载味酸而涩，气寒，能敛肺经浮热，为化痰渗湿、降火收涩之剂。又言主于风湿，凡风癣痒瘙，眼目赤痛，用之亦能有效。得非又收又散，又升又降之味乎？讵知火浮肺中，无处不形，在上则有痰结咳嗽，汗出口干吐衄等症；在下则有泄痢五痔，下血脱肛，脓水湿烂，子肠坠下等症。溢于皮肤，感冒寒邪则必见有风癣痒瘙，疮口不敛；攻于眼目，则必见有赤肿翳障。用此内以治脏腑，则能敛肺止嗽，固脱住汗。外以治肤，熏洗则能祛风除湿杀虫。虽一味，而治分内外，用各不同。非谓既能入肺收敛，又能浮溢于表，而为驱逐外邪之药耳。书载外感勿用，义实基此。染须皂物最妙。生于盐肤木上，乃小虫食汁，遗种结球于叶间。入药或生或炒用（按：盐肤木酸寒，除痰生津止嗽。五倍子，虫食其津液结成，故与盐肤木功同）。

时珍曰：百药煎清肺化痰，定嗽解热，生津止渴，收湿消酒，乌须发，止下血，久痢脱肛，牙齿宣䘌，面鼻疳蚀，口舌糜烂，风湿诸疮。

李梴曰：百药煎（《入门》本注云："味酸无毒，润肺治嗽，化痰止渴，疗肠风下血，为末掺诸疮，干水敛口。"造法：用五倍子十斤，乌梅、白矾各一斤，酒曲四两，上将水红蓼三斤。煎水，去渣，入乌梅煎。不可多水，要得其所，却入五倍粗末，并矾、曲和匀，如作酒曲样，入磁器内，遮不见风，候生白取出，晒干听用。染须者加绿矾一斤）。

兆嘉曰：百药煎系五倍子又经造酿，清心肺而味带余甘，化痰嗽，是收敛剂，亦可生津，入上焦而功兼降火。

宫绣曰：百药煎（专入肺胃）系五倍子末，同药作饼而成者也。其性稍浮，味酸涩而带余甘。五倍子性主收敛，加以甘桔同制，则收中有发，敛中有散。凡上解痰嗽热渴诸病，用此含化最宜。加以火煅，则治下焦血脱肿毒金疮，喉痹口疮等症，用之即效，以黑能入下焦故也（用五倍子为粗末，每一斤以真茶一两，煎成浓汁，入酵糟四两，擂烂拌，和器盛置糠缸中窨之。待发起，如发面状即成矣，捏作饼丸晒干）。

金樱子

金樱子　丹溪曰：金樱子属土而有金与水，经络隧道以通畅为和平，昧者取涩性为快，遂熬为煎食之，自作不靖，咎将谁执？沈存中[1]云："止遗泄，取其温且涩。须十月熟时采。不尔，便令人利。"

时珍曰：金樱子叶，痈肿，嫩叶研烂，入少盐，涂之，留头泄气。又金疮出血，五月五日采，同桑叶、苎叶等分，阴干，研末傅之，血止，（根）口含。名军中一捻金。根止滑利，煎

---

① 沈存中：即宋代政治家、科学家沈括，字存中。著有《梦溪笔谈》。

醋服，化骨硬。

仕材曰：金樱子扃钥元精，合闭蛰封藏之本，牢拴仓廪，赞传导变化之权。

李梴曰：金樱子酸涩性平，燥脾益肾止遗精，和血调脏治痢泻，久服耐老身亦轻。

讱庵曰：金樱子酸涩，入脾、肺、肾三经，固精秘气。治梦泄遗精，泄痢便数。似榴而小，黄赤有刺。取半黄，去刺核用，熬膏亦良。

兆嘉曰：金樱子味酸涩以性温，达肝脾而入肾，涩精固气，虚而无火则相宜。闭蛰封藏，病若有邪慎勿使。

宫绣曰：金樱子（专入肾脾肺）生者酸涩，熟者甘涩。用当于其将热之际，得微酸甘涩之妙。取其涩可止脱，甘可补中，酸可收阴，故能善理梦遗崩带遗尿，且能安魂定魄，补精益气，壮筋健骨。此虽收涩佳剂，然无故熬膏频服而令经络隧道阻滞，非惟无益，反致增害。诸凡药品，须当审顾，不可不知。似榴而小，黄赤有刺。取半黄者，去刺核，熬膏甘多涩少（凡子皆降，可入下焦，其功全在固涩，故一切久痢遗精，大小便不固，无邪热者，皆可用之）。

萱草

萱草 丹溪曰：萱草属木，性下走阴分，一名宜男，宁无微意存焉？俗谓之鹿葱。又嵇康《养生论》云："合欢蠲怒，萱草忘忧。"

时珍曰：萱草根吹乳乳痈肿痛，

擂，酒服，以滓封之。

仕材曰：萱花长于利水快膈，令人欢乐忘忧。

李梴曰：萱草（《入门》本注云：俗名鹿葱。味甘凉，无毒。治沙淋小便赤涩，身体烦热，下水气，退酒疸。取根绞汁服。破伤风，酒煎服。又和姜汁服，治大热吐血。主安五脏，利心志，令人欢乐无忧，轻身明目。取嫩苗及花作葅食，甚利胸膈）。

兆嘉曰：萱花服之利水，甘寒赖以和脾，树以忘忧，香滑可供快膈。

宫绣曰：萱草（专入心脾）何以萱名，以其草属蔚茂，值可以解忧。苗如葱叶，烹食可以适口。味甘而气微凉，能以去湿利水，除热通淋，止渴消烦，开胸宽膈，令人心平气和，无有忧郁，是以命名。但气味轻淡，服之功未即臻。不似气味猛烈药，一入口而即见其有效也（按：萱草，一名宜男，又名忘忧草，即今之黄花菜也。产下湿之地，甘凉之性，善除湿热利水。以其花有解散之功，虽利水去湿，而又润而不燥，故可和中快膈耳。止可供菜食之用，虽有治病之力，非所擅长也）。

琥珀

琥珀 丹溪曰：琥珀属阳，今古方用为利小便，以燥脾土有功，脾能运化，肺气下降，故小便可通。若血少不利者，反致其燥急之苦。茯苓、琥珀二物皆自松出而所禀各异，茯苓生成于阴者也，琥珀生于阳而成于阴，故皆治荣而安心利水也。

海藏曰：琥珀气平味甘，阳也。

珍云："利小便，清肺。

仕材曰：琥珀安神而鬼魅不浸，清肺而小便自利，新血止而瘀血消，翳障除而光明复。

李梴曰：琥珀甘平脂化成，利水通淋破坚癥，安心清肺燥脾土，明目治癫逐瘀凝。

讱庵曰：琥珀甘平，以脂入土而成实，故能通塞以宁心，定魂魄，疗癫邪。色赤入手少阴、足厥阴血分，故能消瘀血，破癥瘕，生肌肉，合金疮。其味甘淡上行，能使肺气下降而通膀胱，故能治五淋，利小便，燥脾土，又能明目磨翳。松脂入土，年深日久结成，或云枫脂结成。以摩热拾芥者真。用柏子仁末，入瓦锅同煮半日，捣末用。

兆嘉曰：琥珀本灵气以生成，通心窍安神定魄。性淡平而钟结，降肺金，导水分消。色赤入营，兼可行瘀燥湿。味甘化毒，并能摩翳生肌。

宫绣曰：琥珀（专入心肝，兼入小肠肾）甘淡性平。按书虽曰脂入土而成实，合以镇坠等药，则能安魂定魄。色赤能入心肝二经血分，合以辛温等药，则能消瘀破瘕，生肌合口。其味甘淡上行，合以渗利等药，则能治淋通便，燥脾补土。且能明目退翳，逐鬼杀魅，谓是水去热除，安镇之意。但此性属消磨，则于真气无补；气属渗利，则于本源有耗，此惟水盛火衰者用之得宜；若使火盛水涸用之不能无虑。松脂入土，年久结成，或枫脂结成。

以摩热拾芥者真。用柏子仁末，入瓦锅同煮半日，捣末用（市人多煮鸡子及青鱼胆伪之，摩热亦能拾芥，宜辨。芥，即禾草）。

枫香

枫香 丹溪曰：枫香属金，而有水与火，性疏通，故木易有虫穴，其液名曰白胶香，为外科家要药，近世不知，误以松脂之清莹者，甚失《本经》初意也。枫树上苗，食之令人笑不止，以地浆解之。

时珍曰：枫香脂一切痈疽疮疥，吐衄咯血，活血生肌，止痛解毒。烧过揩牙，永无牙疼。根叶治痈疽已成，擂，酒饮，以滓贴之。

李梴曰：枫香脂味苦辛平，瘾疹风痒齿痛轻，皮能止痢并霍乱，又云浮肿可疏行。子甘性热燥痰血，杀虫癞疥用相停。

讱庵曰：枫脂香苦平，活血解毒，止痛生肌。治吐衄咯血，齿痛风疹，痈疽金疮，外科要药。色白微黄，能乱乳香，功颇相近。

宫绣曰：枫香（专入肝脾）系枫膏脂所成，结而为香，故曰枫香，又曰白胶香。

按：枫性最疏通，故木易蛀，外科用以透毒，金疮末敷即效，筋断即续。齿颊肿痛，烧灰揩牙甚工。咳嗽脓血，同药服之即止。皆取透发病气之意，故能见其皆治也。以茅水煮二十沸，入冷水中揉扯数十次，晒干用（按：枫香、松脂，皆可乱乳香，其功虽次于乳香，而亦仿髴不远）。

合欢

合欢 丹溪曰：合欢属土，而有水与金，补阴之有捷功也。长肌肉，续筋骨，概可见矣。而外科家未曾录用，何也？又名夜合，人家多植庭除间，蠲人之忿。

时珍曰：合欢和血，消毒止痛。

仕材曰：合欢安和五脏，欢乐忘忧。

李梴曰：合欢（《入门》本注曰："合欢花上半白，下半肉红，散垂如丝，树似梧桐，枝柔叶繁，互相交结，每一风来，辄似解了不相牵缀，树之阶庭，使人不忿。其叶至夜而合，故又谓之夜合花。味平，无毒。主安五脏，利心志，耐风寒，令人欢乐无忧，久服轻身明目。"）

兆嘉曰：合欢安五脏以益心脾，智足神充，功能夜合。味甘平而蠲忿怒，调营止痛力主中和。

宫绣曰：合欢皮（专入脾，兼入心）因何命名，谓其服之，脏腑安养，令人欢欣怡悦，故以欢名。第此味甘气平，服之虽能入脾补阴，入心缓气，而令五脏安和，神气自畅，及单用煎汤而治肺痈唾浊。合阿胶煎汤，而治肺痿吐血，皆验；与白蜡熬膏，而为长肉生肌续筋接骨之药。然气缓力微，用之非止钱许可以奏效，故必重用久服，方有补益怡悦心志之效矣。若使急病而求治即欢悦，其能之乎？合欢即合昏木，植于庭除，干似梧桐，枝

甚柔弱，叶似皂角，极细繁密，花则夜合者是。去粗皮，炒用（心为君主之官，脾土为万物之母，二脏调和则五脏自安，神明自畅。嵇康《养生论》云："合欢蠲忿"，正谓此也。"）。

龙脑（即冰片）

龙脑 丹溪曰：龙脑属火，世知其寒而通利，然未达其暖而轻浮飞扬。《局方》但喜其香而贵细，辄与麝同用，为桂附之助，人身阳易于动，阴易于亏，幸思之。

时珍曰：龙脑香疗喉痹脑痛，鼻瘜齿痛，伤寒舌出，小儿痘陷，通诸窍，散郁火。

仕材曰：龙脑香开通关窍，驱逐鬼邪，善消风而化湿，使耳聪而目明。

李梴曰：龙脑辛温百药先，香透肾关及顶巅，下疳喉痹目肤翳，清心解热散风涎。

讱庵曰：冰片辛温香窜，善走能散，先入肺，专于心脾而透骨，通清窍，散郁火。治惊痫痰迷，目赤肤翳，耳聋鼻瘜，喉痹舌出，骨痛齿痛，痘陷产难，三虫五痔。出南番，云是老杉脂，以白如冰，作梅花片者良。

兆嘉曰：冰片其体温而用凉，其味辛而带苦。香能达窍，内能透骨搜风，散可疏邪，外可通经宣毒。

宫绣曰：冰片（专入骨髓）辛香气窜，无往不达，能治一切风湿不留内，在内则引火热之气，自外而出，然必风病在骨髓者宜之。若风在血脉肌肉

间用之，反能引风直入骨髓，如油入面。故凡外入风邪变而为热，仍自外解得宜。若使火自内生而用此为攻逐，其失远矣。昔王纶云："时人误以冰片为寒，不知辛散性甚似凉耳。诸香气皆属阳。岂有香之至极而尚可云寒者乎？是以惊痫痰迷，风果入骨，病应是治。火郁不散，九窍不通，治应是行。目赤肤翳，审属风寒，病应外解。他如疮疡痈肿，热郁不散，亦当用此发达，或令入油煎膏，或研末吹掺。然疮毒能出，不可多用，则真气立耗而有亡阳之弊矣。更有目病阴虚不宜入。点出南番老杉脂白如冰，作梅花片者良。但市人每以樟脑化克（人如耳聋鼻塞，喉痹目昏便闭等症，即为九窍不通，皆可用此疏散之力）。

墨

墨 丹溪曰：墨属金而有火，入药甚助补性。墨当松烟为之者，入药能止血及产后血晕，崩中卒下血，醋摩服之。又主昧目，物芒入目，摩点瞳子。又鄜延界内有石油，然之烟甚浓，其煤可为墨，墨光如漆，松烟不及。其识文曰延川石液者，是不可入药，当附于此。

时珍曰：墨利小便，通月经，治痈肿。

仕材曰：墨止血，以苦酒送下，消痈，用猪胆调涂。

李梴曰：松烟墨辛能止血，善合金疮治目芒，痢下崩中并难产，产后

血晕醋摩尝。

讱庵曰：墨辛温，止血生肌，飞丝尘芒入目，浓磨点之，点塞止衄，猪胆汁磨涂诸痈肿，酒磨服治胞胎不下。

兆嘉曰：墨止血有功，色黑入营内可服，行瘀无阻，辛温消肿外能敷。

宫绣曰：墨（专入肝肾）曷能以止血，以其色黑味辛气温而止之也。盖能胜红，红见黑而即止，以火不胜水者故耳。辛能散血，血散则血归经而不外溢，是以遇辛则即止也；温能行血，血行则血周流经络而血不聚于所伤之处，是以得温而即止也。故凡血热过下，如瘟疫鼻衄，产后血晕，崩脱金疮，并丝缠眼中，皆可以治。如止血，则以苦酒送韭汁投；消肿则以猪胆汁、酽醋调；并眼有丝缠，则以墨磨鸡血速点；客忤中腹，则磨地浆汁吞。各随病症所用而治之耳，但瘟疫热病初衄，遽用此以止血，则非所宜（按：墨以松烟合胶水成者为佳，用陈者取其胶性渐脱，火气渐退，然内服总宜煅用，方无胶滞之患。止血者不过红见黑则止之意。毕竟辛温散血之品，如血热妄行之症，亦宜慎用）。

杉材

杉材 丹溪曰：杉材属阳金而有火，用节作汤，洗脚气肿，言用屑者似乎相近，又云削作楂煮，洗漆疮无不差。

时珍曰：杉皮治金疮血出及汤火伤灼。取老树皮烧存性，研傅之，或

入鸡子清调傅，一二日愈。杉叶，风虫牙痛，同芎藭、细辛煎酒含漱。杉子，疝气痛，一岁一粒，烧研，酒服。

李梴曰：杉材节（《入门》本注云："须油杉及臭者良。味辛，微温，无毒。煎汤洗脚气肿满及膝疮，煎汤服之治心腹胀痛，去恶气及风毒，奔豚霍乱上气，坚筋骨。入药炒用。"）

讱庵曰：杉木辛温，去恶气，散风毒，治脚气肿痛，心腹胀满，洗毒疮。有赤白二种，赤油斑如野鸡者，作棺尤贵。性直，烧灰最发火药。

榧实

榧实 丹溪曰：榧实属土与金，非火不可，多啖则热矣。肺家果也，引火入肺，则大肠受伤，识者宜详。其子治寸白虫，又五痔之人，常如果食之愈。过多，则滑肠。

仕材曰：榧子没百种之虫，手到而痊，疗五般之痔，频尝则愈，消谷食而治咳，助筋骨而壮阳。

李梴曰：榧实甘平进饮食，能通荣卫助筋力，五痔三虫是主方，啖多引火伤肺极。

讱庵曰：榧实甘涩润肺，杀虫。

兆嘉曰：榧子功可杀虫润肺，性属味甘气温。

宫绣曰：榧实（专入肺）甘涩味苦，体润而滑，性平无毒。按：据诸书有言，气味苦寒，能泻湿热，为肺家之菓，又云性温散气，能去腹中邪气，及杀诸虫，皆无定论。余按榧实甘润，

是其本质。凡肺不润而燥者，得此则宜，故有解燥除热之功，非书所云能除湿热之意乎。又其燥热内扰，则虫自尔见蚀，而五痔腹胀等症自尔悉形，服此燥气悉除，肠胃顿清，其气自尔不结，非书所谓温能散气之意乎。又书有载有毒无毒，在人食，既无病又能以此疗病，毒何由见？非书所云无毒之说乎。又其苦涩兼备，既能清燥润肺，复于虫蚀性味不合，令其即化为水，非书所云有毒之说乎。究之止属润肺解热杀蛊之品，其言有毒，止是毒虫之毒，而非毒人之毒。其言无毒，因非毒人之毒而为毒虫之毒也。故凡一切肺燥而见咳嗽不宁，腹中不和，五痔恶毒，并小儿黄瘦，便秘不解等症，服之无不奏效。昔东坡诗云："驱除三彭虫，愈我心腹疾。"义正是矣。但多食则有滑肠之虚，炒食味即香酥甘美，更有引火入肺，大肠受伤之虑，不可不细察耳。忌鹅肉，反菉豆，能杀人（按：《物类相感志》云："榧煮素羹，味更甜美，猪脂炒榧，黑皮自脱。榧子同甘蔗食，其渣自软。"）

诃子

诃子 丹溪曰：诃子下气，以其味苦而性急喜降。《经》曰："肺苦急，急食苦以泻之。"谓降而下走也。气实者宜之，若气虚者似难轻服。六路黑色肉厚者良。此物虽涩肠，又泄气，盖味苦涩，又其子未熟时，风飘随者，谓之随风子，尤珍贵，小者益佳。治

本草十三家注

痰嗽咽喉不利，含三五枚，殊胜。又云治肺气因火伤极，遂郁遏胀满，盖其味酸苦，有收敛降火之功也。

海藏曰：诃黎勒气温，味苦。苦而酸，性平，味厚，阴也，降也。苦重酸轻，无毒。《象》云："主腹胀满，不下饮食，消痰下气，通利津液。破胸膈结气，治久痢赤白肠风。去核，捣利用。"

仕材曰：诃黎勒固肠而泻痢，咸安敛肺而喘嗽，俱止利咽喉而通津液，下食积而除胀满。

李梴曰：诃梨勒温通肺津，泻逆消痰敛咳频，开胃涩肠消食胀，肾积胎漏崩带神。

讱庵曰：诃子苦以泄气消痰，酸以敛肺降火，涩以收脱止泻，温以开胃调中。治冷气腹胀，膈气呕逆，痰嗽喘急，泻痢脱肛，肠风崩带，开音止渴。然苦多酸少，虽涩肠而泄气，气虚及嗽痢初起者忌服。从番船来，番名诃黎勒。岭南亦有。六棱黑色，肉厚者良。酒蒸一伏时，去核取肉用。生用清金行气，煨熟温胃固肠。

兆嘉曰：诃子敛肺除痰，降逆温通能下气，固肠治痢，酸收苦泄各随方。大肠有湿热者忌投，肺部有火邪者勿用。

宫绣曰：诃子（专入大肠、肺）味苦酸涩，气温无毒。虽有收脱止泻之功，然苦味居多，服反使气下泄。故书载能消痰降火，止喘定逆，且于虚人不宜独用。至于嗽痢初起，用最切忌，以其止有劫截之功耳。服此能调

胃和中，亦止消膨去胀，使中自和，并非脾胃虚弱于中实有补也。波斯国人行舟，遇大鱼涎滑数里，舟不能行，投于诃子，其滑即化，则其化涎消痰，概可见矣。第收涩性兼，外邪未除，其切戒焉。出番船及岭南，色黑肉厚者良。酒蒸，去核用肉。但生清肺行气，熟温胃固肠（按：东垣有云嗽药不用者，非矣。但咳嗽未久者，不可骤用耳）。

胡椒

胡椒 丹溪曰：胡椒，属火而有金，性燥，食之快膈。喜食者大伤脾胃肺气，积久而大气则伤。凡痛气疾，大其祸也。一云向阴者澄茄，向阳者胡椒也。

海藏曰：胡椒气温，味辛。无毒。《本草》云："主下气温中去痰，除脏腑中风冷。向阳者为胡椒，向阴者为荜澄茄。胡椒多服损肺。味辛辣，力大于汉椒。

时珍曰：胡椒暖肠胃，除寒湿，反胃虚胀，冷积阴毒，牙齿浮热作痛。

仕材曰：胡椒下气温中，消风去痰。

李梴曰：胡椒辛热去胃寒，消食化痰利隔间，霍乱冷痢腹心痛，壮肾和脏忌多食。荜澄茄尤温膀肾，本是同根性一般。

讱庵曰：胡椒辛热纯阳，暖胃快膈，下气消痰。治寒痰食积，肠滑冷痢，阴毒腹痛，胃寒吐水，牙齿浮热作痛，杀一切鱼鳖蕈毒。食料宜之，

嗜之者众。多食损肺，走气动火，发疮痔藏毒，齿痛目昏。毕澄茄一类二种，主治略同。

兆嘉曰：胡椒味辛，性热，入肺胃以散寒邪，下气宽中，消风痰而宣冷滞，发疮昏目，助火伤阴。

宫绣曰：胡椒（专入胃）辛热纯阳，比之蜀椒，其热更甚。凡因火衰寒入，痰食内滞，肠滑冷痢及阴毒腹痛，胃寒吐水，牙齿浮热作痛者，治皆有效，以其寒气既除而病自可愈也。但此止有除寒散邪之力，非同附、桂终有补火益元之妙，况走气动火，阴热气薄，最其所忌。荜澄茄向阴所生，性逊胡椒，主治略同（按：胡椒虽辛热燥散之品，而又极能下气，故食之即觉胸膈宽爽）。

椰子

椰子　丹溪曰：椰子属土而有水，生海外极热之地，土人赖此解夏月喝渴，天之生物，盖可见矣。多食动气也。

时珍曰：椰子瓤食之不饥，令人面泽。椰子皮治辛心痛。烧存性，研，以新汲水，服一钱极验。椰子壳治杨梅疮筋骨痛，烧存性，临时炒热，以滚酒泡服二三钱，暖覆取汗，其痛即止，神验。

李梴曰：椰子（《入门》本注云："椰子即海棕实也。味苦，无毒。黑发，止血，疗鼻衄吐逆霍乱，煮汁服之。壳可为酒器，如酒中有毒，则酒沸起。壳中肉益气，壳中浆饮之得醉。主吐血消渴水肿，治风热，涂头令人发黑。"）

人尿（即人溺，附童便）

人尿　丹溪曰：人尿，尝见一老妇，年逾八十，貌似四十，询有恶病，人教之服人尿，此妇服之四十余年，且老健无他病，而何谓性寒不宜多服欤？降火最速，用人尿，须童男者良。又产后即温饮一杯，压下败血恶物，不致他病也。又热劳方中亦用之。

海藏曰：人尿，《时习》云："疗寒热，头疼温气。童男子者尤良。"《日华子》云："小便，凉。止劳渴嗽，润心肺，疗血闷热狂，扑损瘀血晕绝。及蛇犬等咬，以热尿淋患处。难产，胞衣不下，即取一升用姜葱煎，乘热饮即下。"

时珍曰：人尿杀虫解毒，疗疟中喝。

仕材曰：人溺清天行狂乱，解痨弱蒸烦，行血而不伤于峻，止血而无患其凝。吐衄产家称要药，损伤跌扑是仙方。

李梴曰：人溺气寒能降火，鼻洪吐血血攻心，劳嗽肺痿胎难产，扑杖蛇伤患处淋。

讱庵曰：童便咸寒，能引肺火下行，从膀胱出，乃其旧路，降火滋阴甚速。润肺散瘀，治肺痿失音，吐衄损伤，胞胎不下。凡产后血晕败血，入肺阴虚久嗽，火蒸如燎者，惟此可以治之。取十八岁以下童子，不食荤腥，酸咸者佳。去头尾，取中间一节清澈如水者，用当热饮，热则真气尚存，其行自速，冷则惟有咸寒之性。入姜汁、韭汁更好，冬月用汤温之。

宫绣曰：童便（专入膀胱，兼入肺胃肝心）系孩童津液浊气，渗入膀胱而出，味咸气寒无毒，为除痨热骨蒸，咳嗽吐血，妇人产后血衄晕闷绝之圣药。《褚澄遗书》曰："降火甚速，降血甚神，饮溲溺百不一死，非真不死，甚言功力之优也。"《经》云："饮入于胃，游溢精气，上输于脾，脾气散精，上归于肺，通调水道，下输膀胱。"故人服小便，入胃亦随脾之气上归于肺，下通水道而入膀胱，乃寻其旧路也。故能治肺病，引火下行。凡人精气，清者为气，浊者为血，浊之清者为津液，清之浊者为小便，与血同类也。故味咸而走血，咸寒能伏虚热，使火不上炎，血不妄溢，是以能疗诸血证也。凡人久嗽失音，劳渴烦燥，吐衄损伤，皮肤皲裂，犬咬火烧，绞肠痧痛，难产胞衣不下。法当乘热饮之，盖热则尚存真气，其行自速，冷则惟有咸味，寒性矣。若救阴却痨，必以童便为优，盖取混元之气，清纯而不淆杂耳。今人类用秋石，虽亦能入肾除热，但经水澄火炼，真元之气全失，其功不及童便多矣。况多服久服，则咸能走血，令血凝气滞为病，矧有阳气素虚，食少肠滑者，其可用之为治乎？取童子十岁以下相火未动，不食荤腥，酸咸者佳。去头尾，取中间一节清澈如水者良。痰用姜汁，瘀用韭汁，冬月用汤温之（昔有覆车被伤七人，仆地呻吟，俱令灌此，皆得无事。凡一切

伤损，不问壮弱及有无瘀血，俱宜服此，而屡试屡验）。

犬（俗谓之狗，附狗宝）

犬 丹溪曰：犬世俗言虚损之病，言阳虚而易治，殊不知人身之虚悉是阴虚也。若果虚损，其死甚易敏者，亦难措手。夫病在可治者，皆阴虚也。《衍义》书此方于犬条下，以为习俗所移之法，惜哉！犬肉不可炙食，恐致消渴。不与蒜同食，必顿损人。

时珍曰：狗血热饮，治虚劳吐血，又解射罔毒，点眼，治痘疮入目。又治伤寒热病，发狂见鬼及鬼击病，辟诸邪魅。心血治心痹心痛。取和蜀椒末，丸梧子大，每服五丸，日五服。乳汁，治赤秃发落，频涂甚妙。脂并脂治手足皲皱，入面脂去黯䵟，柔五金，脑治猘犬咬伤，取本犬脑敷之，后不复发。涎治诸骨哽，脱肛及误吞水蛭。胆治鼻衄聤耳，止消渴杀虫，除积能破血。凡血气痛及伤损者，热酒服半个，瘀血尽下。皮治腰痛，炙热，黄狗皮裹之，频用，取瘥。烧灰治诸风。毛烧灰，汤服一钱，治邪疟。尾烧灰，敷犬伤。齿磨汁，治犬痫。烧研醋和，敷发背及马鞍疮。同人齿烧灰汤服，治痘疮倒陷，有效。头骨治痈疽恶疮，解颅，女人崩中带下。骨烧灰，米饮，日服，治休息久痢。猪脂调敷鼻中疮。屎烧灰服，发痘疮倒魇，治霍乱瘾积，止心腹痛，解一切毒，屎中粟，噎嗝风病，痘疮倒陷，能解毒也。狗宝治

噎食及痈疽疮疡。

仕材曰：狗肉暖腰膝而壮阳道，厚肠胃而益气力。狗宝专攻翻胃，善理疗疽。

李梴曰：狗肉咸温最补阳，阴虚孕妇岂宜尝，茎治男痿并女带，血医横产及癫狂，乳点青盲经十载，头骨壮阳傅诸疮。

讱庵曰：犬肉酸而咸温，暖脾益胃，脾胃暖则腰肾受阴矣。补虚寒，助阳事。黄者补脾，黑者补肾。畏杏仁，忌蒜。

兆嘉曰：狗宝反胃噎嗝均疗，皆赖甘平之性。痫毒疗疽并愈，全凭宝气之功。

宫绣曰：犬肉（专入脾、骨、肾）味咸性温，属土有火，故歹人履地，虽卧必醒。其肉食之，能令脾胃温暖，且脾胃温则五脏皆安，故又能补绝伤，壮阳道，暖腰膝，益气力，补血脉，厚肠胃，实下焦，填骨髓也。色黄者则于脾益补，色黑者则于肾更妙，两肾能助阳事。但肉炙食益热，令人消渴。妊妇食之，令子无声。热病后及中满腹胀，更能杀人。畏杏仁（按：犬肉道家以为地厌，食之令人气浊，故终身不入口）。

鸡（附各种鸡以及鸡蛋等物）

鸡　丹溪曰：鸡风之为病，西北气寒，为风所中，人者诚有之矣。东南气温而地多湿，有风病者非风也，皆湿生痰，痰生热，热生风也。《经》曰："亢则害，承乃制。"河间曰："土极似木"，数千年得经意，河间一人耳。《衍义》云："鸡动风者，习俗所移也。"鸡属土而有金与木，火性补，故助湿中之火，病邪得之为有助而病剧，非鸡而已与。夫鱼肉之类，皆能助病者也。《衍义》不暇及也。又云鸡属巽，助肝火。

海藏曰：鸡子黄，气温味甘。《本草》云："阴不足补之以血。"若咽有疮，鸡子一枚，去黄，苦酒倾壳中，以半夏入苦酒中，取壳，置刀环上，熬微沸，去查，旋旋呷之。又主除热，火疮痫痉。可作琥珀神物。黄，和恒山末，为丸，竹叶汤服，治久疟不差。黄，合须发煎，消为水，疗小儿惊热下痢。

时珍曰：黄雌鸡肉治产后虚羸，煮汁煎药服，佳。乌骨鸡，补虚劳羸弱，治消渴中恶，鬼击心腹痛，益产妇。治女人崩中带下，一切虚损诸病，大人小儿下痢噤口，并煮食饮汁，亦可捣和丸药，反毛鸡，治反胃，以一只煮烂去骨，入人参、当归、食盐各半两，再同煮烂食之。至尽泰和老鸡，内托小儿疮痘。

鸡头治蛊襄恶辟瘟，乌鸡冠血点暴赤目，丹鸡冠血疗经络间风热。涂颊，治口㖞不正；涂面，治中恶卒死。饮之治缢死欲绝及小儿卒惊，客忤。涂诸疮癣，蜈蚣蜘蛛毒马啮疮，百虫入耳。鸡血（乌鸡、白鸡者良）乘热服之，主小儿下血及惊风，解丹毒蛊毒，鬼排阴毒，安神定志。鸡肪（乌雄鸡者良）治头秃发落，鸡肝疗风虚目暗。治女人阴蚀疮，切片纳入，引虫出尽良。鸡胆用灯心蘸点胎赤眼甚良，水化擦痔疮亦效。鸡嗉治小便不禁及气噎食不化。膍胵治小儿食疟，疗大人淋漓反胃，消酒积，主喉闭乳蛾，一切口疮牙疳诸疮。鸡距下骨硬，以鸡足一双，烧灰水服。翮翎治妇人小便不禁，消阴癞，疗骨硬，蚀痈疽，止小儿夜啼，安席下，勿令毋知。尾毛解蜀椒毒，烧烟吸之，并以水调灰服。又治小儿痘疮，后生痈，烧灰和水傅之。屎白主下气，通利大小便，治心腹膨胀，消癥瘕，疗破伤中风，小儿惊啼。以水淋汁服，解金银毒。以醋和，涂蜈蚣蚯蚓咬毒。卵白和赤小豆末涂一切热毒丹肿腮痛神效。冬月以新生者，酒渍密封七日取出，每夜涂面，去点黚黵皱皰，令人悦色。卵黄，卒乾口呕者，生吞数枚良。小便不通者，亦生吞之，数次效。补阴血，解热毒，治下痢，甚验。抱出卵壳，烧灰油调，涂癣及小儿头身诸疮。酒服二钱，治反胃。窠中草，天丝入眼，烧灰淋清汁洗之良。

仕材曰：乌骨鸡最辟妖邪，安五脏，善通小便，理烦蒸，产中呕取，崩带多求。

李梴曰：丹雄鸡甘温无毒，女子崩中赤白沃，止血补虚更温中，冠血滴口自缢复。乌雄鸡甘温补中，虚心食之气血充，止心腹痛除麻痹，安胎续骨排疮脓，肝能强阴胆明目，肠胵涩尿与肠风。白雄鸡甘酸微温，调中下气疗狂言，止渴利便消丹毒；雌者味同补下元，止渴涩肠止漏血，男劳女产入饔飧。乌雌鸡要骨亦乌，下乳治痹攻痈疽，安心定志益胃气，破瘀生新最补虚。黄雌鸡甘酸助阳，止泄止精暖小肠，更消水癖并水肿，肋骨又治儿瘦黄。鸡子甘平除烦热，淡煮却痰益气血，蜡煎治痢酒治风，白疗目赤火烧裂，壳能出汗磨翳睛，衣止久嗽敷疮疖。

讱庵曰：鸡属巽属木，其肉甘温补虚温中，鸡冠居清高之分，其血乃精华所聚。雄而丹者属阳，故治中恶惊忤，本乎天者亲上，故涂口眼㖞邪。用老者，取其阳气充足也。能食百虫，故治蜈蚣蚯蚓蜘蛛咬毒。鸡子甘平，镇心安五脏，益气补血，清咽开音，散热定惊，止嗽止痢，利产安胎，多食令人滞闷。哺雏蛋壳，细研，麻油调，搽痘毒神效。鸡肶皮（一名鸡内金，一名膍胵）甘平性涩，鸡之脾也，能消水壳，除热止烦，通小肠膀胱。治泻痢便数，遗溺溺血，崩带肠风，膈消反胃，小儿食疟。男用雌，女用雄。鸡矢醴，微寒，下气消积，利大小便，《内经》用治虫胀。乌骨鸡甘平，鸡属木而骨黑者属水，得水木之精气，故能益肝肾，退热补虚。治虚劳消渴，下痢噤口，带下崩中，肝肾血分之病。鬼卒击死者，用其血涂心下效。骨肉俱黑者良，舌黑者，骨肉俱黑。男用雌，女用雄。

兆嘉曰：乌骨鸡补肝家血液之亏，理产治劳。甘平无毒，治肺肾虚羸之疾。白毛黑骨，金水相生，巽木属风，能动风而发毒，内金化食，可消食以宽中。煅捕壳以调搽，磨肾敷疮，下瘄尽愈。煎矢白而酒服，通肠治鼓。性味咸寒，鸡冠气禀纯阳，治中恶且除客忤。鸡子性平甘润，安五脏，尤养心神。

宫绣曰：鸡肉（专入肝）补虚温中，载之《本经》，不为不是。然鸡属巽而动风，外应乎木，内通乎肝，得阳气之最早，故先寅而鸣，鸣必鼓翅，火动风生之象。风火易动而易散，人之阳事不力者不宜食鸡，是以昔人有利妇人，不利男子之说。而东南之人肝气易动，则生火生痰，病邪得之，为有助也。故阴虚火盛者不宜食鸡，食则风火益助矣；脾胃虚弱者不宜食鸡，食则肝邪益甚，而脾之败矣。昧者不察，既犯阴虚火动，脾虚不食两症，又不樽节口腹，反执补虚之说，殊为可惜。至于妇人小产胎动，尤不宜食。惟有乌骨一鸡，别是一种，独得水木之精，性专走肝肾血分，补血益阴，为补虚除瘵，祛热生津止渴，及下痢噤口，带下崩中要药。如古方有用乌骨鸡丸以治妇人百病，鬼击卒死用热血以涂心下即苏。鸡冠位处至高，精华所聚，凡年久雄鸡色赤，尤为阳气充盛，故可刺血以治中恶惊忤，及或中风口眼㖞斜，用血涂其颊上即正。鸡血和酒调服，可以即发，对口毒疮。可用血涂即散。中蜈蚣毒舌胀，出口可用冠血浸舌并咽即消，其效甚众。至于雄鸡肝，味甘微苦而温，何书载治阴痿不起，及小儿疳积，眼目不明，并肝经实热虚热，皆以取其肝以入肝，

气类相感之意。鸡屎白，性寒不温，用之以治鼓胀。石淋癥痕风痹亦以取其消导利湿，清热除风之义。惟鸡子性禀生化最初之气，兼清浊而为体，味甘气寒，性专除热疗火，为风热痼痊及伤寒少阴咽痛必用之药。卵清微寒，性专治热解毒，为目痛赤痛，烦满咳逆，小儿下泄，妇人难产，胞衣不出，痈疽敷肿必用之药。卵黄微温，性专利产安胎，但多食则滞。他如卵壳研末，磨障除翳，及或敷下瘄疮，盖以取其蜕脱之义。伤寒劳复用此，熬令黄黑为末，热汤调服，亦以取其风性发散之意。肫内黄皮，性专消谷除热，止烦通溺。并卵中白皮，能散久咳结气，皆以取其性气上行下入之妙。然要鸡中具有温性，则能动火助风；具有寒性，则能清热利湿；具有平性，则能益阴秘阳。用鸡而在于肝，则可通肝以治瘄；用鸡而在于肫于屎，则可入腑以消食；用鸡而在于抱出皮壳，则可入目以磨翳，而仍不越乎！巽木风动以为之主，故能直入厥阴而不岐耳。凡血虚筋挛及阴虚火起骨蒸，服此大忌。诸鸡惟乌骨乌肉白毛最良（昔人谓人勿多食鸡，多食令人腹中有声，动风气。又和葱蒜食之气短，同韭子食成风痛，共鳖肉食损人，共獭肉食成遁尸，同兔肉食成泄痢。妊妇以鸡子、鲤鱼同食，令儿生疮；同糯米食，令儿生蛊）。

鲫鱼

鲫鱼 丹溪曰：鲫鱼，诸鱼皆属

火，惟鲫鱼属土，故能入阳明而有调胃实肠之功。若得之多者，未尝不起火也，戒之。又云，诸鱼之性，无德之伦，故能动火。鲫鱼合莼作羹，主胃弱不下食；作鲙，主久赤白痢。

时珍曰：鲫鱼合小豆，煮汁服，消水肿；炙油涂妇人阴疮诸疮，杀虫止痛；酿白矾，烧研，饮服治肠风血痢；酿硫黄，煅研，酿五倍子，煅研，酒服，并治下血；酿茗叶煨服，治消渴；酿胡蒜煨研饮服，治隔气；酿绿矾煅研饮服，治反胃；酿盐花烧研，掺齿；酿当归烧研揩牙，乌髭止血；酿砒烧研，治急疳疮；酿白盐煨研，搽骨疽；酿附子，炙焦，同油涂头疮白秃。鱼鲙，温脾胃，去寒结气；鱼鲊，治瘑疮；批片贴之或同桃叶捣敷，杀其虫；鱼头烧研饮服，治下痢；酒服，治脱肛及女人阴脱，仍以油调搽之；酱汁和，涂小儿面上黄水疮；鱼胆取汁，涂疳疮阴蚀疮，杀虫止痛；点喉中，治骨鲠竹刺不出。

李梴曰：鲫鱼调胃味甘温，下血肠风酿白矾，久痢赤白堪为鲙，恶疮烧末酱涂痕。

讱庵曰：鲫鱼甘温，诸鱼属火，独鲫鱼属土，土能制水，故有和胃实肠行水之功。忌麦冬、芥菜、沙糖、猪肝。

兆嘉曰：鲫鱼属土，相宜于脾胃。因味甘，以性温利水不及于鲤鱼，能动风而发毒。

宫绣曰：鲫鱼（专入脾、胃、大肠）气味甘温，诸鱼性多属火，惟鲫鱼则性属土，土能制水，故书载有和胃实肠行水之功。凡肠风下血，膈气吐食，俱可用此投治。且性与厚朴反，朴则泄气，鲫则益气也。至于生捣，可涂痰核乳痈坚肿；以猪油煎灰服，可治肠痈；合赤小豆煮汁食，则消水肿；炙油，则治妇人阴疮；同白矾烧研，则治肠痈血痢；入绿矾泥固煅，则治反胃吐食；与胡蒜煨，则治隔气痞满，皆以借其制水之意。但煅不可去鳞，以鳞有止血之功也。乌背者，味美。忌麦冬、芥菜、沙糖、猪肝（按：水族之类皆能利水，鱼腥之类均可发风，亦事之常理也。至于外敷消肿毒者，一则取其土能解毒，一则取其能消散耳）。

马刀

马刀 丹溪曰：马刀与哈蛳蚬，大同小异，属金而有水、木、土。《衍义》言其冷而不言湿，多食发疾。以其湿中有火，久则气上升而下降，因生痰，痰生热生风矣。何冷之有？

时珍曰：马刀消水瘿气、痰饮。

李梴曰：马刀（《入门》本注云："在处有之长三四寸，阔五六分，头小锐，形如斩马刀，多在沙泥中，即蚌之类也。味辛微寒，有毒。破石淋，主漏下赤白，寒热，杀禽兽贼鼠，除五脏间热，肌中鼠䘌，止烦满中去厥痹，利机关。用当炼，得水烂人肠肉，可为鲊，然发风痰。"）

葡萄

葡萄 味甘平，主筋骨湿痹，益

气，倍力，强志，令人肥健，耐饥，忍风寒。久服轻身，不老延年，可作酒。

徐灵胎曰：此以形为治，葡萄屈曲蔓延，冬卷春舒，与筋相似，故能补益筋骨。其实甘美，得土之正味，故又能滋养肌肉。肝主筋，脾主肉，乃肝脾交补之药也。

丹溪曰：葡萄属土而有水与木火。东南食之多病热，西北食之无恙，盖性能下走渗道，西北气厚之人，禀厚耳。俗呼其苗为木通，逐水利小肠，为佳。昔魏玄帝召群臣说葡萄，云醉酒宿醒，掩露而食，甘而不饴，酸而不酢，冷而不寒，味长汁多，除烦解渴，他方之果，宁有匹之。

时珍曰：葡萄根皮及藤治腰脚肢腿痛，煎汤淋洗之良。又饮其汁，利小便，通小肠，消肿满。

李梴曰：葡萄味甘平渗下，利便通淋水气化，更治筋骨湿痹疼。酿酒调中味不亚，根止呕哕达小肠，能安胎气冲心罅。

宫绣曰：葡萄（专入肾）种类不一。此以貹貹名者，因其形似葡萄琐细不大，故以貹貹名也（即俗谓之藏葡萄也）。张璐论之甚详，言此生于漠北，南方亦间有之，其干类木而系藤，本其子生青熟赤，干则紫黑，气味甘咸而温，能摄精气归宿肾脏，与五味子功用不甚相远。凡藤蔓之类，皆属于筋，草木之实，皆达于脏，不独此味为然。此物向供食品，不入汤药，故《本草》不载。近北人以之强肾，南人以之稀痘，各有攸宜。强肾方用貹貹、葡萄、人参各一钱，火酒浸一宿，清晨涂手心摩擦腰脊，能助筋力强壮。若卧时摩擦腰脊，力助阳事，坚强服之，尤为得力，稀痘方用貹貹、葡萄，一岁一钱，神黄豆，一岁一粒，杵为细末，一昼夜蜜水调服，并擦心窝腰眼，能助肾却邪，以北地方物专助东南生气之不足也。然秉质素弱宜服，反是则未免有助火之害矣（《汉书》张骞使西域，还始得此种，而《神农本草》未有葡萄，则《汉书》前陇西旧有，但未入关耳）。

樱花

樱花 丹溪曰：樱花属火而有土，性大热而发。《本草》调中益脾，《日华子》言令人吐，《衍义》发明其热能致小儿之病，旧有热病与嗽喘得之，立病且有死者矣。司马相如赋云山朱樱，即樱桃也，又《礼记》谓之唅桃可荐宗庙，又王维诗云"总是寝园春荐后，非关御苑乌含残。"

时珍曰：樱桃枝治雀卵斑苷，同紫萍、牙皂、白梅肉研和，日用洗面。

李梴曰：樱桃甘温百果先，益脾悦志颜色鲜，止痢涩精扶阳气，多食发热吐风涎。

柿

柿 丹溪曰：柿属金而有土，为阴有收之意焉。止血治嗽亦可为助，此物能除腹中宿血。又干饼治小儿痢尤佳。

时珍曰：柿治反胃咯血，血淋肠澼，痔漏下血。霜，清上焦心肺热，生津止渴，化痰宁嗽，治咽喉口舌疮痛。根治血崩血痢下血。

仕材曰：柿润肺止咳嗽，清胃理焦烦。干柿能厚肠而止泻，主反胃与下血。柿霜清心而退热，生津润肺而化痰止嗽。

李梴曰：红柿无毒味甘寒，解酒止渴除胃热，与蟹同食肠中疼，蒸治小儿秋痢泄。蒂止咳逆声连连，皮甘益脾和米屑；柿干性平润肺心，化痰止嗽又止血，耳聋鼻塞气可通，健胃厚肠止痢泻。火干稍缓性亦同，服药欲吐者堪啮。

讱庵曰：柿干甘平性涩，脾肺血分之药，健脾涩肠，润肺宁嗽而清宿血，治肺痿热咳，咯血反胃，肠风痔漏。肺霜乃其津液，生津化痰，清上焦心肺之热为尤佳。治咽喉口舌疮痛。忌蟹。柿蒂止呕逆。

兆嘉曰：柿解肺热以生津，甘寒可口，滋肠燥而凉血。红润归营，清肃轻扬。须柿霜化痰宁嗽，苦温降纳，宜柿蒂平呃除寒。

宫绣曰：柿蒂（专入肺胃）味苦气平，虽与丁香同为止呃之味，然一辛热而一苦平，合用深得寒热兼济之妙。如系有寒无热，则丁香在所必用，不得固执从治，必当佐以柿蒂；有热无寒，则柿蒂在所必需，不得泥以兼济之，必杂以丁香。是以古人用药，有合数味而见效者，有单用一味而见效者，要使药与病对，不致悖谬而枉施

耳。柿霜专清肺胃之热，能治咽喉口舌疮痛，肠风痔漏。然必元气未离，始可投服。若虚烦喘咳切忌。干柿同于柿霜，但力少缓。俱忌蟹（按：柿蒂性平，丁香性温，生姜性热，竹茹性寒，此四者性异功用。济生方，治呃逆，专取柿蒂之涩，以敛内蕴之热也）。

糖

糖　丹溪曰：糖多食能生胃中之火，此损齿之因也。非土制水，乃湿土生火热也。食枣多者齿病龋，亦此意也。

时珍曰：沙糖和中助脾缓肝气。

仕材曰：白沙糖生津解渴，除咳消痰。红沙糖功用与白者相仿，和血乃红者独长。

宫绣曰：沙糖（专入肝）本于甘蔗所成。甘蔗气禀冲和，味甘气寒，已为除热润燥之味。其治则能利肠解烦，消痰止渴。至于沙糖，经火煅炼，性转为温，色变为赤，与蔗又似有别，故能行血化瘀，是以产妇血晕多用此。与酒冲服，取其得以入血消瘀也。小儿丸散用此调服，取其温以通滞也。烟草用以解毒，亦取其有开道之力也。然性温则消则下，故虚热过服则有损齿消肌之病；味甘主缓主壅，故痰湿过服，则有恋膈胀满之弊，此又不可不深思而熟察耳。白糖因晒浮结而成，体轻味甘色白，主治亦颇相似。然紫入血，而白入气，久食反有热壅上膈之虞。书言能以清热，似非正谈，试

以口燥之会食此，其燥益甚，口冷之会食之，其冷即除，且致转为燥渴生痰，于此可觇大概矣。又奚必过为辨论哉！（近有一种萝卜糖，其性凉润，专能入肺清痰，较蔗糖之用法又当别论矣）。

乌芋（一名荸脐）

乌芋　丹溪曰：乌芋即《经》中茈菇，以其凫喜食之，茈草之别名，故俗为之荸脐。语讹耳有二等，皮厚色黑肉硬，白者谓猪勃脐，皮薄泽色淡紫肉软者谓羊勃脐，并下石淋效。

时珍曰：乌芋主血痢下血血崩，辟蛊毒。

仕材曰：荸荠益气而消食，除热以生津，腹满须用，下血宜尝。

李梴曰：荸脐（《入门》本注曰："苗似龙须草，青色根黑，如指，大皮厚，有毛。味甘可生啖，下石淋，服丹石人相宜，以其能解毒也。若作粉食之，厚肠胃，令人不饥。但此二物皆非美味，多食发百病，生疮疖，小儿食之脐下痛，孕妇食之动胎。得生姜良。"）

讱庵曰：荸荠味甘，微寒滑，益气安中，开胃消食，除胸中实热，治五肿噎膈，消渴黄疸，症血蛊毒。能毁铜。

兆嘉曰：荸荠甘寒退热消痰食，冷利除风毁顽铜，肺胃之丹毒堪除，胸膈之郁邪可解，能行血分，善达肠中。

宫绣曰：乌芋（专入肝、肾、大肠）止一水果。何书皆言力能毁铜，破积攻坚，止血住崩，擦疮解毒发痘，清

声醒酒，其效若是之多，盖以味甘性寒则于在胸，实热可除，而诸实胀满可消。体黑则以力善下行，而诸血痢血毒可祛。是以冷气勿食，食则令人每患脚气；热嗽勿用，用则于人有集火气之为害耳（古方金锁丸中治五膈用黑三棱者，即此物也）。

胡桃（俗名核桃）

胡桃　丹溪曰：胡桃属土而有火，性热。《本草》言其平，是无热也。下文云，能脱人眉动风，非热何伤肺乎？《衍义》云："过夏至不堪食。又其肉煮浆粥，下石淋，良。

时珍曰：胡桃补气养血，润燥化痰，益命门，利三焦，温肺润肠，治虚寒喘嗽，腰脚重痛，心腹疝痛，血痢肠风，散肿毒，发痘疮，制铜毒。油胡桃杀虫攻毒，治痈疽风疥癣，杨梅白秃诸疮（润须发）。

仕材曰：胡桃佐补骨，而治痿强阴，兼胡粉而拔白变黑。久服润肠胃，恒用悦肌肤。

李梴曰：胡桃甘温滋肺肾，润肌黑发解腰病，通经活血治扑伤。多食动风痰火盛。

讱庵曰：胡桃味甘气热，涩肉润皮。汁青黑属水，入肾，通命门，利三焦，温肺润肠，补气养血。佐补骨脂，一木一火。大补下焦，三焦通利，故上而虚寒喘嗽，下而腰脚虚痛，内而心腹诸痛，外而疮疡诸毒，皆可除也。然动风痰，助肾火，有痰火积热，

少服。油者有毒，故杀虫治疮。壳外青皮压油，乌髭发，润燥养血。去皮用，敛涩连皮用。

兆嘉曰：胡桃补命门，润肾燥。甘温有摄纳之权。敛肺部，保金家，喘咳起虚寒之疾。

宫绣曰：胡桃（专入命门，兼入肺、大肠）味甘气热，皮涩肉润汁黑。诸书皆言能通命火，助相火，利三焦，温肺润肠，补气养血，敛气定喘，涩精固肾。与补骨脂一水一火，大补下焦，有气相生之妙。若使多食则能动风，脱人眉毛。同钱细嚼则即与铜俱化，与甘蔗同嚼则蔗渣消融。盖因味甘则三焦可利，汁黑则能入肾通命，皮涩则气可敛而喘可定，肉润则肺可滋而肠可补。气热则食不敢多，而有动风脱毛，火烁消融化铜之弊耳。是以疮肿鼠瘘痰核，取其能通郁解结。惟肺有热痰，暨命门火炽者切忌。壳烧灰存性，治乳痈。皮涂须发皆黑。养血去皮用，敛涩连皮用（按：胡桃分两种，形圆色黄，俗谓家核桃，无毒可以服食。形尖色黑者俗谓山核桃，有毒不可服食。只供外科之用，即时珍所谓油胡桃是也）。

茄

茄　丹溪曰：茄属土，故甘而喜降，火府者也。易种者，忌之。食之，折者。烧灰治乳。《本草》言味甘寒，久冷人不可多食，损人动气，发疮及痼疾。又根煮汤淋洗脚疮甚效。折蒂烧灰以治口疮，皆甘以缓火之急。

时珍曰：茄子散血止痛，消肿宽肠。蒂烧灰治口齿疮䘌，生切擦癜风，花治金疮牙痛，根及枯茎叶散血消肿，治血淋下血，血痢阴挺，齿䘌口蕈。

李梴曰：茄味甘寒能缓火，大治风热腰脚跛，化痰逐瘀消乳痈，发痼发疮非相左，肠风口糜蒂烧灰，根洗冻疮煎数朵。

切庵曰：茄子甘寒，散血宽肠，动风发病。茄根散血消肿，煮汁渍冻疮。

宫绣曰：茄子（专入肠胃），性禀地阴，外假阳火。皮赤肉白，阳包乎阴。花实香紫，故书载治寒热脏癖，并或散血止痛，宽肠利气。然味甘气寒，质滑而利，服则多有动气，生疮损目，腹痛泄泻之虞。孕妇食之，尤见有害。此瓜菜中无益之物。蒂治肠风下血及擦癜风。花治金疮牙痛。根及枯茎叶，皆治冻疮皱裂，煮汤渍之（按：茄者连茎之名。本有数种，入药多用黄茄。无毒。治大风热痰，取黄茄不计多少，以新瓶盛贮，埋土中经年，尽化为清水，取出，入苦参末为丸，食后临卧酒下卅丸，甚效）。

石榴

石榴　丹溪曰：石榴味酸，病人宜戒之。性滞，其汁恋膈成痰。榴者，留也。多食损肺。其酸皮止下痢，其东行根治蛔虫。寸白，又其花白叶者，主心热吐血及衄血等，干之为末，吹鼻中立差。

时珍曰：甘石榴制三尸虫，酸石

榴止泻痢崩中带下，皮止泻痢下血脱肛，崩中带下。东行根止涩泻痢带下，功与皮同。

仕材曰：石榴皮泻痢久而肠虚，崩带多而欲脱，水煎服而下蛔，汁点目而止泪。

李梴曰：石榴实壳能收痢，更治筋挛脚痛风，花主止血及伤损，根皮可去腹中虫。

讱庵曰：石榴皮酸涩而温，能涩肠止泻痢，下血崩带脱肛，浸水汁黑如墨，乌须方绿云油中用之。勿犯铁器。

兆嘉曰：石榴皮甘涩，治久伤之泻痢，固肾摄肠，酸温医宿咳之虚寒，保金敛肺。肠红吐血烧灰服，带下崩中煎水尝。榴花散心郁之吐红。炙黑，吹鼻中之衄血。

梨

梨　丹溪曰：梨味甘，浊者宜之。梨者，利也，流利下行之谓也。《食疗》谓产妇金疮人忌之，血虚戒之。《衍义》谓多食动脾。惟病酒烦渴人食之佳。

时珍曰：梨润肺凉心，消痰降火，解疮毒酒毒。花去面黑粉滓，木皮解伤寒时气。棠梨烧食止滑痢，枝叶治霍乱吐泻不止，转筋腹痛。取一握，同木瓜二两，煎汁细呷之。

仕材曰：梨，外宣风气，内涤狂烦，消痰有灵，醒酒最验。

李梴曰：梨果食多脾气伤，金疮乳妇不宜尝，宽胸止嗽消烦渴，若吐风痰可作浆。

讱庵曰：梨，甘微酸寒，润肺凉心，消痰降火，止渴解酒，利大小肠，治伤寒发热，热嗽痰喘，中风失音。切片贴汤火伤。多食冷利，脾虚泄泻及乳妇血虚人忌之。捣汁用，熬膏亦良。

兆嘉曰：梨性偏寒润，味属甘酸，解渴止醒，清心肺上焦之寒热，消痰快膈，治肠胃内扰之风消。

宫绣曰：梨（专入肺胃）成于秋，花皆白，得西方金气之最，味苦微酸，气寒无毒，功专入肺与胃。凡胸中热结热嗽，痰咳便秘，狂烦咽干，喉痛中风，因热反胃不食，并汤火伤疮，痈疽目障，丹石热气，一切属于热成者，惟食梨数枚，即能转重为轻，消弭于无事。然必元气素实，大便素坚，方可与食。若使元气虚弱，误啖多致寒中。盖梨是冷利之物，服之中益寒冷。金疮乳妇，亦忌投服。恐血得寒益凝，岂可概谓能食而不审而别之乎？捣汁熬膏良。姜汁蜜制，清痰止嗽。用莱菔与梨相间收藏，则不烂（昔有杨吉老无意中，诊一士人曰："君热病已极，气血消烁，此去三年，当以疽死。"士人不乐而去。闻茅山道士医术如神，乃诣山拜之，愿执薪水之役。久，以实白道士。道士诊之，笑曰："汝便下山，日日食好梨一颗。"士人如其言，三年后疽患果解矣）。

橄榄（即干青果也）

橄榄　丹溪曰：橄榄味涩而生甘，

醉饱宜之。然其性热，多食能致上壅。解鱼毒。《日华子》云开胃下气，止泻。

时珍曰：橄榄实生津液，止烦渴，治咽喉痛。咀嚼咽汁，能解一切鱼、鳖毒。核磨汁服，治诸鱼骨鲠及鲙鲐成积，又治小儿痘疹倒黡。烧研服之，治下血。

仕材曰：橄榄清咽喉而止渴，厚肠胃而止泻，消酒称奇，解毒更异。

李梴曰：橄榄甘温微涩酸，消酒食疗毒鱼肝，开胃止泻又止渴，核仁研烂傅唇干。

讱庵曰：橄榄甘涩而温，肺胃之果，清咽生津，除烦醒酒，解河豚毒及鱼骨硬。核桃烧灰，傅痀疮良。

兆嘉曰：橄榄味酸涩，久乃香甘，专化鱼豚哽毒。入肺胃，顿归清肃，并疗酒食烦蒸。炙核治痘毒以无忧，摩冲化骨哽而立效。性则寒热不偏，气却平和为贵。

宫绣曰：橄榄（专入肺胃）禀受土阳，其味先酸后甘，气温无毒，肺胃家果也。性能生津止渴，酒后嚼之最宜，故书载能以解酒毒。人服河豚鱼肝及子迷闷至死，取此煮汁即解，故书又载能解诸鱼之毒，及治鱼骨之鲠。至于痘疮不起，并痘抓碎成疮，肠风下血，耳足冻疮，初生胎毒，唇裂生疮，牙齿风疳，下部疳疮，阴肾颓肿等症，无不用此皆效。以其具有温行酸敛之性耳。但此性专搜涤胎毒，过服则有呕吐泄泻之虞。性专聚火涩气，寒嗽用之得宜，热嗽则不免有热气上

蒸之弊也（按：《集效方》小儿落地时用橄榄一个，烧研，硃砂五分，和匀，嚼生脂麻一口，吐唾和药，绢包如枣核大，安儿口中待咂一个时辰方可与乳。此药取下肠胃秽毒，令儿少疾及出痘稀少也）。

冬瓜（附子、皮等物）

冬瓜 丹溪曰：冬瓜性走与急，久病与阴虚者忌之。《衍义》取其分散热毒气，有取于走而性急也。九月勿食，俟被霜食之，不尔令人成反胃病，又差五淋。

时珍曰：冬瓜白子治肠痈，皮主驴马汗入疮肿痛，阴干为末涂之，又主折伤损痛。叶主消渴疟疾寒热。又焙研，傅多年恶疮。藤捣汁服解木耳毒。煎水洗脱肛，烧灰可淬铜、铁。伏砒石。

李梴曰：白冬瓜甘寒无毒，除热止渴性最速，更利水胀治诸淋，久病瘦人最忌服。子醒脾胃悦人颜，更消脓血聚肠腹。

讱庵曰：冬瓜，寒泻热，甘益脾，利二便，消水肿，止消渴，散热毒痈肿。子补肝明目。

宫绣曰：冬瓜（专入肠胃）味虽甘淡，性甚冷利，故书所述治效，多是消肿定喘止渴及治痈肿热毒，压丹石毒。然惟脏腑有热者最宜，若虚寒肾冷，久病滑泄，及水衰气弱体瘦，服之则水气益泄，而有厥逆滑脱燥渴之虞矣！汪昂既言性能止渴消肿，而又谓性不走，服甚宜人，是何自相予盾

耶？子能补肝明目。瓜皮可作面脂，以色白故（用冬瓜一枚切片，同赤小豆焙干为末，糊丸，煎冬瓜子汤下，治浮肿）。

苋（附马齿）

苋 丹溪曰：苋《本草》分六种，而马齿在其数。马齿自是一种，余苋皆人所种者，下血而又入血分，且善走。红苋与马齿同服，下胎妙，临产时者食易产。《本草》云利大小便，然性寒滑故也。又其节叶间有水银。

时珍曰：苋菜六种，并利大小肠，治初痢滑胎。苋实治肝风客热，翳目黑花。马齿苋散血消肿，利肠滑胎，解毒通淋，治产后虚汗。

李梴曰：苋实甘寒，入血分能除寒热，利二便，散肝风热，青盲翳。叶补阴气，益产前。马齿苋味酸大寒，散血凉肝，退翳漫，止渴利便，攻赤痢，风热痈疮，捣汁食。

讱庵曰：马齿苋酸寒，散血解毒，祛风杀虫，治诸淋疳痢血，癖恶疮，小儿丹毒，利肠滑产。叶如马齿，有大小二种，小者入药。性至难燥，去茎用。

兆嘉曰：马齿苋酸辛色赤，散血行肝，苦滑性寒，利肠消肿。专长外治敷搽效，却少煎方服食功。

宫绣曰：苋菜（专入肠胃）味甘气寒，质滑。

按：据诸书无不言其性冷利，能治热结血痢蛊毒之症，即人服之者，亦无不谓其通肠利便，是亦菜中最冷最滑之味也。且又戒其多食则令人动气烦闷，又曰不可与鳖同食，生鳖癥，试取鳖肉，切如豆大，以苋菜划裹，置土炕内，用土掩盖一宿，尽变成鳖。按此事即未有而其气味之寒、气味之冷与龟鳖同为一类，故有如此箴规之词矣，岂止寻常冷利之味哉！然果脏阳不阴，及于暑时，挟有真正热候，亦又何忌。惟在食之者之能审其所用可耳。子治肝经风热上攻眼目，赤痛生翳，遮障不明，青盲赤眼，并宜服之。为末，每服方寸匙（震亨曰："红苋入血分，善走，故与马苋同能下胎。或煮食之，令人易产。"）。

莱菔（俗名萝卜菜）

莱菔 丹溪曰：莱菔根属土而有金与水。《本草》言下气速，往往见者食之多者，停滞膈成溢饮病，以其甘多而辛少也。其子推墙倒壁之功。俗呼为萝卜，亦治肺痿吐血。又其子水研服，吐风痰甚验。《衍义》曰："散气用生姜，下气用莱菔。"

时珍曰：莱菔主吞酸化积滞，解酒毒，散瘀血甚效。末服，治五淋。丸服，治白浊。煎汤，洗脚气。饮汁，治下痢及失音，并烟熏欲死。生捣，涂打扑汤火伤。子下气定喘，治痰消食除胀，利大小便，止气痛，下痢后重，发疮疹。

仕材曰：莱菔子下气定喘，消食除膹。生研堪吐风痰，醋调能消肿毒。

李梴曰：莱菔辛甘气亦平，温中

消食去痰凝，汁润肺消并咳血，下气多殙反涩荣，子吐风痰宽喘胀，倒壁推墙不顺情。

切庵曰：莱菔辛甘属土，生食升气，熟食隆气。宽中化痰，散瘀消食，治吐血衄血，咳嗽吞酸。利二便，解酒毒，制面毒豆腐积。生捣，治噤口痢，止消渴，涂跌打汤火伤。多食渗血，故白人髭须。莱菔子辛入肺，甘走脾，长于利气。生能升，熟能降。升则吐风痰，散风寒，宽胸膈，发疮疹；降则定痰喘咳嗽，调下痢后重，止内痛。炒用。

兆嘉曰：莱菔子下气消痰。生服性升，能涌吐，宽中化食。炒香气降，味辛温，可消胀以利肠，能定喘而止嗽。

宫绣曰：莱菔子（专入肺脾）气味甚辛，生用研汁，能吐风痰，有倒壁推墙之功，迅利莫御。若醋研敷，则痛肿立消。炒熟则下气定喘，消食宽膨。一生一熟，性气悬殊。莱菔根，性亦类子，但生则克血消痰治痢；熟则生痰助湿。以故火伤垂绝，用生莱菔汁灌之即苏。打扑损伤青紫，捣烂窨之即散。煨熟擦摩冻瘃，二三日即和。偏头风，取近蒂青色半寸许，捣汁滴鼻孔，左痛滴右，右痛滴左，左右俱痛，两鼻皆滴，滴后少顷，日滴一次，不过六七日，永不再发。欲令须发白者，以生地黄汁一升，合生莱菔汁饮之即白。伤之验可征也。小儿瘤赘游风，涂之即愈。并能消面毒，腐积，并解附子毒。但其性总属耗气伤血，故脾胃虚寒食不化者为切忌焉。

子炒用（夏月食其菜则不患痢，留干叶，任霜打，煎汤饮，治痢最效）。

韭

韭 丹溪曰：韭研其汁，冷饮细啜之，可下膈中瘀血甚效。以其属金而有水与土，且性急。韭能充肝气，又多食则昏神。其子止精滑甚良。又未出粪土，为韭黄，最不宜，食之滞气，盖含抑郁未升之气，故如是。孔子曰："不时不食"，正谓此也。又花食之动风。

海藏曰：韭白气温味辛，微酸，无毒。《本草》云："归心，安五脏，除胃中热，利病人，可久食。子主梦泄精溺。白根养发，阴物变为阳。"

时珍曰：韭，饮生汁，上气喘息欲绝，解肉脯毒。煮汁饮，止消咳盗汗。熏产妇血晕，洗肠痔脱肛。子补肝及命门，治小便频数，遗尿，女人白淫白带。

仕材曰：韭固精气暖腰膝，强肾之功。止泻痢，散逆冷，温脾之力。软消一切瘀血，疗喉间噎气。韭子固精生精，助阳止带。

李梴曰：韭菜辛温性最急，温中又除胃客热，中风中恶腹心疼，消瘀破积止便血。根同捣汁利膈胸，子主精寒多梦泄。

切庵曰：韭辛温微酸，肝之菜也。入血分而行气，归心益胃，助肾补阳，除胃热，充肺气，散瘀血，逐停痰。治吐衄损伤，一切血病，噎膈反胃，解药毒食毒狂犬蛇虫毒。多食昏神，忌蜜、牛肉。韭子辛甘而温，补肝肾，助命门，暖腰膝。治筋痿遗尿，泄精溺血，白带白淫。暴炒研用。

兆嘉曰：韭菜熟食性味甘温，助肝肾元阳，补中寓散。生汁却专辛热，治血瘀噎膈，脘内留邪。根须通络行瘀，下行降浊。韭子固精暖肾，治带疗淋。

宫绣曰：韭菜（专入肝肾、肠胃）味辛微酸，气温，无毒。按辛则能散，温则能行，滞气客于肠胃则血因气而益阻。胃气不通于五脏，则腰膝冷而痿痹生。肝主疏泄，肾主闭藏，肝肾虚则启闭非时。《经》曰："足厥阴病则为遗尿，及为白淫。"服此气行血散，肝补肾固，而病安有不愈乎？故书有云韭味最利病人。凡一切血瘀气滞等症，俱能使之立效。如犬蛇伤，用此捣烂如泥，加盐少许，作厚箍，频换则安。被刑杖及打伤血凝，薄敷，运动即散。久病下痢不止，同鲫鱼煮食即止。但火甚阴虚，用之为最忌焉。忌蜜、牛肉。韭子功治略同，但治遗精白浊更胜。蒸暴炒研用（按：治牙痛，用瓦片煅红，安韭子数粒，清油数点，待烟起，以筒吸引至痛处。良久，以温水嗽吐。有小虫出为效，未尽再熏）。

香薷

香薷 丹溪曰：香薷属金与水，而有彻上彻下之功。治水甚捷，肺得之，则清化行而热自下。又云大叶香

薷治伤暑，利小便。浓煎汁成膏为丸，服之以治水胀病效。《本草》言治霍乱不可缺也。

海藏曰：香薷味辛微温。《本草》云："主霍乱腹痛吐下，散水肿。"

时珍曰：香薷主脚气寒热。

仕材曰：香薷主霍乱水肿，理暑气腹疼。

李梴曰：香薷味辛性微温，清肺火邪解暑烦，消肿下气兼止血，霍乱调中第一论。

讱庵曰：香薷辛散皮肤之蒸热，温解心腹之凝结。属金水而主肺，为清暑之主药。肺气清，则小便行而热降，治呕逆水肿，脚气口气。单服治霍乱转筋，陈者胜。

兆嘉曰：香薷解夏月之表邪，入肺疏寒能达外。味辛温而无毒，和脾利水可行经。

宫绣曰：香薷（专入脾、胃、心）气味香窜，似属性温，并非沉寒。然香气既除，凉气即生，所以菀蒸湿热，得此则上下通达，而无郁滞之患。搏结之阳邪，得此则烦热顿解，而无固结之弊矣。是以用为清热利水要剂。然必审属阳脏，其症果属阳结，而无亏弱之症者，用此差为得宜。若使禀赋素亏，饮食不节，其症有似烦渴而见吐泻不止者，用此等于代茶，宁无误乎？今人但知暑即是热，热即是暑，暑热混为一气，而不知暑属何形，热属何象；暑何因是而名，热何因是而号；暑何因何体气而至，热何因何体气而召；是何用于香薷不宜热，何用

于香薷则效，其中旨趣在人领会，未可为粗心人道也。陈者良，宜冷服（按：暑为阴症，热为阳症。《经》曰："气盛身寒，得之阴寒；气虚身热，得之伤暑。"故中暑宜温散，中热宜清凉）。

大蒜（附小蒜）

大蒜 丹溪曰：大蒜性热喜散，善化肉，故人喜食。属火，多用于暑月。其伤脾伤气之祸，积久自见；化肉之功不足言也。有志养生者，宜自知之。久食伤肝气，损目，令人面无颜色。

仕材曰：大蒜消谷化食，辟鬼驱邪，破痃癖多功。灸要疮必效。倒贴胸前，痞格资外攻之益。研涂足底，火热有不引之奇。

李梴曰：大蒜有毒攻痈毒，辟恶散暑止痛腹，化鱼肉吐痃癖痰，过服伤脏损人目。小蒜有毒归脾胃，下气温中霍乱定，更消谷食除痹风，多服损心目亦病。

切庵曰：大蒜辛温，开胃健脾，通五脏，达诸窍，去寒湿，解暑气，辟瘟疫，消痈肿，破癥积，化肉食，杀蛇虫蛊毒。治中暑不醒，鼻衄不止，关格不通，敷脐能达下焦，消水利大小便。切片烁艾，灸一切痈疽恶疮肿，核独头者尤良。然其气熏臭，多食生痰，动火散气，耗血损目，昏神。忌蜜。

兆嘉曰：大蒜，辛温气臭脾胃功，多能破积以散寒，可辟邪而杀鬼阴疽痃癖。火灸有功。捣贴外敷，随宜施用。虽有解暑治蛊之功，不无耗阴损目之害。

宫绣曰：大蒜（专入脾胃、诸窍）气味辛温，开胃健脾，宣窍辟恶，为祛寒除湿，解暑散痰，消肿散毒第一要剂。然究皆因味辛则气可通，性温则寒可辟，而诸毒诸恶诸湿诸热诸积诸暑，莫不由此俱除矣！是以书云，功能破坚化肉杀虫，暨用此贴足，则鼻衄能止；用此导闭，则幽明能通；用此敷脐，则下焦水气能消；用此切片艾灸，则痈毒恶毒疮肿核能起。但其气熏臭，多食恐能生痰动火，散气耗血，损目昏神。亦忌与蜜同食（按：大蒜久食伤肝损目，今北人嗜蒜，宿炕，故盲眼最多）。

香油（即脂麻油也）

香油 丹溪曰：香油，须炒芝麻（即脂麻也）乃可取之，食之美且不致病。若又煎炼食之，与火无异，戒之。

时珍曰：胡麻油解热毒、食毒、虫毒，杀诸虫蝼蛾。灯盏残油，能吐风痰，食毒，涂痈肿热毒，又治猘犬咬伤，以灌疮口甚良（此味当与巨胜子参看）青囊祛风，解热润肠，又治飞丝。入喉者，嚼之即愈。

饴

饴 丹溪曰：饴属土，成于火，大发湿中之热。《衍义》云动脾风，是言其末而遗其本也，此即饴糖。乃云胶饴，乃是湿糖，用米麦而为即饧也。

海藏曰：饴（即胶饴）气温味甘，无毒。入足太阴经。《药液》云补虚乏，止渴去血。以其色紫凝如深琥珀色，谓之胶饴。色白而枯者，非胶饴，即饧糖也，不入药用。中满不宜用，呕家切忌。为足太阴经药。仲景谓呕家不可用建中汤，以甘故也。

时珍曰：饴糖解附子、草乌头毒。

仕材曰：饴糖止嗽化痰，《千金方》每嘉神效。脾虚腹痛，建中汤累奏奇功。瘀血熬焦和酒服，肠鸣须用水煎尝。

李梴曰：饴糖甘温补肺虚，止渴消痰咳自除，温胃进食更消瘀，胀呕湿热休舍诸。

兆嘉曰：饴糖缓中补虚，脾赖甘温而建立，养金治咳，肺承泽润以滋培，行瘀止衄必熬焦，化哽除痰宜噙化。

宫绣曰：饴糖（专入脾肺）气味甘温。据书言能补脾润肺，化痰止嗽。并仲景建中汤用此以为补中缓脾，盖以米麦本属脾胃之谷，而饴糖即属谷麦所造。凡脾虚而肺不润者，用此气味甘缓以补脾气之不足，兼因甘润以制肺燥之有余，是以脾虚而痰不化，固可用此以除痰；脾虚而嗽不止，固可用此以除嗽。即中虚而邪不解，亦得用此以发表；中虚而烦渴时见，亦得用此以除烦止渴。他如草乌毒中，其性横裂，固可用此以为甘缓；芒刺误吞，痛楚异常，更可用此以为柔软。然糖经炼成，湿而且热，其在气虚痰盛，中虚火发，固可用此温除。若使中涩气逆，实火实痰，非惟治痰，且

更动痰，非惟治火，且更生火。至于小儿多食，尤易损齿生虫，不可不慎。牵白者不入药用（按：饴糖用糯米、麦芽作成，味甘性温，缓中补虚，润肺止渴，是其所长。然多食助湿热，伤肾气，生虫损齿，每每有之。故凡物有利必有弊也）。

大麦（附穬麦）

大麦 丹溪曰：大麦初熟时，人多炒而食之，此等有火，能生热病，人故不知。又水浸之生芽，为蘖，化宿食，破冷气，去心腹胀满。又云蘖微暖，久食消肾，不可多食，戒。

时珍曰：大麦宽胸下气，凉血消积进食。苗，冬月面目手足皴瘃，煮汁洗之（按：大麦无毒，主消渴除热，调中调气，补虚，壮血脉，实五脏，肥肌肤，益颜色，化谷食。疗胀止泄，头不白不动风气。暴食之，稍似脚弱，为下气及肾腰故也。久甚宜人，熟即益人，带生即冷损人。作面无热燥，胜于小麦。蜜为之使）。

李梴曰：穬麦除热味甘寒，令人轻健气力完，大麦咸温止消渴，调中益气可常食（按：穬麦，西川人种食之，山东、河北人正月种之，名春穬，形状与大麦相似）。

麦蘖（即麦芽也）

麦蘖 丹溪曰：麦蘖行上焦之滞血，腹中鸣者用之，化宿食破冷气良（并见前大麦条）

海藏曰：大麦蘖气温，味甘咸，无毒。《象》云："补脾胃虚，宽肠胃。

先杵细，炒黄，取面用。"

时珍曰：大麦蘗消化一切米面诸果食积。

仕材曰：麦蘗熟腐五谷，消导而无停，运行三焦，宣通而不滞。疗腹鸣与痰饮，亦催生而堕胎。

李梴曰：麦蘗甘温破冷积，善止霍乱宽胸膈，更利上焦瘀与痰，下气宽肠救产厄。

讱庵曰：大麦芽咸温，能助胃气上行，而资健运，补脾宽肠，和中下气，消食除胀，散结祛痰。化一切米、面、果、食积，通乳下胎。久服消肾气，炒用，豆蔻、砂仁、乌梅、木瓜、芍药、五味为使。

兆嘉曰：麦芽其味甘咸，能温胃助脾，消磨谷食，其功克化，去面停乳积，浊阻瘀留。

宫绣曰：麦芽（专入胃）味甘气温，功专入胃消食。又味微咸，能软坚，温主通行，其生发之气，能助胃气上行以资健运。故能消食化谷，及治一切宿食冷气，心腹胀满，温中下气除烦，止霍乱，消痰饮，破蒸结等症。然真火不充，则精液不溉，徒以温胃之品，以为杀虫之具。虽于逐坚破积，偶有见效，而精华实失，肾气先损，岂胃长服之味也乎。是以孕妇勿食，恐坠胎元。虚者少煎，防消肾水，故必杂于补剂内用，则无虑耳。炒用，豆蔻、砂仁、乌梅、木瓜、芍药、五味为使（按：麦芽、神曲，胃虚人宜服之，以伐戊己腐熟水谷。而李时珍谓无积而服之，消人元气。须以白术诸药，消补兼施，

则无害也）。

粟

粟　丹溪曰：粟属水与土，陈者难化。《衍义》云生者难化，熟者滞气，隔食生虫。所谓补肾者，以其味咸之故也。

时珍曰：粟米治反胃热痢，煮粥食，益丹田，补虚损，开肠胃。

李梴曰：粟米咸寒养肾气，胃虚呕吐作为丸，若除胃热须陈者，更治消中利小便。

讱庵曰：粟甘咸微寒，养肾益气，治胃热消渴，止霍乱，利二便。即粱米。有青、黄、赤、白、黑诸色，陈者良。

宫绣曰：粟米（专入肾，兼入脾胃）味咸气寒。功专入肾养气及消胃热。凡人病因肾邪而见小便不利，消渴泄痢；与脾胃虚热而见反胃吐食，鼻衄不止者，须当用此调治。以寒能疗热，咸能入肾，淡能渗湿。粟为谷类。谷又能养脾胃故也。但此生者硬而难化，熟者滞而难消，故书言此雁食则有足重难飞之虞。与杏仁同食则有吐泻之虑，不可不熟悉而明辨也。陈者良

（按：粟米即今之小米，山东最多，五谷中最硬，谓之硬粟，得浆水即易化，无毒）。

酒

酒　丹溪曰：酒，《本草》止言其热而有毒，不言其湿中发热，近于相

火，大醉后振寒战栗者可见矣。又云酒性善升，气必随之，痰郁于上，溺涩于下，肺受贼邪，金体大燥，恐饮寒凉，其热内郁，肺气得热必大伤耗，其始也病浅，或呕吐，或自汗，或疼痒，或鼻齄，或自泄，或心脾痛，尚可散而出也；病深，或消渴，或内疽，为肺痿，为内痔，为鼓胀，为失明，为哮喘，为瘰嗽，为癫痫，为难明之病，倘非俱眼，未易处治，可不谨乎。陶云大寒凝海，惟酒不冰，大热明矣。方药所用，行药势故也。

海藏曰：酒气大热，味苦甘辛，有毒。《本草》云："主行药势，杀百邪恶毒气，能行诸经不止。与附子相同，味辛者能散，味苦者能下，味甘者居中而缓也。为导引，可以通行一身之表，至极高之分。若味淡者，则利小便而速下。"大海或凝，惟酒不冰。三人晨行，遇大寒，一人食粥者病，一人腹空者死，一人饮酒者安。则知其大热也。

时珍曰：米酒解马肉、桐油毒，丹石发动诸病，饮之甚良。老酒（即米酒之陈者，可经数十年不坏也）。和血养气，暖胃辟寒，发痰动火。

仕材曰：酒通血脉而破结，厚肠胃而润肌，宣心气以忘忧，助胆经以发怒，善行药势可御风寒。

李梴曰：酒味苦甘辛大热，大扶肝胃活气血，破癥行药辟恶邪，痰火病人宜樽节，糟性温中宿食消，一切菜蔬毒可杀。

䌷庵曰：酒辛者能散，苦者能降，甘者居中而缓，厚者热而毒，淡者利小便。用为向导，可以通行一身之表，引药至极高之分。热饮伤肺，温饮和中，少饮则和血行气，壮神御寒，逸兴消愁，辟邪驱秽，暖水脏，行药势。过饮则伤神耗血，损胃灼精，动火生痰，发怒助欲，致生湿热诸病。醇而无灰，陈久者良，畏枳椇、葛花、赤豆花、绿豆粉、咸卤。

兆嘉曰：酒行经络御风寒，味苦甘辛多蓄热，通血脉壮心神，气雄刚猛可消愁。

宫绣曰：酒（专入脾胃与表）性种类极多，然总由水谷之精、熟谷之液酝酿而成，故其味有甘有辛有苦有淡，而性皆主热，入胃则气逆上壅满胸，则肝浮胆横，等于勇士，不遏矣。若引经用为向导，则其势最速。辛则通身达表，引入至高巅顶之分，甘则缓中，苦则降下，淡则通利小便而速下也。热酒伤中，温饮和胃，怡神壮色，通经活脉。且雾露岚瘴，风寒暑湿邪秽，得此亦可暂辟。若恣饱不节。则损胃烁精，动火生痰，发怒助欲，湿热生病，殆不堪言。至于夜饮，更属不宜。盖夜气主收敛，气密则固，若用酒宣发，醉饮就枕，热壅三焦，伤心损目，乱其清明，劳其脾胃，停湿动火，致病甚多。至入药共酿，合姜则疗厥逆客忤，色紫则理瘰疬偏风，葱豉则解烦热而散风寒，桑椹则益五脏以明耳目，狗肉汁则大补元阳，葡萄肉则甚消痰癖，牛膝、干地黄则滋阴，枸杞、仙灵皮则扶阳痿等。社酒

本草十三家注

指纳婴儿口中，可令速语。喷屋及壁则逐蚊蝇，烧酒则散寒结。然燥金涸血，败胃伤胆。水酒藉曲酿酝，其性则热。酒藉水成，其质则寒。少饮未至有损，多饮自必见害。如阴虚醅好，其脏本热，加以酒热内助，其热益增，不致逼血妄出不止。如阳虚醅好，其脏本寒，加以酒寒内入，其害益甚，不致饱胀吞酸吐泻不止。糟罨跌伤，行瘀止痛，亦驱蛇毒，及盦冻疮。醇而无灰，陈久者良。畏枳椇、葛花、赤豆花、绿豆粉、咸卤（按：《博物志》云：王肃、张衡、马均三人冒雾晨行，一人饮酒，一人饱食，一人空腹，空腹者死，饱食者病，饮酒者健。此酒势辟恶，胜于作食之效也）。

醋（一名苦酒）

醋 丹溪曰：醋，酸浆，世以之调和，尽可适口。若鱼肉其致病以渐，人故不知，酸收也，人能远之。醋亦谓之醯，俗呼为苦酒，即米醋也。可入药，能消痈肿，散水气。

海藏曰：苦酒气温味酸，无毒。《液》云："敛咽疮，主消痈肿，散水气，杀邪毒。"余初录《本草》苦酒条，《本经》一名醯，又一名苦酒，如为一物也。及读《金匮》，治黄疸，有麻黄醇酒汤，右以美清酒五升，煮二升，苦酒也。前治黄汗，有黄芪芍药桂枝苦酒汤。

时珍曰：醋散瘀血，治黄疸黄汗。

仕材曰：醋浇红炭而闻气，产妇房中常起死。涂痈疽而外治，疮科方

内屡回生。消心腹之疼，癥积尽破。杀鱼肉之毒，日用恒宜。

李梴曰：醋敛咽疮消痈肿，治疸散水破食癥，产后血晕堪熏鼻，烧酒肉毒吐如倾。

讱庵曰：醋酸温散瘀，解毒，下气消食，开胃气，散水气，治心腹血气痛，产后血晕结痰癖，疸黄痈肿，口舌生疮，损伤积血，杀鱼肉菜蕈诸虫毒。多食伤筋。米造，陈久者良。

兆嘉曰：醋收敛有功，酸温无毒。敷痈化积，得敛极则散之能；止晕固崩，具危而复安之法。

宫绣曰：米醋（专入肝）本湿热之气而成，味则酸苦，气温。酸主敛，故书多载散瘀解毒，下气消食。且同木香磨服，则治心服血气诸痛。以火淬醋入鼻，则治产后血晕。且合外科药敷，则治癥结痰癖，疸黄痈肿。暨口嗽以治舌疮，面涂以散损伤积血。及杀鱼肉菜蕈诸毒。至醋既酸，又云能散痈肿，以消则内散，溃则外散，收处即是散处故耳（的解）且多食伤筋软齿，以酸入筋，过敛则于筋有伤，过酸则木强水弱而于齿多软。米造，陈久者良（按：用醋有取其酸收之义，而又有取其散瘀解毒之功）。

面

面 丹溪曰：面热而麸凉，饥年用以代谷，须晒麦令燥，以少水润之，舂去皮，煮以为饭食之，无面热之后患，治暴淋，煎小麦汤饮之。

时珍曰：面傅痈肿损伤，散血止痛。生食，利大肠。水调服，止鼻衄吐血。麸醋蒸，熨手足风湿痹痛，寒湿脚气，互易至汗出，并良。末服止虚寒，面粉（面洗筋澄出浆粉）醋熬成膏，消一切痈肿，汤火伤。

李梴曰：面性甘温能补虚，强气厚肠实肌肤，麸凉调中仍去热，面筋益气腹宽舒。

㓜庵曰：面甘温，补虚养气，助五脏，厚肠胃，然能壅气作渴，助湿发热。陈者良。麦麸醋拌蒸，能散血止痛，熨腰脚折伤风湿痹痛，寒湿脚气，互易至汗出良。

宫绣曰：面（专入脾，兼入肝）虽由于小麦所出，而性与麦大异，味甘气温，微毒。服能补虚养气，泽肤厚肠胃，并敷痈肿损伤，散血止痛，止衄吐血。以其体粘性濡，故于诸虚能补，而于中气有助，肠胃有厚，肌肉伤损有益，痈毒疼痛有赖也。然多食亦能壅气，故书言此不能止烦，且致作渴。又于湿热有助，故书言此不能消热，且能助湿发热也。是以脾虚无湿无热，服之最宜；而有湿有热，服之最忌。脾虚无寒无湿，食之得补；而脾虚有寒有湿，服之不能无害也。陈者良。食宜略用醋入。畏汉椒、萝苔（按：偏谈云面性虽热而寒食，日以袋盛悬风处，日久亦不坏。则热性皆去而无毒矣。入药尤良）。

丁香

丁香　丹溪曰：丁香属火而有金，补泻能走。口居上，地气出焉。肺行清令，与脾气相和，惟有润而甘芳自适，焉有所谓口气病者？令口气而已，自嫌之，以其脾有郁火溢入肺中，失其清和甘美之气，而浊气上干，此口气病也。以丁香含之，扬汤止沸耳。惟香薷治之甚捷，故录之。如钉，长三四分，紫色，中有粗大如枣萸者，俗呼为母丁香，可入心腹之药尔。以旧本丁香根注中有"不入心腹之用"六字，恐其根必是有毒，故云不入心腹也。

海藏曰：丁香气温味辛，纯阳，无毒，入手太阴经、足阳明经、少阴经。《象》云："温脾胃，止霍乱，消疹癖，气胀反胃，腹内冷痛，壮阳暖腰膝。杀酒虫。"

时珍曰：丁香治虚哕，小儿吐泻，痘疮胃虚灰白不发。丁树皮治心腹冷气，诸病方家用代丁香。

仕材曰：丁香温脾胃而呕呃可瘳，理壅滞而胀满宜疗，齿除疳，䘌痘发白灰。

李梴曰：丁香辛热快脾胃，止呕逆乱泄肺秽，入肾壮阳暖膝腰，风肿牙疳及冷痹。

㓜庵曰：丁香辛温纯阳，泄肺温胃。大能疗肾，壮阳事，暖阴户。治胃冷壅肠，呕哕呃逆，疹癖奔豚，腹痛口臭，脑疳齿䘌，痘疮胃虚灰白不发。热证忌用。有雌雄二种，畏郁金、火。

兆嘉曰：丁香宣中暖胃，故味辛以且温。达肾壮阳，因气香而带苦。

并能疗呕吐呃逆，兼可医痃癖奔豚。

宫绣曰：丁香（专入肺胃肾）辛温纯阳，细嚼力直下达，故书载能泻肺温胃暖肾。非若缩砂密功专温肺和中，木香功专温脾行滞，沉香功专入肾补火，而于他脏则止兼而及之也。是以亡阳诸症，一切呕哕呃逆番胃，并霍乱呕哕，心腹冷疼，并痘疮灰白，服此逐步开关，直入丹田，而使寒去阳复，胃开气缩，不致上达而为病矣。此为暖胃补命要剂，故逆得温而逐，而呃自可以止。若止用此逐滞，则木香较此更利。但此热症忌用。有雌雄二种，雌即鸡舌香，力大。若用雄，去丁盖乳子。畏郁金、火（按：呃逆宜辨寒热，热则胃中有火，呃逆有声，宜芩连以清之。寒则胃中无热，无热则无火，呃逆无声，宜丁香、缩砂以温之，不辨用药立毙）。

缩砂

缩砂 丹溪曰：缩砂安胎止痛行气故也。《日华子》云："治一切气，霍乱心腹痛。"又云："止休息痢，其名缩砂蜜也。"

海藏曰：缩砂气温味辛，无毒，入手足太阴经、阳明经、太阳经、足少阴经。《象》云："治脾胃气结滞不散，主劳虚冷泻，心腹痛，下气消食。"

时珍曰：缩砂密补肺醒脾，养胃益肾，理元气，通滞气，散寒饮胀痞，噎嗝呕吐，止女子崩中，除咽喉口齿浮热，化铜铁骨硬。

仕材曰：缩砂仁下气而止咳嗽奔豚，化食而理心疼呕吐，霍乱与泻痢均资，鬼疰与安胎并效。

李梃曰：缩砂辛温暖脾胃，消食和中止泻吐，涩肠抑肾奔豚邪，止咳保胎行肺气。

讱庵曰：砂仁辛温香窜，补肺益肾，和胃醒脾，快气调中，通行结滞。治腹痛痞胀，噎嗝呕吐，上气咳嗽，赤白泻痢，霍乱转筋，奔豚崩带，祛痰逐冷，消食醒酒，止痛安胎。散咽喉口齿浮热，化铜铁骨硬。出岭南，研用。

兆嘉曰：砂仁散脾胃以宽中，辛温有效，逐寒凝而快气，香燥多功，治呕吐腹疼，结滞冷痰可解化，能导归肾部，附根缩密有收藏。

宫绣曰：缩砂密（专入脾胃，兼入肺肾、大小肠、膀胱）辛温而涩，故书号为醒脾调胃要药。然亦兼入肺肾大小肠膀胱，是以同檀香、白豆蔻则能入肺，同人参、益智则能入脾，同黄柏、茯苓则能入肾，同赤石脂则能入大小肠。其言醒脾调胃，快气调中，则于腹痛痞胀有功。入大肠则于赤白泻痢有效，入肺则于咳嗽上气克理。至云止痛安胎，并咽喉口齿浮热能消，亦是中和气顺之意。若因实热而云胎气不和，水衰而见咽喉口齿燥结者服之，岂能是乎？故虚实二字，不可不细辨而详察耳。出岭南，砂碎用（按：痛有喜按、拒按之别，若使痛喜手按，多属脾胃虚寒，治须用此，否则切禁。痞有因寒因热因暑因湿因痰因气因血因食之别，亦须审其兼症兼脉以求，不可尽以砂仁为治也）。

香附子

香附子 丹溪曰：香附子，必用童便浸，凡血气药必用之，引至气分而生血，此阳生阴长之义也。即莎草根也，一名雀头香，大能下气，除胸腹中热，又云长须眉。

海藏曰：香附子气微寒，味甘，阳中之阴，无毒。《本草》云："除胸中热，充皮毛，久服利人益气，长须眉。"后世人用治崩漏，《本草》不言治崩漏。

时珍曰：莎草香附子散时气寒疫，利三焦，解六郁，消饮食积聚，痰饮痞满，跗肿腹胀脚气，止心腹肢体、头目齿耳诸痛，痈疽疮疡，吐血下血尿血，妇人崩漏带下，月信不调，胎前产后百病。苗及花煎饮散气郁，利胸膈，降痰热。

仕材曰：香附开郁化气，发表消痰，腹痛胸热，胎产神良。

李梴曰：香附辛甘充散寒，皮风胸热也能宽，消食霍乱腹心痛，开郁理血女人丹。

讱庵曰：香附性平气香，味辛能散，微苦能降，微甘能和，乃血中气药，通行十二经入脉气分，主一切气，利三焦，解六郁，止诸痛。治多怒多忧，痰饮痞满，胸肿腹胀，饮食积聚，霍乱吐泻，肾气脚气，痈疽疮疡，吐血便血，崩中带下，月候不调，胎产百病，能推陈致新，故诸书皆云

益气。去毛用。生则上行胸膈，外达皮肤；熟则下走肝肾，旁彻腰膝；童便浸炒，则入血分而补虚；盐水浸炒，则入血分而润燥；青盐炒，则补肾气；酒浸炒，则入经络；醋浸炒，则消积聚；姜汁炒，则化痰饮；炒黑又能止血。忌铁。

兆嘉曰：香附入肝脾而开郁，为血因气滞之方；理胎产以调经，有气顺血行之理。其味辛甘带苦，故生者有解表之功；其质香燥而温，经制服得纯和之妙。乃女科之圣药，为气病之专司。

宫绣曰：香附米（专入肝胆，兼入肺）辛苦香燥，据书备极赞赏，能入肝胆二经，开郁兼行诸经气分。凡霍乱吐逆，泄泻崩漏，三焦不利等症，治皆有效。又云生则上行胸膈，外达皮肤；熟则下走肝肾，外彻腰足。炒黑则止血分补虚，盐水浸炒则入血分润燥，青盐炒则补肾气，酒浸炒则行经络，醋浸炒则消积聚，姜汁炒则化痰饮。得参术则补气，得归地则补血，得木香则疏滞和中，得檀香则理气醒脾，得沉香则升降诸气，得川芎、苍术则总解诸郁，得栀子、黄连则能降火热，得茯苓则交济心肾，得茴香、补骨脂则引气归元，得三棱、莪术则消磨积块，得厚朴、半夏则决壅消胀，得紫苏、葱白则解散邪气，得艾叶则暖子宫。乃气病之总司，大抵妇人多郁，气行则郁解，故服之尤效，非云宜于妇人不宜于男子。

按：此专属开郁散气，与木香行

气貌同实异。木香气味苦劣，故通气甚捷。此则苦而不甚，故解郁居多。且性和于木香，故可加减出入以为行气通剂，否则宜此而不宜彼耳。但气多香燥，阴虚气薄禁用。或酒，或童便，或盐水浸炒，各随本方制用。忌铁（按：妇人以血用事，气行则无疾。老人精枯血闭，惟气是资。小儿气日充，则形乃固。大凡病则气滞而馁，故香附于气分为君，举世所罕知。臣以参、芪，佐以甘草治虚怯，甚速也）。

神曲

神曲 丹溪曰：神曲性温入胃，麸皮面性凉，入大肠，俱消食积。红曲，活血消食，健脾暖胃，赤白痢，下水谷。陈久者良。

海藏曰：神曲气暖，味甘，入足阳明经。《象》云："消食，治脾胃食不化，须于脾胃药中少加之。微炒黄用。"

时珍曰：神曲消食下气，除痰逆霍乱，泄痢胀满，诸疾其功与曲同。闪挫腰痛者，煅过淬酒温服有效。妇人产后欲回乳者，炒研，酒服二钱，日二服，即止，甚验。

仕材曰：神曲健脾消谷，食停腹痛无虞，下气行痰，泄痢胃翻有藉。

李梴曰：神曲甘温破坚癖，消心膈痰进饮食，调中止泄止霍乱，更医痢痔及劳复。

讱庵曰：神曲辛散气甘，调中温开胃，化水谷消积滞，治痰逆癥结，泻痢胀满，回乳下胎，亦治目病。造曲法，以五月五日或六月六日，用白面百斤，赤豆末、杏仁泥、青蒿、苍耳、红蓼汁各三升，以配青龙、白虎、朱雀、玄武、螣蛇、勾陈、六神，通和作饼，窨生黄衣，晒收。陈者良，炒用。

兆嘉曰：神曲配六药以糊成，性味辛甘，温中和胃，合五色而俱备，消磨水谷，发表强脾。

宫绣曰：神曲（专入脾胃）辛甘气温，其物本于白面、杏仁、赤小豆、青蒿、苍耳、红蓼六味，作饼蒸郁而成，其性六味为一，故能散气调中，温胃化痰，逐水消滞，小儿补脾，轻平等药，医多用此以为调治。盖取辛不甚散，甘不甚壅，温不见燥也，然必合以补脾等药，并施则佳。若孕妇无积，及脾阴不足胃火旺者，并勿用耳。义与麦芽同也（按：《启微集》云："神曲治目病，生用能发其生气，熟用能敛其暴气也。"）。

射干（一名乌扇）

射干 丹溪曰：射干属金而有木与火水，行太阴、厥阴之积痰，使结核自消甚捷，又治便毒，此足厥阴温气因疲劳而发，取射干三寸，与生姜同煎，食前服，利三、两行效。又治喉痛，切一片，唅之效。紫花者是，红花者非，此即乌翣根，又射干叶，为乌翣，又为扇，又名草姜。《外台》云："治喉痹甚捷。"

海藏曰：射干气平，味苦，微温，有毒。《本草》云："主咳逆上气，喉闭咽痛，不得消息，散结气，腹中邪逆，食饮大热。疗老血在心脾间，咳唾，言语气臭，散胸中热气。"

时珍曰：射干降实火，利大肠，治疟母。

仕材曰：射干清咳逆热气，捐喉痹咽痛。

李梴曰：射干苦寒消食热，宽膨下气逐老血，破癥通经治儿疝，便毒喉风痰核结。

讱庵曰：射干苦寒，有毒，能泻实火，火降则血散肿消，而痰结自解，故能消心脾老血，行太阴、厥阴之积痰。治喉痹咽痛为要药，治结核瘰疬，便毒疟母。通经闭，利大肠，镇肝明目。扁竹花根也，泔水浸一日，篁竹叶煮半日用。

兆嘉曰：射干泻肺胃之结邪，苦降辛开，性平有毒，利咽喉之肿痛，消痰破血力猛无余。

宫绣曰：射干（专入心脾肝）形如乌羽、乌扇，又以乌羽、乌扇为名。辛苦微寒，书载泻火解毒，散血消痰。然究毒之经胎血之所聚，痰之所积，又皆因火结聚而成。射干苦能降火，寒能胜热，兼因味辛上散，俾火降热除，而血与痰与毒无不因之而平矣。是以喉痹咽痛，结核疝瘕，便毒疟母等症。因于老血结于心脾，痰涎积于太阴、厥阴者，无不可以调治。如《金匮》之治咳气之用射干麻黄；治疟母，鳖甲煎丸用乌扇烧过。《千金》

之治喉痹，用乌扇膏；治便毒之用射干，同生姜煎服。皆取性主善降。功多于上，服则必泻之意，若脾胃虚寒，切忌。泔浸煮熟，炒用（按：扁竹根能降火降痰，行瘀散结，通利大肠，故凡肺痈喉痹之属实火者，皆可用之。《金匮》鳖甲煎丸用之者，亦入肝之一验也）。

锁阳

锁阳 丹溪曰：锁阳味甘可啖，煮粥弥佳。补阴气，治虚而大便燥结者用，虚而大便不燥结者勿用，亦可代苁蓉也。

时珍曰：锁阳润燥养筋，治痿弱。

仕材曰：锁阳强阴补筋，润肠壮骨。

讱庵曰：锁阳甘温补阴，益精兴阳，润燥养筋。治痿弱，滑大便。鳞甲栉比，状类男阳。酥炙。

宫绣曰：锁阳（专入肾，兼入大肠）本与苁蓉同为一类，甘咸性温，润燥养筋。凡阴气虚损，精血衰败，大便燥结，治可用此为啖，并代苁蓉煮粥弥佳。则知其性虽温，其体仍润，未可云为命门火衰必用之药也。故书有载大便不燥结者勿用。益知性属阴类，即有云可补阳，亦不过云其阴补而阳自兴之意，岂真性等附、桂而为燥热之药哉？但古表著药功，多有隔一隔二立说，以致茫若观火，究之细从药之气味形质考求，则孰阴孰阳，自尔立见，又奚必沾沾于书治功是求者乎。状类男阳，用宜酥炙（用药当以气味形质考求，阴阳奚，必沾沾于书治功是求者乎？信矣，此论之当不朽也）。

青黛

青黛 丹溪曰：青黛能收五脏之郁火，解热毒泻肝，消食积，杀恶虫，物化为水。又《宫气方》小儿疳痢羸瘦毛焦，《方歌》曰："小儿杂病变成疳，不问强羸女与男。恰似春旁多变动，还如瘦耙困耽耽。"又歌曰："烦热毛焦鼻口干，皮肤枯槁四肢瘫。腹中时时更下痢，青黄赤白一般般。眼涩面黄鼻孔赤，谷道开张不欲看。忽然泻下成疳淀，又却浓爻一团团。唇焦呕逆不乳哺，壮热增寒卧不安。腹中有病须医药，何须祈祷信神盘。此方便是青黛散，孩儿百病服来看。"

时珍曰：青黛去热烦吐血，斑疮阴疮，杀恶虫。

仕材曰：青黛清肝火，解郁结，幼稚惊疳，大方吐血。

李梴曰：青黛甘咸性气寒，收五脏火尤泻肝，消食解毒消疮肿，能治儿疳病百般。

讱庵曰：青黛咸寒，色青泻肝，散五脏郁火，解中下焦蓄蕴风热。治伤寒发斑，吐咯血痢，小儿惊痫，疳热丹热，傅痈疮蛇犬毒。即靛花，取娇碧者，水飞净用。

兆嘉曰：青黛清肝火之结邪，丹毒虫疮，青碧咸寒归血分，治儿疳之郁热，瘢疹瘟疫，轻浮凉苦到金家。

宫绣曰：青黛（专入肝）系蓝靛浮沫搅澄，掠出取干而成。味咸性寒，色青，大泻肝经实火，及散肝经火郁。故凡小儿风热惊痫，疳毒丹热痈疮，蛇犬等毒，金疮血出，膈膈蛊食，并天行头痛，瘟疫热毒发斑，吐血咯血痢血等症，或应作丸为衣，或用为末干渗，或同水调敷，或入汤同服，或作饼子投治，皆取苦寒之性，以散风郁燥结之义。即云功与蓝等，而止血拔毒之功，与治膈化蛊之力。似较蓝而更胜也。和溺白垩[1]冰片，吹口疳最妙。取娇碧者，水飞净，石灰用。蓝靛兼有石灰，敷疮杀蛊最奇。蛊属下膈，非此不除。蓝叶与茎，即名大青，大泻肝胆实火，以祛心胃热毒，故于时疾阳毒发斑喉痹等症最利。蓝子止能解毒除疳，故于鬼疫蛊毒之疫最妙（昔有一妇患脐腹二阴，遍生湿疮，热痒而痛，出黄汗，二便涩。用鳗鲡、松脂、黄丹之类涂之，热痛愈甚。妇嗜酒，喜食鱼虾发风之物。乃用马齿苋四两，研烂，入青黛一两，和涂。热痛皆去，仍服八正散而愈。此中下焦蓄蕴风热毒气。若不出，当作肠风内痔。妇人不能禁酒物，果仍发痔）。

马鞭草

马鞭草 丹溪曰：马鞭草治金疮，行血活血，通妇人月经，及血气肚痛效。

时珍曰：马鞭草捣涂痈肿及蠼螋

---

① 垩：据黄宫绣《本草求真》改。

尿疮，男子阴肿。

仕材曰：马鞭草理发背痈疽，治杨梅毒气。癥瘕须用，血闭宜求。

李梴曰：马鞭草凉味苦辛，活血行血利女人，通经破癖消膨胀，男子阴囊肿可伸。

讱庵曰：马鞭草味苦微寒，破血通经，杀虫消胀，治气血癥瘕，阴疮痈肿。墟陌甚多。方茎，叶似益母对生，夏秋开细紫花，穗如车前草，类蓬蒿而细，根白而小。用苗、叶。

兆嘉曰：马鞭草肝胃两相宜，破血通淋消肿胀，苦寒偏禀劣杀虫，散热愈痈疽。

木贼

木贼　丹溪曰：木贼用发汗至易，去节锉，以水润湿，火上烘用，《本草》不言，发汗至易，传写之误也。又云味甘，微苦，无毒，治目疾，退翳膜，益肝胆，妇人月水不断。得禹余粮、当归、芎藭，治崩中赤白；得槐鹅、桑耳，肠风下血服之效。

时珍曰：木贼解肌止泪，止血，去风湿疝痛，大肠肛脱。

仕材曰：木贼草迎风流泪，翳膜遮睛。

李梴曰：木贼苦甘善发汗，益肝明目除翳缦，肠风痔痢消积块，女人崩带经不断。

讱庵曰：木贼温微甘苦，中空轻扬，与麻黄同形性，亦能发汗解肌，升散火郁风湿，入足厥阴少阳血分。

益肝胆，治目疾，退翳膜，及疝痛脱肛，肠风痔瘘，赤痢崩中诸血病。

兆嘉曰：木贼草平肝疏肺，解肌发汗散风邪，味苦性平，退翳除星行血滞。

宫绣曰：木贼（专入肝胆）味甘微苦，气温无毒，中空轻扬。书云形质有类麻黄，升散亦颇相似。但此气不辛热，且入足少阳胆、足厥阴肝，能于二经血分，驱散风热，使血上通于目，故为去翳明目要剂。初非麻黄味辛性燥，专开在卫腠理而使身汗大出也。是以疝痛脱肛，肠风痔漏，赤痢崩带诸血等症，审其果因风热而成者，得此则痛止肛收，肠固血止，而无不治之症矣。至其去翳明目，功虽有类谷精，能驾甘菊，但谷精则去星障，甘菊则止调和血药，于障全不能退，此则能去翳障也。然气血亏损，则用谷精、木贼去障，又当兼以芍药、熟地滋补肝肾，使目得血能视，若徒用此二味退障，则即加以当归补助，亦恶气味辛散，非其所宜（按：木贼草中空有节，善能摩木，故能入肝摩积宣邪。以其中空色白，故又能入肺解肌发汗。炒黑又能治诸血病，或血为风扰，或肝血瘀滞，如血崩痔痢等证。因于风邪者，古方曾载及之，木贼本肝之专药，肝藏血，故入血分，总之肝脏有风邪瘀滞者为宜，血虚者当禁）。

灯笼草（即酸浆草）

灯笼草　丹溪曰：灯笼草寒治热痰嗽，佛耳治寒嗽。

李梴曰：酸浆气寒一味酸，退热

利水治产难，又有三叶酸浆草，止渴通淋带下安，痀瘘恶疮频捣傅，杀虫孩子可常餐（时珍注云："酸浆，利湿除热，故清肺治嗽，利湿故能化痰治疸。一人病虚乏，咳嗽有痰，愚以此加入汤中用之，其效如神。"）。

兰叶

兰叶　丹溪曰：兰叶禀金水之清气，而似有火。人知其花香之贵，而不知为用有方。盖其叶能散久积陈郁之气甚有力，入药煎煮用之。东垣方中常用矣。东垣云："味甘性寒，其气清香，生津止渴，益气润肌。"《内经》云："消诸痹，治之以兰是也。消渴症非此不能，凉胆痹必用。"即今之栽培座右，花开时满室皆香。

时珍曰：兰叶消痈肿，调月经，煎水解中牛马毒。

仕材曰：兰叶治蛊毒不祥，胸中痰癖，止渴利水，开胃解郁。

李梴曰：兰草芳平辛更甘，止渴生津去癖痰，利水散郁消诸痹，久服可与神明参（按：兰草、泽兰，为一类二种，其性质不同：一入气分，一入血分。诸家本草多以兰草附泽兰条下阅者，当细辨之）。

蒲公草（即蒲公英）

蒲公草　丹溪曰：蒲公草又名蒲公英，属土，开黄花，化热毒，消恶肿结核有奇功。在处田间路侧有之，三四月开黄花，味甘。解食毒，散滞气，可入阳明、太阴经。洗净细锉，同忍冬藤煎浓汤，入少酒佐之，以治乳痈。服罢随手欲睡，是其功也，睡觉病已安矣。麦熟有之，质甚脆，有白汁，四时常花，花罢飞絮，絮中有子，落处即生，即今之地丁也，治疔肿有奇功，故能书之。

时珍曰：蒲公英擦牙，乌须发，壮筋骨。

李梴曰：蒲公英草性平甘，专治乳痈疔肿黯，触木恶刺称神药，化热行滞散结痰。

讱庵曰：蒲公英甘平花黄，属土，入太阴、阳明，化热毒，解食毒。治肿核，专治乳痈疔毒，亦为通淋妙品。擦牙、乌须发，白汁涂恶刺。叶如莴苣，花如单瓣菊花，四时有花，花罢飞絮，断之茎中有白汁。

兆嘉曰：蒲公英走阳明，散热疏邪，兼能解毒，味甘苦，性寒，滑窍，并可消痈。

宫绣曰：蒲公英（专入胃肝）即黄花地丁草也，味甘性平，能入阳明胃、厥阴肝，凉血解热。故乳痈乳岩为首重焉！亦能通淋。擦牙染须涂刺，及解食毒疔毒。缘乳头属肝，乳房属胃，乳痈乳岩，多因热盛血滞，用此直入二经，外敷散肿臻效，内消须同夏枯、贝母、连翘、白芷等药同治。况此属土，花黄，故于食滞可解，毒气可散。又能入肾凉阴，故于须发可染。独茎一花者是，有桠者非（凡螳螂诸虫，游诸物上，必遗精汁，干久则有毒。人手触之成疾，名狐尿刺，惨痛不眠，百疗难效，取蒲公英汁厚涂即愈）。

樗木皮（即椿根皮）

樗木皮

丹溪曰：樗木皮臭，椿根其性凉而能涩血，樗木臭疏，椿木香实，其樗用根叶荚。故曰："未见椿上有荚，惟樗木上有荚，以此为异。"又有樗鸡，故知命名不言椿鸡，而言樗鸡者，以显有鸡者为樗，无鸡者为椿，其义明矣。

仕材曰：樗白皮涩血，止泻痢，杀虫，收产肠。

李梴曰：樗白皮寒苦燥湿，久泻久痢皆能涩，男精女带儿疳虫，肠痔尸疰蛊毒戢。一种香椿性颇同，洗风疮疥煎取汁。

切庵曰：椿樗白皮苦燥湿，寒胜热，涩收敛。入血分而涩血，去肺胃之陈痰。治湿热为病，泄泻久痢，崩带肠风，梦遗便数，有断下之功。去疳虫，樗皮尤良。香者为椿，肌实而赤嫩，其苗可茹；臭者为樗，肌虚而白，主治略同。根东引者良。去粗皮，或醋炙蜜炙用。忌肉、面。

兆嘉曰：樗白皮味苦兼涩，性燥且寒，固下有功，治痢疗崩愈带浊，入肠奏效，凉瘀逐湿愈风虚。

山楂（一名棠梂子，一名山里果）

山楂 丹溪曰：山楂子消食行结气，健胃催疮痛。治妇人儿枕痛，浓煎汁，入炒糖调服立效。

时珍曰：山楂化饮食，消肉积，癥瘕痰饮，痞满吞酸，滞血痛胀。核吞之化食，磨积治㿗疝，根消积，治反胃，茎叶煮汁洗漆疮。

仕材曰：山楂消肉食之积，行乳食之停，疝气为殃，茴香佐之而取效。儿枕作痛，沙糖调服以成功。发小儿痘疹，理下血肠风。

李梴曰：棠梂化食开结气，消痰积瘀健脾胃，更治痢疾与腰疼，产余腹痛有滋味。

切庵曰：山楂酸甘咸温，健脾行气，散瘀化痰，消食磨积，发小儿痘疹，止儿枕作痛。多食令人嘈烦易饥，反伐脾胃生发之气。有大、小二种，小者入药，一名棠梂子，去皮核用。

兆嘉曰：山楂入方药走脾达胃，有消磨克化之功，走厥阴治疝行瘀，具酸苦甘温之性。

宫绣曰：山楂（专入脾胃）甘酸咸平，何书既言健脾，又曰能代脾胃生化之气，得非自相矛盾乎？使明其理以推，则知所谓健脾者，因其脾有食积，用此酸咸之味，以为消磨。俾食行而痰消，气破而泄化，谓之为健，止属消导之健矣。如系冒昧之辈，便以补益为名，以为用药进步，讵知实而用此轻平消导，得此则健，虚而用此，保无书云伐生之说乎？

按：楂味酸与咸，最能消化肉食。凡煮老鹅硬肉，但投楂肉数枚则易烂。且人多食，则嘈烦易饥。服参太过，但用山楂即解。岂非戕脾伐生之验軟？至于儿枕作痛，力能以止；痘疹不起，力能以发，犹见通瘀运化之速。有大小二种，小者入药，去皮核，捣作饼子，日干用。出北地，大者良（凡脾弱食物不化，胸腹酸利胀闷者，宜于每食后嚼二三枚，绝佳。但不可多用，恐反克伐也）。

漏芦（附飞廉，辨）

漏芦 丹溪曰：漏芦，东垣云是足阳明本经药，大寒无毒，主皮肤热，恶疮疽，通小肠，治泄精尿血，乳痈及下乳汁。俗名英菜是也。

时珍曰：飞廉治头风旋运（本注云："飞廉亦菜类也，"苏颂《图经》疑海州所图之漏芦是飞廉。沈存中《笔谈》亦言飞廉之根如牛蒡而绵头。古方漏芦散下云，用有白茸者则是有白茸者，乃飞廉无疑矣。今考二物气味、功用俱不相远，似可通用，岂或一类有数种，而古今名称各处有不同乎）。

李梴曰：漏芦大寒咸且苦，皮肤风热筋骨偻，肠风尿血及遗精，通精脉又能行乳。

讱庵曰：漏芦咸软坚，苦下泄，寒胜热，入胃、大肠，通肺小肠。散热解毒，通经下乳，排脓止血，生肌杀虫。治遗精尿血，痈疽发背，及预解时行痘疹毒。出闽中，茎如油麻，枯黑如漆者真。甘草拌蒸，连翘为使。

兆嘉曰：漏芦入阳明下乳消痈，咸苦性寒无毒，品清温热，杀虫凉血，祛除积久小儿痨。

宫绣曰：漏芦（专入胃）味苦而咸，气寒有毒。凡苦则下泄，咸则软坚，寒则胜热。漏芦气味俱备，其性专入阳明胃经，故凡痈疽发背，乳汁不通，及预解时行痘毒者，咸须仗此以解毒邪，俾邪尽从便出而解矣！然书又云遗精尿血能止，亦因毒解热除自止之意。非因漏芦寓有收涩之力也。但气虚疮疡不起，及孕妇有病者切忌。出闽中，茎如油麻，枯黑如漆者真。甘草拌蒸，连翘为使（按：漏芦、飞廉二种一性，功用相同，或以有白茸者是飞廉，无白茸者是漏芦也。或以古今名称，各处所产有不同乎？究之南产茎无白茸，北产茎有白茸，是一物二种无疑。况《纲目》所载二者主治略同，而漏芦即飞廉也，明矣。今并录，以备参考待教）。

姜黄

姜黄 丹溪曰：姜黄，东垣云味苦甘辛，大寒无毒，治癥瘕血块痈肿，通月经，消肿毒。姜黄真者是经种三年以上老姜也，其主治功力烈于郁金，又治风为最。

时珍曰：姜黄治风痹臂痛。

仕材曰：姜黄破血下气，散肿消痈。

李梴曰：姜黄气烈似郁金，治冷气胀痛腹心，破血积能通经水，退风热消痈肿深。

讱庵曰：姜黄苦辛，色黄入脾，兼入肝经，理血中之气，下气破血，除风消肿，功力烈于郁金。治气胀血积，产后败血攻心，通月经，疗扑损。片子者能入手臂，治风寒湿痹。出川广。

兆嘉曰：姜黄入肝脾破气行瘀，味苦辛蠲痹散肿，片子横行肢臂，气温解逐风寒。

宫绣曰：姜黄（专入脾）味辛而苦，气温色黄，功用颇类郁金、三棱、蓬术、延胡索。但郁金入心，专泻心包之血；莪术入肝，治气中之血；三棱入肝，治血中之气；延胡索则于心肝血分行气，气分行血；此则入脾，既治气中之血，复兼血中之气耳。陈藏器曰此药辛少苦多，性气过于郁金，破血立通，下气最速。凡一切结气积气，癥瘕瘀血，血闭痈疽，并皆有效。以其气血兼理耳！若血虚腹痛臂痛，而非瘀血凝滞者，用之反剧。蜀川产者，色黄质嫩，有须，折之中空有眼，切之分为两片者，为片子姜黄。广生者，质粗形扁如干姜，仅可染色，不可入药，服之有损无益（按：各家所论功效，未能分析何种为良。但片子姜黄与姜黄非有二种所产道地不同，即以蜀川产为胜，片子姜黄也。余者，不堪入药）。

御米壳（即罂粟壳）

御米壳 丹溪曰：御米壳，洁古云味酸涩，主收固气。东垣云入肾治骨病尤佳。今人虚劳嗽者多用，止嗽及湿热泄痢者用，止痢治病之功虽急，杀人如剑，深可戒之。

时珍曰：罂粟壳止泄痢，固脱肛，治遗精久咳，敛肺涩肠，止心腹筋骨诸痛。米治泻痢，润燥。嫩苗，作蔬食，除热润燥，开胃厚肠。

仕材曰：罂粟壳止泻痢而收脱肛，涩精气而固遗泄，却虚痨之嗽，摄小便之多。

李梴曰：罂粟壳酸涩亦温，久泻痢嗽劫其根，收气入肾治骨痛，鸦片性急须少飡。罂米甘平除风热，散胸痰滞胃中翻，竹沥作糜令下食，过服动脏及下元。

讱庵曰：御米壳酸涩微寒，敛肺涩肠而固肾。治久嗽泻痢，遗精脱肛，心腹筋骨诸痛，嗽痢初起者忌用。一名丽春花，红黄紫白，艳丽可爱。凡使壳，洗，去蒂及筋膜，取薄皮。醋炒或蜜炒用。得醋、乌梅、陈皮良。中有米极细，甘寒润燥，煮粥食，治反胃。

兆嘉曰：罂粟壳止泻痢以固精，肾脏虚赢需敛涩，收汗衄而宁嗽，肺家耗散赖酸温。

宫绣曰：御米壳（专入肺大肠，兼入肾）酸涩微寒，功专敛肺涩肠固肾。凡久泻久痢，肛脱，久嗽气乏，并心腹筋骨诸痛者最宜。要嗽痢初起，寒热未净，用此以为收涩，致令邪留不解，则杀人如剑，可不慎欤？洗去蒂膜，或醋炒蜜炒取用，得乌梅、陈皮良。罂中有米极细，书言气味甘寒，煮粥能治反胃。亦须分脏偏纯及病，病阴阳虚实以治（震亨有云治嗽多用粟壳不必疑，但要先去病根，此乃收后药也。治痢亦同，凡痢须先散邪行滞，岂可据投粟壳、龙骨之药，以闭塞肠胃邪气。盖邪得补愈甚，所以变症作而淹延不已也）。

乌桕木

乌桕木 丹溪曰：乌桕木解蛇毒。

时珍曰：乌桕木叶，食牛马六畜肉，生疔肿欲死者，捣自然汁一二碗顿服，得大利，去毒即愈，未利再服。冬用根。桕油涂一切肿毒疮疥。

李梴曰：乌桕木（《入门》本经云：根皮味苦微温，有毒，主下水气，通大小便，治头风瘰结积聚，炙黄用。又子油解蛇毒，去阴下水，染发）。

讱庵曰：乌臼木苦寒性沉而降，利水通肠，功胜大戟。疗疔肿，解砒毒。子可作烛。

卤咸 （即卤水也，又名盐胆水）

卤咸 丹溪曰：卤咸一名咸或作碱，去湿热，消痰，磨积块，洗涤垢腻，量虚实用之。若过服则顿损人，又云石碱阿魏，皆消磨积块。

时珍曰：盐胆水治痰厥不醒，灌之取吐良。

李梴曰：卤咸味苦寒无毒，主大烦热渴欲狂，消痰磨积涤肠垢，去湿热喘满相当。

缫丝汤

缫丝汤 丹溪曰：缫丝汤口干消渴者，可用此吐之。此物属火，有阴之用，能泻膀胱水中相火，以引清气上朝于口。

按：究原方治消渴，以此汤饮之，或以茧壳丝绵汤饮之效。

时珍曰：缫丝汤止消渴大验，蚕蛹为末饮服，治小儿疳瘦，长肌，退热，除蛔虫。煎汁饮，止消渴。蚕茧烧灰酒服，治痈肿无头，次日即破；又疗诸疳疮及下血血淋血崩。煮汁饮，止消渴，反胃，除蚘虫。蚕蜕治中翳障及疳疮。蚕连治牙宣牙痛，牙痈牙疳，头疮喉痹，风癫狂祟，虫毒药毒，痧症腹痛，小便淋闭，妇人难产及吹乳疼痛（此条与白僵蚕条参看最详）。

麻沸汤

麻沸汤 丹溪曰：麻沸汤，成无己云泻心汤以麻沸汤渍服者，取其气薄而泻虚热也（汤见麻黄条）。

兆嘉曰：麻沸汤通络行经

潦水

潦水 丹溪曰：潦水，成无己赤小豆汤用潦水者，亦取其水味薄则不助湿气。

时珍曰：潦水甘平无毒，主治煎调脾胃去湿热之药。兆嘉曰：潦水乃轻清味薄，能除湿热瘅黄。

白马胫骨 （附马肉诸骨等物）

白马胫骨 丹溪曰：白马胫骨

煅过再研用，味甘寒，可代黄芩、黄连，中气不足者用之。其白马胫味咸，能主男子阳痿，房中术偏用之。又阴干者，研末，和苁蓉蜜丸，空心酒下四十丸。

时珍曰：马胫骨疗肠痈，下瘀血，带下，杀虫。又烧灰入盐少许，擦走马疳毒，甚良。肉煮汁洗疮头白秃鬝膏，（项上也，白者良）治面皯手足皴粗，入脂泽，用疗偏风口喎僻，夜眼，（在足膝上，有此能夜行，故名）。卒死尸厥，龋齿痛。身骨止邪疟，烧灰和油，敷小儿耳疮头疮，阴疮瘰疽有浆如火灼。敷乳头饮儿，止夜啼。头骨疗马汗气入疮痛肿，烧灰敷之，白汁出，良。皮治小儿赤秃，以赤皮、白马蹄烧灰，和腊猪脂傅之，良。尾治女人崩中，小儿客忤。

李梴曰：马肉有毒味苦冷，除热壮筋马痫惺，胫骨降火代芩连，茎益精气阴强猛。

羊肉（附肉骨肝血等物）

羊肉 丹溪曰：羊肉、羊胫骨，治牙齿疏豁，须用之。东垣云《别录》羊肉味甘热，《日华子》治脑风并大风，开胃肥健，补中益气。又羊头凉，治骨蒸脑热。凡治目疾，以青羊肝为佳。

仕材曰：羊肉补中益气，安心止惊，宣通风气，起发毒疮。角堪明目杀虫，肝能清眼去翳。肾可助阳，胲除翻胃（胲结成在羊腹中者）。

李梴曰：羊肉味甘性大热，补脏虚寒形羸劣，安心止汗又止惊，益肾壮阳坚骨节。骨治寒中头退热，血止诸血及晕血。

讱庵曰：羊肉甘热属火，补虚劳，益气血，壮阳道，开胃健力，通气发疮。青羊肝苦寒色青，补肝而明目。胆，苦寒，点风泪眼，赤障白翳。胫骨入肾而补，烧灰擦牙良。羊血解金银、丹石、砒硫一切诸毒。乳，甘温，补肺肾虚，润胃脘、大肠之燥，治反胃消渴，口疮舌肿，蜘蛛咬伤。肉、肝，青羖良；胆，青羯羊良；乳，白羝羊良。骨煅用。反半夏、菖蒲。忌铜器。

兆嘉曰：羊肉味甘温，入肝胃，补血功优，壮阳道，治虚劳，发风力猛。羊血生吞石毒解，羊肝丸服眼科良。

宫绣曰：羊肉（专入脾）气味甘温，东垣载"能补形"，此一句已尽羊肉大概矣！复于《十剂方》中又云补可去弱。人参、羊肉之属，是明指参补气，而补形端在羊肉，又何疑哉？夫气属阳，血属阴，体轻而燥者属阳，体重而润者属阴，羊肉气味虽温，然体润肉肥，其于肌肤血液则易及。若使泥于书载壮阳补气健力等说，及以阳生阴长之理，牵引混合，其何以清眉目而别治用哉？况据书载羊肝、羊胆，皆指属寒，而能明目以祛翳。羊骨则止补骨，烧灰擦牙则止固肾。羊精、羊脽则止润肤泽肌。羊血则止解砒霜诸毒。羊乳则止润燥消渴。羊须则止敷疳疗疮。而于气血未有补，岂有羊肉一味，功专入肺补气，而于形血精液，竟不补及者乎！但其气薄于血，则虽口服甘肥，而血不生。血薄于气，则虽日服参芪，而气不长。于此不可不知。反半夏、菖蒲。忌铜器。同荞面、豆酱食，发痼疾。同醋食，伤人心（按：《外台》云：凡服丹石人，忌食羊肉十年，一食前功尽亡。此物能制丹砂、水银、轻粉、生银、硼砂、砒霜、硫璜、乳石钟、乳空青、铜青、云母石、阳起石、孔公蘖等毒。服血更甚于肉也）。

蛤粉（附蛤肉）

蛤粉 丹溪曰：蛤粉治痰气，能降、能消、能软、能燥，同香附末、姜汁调服，以治痛，以蛤蜊壳火煅，过研为粉，不入煎剂。

时珍曰：蛤蜊粉清热利湿，化痰饮，定喘嗽，止呕逆，消浮肿，利小便，止遗精白浊，心脾疼痛，化积块，解结气，消瘿核，散肿毒，治妇人血病。油调涂汤火伤。

李梴曰：蛤蜊性冷元无毒，主癖解醒开胃肠，消渴妇人生血块，壳烧研傅火汤伤。

讱庵曰：蛤粉，蛤蜊壳煅为粉，与牡蛎同功。肉咸冷，止渴解酒。文蛤，背有花纹，兼能除烦渴，利小便。

兆嘉曰：蛤壳软坚，具介类之功，且润燥化痰，兼能利水入肾，备咸寒之性，并清金开胃，尚可行瘀。

宫绣曰：蛤蜊粉（专入肾，兼入肺肝）即海内水蚌壳煅而为粉也，与江河

淡水蚌壳不同，功与牡蛎相似，但此止有收涩化坚解热之力，故能消痰止嗽治肿。昔宋徽宗宠妃患此，李防御觅得市人海蚌蛤粉，少加青黛，以淡虀水加麻油数滴调服而愈。亦是敛肺清热之意，无他治也。肉咸冷，解酒热。文蛤背有紫斑纹，较此蛤蜊壳稍厚，性味主治颇近，但此性兼利水止渴除烦，并治血热崩中带下。总以取其寒咸涤饮之义耳！海蛤系海内烂壳，混杂沙泥，火煅为粉，亦属利水消肿止嗽之品。然总不类牡蛎功专收涩固脱解热为事也（按：牡蛎、蛤蜊、海蛤、文蛤并出海中，大抵海物咸寒，功用略同。江湖蛤蚌，无咸水浸渍，但能清热利湿，不能软坚耳）。

鳝鱼（附头骨血尾）

鳝鱼 丹溪曰：鳝鱼善补气，《本草》云："补中益血，又妇人产前有疾，可食。"

时珍曰：鳝鱼专贴一切冷漏、痔瘘、臁疮引虫。血疗口眼㖞斜，同麝香少许，左㖞涂右，右㖞涂左，正即洗去。治耳痛，滴数点入耳。治鼻衄，滴数点入鼻。治疹后生翳，点少许入目。治赤疵，同蒜汁、墨汁频涂之，又涂赤游风。头治百虫入耳，烧，研，绵裹塞之，立出。

李梴曰：（骨）鳝鱼甘温益气血，头骨烧灰止痢渴，去冷除痞宿食消，产后淋沥即能遏。

讱庵曰：鳝鱼甘温补五脏，除风

湿。尾血，疗口眼㖞邪，滴耳治耳痛，滴鼻治鼻衄，点目治痘后生翳。

宫绣曰：鳝鱼（专入经络，兼入肝肾）禀土阳气以生，性善穿穴，力坚而锐，无足能窜，与蛇同性，故书皆载通经达络，能治十二经风邪，并耳目诸窍之病。如风中血脉，口眼㖞斜，用尾血同麝少许，㖞右涂左，左㖞涂右，正即洗去。耳痛鼻衄，痘后目翳，用血滴点即愈。臁疮蛀烂，用鳝打死，香油抹腹，系于疮上，候痛取下，看鳝有虫上入即去。产后恶露淋滴，肠鸣湿痹，用此煮食即除。老人虚痢不止，用此曝干。煅灰存性，调服即绝。且能通力壮筋，故大力丸取此，同熊筋、虎骨、当归、人参等分以进。阳道不长，不能续嗣，用此血同蛤介等药以入。皆以借其性力相助。但此味甘性热，其力能补。若病属虚热，及时行病后阴虚火烁，食则必有气弱动风与气之变，不可不慎（按：南鬻鳝肆中，以缸贮水，畜类有头，夜以灯照，其鳝有花者，必项下有白点。通身浮水上，此毒物也，即弃之）。

五灵脂

五灵脂 丹溪曰：五灵脂能行血止血，此即寒号虫[1]粪也。《本草》云："治心腹冷气，妇人心痛，血气刺痛，甚效。又止血、行经血有功，不能生血。"

海藏曰：五灵脂味甘温，无毒。《本草》云："主疗心腹冷气，小儿五疳，辟疫，治肠风，通利气脉，女子月闭。出北地，此是寒号虫粪也。"

时珍曰：五灵脂止妇人经水过多，赤带不绝，胎前产后，血气诸痛，男女一切心腹、胁肋、少腹诸痛，疝痛，血痢肠风腹痛，身体血痹刺痛，肝疟发寒热，反胃消渴，及痰涎挟血成窠，血贯瞳子，血凝齿痛，重舌，小儿惊风，五痫癫疾，杀虫，解药毒及蛇蝎蜈蚣伤。

仕材曰：五灵脂止血气之痛，无异手拈；行冷滞之瘀，真同仙授。

李梴曰：五灵（脂）甘温治气刺，止血又能行血脉，善治产后血昏迷，肠风冷痹及疬疫。

讱庵曰：五灵脂甘温纯阴，气味俱厚，入肝经血分，通利血脉，散血和血，血闭能通（生用），经多能止（炒用）。治血痹血积，血眼血痢，肠风崩中，一切血病，心腹血气，一切诸痛。又能除风化痰，杀虫消积，治惊疳疟疾，蛇蝎、蜈蚣伤。血虚无瘀者忌用。北地鸟名，寒号虫矢也，黑色气甚臊恶，糖心润泽者真。研末酒飞，去砂石用。行血宜生，止血宜炒。恶人参。

兆嘉曰：五灵脂通肝破血，咸酸温痛滞均瘳，消积除风，腥秽浊虚人当禁。崩淋漏带皆属寒瘀，摩翳杀虫尽由肝病。

宫绣曰：五灵脂（专入心肝）即北

---

① 寒号虫：即鼯鼠科动物复齿鼯鼠，其粪便入药为五灵脂。

地寒号虫鸟矢也，以其受五行之灵，其矢状如凝脂，故有五灵脂之号。其气腥臭难闻，其味苦酸而辛。惟其腥臭难闻，故能入血凝臭秽之处而疗其病。惟其味苦酸而辛，故能入心与肝而泄其滞。是以心中血气刺痛，妇人产后少腹儿枕块痛，及痰挟血成窠囊，血凝作痛，目翳往来不定等症，皆为血分行气必需之药。若女中血崩，经水过多，赤带不止，宜半生半炒，酒调服之。亦治气逆癫痫，及解虫毒药毒。但此气味俱厚，辛膻不堪，《纲目》指为甘温，张氏谓非正论，改为性寒，不为无见，故仅可治有余之滞。若使气血不足，服之大损真气，腥更使人动吐，所当避也。酒飞去砂石，晒干入药。行血宜生，止血宜炒。恶人参（按：此鸟五台诸山甚多，其状如小鸡，四足有两翅，夏月毛采五色，自鸣若曰："凤凰不如我。"至冬毛落如鸟雏，忍寒而号曰："得过且过。"其矢恒集一处，气甚严恶，粒大如豆，採之有如糊者，有粘块如糖者。人亦以砂石杂而货之。凡用以糖心润泽者为佳）。

人中白

人中白 丹溪曰：人中白能泻肝火，散阴火。该置于风露下，三年始可用也。

时珍曰：人中白降火消瘀血，治咽喉口齿生疮，疳䘌，诸窍出血，肌肤汗血。

切庵曰：人中白咸平，降火散瘀，治肺痿鼻衄，劳热消渴，痘疮倒陷，牙疳口疮。即溺垽，煅研用（以家馆童子便桶，山中老僧溺器刮下者，尤佳）。

兆嘉曰：人中白行瘀，味咸凉而降热。

宫绣曰：人中白（专入肝、膀胱）即溺白垽之物，故以白名。味咸气平，能泻肝经膀胱火邪，使之尽从小便而出，盖膀胱系溺白之故道，用此正以由其故道耳。今人病口舌诸疮，用之有效，降火之验也。故可以治痨热消渴，痘疮倒陷，牙疳口疮等症。但仅堪以涤热清火，而不可以言补耳，煅研用（按：张杲《医说》云："李士常苦鼻衄，得存喘息，张思顺用人中白散，即时血止。又延陵镇官鲁棠，鼻衄如倾，白衣变红，头空空然。张润之用人中白药，治之即止，并不再作。此皆散血之验也。"）

人中黄

人中黄 丹溪曰：人中黄性凉，治温病，《日华子》有方。

李梴曰：人黄气寒诸毒散，时行大热颠狂乱，破开疔肿醋和敷，中毒恶疮清汁灌。

切庵曰：人中黄甘寒，入胃清痰火，消食积，大解五脏实热。治天行热狂，痘疮血热，黑陷不起。入甘草末于竹筒中，紧塞其孔，冬月浸粪缸中，至春取出，洗，悬风处阴干，取甘草用。一云即粪缸中多年黄垽，煅存。

兆嘉曰：人中黄甘寒入胃，解火毒之阳狂。

宫绣曰：人中黄（专入肠胃）是用甘草末入于竹筒，塞孔，冬月置于粪缸之内，经春取出，悬挂风处，阴干取用。味性寒。书载功专入胃，解毒，以其味甘故也。其解五脏实热，以其气寒故也。又治温疫诸毒斑狂，及发疮痘黑陷不起，以其臭与不正相类，故能以毒攻毒也。然遇急难得，可取坑垢以代（按：人中黄甘寒，清热解毒，治天行热狂，中毒恶疮等疾，无论一切内外诸症，及误食诸物，凡有热毒者，皆可用之）。

前胡

前胡 丹溪曰：前胡，《本草》云："主痰满，胸膈中痞，心腹结气。推陈致新，半夏为之使。"

海藏曰：前胡气微寒，味苦，无毒。《本草》云："主痰满，胸胁中痞，心腹结气。"（数语同前）风头痛，去痰壅下气，治伤寒寒热，推陈致新，明目益精。半夏为使，恶皂荚，畏藜芦。

时珍曰：前胡清肺热，化痰热，散风邪。

仕材曰：前胡散结而消痰定喘，下气以消食安胎。

李梴曰：前胡无毒亦苦寒，主治时行内外热，下气消痰清头目，安胎治疮破癥结。

讱庵曰：前胡辛以畅肺解风寒，甘以悦脾理胸腹，苦泻厥阴（肝）之热，寒散太阳（膀胱）之邪。性阴而降，功专下气，气下则火降而痰消。能除实热，治痰热哮喘，咳嗽呕逆，痞膈

霍乱，小儿疳气，有推陈致新之绩。明目安胎。无外感者忌用。皮白肉黑，味甘、气香者良。半夏为使，恶皂角，忌火。

兆嘉曰：前胡辛能散风邪，苦以泄肺气，寒堪清上，降可除痰。

宫绣曰：前胡（专入肝胆）味苦微寒，功专下气。凡因风入肝胆，火盛痰结。暨气实哮喘，咳嗽呕逆，痞膈霍乱，及小儿疳气等症。升药难投，须当用此苦泄，俾邪去正复。不似柴胡性主上升，引邪外出，而无实痰实气固结于其中也。

按：二胡均是风药，一升一降，用各不同。若使兼有外感风邪与痰火实结，而用柴胡上升，不亦如火益热乎？故必用此下降。但症外感绝少，只属阴虚火动，并气不归元，胸胁逆满者切忌。皮白肉黑，味甘气香者良。半夏为使，恶皂荚，忌火（肆有以巨片混入当归货之者，可恨）。

茴香（一名蘹香）

茴香 丹溪曰：茴香气平味辛，手足少阴、太阳经药也，破一切臭气，调中止呕，下食。《本草》云："主肾劳，癞疝"。《液》云："本治膀胱药，以其先丙，故云小肠也，能润丙燥。以其先戊，故从丙至壬。又手少阴二药，以开上下经之通道，所以壬与丙交也。即怀香子也。"

海藏曰：茴香气平味辛无毒，入手足少阴经，太阳经药。《象》云：

"破一切臭气，调中止呕下食。炒黄色，碎用。"

仕材曰：茴香主腹痛疝气，平霍乱吐逆。

李梴曰：茴香无毒味辛平，助阳开胃止痛疼，冷疝脚气并霍乱，诸瘘恶痛叶更灵。

讱庵曰：（大）茴辛热，入肾、膀胱，暖丹田，补命门，开胃下食，调中止呕。疗小肠冷气，癞疝阴肿，干湿脚气。多食损目发疮。（小）茴辛平，理气开胃，亦治寒疝。食粒宜之。大如麦粒，轻而有细棱者名大茴，出宁夏。他处小者名小茴，自番船来，实八瓣者，名八角茴香。炒黄用，得酒良。得盐则入肾，发肾邪，故治阴疝。

兆嘉曰：蘹香治腹痛，平呕吐，理胃宣中，辛甘并合，疗疝瘕，祛寒湿，疏肝暖肾，香燥偏优。

宫绣曰：大茴香（专入肝，兼入肾、膀胱、小肠，古作蘹香也）。辛甘性热，据书所载，功专入肝燥肾，凡一切沉寒痼冷，而见霍乱癞疝，阴肿腰痛，及干湿脚气，并肝经虚火，从右上冲头面者用之，服皆有效。盖茴香与肉桂、吴茱萸，皆属厥阴燥药。但萸则走肠胃，桂则能入肝肾，此则体轻能入经络也。必得盐引入肾，发出阴邪，故能治疝有效。

余按：茴香形类不一，据书所载有言大如麦粒，轻而有细棱者，名大茴，出夏宁。他处小者，名小茴，自番舶来。实八瓣者，名八角香。今市所用大茴，皆属八角。而宁夏之茴

未见。余细嚼，审八角茴，味甘香虽有，其味甚甘，其性温而不烈。较之吴茱萸、艾叶等味，更属不同。若以八角大茴甘多之味，而谓能除沉寒痼冷。似于理属有碍，管见如斯，未知有合后之同志否。盐水炒用。得酒良

（按：茴香有大小二种，形如八角者为大茴香，如蛇床子者为小茴香，食料入药，皆以大者为胜。今人但知食料用大茴香，其小茴香概作药用，亦习俗相仍耳）。小茴香（专入肝胃，兼入肾、膀胱、小肠）形如粟米，辛香气温，与宁夏大茴功同。入肝，燥肾温胃，但其性力稍缓，不似大茴性热，仍看症候缓急，分别用之耳。酒炒盐水炒，各随病症活用（若受病于肝，见症于肾，大、小茴各一两，为末，猪脬一个，连尿入药，酒煮烂，为丸服）。

芦根（附笋茎叶）

芦根　丹溪曰：芦根气寒，味甘，《本草》主消渴，客气，止小便。《金匮玉函》治五噎隔气，烦闷吐逆，不下食。芦根五两，锉，水三盏，煎两盏，服无时，甚效。

海藏曰：芦根气寒，味甘，《本草》主消渴客热，止小便。《金匮玉函》治五噎隔气，烦闷吐逆，不下食。芦根五两，锉，水三盏，煮两盏，去相根，服无时（此段同前）苇叶，《液》云："同芦，差大耳。"

时珍曰：（叶）芦笋解诸肉毒。茎叶治霍乱呕逆，肺痈烦热，痈疽，烧灰（襄）淋汁，煎膏，蚀恶肉，去黑子。

蓬蕽烧灰吹鼻，止衄血，亦入崩中药。

仕材曰：芦根噎膈反胃之司，消渴呕逆之疗，可清烦热，能利小肠。

李梴曰：芦根甘寒清胃热，时行热疫大烦渴，止霍乱及小便多，孕妇心烦更可活。

讱庵曰：芦根甘益胃，寒降火，治呕哕反胃，消渴客热，伤寒内热，止小便，能解鱼蟹河豚毒。取逆水肥厚者，去须节用。

兆嘉曰：芦根性入阳明，甘寒清热，功除烦呕，润降和阴。茎则清肃上焦，肺痈可愈。笋乃解消鱼毒，膈热能清。

宫绣曰：芦根（专入肺胃，兼入心）治无他奇，惟清肺降火，是其所能。凡人胸中有热，则火升上呕，逆气不下；脾肺热起，则消渴便数，甚至不能少忍。故必得此苦寒以治，则诸症悉除。且解虾鱼中毒酒毒。然此正宜实热，不宜虚寒。若误用之，必致见害。取逆土内，甘美者效。若露出水面者，损人。去芦节（今人用此惯治温疹，余尝用之，亦觉有验）。

广茂（一名莪术）

莪术 丹溪曰：广茂气温，味辛平，主心膈痛，饮食不消，破痃癖气最良，止痛醋炒服用。

海藏曰：蓬莪茂气温，味苦辛，无毒。《本草》云："治妇人血气，丈夫贲豚，治心腹痛，中恶疰忤鬼气，霍乱冷气，吐酸水，解毒，饮食不消。

酒研服。"

仕材曰：蓬茂逐积聚作痛中恶鬼疰，妇人血气，丈夫奔豚。

李梴曰：蓬莪（茂）苦辛能逐水，治心痹病破气痞，定霍乱又止奔豚，消瘀调经益妇女。

讱庵曰：莪逐辛苦气温，入肝经血气，破气中之血，消瘀通经，开胃化食，解毒止痛，治心腹诸痛。冷气吐酸，奔豚痃癖。虽为泄剂，亦能益气。根如生姜，莪生根下，似卵不齐，坚硬难捣。灰火煨透，乘热捣之，或醋磨酒磨，或煮熟用。

兆嘉曰：莪术辛苦入肝脾，破血行瘀磨积聚，温香疏脏腑，除痰散滞逐寒凝。

宫绣曰：莪术（专入肝）辛苦气温，大破肝经气分之血。盖人血气安和，则气与血通。血与气附，一有所偏，非气盛而血碍，即血壅而气滞。三棱气味苦平，既于肝经血分逐气。莪术气味辛温，复于气分逐血。故凡气因血窒而见积痛不解，吐酸奔豚，痞癖癥瘕等症者，须当用此调治。俾气自血而顺，而不致闭结不解矣！但蓬术虽属磨积之味，若虚人服之，最属可危，须得参术补助为妙。大者为广术。灰火煨透，乘热捣之。或醋磨酒磨，或煮熟用（按：血积宜用桃仁、山甲、干漆、大黄、虻虫、莪术、瓦垄子；痰积宜用半夏、南星、白术、枳实、礞石、硝石、风化硝、白芥子、海石、蛤粉；水积宜用大戟、甘遂、芫花、芫花；酒积宜用干葛、神曲、砂仁、豆蔻、黄连、干姜、甘遂、牵牛；茶积宜用姜黄、茱荑、椒姜；癖积宜用三棱、蓬术、豆霜、大黄；肉积宜用山楂、阿魏、硝石；虫积宜用雄黄、锡灰、槟榔、雷丸、芜荑、使君子、鹤虱；疟积宜用桃仁、鳖甲、草果）。

京三棱

三棱　丹溪曰：京三棱辛苦，主老癖癥瘕结块，妇人血脉不调，心腹刺痛。火炮用之。

海藏曰：三棱气平，味苦，阴中之阴，无毒。《珍》云："破积气，损真气，虚者勿用。"

时珍曰：荆三棱下乳汁。

仕材曰：京三棱下血积有神，化坚癖为水。

李梴曰：京三棱苦辛平涩，消积散癥功可立，又治心腹胀且痛，破血通经下乳汁。

讱庵曰：荆三棱苦平色白属金，入肺金血分，破血中之气，兼入脾经，散一切血瘀气结，疮硬食停，老块坚积。消肿止痛，通乳坠胎。功近香附而力峻，虚者慎用。色黄体重，若鲫鱼而小者良。醋浸炒，或面裹煨。

兆嘉曰：三棱味苦平，用之入肝，能磨积攻坚，善破血中之气。性克削，偏于伤正，虽消癥化癖，还防病里之虚。

宫绣曰：荆三棱（专入肝）味苦气平，皮黑肉白，大破肝经血分之气。故凡一切血瘀气结，疮硬食停，老块坚积，靡不藉此味苦，入以血分，行其气滞，俾血自气而下。但此若以血

药同投，则于血可通；以气药同入，则于气可治；仍须和以补气健脾之味方良。若使专用克伐，则胃气愈虚，气反不行，而积增大矣。出荆地，色黄体重，若鲫鱼而小者良。今世所用皆草三棱。醋浸炒，或面裹煨（汪昂曰：昔有人患癥癖死，遗言开腹验之，得病块如石。文理五色，削成刀柄，因刘三棱，柄消成水矣。"余按其人患癖，腹内血块虽有，但云削成刀柄，不无诳诞）。

豆豉

豆豉　丹溪曰：豉咸，纯阳，去心中懊憹，伤寒头痛烦躁。

海藏曰：香豉气寒味苦，阴也，无毒。《象》云："治伤寒头痛，烦躁满闷。生用。"

时珍曰：淡豉下气调中，治伤寒温毒发癍。

仕材曰：淡豆豉解肌发汗，头疼与寒热同除。下气清烦，满闷与温斑并妙。疫气瘴气，皆可用也。痢疾疟疾，无不宜之。

李梴曰：淡豆豉苦寒无毒，表汗吐烦及劳复，定喘止痢更安胎，脚痛痈肿敷且服。

讱庵曰：淡豆豉苦泄肺，寒胜热，发汗解肌，调中下气。治伤寒头痛，烦躁满闷，懊憹不眠，发斑呕逆，血痢温疟。造淡豆豉法，用黑大豆水浸一宿，淘净，蒸熟，摊匀，蒿覆，候上黄衣，取晒，簸净，水拌，干湿得所，安瓮中，筑实，桑叶厚盖，泥封，

晒七日取出，曝一时，又水拌入瓮。如此七次，再蒸，去火气，瓮收用。

兆嘉曰：豆豉性味则甘苦微温，两行肺胃。主治凡风寒时疫，专赖宣疏。能发汗以解肌，可吐邪而化腐。

宫绣曰：淡豆豉（专入心肺）本于黑豆蒸窨而成。

按：其味苦气寒，似属苦降下行之味，而无升引上行之力也。然经火蒸窨，味虽苦而气则馨，气虽寒而质则浮，能升能散。故得葱则发汗，得盐则引吐，得酒则治风，得韭则治痢，得蒜则止血，炒熟又能止汗。是以邪在上而见燥烦，头痛满闷，懊侬不眠。发斑呕逆者，合于栀子，则能引邪上吐，不致陷入而成内结之症也。然必江右制者方堪入药。按古制豉法，用黑大豆水浸一宿，淘净蒸熟，摊匀蒿覆，候上黄衣，取晒簸净，水拌干湿得所，安瓮中筑实，桑叶盖，厚泥封，晒七日，取出曝一时，又水拌入瓮。如此七次，再蒸去火气，瓮收用（此条制法与《备要》同。按：陈藏器有云豆性平，炒熟热，煮食寒，作豉冷也。此亦各随所用矣）。

荜澄茄

毕澄茄 海藏曰：荜澄茄气温味辛，无毒。《本草》云："主下气消食，皮肤风，心腹间气胀，令人能食。"

时珍曰：荜澄茄暖脾胃，止呕吐哕逆。

兆嘉曰：荜澄茄治疗与胡椒相似，温膀胱，治肾脏寒凝，性味却辛苦不同，降逆气，散胃中冷滞（此药注论无多宜，参看胡椒条下）。

荜拨

荜拨 海藏曰：荜拨气温味辛，无毒。《本草》云：主温中下气，补腰脚，杀腥气，消食，除胃冷，阴疝痃癖。

时珍曰：荜茇治头痛，鼻渊，牙痛。

仕材曰：荜拨温脾除呕逆，定泻理心疼。

李梴曰：荜拨热辛除胃冷，下气消痰破积猛，呕酸泻痢腹心疼，治肾寒疝腰脚瞀。

讱庵曰：荜茇辛热除胃冷，温中下气，消食祛痰。治水泻气痢，虚冷肠鸣，冷痰恶心，呕吐酸水，痃癖阴疝。辛散阳明之浮热，治头痛牙痛鼻渊。多服泄真气，动脾肺之火，损目。出南番，岭南亦有。类椹子而长，色青，去挺用头。醋浸，刮净皮粟，免伤入肺。

兆嘉曰：荜拨宣胃府之沉寒冷滞，能消呕吐，散治阳明之浮热，头风自愈齿疼安。呃逆肠鸣，辛热且能下气，吞酸痰阻，芳香自可宣中。

宫绣曰：荜拨（专入胃，兼入脾、膀胱）气味辛热，凡一切风寒内积，逆于胸膈而见恶心呕吐，见于下部而见肠鸣冷痢水泻，发于头面而见齿牙头痛鼻渊，停于肚腹而见中满痞塞疼痛，俱可用此投治。以其气味辛温，则寒自尔见除。其曰鼻渊头痛，亦是取其辛热能入阳明以散浮热之意。是以病患偏头痛风，须先口含温水，随左右以此末吹鼻最效。牙疼必同干姜、细辛调治，亦取能以除寒之意。总之，气味既辛，则凡病属寒起，皆可以投。然亦泄人真气，不可任意多服，以致喘咳目昏，肠虚下重，丧其真气也！

（按：鼻症数种，涕浓而臭者为渊，涕清而不臭者为鼽。鼻生有肉痛极而不下垂者为瘜，下垂而不痛者为痔。荜茇乃鼻渊必用之药也）。

良姜

良姜 海藏曰：良姜气热味辛，纯阳。《本草》云："治胃中冷逆，霍乱腹痛，反胃呕食，转筋泻痢，下气消宿食。"

时珍曰：高良姜健脾胃，宽噎膈，破冷癖，除瘴疟。

仕材曰：高良姜温胃去噎，善医心腹之疼；下气除邪，能攻岚瘴之疟。

李梴曰：高良姜辛苦大温，冷冲心痛腹相牵，霍乱呕痢宿食化，脚气冷痹亦堪论。

讱庵曰：良姜辛热，暖胃散寒，消食醒酒，治胃脘冷痛，霍乱泻痢，吐恶噎膈，瘴疟冷癖。肺胃热者忌之。出岭南高州。子名红豆蔻，温肺散寒，醒脾燥湿，消食解酒。并东壁土炒用。

兆嘉曰：良姜除寒止心腹之疼，辛温有效。散逆治清涎之呕，脾胃偏宜。

宫绣曰：良姜（专入胃）气味辛热，治无他属。凡因客寒积于胃脘，而见食积不消，绞痛殆甚，暨霍乱泻痢，吐恶膻膈，瘴疟冷癖，皆能温胃却病。故同姜附则能入胃散寒，同香附则能除寒祛郁。若伤暑泄泻，实热腹痛切忌。此虽与干姜性同，但干姜经干经制，则能以去内寒，此则辛散之极，故能以辟外寒之气也。子名红豆蔻，气味辛甘而温。炒过入药，亦是散寒燥湿，补火醒脾温肺之味。且善解酒，余并治风寒牙痛。与良姜性同。然有火服之，伤目致衄，不可不知（凡男女心口一点痛者，乃胃脘有滞或有虫也，多因怒极受寒而起，遂致终身。俗言心气痛者非也！用高良姜酒洗七次，同香附子醋洗七次，焙研，各记收之。因寒加姜末为君，附末佐之。因怒附末为君，姜末佐之。寒怒兼有平用，以米饮入生姜汁一匙，盐一捻，服之宜止）。

红豆

红豆 海藏曰：红豆气温味辛，无毒。《本草》云："主肠虚水泻，心腹绞痛，霍乱，呕吐酸水，解酒毒。不宜多服，令人舌粗不能饮食。"

时珍曰：红豆蔻治噎膈反胃，虚疟寒胀，燥湿散寒。

李梴曰：红豆蔻辛温无毒，肠虚水泻痛心腹，霍乱呕酸酒毒醒，更辟瘴雾忌多服（别家注论，见良姜条下）。

甘松

甘松 海藏曰：甘松气平，味甘温，无毒。《本草》云："主恶气，卒心腹痛满。治黑皮䵟䵮，风疳齿䘌。"

时珍曰：甘松脚气膝浮，煎汤淋洗。

李梴曰：甘松，香（《入门》本注云："味甘温，无毒，主冷气，卒心腹痛，胀满下气，兼治面黑，风疳齿䘌，野鸡痔。用合诸香，得白芷、附子良。"）

讱庵曰：甘松香甘温芳香，理诸气，开脾郁。治腹卒然满痛，风疳齿䘌，脚膝气浮。煎汤淋洗。出凉州及黔蜀，叶如茅，用根。

兆嘉曰：甘松医胃腑之寒疼，甘温辟恶，散脾家之郁结。香燥除邪。

宫绣曰：甘松（专入脾）甘温，无毒，考书俱载芳香升窜，功能醒脾开郁。凡因恶气卒中，而见心腹痛满，风疳齿䘌者，可同白芷、附子并用。若脚气膝肿，煎汤淋洗，此虽有类山奈，但山奈气多辛窜，此则甘多于辛，故书载能入脾开郁也。出凉州，叶如茅，根紧密者佳。此属草部，与松木、松香不同（按：《圣济总录》治风疳蚀牙蚀肉至尽，用甘松、腻粉各二钱半，芦荟半两，猪肾一对，切，炙为末，夜嗽后贴之，有涎吐出）。

艾叶

艾叶 海藏曰：艾叶气温，味苦，阴中之阳，无毒。《本草》云："止下痢吐血，下部䘌疮，辟风寒，令人有子。灸百病。端午日，日未出时，不语采。"

时珍曰：艾叶温中，逐冷除湿，千年艾男子虚寒（妇人血气诸病痛，水煎服之）。

仕材曰：艾叶安胎气，暖子宫，止血痢，理肠风，多除百病，吐衄崩中。

李梴曰：艾叶苦温最热中，霍乱腹心痛有功，杀虫调血和肝气，崩漏安胎暖子宫。生汁止痢并吐衄，实主壮阳明目瞳。

讱庵曰：艾叶苦辛，生温，熟热，纯阳之性，能回垂绝之元阳，通十二经，走三阴，理气血，逐寒湿，暖子宫，止诸血，温中开郁，调经安胎。治吐衄崩带，腹痛冷痢，霍乱转筋，杀蛇治癣。以之灸火，能透诸经，而治百病。血热为病者禁用。陈者良。揉捣如绵，谓之熟艾，灸火用。妇人丸散，醋煮捣饼，再为末用。煎服宜鲜者，苦酒、香附为使。

兆嘉曰：艾叶补命门以暖子宫，香达肝脾寒湿化，理血气而疗崩带，温通奇脉，苦辛兼可灸疮疽，能熏虫饵。

宫绣曰：艾叶（专入肝脾，兼入肾）辛苦性温，其气芳烈纯阳，故可用以取火，服之则走肝脾与肾，能除沉寒痼冷。凡一切病因寒湿而见血衄崩带，腹痛冷痢，霍乱转筋，胎动腰痛，气郁经水不调，子宫虚冷，蛊动疮疥者，服之立见功效。若其阳气将绝之候，灸之即能回阳。且能通诸经以治百病，故古方有同阿胶以治虚痢及胎前后下血；同香附制丸以调经血而温子宫，兼除心腹诸痛；同干姜以蜜为丸以除冷恶鬼邪诸气；同白矾为末以治疮疥。又以熟艾布兜以治寒湿脚气，及老人脐腹畏冷；用绢裹以擦风瘙瘾疹，皆取辛温则散之义。若使症非寒湿而用，是药燥烈以治，其失匪轻，是以书载气虚血热者禁用。取蕲州艾，陈者良。揉捣如绵，谓之熟艾，灸火用。妇人丸散，醋煮捣饼。再为末用，煎服生用。苦酒、香附为使（每见今人安胎，不审寒热虚实，辄用艾叶以投，殊为荒谬）。

败蒲

败蒲 海藏曰：败蒲气平。《本草》云："主筋，溢恶疮。"《药性论》云："亦可单用，主破血。取蒲黄、赤芍药、当归、大黄、朴硝同服，治跌扑瘀血。"（按：败蒲别家无注论，今人亦无用及者）。

王不留行

王不留行 海藏曰：王不留行味苦，阳中之阴，甘平，无毒，《珍》云："下乳，引导用之。"《药性论》云："治风毒，通血脉。

时珍曰：王不留行利小便，出竹木刺。

仕材曰：王不留行行血通乳，止衄消疔。

讱庵曰：王不留行甘苦而平，其性行而不住，能走血分，通血脉，乃阳明冲任之药。除风去痹，止血定痛，通经利便，下乳催生。治金疮痛疮，出竹木刺，孕妇忌之。

兆嘉曰：王不留行入阳明而运血，苦且辛平，通乳汁以行肝。走而不守，痹风淋痛，内服均除。痈肿金疮，外敷并效。

宫绣曰：王不留行（专入肝胃）在古已命其名，谓此虽有王命，其性走而不守，不能以留其行也。又按古书有云穿山甲、王不留，妇人服之乳常流。云亦行血之力也。观此数语，已得气味主治大要矣。又著其味曰辛、曰甘、曰平，其气曰温。其功则能入足厥阴肝经血分，去风除痹，通经利便，下乳催生，散痈肿，拔竹刺。与瞿麦同功，则知气味疏泄，洵尔至极。又安能有血而克止乎？何书又言止血定痛，能治金疮，似与行血之意又属相悖。讵知血瘀不行，得此则行；血出不止，得此则止。非故止也，得其气味以为通达，则血不于疮口长流，而血自散各经，以致其血自止，其痛即定，岂必以止为止哉？但古人表著治功多有如此立说，以留后人思议，不可不细审焉。花如铃铎，实如灯笼子，壳五棱，取苗子蒸，浆水浸用（按：颂曰："张仲景治金疮，有王不留行。贞元广利方治诸风痉，有王不留行汤。皆有奇效。"）。

白附子

白附子 海藏曰：白附子阳，微温。《珍》云："主血痹，行药势。"《本草》云："主心痛血痹，面上百病。行药势。"

仕材曰：白附子中风失音，消痰去湿。

李梃：白附子甘辛行药势，上治风疮头面痕，中心腹痛外血痹，下湿阴囊及腿豚。

讱庵曰：白附子辛甘有毒，大热

纯阳，阳明经药，能引药势上行，治面上百病，补肝虚，却风痰。治心痛血痹，诸风冷气，中风失音，阴下湿痒。根如草乌之小者，长寸许，皱纹有节，炮用。

兆嘉曰：白附子入阳明，治头面之邪风，辛甘而苦，性燥毒，治胃家之寒湿，温散而升。

宫绣曰：白附子（专入胃）辛甘有毒，性燥而升，为风药中之阳草。东垣谓其纯阳，能引药势上行于面，为阳明经要药。又按诸书皆载能治头面游风斑疵，及中风不语，诸风冷气，血痹冷疼，阴下虚痒，皆当用此调治。玩此药非性燥，何以可治冷气虚痒？设非冷气冷痒，又曷可用燥烈之药以治乎？是以阴虚类中，并小儿脾虚慢惊，皆不宜用，以其气味辛烈者故耳。此与白芷同为一类，但白芷则兼肌湿同理，而不专及阳明风邪，此则专散阳明风冷，而于湿邪则未及耳。考此药久无真者，今惟凉州生，形如草乌头之小者，长寸许，干者皱纹有节。入药妙用（按：此药专走阳明，阳明之脉行于头面，故用此作脂消斑最效）。

胡芦巴

胡芦巴　海藏曰：胡芦巴苦，纯阴。《珍》云："治元气虚冷，及肾虚冷。"《本草》云："得槐香子、桃仁，治膀胱甚效。腹胁胀满，面色青黑，此肾虚证也。"

时珍曰：胡芦巴治冷气疝瘕，寒

湿脚气，益右肾，暖丹田。

仕材曰：胡芦巴治元藏虚寒，膀胱疝气。

李梴曰：胡芦巴热治肾冷，面青腹胁膨如鞭，膀胱疝痛肾虚寒，壮阳消痰力最猛。

讱庵曰：胡芦巴苦温，纯阳，入右肾命门，暖丹田，状元阳。治肾脏虚冷，阳气不能归元，瘕疝冷气，寒湿脚气。出岭南番舶者良，云是番莱菔子。酒浸暴或蒸或炒。

兆嘉曰：胡芦巴补肾壮元阳，辛苦温通有效。入肝宣冷滞，疝瘕寒湿宜求。

宫绣曰：胡芦巴（专入命门）苦温纯阳，亦能入肾补命。故书载暖丹田，壮元阳。治肾脏虚冷，并疝瘕冷气，小肠偏坠，寒湿脚气。功与仙茅、附子、硫磺恍惚相似，然其力则终逊于附子、硫磺。故补火仍须兼以附、硫、茴香、吴茱萸等药同投，方能有效。系海外胡萝子，因声音相近故名。酒浸曝干炒用（按：《惠民和剂局方》有胡芦巴丸，治大人小儿小肠奔豚偏坠，及小腹有形如卵，上下走痛不可忍者。用胡芦巴八钱，茴香六钱，巴戟去心用，乌头泡去皮各二钱，楝实去核四钱，吴茱萸五钱，并炒为末，酒糊丸，梧子大，每服十五丸，盐酒下）。

马兜铃

马兜铃　海藏曰：马兜铃苦，阴中微阳，味苦寒，无毒。《珍》云："去肺热，安肺气，补肺。"《本草》

云："主咳嗽痰结。"

仕材曰：马兜铃清金有平咳之能，涤痰有定喘之效。

李梴曰：马兜铃子寒而苦，肺热咳嗽痰无数，咳逆连连坐卧难，熏痔更医五种蛊。

讱庵曰：马兜铃体轻而虚，熟则四开象肺，故入肺，寒能清肺热，苦辛能降肺气。治痰嗽喘促，血痔瘘疮，肺大肠经热。亦可吐蛊。蔓生，实如铃，去筋膜，取子用。

兆嘉曰：马兜铃轻浮象肺，降痰嗽有解散之功，清肃归金，平喘促得苦寒之力。

宫绣曰：马兜铃（专入肺）辛苦性寒，体轻而虚，熟则四开象肺。因苦则能入肺降气，因寒则能泻热除痰，因辛则能寒中带散。故肺热痰喘，声音不清者，服此最宜。且其体轻则性上涌，故《纂要》治蛇蛊毒，一味浓煎，服之探吐，其毒即解。至有云服马兜铃能补肺阴者，取其热清气降，而肺自安之意。钱氏用此，同阿胶、糯米补肺，其功原在阿胶、糯米耳，岂马兜铃之谓哉。又云可治肠风痔瘘，以肺与大肠为表里，肠胃之热，本之肺脏所移，肺清而肠之热与之俱清耳。若肺寒喘嗽失音者切忌。去筋膜，取子用（按：《日华本草》治痔瘘肿痛，以马兜铃于瓶中烧烟熏病处良）。

佛耳草（一名鼠麴草）

佛耳草　海藏曰：佛耳草气熟味酸。《象》云："治寒嗽及痰，除肺中寒，大升肺气。少用。款冬花为使。过食损目。"

李梴曰：佛耳草（《入门》本注云："味酸热，治风寒嗽及痰，除肺中寒，大升肺气。少用，过服损目。款冬花为使。"）

柏皮

柏皮　海藏曰：柏皮，《本草》黑字，柏白皮主火灼烂疮，长毛发。

大腹子皮

大腹子皮　海藏曰：大腹子气微温，味辛，无毒。《本草》云："主冷热气攻心腹，大肠壅毒，痰膈醋心，并以姜、盐同煎。"《时习》谓是气药也。

时珍曰：大腹子与槟榔同功，皮降逆气，消肌肤中水气浮肿，脚气壅逆，瘴疟痞满，胎气恶阻胀闷。

仕材曰：大腹皮开心腹之气，逐皮肤之水。

李梴曰：大腹皮辛温无毒，消肿宽膨定喘促，止霍乱通大小肠，痰膈醋心气攻腹。

讱庵曰：大腹皮辛泄肺，温脾，下气行水，通大小肠，治水肿脚气，痞胀痰膈，瘴疟霍乱。气虚者忌用。子似槟榔，腹大形扁。取皮，酒洗，黑豆汤再洗，煨用。

兆嘉曰：大腹皮宣胸腹之邪氛，行脾达胃，散肺肠之气滞，逐水宽中，辛苦而温，轻疏有毒。

宫绣曰：大腹皮（专入肠胃）辛热性温，比之槟榔大有不同。盖槟榔性苦沉重，能泄有形之滞积；腹皮其性轻浮，能散无形之积滞。故痞满膨胀，水气浮肿，脚气壅逆者宜之。惟虚胀禁用，以其能泄真气也。子似槟榔，腹大形扁。取皮，酒洗后，以豆汁洗过，晒干，煨切用（时珍曰：大腹以形名，所以别鸡心槟榔。"弘景曰："向阳为槟榔，向阴为大腹。"）

益智

益智　海藏曰：益智气热，味大辛，辛温，无毒，主君相二火，手足太阴经，足少阴经，本是脾经药。《象》云："治脾胃中受寒邪，和中益气，治多唾。当于补中药内兼用之，勿多服。去皮用。"

时珍曰：益智子治冷气腹痛，及心气不足，梦泄赤浊，热伤心系，吐血血崩诸症。

仕材曰：益智仁温中进食，补肾扶脾，摄涎唾，缩小便，安心神，止遗浊。

李梴曰：益智仁辛温疗胃寒，和中止呕唾涎残，固精止溺及余滴，养神补气三焦安。

讱庵曰：益智子辛热，本脾药，兼入心肾，主君相二火。补心气、命门、三焦之不足，能涩精固气，又能开发郁结，使气宣通，温中进食，摄涎唾，缩小便。治呕吐泄泻，客寒犯

胃，冷气腹痛，崩带泄精。出岭南，形如枣核，用仁。

兆嘉曰：益智仁补心脾，益火消阴，缩泉止唾。味辛苦，气香性热，固肾培元，暖胃祛寒，呕可平而痛可止，温中进食，滞能宣导郁能开。

宫绣曰：益智（专入脾胃，兼入肾）气味辛热，功专燥脾温胃，及敛脾肾气逆，藏纳归源，故又号为补心补命之剂。是以胃冷而见涎唾，则用此以收摄；脾虚而见不食，则用此温理；肾气不温而见小便不缩，则用此盐炒与乌药等分为末，酒煮，山药粉为丸，盐汤下，名缩泉丸以投。与夫心肾不足而见梦遗崩带，则用此以为秘精固气。若因热成气虚而见崩浊梦遗等症者，则非所宜。此虽类于缩密，同为温胃，但缩砂密多有快滞之功，此则止有逐冷之力，不可不分别而审用耳！出岭南，形如枣核者，盐炒用（今人不审寒热虚实，妄用益智固精，味甚）。

沉香

沉香　海藏曰：沉香气微温，阳也。《本草》云："治风水毒肿，去恶气，能调中壮阳，暖腰膝，破癥癖，冷风麻痹，骨节不任，湿风皮肤痒，心腹痛，气痢，止转筋吐泻。"

时珍曰：沉香治上热下寒，气逆喘急，大肠虚闭，小便气淋，男子精冷。

仕材曰：沉香调和中气，破结滞而胃开；温补下焦，壮元阳而肾暖。

疗脾家痰涎之血，去肌肤水肿之邪。大肠虚闭宜投，小便气淋须用。

李梴曰：沉香辛温能暖中，吐泻转筋痛腹胸，消风水肿治冷痹，壮阳散滞一身通。

讱庵曰：沉香辛苦性温，诸木皆浮，而沉香独沉，故能下气而坠痰涎。能降亦能升，气香入脾，故能理诸气而调中。其色黑，体阳，故入右肾命门，暖精助阳，行气不伤气，温中不助火。治心腹疼痛，噤口毒痢，癥癖邪恶，冷风麻痹，气痢气淋。色黑沉香者良。香甘者性平，辛辣者热。入汤剂，磨汁用。入丸散，纸裹置怀中，待燥碾之。忌火。

兆嘉曰：沉香畅达和中，脾胃喜芳香之味，辛温入肾，下焦建补火之勋。肾虚气逆痰升，赖其降纳；脾困寒凝湿滞，用以宣行。

宫绣曰：沉香（专入命门，兼入脾）辛苦性温，体重色黑，落水不浮，故书载能下气坠痰；气香能散，故书载能入脾调中；色黑体阳，故书载能补火暖精壮阳。是以心腹疼痛，噤口毒痢，癥癖邪恶，冷风麻痹，气痢气淋。审其病因属虚属寒，俱可用此调治。盖此温而不燥，行而不泄，同藿香、香附，则治诸虚寒热，并妇人强忍入房，或过忍尿以致胞转不通。同丁香、肉桂，则治胃虚呃逆；同紫苏、白豆蔻，则治胃冷呕吐；同茯苓、人参，则治心神不足；同川椒、肉桂，则治命门火衰；同肉苁蓉、麻仁，则治大肠虚秘。古方四磨饮、沉香化气丸、滚痰丸用之，取其降泄也；沉香降气散用之，取其散结导气也；黑锡丸用之，取其纳气归元也。但降多升少，气虚下陷者，切忌。色黑中实沉水者良。香甜者性平，辛辣者热。入汤剂磨汁用；入丸散纸裹置怀中，待燥碾之。忌火（《雷公》曰："沉于水下者为上，半沉者次之。用时不可见火。"）。

乳香（一名熏陆香）

乳香 海藏曰：乳香苦，阳。《珍》云："定诸经之痛。"

时珍曰：乳香消痈疽诸毒，托里护心，活血定痛伸筋，治妇人产难折伤。

仕材曰：乳香定诸经之痛，解诸疮之毒。活血舒筋，和中治痢。

李梴曰：乳香辛温善止痛，疗诸风疮及风中，消肿止泻定霍乱，补肾催生俱要用。

讱庵曰：乳香香窜入心，苦温补肾，辛温通十二经，能去风伸筋，活血调气，托里护心，生肌止痛。治心腹诸痛，口噤耳聋，痈疽疮肿，产难折伤，亦治癫狂。出诸番，如乳头，明透者良。性粘难难研，水飞过，用砵坐热水中研之，或用灯心同研，则易细。

兆嘉曰：乳香和营定痛，活络舒筋，香窜入心，辛温兼苦。

宫绣曰：乳香（专入心，兼入脾胃肾）即书所云熏陆香者是也。香窜性温不润，诸书曷言于血有补，讵知血因气逆，则血凝而不通，以致心腹绞痛。

毒因气滞，则血聚而不散，以致痛楚异常。乳香香窜入心，既能使血宣通而筋不伸，复能入肾温补，使气与血互相通活，俾气不令血阻，血亦不被气碍，故云功能生血。究皆行气活血之品耳，非如没药气味苦平，功专破血散瘀，止有推陈之力，而无致新之妙。是以书载乳香功能活血调气，托里护心，生肌止痛。治心腹诸痛，口噤耳聋，痈肿折伤癫狂。但遇痈疽已溃，及脓血过多者，不可妄投，恐其复开走泄之路。其意已可见矣，岂若当归辛润，而为补血第一要药也。出诸番，如乳头，明透者良。惟粘难研，水飞过，用钵坐热水研之。或用灯心同研，则易细。市人多以枫香伪售，勿用（按：乳香本树脂也，能去风散瘀。灵菀辰砂散，辰砂一两，乳香、枣仁各五钱，酒下，恣饮沉醉，听睡一二日勿动，惊醒则不可治。《本事》加人参一两，名宁志膏）。

檀香

檀香 海藏曰：檀香气温，味辛热，无毒，入手太阴经、足少阴经，通行阳明经，药。《本草》云："主心腹痛，霍乱中恶，鬼气杀虫。"又云："治肾气诸痛，腹痛，消热肿。"

时珍曰：檀香治噎膈吐食，又面生黑子，每夜以浆水洗拭令赤。磨汁涂之，甚良。

仕材曰：檀香辟鬼杀虫，开胃进食，疗噎嗝之吐，止心腹之疼。

李梴曰：檀香辛温升胃气，霍乱腹心痛立去，又行肾邪攻腹心，兼消肿毒并恶痊。

讱庵曰：檀香辛温，调脾肺，利胸膈，去邪恶。能引胃气上升，进饮食，为理气要药。

兆嘉曰：檀香气香无毒，辛温入肺胃之经；质燥有功，宣发理上中之气。或除邪而辟恶，或畅膈以宽胸。

宫绣曰：白檀香（专入肺胃脾，兼入肾）气味辛温，熏之清爽可爱。凡因冷气上结，饮食气逆上吐，抑郁不舒。服之能引胃气上升，且能散风辟邪，消肿住痛。功专入脾与肺，不似沉香力专主降而能引气下行也。但此动火耗气，阴虚火盛者切忌。取白洁色白者佳。色紫为紫檀，气寒味咸，专入血分（《楞严经》曰："白旃檀涂身，能除一切热恼。今西南诸番酋，皆用诸香涂身。取此义也。近日北方人烧檀于佛前，表恭敬之义。"）

苏合香

苏合香 藏曰：苏合香味甘温，无毒。《本草》云："主辟恶，杀鬼精物，温疟蛊毒痫痓，去三虫，除邪，令人无梦魇，久服通神明，轻身长年。生中台川谷。"

仕材曰：苏合香甘暖和脾，郁结凝留咸雾释。芬芳彻髓，妖邪梦魇尽冰消。

李梴曰：苏合香甘温无毒，除邪去蛊杀三虫，霍乱瘟疟并痫痓，痰厥中气与中风。

讱庵曰：苏合香甘温走窜，通窍

开郁，辟一切不正之气，杀精鬼。出诸番，合众香之汁煎成，以箸挑起，悬丝不断者。真。

兆嘉曰：苏合香合诸香膏汁煎成，宣窍辟邪，气滞解，能主治心脾各病，中风痰闭病危安。味苦而甘，性温无毒。

宫绣曰：苏合香（专入诸窍）味甘气温。出于天竺昆仑诸国，安南三佛齐亦皆有之。治能辟恶杀鬼。凡温疟蛊毒痫痓，并痰积气厥，山岚瘴湿袭于经络，塞于诸窍者，非此不除。

按：香皆能辟恶除邪，此合诸香之气煎就而成一物，其通窍逐邪，杀鬼通神，除魇绝疟祛蛊，宜其然矣。以箸挑起，悬丝不断者真。但血燥气弱，勿用（昔包文正公气羸多病，宋真宗面赐药酒一瓶，令空腹饮之，可以和气血，辟外邪。公饮之，大觉安健，次日称谢。上曰：此苏合香酒也。每酒一斗，入苏合香丸一两同煮，极能调和五脏，却腹中诸疾。每胃寒夙兴，则饮一杯而安）。

乌药

乌药 海藏曰：乌药气温味辛，无毒，入足阳明经、少阴经。《本草》云："主中恶心腹痛，蛊毒，疰忤鬼气，宿食不消，天行疫瘴，膀胱、肾间冷气，攻冲背膂，妇人血气，小儿腹中诸虫。"又云："猫涎极妙。乌药叶及根嫩时采，作茶片炙煎服，能补中益气，偏止小便滑数。"

时珍曰：乌药治中气，脚气，疝气，气厥头痛，肿胀喘急，止小便频数及白浊。

仕材曰：乌药主膀胱冷气攻冲，疗胸腹积停为痛。天行疫瘴宜投，鬼犯蛊伤莫废。

李梴曰：乌药辛温疏寒疫，肾冷冲心腹及脊，消食宽膨霍乱宁，诸气诸风诸疮熄。

讱庵曰：乌药辛温香窜，上入脾肺，下通肾经，能疏胸腹邪逆之气，一切病之属气者皆可治。气顺则风散，故用以治中气中风，及膀胱冷气，小便频数，反胃吐食，宿食不消，渴痢霍乱，女人血凝气滞，小儿蚘蛔，外如疮疖疥疠，皆成于血逆，理气亦可治之。疗猫犬百病。气虚、气热者禁用。根有车毂纹，形如连珠者良。酒浸一宿用。

兆嘉曰：乌药上入肺脾，下通肾脏，性偏香窜，能疏气闭之邪，味属辛温，可治血瘀之妇冷气腹疼，宿疾去疝瘕便数旧邪除。

宫绣曰：乌药（专入胃肾，兼入脾、肺、膀胱）辛温香窜，书载上入脾肺，下通肾经，如中风中气，膀胱冷结，小便频数，反胃吐食，泄泻霍乱，女人血气凝滞，小儿蚘蛔，外而疮疖疥疠，并凡一切病之属于气逆而见胸腹不快者，皆宜用此。功与木香、香附同为一类，但木香苦温，入脾爽滞，每于食积则宜；香附辛苦，入肝胆二经开郁散结，每于忧郁则妙；此则逆邪横胸，无处不达，故用以为胸腹逆邪要药耳，气行则风自散。若气虚内热而见胸膈不快者，非其所宜。根有车毂纹形而连珠者良。酒浸一宿，或煅研用（按：许学士云："暴怒伤阳，暴喜伤阴，忧愁不已，气多厥逆，往往得中气之症，不可作中风治。"《局方》治中风中气诸症，用乌药顺气散者，先疏其气，气顺则风散也）。

茗苦茶

茗苦茶　海藏曰：茗苦茶，气微寒，味苦甘，无毒，入手足厥阴经。《液》云："腊茶是也，清头目，利小便，消热渴，下气消食，令人少睡。中风昏愦，多睡不醒宜用此。入手足厥阴。"茗苦茶，苦甘微寒，无毒，主瘘疮，利小便，去痰热渴。治阴证汤药内用此，去格拒寒之。及治伏阳，大意相似。茶苦，《经》云："苦以泄之。"其体下行，如何是清头目。

时珍曰：茗浓煎，吐风热痰涎。

仕材曰：茶叶消食下痰气，止渴醒睡眠，解炙煿之毒，消痔瘘之疮，善利小便，颇疗头疼。

李梴曰：茶茗苦消痰热渴，爽神头目自能清，消积止泻利小便，更疗腰痛卒心疼。

切庵曰：茶，苦甘微寒，下气消食，去痰热，除烦渴，清头目，醒昏睡，解酒食油腻，烧炙之毒，利大小便。多饮消脂，寒胃酒后饮茶，引入膀胱肾经，患瘕疝水肿。空心亦忌之，陈细者良，粗者损人。

兆嘉曰：茶叶能清心而入胃，涤垢除烦，可消食以行痰，解醒止渴，

芳香清肃，甘苦阴寒。

宫绣曰：茶茗（专入胃肾）大者为茗，小者为茶。茶禀天地至清之气，得春露以培生，克足，纤芥滓秽不受。味甘气寒，故能入肺清痰利水，入心清热解毒，是以垢腻能涤，炙煿能解。凡一切食积不化，头目不清，痰涎不消，二便不利，消渴不止，及一切便血吐血衄血血痢，火伤目疾等症，服之皆能有效。但热服则宜，冷服聚痰，多服少睡，久服瘦人。至于空心饮茶，既直入肾削火，复于脾胃生寒，万不宜服。茶之产处甚多，有以阳羡名者，谓之真岩茶，治能降火以治头目。有以腊茶名者，以其经冬过腊，佐刘寄奴治便血最效。有以松罗名者，是生于徽，专于化食。有以日铸名者，生于浙绍，专于清火。有以建茶名者，生于闽地，专于辟瘴。有以苦丁名者，产于六合，专于止痢。有以普洱名者，生于滇南，专于消食辟瘴止痢。至于蒙山，世所罕有，且有许多伪充，真伪莫辨。然大要总属导痰宣滞之品，虽一日之利暂快，而终身之累斯大损，多益少服，宜慎矣（按：茶与生姜同煎，名姜茶散，能治赤白痢。盖茶助阴，姜助阳，合用使其寒热平调）。

川练子（即金铃子也）

川练子　海藏曰：川练子气寒，味苦，平，有小毒，阴中之阳。《本草》云："治伤寒大热烦躁，杀三虫疥疡，利小便。杵细用。"《珍》云："入

心，主上下部腹痛，心暴痛，非此不能除。"

时珍曰：楝实治诸疝虫痔，花热痱焙末搽，铺席下杀蚤虱，叶治疝入囊痛，临时发，煎酒饮。

仕材曰：楝实杀三虫，利小便，根杀诸虫，通大肠。

李梴曰：川练子苦寒微毒，伤寒大热痛心腹，利疝气又补血精，皮洗游风根杀䗪。

讱庵曰：苦楝子苦寒，有小毒，能入肝舒筋，能导小肠膀胱之热，因引心包相火下行，通利小便，为疝气要药。亦治伤寒热狂，热厥腹痛心痛，杀三虫，疗疡疥。脾胃虚寒忌之。川产良，酒蒸，去皮取肉，去核用，用核则槌碎，浆煮一伏时，去肉用。茴香为使。

兆嘉曰：川楝子清肝火，利小肠，湿热疝瘕，专疗热厥痛。味苦寒，性有毒，温邪虫积，并治小儿疳。根皮达下，杀诸虫，性味相同无别用。

宫绣曰：川练子（专入心包小肠膀胱）即苦练子，因出于川，故以川名。又名金铃子，练实者是也。味苦气寒，微毒，凡人冬时感冒寒邪，至春而发则为温，以致症见狂燥并疝瘕。热被寒束，症见囊肿茎强，掣引作痛。与夫寒热积聚，三蛊内蚀者，俱宜用此调治。以苦主有泄热之功，寒有胜热之义，故能使热悉除。而毒蛊瘕疝，亦得因其自心下降，由于小便而乃泄矣。但人止知此为除疝之味，而不知有逐热解狂之力，以致废而不治。即

其治疝，亦不分其是寒是热，是偏是平，与夫偏有错杂多寡之异。其痛亦不分其所痛之处，是否自下而上，从上而下。惟计古方茴香、川练，历为治疝千古俎豆，讵知疝属于热则痛，必见囊肿茎强，其痛亦必从下而上，用以川练内入以为向导，则热可除。如其疝并非热，其痛自上而下，痛引入腹，且有厥逆吐涎，非用辛温不能见效。若以川练同入，则于理不免歧而二矣。然古人立方治疝，偏以川练同投，其意奚似。盖缘邪有错杂，则治不得不尔。若以错杂之邪而概用以辛燥，不更使病相左乎？绣尝语诸同人，凡人用药治病，须当明其偏平，偏症偏治，平症平治，错杂多寡不一之症，则即当以错杂不一以治。昔绣治一族叔字次周阴疝，其症是偏不平，毫无一症混杂，乃有附城一医，必执古方，用以川练。绣谓病症不杂，何须用是。然终谓其古方所用川练，稽书何无一语活动，间有指属反佐，亦无一语申明，以致蒙混不解。绣只据理投服，随手辄应，而不为方所执。及阅张璐《本经逢原》，其辨川练功用，分为阴阳二疝，及有错杂之邪必用川练之说，始叹理道本同，而古人则先于我而获。绣益信己所治族叔之病，而不敢用川练者，未始不有理存而竟所撰而如一也，否则几为古方所误矣。故凡疝因热邪，及因蛊虫内蚀，宜于川练。若使脾胃虚寒，症属阴疝，则川练其切忌焉。练以川产为正，去皮取肉，去核用根。有雌雄二种，雄

根色赤，无子，大毒，忌火。雌根白子多微毒，可采，去青留白，单味酒煎投服，杀蛊治疟。煎汤洗之，可治中蛊，即时吐出。茴香为使（每晰药味功能必举一症，究其实验以作证剧，其用心可谓密矣）。

没药

没药　海藏曰：没药味苦平，无毒。《本草》云："主破血止痛，疗金疮杖疮，诸恶疮痔漏，卒下血，目中翳晕痛肤赤。生波斯国。似安息香，其块大小不定，黑色。"

时珍曰：没药散血消肿，定痛生肌。

仕材曰：没药宣血气之滞，医疮腐之疼，可攻目翳，堪坠胎儿。

李梴曰：没药苦平疗疮痍，破血止痛最为奇，心腹筋骨疼皆用，产后金疮也相宜。

讱庵曰：没药苦平，入十二经，散结气，通滞血，消肿定痛，生肌，补心胆虚，肝血不足，治金疮杖疮，恶疮痔漏，翳晕目赤，产后血气痛，破癥坠胎。出诸南番，赤色类于琥珀者良。主治与乳香同。

兆嘉曰：没药活血与乳香相仿，性利能宣，行瘀则没药为长，味平而苦。

宫绣曰：没药（专入心，兼入肝）苦平兼辛，诸书亦载能补心胆与肝。盖谓瘀血不除，则新血安生。乳香气味辛温，既能行气活血，又有没药之苦

以破其瘀，则推陈致新。自有补益之妙，是以古方乳香必同没药兼施，谓其可止疼痛，义由此也。今人不明药品气味，动以书载补益，岂不误甚？出南番，色赤类琥珀者良。治同乳香

（按：宗奭曰："没药大概通滞血，血滞则气壅瘀，气壅瘀则经络满急，经络满急故痛且肿。凡打扑踠跌，皆伤经络，气血不行，瘀壅作肿痛也。"）

胡桐泪（亦名梧桐泪）

胡桐泪　海藏曰：梧桐泪味咸。《珍》云："瘰疬非此不能除。"《日华子》云："治风虫牙齿痛，杀火毒并面毒。"

李梴曰：胡桐泪（《入门》本注曰："胡桐树脂也，出肃州，似黄矾而实，入水便消。味咸苦，大寒，无毒。主风蛀牙疼要药。大热心腹烦满，和水服取吐，杀火毒并面毒。可作金银焊药，古方少用。"）

讱庵曰：胡桐泪苦能杀虫，咸能入胃软坚，大寒除热。治咽喉热痛，齿䘌风疳，瘰疬结核。出凉肃，乃胡桐脂入土，得斥卤之气结成，如小石片。木泪状如膏油。

宫绣曰：胡桐泪（专入胃，兼入肾）苦咸大寒，专治咽喉热痛，齿䘌风疳，瘰疬结核。缘此热盛于内，上攻口齿，发为诸病。非不用此味苦，则虫莫制；用此味咸，则坚莫除；用此大寒，则热莫解。《经》曰："热淫于内，治以咸寒。"又曰："在高者，因而越之。"可知大热大毒，必用大苦大寒以为引

吐，方能以除。正俗所云有病，病当之者是耳。但此不宜多服，恐其引吐不休。结如小石片者佳，木泪状如膏油（按：木泪入地受卤气，故其性寒能除热，其味咸能入骨软坚）。

桑东南根

桑东南根　海藏曰：桑东南根，《时习》云："根暖，无毒，研汁，治小儿天吊，惊痫客忤，及敷鹅口疮，大效。"（按：东南根，他书未能详载，若有用时宜参看桑根白皮条内）。

生枣（鲜枣也）

生枣　海藏曰：生枣味甘辛，多食令人多寒热，赢瘦者不可食，叶覆麻黄能令出汗。生河东平泽，杀乌头毒。

李梴曰：生枣甘辛动湿热，冷人胀泄瘦人肌（此条宜与大枣合看）。

木瓜

木瓜　海藏曰：木瓜气温，味酸，入手足太阴经。《本草》云："治脚气湿痹，邪气霍乱，大吐下，转筋不止。益肺而去湿，和胃而滋脾。"

仕材曰：木瓜，筋急者，得之即舒；筋缓者，遇之即利。湿痹可以兼攻，脚气惟兹最要。

李梴曰：木瓜酸温消肿痹，最治霍乱与脚气，止渴消痰和腹心，入肝养肾滋脾肺。

切庵曰：木瓜酸涩而温，入脾肺血分，敛肺和胃，理脾伐肝，化食止渴，气脱能收，气滞能和，调营卫，利筋骨，去湿热，消水胀。治霍乱转筋，泻痢脚气，腰足无力。多食损齿，骨病癃闭。陈者良。忌铁。

兆嘉曰：木瓜香入肝脾，温通经络，气因芳香，筋急者得之即舒。味则酸收，筋缓者遇之即利。霍乱转筋之证，用以疏和；风寒痹湿之邪，服能宣达。

宫绣曰：木瓜（专入脾肺，兼入肝）酸涩而温，止属收敛之品。何书能著其功曰理脾舒筋敛肺，缘暑湿伤人，挥霍撩乱，吐泻交作，未有不累脾胃而伤元气，损营卫而败筋骨。木瓜气味酸涩，既于湿热可疏，复于耗损可敛，故能于脾有补，于筋可舒，于肺可敛，岂真脾肺虚弱，可为常用之味哉？然使食之太过，则又损齿与骨及犯癃闭，以其收涩甚而伐肝极。奈人仅知理脾，而不审其虚实妄投，殊为可惜。陈者良。忌铁（昔有患足痹者赴舟，见舟中一袋，以足倚之，比及登岸，足已善步，询袋中何物，乃木瓜也。若寒湿伤于足者用此酸涩，虽曰利湿，而于寒不克除，恐非良剂耳）。

甘李根白皮

甘李根白皮　海藏曰：甘李根白皮，《时习》云："根皮大寒，主消渴，止心烦，气逆奔豚。仲景奔豚汤中用之。"

时珍曰：李根白皮治小儿暴热，解丹毒，花令人面泽，去粉滓（皯𪒟）。

蜀葵花

蜀葵花 海藏曰：蜀葵花冷，阴中之阳，《珍》云："赤者，治赤带；白者，治白带。赤治血燥，白治气燥。"

时珍曰：蜀葵花治带下，目中溜火，和血润燥，通窍，利大小肠。黄蜀葵消痈肿，浸油涂汤火伤。

李梴曰：蜀葵甘寒钝人性，解热利便根茎胜，叶消热痢制石丹，子除水肿风疥病，花有五色能润燥，赤白带下偏相应。黄蜀葵花治便淋，用子催生待产临，疮家要药惟敷傅，能消脓水久侵淫。

讱庵曰：蜀葵花，赤者治赤带，白者治白带，赤者治血燥，白者治气燥。亦治血淋关格，皆取其寒润滑利之功也。

炊单布

炊单布 海藏曰：炊单布，《液》云："仲景治坠马，及一切筋骨损方中用。"《时习》"补入。"

时珍曰：炊单布治坠马，及一切筋骨伤损，张仲景方中用之。

粳米

粳米 海藏曰：粳米气微寒，味甘苦甘平，无毒，入手太阴经、少阴经。《液》云："主益气，止烦止渴止泄。与熟鸡头相合，作粥食之，可以益精强志，耳目聪明。"本草诸家共言益脾胃，如何白虎汤用之入肺？以其阳明为胃之经，色为西方之白，故入肺也。然治阳明之经，即在胃也。色白，味甘寒，入手太阴。又少阴证桃花汤用此，甘以补正气；竹叶石膏汤用此，甘以益不足之气。

时珍曰：粳米通血脉，和五脏，好颜色。炒米汤益胃除（湿不去，火毒令人渴）。

李梴曰：粳米无毒甘平味，能和五脏补脾胃，长肌坚骨止泻烦，强志益精又益气。

讱庵曰：粳米甘凉得天地中和之气，和胃补中，色白入肺，除烦清热，煮汁止渴。粳，乃稻之总名，有早、中、晚三收，晚者得金气，多性凉，尤能清热。陈廪米冲淡可以养胃，煮汁煎药，亦取其调肠胃、利小便、去湿热、除烦渴之功。

宫绣曰：粳米（专入脾胃，兼入心肺）即人常食之米也，禀天地中和之气，味甘性平，人非此物不能养生。故性专主脾胃，而兼及他脏。凡五脏血脉，靡不因此而灌溉。五脏精液，靡不因此而充溢。他如周身筋骨肌肉皮肤，靡不因此而强健。故凡白虎、桃花、竹叶石膏等汤，靡不用此以为固中清热。然米既有早晚之不同，复有地土出处之各异。早米受气既早，性虽温而质多粘，食之反能恋膈。晚米受气既迟，其性稍凉，服之不无稍清而白。晚性滞，尤觉滋害。出于高地，则米硬而质洁。出于洼处，则米润而性阴。然总于中是固，诸方用此佐助，盖恐药性苦寒，得此甘缓同入，俾胃气不致顿损，而热与烦亦得与之俱安矣。此虽常食之物，服之不甚有益。而一参以药投，则其力甚巨，未可等为泛常而忽视也（按：北粳凉，南粳温，赤粳热，白粳寒，新粳热，陈粳凉。凡人嗜生米，久成米癥，治之以鸡屎白焉）。

黑大豆

黑大豆 海藏曰：黑大豆气平，味甘。《本草》云："涂痈肿，煮汁饮，杀鬼毒，止痛。解乌头毒，除胃中热痹，伤中淋露，逐水胀，下瘀血。久服，令人身重。炒令黑，烟未断，热投酒中，治风痹瘫痪，口噤，产后诸风。食罢，生服半掬，去心胸烦热。明目镇心，不忘。恶五参、龙胆。得前胡、乌喙、杏仁、牡蛎良。"

时珍曰：黑大豆治肾病，利水下气，制诸风热，活血。解诸毒。

仕材曰：黑豆活血散风，除热解毒，能消水肿，可稀痘疮。

李梴曰：大豆甘平除胃热，逐水通淋散积结，破瘀治风及痈疮，消谷宽膨炒作屑。

讱庵曰：黑大豆甘寒，色黑，属水似肾，肾之谷也，故能补肾镇心，明目，利水下气，散热祛风，活血解毒，消肿止痛。捣涂一切肿毒，煮食稀痘疮。最小者良。畏五参、龙胆、猪肉。忌厚朴，得前胡、杏仁、牡蛎、石蜜、诸胆汁良。

兆嘉曰：黑豆活血宣风，色黑形腰，归肾部，益阴利水，除烦解毒，性甘平。

宫绣曰：黑大豆（专入肾）味甘性平，色黑体润。

按：豆形象似肾，本为肾谷，而黑豆则尤通肾，加以盐引，则豆即能直入于肾也。时珍曰：豆有五色，惟黑豆属水性寒，肾为寒水之经，故能治水消胀。下气治风热，而活血解毒，所谓同气相求也。故书有言服此令人泽肌补骨，止渴生津，非其补肾之力欤。身面浮肿，水痢不止，痘疮湿烂，得此则消，非其入肾去水之力欤。头项强痛，卒中失音，得此则除，非其制风之力欤。脚气攻心，胸胁卒痛，单服此味则效，非其下气之力欤。热毒攻眼，乳岩发热，得此则愈，非其解热之力欤！便血赤痢，折伤堕坠，得此则良，非其活血之力欤。风瘫疮疥，丹毒蛇蛊，得此则化，非其解毒之力欤！然体润性塞，多服令人身重。加甘草则解百药毒（按：大豆生平，炒食极热，煮食甚寒，作豉极冷，造酱及生黄卷则平。牛食之温，马食之冷。一体之中，用之数变）。

小麦（附浮麦、麦奴）

小麦 海藏曰：小麦气微寒，味甘，无毒。《本草》云："除热，止燥渴咽干，利小便，养肝气，止漏血唾血。青蒿散有小麦百粒，治大人、小儿骨蒸肌热，妇人劳热。"

时珍曰：小麦陈者煎汤饮，止虚汗，烧存性，油调涂诸疮，汤火伤灼。灼浮麦（益气除热，止自汗盗汗，骨蒸虚热，妇人劳热）（麦麸）（下接醋蒸）良。末服，止虚寒。麦奴，治阳毒温毒，热极发狂，大渴及温疟。

李梴曰：小麦甘凉养心肝，除烦止渴利便难，润咽更止漏唾血，浮者盗汗即时安。麦苗退热消酒疸，麦奴治疫解金丹。

切庵曰：小麦味甘，微寒，养心除烦，利溲止血。浮小麦咸凉，止虚汗盗汗，劳热骨蒸。

兆嘉曰：淮小麦甘凉养胃气，润泽益心神。浮麦甘咸，除虚热，清冷，敛心津。

伏龙肝

伏龙肝 海藏曰：伏龙肝气温，味辛。《时习》云："主妇人崩中吐血，止咳逆，止血消痈肿。"

时珍曰：伏龙肝治心痛狂颠，风邪虫毒，妊娠护胎，小儿脐疮重舌，风噤反胃，中恶卒魇，诸疮。

仕材曰：伏龙肝，女人崩中带下，丈夫尿血遗精。

李梴曰：伏龙肝味气辛温，消痈散肿醋涂痕，止诸血下咳逆气，时疫胎产水调吞。

切庵曰：伏龙肝辛温，调中止血，去湿消肿，治咳逆反胃，吐衄崩带，尿血遗精，肠风痈肿，脐疮丹毒，催

生下胎。釜心多年黄土，一云灶额内火气，积久结成如石，外赤中黄。研细，水飞用。

兆嘉曰：伏龙肝味辛，散热以和中，治带疗崩，呕家圣药，质燥温脾而暖胃，敷痛解魇远血良方。

宫绣曰：伏龙肝（专入肝脾）系灶心赤土，因其色赤如肝，故以肝名。味辛气温，无毒。

按：土为万物之母，在人脏腑，则以脾胃不养，是以土能补人脾胃。伏龙肝经火久熬，则土味之甘已转为辛，土气之和已转为温矣！凡人中气不运，则是气是血，靡不积聚为殃。是痰是水，靡不蔓延作祟。书言咳逆反胃，肿胀脐疮可治者，以其得此补土燥湿之谓也。书言吐衄崩带，尿血遗精肠风可治者，以其失血过多，中气必损，得此微温调和血脉也。痈肿可消者，以其辛散软坚之意也。《日华子》取其能催生下胞者，取其温中而镇重下坠也。要之皆为调中止血燥湿之剂耳。研细，水飞用（按：《博救方》子死腹中，水调三钱服，其土当儿头上戴出）。

硇砂

硇砂 海藏曰：硇砂味咸。《本草》云："破坚癖，独不用，入群队用之。味咸苦辛，温，有毒，不宜多服。主积聚，破结血。烂胎，止痛下气，疗咳嗽宿冷。去恶肉，生好肌。柔金银，可为焊药。"

时珍曰：硇砂治噎膈，癥瘕，积

痢，骨哽，除痔魇疣赘。

李梴曰：硇砂苦咸辛毒大，专去诸疮肉恶败，破血下痰代久积，死胎逢之即烂坏。

讱庵曰：硇砂咸苦辛热，有毒，消食破瘀，治噎膈癥瘕，去目翳胬肉，暖子宫，助阳道。西戎乃卤液结成，壮如盐块，置冷湿处即化，白净者良。水飞过，醋煮，干如霜用。忌羊肉。

兆嘉曰：硇砂软坚，痰消宿食。咸热，可行瘀，内服，须知性有毒。化肉积，除癥瘕，苦辛能散肿，外施颇觉效非常。

宫绣曰：硇砂（专入肠胃）系卤液所结而成，秉阴毒之气，含阳毒之精。其味苦咸与辛，其性大热。五金八石，俱能消磨。硬肉难化，入砂即烂。其性猛烈，殆不堪言。况人脆肠薄胃，其堪用此消导乎？第或药与病对，有非峻迫，投治不能奏效。如谷食不消，则必用以曲蘖。鱼鳖不消，则必用以橘叶、紫苏、生姜。菜菓不消，则必用以丁香、桂心。水饮不消，则必用以牵牛、芫花。至于肉食不消，又安能舍此阿魏、硇砂而不用乎？第当详其虚实，审其轻重缓急，以求药与病当耳。如其审症不明，妄为投治，祸犹指掌，不可不慎。出西戎，如牙硝，光净者良。用水飞过，醋煮，干如霜，刮下用之。忌羊血（按：洁古云："实中有积，攻之而不可过，况虚而有积者乎？但谓壮实之人，其在初时，果有大积，攻之自便。若属虚人，纵有大积，或应攻补兼施可耳。如其置虚不问，徒以实治，似属偏见，未可法也。"）

东流水（千里水、甘澜水，同附逆流水）

东流水 海藏曰：东流水味平，无毒。《时习》云："千里水及东流水，主病后虚弱，扬之万过，煮药，收禁神效。二者皆堪荡涤邪秽，此水洁净，诚与诸水不同。为云母所畏，炼云母粉用之。"甘澜水，《时习》云："扬之水上成珠者是也。治霍乱，及入膀胱，治奔豚药用之，殊胜。"

时珍曰：流水主五劳七伤，肾虚脾肾弱，阳盛阴虚，目不能瞑，及霍乱吐利，伤寒后欲作奔豚。逆流水治中风卒厥，头风疟疾，咽喉诸病，宣吐痰饮。

讱庵曰：急流水性速而趋下，通二便，风痹药宜之。逆流水，廻澜水，性逆而倒上，主中风卒厥，宣痰饮之药宜之。甘澜水性咸而重，劳之则甘而轻。仲景用煎伤寒、劳伤等药，取其不助肾气而益脾胃也。

兆嘉曰：顺流水势善下趋，可疗腹疾。逆流则涌吐功多，可治风痰喉闭。甘澜水扬之万遍不助肾。

猪（附野猪）

猪 海藏曰：猪肤气寒，味甘，入足少阴经。《液》云："猪皮味甘，寒，猪，水畜也。其气先入肾，解少阴客热，是以猪肤解之，加白蜜，以润燥除烦。白粉，以益气断痢。"

时珍曰：猪项肉治酒积，面黄腹

胀，以一两切如泥，合甘遂末一钱作丸，纸裹煨香食之，酒下，当利出酒布袋也。脑主痈肿，涂纸上贴之，干则易。治手足皲裂出血，以酒化洗，并涂之。髓涂小儿解颅，头疮癞疥。服之，补骨髓，益虚劳。心血治卒恶死，及痘疮倒靥。尾血治痘疮倒靥，用一匙，调龙脑少许，新汲水服。又治卒中恶死。肝补肝明目，疗肝虚浮肿。肺疗肺虚咳嗽，以一具，竹刀切片，麻油炒熟，同粥。又治肺虚嗽血，煮蘸薏苡仁末食之。肾止消渴，治产劳虚汗，下痢崩中。肤，少阴下痢咽痛（舌）鼻唇，治目中风翳，烧灰，水服方寸匕，日二服。靥舌，治项下瘰气，瓦焙，研末，每夜酒服一钱。齿治牛肉毒者，烧灰，水服一钱，又治痘疮倒陷。骨治中马肝漏，哺莱诸毒，烧灰，水服方寸匕，日三服。颊骨，烧灰治痘陷，煎汁服解丹药毒。豚卵，治阴阳易病，少腹急痛，用热酒吞二枚，即瘥。蹄，煮羹，通乳脉，托痈疽，压丹石。煮清汁，洗痈疽，溃热毒，消毒气，去恶肉，有效。尾，腊月者，烧灰水服，治喉痹。和猪脂，涂赤秃发落。毛烧灰，麻油调涂汤火伤，留窍出毒则无痕。屎，烧灰，发痘疮，治惊痫，除热解毒，治疮。燖猪汤，治消渴，滤净饮一碗，勿令病人知。又洗诸疮，良。

仕材曰：猪脊髓补虚劳之脊痛，益骨髓以除蒸。心血共砵砂，补心而治惊痫。猪肺同薏苡，保肺而蠲咳嗽。脾本益脾，可止泻而亦可化癥。肾仍

归肾，能引导而不能补益。

李梴曰：猪肉寒中味甘咸，昏神闭血引风痰，四蹄五脏并肠胆，补虚治病还相兼。卵主五癃乳主痫，膏脂润肺补漏岩，野猪肉胜似家猪，久痔肠风人可咀，黄（猪黄在胆中）止诸血疳与痫，脂饮产妇乳有余。

讱庵曰：猪，水畜，咸寒。心血，用作补心药之向导，盖取以心归心、以血导血之意。尾血，和龙脑，治痘疮倒靥。肝，主藏血，补血药用之，入肝明目。肺，补肺，治肺虚咳嗽。肚，入胃健脾。肾，咸冷而通肾，治腰痛耳聋。肠，入大肠，治肠风血痢。猪脬，治遗溺疝气，用作引经。猪脂，甘寒，凉血润燥，行水散风，解毒杀虫，利肠滑产。煎膏药，主诸疮。猪蹄，煮汤，通乳汁，洗败疮。悬蹄甲，治寒热痰喘，痘疮入目，五痔肠痈。猪肉反黄连、乌梅、桔梗，犯之泻痢。

兆嘉曰：猪脊髓味甘而咸，质寒且腻，补虚劳之脊痛，除骨髓之烦蒸。心血共砵砂，入心而除惊痫。猪肺同薏苡，治痿以保肺金。胃可益脾，肾仍归肾，猪胆有导便之功，猪蹄有下乳之用。肤能清上，猪肤汤取治咽喉。肠可润肠，脏连丸用为引导。

宫绣曰：猪肉（专入脾胃）味虽隽永，食之能润肠胃，生津液，丰肌体，泽皮肤，为补肉补形之要味。然性属阴物，凡人脏气纯阳，火盛水衰，服之以水济火，血脉周流，自有丰体泽肌之妙。若使脏体纯阴，少食或未见害，多食必有阻滞痿弱，生痰动风作

湿之虞耳。况风寒初感，血脉有碍，其于猪肉，固不可食。久病初愈血复，其于猪肉，更不宜食。虽曰先王教民，畜豢为先，非是厉民，又胡不闻大易之颐有云宜节饮食之说乎？猪之为用最多，其在心血，气味咸平，合以硃砂，能治惊痫癫疾。肝血合以夜明砂作丸，能治雀目夜不能睹。肺合薏苡，能治肺虚咳嗽。肚合黄连等药为丸，能令脾胃坚强。猪肾气味咸冷，不能补肾精气，止可借为肾经引导。肠合黄连为丸以服，能治肠风脏毒。猪脬能治梦中遗溺，疝气坠痛，阴囊湿痒，玉茎生疮。猪脂气味甘寒，力能凉血润燥，行水散血，解毒杀虫，利肠滑产止咳。猪乳气味甘咸而寒，能治小儿惊痫。猪蹄同通草煮汤，能通乳汁。然总视其物之气质，以治人身之病耳！肉反黄连、桔梗、乌梅（按：猪肉生痰之说，惟风痰寒痰湿痰忌之。若老人燥痰干痰咳嗽，更须肥浓以滋润之。不可执泥于猪肉生痰之说也）。猪尾血（专入肝，兼入心脾）即猪尾尖之处剖刮而出者也。凡人血燥不活，用以辛温以为搜剔，则血易燥而不活矣。

按：猪本属阴物，血亦更属阴味，以至阴之物而治至阴之血，则热自得阴化而热以解。然必得一活动以为疏剔，则血不为热凝。惟猪通身皆窒，食饱即卧，其活止在一尾，而尾尖则又活中之至活者也。故吴费建中（著有救偏琐言）治痘凡逢毒盛而见干红晦滞，紫艳干燥之象。轻则用以桃仁、地丁、红花、赤芍，重则用以猪尾尖血，取

一盏二盏入药同投，兼佐冰片，开泄腠理，通达内外，诚发千古未发之奇秘也。瘀血一活，则一身之血与之俱活。凡治痘而见干红晦滞，内症具备，其可不藉此血以为通活之具乎？但血因虚而燥，因寒而凝，而不用以辛温辛热以为通活，则血愈见其有碍者矣！取雄猪尾血者佳（费建中治痘血瘀气滞，用大黄一两，青皮一钱半，葛根钱半，生地两半，牛蒡二钱，白项地龙二十一条，紫花地丁一两五钱，蝉蜕六分，山楂一两五钱，芦根三两，名必胜汤。此是势急之际，用以大剂。若毒势未急，或分作三剂以投。若血瘀之极，加猪尾血，加石膏）。

猪胆汁

猪胆汁 海藏曰：猪胆汁气寒，味苦咸，苦寒。《液》云："仲景白通汤，加此汁与人尿，咸寒同与热剂合，去格拒之寒。又，与醋相合，内谷道中，酸苦益阴，以润燥泻便。"

时珍曰：猪胆汁通小便，敷恶疮，杀疳蟨，治目赤目翳，明目，清心脏，凉肝脾。入汤沐发，去腻光泽。胆皮治目翳，如肿者取皮爆（胆）干，作两股绳如筋，火烧灰出火毒，贴之，不过三五度瘥。野猪（皮）胆治鬼疰癫痫，小儿诸疳，水研，枣许服，日二次。野猪皮烧灰，鼠瘘恶疮。

讱庵曰：猪胆汁苦入心，寒胜热，滑润燥，泻肝胆之火，明目杀疳，沐发光泽。醋和，灌谷道，治大便不通。浴初生小儿，永无疮疥。

宫绣曰：猪胆汁味苦气寒，质滑润燥，泻肝和阴。用灌谷道以治大便不通。且能明目杀疳，沐发光泽（此当与猪条合看）。

獭肝

獭肝 海藏曰：獭肝味甘，有毒。《本草》云："主鬼疰蛊毒，却鱼鲠，止久嗽。烧灰服之。"

时珍曰：獭肝杀虫，獭足为末酒服，杀劳瘵虫。屎治下痢，烧末，清旦饮一小盏，三服愈。赤用赤屎，白用白屎。髓去瘢痕。

仕材曰：獭肝鬼疰傅尸惨灭门，水吞殊效；疫毒蛊灾常遍户，尝服奇灵。

李梴曰：獭肉甘寒疗时疫，逐水通肠宜少食，肝治咳嗽传尸劳，屎主鱼脐疮浸蚀。

刻庵曰：獭肝甘咸而温，益阴补虚，杀虫止嗽，治传尸鬼疰有神功。诸肝皆有叶数，惟獭肝一月一叶，其间又有退叶，须于獭身取下，不尔多伪。

兆嘉曰：獭肝辟魅杀虫，疗传尸之鬼疰，通肝达胃，性有毒而甘温。

宫绣曰：獭（专入肝肾）有在山在水之别。山獭性禀纯阳，其性最淫，故茎可治阳虚阴痿精寒。取阴一枚，价值数金。若以妇人摩热，则茎跃然而动。水獭以水为主，水性最灵，獭亦分多慧，性最嗜鱼，鱼之精气，皆聚于肝，故獭亦得诸鱼之气而聚于肝者也。

按：肝诸畜皆有定数，惟獭一月一叶，间有退叶，因其渐落复生者故

耳。獭味性寒，惟肝性温，味咸微毒，专入肝肾，补虚除劳。俾五脏安和，邪气自却，而鬼疰蛊毒，因得退除矣。葛洪言尸疰，惟取獭肝一具，阴干为末，水服方寸匙，日三，以瘥为度。如无獭肝，獭爪亦可。小儿鬼疰及诸鱼骨鲠，烧灰酒服。故仲景治冷劳，崔氏治蛊疰，皆有獭肝丸之用耳（按：五疰之症，惟尸疰最烈，病则使人寒热沉沉，默默不知病之所苦，无处不恶，积月累年，淹淹至死，后复传于他人，乃至灭门，觉有此候）。

狾鼠矢（俗名两头尖，附鼠肉等物）

狾鼠屎 海藏曰：狾鼠粪治伤寒劳复。《经》言："牡鼠粪，两头尖者是，或在人家诸物中遗者。"

时珍曰：牡鼠粪煮服治伤寒劳复发热，男子阴易腹痛，通女子月经，下死胎。研末服治吹奶乳痈，解马肝毒，涂鼠瘘疮。烧存性，傅疔肿诸疮、猫犬伤。肉炙食，治小儿寒热诸疳。肝箭镞不出捣涂之。聘耳出汗，每用枣核大，乘热塞之，能引虫也。胆点目，治青盲雀目不见物，滴耳，治聋。脂治耳聋，脑针棘竹木诸刺在肉中不出，捣烂厚涂之即出。箭镝针刃在咽喉胸膈诸隐处者，同肝捣涂之，又涂小儿解颅。以绵裹塞耳，治聋。头治瘘疮鼻疮，汤火伤疮。皮，烧灰，封痈疽口冷不合者。生剥贴附骨疽疮，即追脓出。

李梴曰：牡鼠味甘平无毒，捣窨折伤筋骨续，贴诸疮用蜡油煎，肝脑涂针及箭镞，肉热专消小儿疳，粪治

儿痫与劳复。

䜣庵曰：猳鼠矢甘而微寒，治伤寒劳复发热，男子阴易腹痛。两头尖者，为雄鼠粪，鼠胆明目。汁滴耳中，治二十年老聋，鼠肉治儿疳鼠瘘。

兆嘉曰：雄鼠矢甘寒导浊，阴阳易假以分消，咸苦行瘀，鼠矢汤可疗㿗疝。消乳痈而退翳，入少阴与厥阴。

蜘蛛

蜘蛛　海藏曰：蜘蛛微寒。《本草》云："主大人小儿㿗疝。七月七日取其网，疗善忘。仲景治杂病狐疝，偏有大小时时上下者，蜘蛛一十四个，熬焦，桂半两，研细为散，八分匕，酒调服，日再，蜜丸亦通。"

时珍曰：蜘蛛蜕壳，治虫牙牙疳。网疗疮毒，止金疮血出。炒黄研末，酒服，治吐血。

李梴曰：蜘蛛寒毒傅诸疮，背疔瘰疬卒脱肛，牙疳口㖞腋下臭，㿗疝奚疳独可尝

蛴螬

蛴螬　海藏曰：蛴螬微寒微温，味咸有毒。《本草》云："主恶血血瘀，痹气破折，血在胁下，坚满痛，月闭，目中淫肤，青翳白膜。吐血，在胸中不去，及破骨踒折血结，金疮血寒，产后中寒，下乳汁。"仲景治杂病方，大黄䗪虫丸中用之，以其主胁下坚满也。《续传信方》治喉痹，取虫汁点在喉中，下即喉开也。《时习》补入。

时珍曰：蛴螬主唇紧口疮，丹疹，破伤风疮，竹木入肉，芒物眯目。

李梴曰：蛴螬咸温在桑枯，瘀闭胁坚不可无，汁点眼翳开喉痹，木刺痛疮碎捣敷。

乌蛇

乌蛇　海藏曰：乌蛇无毒。《本草》云："主诸风瘙瘾疹，疥癣，皮肤不仁，顽痹诸风。用之炙，入丸散，浸酒，合膏。背有三棱，色黑如漆，性善，不噬物。江东有黑稍蛇，能缠物至死，亦是其类生商洛山。"

时珍曰：乌蛇功与白花蛇同而性善无毒。

李梴曰：乌蛇无毒味甘平，诸风顽痹用之灵，皮肤瘾疹疥癣毒，脱落须眉还可生。

䜣庵曰：乌稍蛇功用同白花蛇而性善无毒，不噬物，眼光至死不枯，以尾细能穿白钱者佳。重七钱至一两者为上，十两至一镒者中，大者力减。去头与皮骨，酒煮或酥炙用。

雨水

雨水　时珍曰：立春雨水宜煎发散及补中益气药。液雨水（立冬后十日为入液，至小雪为出液，此时得雨谓之液雨）。

兆嘉曰：春雨宜男（夫妻各饮一杯，还房，当获时有子。若煎服之，令人阳气上升，神效）。

露水

露水 时珍曰：露水八月朔日收取，摩墨点太阳穴，止头痛。点膏肓穴，治劳瘵，谓之天灸。柏叶露，菖蒲露，并能明目，旦旦洗之。韭叶露，治白癜风，旦旦涂之。

讱庵曰：露水甘平，止消渴，宜煎润肺之药。秋露造酒最清冽，百花上露，能好人颜色。

兆嘉曰：露还解暑退阳邪，花露则尤能润肺（秋露，味甘美，无毒。在百花上者，止消渴，愈百疾，调五脏，润肌肤。在柏叶上者，主明目。俱于朝露未晞时拂取之）。

腊雪

腊雪 时珍曰：腊雪宜煎伤寒火暍之药，抹痱亦良。

李梴曰：腊雪甘寒解诸毒，善祛天行大热疫，酒后暴热或发黄，小儿狂痫可温服。

讱庵曰：腊雪水甘寒，治时行瘟疫，宜煎伤寒火暍之药，抹痱良。

兆嘉曰：雪能凉肺消痈毒，腊雪则专杀诸虫。

宫绣曰：雪水（专入胃）气禀太阴，水极似土。虽于冬时置而不问，然值伤寒阳毒，瘟疫时毒，丹毒内炽，并盛夏暑热内淫，而见燥热殆甚者，并可用此调治。且能以解烧酒诸毒。是以书载，凡治热症，可用块置于两乳之间。且云宋徽宗因食冰过甚致病，

医士杨介仍以冰煎诸药以治其源。深得用冰义耳。因知病因冰起，还以冰解之也（按：腊雪水大寒之水也，与冰性无共，故治诸毒诸热之症）。

夏冰

夏冰 时珍曰：夏冰治伤寒阳毒，热甚昏迷者，以冰一块置于膻中，良。亦解烧酒毒。

讱庵曰：冰甘寒，太阴之精，水极似土，伤寒阳毒热甚昏迷者，以一块置膻中良。解烧酒毒（按：夏冰味甘，大寒，无毒，主去烦热毒热。暑夏盛热与时候相反，用之当时觉快，久皆成疾）。

神水

神水 时珍曰：神水（《金门记》云："五月五日午时有雨，急伐竹竿中取之为神水。"）治心腹积聚及虫病，和獭肝为丸服。又饮之清热化痰，定惊安神

屋漏水

屋漏水 时珍曰：屋漏水涂疣目，傅丹毒（李延飞曰：水滴脯肉，食之，或癥瘕生恶疮。又檐下雨滴菜，有毒。"）

井泉水（附井华水）

井泉水 时珍曰：井华水宜煎一切痰火气血药，新汲水解砒石、乌啄、烧酒、煤炭毒，治热闷昏瞀烦渴。

李梴曰：泉水（《入门》本注云："泉水味甘平，无毒，主消渴反胃，热痢热淋，小便赤涩，兼洗漆疮痛肿。久服却温，调中下热气。新汲水，治心腹冷病，又解合口椒毒，又主鱼骨鲠。令合口向水，张口取水气，鲠当自下。凡饮诸水疗病，皆取新汲水泉，不用停汙浊暖，非惟无力，固亦损人。又阴地流泉饮之，发疟软脚也。"）井华水（即井中平旦第一汲者，味甘平，无毒，主洗目肤翳，及酒后热痢。又治大惊，九窍出血，以水噀面，勿令知之。平旦含口，去口臭。和硃砂服，好颜色。又堪炼诸药石，投酒醋令不腐）。

讱庵曰：井泉水将旦首汲曰井华水，出瓮未于曰无根水，无时初出曰新汲水。解热闷烦渴，煎补阴之药，宜也。

兆嘉曰：井泉水汲煎之清热养阴。

节气水

节气水　时珍曰：立春清明贮水，宜浸造诸风脾胃虚损诸丹丸散及药酒，久留不坏。寒露、冬至、小寒、大寒及腊日水，宜浸造诸风五脏及痰火积聚虫毒诸丹丸，并煮酿药酒，与雪水同功。立秋日五更井华水，长幼各饮一杯，能却疟痢百病。重午日午时水，宜造疟痢疮疡金疮百虫蛊毒诸丹丸。小满、芒种、白露三节内水，并有毒，造药酿酒醋一应食物，皆易败坏。人饮之，亦生脾胃疾。

阿井泉

阿井泉　时珍曰：阿井泉下膈疏痰止吐（阿井在今兖州阳谷县，即古东阿县也。《沈括笔谈》云："古说济水伏流地中，今历下凡发下皆是流水。"东阿亦济水所经，取井水煮胶谓之阿胶，其性趣下，清而且重，用搅浊水则清。故以治淤浊及逆上之痰也）。

兆嘉曰：阿井水疏痰利膈。

车辙中水

车辙中水　时珍曰：车辙中水治痀疡风，五月五日取洗之，甚良。牛蹄中水亦可。

地浆

地浆　时珍曰：地浆解一切鱼肉果菜药物诸菌毒，疗霍乱及中暍卒死者，饮一升妙。

李梴曰：地浆（《入门》本注云："即握地坑，以水沃之，搅令浊，俄顷取之，气寒，无毒，主热渴烦闷，解中诸毒诸菌毒，及食生肉中毒。用之良。"）

讱庵曰：地浆甘寒，治泄痢冷热赤白，腹内热毒绞痛，解一切鱼肉菜菓药物诸菌毒，及虫蜞入腹，中暍卒死者。以新水沃黄土搅浊再澄清用。

兆嘉曰：地坎为浆，服之除烦解毒。

生熟汤（即阴阳水）

生熟汤　时珍曰：生熟汤，凡霍乱及呕吐，不能纳食及药，危甚者，先饮数口即定。

讱庵曰：阴阳水治霍乱吐泻有神

功，以沸汤半钟，井水半钟和服。

兆嘉曰：阴阳水配宜生熟，可使调和霍乱，通利三焦。

宫绣曰：阴阳水（专入肠胃）即汤沸半杯，合井冷水半杯，而并用之也。缘人阴阳不和，则吐泻并作，而霍乱不宁。斯时病属仓卒，寒热难分，阴阳莫测。若使投以偏剂，则不克有误治之失矣。惟急用此投治，则阴阳克协。故借有形调和之质，以平无形不和之气也。若使心腹绞痛，此有吐泻之势而无吐泻之实者，是为干霍乱，即为绞肠痧，则又另有法在，而非此水所能治矣（如古方用盐熬热，童便调饮，极为得治。但不可用谷食米汤下咽，以致立毙）。

齑水

齑水　时珍曰：齑水吐诸痰饮宿食，酸苦涌泄为阴也。

切庵曰：黄齑水酸咸吐痰饮宿食，酸苦涌泄为阴也。

磨刀水

磨刀水　时珍曰：磨刀水利小便，消热肿。

浸蓝水

浸蓝水　时珍曰：浸蓝水除热解毒杀虫，治误吞水蛭成积，胀痛黄瘦。饮之，取下则愈。染布水，疗咽喉及噎疾温服一钟良。

桑柴火

桑柴火　时珍曰：桑柴火痈疽发背不起，瘀肉不腐，及阴疮瘰疬，流注臁疮顽疮。然火吹灭，日灸二次，未溃拔毒止痛，已溃补接阳气，去腐生肌。凡一切补药诸膏，宜此火煎之，但不可点艾伤肌。

炭火

炭火　时珍曰：栎炭火宜煅炼一切金石药，烰炭火宜烹煎焙灸百药丸散，白炭，误吞金银铜铁，在腹烧红，急为末煎汤，呷之甚者，刮末三钱，井水调服，未效再服。又解水银轻粉毒，带火炭纳水底能取水银出也。上立炭带之辟邪恶鬼气，除夜立之户，内亦辟邪恶。

芦火、竹火

芦火、竹火　时珍曰：芦火、竹火宜煎一切滋补药。

艾火

艾火　时珍曰：艾火灸百病。若灸诸风冷疾，入硫磺末少许，尤良。

神针火

神针火　时珍曰：神针火治心腹冷痛，风寒湿痹，附骨阴疽。凡在筋骨隐痛者，针之，火气直达病所，甚效（神针者，五月五日取东方桃枝削为木针，如鸡子大，长五六寸，干之，用时以绵布三五层衬于人患处，将针蘸麻油点着，火灭乘热针之）。

火针

火针　时珍曰：火针主治风寒筋急，挛引痹痛。或瘫缓不仁者，针下急出急按，孔穴则痛止，不按则痛甚。癥块结积冷病者，针下慢出，仍转动以发出污浊。痈疽发背，有脓无头者，针令脓溃，勿按孔穴。凡用火针，太深则伤经络，太浅则不能去病，要在消息得中。针后发热恶寒，此为中病。凡面上及夏月湿热，在雨脚时皆不可用此。

灯火

灯火　时珍曰：灯火主治小儿惊风，昏迷搐搦，窜视诸病。又治头风胀痛，视头额太阳络脉盛，处以灯心蘸麻油，点灯焠之，油能却风解毒，火能通经也。外痔肿痛者，亦焠之良。小儿初生，因胃寒气欲绝者，勿断脐，急烘絮包之，将胎衣烘热，用灯炷于脐下，往来燎之，暖气入腹内，气回自苏。又烧铜匙柄，熨烙眼弦内，去风退赤甚妙。

灯花

灯花　时珍曰：灯花主治小儿邪热在心，夜啼不止，以二三颗灯心汤，调抹乳吮之。

烛烬

烛烬　时珍曰：烛烬主治疔肿，同胡麻、针砂等分为末，和醋傅之，治九漏。同阴干马齿苋等分为末，以泔水洗净，和腊猪脂傅之，日三上。

赤土

赤土　时珍曰：赤土主汤火伤，研末涂之。

太阳土

太阳土　时珍曰：太阳土，人家动土犯禁，主小儿病气喘。但按九宫者太阳在何宫，取其土煎汤饮之，喘即定。

道中热土

道中热土　时珍曰：道中热土治夏月暍死，以热土围脐旁，令人尿脐中，仍用热土、大蒜等分捣水，去滓灌之即活。十字道上土，主头面黄烂疮，同灶下土等分傅之。

车辇土

车辇土　时珍曰：车辇土主治行人暍死，取车轮土五钱，水调澄清，服一碗即苏。又小儿初生死肤色赤，因受胎未得土气也，取车辇土碾敷之，三日后生肤。

千步峰

千步峰 时珍曰：千步峰（此人家行步地上高起土也，乃人往来鞋履沾积而成者。枝家言人宅有此土，主兴旺）。主治便毒初发，用生姜蘸醋磨泥擦涂之。

烧尸场上土

烧尸场上土 时珍曰：烧尸场上土主治邪疟，取带黑土同葱捣作丸，塞耳或系膊上即止，男左女右。

胡燕窠土

胡燕窠土 时珍曰：胡燕窠土治口吻白秃诸疮。

土蜂窠

土蜂窠 时珍曰：土蜂窠治疔肿乳蛾，妇人难产。

鼢鼠壤土

鼢鼠壤土 时珍曰：鼢鼠壤土，（此是田中尖嘴小鼠也，阴穿地中，不能见日）。孕妇腹内钟鸣，研末二钱，麝香汤下立愈。

白蚁泥

白蚁泥 时珍曰：白蚁泥主治恶疮肿毒。用松木土者，同黄丹各炒黑，研，和香油涂之，取愈乃止。

螺蛳泥

螺蛳泥 时珍曰：螺蛳泥性凉，主反胃吐食。取螺蛳一斗，水浸，取泥晒干，每服一钱，火酒调下。

白鳝泥

白鳝泥 时珍曰：白鳝泥治火带疮。水洗取泥，炒研，香油调傅。

猪槽上垢土

猪槽上垢土 时珍曰：猪槽上垢土主治火焰丹毒，赤黑色。取槽下泥傅之，干又上。

犬尿泥

犬尿泥 时珍曰：犬尿泥主治妊娠伤寒，令子不落。涂腹上，干及易。

尿坑泥

尿坑泥 时珍曰：尿坑泥主治蜂蝎诸虫咬，取涂之。

粪坑泥

粪坑泥 时珍曰：粪坑底泥主治发背诸恶疮，阴干为末，新水调傅，其痛立止。

檐溜下泥

檐溜下泥 时珍曰：檐溜下泥主治猪咬、蜂螫、蚁叮、蛇伤毒，并取涂之，又和羊脂涂，肿毒丹毒。

田中泥

田中泥 时珍曰：田中泥主治马蝗入人耳，取一盆枕耳边，闻气自出。人误吞马蝗入腹者，酒和一二升服，当利出。

井底泥

井底泥 时珍曰：井底泥疗妊娠热病，取傅心下及丹田，可护胎气。

兆嘉曰：井底泥疗阳狂热病，涂汤火疮疡，外治所需，甘寒无毒。

乌爹泥（即孩儿茶）

乌爹泥（即孩儿茶）。 时珍曰：乌爹泥清上膈热，化痰生津，涂金疮，一切诸疮，生肌定痛，止血收湿。

李梴曰：孩儿茶（《入门》本注曰："味苦甘，气寒，无毒，清血，治一切疮毒。"）

讱庵曰：孩儿茶苦涩，清上膈热，化痰生津，止血收湿，定痛生肌，涂金疮口疮，阴疳痔肿。出南番云是细茶末，纳竹筒埋土中，日久，取出捣汁熬成块，小润泽者上，而枯者次之。

兆嘉曰：孩儿茶苦涩且微寒，能点痔而止血，热痰仗清化，可定痛以生肌。

宫绣曰：孩儿茶（专入心肺）味苦微涩，性凉无毒，功专清上膈热，化痰生津，收湿凉血生肌。凡一切口疮喉痹，时行瘟瘴，烦躁口渴，并一切吐血衄血，便血溺血血痢，及妇人崩淋，经血不止，阴疳痔肿者服之，立能见效。出南番，是细茶末入竹筒埋土中日久，取出捣汁熬成，块小润泽者上，大而枯者次之。真伪莫辨，气质莫考，用宜慎之（此药用以生肌口疮等方，外治为多，而内服虽有方，亦不过藉其清化之力耳。然胶滞之物，用者毕竟罕希）。

土垩

土垩 时珍曰：土垩主治妇人鳖瘕及头上诸疮。凡人生痰，核如指大红肿者，为末以菜子油调搽，其肿即消，或出脓以膏药贴之。

甘锅

甘锅 时珍曰：甘锅（吴人收瓷屑碓舂为末，筛澄取粉，呼为滓粉，用胶水和剂作锅，以销金银）。主治偏坠疝气，研末，热酒调服二钱。又主炼眉疮、汤火疮，研末，入轻粉少许，傅之，锅上黝烂肉。

砂锅

砂锅 时珍曰：砂锅消积块黄肿，用年久者，研末，水飞过，作丸，每酒服五钱。

白瓷器

白瓷器 时珍曰：白瓷器研末，傅痈肿，可代针，又点目去翳。

乌古尾

乌古尾 时珍曰：乌古尾治拆伤接骨。

烟胶

烟胶 时珍曰：烟胶主治头疮，秃疥疮，风癣痒痛流水，取牛皮灶岸为末，麻油调涂，或和轻粉少许。

兆嘉曰：烟胶治头癣，癞油风，调敷有效。性味辛温，微毒，内服无功。

釜脐墨（一名铛下墨）

釜脐墨（一名铛下墨）

时珍曰：釜脐墨消食积，舌肿喉痹口疮，阳毒发狂。

李梴曰：铛下墨即釜底煤，金疮生肌止血来，吐红血晕恶心痛，妇人难产亦能催。

兆嘉曰：釜脐墨温可行瘀破积，消痈涂舌肿；辛能散血驱邪，辟蛊治金疮。

百草霜

百草霜 时珍曰：百草霜止上下

诸血，妇人崩中带下，胎前产后诸病，伤寒，阳毒发狂，黄疸疟痢，噎膈，咽喉口舌一切诸疮。

仕材曰：百草霜清咽治痢，解热定血。

李梴曰：百草霜治热毒疮，消积止泻亦奇哉。

讱庵曰：百草霜辛温，止血消积，治诸血病，伤寒阳毒发斑，疽膈疟痢，咽喉口舌，白秃诸疮，灶突上烟煤。

兆嘉曰：百草霜疗伤寒阳毒之邪，化积行瘀，斑狂从治；医毒疮痈等证，温通辛散，崩带宜求。

宫绣曰：百草霜（专入肝，兼入肾）即灶突上烟煤及釜里锅煤也，因烧杂草故名。味辛气温，观其所主，与伏龙肝相似。凡血见黑即止，蛊毒恶气得辛温则散，故《本经》专主蛊毒中恶吐血。血晕以酒或水或醋细研温服，亦涂金疮，止血生肌。至于伤寒发斑，疽膈疟痢，咽喉口舌，白秃诸疮，亦须用此，以取火化从治之义（古方黑奴丸用以疗阳毒发狂，亦从治之义也）。

梁上尘

梁上尘 时珍曰：梁上尘主治食积，止金疮血出，齿龂出血。

李梴曰：梁上尘能消软疖，又止中恶鼻衄血，兼消肿痛噎难通，安胎催生脬系戾。

兆嘉曰：梁上尘辛苦微寒，有小毒，辟恶行瘀，轻浮止血掺诸疮，安胎治膈。

门臼尘

门臼尘　时珍曰：门臼尘止金疮出血，又诸般毒疮，切蒜蘸擦至汗出即消。

香炉灰

香炉灰　时珍曰：香炉灰治跌扑金刃伤损，罨之止血生肌，香炉岸主疥疮。

冬灰

冬灰　时珍曰：冬灰治犬吠。热灰傅之又治溺死冻死，蚀诸痈疽恶肉（按：诸灰一热而成，其体轻力劣。惟冬灰则经三四月方撤炉，其灰既晓夕烧灼其力，全燥烈而体益重也）。

李梴曰：冬灰（《入门》本注云："即浣衣黄灰，烧诸蒿藜积聚炼作之，今用灰多杂薪蒸乃不善。"）。

石碱

石碱（俗作面碱）。　时珍曰：石碱杀齿虫，去目翳，治噎膈反胃。同石灰烂肌肉溃痈疽瘰疬，去瘀肉，点痣魇疣赘痔核神效。

切庵曰：醎辛苦涩温，消食磨积，去垢除痰，治反胃噎膈，点痣魇疣赘。发麦浣衣多用之。取蓼蒿之属浸晒烧灰，以原水淋汁，每百斤入粉面二三

斤则凝淀如石。

兆嘉曰：石碱功消痰垢，其用则腐肉伤肌；味苦辛咸，其性则微温有毒。

银

银　时珍曰：生银煮水，入葱白、粳米作粥食，治胎动不安漏血。

锡吝脂

锡吝脂　时珍曰：锡吝脂主治目生翳膜，用火烧铜针轻点，乃傅之不痛。又主一切风气及三焦，消渴饮水，并入丸散用（此乃波斯国银铆也，一作悉蔺脂）。

赤铜

赤铜　时珍曰：赤铜同五倍子，能染须发。

铜青（又名铜绿）

铜青　时珍曰：铜青治恶疮疳疮，吐风痰，杀虫。

仕材曰：铜青，女科理血气之痛，眼科主风热之疼，内科吐风痰之聚，外科止金疮之血。杀虫有效，疳症亦宜。

李梴曰：铜青铜绿一般名，铜上精华澈体生，敛口金疮堪止血，洗淘目暗即光明。

切庵曰：铜绿酸平微毒，治风烂泪眼，恶疮疳疮，妇人血气心痛，吐风痰，

合金疮，止血杀虫，用醋制铜，刮用。

兆嘉曰：铜青吹喉可吐风痰，入肝脏酸平有毒，点眼堪翳眩烂，治湿疮虫蚀无忧。

宫绣曰：铜青（专入肝胆）即俗所云铜绿者是也。与空青所产不同，铜青气禀地阴，英华外见，藉醋结成，故味苦酸涩气寒，能入肝胆二经。

按：酸入肝而敛，所以能合金疮止血。苦寒能除风热，所以能去肤赤及鼻瘜肉。苦能泄结，所以醋蘸喉中则吐风痰而使气血心痛皆止，为散能疗喉痹牙疳。醋调揩腋下治胡臭，姜汁调点烂沿风眼去疳杀虫。所治皆厥阴之病（要内服治吐痰，须观人之虚实强弱而察其脉象，乃可投之）。

铅（一名黑锡）

铅　时珍曰：铅消瘰疬痈肿，明目固牙，乌须发，治实女，杀虫坠痰，治噎膈，消渴风痫，解金石药毒。

李梴曰：黑铅甘毒属至阴，解诸疮毒熨蛇侵，伤寒热气尤能散，止呕安神镇此心。

讱庵曰：铅甘寒属肾，禀壬癸之气，水中之金，金丹之母，八石之祖。安神解毒，坠痰杀虫，乌须明目。

兆嘉曰：铅味属甘咸，功归肝肾，坠痰下气，都因重镇之功，明目乌须，却禀寒凉之性。

宫绣曰：黑铅（专入肾）甘寒，禀北方极阴之气，为水中之金，金丹之母，八石之祖。专主下降，力能入肾补水，功有过于地黄，是以昔人有云水精

之说。凡一切水亏火炽而见噎膈反胃，呕吐眩晕，痰气上逆等症，服此立能见效。但必煅制得宜，不令渗入压膀胱以致又生他变。如《局方》黑锡丹、宣明补真丹，皆用黑铅内入，无非取其补阴退阳之意。至云能以解毒杀虫，亦是水归火伏，阴阳互根而毒斯化，而虫自杀。然金石之药与人血气无情，用之最宜合病（《本草》云："铅乃五金之祖，故有五金狴狂追魂使者之称，言其能伏五金而死八石也。"）。

铅霜

铅霜　时珍曰：铅霜治吐逆，镇惊去怯，黑须发（铅霜用铅杂水碾十五分之一，炼作片，置醋瓮中密封，经久成霜）。

李梴曰：铅霜消痰灰散疬，乌须镕汁胜千金。

密陀僧

密陀僧　时珍曰：密陀僧疗反胃消渴，疟疾下痢，止血杀虫消积。治诸疮，消肿毒，除狐臭，染髭发。

仕材曰：密陀僧镇心下痰，主灭瘢黯，五痔金疮。同借重疟家痢证共寻求。

李梴曰：密陀僧味咸辛平，乳调涂面没瘢形，狐臭金疮皆外傅，痔痢可服却嫌生。

讱庵曰：密陀僧辛咸小毒，感银铅之气而结，坠痰镇惊，止血散肿，消积杀虫。疗肿毒，愈冻疮，解狐臭，染髭须。出银坑难得今用者，乃倾银炉底入药煮一伏时。

兆嘉曰：密陀僧镇心，主坠痰涎，内服皆凭质冷重，灭瘢痕退皵鼻，外敷咸仗味辛咸。

宫绣曰：密陀僧（专入脾）系出银坑之中，真者难得，今用多属倾银炉底。味辛而咸，气平小毒，大率多属祛湿除热，消积涤痰镇坠之品。故书载能绝疟除痢，安惊定魄，止血散肿，消积杀虫，及疗肿毒，敷冻疮，解狐臭，染须发，非其痰祛热清湿除，重镇软坚，则病曷克去乎？但此出于钳银炉里，则有铜气杂入，不堪入药，且只可以外敷，不可以作服饵也。若入药须煮一伏时（古方惊气入心络，痦不能语者，用密陀僧末一匙，茶调服即愈）。

古镜

古镜　时珍曰：古镜主治小儿疝气肿硬，煮汁服。

铜弩牙

铜弩牙　时珍曰：诸铜器，古铜器畜之辟邪祟，铜钴锝主治折伤接骨，捣末研飞和少酒服，不过二方寸匕。又盛灰火熨脐腹冷痛。铜匙柄主治风眼赤烂及风热赤眼翳膜，烧热烙之频用。

铁（附铁落、铁砂等物）

铁　时珍曰：生铁散瘀血，消丹毒。

李梴曰：生铁微寒，主脱肛，被打瘀血。酒煎尝秤锤催生衣不下（砂），血瘕，儿枕痛尤良。铁落能除胸膈热，针砂辛平退疸黄。

㓜庵曰：铁辛平，重坠镇心，平肝定惊。疗狂消痈解毒，诸药多忌之。畏磁石、皂荚。煆时砧上打落者名铁落（见卷四跌落条），如尘飞起（针砂）者名铁精，器物生衣者名铁锈，盐醋浸出者名铁华。针砂消水肿黄疸，散瘿瘤，乌髭发（兆嘉曰："铁砂消水肿以除痒，散瘿瘤而化积，辛咸无毒，镇坠多功。"）

铁锈

铁锈　时珍曰：铁锈平肝坠热，消疮肿口舌疮，醋磨涂蜈蚣咬。

诸铁器

诸铁器　时珍曰：铁秤锤治男子疝气，女子心腹妊娠满，漏胎卒下血。铁斧主治妇人难产横逆，胞衣不下，烧赤淬酒服亦治产后血瘕，腰腹痛。铁刀磨刀水，服利小便，涂脱肛痔核，产肠不上，耳中卒痛。大刀环主治产难数日不出，烧赤淬酒一杯顿服。剪刀股主治小儿惊风，钱氏有剪刀股丸，用剪刀环头研破煎汤服药。布针主治妇人横产，取二七枚烧赤淬酒七遍服。针镞主治胃热呃逆，用七十二个煎汤啜。铁甲主治忧郁结滞，善怒狂易，入药煎服。铁钉治酒醉齿漏，出血不止，烧赤注孔中即止。铁铧主治心虚风邪，精神恍惚健忘，以久使者四斤烧赤投醋中七次，打成块，水二斗浸二七日，每食后服一小盏。车辖主小儿大便下血，烧赤淬水服。马镫田野燐火，人血所化，或出或没，来逼夺人精气，但以马镫相戛作声即灭，故张华云"金叶二振游光敛色。"

珊瑚

珊瑚 时珍曰：珊瑚点眼去飞丝。

李梴曰：珊瑚（《入门》本注云："生波斯国似玉红润，味甘平，无毒，主风痫消宿血。去目翳鼻衄，为末吹鼻中。小儿眼有肤翳，单为末点之。"）

玛瑙

玛瑙 时珍曰：玛瑙主目生障翳，为末日点。

李梴曰：玛瑙（《入门》本注云："生西国玉石间，色红白似马脑，有纹如缠丝，研木不热者为上，味辛寒无毒，主辟恶，熨目赤烂。"）

宝石

宝石 时珍曰：宝石去翳明目，入点药用之；灰尘入目，以珠拭拂即去。

水精（一名水晶）

水精 时珍曰：水精亦入点目药，

穿串吞咽中推，引诸硬物。

菩萨石

菩萨石 时珍曰：菩萨石明目去翳。

水银粉（即轻粉，一名腻粉，又汞粉）

水银粉 时珍曰：水银粉治痰涎积滞，水肿鼓毒疮。

李梴曰：轻粉辛冷自水银，疮癣风痒外傅频，更涂瘰疬酒齄鼻，利儿疳涎暂入唇。

讱庵曰：轻粉辛冷，杀虫治疮，却痰消积，善入经络，瘰疬药多用之，不可过服。常用土茯苓、黄连、黑铅、铁浆、陈酱，能制其毒。

兆嘉曰：轻粉即水银之升炼，辛寒劫内伏之痰涎，能燥湿而提脓，毒烈杀外疮之虫积。

宫绣曰：轻粉（专入筋骨）系水银加盐矾升炼而成，虽是化纯阴而为辛燥，然阴毒之性犹存，故能杀虫治疮，劫痰消积。烈毒之性，走而不守。今人用治杨梅疮毒，虽能劫痰，湿热从牙龈而出，暂得宽解。然毒气窜入筋骨血液，耗损久久，发为结毒，遂成废人。仍须用水银升炼，入三白丹引拔毒之药，同气搜逐疬风。醉仙丹、通天再造散用以搜剔毒邪，仍从齿缝而出。再以钱氏利惊丸、白饼子并用，取痰积从大便而出矣。畏磁石、石黄（升法用水银一两，白矾二两，食盐一两，入铁器，盆覆封固。昇炼又法，水银一两，皂矾七钱，白盐五钱，同上昇法。一两毕二气同根，是以炼制成粉。无盐则色不白）。

粉霜

粉霜 时珍曰：粉霜下痰涎，消积滞，利水。与轻粉同功。

银朱

银朱 时珍曰：银朱破积滞，劫痰涎，散结胸，疗疥癣恶疮，杀虫及虱。功同粉霜。

李梴曰：银砾、轻粉同一种，杀虫专治疠风人。

兆嘉曰：银砾炼同硫汞，能燥湿以提脓功并，扫盆可劫痰而破积，杀虫治疥，杀虫治疥诸般洽，毒烈辛温外用长。

宫绣曰：银砾（外治）系水银同硫磺炼成砾，性燥味辛。方书用以杀蛊治疮，亦是以毒解毒而已。用以食服，古人切戒，谓其性悍烈，良非所宜。同蟹壳烧之，则臭虫绝跡。和枣肉熏之，则疮疖顿枯。于此可征其概矣（按：银砾之功过与轻粉同）。

灵砂（一名二氧砂）

灵砂 时珍曰：灵砂主上盛下虚，痰涎壅盛，头旋吐逆，霍乱反胃，心腹冷痛，升降阴阳，既济水火，调和五脏，助元气。研末，糯米糊丸，枣汤服最能镇坠神丹也。

李梴曰：灵砂乃炼硫汞成，怔忡病去心自灵，痼冷百病皆能疗，坠痰益气通血凝。

宫绣曰：灵砂（专入肾）又名神砂，系水银、硫黄二物同水火煅炼而成。盖水银性秉最阴，硫黄性秉纯阳，同此煎熬合为一气，则火与水交，水与火合，而无亢腾飞越之弊矣。故凡阳邪上浮下不交，而致虚烦狂燥，寤寐不安，精神恍惚者，用此坠阳交阴，则精神镇摄而诸病悉去。谓之曰灵，即是扶危拯急，若有神使之意。后人不明辰砂即属丹砂，混以灵砂入于益元散内，讵知一神一灵，音同字别，一水一火，天渊各判，乌可以此烹炼。燥烈之品，以代辰州甘寒之味，即市肆与医妄用如斯。附记以俟高明并参（苏东坡言此药治久患反胃及一切吐逆，小儿惊吐，其效如神。有配合阴阳之妙故也）。

不灰木

不灰木 时珍曰：不灰木除烦热阳厥。

李梴曰：不灰木（《入门》本注云："出上党，石类也。其色青白如烧木，烧之不燃，或云即滑石之根也。若要烧灰，砍破以牛乳煮了，更以黄牛粪烧之，成灰。大寒，主热疮，和枣叶、石灰为粉，敷之。"）。

炉甘石

炉甘石 时珍曰：炉甘石止血消肿毒，生肌明目，去翳退赤，收湿除烂。同龙脑治目中一切诸病。

仕材曰：炉甘石散风热而肿消，祛痰气而翳退。

李梴曰：炉甘石，《本草》不载，《局方》治眼以之为君（《入门》本注曰："轻白如羊脑，不夹石者佳。用砂罐一盛一盖于炭火中煅令通赤，以童便或黄连水淬之，再煅再淬，九次，细研，水飞过用。"）

讱庵曰：炉甘石甘温，阳明胃经药，受金银之气，金胜木，燥胜湿，故止血消肿，收湿除烂，退赤去翳，为目疾要药。产金银坑中，金银之苗也，状如羊脑，松似石脂，能点赤铜为黄。煅红，童便淬七次，研粉，水飞用。

兆嘉曰：炉甘石，得金银圹气以结成，能入阳明，专燥湿，用三黄煎水而煅炼，善疗目疾。可平肝，止血生肌，甘温无毒。

宫绣曰：炉甘石（专入胃）系金银之苗，产于金银坑中，状如羊脑，松似石脂，能点赤铜为黄，甘辛而涩，气温无毒，其性专入阳明胃。盖五味惟甘为补，惟温为畅，是能通和血脉，故肿毒得此则消，而血自能克，止肌亦自克能生也。辛温能散风热，性涩能粘翳膜，故凡目翳，得此即能拨云也。有用此治下疳阴湿，并齿疏陷物者，亦此义耳。时珍常用甘石煅飞，海螵蛸、硼砂等分为细末，砵砂依分减半同入，点诸目病皆妙。煅用童便良（《集贤方》因齿疏物陷，用炉甘石煅、寒水石等分为末，每用少许擦牙，忌用铜刷，久久自密。）

无名异

无名异　时珍曰：无名异收湿气。

李梴曰：无名异甘平无毒，主治金疮理折伤，内损生肌止疼痛，再消痈肿治诸疮。

讱庵曰：无名异咸入血，甘补血，治金疮折伤，痈疽肿毒，止痛生肌。生川广，小黑石子也，一包数百枚。

宫绣曰：无名异（专入肝）即俗所名干子者是也，味甘而咸，微寒无毒，诸书皆言能治痈肿，损伤接骨，金疮合口，其义何居？以其咸有入血之能，甘有补血之力，寒能胜热之义者故耳。是以人于受杖时，每服三五钱，其于伤处不甚觉痛，用醋磨涂肿处，即消。要皆外治之品，非内服之味也。生川广，小石子也，一包数百枚（一方用无名异、甜瓜子各一两，乳香、没药各一钱，为末，每服五钱，热酒调服，小儿减半服，毕以黄米粥涂纸上，掺左牡蛎末裹折伤处，再以竹篾夹住，其应如向）。

蜜栗子

蜜栗子

时珍曰：蜜栗子主治金疮折伤有效。

石脑油

石脑油　时珍曰：石脑油涂疮癣虫癞，治针箭入肉，药中用之。

石炭

石炭　时珍曰：石炭主治妇人血气痛及诸疮毒，金疮出血，小儿痰痫。

石灰

石灰（附地龙骨、水龙骨）。气味辛温，有毒，主治疽疡疥瘙，热气恶疮，癞疾死肌，堕眉，杀痔虫，去黑子息肉。

张隐庵曰：石者土之骨，以火煅石成灰，色白味辛性燥，乃禀火土之气，而成燥金之质。遇风即化，土畏木也；遇水即化，火畏水也。禀金气而祛风，故治疽疡疥瘙。禀土气而滋阴，故治热气恶疮，癞疾死肌。禀性燥烈，服食少而涂抹多，涂抹则堕眉杀痔虫，去黑子息肉。

时珍曰：石灰散血定痛，止水泻血痢，白带白淫，收脱肛阴挺，消积聚结核，贴口喎，黑发须。地龙骨（古墓中石灰）主治顽疮瘘疮，脓水淋漓，敛诸疮。棺下口者尤佳。水龙骨（艌船油石灰）主治金疮跌扑，损伤破皮出血及诸疮瘘，止血杀虫。

切庵曰：石灰辛温性烈，能坚物散血，定痛生肌，止金疮血，杀疮虫，蚀恶肉，灭瘢庇，解酒酸。内用止泻痢崩带，收阴挺脱肛，消积聚结核。风化者良，圹灰火毒已出，主顽疮脓水淋漓，敛疮口尤妙。

李梴曰：石灰温辛风化良，疗疥生肌不入汤，善杀痔虫点黑子，产妇胞水洗脱肛（此一则当在前）。

宫绣曰：石灰（专入肝脾）禀壮火之烈，性非温柔，味非甘缓，其治亦属肌肤骨髓，疮疡恶毒，时行热气，刀刃金伤，痄腮肿毒等症，其药止属外敷，而内竟不用及，则知性气之烈，无是过也。故书所言能去黑子瘜肉堕眉者，以其火气未散，性能灼物故也。书言能主疽疡疥瘙，热气恶疮，癞疾死肌，附骨疽者，以其风热毒气浸淫于骨肉皮肤之间，得此辛温以散之也。书言能蚀恶肉而生新肉者，以其燥能化湿，而肉自克生新之意也。书言能治金疮者，以其性能坚物，使不腐坏，且血见灰即止之意也。但气味辛烈，其用敷治，务必视症酌施，如杀痔蛊等症，则必用以乌头炮等为丸。敷刀斧伤则必用以牛胆，以灰纳于胆内，阴干。点疣痔去根则必和白糯米蒸透。止泻痢崩带阴挺，则必煎水洗收。造酒味酸则必投以少许即解。救溺死则必用化过洗灰下衬以渗其水，总皆燥湿、止血、散血之味耳。风化自裂者良。圹灰火毒已出，主顽疮脓水淋漓，敛疮尤妙（昔有人腿肚生一疮，久遂成漏，百药不效，自度必死，一村人见之曰："此鳝漏也，以石灰温炮薰洗，觉痒，即是此症，洗不数次遂愈。"）。

石麮

石麮　时珍曰：石麮益气调中，食之止饥。

浮石（一名海石）

浮石 时珍曰：浮石消瘿瘤结核，疝气下气，消疮肿。

仕材曰：海石清金降火，止浊治淋。积块老痰逢便化，瘿瘤结核遇旋消。

讱庵曰：浮石咸润下，寒降火，色白体轻，入肺清其上源，止渴止嗽，通淋软坚，除上焦痰热，消瘿瘤结核。水沫日久结成，海中者味咸更良。

兆嘉曰：海浮石体质轻浮，化痰火瘿瘤，清金利咳，咸寒润下，治浊淋积块，摩翳开光。

宫绣曰：海石（专入肺肾）即书所云浮石者是也，其石系水沫结成浮于水上，故以浮名。色白体轻，味咸气寒，盖既有升上之能，复有达下之力。其曰能治上焦痰热，目翳痘痈者，以其气浮上达之谓也。治诸淋积块瘿瘤者，以其咸润轻坚之意也。至于实则宜投，虚则忌服者，以其忌有克削之气也。味咸者良，煅过，水飞用（余琰席上腐谈云："肝属木，当浮而反沉；肺属金，金当沉而反浮，何也？肝实而肺虚也。故石入水则沉，而南海有浮水之石；木入水则浮，而南海有沉水之香。虚实之反如此。"）

握雪礜石

握雪礜石 时珍曰：握雪礜石治大风疮。

砒石（又名信石，又名人言，俗名红矾）

砒石 时珍曰：砒石蚀痈疽败肉，枯痔杀虫人及禽兽。

李梴曰：砒霜大毒味酸苦，恶疮腐肉用少许，治虐除驹效若神，膈内风痰可做吐（生为砒石，炼为砒霜）。

讱庵曰：砒石辛苦而咸，大热大毒。砒霜尤烈，专能燥痰，可做吐药。疗风痰在胸膈，截疟除哮。外用蚀败肉，杀虫枯痔。出信州，故名信石，衡州坎之锡之苗也。生者名砒黄，炼者名砒霜。畏绿豆、冷水、羊血。

兆嘉曰：砒石热毒且刚，能燥痰而作吐，辛酸兼苦，可截疟以除哮，枯痔杀虫，腐疮蚀肉。

宫绣曰：砒石（专入肠胃）出于信州，故名信石，及锡之苗，故锡亦云有毒。色白有黄晕者名金脚砒，炼过者曰砒霜，色红最劣，性味辛苦而咸，大热大毒，炼砒霜时人立上风十余丈，其下风所近，草木皆死。毒鼠，鼠死，猫犬食亦死。人服至一钱者立毙，若酒服及烧酒服则肠胃腐烂，倾刻杀人，虽菉豆、冷水亦无解矣。奈何以必死之药治不死之病，惟膈痰牢固，为哮为疟，果因寒结，不得已借此酸苦涌泄吐之，及杀虫枯痔外敷。畏醋、菉豆、冷水、羊血（放烟火家用少许，则爆声更大，其急烈之性可知矣）。

土黄

土黄 时珍曰：土黄主治枯瘤赘

痔，乳食瘰疬，并诸疮恶肉（用砒石二两，木鳖子仁、巴豆仁各半两，硇砂二钱，为末用，木鳖子油、石脑油和成一块，用油裹埋在土坑内，四十九日取出，分作小块，瓷器收贮，听用即此物也）。

金星石

金星石 时珍曰：金星石水磨少许服，镇心神不宁，亦治骨硬。

李梴曰：金星石（《入门》本注云："寒，无毒，主大风疾，治皮肺壅毒，及肺损吐血嗽血，下热涎，解众毒。"）

礞石

礞石 时珍曰：礞石治积痰惊痫，咳嗽喘急。

仕材曰：青礞石化顽痰癖结，行食积停留。

李梴曰：青礞石疗痰火疮，能消食积滞脏腑，小儿羸瘦妇人癥，攻刺腹心作痛苦。

讱庵曰：礞石甘咸有毒，体重沉坠，色青入肝，制以硝石，能平肝下气，为治惊利痰之圣药，气弱脾虚者禁用。坚细青黑中有白星点，硝石礞石等分打碎、拌匀，入瓦锅煅至硝尽，石色如金为度。如无金星者，不入药。研末，水飞去硝毒用。

兆嘉曰：青礞石其色青碧，入肝，其味寒咸润下，同焰硝而煅炼，化痰积之胶粘。

宫绣曰：礞石（专入肝）禀石中刚猛之性，沉坠下降，味辛而咸，色青气平，功专入肝，平木下气，为治惊利痰要药。盖风木太过，脾土受制，气不运化，积气生痰，壅塞膈上，变生风热，治宜用此。重坠下泄，则风木气平，而痰积自除，今人以王隐君滚痰丸内用。礞石通治诸般痰怪症，殊为未是，不知痰因热盛，风木挟热而脾不运故尔，痰积如胶如漆，用此诚为合剂，如其脾胃虚弱，食少便溏，服此泄利不止。小儿服之，多成慢病，以致束手待毙，可不慎钦。硝煅，水飞，研用（按：滚痰丸，礞石、焰硝各二两，煅研水飞净一两，大黄酒蒸八两，黄芩酒洗八两，沉香五钱，为末，水丸）。

花乳石（一名花蕊石）

花乳石 时珍曰：花乳石治一切失血伤损，内漏目翳。

仕材曰：花蕊石止吐衄如神，消瘀血为水。

李梴曰：花蕊石黄白点见，止血生肌须煅炼，卒中金疮刮末敷，产中血晕斯为善。

讱庵曰：花乳石酸涩，气平，专入肝经血分，能化瘀血为水，止金创出血，下死胎胞衣。出陕华代地，体坚色黄，煅研水飞用。

兆嘉曰：花蕊石酸可入肝，消瘀化水，温能治外，敛口生肌。

宫绣曰：花蕊石（专入肝）虽产硫磺山中，号为性温，然究味酸而涩，其气亦平，故有化血之功耳，是以损伤诸血，胎产恶血，血运并子死腹中，胞衣不下，服之，体即疏通，瘀血化为黄水。金疮血流，敷即合口，诚奇方也。但此原属劫药，下后止后须以独参汤救补则得之矣。若使过服则于肌血有损，不可不谨。以罐固济顶，火煅过，出火毒，研细，水飞晒干用（颂曰："近世以合硫黄同煅，研末，敷金疮，其效如神。人有仓卒金刃，不及煅治者，但刮末敷之亦效。"）。

金刚石

金刚石 时珍曰：金刚石磨水，涂火汤伤，作钗环服佩辟邪恶毒气。

越砥

越砥 时珍曰：越砥涂瘰疬结核。

麦饭石

麦饭石 时珍曰：麦饭石主治一切痈疽发背。

河砂

河砂 时珍曰：河砂主治石淋，取细白砂三升炒热，以酒三升淋汁，服一合，日再服。又主绞肠痛，炒赤，冷水淬之，澄清服一二合。

杓上砂

杓上砂 时珍曰：杓上砂主治

面上风粟，或青或黄赤，隐暗涩痛及人唇上生疮者，本家杓上，括去唇砂一二粒即安。又妇人吹乳，取砂七枚，温酒送下，更以炊帚枝通乳孔，此皆莫解其理。

石燕

石燕 时珍曰：石燕疗眼目障翳，诸病淋沥，久患消渴，脏腑频泻，肠风痔瘘，年久不瘥，面色虚黄，饮食无味。妇人月水湛浊，赤白带下多年者，每日磨汁饮之一枚，用三日以此为准。亦可为末，水飞过，每日服半钱至一钱，米饮服至一月，诸疾悉除。

李梴曰：石燕（《入门》本注曰："生山洞中，因雷雨飞出，堕于沙上，化为石气，凉，无毒，偏治久年肠风痔瘘，煮汁饮之，诸淋有效。妇人难产，两手各把一枚，立愈。"）

兆嘉曰：石燕味甘凉，无毒，力可催生，治湿热诸淋，功堪磨翳。

宫绣曰：石燕（专入脾胃、肝、小肠）味甘气寒，出于祁阳西北江畔滩上，其形似蚪而小，与坚不同，功专利窍除湿解热，故凡目翳不开，热淋不利，妇人难产等症，治当用此，无有不效。但书所云，难产令妇两手各执一枚，其胎即下。合之于理，似属诳妄，未可尽信，磨汁服。

石鳖

石鳖 时珍曰：石鳖主治淋疾血病，磨水服。

蛇黄

蛇黄 时珍曰：蛇黄磨汁涂肿毒。

霹雳碪

霹雳碪 时珍曰：霹雳碪刮末服，主瘵疾，杀劳虫，下蛊毒，止泄泄。置箱簏间不生蛀虫诸蠹物，佩之安神定志，治惊邪之疾。

雷墨

雷墨 时珍曰：主治小儿惊痫，邪魔诸病，以桃符汤磨服即安。

食盐

食盐 时珍曰：食盐解毒凉血，润燥定痛，止痒吐，一切时气风热痰饮关格诸病。

仕材曰：食盐擦齿而止痛，洗目而去风。二便闭结，纳道随通。心腹烦疼，服吐即愈。治疝与辟邪有益，痰停与霍乱无妨。

李梴曰：食盐入肾味咸寒，能除寒热吐痰顽，止心腹痛杀蛊症，齆疮齿血亦能干。

讱庵曰：食盐咸甘辛寒，咸润下，故通大小便。咸走血而寒胜热，故治目赤痈肿，血热热疾。咸补心，故治心虚。入肾而主骨，故坚肌骨，治骨病齿痛。咸润燥而辛泄肺，故治痰饮喘逆。咸软坚，故治结核积聚。又能涌吐醒酒，解毒杀虫，定痛止痒。多食伤肺，走血渗津发渴，凡血病哮喘，水肿消渴人为大忌。

兆嘉曰：食盐走血，具咸寒之性，热可退而结可通，入肾有润下之功。食可吐而蛊可化，除风坚齿明目强阴。

宫绣曰：食盐（专入心肾），盐之品类甚多，有生海、生池、生井、生土、生阶、生石、生树、生草之各异。然寒气味则一，盖盐味咸气寒，加以皂角同煎，则味又兼微辛。五味惟咸润下，故凡大小便闭者，得此则通。五味惟咸走血，故凡血热血痛者，得此则入。五味惟咸入骨，故补肾药必当盐汤送下，而诸骨筋痛藉此则坚。五味惟咸润燥，而辛又能泄肺，故凡痰饮喘逆得此则降。五味惟咸软坚，故凡结核积聚得此则消。五味惟咸补心，故凡病因心起而见喜笑不休，则当用此，沸饮遏止。至于痈肿恶毒，眼目暴赤，曛醉颠狂，汤火急迫，凡其因热而起者，无不藉此以寒胜热而使诸症其悉平矣。但咸虽下趋，过咸则反水上吐，所以霍乱臭毒，头疼腹痛等症，则可引涎上膈而吐之也。水肿如何忌食？恐其以水助水之意也。横生逆生如何用盐，即便缩入正产，以其力有上舒之意也。水蛭、蚯蚓及蛊如何得此即化，以其寓有以水济火之意也。多食如何口渴，以其渗去胃中津液也（《经》曰："热淫于内，治以咸寒。"譬如生肉易溃，得盐性寒咸，则能坚久而不坏，故诸骨筋痛藉此则坚矣）。

凝水石（即寒水石）

凝水石 时珍曰：凝水石治小便白，内痹，凉血降火，止牙疼，坚牙明目。

李梴曰：凝水石寒甘辛味，火烧丹毒醋调敷，解胃伏热及身热，时行烦渴立消除。

兆嘉曰：寒水石辛咸重寒，无毒，清肺胃，并入大肠，温邪暑热有功，解渴烦且凉血分。

宫绣曰：寒水石（专入胃肾）又名凝水石，又名白水石，生于卤地，因盐精渗入土中，年久结聚，清莹有棱而成也。味辛而咸，气寒无毒。书载能治时行大热，口渴水肿，盖以性禀纯阴故也。《经》曰："热淫于内，治以咸寒。"又曰："小热之气，凉以和；大热之气，寒以收之。"服此治热利水，适相宜耳。然此止可暂治有余之邪及敷汤火水伤。若虚人热浮，其切忌焉。莹白含之即化者真，否即是伪，但真者绝少（按：经验方，小儿丹毒，皮肤热赤，用寒水石半两，白土一分，为末，醋调涂之，即愈）。

蓬砂（又名硼砂）

蓬砂 时珍曰：蓬砂主治上焦积热，生津液，去口气，消障翳，除噎隔反胃，积块结瘀肉，阴㿗骨硬恶疮，及口齿诸疮。

仕材曰：蓬砂退障除昏，开胬肉，消痰止嗽，且生津。癥瘕噎膈俱瘥，衄家骨硬通宜。

李梴曰：蓬砂（《入门》本注云："蓬，荸荸也，砂淋卤结成砂也。"又云："硼砂味苦辛温，无毒，主消痰热，止嗽破瘕，结喉痹，不入汤药。色褐者味和效速，色白者味杂效缓。"）

讱庵曰：蓬砂甘微咸，凉，色白质轻，故除上焦胸痛之痰热，生津止嗽，治喉痹口齿诸病。能柔五金而去垢腻，故治噎膈积块，结核胬肉，目翳骨硬。出西番者，白如明矾；出南番者，黄如桃胶，能制汞哑铜。

宫绣曰：蓬砂（专入肝）又名硼砂，辛甘微咸，气温，色白质轻，功专入上除热，故云能除胸膈热痰也。是以痰嗽喉痹，噎膈积聚，骨硬结核，眼目翳障，口齿诸病，凡在胸膈以上者，无不可以投治。况性能消金，岂有垢腻积块而不可以消导乎？第当审实而治，勿轻投也。出西番者，白如明矾；出南番者，黄如桃胶。甘草汤煮化，微火炒，松用（颂曰：今医家用蓬砂治咽喉为要功）。

石硫赤

石硫赤 时珍曰：石硫赤壮阳除冷，治疮杀虫，功同硫黄。

石硫青

石硫青 时珍曰：石硫青治疮杀虫，功同硫黄。

绿矾（即皂矾）

绿矾 时珍曰：绿矾消积滞，燥脾湿，化痰涎，除胀满黄肿，疟利风，口齿诸病。

李梴曰：绿矾酸寒消肿疳，痔积肠风亦可散，喉痹蛀牙疮癣虫，甲疽伤肿火上煨。

讱庵曰：皂矾酸涌涩收，燥湿化痰解毒杀虫之功，与白矾同而力差缓，主治略同白矾。利小便，消食积，散喉痹。深青莹净者良，煨赤用。

兆嘉曰：皂矾燥湿化痰，消食积肿胀皆除，杀虫润下，治疮疳酸凉并效。

宫绣曰：皂矾（专入脾，兼入肝，即绿矾）等于白矾，味亦酸咸而涩，有收痰除湿、去蛊杀虫之功，但力差于白矾而稍缓耳。且此色绿味酸，烧之则赤，用以破血分之积垢，其效甚速。如《金匮》之治女劳黑疸，硝石矾石丸，专取皂矾以破积瘀之血。且治喉痹，用此以取酸涌化涎之力；恶疮疥癣，用以收燥湿解毒之功；肠风泻血，用此以收消散湿热之后，又有收涩之功也。然而诸治之外，又善消积滞，凡腹中坚积，诸药不能化者，以绿矾同健脾消食药为丸，投之辄消，但胃弱人不宜多用。服此者终身忌食荞麦，犯之立毙。青莹净者良，煨赤用。畏醋（按：《张三丰仙传》云：治脾土衰弱，肝木气盛，木来克土，心腹中满或黄肿如土色，宜伐木丸，方用苍术二斤，米泔水浸，用黄酒麹

曲四两，炒赤色，皂矾一斤，醋拌晒干，火煨为末，醋服丸，每服三四十丸，好酒米汤下，日三服甚效）。

汤瓶内碱

汤瓶内碱 时珍曰：汤瓶内碱止消渴，以一两为末，粟米烧饭为丸，梧子大，每人参汤下二十丸。又小儿口疮，卧时以醋调末，书十字两足心验。

长松

长松 时珍曰：长松治大风恶疾，眉发堕落，百骸腐溃，每以一两入甘草少许，水煎服，旬日即愈。又解诸蛊毒，补益长年。

黄精

黄精 时珍曰：黄精补诸虚，止寒热，填精髓，下三尸虫。

仕材曰：黄精补中益气，去湿杀虫。

李梴曰：黄精无毒味甘平，大补劳伤心肺清，除风湿益脾胃气，十年专服可长生。

讱庵曰：黄精平肝，补中益气，安五脏，益脾胃，润心肺，填精髓，助筋骨，除风湿，下三虫，以其得坤土之精粹，久服不饥。俗名山生姜，九蒸九晒用。

兆嘉曰：黄精甘可益脾，使五脏丰盈，精完神固；润能养血，从后天

平补，辟谷充饥。

宫绣曰：黄精（专入脾，兼入肺肾）书极称羡，谓其气平味甘，治能补中益五脏，补脾胃，润心肺，填精髓，助筋骨，除风湿，下三虫，且得坤土之精粹，久服不饥，其言极是。但其所述逃婢一事，云其服此能飞，不无可疑。究其黄精气味，止是入脾补阴，若使挟有痰湿，则食反更助痰；况此未经火煨，食则喉舌皆痹。何至服能成仙，若使事果属实，则人参更得天地中和之粹，又何云不克成仙耶？细绎是情，殊觉荒谬，因并记之。根紫花黄叶如竹者，是俗名山生姜，九蒸九晒用（按：黄精入脾补阴，脾属土，土者，万物之母。土得其养则水火既济，木金交合，而诸邪自去，百病不生矣）。

三七

三七（又名山漆）。 时珍曰：三七根止血散血定痛，金刃箭伤，跌扑杖疮，血出不止者，嚼烂涂或为末掺之，其血即止。亦主吐血衄血，下血血痢，崩中经水不止，产后恶血不下，血运血痛，赤目痈肿，虎咬蛇伤诸病。

讱庵曰：三七甘苦微温，散血定痛，治吐血衄血，血痢血崩，目赤痈肿，为金疮杖疮要药。此药近时始出，军中恃之。从广西山洞来者，略似白及、地黄，有节，味微甘，颇似人参，以末掺猪血中，血化为水者真。

兆嘉曰：参三七，散血可和伤，入胃行肝。广产、野生种不一，行瘀

并止痛，外敷内服，苦多甘少，性偏温。

宫绣曰：三七（专入肝胃，兼入心、大肠）甘苦微寒而温，世人仅知功能止血佳，痛殊不知痛因血瘀则痛作，血因瘀散则血止。三七气味苦温，能于血分化其血瘀。试以诸血之中入以三七，则血旋化为水矣。此非红花、紫草类也，故凡金刃刀箭所伤，及跌扑杖疮，血出不止，嚼烂涂之或为末掺，其血即止。且以吐血衄血，下血血痢，崩漏经水不止，产后恶露不下，俱宜自嚼或为末，米饮送下即愈。并虎咬蛇伤，血出可治。此为阳明、厥阴血分之药，故能治一切血病。一种庭砌栽植者，以苗捣敷肿毒即消，亦取散血之意。广产形如人参者是，有节非，研用良（此药近时出自南人，军中用为金疮要药，云有奇效）。

土当归

土当归 时珍曰：土当归主治除风和血，煎酒服之。闪拗手足，同荆芥、葱白煎汤淋洗之。

都管草

都管草 时珍曰：都管草解蜈蚣蛇毒。

山慈姑

山慈姑 时珍曰：山慈姑主疗肿

攻毒破皮，解诸毒虫毒，蛇虫狂犬伤。

仕材曰：山慈姑痈疽疗毒，酒煎服；瘰疬疮痍，醋拌涂；治毒蛇狂犬之伤，傅粉滓瘢点之面。

李梴曰：山慈菰是鬼灯檠，花即金灯湿地生，疮肿痈疽瘰疬核，毒消万病醋摩曾。

讱庵曰：山慈姑味甘微辛，有小毒，功专清热散结，治痈疮疗肿，瘰疬结核，解诸毒虫毒，蛇虫狂犬伤。根与慈菰、小蒜相类，去毛壳用。

兆嘉曰：山慈菇杀蛊消痈，有毒而能解毒，行瘀散结，辛寒又带甘寒。

宫绣曰：山慈姑（专入）味苦，微辛，气寒微毒，功专泻热，消结解毒，故凡症患痈疽，无名疗肿，瘾疹恶疮，蛇虺齿伤，瘰疬结核等症，用此外敷，固可解散。内服亦可调治，总为结毒散结之方。但性寒凉，不可过服。根与慈、葱、小蒜相类，去毛壳用（《普济方》糙粉治面䵟，用山慈姑夜涂旦洗甚效）。

石蒜

石蒜　时珍曰：石蒜主治疗疮，恶核，可水煎服取汗，及捣敷之。又中溪毒者，酒煎半升服，取吐良。

水仙

水仙　时珍曰：水仙根主治痈肿及鱼骨哽。花作香泽，涂身理发去风气。又疗妇人五心发热，同干荷叶、赤芍药等分为末，白汤每服二钱，热

自退也。

地筋

地筋　时珍曰：地筋根、苗、花，功与白茅同。

杜衡

杜衡　时珍曰：杜衡下气杀虫。

及已

及已　时珍曰：及已杀虫。

吉利草

吉利草　时珍曰：吉利草解蛊毒极验。

硃砂根

硃砂根　时珍曰：硃砂根主治咽喉肿痹，磨水或醋咽之，甚良。

辟虺雷

辟虺雷　时珍曰：辟虺雷治咽喉痛痹，解虺蛇毒。

锦地罗

锦地罗
时珍曰：锦地罗主治山岚瘴毒疮毒，

并中诸毒，以根研，生酒服一钱匕即解。

紫金牛

紫金牛 时珍曰：紫金牛解毒破血。

金丝草

金丝草 时珍曰：金丝草主治吐血咳血衄血，下血血崩瘴气，解诸药毒，疗痈疽疔肿恶疮，凉血散热。

蜘蛛香

蜘蛛香 时珍曰：蜘蛛香辟瘟疫，中恶邪精鬼气尸疰。

山奈

山奈 时珍曰：山奈暖中辟瘴疠恶气，治心腹冷气痛，寒湿霍乱，风虫牙痛，入合诸香用。

讱庵曰：山奈辛温暖中，辟恶，治心腹冷痛，寒湿霍乱，风虫牙痛。生广中，根叶皆如生姜，入合诸香用。

兆嘉曰：山奈性味相同前药（指该书前一味甘松而言），略过于辛，治疗颇似甘松，同归乎散涤邪解秽，濯发香肌。

宫绣曰：山奈（专入胃）气味芳香，功能暖胃辟恶。凡因邪气而见心腹冷痛，寒湿霍乱，暨风蛊牙痛，用此治无不效。以其气味芬芳，得此则能温胃辟恶耳。若使诸症概非湿秽，不得妄用。出广东，根叶与生姜同，合诸香药用

（《仁存方》治头痛，用山奈为末，铺纸上，卷作筒烧灯吹灭，乘热吹鼻和药气，痛即止）。

廉姜

廉姜 时珍曰：廉姜温中下气，消食益智。

蒟酱

蒟酱 时珍曰：蒟酱解瘴疠，去胸中恶邪气，温脾燥湿。

补骨脂（即破故纸）

补骨脂 时珍曰：补骨脂治肾，泄通命门，暖丹田，敛精神。

仕材曰：补骨脂兴阳事，止肾泄固精，止腰疼。

李梴曰：补骨脂辛大温燥，肾伤腰痛阴湿瘙，精冷髓败便溺频，风虚顽痹尤可靠。

讱庵曰：补骨脂辛苦大温，入心包、命门，补相火以通君火，暖丹田，壮元阳，缩小便，治五劳七伤，腰膝冷痛，肾冷精流，肾虚泄泻，妇人血气堕胎。出南番者色赤，岭南者色绿，酒浸蒸用，亦有童便乳浸盐水炒者。得胡桃、胡麻良，恶甘草。

兆嘉曰：补骨脂兴阳事，止肾泄，甘温辛苦之功；固精气，愈腰疼，益火消阴之力。虚寒咳嗽，补纳有权；滑数便遗，摄虚可赖。梦遗湿火，当须禁；便约津枯，切勿投。

宫绣曰：补骨脂（专入肾）辛苦，大温，色黑，何书皆载能敛神明，使心胞之火与命门之火相通，因而元阳坚固，骨髓充实，以其气温味苦，涩以止脱故也。凡五劳七伤，因于火衰而见腰膝冷痛，肾冷流精，肾虚泄泻及妇人肾虚胎滑，用此最为得宜。若认症不真，或因气陷、气短而见胎堕，水衰火盛而见精流泄泻，妄用补骨脂止脱，则杀人惨于利器矣。盐水炒，得胡麻良，恶甘草（五痨谓志痨、心痨、思痨、忧痨、瘦痨；七伤谓阴寒、阴痿、里急精枯、精少、精清、下湿小便数、临事不举）。

瑞香

瑞香　时珍曰：瑞香主治急喉风，用白花者研水灌之。

茉莉

茉莉　时珍曰：茉莉花蒸油取液作面脂，头泽长发，润燥香肌，亦入茗汤。

排草香

排草香　时珍曰：排草香辟臭，去邪恶气。

宫绣曰：排草香气味芳香（专入脾）据书载，能祛恶辟臭，除魅与天时行，并宜烧之。水肿浮气风疟，可用生姜、芥子煎汤浴洗。玩此气味芳香，仅可以辟邪魅鬼恶，使之气不克胜。至于水肿浮气，亦须香以通达，使之气伸浮散，

故止可外用。若使作汤以服，则经络遍布。虽曰祛邪扶正，而正气或虚，则又因香而斫败矣。故古人制方，有宜于外者，则即以外为主而内不投；有宜于内者，则即以内为要而外不行。即云诸香有类于斯，内亦见用。然此补少泄多，古人独于此味别为外治而不内入，未必不有意义于其中也（按：范成大、桂海志云："排草香状如白茅者，芬烈如麝香，人用以合香，诸香之味无及之者。"）

线香

线香　时珍曰：线香薰诸疮癣。

薰草（一名零陵香）

薰草　时珍曰：薰草根茎中涕主五痔脱肛有虫。

宫绣曰：薰香（专入肺）即书所谓零陵香者是也。味甘而辛，性平无毒。

按：书有言能治心痛恶气，以痛与恶多属寒聚，得此能以散寒故耳！又言能除鼻中瘜肉鼻痈，以鼻得香则开，得臭则闭之意耳。至云多服作喘，亦以香能耗气。温服则气上应而作喘耳，但此服之则少。而香铺用以作料甚多，是以众香中之不可缺也矣！出湖岭者佳（亦有服之治鼻塞头风齿痛，狐惑下痢等症）。

马兰

马兰　时珍曰：马兰根叶主诸疟

及腹中急痛痔疮。

李梴曰：马兰花甘气亦平，除胃中热咽喉疼，风寒湿痹并疝痛，带下崩中血妄行。

石香葇

石香葇 时珍曰：石香葇制硫黄（按：香薷、石香葇一物也，但随所生而名也）。

积雪草

积雪草 时珍曰：积雪草研汁点滴暴赤眼良。

李梴曰：积雪草（《入门》本注云："处处有之，蔓生溪涧侧，叶圆如钱，又谓之地钱草。味苦，寒，无毒。主一切热毒痈疽肿毒，恶疮鼠瘘，风疹疥癣，浸淫赤标，皮肤暴热，小儿丹毒寒热，腹内热结，内服外敷"）。

水苏 （一名鸡苏，一名龙脑薄荷）

水苏 时珍曰：水苏作生菜食，除胃间酸水。

李梴曰：水苏（《入门》本注曰："一名鸡苏，处处有之，多生水旁，苗似旋覆，两叶相当。气香馥，味辛微温，无毒。主肺痿吐血衄血，血痢崩中带下，产后中风及血不止，头风目眩，诸风疾脚肿，下气消谷，除饮食，辟口臭，去恶毒气，久服通神耐老。可作菜"）。

切庵曰：鸡苏辛而微温，清肺下气，理血辟恶而消谷，治头风目眩，肺痿血痢，吐衄崩淋，喉腥口臭，邪热诸病。方茎中虚，似苏叶而微长，

密齿面皱，叶甚辛烈。

宫绣曰：鸡苏（专入肠胃）即龙脑薄荷也，又名水苏，系野生之物。味辛微温，功有类于薄荷，但苏薄其性稍凉，水苏其性稍温；苏薄其性主升，水苏其性主降；苏薄多于气分疏散，水苏多于血分温利。故凡肺气上逆，而见头风目眩；与血瘀血热，而见肺痿血痢，吐衄崩淋，喉腥口臭，邪热等病者，皆当用此宣泄。俾热除血止，而病自可以愈矣，但表疏汗出，其切忌焉。方茎中虚，似苏叶而微长，齿面皱，气甚辛烈（《太平和剂局方》有龙脑薄荷丸，与苏合香丸同）。

野菊

野菊 时珍曰：野菊花治痈肿疔毒，瘰疬眼瘜。

宫绣曰：野菊花（专入肺肝）一名苦薏，为外科痈肿药也。其味辛而且苦，大能散火散气，故凡痈毒疔肿瘰疬，眼目热痛，妇人瘀血等症，无不得此则治，以辛能散气，苦能散火者是也。是以经验方治瘰疬未破，用根煎酒热服，渣敷自消。《孙氏治毒方》用此，连根叶捣烂，煎酒服取汗，以渣敷贴；或用苍耳同入；或作汤服；或为末酒调，自无不可。但胃气虚弱，切勿妄投（震亨曰："野菊花服之大伤胃气。"）

菴蕳

菴蕳 时珍曰：菴蕳擂酒饮，治闪

挫腰痛及妇人产后血气痛。

李梴曰：菴䕡子苦治阳水肿，消瘀成痈及食冗，日昏身痹也能医，妇人经闭何须恐。

㓤庵曰：菴䕡子苦辛微寒，入肝经血分，行水散血散中，有补治阳痿经涩，腰膝骨节重痛，产后血气作痛，闪挫折伤，能制蛇。叶似菊而薄，茎似艾而粗。薏苡为使。

白蒿

白蒿 时珍曰：白蒿利膈开胃，杀河豚鱼毒。

李梴曰：白蒿（《入门》本注云："生川泽，所在有之。春初最先诸草而生，似青蒿而叶相上有白毛，及秋香美，可生食，俗名蓬蒿也。味甘平，无毒。主五脏邪气，风寒湿痹，补中益气，长毛发令黑，疗心悬。少食常饥，久服耳目聪明，轻身不老。"）

牡蒿

牡蒿 时珍曰：牡蒿擂汁服，治阴肿。

刘寄奴草

刘寄奴草 时珍曰：刘寄奴草治小儿尿血，新者研末服。

李梴曰：刘寄奴温苦味真，破瘀血治产余屯，通经宽胀愈腹痛，汤火金疮效若神。

㓤庵曰：刘寄奴草苦温，破血通经，除癥下胀，止金疮血，多服令人吐利。一茎直上，叶尖长糙涩，花白蕊黄，如小菊花，有白絮如苦荬，絮子细长亦似苦荬子。茎、叶、花、子皆可用。

兆嘉曰：刘寄奴破血行瘀，兼逐水，辛苦微温；和伤消肿，并调经，肝脾两达。

宫绣曰：刘寄奴（专入肝），因何而有是名，据书载是刘裕，小字寄奴，曾射一蛇，目见童子捣药，问之，答为寄奴所伤，被裕骂而收药。每遇金疮敷之，即愈，故以寄奴是名。但此虽非属真，而药味苦微温，多能破瘀通经，除癥下胀，及止金疮血出，大小便血，汤火伤毒。缘血之在人身，本贵通活，滞而不行，则血益滞而不出，而癥瘕胀满愈甚；行而不止，则血亦滞而不收，而使血出益甚。寄奴总为破血之品，故能使滞者破而即通，而通者破而即收也！古书止言治功而不详绎其义，殊觉疏漏。但性多走泄，不可过服，令人吐利不止。茎、叶、花、子皆可用（按：刘裕，小字寄奴，微时曾射一蛇，明日见童子林中捣药，问之，答曰：吾王为刘寄奴所伤，合药敷之。裕曰：王何不杀之？童曰：寄奴，王者，不可杀也。叱之不见，乃收药回，每遇金疮敷之，立愈）。

鸡冠

鸡冠 时珍曰：鸡冠苗治疮痔及血病；鸡冠花治痔漏下血，赤白下痢，崩中赤白带下，分赤白用。

李梴曰：鸡冠花子凉血毒，泻肝热治肠脏风，更主血脓红白痢，妇人带下及崩中。

番红花

番红花　时珍曰：番红花治心忧郁积，气闷不散，活血。久服令人心喜，又治惊悸。

燕脂

燕脂　时珍曰：燕脂活血，解痘毒。

李梴曰：燕脂（见红蓝花条下附载）若作燕脂功又奇，小儿聤耳不可缺。

兆嘉曰：燕脂解痘毒以松肌，甘平入血，吹耳疳之蚀烂，灸黑和营。

苦芙

苦芙　时珍曰：苦芙下气解热。

苘麻

苘麻　时珍曰：苘麻实生眼翳瘀肉，起倒睫拳毛。

大青

大青　时珍曰：大青主热毒痢黄疸，喉痹丹毒。

李梴曰：大青无毒大黄寒，主疗天行口渴干，大热头痛腰脊强，解金

石毒风疹丹。

讱庵曰：大青微苦咸，大寒，解心胃热毒，治伤（寒时）疾热狂，阳毒发斑，黄疸热痢，丹毒喉痹。处处有之，高二三尺，茎圆茎长，叶对节生，八月开小红花成镞实，大如椒，色赤。用茎叶。

兆嘉曰：大青治伤寒阳毒斑疹，入心胃与肝，兼行肌表，退温疫时行热病。味咸寒微苦，直入营中。

小青

小青　时珍曰：小青治血痢腹痛，研汁服，解蛇青。

蠡实 <small>（一名马兰子）</small>

蠡实　时珍曰：蠡实治小腹疝痛，腹内冷积，水痢诸病。

讱庵曰：马兰子甘平，治寒疝喉痹，痈肿疮疖，妇人血气烦闷，血运崩带，利大小肠，久服令人泻。丛生，叶似薤而长厚，结角子如麻，大赤色，有棱，炒用。治疝用醋拌。根叶同功。

豨莶

豨莶　时珍曰：豨莶治肝肾风气，四肢麻痹，骨痛膝弱，风湿诸疮。

仕材曰：豨莶肢节不利，肌体麻痹，脚膝软疼，缠绵风气。

李梴曰：豨莶草苦寒能补，麻痹偏风有涎吐，治肝肾行大肠气，蟗疮

烦满汁少许。

讱庵曰：豨莶草苦辛，生寒熟温，治肝肾风气，四肢麻痹，筋骨冷痛，腰膝无力，风湿疮疡。若痹痛由脾肾两虚，阴血不足，不由风湿而得者忌服。江东人呼猪为豨，其草似猪莶臭，故名。以五月五日、六月六日、七月七日、九月九日採者尤佳，去粗茎，留枝叶花实，酒拌蒸，晒九次，蜜丸，甚益元气。捣汁熬膏，以甘草、生地煎膏炼蜜三味收之，酒调服尤妙。

兆嘉曰：豨莶草苦寒，能除湿祛风，肾肝并入，制炼用，酒蒸蜜拌，痹痿皆宜。

宫绣曰：豨莶草（专入肝）味苦而辛，性寒不温，故书载须蒸晒至九，加以酒蜜同制，则浊阴之气可除，而清香之气始见。是以主治亦止宜于肝肾风湿而见四肢麻木，筋骨冷痛，腰膝无力，风湿疮疡等症，以其苦能燥湿，寒能除热，辛能散风故也。若使并非风湿而见腰膝无力等症，则又属于血虚而不可用辛散之味矣。然熟用犹可，其性不甚伤正。若生用不制，则又令人作泄，不可不知。以五月五、六月六、七月七、八月八、九月九採者尤佳。至云服能益气，止是风湿既除之验。宋张咏表进轻身之说，亦是浑同肤廓之语，非实诠也。去粗茎，留枝叶花实，酒拌蒸晒九次，蜜丸，捣汁熬膏，炼蜜三味收之，加以酒治，始可投服（宋张咏进豨莶表云：其草金棱银丝，素茎紫荄，对节而生，颇同苍耳，臣契百服，眼目清明；积至于服，须发乌黑，筋力轻健，效验多端）。

箬

箬　时珍曰：箬治男女吐血衄血，呕血咯血下血，并烧存性，温汤服一钱匕。又通小便，利肺气，喉痹，消痈疽。

兆嘉曰：箬叶，血因热逼妄行，治标炙研服。性本甘寒无毒，欲表水煎尝，其功本属轻扬，其用直清肺胃。

甘蕉

甘蕉　时珍曰：（叶）甘蕉除小儿客热，压丹石毒。蕉叶治肿毒初发，研末和生姜汁涂之。

李梃曰：甘蕉根（《入门》本注云："即巴蕉也。岭南者有花有实，味极甘美；北地者，但有花而无实；他处虽有，而作花者亦少。主天行热狂，烦闷消渴黄疸。患痈毒并金石，发热闷口干，并绞汁服。热肿游风风疹，并捣敷之。"）

讱庵曰：芭蕉根味甘，大寒，治天行热狂，烦闷消渴，产后血胀，涂痈肿结热。

兆嘉曰：甘蕉根外敷消肿散热毒，而性属阴寒；内服清烦止消渴，以蠲除烦闷。功能走肺胃，甘可保阴津。

襄荷

襄荷　时珍曰：襄荷根治赤眼涩痛，捣汁点之。

鸭跖草 (一名竹叶菜)

鸭跖草时珍曰：鸭跖草消喉痹。

李梴曰：鸭跖草（《入门》本注云：生平地。叶如竹，高一二尺，花深碧，有角如鸟嘴，故又名碧竹子。花可染色。味苦，寒，无毒。主痈疽疔肿丹毒，瘰疬热痢，痰饮狂痫痕瘕，痞满气肿，蛇咬。和赤小豆煮，下水气湿痹，利便）。

龙葵

龙葵　时珍曰：龙葵疗痈疽肿毒，跌仆伤损，消肿散血。

李梴曰：龙葵（附黄蜀葵，花注后）（《入门》本注云：苦寒无毒，北人谓之苦葵，叶圆花白，子若牛李子，生青熟黑，食之解劳少睡，去虚热肿。其子疗疔毒。其根为末，入麝少许，敷发背痈疽甚效）。

蜀羊泉

蜀羊泉　时珍曰：蜀羊泉治蚯蚓气呵者，捣烂入黄丹敷之。

李梴曰：蜀羊泉（《入门》本注云："俗名漆姑，叶似菊花，紫色，子类枸杞子，根如远志，无心有糁。味苦，寒，无毒。主头秃恶疮，热气，疥瘙痂癣虫，漆疮龋齿，女子阴中内伤，皮间实积，小儿惊痫。"）

鹿蹄草

鹿蹄草　时珍曰：鹿蹄草治金疮出

血，捣涂即止，又涂一切蛇虫犬咬毒。

翦春罗

翦春罗　时珍曰：翦春罗治火带疮绕腰生者，采花或叶捣烂，蜜调涂之，为末亦可。

鼠尾草

鼠尾草　时珍曰：鼠尾草主疟疾水蛊。

李梴曰：鼠尾草（《入门》本注云："苗如蒿，夏月茎端作四五穗，若鼠尾。花有赤白二色，叶堪染皂。味苦，寒，无毒。主鼠瘘寒热，下痢脓血不止，煎膏服之。白花者主白下，赤花者主赤下。"）

狼把草 (即郎耶草)

狼把草　时珍曰：狼把草可染须发，治积年癣，天阴即痒，搔出黄水者，捣末掺之。

李梴曰：郎耶草（《入门》本注云：生山泽，高三四尺，叶作雁齿如鬼针。苗味苦平，无毒，主赤白久痢。小儿痞满，丹毒寒热，取根茎煎服）。

狗尾草

狗尾草　时珍曰：狗尾草治疣目，贯发穿之，即干灭也。凡赤眼拳毛倒睫者，翻转目睑，以一二茎蘸水戛，去恶血甚良。

鳢肠草 (一名旱莲草)

鳢肠草 时珍曰：鳢肠草乌髭发，益肾阴。

李梴曰：鳢肠草（《入门》本注云：一名旱莲草，味甘酸，平，无毒，主血痢。及针灸疮发，血出不止，傅之立已。汁涂须发令黑而繁。煎膏点鼻中，添脑。又排脓止血，通小肠，敷切疮并墨瘟）。

讱庵曰：旱莲草甘咸，汁黑，补肾止血，黑发乌髭。苗如旋覆，实似莲房，断之有汁，须臾而黑，熬膏良。

兆嘉曰：旱莲草甘酸化阴凉血，有功于肾脏，沉寒色黑，乌须兼固夫齿牙。

宫绣曰：旱莲草（专入肝肾）即书所云鳢肠草、金陵草者是也。味甘而酸，性平，色黑，功专入肝入肾，为止血凉血要药，是以血痢煎膏用之，其血即止。须白汁涂，变白为黑；火疮发红，其红即退；齿牙动摇，擦之即固。合冬青，名二至丸，以补肝肾。但性阴寒，虽善凉血，不益脾胃。若不同以姜汁、椒红相兼修服者，必腹痛作泻。苗如旋覆，实似莲房，断之有汁，须臾而黑，熬膏良（按：苦寒之药，本沉阴之性，而阳虚便滑者仍宜禁之）。

三白草

三白草 时珍曰：三白草根疗脚气风毒胫肿，捣酒服亦甚有验，又煎汤洗癣疮。

虎杖

虎杖 时珍曰：虎杖研末酒服，治产后瘀血血痛及坠扑昏闷有效。

李梴曰：虎杖甘平破瘀血，通经能散暴癥结，止痛排脓利小便，暑渴煎令水冷澈。

谷精草 (一名流星草)

谷精草 时珍曰：谷精草治头风痛，目盲翳膜，痘后生翳，止血。

仕材曰：谷精草治头风，翳膜遮睛，喉痹牙疼，疥痒。

李梴曰：谷精草（《入门》本注云："生田中，主喉痹齿痛诸疮，兼治翳膜遮睛，又和面水调贴偏正头痛。"）

讱庵曰：谷精草辛温轻浮，上行阳明胃兼入厥阴肝，明目退翳之功在菊花之上，亦治喉痹齿痛，阳明风热。收谷后荒田中生，叶似嫩秧，花如白星。

兆嘉曰：谷精草得秋金谷气以生成，温可疏肝，摩目翳，养中土胃阴而甘淡，轻能治上，愈头风。

宫绣曰：谷精草（专入肝，兼入胃）本谷余气而成，得天地中和之气。味辛微苦，气温，故能入足厥阴肝及足阳明胃。

按：此辛能散结，温能通达，凡一切风火齿痛，喉痹血热，疮疡痛养，肝虚目翳，涩泪雀盲至晚不见，并疳疾伤目，痘后星障，服之立能有效。

且退翳明目，功力驾于白菊花，而去星明目尤为专剂。试看望月砂系兔所食，此草而成望月砂，亦能治眼，则知此更为眼家要药矣。取嫩秧，花如白星者良（按：谷精体轻性浮，能上行阳明，下行厥阴。凡治目中诸病，加而用之，甚良。明目退翳，似在菊花之上也）。

海金沙

海金沙　时珍曰：海金沙治湿热肿满，小便热淋膏淋，血淋石淋，茎痛，解热毒气。

仕材曰：海金沙除湿热，消肿满，清血分，利水道。

李梴曰：海金沙（《入门》本注云："味甘平，无毒，主通利小便，得栀子、马牙硝，其疗伤寒热狂。"）

讱庵曰：海金沙甘寒淡渗，除小肠、膀胱血分湿热，治肿满五淋茎痛。得栀子、牙硝、蓬砂，治伤寒热狂。

兆嘉曰：海金沙利水通淋，行太阳之血分，性寒味淡，除瘀热于胞宫。

宫绣曰：海金沙（专入小肠）味甘而淡，气寒无毒，为主通利小肠血分要药。凡小肠热闭而见五淋疼痛不止者，服之使热尽从小便而出。且于伤寒热闭而见腹满狂燥，则当于此加栀子、朴硝、蓬硝投治，俾热亦从小便而出，此灶里抽薪之一义也。但肾脏真阳不足切忌。淘净，取浮者晒干，捻之不沾指者真，忌火（解释药味之功能简而且当）。

水杨梅

水杨梅　时珍曰：水杨梅治疔疮肿毒。

地蜈蚣草

地蜈蚣草　时珍曰：地蜈蚣草解诸毒及大便不通，捣汁，疗痈肿，捣涂，并末服能消毒排脓，蜈蚣伤者入盐少许，捣涂或末傅之。

半边莲

半边莲　时珍曰：半边莲治蛇虺伤，捣汁饮，以滓围涂之。又治寒齁气喘及疟疾寒热，同雄黄各二钱，捣泥，碗内覆之，待色青以饭丸梧子大，每服九丸，空心盐汤下。

紫花地丁

紫花地丁　时珍曰：紫花地丁治一切痈疽发背，疔毒瘰疬，无名肿毒恶疮。

讱庵曰：紫花地丁辛苦而寒，治痈疽发背，疔毒瘰疬，无名肿毒。叶如柳而细，夏开紫花，结角。生平地者起茎；生沟壑者起蔓。

鬼针草

鬼针草　时珍曰：鬼针草涂蝎虿伤。

云实

云实 时珍曰：云实主下蠠脓血，根治骨硬及咽喉痛，研汁咽之。

李梴曰：云实（《入门》本注云："俗呼马豆。川谷处处有之，丛生，叶如细槐，枝间微刺，花黄白，荚中子大如麻，子黄黑色。味辛苦，温，无毒。主泄痢肠澼，杀蛊毒，去邪恶结气，止痛，除寒热消渴，治疟药中多用之。"）

漏蓝子

漏蓝子 时珍曰：漏蓝子治恶痢，冷漏疮，恶疮，疬风。

玉簪

玉簪 时珍曰：玉簪根捣汁服，解一切毒，下骨哽，涂痈肿。

兆嘉曰：玉簪花根消肿软坚功至速，取牙有毒味辛寒。

凤仙（子名急性子）

凤仙 时珍曰：凤仙子治产难积块，噎膈，下骨哽，透骨通窍。花治蛇伤，擂酒服即解。又治腰肋引痛不可忍者，研饼晒干为末，空心，每酒服三钱，活血消积。根叶治鸡鱼骨哽，误吞铜钱，杖扑肿痛，散血通经，软坚透骨。

兆嘉曰：急性子透骨软坚，当知味苦性温，毒能消积催生滑窍，须识行瘀化哽降可宽喉。

宫绣曰：凤仙子（专入肾）又名急性，是俗所谓金凤花子是也。其性急猛异常，味苦气温，小毒。凡人病患顽痰积块，噎膈骨哽，服之立效如神。以其气味急迫，能于骨穴坚硬处所，极力搜治。是以胜金丹用之以治狂痫，取其急领砒毒吐泄。同砒以点牙疼，即落；同独蒜捣汁以涂痞块，即消。加麝香、阿魏尤捷。投子以煮硬肉，即烂。但此生不虫蠹，蜂蝶不近，且多食则戟人喉，似非无毒，用之当细审量可耳（噎食不下，用凤仙花子酒浸三宿，晒干为末，酒丸菉豆大，每服八粒，温酒下。不可多用，即急性子也）。

醉鱼草

醉鱼草 时珍曰：醉鱼草花叶治痰饮成齁，遇寒便发，取花研末，和米粉作粿，炙熟，食之即效。又治石斑鱼子中毒，吐不止，及诸鱼骨哽者，捣汁和冷水少许，咽之吐即止，骨即化也。久疟成癖者，以花填鲫鱼腹中，湿纸裹煨熟，空心食之，仍以花和海粉捣贴便消。

荨麻

荨麻 时珍曰：荨麻治风疹初起，以此点之，一夜皆失。

海芋

海芋 时珍曰：海芋治疟瘴毒肿

风癫，伏硇砂。

蛇莓

蛇莓　时珍曰：蛇莓傅汤火伤，痛即止。

使君子

使君子　时珍曰：使君子健脾胃，除虚热，治小儿百病疮癣。

仕材曰：使君子杀诸虫，治疳积。

李梴曰：使君子甘性温平，孩子五疳用最灵，杀虫止泻又止痢，小便混浊也能清。

讱庵曰：使君子甘温健脾胃，除虚热，杀脏虫，治五疳，便浊泻痢疮癣，为小儿诸病要药。出闽蜀，五瓣有棱，内仁如榧，亦可煨食。久则油黑，不可用。忌饮热茶，犯之作泻。

兆嘉曰：使君子入脾胃，用则治虫治疳，味甘温，服则或生或熟。

宫绣曰：使君子（专入脾胃）味甘气温，功专补脾，杀虫除积。凡人症患五疳便浊，泻痢腹虫，皆脾胃虚弱，因而乳停食滞，湿热瘀塞而成，服此气味甘温以助脾胃，则积滞消，湿热散，水道利，而前症尽除矣。时珍曰：凡杀虫之药，多是苦辛，独使君子、榧子而杀虫亦异也。"每月上旬虫头向上，中旬虫头向中，下旬虫头向下，于上旬空心服此数枚，则虫皆死而出也。但忌热茶同服，则令人作泻矣。出闽蜀，五瓣有棱，内仁如榧，亦可

煨食，久则油黑不可用（按：使君子为杀虫而设，苟无虫积，多食必致损人）。

木鳖子

木鳖子　时珍曰：木鳖子治疳积痞块，利大肠泻痢，痔瘤瘰疬。

仕材曰：木鳖子散血热，除痈毒，止腰痛，生肌肉。

李梴曰：木鳖甘温疗折伤，消肿生肌愈恶疮，面刺乳痈腰强痛，洗痔肿痛连及肛。

讱庵曰：木鳖子苦温微甘，有小毒，利大肠，治泻痢疳积，瘰疬疮痔，乳痈蛀毒，消肿追毒，生肌除䵟，专入外科。核扁如鳖，绿色，拣去油者能毒狗。

兆嘉曰：木鳖子苦寒，有毒，外治为多，散血热以消痈，追风毒而达络，塞鼻则拳毛顿起，吹耳则痘眼能移，点痛痔而即平，搽火疮而立效。

宫绣曰：木鳖子（专入外科、外治）本有二种，一名土鳖，有壳。一名番木鳖，无壳。木鳖味苦居多，甘辛略带，诸书皆言性温，以其味辛者故耳。究之性属大寒，狗食即毙，人若误用中寒口噤，多致不救，常有因病错用而毙者矣。故其功用多从外治，如肿毒乳痈，痔漏喉痹，用此醋漱于喉间，引痰吐出以解热毒，不可咽下。或同硇砂、艾叶，卷筒薰疥，杀蛊最效。或用麻油熬擦癣，亦可。总不可用汤剂以致寒毒内攻耳。番鳖即马前子，功与木鳖大同，而寒烈之性尤甚，所

治热病喉痹，亦止可同山豆根、青木香磨汁内含，使其痰涎引吐，逆流而上，不可咽下。斑疮入眼可用番木鳖半个，轻粉、冰片、麝香为末，左目吹右耳，右目吹左耳，日吹二次，即住。狗性大热，用此大寒内激，使之相反，立见毙耳。止入外科治疗，用时除油（按：木鳖子引吐，热涎从痰外出。番木鳖引吐，热涎逆流而上。论中所谓土鳖即木鳖子，番木鳖即马钱子也）。

番木鳖（即马钱子）

番木鳖　时珍曰：番木鳖治伤寒热病，咽喉痹痛，消痞块，并含之咽汁或磨汁噙咽。

独行根（即马兜铃根，在马兜铃条内）

独行根　时珍曰：独行根利大肠，治头风瘙痒秃疮。

榼藤子

榼藤子　时珍曰：榼藤子解诸药毒。

营实墙蘼（即蔷薇也）

营实墙蘼　时珍曰：营实治上焦有热，好瞑。根，除风热湿热，缩小便，止消渴。

仕材曰：营实口疮骨鲠之用，睡中遗尿之方。

李挺曰：营实酸平即蔷薇，疗诸痈毒恶疮癞。根治金疮伤打肉，血痢肠风痔瘦儿。

讱庵曰：蔷薇根苦涩而冷，入胃、大肠经，除风热湿热，生肌杀虫，治泻痢消渴，牙痛口糜，遗尿好眠，痈疽疮癣。花有黄白红紫数色，以黄心白色粉红者入药。子名营实，酸温，主治略同。

月季花

月季花　时珍曰：月季花活血化肿傅毒。

黄环

黄环　时珍曰：黄环治痰嗽，消水肿，利小便。

李梴曰：黄环（《入门》本注云："生蜀郡，味苦平，有毒，主蛊毒鬼疰，邪气在脏中，阴虚咳逆，寒热往来。"）

菝葜

菝葜　时珍曰：菝葜治消渴，月崩下利。

土茯苓

土茯苓　时珍曰：土茯苓健脾胃，强筋骨，去风湿，利关节，治泻泄，治拘挛骨痛，恶疮痈肿，解汞粉银米毒。

讱庵曰：土茯苓甘淡而平，阳明

主药，健脾胃，祛风湿，脾胃健则营卫从，风湿除则筋骨利。利小便，止泻泄，治筋骨拘挛，杨梅疮毒，瘰疬疮肿。大如鸭子，连缀而生，俗名冷饭团，有赤白二种，白者良。可烹食，亦可生啖，忌茶。

兆嘉曰：土茯苓利湿分消，皆谓邪留下部，舒筋定痛，多因毒伏经中。以能制轻粉之留邪，入胃通肝及肾，故为治下疳良剂。性平味淡而甘，可助土以强脾。藉遗粮而当谷。

宫绣曰：土茯苓（专入胃肝，兼入肾肠）甘淡气平，功有等于萆薢，治能除湿消水，分清去浊。然此尤解杨梅疮毒，盖杨梅疮多由峰瘴薰蒸与淫秽湿热之邪交互而成其症，多属阳明、厥阴，而兼及其他经，盖相火寄于厥阴，肌肉属于阳明故也。如兼少阴、太阴，则发于咽喉；兼太阳、少阳，发于两角。若用轻粉劫剂，毒气窜入经络，筋骨莫之能出，变为筋骨拘挛，发为结痛，遂成痼疾。须用此一两，金银花、防风、木通、木瓜、白藓皮各五分，皂荚子四分，人参、当归各七分，日服三剂。忌饮茶酒，肉面，盐醋，并戒房劳百日。渴饮土茯苓汤，半月方愈。取其湿热斯除，而浊阴得解矣。白者良（按：前方土茯苓、金银花、防风等药名搜风解毒汤，犯轻粉毒病，深者月余，浅者半月即愈）。

九仙子

九仙子 时珍曰：九仙子治咽痛喉痹，散血，以新汲水或醋磨汁含咽

甚觉良。

山豆根

山豆根 时珍曰：山豆根研末，汤服五分治腹胀喘满。酒服三钱，治女人血气腹胀。又下寸白诸虫丸服，止下痢磨汁服止。卒患热厥，心腹痛，五种痔痛，研汁涂诸热肿秃疮，蛇狗蜘蛛伤。

仕材曰：山豆根主咽痛蛊毒，消诸肿疮疡。

李梴曰：山豆根甘寒解毒，急黄热嗽宜用先，咽喉肿痛含津咽，五痔头疮和水研。

讱庵曰：山豆根苦寒，泻心火，以保金气。去肺、大肠之风热，消肿治痛，治喉痛喉风，龈痛齿痛，喘满热咳，腹痛下痢，五痔诸疮。解药诸毒，傅秃疮，蛇狗蜘蛛伤，疗人马急黄。苗蔓，如豆经冬不调。

兆嘉曰：山豆根解肺家结热之邪，化痹宣痛味最苦，杀蛊毒诸虫之积，通肠消胀气纯寒。

宫绣曰：山豆根（专入心）大苦，大寒。功专泻心，保肺及降阴经火逆，解咽喉肿痛第一药。缘少阴之脉，上循咽喉，咽喉虽处肺上而肺逼近于心。故凡咽喉肿痛，多因心火挟其相火交炽，以致逼迫不宁耳。治当用此，以降上逆之邪，俾火自上达下，而心气因尔以除。且能以祛大肠风热，及解药毒，杀小蛊并腹胀喘满，热厥心痛，并疗人马急黄，磨汁以饮。五痔诸疮

服之悉平，总赖苦以泻热，寒以胜热耳。但脾胃虚寒作泻者禁用（按：肺与大肠相表里，肺气清则大肠风热亦解）。

黄药子

黄药子 时珍曰：黄药子凉血降火，消瘿解毒。

李梴曰：黄药苦平生恶疮，瘘疮喉痹犬咬伤。取根研汁随含傅，治马原来用此方。

解毒子

解毒子 时珍曰：解毒子消痰降火，利咽喉，退目赤。

白药子

白药子

时珍曰：白药子散火降血，消痰解毒。

剪草

剪草 时珍曰：剪草主一切失血。

李梴曰：剪草专治疥癣痒，祛劳止血效非常。根名白药诸疮用，末调鸡子护胎伤。

钩藤

钩藤 时珍曰：钩藤治大人头旋目眩，平肝风，除心热，小儿钩腹痛，发斑疹。

仕材曰：钩藤舒筋除眩，下气宽中，小儿惊痫，容忤胎风。

李梴曰：钩藤（《入门》本注云："茎有刺如钩，味甘，气微寒，无毒，惟疗小儿十二惊痫，天吊客忤，胎风寒热。"）

讱庵曰：钩藤钩味甘微苦，寒，除心热，平肝风，治大人头旋目眩，小儿惊啼，瘛疭容忤，胎风发斑疹。主肝风，相火之病，风静火息，则诸症自除。有刺类钓，钩藤细多钩者良。久煎则无力。

兆嘉曰：钩藤入肝经以凉血祛风，退热，疗惊久煎无力。味甘寒而除邪定搐，治昏止眩暂服为宜。

宫绣曰：钩藤（专入心肝）味甘微苦，气平微寒，为手少阴心、厥阴肝经要药。缘肝主风，心主火，风火相煽则风因火而愈炽，火亦因风而益盛，其在小儿则病必在惊痫瘛疭，眼翻抽掣，大人则病必见头旋目眩，妇人则病必见赤白带下，故必用此轻平宣泄以为下降，则风静火熄，而惊风热自尔其克除矣。此惟小儿风热，初热病未见甚者，用之得宜。若使风火至极，势难骤遏，则此轻平疏泄，效难克奏。又当细审所因，用以重剂以为投服，则药始于病当，而无病重药轻之弊矣。取藤细多钩者良，但久煎则无力（按：藤类象筋，故抽掣病由筋生者，必为之用）。

黄藤

黄藤 时珍曰：黄藤治饮食中毒，

利小便，煮汁频服即解。

萝藦

萝藦 时珍曰：萝藦子取汁傅丹毒赤肿及蛇蛊毒，即消。蜘蛛伤频治，不愈者，捣封二三度，能烂丝毒，即化作脓也。

紫葛

紫葛 时珍曰：紫葛生肌散血。

李梴曰：紫葛（《入门》本注云："春生冬枯，蔓似葡萄而色紫，八月採根皮，日干用，味甘苦，寒，无毒，主痈肿恶疮，为末，醋和封之。又金疮，生肌破血补损，及瘫痪挛急，产后血气冲心烦渴，并水煎服。"）

乌蔹莓

乌蔹莓 时珍曰：乌蔹莓凉血解毒，利小便。根擂酒服，消疖肿神效。

葎草

葎草 时珍曰：葎草润三焦，消五谷五脏，除九虫，避瘟疫，傅蛇蝎伤。

木莲

木莲 时珍曰：木莲叶治血淋痛涩，藤叶一握，甘草炙一分，日煎服之。木莲固精消肿，散毒止血，下乳。

治久痢肠痔，心痛阴㿗。

常春藤

常春藤 时珍曰：常春藤，凡一切痈疽肿毒初发，取茎叶一握，研汁，和酒温服，利下恶物，去其根本。

忍冬（一名金银藤，即金银花）

忍冬 时珍曰：忍冬，治飞尸遁尸，风尸沉尸，尸注鬼击，一切风湿气，及诸肿毒痈疽，疥癣杨梅，诸恶疮。散热解毒。

仕材曰：金银花解热消痈，止痢宽膨。

李梴曰：金银花即忍冬草，甘温无毒痈疽宝，消渴虚风寒热凝，腹胀血痢叶可捣。

讱庵曰：金银花，甘寒入肺，散热解毒，补虚。疗风养血止渴，治痈疽疥癣，杨梅恶疮，肠澼血痢，五种尸疰。经冬不凋，一名忍冬，花叶同功，花香尤佳，酿酒代茶熬膏并妙。

兆嘉曰：金银花，其气芳香入脾，其味甘寒，解毒，通经入络，取用其藤。治疖消痈，还当使蕊。或傅尸腹胀，各随成法以推求。或治痢祛风，宜合古方而运用。

宫绣曰：金银花（专入肺）经冬不凋，故又名忍冬，味甘性寒，无毒，诸书皆言补虚养血，又言入肺散热，能治恶疮，肠澼痈疽痔漏，为外科治毒通行要剂。

按：此似属两歧，殊不知书言能辅虚者，因其芳香味甘，性虽入内逐热，而气不甚迅利伤损之意也。书言能养血者，因其毒结血凝，服此毒气顿解而血自尔克养之谓也。究之止属清热解毒之品耳，是以一切痈疽等病，无不藉此内入，取其气寒解热，力主通利。至云能治五种尸疰，事亦不虚。如谓久服，轻身延年益寿，不无过谀。凡古人表著药功，类多如是，但在用药者，审认明确，不尽为药治效所感也。花与叶同功，其花尤妙（按：治飞尸遁尸，风尸沉尸，尸疰等五疰，病因不一，但此专主风湿内结，为热而言）。

甘藤

甘藤　时珍曰：甘藤解热痢及膝肿。

含水藤

含水藤　时珍曰：含水藤，治人体有损痛，沐发令长。

天仙藤

天仙藤　时珍曰：天仙藤流气活血，治心腹痛。

李梴曰：天仙藤《入门》本注云："似葛叶，圆小有毛，夏采根苗用。味苦温，微毒，解风劳。得麻黄发汗，得大黄坠胎，得安胎叶治子痫症。"）

讱庵曰：天仙藤，苦温，疏气活血，治风劳腹痛，妊娠水肿。叶似葛，圆而小有白毛，根有须，四时不凋。

宫绣曰：天仙藤（专入肝脾）即有青木香、马兜藤也。味苦，气温。观书所论，主治止属妊娠子肿及腹痛风痨等症，而于他症则未及焉。即其所治之理，亦不过因苦主于疏泄，性温得以通活，先能活血通道而使水无不利，风无不除，血无不活，痛与肿均无不治故也。昔有天仙藤散以治子肿，其亦可以知其概矣。叶似葛，圆而小有白毛，根有须，四时不凋者是（按：天仙藤散方，天仙藤、香附子、陈皮、甘草、乌药等分为末，用木瓜、生姜、苏叶煎汤服）。

紫金藤

紫金藤　时珍曰：紫金藤，消损伤瘀血，捣傅恶疮肿毒。

南藤

南藤　时珍曰：南藤煮汁服，治上气咳嗽。

李梴曰：南藤气温味辛烈，除痹排风和气血，滋补衰老能兴阳，强腰膝兮变白发。

清风藤

清风藤　时珍曰：清风藤治风湿流注，历节鹤膝，麻痹瘙痒，损伤疮肿，入酒药中用。

李梴曰：清风藤《入门》本注云："生天台山，其苗蔓延木上，四时常有。彼土人採其叶入药，治风有效。")

兆嘉曰：清风藤温达肝脾，用使搜风兼胜湿，味归辛苦，功能蠲痹并舒筋。

百棱藤

百棱藤 时珍曰：百棱藤治一切风痛风疮，以五斤剉，水三斗，煮汁五升。熬膏，每酒服一匙，日三服。

省藤

省藤 时珍曰：省藤治诸风，通五淋，杀虫。

千里及

千里及 时珍曰：千里及同小青煎服，治赤淋腹痛。

羊蹄叶

羊蹄叶 时珍曰：羊蹄叶连根烂蒸一碗食，治阳痔泻血甚效。

酸模

酸模 时珍曰：酸模，去汗斑，同紫萍捣擦数日即没。

龙舌草

龙舌草 时珍曰：龙舌草治痈疽汤火灼伤，捣涂之。

苦草

苦草
时珍曰：苦草治妇人白带，煎汤服。又主好嗜干茶不已，面黄无力，为末和炒，脂麻不时干嚼之。

萍蓬草

萍蓬草 时珍曰：萍蓬草子助脾厚肠，令人不饥。

荙菜

荙菜 时珍曰：荙菜捣傅诸肿毒，火丹游肿。

海带

海带 时珍曰：海带治水病瘿瘤，功同海藻。

李梴曰：海带（《入门》本注云："生东海，北海藻更粗长如带，作下药速于海藻、昆布。主催生，治妇人及疗风。凡海中菜皆治瘿瘤结气。青苔、紫菜皆然"）。

兆嘉曰：海带下水消瘿，功同海藻，而粗柔弱而长。

骨碎补（一名猴姜）

骨碎补 时珍曰：骨碎补研末，猪肾夹煨，空心食，治耳鸣及肾虚久泻，牙疼。

仕材曰：骨碎补，主骨碎折伤，耳响牙疼，肾虚泄泻，去瘀生新。

李梴曰：骨碎补苦温无毒，破血止血折伤续，劳极骨内血风疼，下虚齿痛耳鸣促。

讱庵曰：骨碎补，苦温补肾，故治耳鸣及肾虚久泻。肾主骨故治折伤牙痛，又入厥阴能破血止血。根似姜而扁长，去毛用，或蜜拌蒸。

兆嘉曰：骨碎补，苦能坚肾，温可补虚，行瘀血以理劳伤，长须发并除风气。

宫绣曰：骨碎补（专入肾，兼入心）味苦而温，功专入肾补骨，且能入心破血。是以肾虚耳鸣久泻，跌仆损伤，骨痛牙痛血出，无不用此调治。俾其肾补骨坚，破瘀生新，而病即除。至命其名曰骨碎补，以其骨碎能补骨故耳。虽与补骨脂相似，然总不如补骨脂性专固肾通心，而无逐瘀破血之治也。去毛，蜜拌蒸用（治泄泻，研末，入猪肾煨食。牙疼炒黑为末，擦牙。折伤粥和末，裹伤处）。

金星草

金星草 时珍曰：金星草解热，通五淋凉血。

李梴曰：金星草（《入门》本注云："多生背阴木石上，单生一叶，长一二尺，至冬背上生两行相对如金星子，其根盘屈如竹，无花，实凌冬不凋，五月和根采，风干用。味苦寒，无毒，主痈疽疮毒，硫黄丹石毒发于背，痈肿结核，酒煎服之。外为末冷水涂石药悉下。然性至冷，服后须补，老人不可轻服。"）

虎耳草

虎耳草 时珍曰：虎耳草，主治瘟疫，擂酒服。生用吐利人，熟用则止吐利。又治聤耳，捣汁滴之。痔疮肿痛者，阴干烧烟桶中薰之。

石胡荽

石胡荽 时珍曰：石胡荽解毒明目，散目赤肿云翳，耳聋头痛脑酸。治痰疟齁䶎鼻痔不通，塞鼻息自落，又散疮肿。

螺厣草

螺厣草 时珍曰：螺厣草治小便出血，吐血衄血，龋齿痛。

地锦（一名血见愁）

地锦 时珍曰：地锦主痈肿恶疮，金刃扑损出血，血痢下血崩中，能散血止血利小便。

仙人掌草

仙人掌草 时珍曰：仙人掌草焙末，油掺调小儿白秃疮。

陟厘

陟厘 时珍曰：陟厘涂丹毒赤游。

衄血。烧灰，油和，傅汤火伤。

干苔

干苔 时珍曰：干苔烧末吹鼻止衄血，汤浸捣傅手背肿痛。

李梴曰：干苔（《入门》本注云："生石上者名干苔，味咸气寒。主心腹烦闷，冷水研饮疗痔杀虫及霍乱。呕吐不止，煮汁服之。又发诸疮疥，下一切丹石，杀诸药毒。不可多食，令人痿黄，少血色。生水中者名陟厘，南人取为纸，名苔纸，色青黄，体涩，味甘，大温，主心腹大寒，温中消谷，强胃气，止泄痢，断下药用之。"）

船底苔

船底苔 时珍曰：船底苔解天行热病，伏热，头目不清，神志昏塞及诸大毒。以五两和酥饼末一两半，面糊丸，梧子大，每温酒下五十丸。

石蕊

石蕊 时珍曰：石蕊生津润咽，解热化痰。

地衣草

地衣草 时珍曰：地衣草研末，新汲水服之，治中暑。

垣衣

垣衣 时珍曰：垣衣捣汁服，止

屋游

屋游 时珍曰：屋游煎水，入盐漱口，治热毒牙龈宣露。研末新汲水调服，止鼻衄。

李梴曰：屋游（《入门》本注云："即古瓦屋上北阴青苔衣也。八月採，去泥，阴干，味甘寒，主浮热在皮肤，往来寒热，利小肠、膀胱气，及儿痫热，时气烦渴。生古墙侧，青苔衣名垣衣，三月採，阴干，味酸，无毒。主黄疸，心烦咳逆，血气暴热，在肠胃中，金疮内塞，久服补中益气，长肌悦颜。"）

昨夜何草

昨夜何草 时珍曰：昨夜何草治大肠下血，烧灰水服一钱，又涂诸疮不敛。

土马鬃

土马鬃 时珍曰：土马鬃沐发，令长黑，通大小便。

李梴曰：土马鬃（《入门》本注云："生墙上，岁多雨，则茂盛。北垣衣更长治骨蒸热烦，毒塞鼻衄。"）

马勃

马勃 时珍曰：马勃清肺散血热，解毒。

李梴曰：马勃（《入门》本注云："即

马疕菌也，生湿地及腐木上，虚软如紫絮，弹之粉出。主喉闭咽痛，去膜，蜜水调服。敷诸恶疮马疥甚良。"）

讱庵曰：马勃，辛平，轻虚清肺解热，散血止嗽。治喉痹咽痛，鼻衄失音。外用傅诸疮良。生湿地朽木上，状如肺肝紫色，虚软，弹之粉出，取粉用。

兆嘉曰：马勃辛平，利肺部之邪。治咽痛喉疮，功能散血，轻淡解上焦之热，除口疮面肿，力可疗瘟。

大麻油

大麻油 时珍曰：大麻油（即火麻仁油）熬黑，压油，傅头，治发落不生。煎熟时，时啜之，治硫磺毒，发身热。麻勃（即麻花也）治健忘及金疮内漏。黄麻破血通小便。

仕材曰：麻油熟者利大肠，下胞衣。生者，摩疮肿，生秃发。

雀麦（即野麦也）

雀麦 时珍曰：雀麦米充饥滑肠。

荞麦

荞麦 时珍曰：荞麦降气宽肠，磨积滞，消热肿风痛，除白浊白带，脾积泄泻。以炒糖水调，炒面二钱服，治痢疾。炒焦，热水冲服，治绞肠痧痛。麦秸烧灰，淋汁取碱，熬干，同石灰等分，蜜收，能烂痈疽，蚀恶肉，

去靥痣，最良。囊作荐，辟壁虱。

讱庵曰：荞麦面甘，寒，降气宽肠，治肠胃沉积，泄痢带浊，傅痘疮溃烂，汤火灼伤。脾胃虚寒人勿服。

兆嘉曰：荞麦降炼宽肠，除积垢，甘平逐湿，益脾元。

宫绣曰：荞麦（专入肠胃）味甘，性寒，治能降气宽肠，消积去秽。凡白带白浊泄痢，痘疮溃烂，汤火灼伤，气盛湿热等症，是其所宜。且炒焦，热水冲服，以治绞肠痧腹痛。醋调涂之，以治小儿丹毒赤瞳亦妙。盖以味甘入肠，性寒泻热，气动而降，能使五脏滓滞，皆炼而去也。若使脾胃虚弱，不堪服食，食则令人头眩。作面和猪羊肉食，食则令人须眉脱落。又不可合黄鱼以食，皆是其性动降之故。烧灰淋汁，即碱用，化石灰，能去靥肉（按：荞麦最降气宽肠，故能炼肠胃滓滞，而治浊带泄痢，腹痛上气之疾。气盛有湿热者宜之）。

稻（黏者为糯）

稻 时珍曰：稻米暖脾胃，止虚寒泄痢，缩小便，收自汗，发痘疮米疳，益气止烦渴霍乱，解毒。食鸭肉不消者，顿饮一盏，即消。糯稻花，阴干入揩牙，乌须。方用稻穰烧灰，浸水饮，止消渴。淋汁浸肠痔。接穰藉靴鞋，暖足去寒湿气。糯糠齿黄，烧取白灰，旦旦擦之。

李梴曰：糯米甘温主温中，止吐泻乱安胎宫。炒黑敷疮黄止衄，多食

热壅气不通。秆（即穰也）又退黄并蛊毒，煮汁饮之立见功。

讱庵曰：糯米甘温，补脾肺虚寒，坚大便，缩小便，收自汗，发痘疮。然性粘滞，病人及小儿忌之。

宫绣曰：稻米（专入脾，兼入肺）味甘，性平。

按：据诸书有言，性温、性寒、性凉之不同，然究此属阴物，阴即寒聚，故性粘滞而不爽也。是以服之使人多睡，身软无力，四肢不收，发风昏昏。且使小猫食之，亦脚屈不能行；马食之，足垂难移；妊妇杂肉食之，令子不利。使果性温而热则食，自有温和通活之妙，何至阴凝腻滞如此哉。如谓酿酒则热，熬糖尤甚。且发壅疽疮疖，何谓不温，讵知性如大豆，生亦性温，何以作豉，则凉可知。稻非性温，因于造酿而温。始有至书有云，食之补中益气，及止虚寒泄泻，并缩小便，收自汗，发痘疮。皆是性粘不利，留滞在中，上壅不下之故。非如参者，性主温补，仍兼通活而无如此阴滞之甚也。谓之缓中，则可谓之温中而热，岂其可乎谓之中虚宜服，则可谓之虚寒宜服，亦乌见其可乎？凡老人小儿久病均忌（凡物滞不甚温，温不甚滞，此理之自然也）。

籼

籼　时珍曰：籼米温中益气，养胃和脾，除湿止泄。

稷

稷　时珍曰：稷米凉血解暑。稷根，治心气痛，产难。

李梴曰：稷米本是五谷长，甘芳可爱供祭向，利脾胃解毒苦瓠，多食令人发痼冷。

讱庵曰：稷米甘平，益气和中，宜脾利胃。

宫绣曰：稷（专入脾）有芦稷、黍稷之分。芦稷者，其形高如芦，实既香美，性复中和，所以为五谷之长，而先王以之名官也。味甘，气平，故食可以益气和中，宜脾利胃。煎汤以治霍乱吐泻如神，用此烧酒可治腹中沉疴噈唧。若黍稷之稷，形状似粟，但粟穗则丛聚攒簇。黍稷之粒则疏散成枝，黍与稷稷分别，则粘者为黍，而不粘者则为黍稷之稷。昔人于此纷纷置辨而不画一，是亦未分二稷之说矣。黍稷味甘，性寒，作饭疏爽香美可爱，服之可以清热凉血，解暑止渴。故书载治痈疽背发，瘟疫之症。但多食则有冷气内发，烧黍稷则瓠必死。忌同附子服（如食黍稷犯寒冷气内发者，饮黍穰汁即消）。

黍

黍　时珍曰：黍米嚼浓汁，涂小儿鹅口疮有效。穰茎并根烧灰，酒服方寸匕，治妊娠尿血。丹黍根茎煮汁服，利小便，止上喘。

李梴曰：黍米益气味甘温，肺病

相宜多则烦，赤者微苦止咳嗽，霍乱泄痢作粥飡。

蜀黍

蜀黍 时珍曰：蜀黍米，温中涩肠胃，止霍乱。粘者与黍同功。根煮汁服，利小便，止喘满。烧灰酒服，治产难有效。

玉蜀黍

玉蜀黍 时珍曰：玉蜀黍米，调中开胃涩肠。根叶治小便淋沥砂石，痛不可忍，煎汤频饮。

粱

粱 时珍曰：黄粱米止霍乱下痢，利小便，除烦热。白粱米炊饭食之，和中止烦渴。

李梴曰：粱米三种粟之类，青黄白味性相似，霍乱泄痢总能除，和中益气养脾胃。黄去风痹青涩精，白治胃热多呕哕。

秫

秫 时珍曰：秫米，治肺疟及阳盛阴虚，夜不得眠及食鹅鸭成癥，妊娠下黄汁。

李梴曰：秫米能润大肠燥，酿酒蹉急自然伸。

兆嘉曰：秫治阴虚之不寐，性却

甘凉，利肺痈以通肠，质偏粘腻。

稗

稗 时珍曰：稗米治金疮及伤损，血出不已，捣傅或研末掺之，即止甚验。

菰米

菰米 时珍曰：菰米解烦热，调肠胃。

阿芙蓉（一名阿片）

阿芙蓉 时珍曰：阿芙蓉治泄痢脱肛不止，能涩丈夫精气。

兆嘉曰：阿芙蓉涩精止利，虚邪气痛立时瘳，醒睡助阳，毒烈苦酸顷刻效。

宫绣曰：阿芙蓉（专入命门）即莺粟花之津液也，一名鸦片，一名阿片，出于天方国，气味与粟壳相似，而酸涩更甚。用阿芙蓉一分，粳米饭捣作三丸，通治虚寒百病。凡泻痢脱肛，久痢虚滑，用一二分，米饮送下，其功胜于粟壳。又痘疮行浆，时泄泻不止，用四五分厘至一分，未有不止。但不可多服。忌酸醋，犯之断肠，及忌葱、蒜、浆水。奈今有以房术为用，无论病症虚实辄为轻投，纵欲以致肾火愈炽，吁误矣（按：莺粟结青苞时，午后以大针刺其外，或三五处，次早津出，以竹刀刮取，入磁器，阴干用之）。

黄大豆（附豆油、豆秸）

黄大豆　时珍曰：黄大豆研末，熟和涂痘后痈。豆油涂疮疥，解发腽。豆秸烧灰，入点痔，去恶肉药。

宫绣曰：黄大豆（专入脾与胃）按书既言，味甘，服多壅气，生痰动嗽。又宽中下气，利大肠，消水胀肿毒。其理似属两歧，讵知书言，甘壅而滞，是即炒熟而气不泄之意也。书言宽中下气利肠，是即生冷未炒之意也。凡物生则疏泄，熟则壅滞。大豆其味虽甘，其性虽温，然生则水气未泄；服之多有疏泄之害。故豆须分生熟而治，则有补泄之为别耳。是以书载，误食毒物，须生捣研，水吐之。诸菌毒不得吐者，浓汁煎饮试。内痈及臭毒腹痛，并与生黄豆嚼，甜而不恶心者是。即上部结有痈脓及中臭毒发痧之真侯，惟有痘后余毒发痈，并痘后风癣，痘后生疮肿疡背疮等症，则或煎汤炒黑为末以治。用补则须假以炒熟，然必少食则宜。若使多服不节，则必见有生痰壅气动嗽之弊矣。豆油辛甘而热，与豆气味稍别，能涂疮疥，解发腽。蒿烧灰，点恶疮，去恶肉。忌猪肉（痘后生疮，用黄豆烧黑，研面，香油调涂甚效）。

腐婢

腐婢　时珍曰：腐婢治热中积热，鼠瘘下血。

绿豆

绿豆（附花皮、粉荚，又附豆芽）。

时珍曰：绿豆治痘毒，利肿胀。绿豆粉，新水调服，治霍乱转筋，解诸药毒。死心头尚温者，豆皮解热毒，退目翳。豆荚，赤痢经年不愈，蒸熟随意食之，良。豆花解酒毒，豆芽解酒毒热毒，利三焦。

仕材曰：菉豆，解毒而止渴，去浮风而润肤，利小便以治胀，厚肠胃以和脾。

李梴曰：菉豆甘寒解诸毒，热风消渴研汁服，更治霍乱消浮肿，作枕清头明眼目。粉糁痘疮不结痂，脾胃虚人难克伏。

讱庵曰：绿豆甘寒，行十二经，清热解毒，利小便，止消渴，治泻痢。连皮用，粉扑痘疮溃烂，良。

宫绣曰：菉豆（专入肠胃）味甘，气寒。据书备极称，善有言能厚肠胃，润皮肤，和五脏及资脾胃。

按：此虽用参芪归术，不是过也。第书所言能厚、能润、能资者，缘因毒邪内炽。凡脏腑经络、皮肤、脾胃，无一不受毒扰，服此，性善解毒。故凡一切痈肿等症，无不用此奏效。煮汁则止消渴。磨粉合以乳香、丹砂，则能护心，使毒不入。筑枕夜卧，则能明目疏风。杖疮疼痛，则用鸡子白调敷即愈。皮犹凉，于菉豆退翳明目如神，粉扑痘溃尤妙。皆有除热解毒之功，而无补益滋助之力。且与榧子相反，同食则杀人（一市民诵观音经甚诚，出行拆一足，哀叫菩萨，梦一僧授一方：菉豆粉新铫炒，柴胡，并水调敷，纸贴杉木，扎定，其效如神）。

豌豆

豌豆　时珍曰：豌豆煮食杀鬼毒心病，解乳石毒发。研末涂痈肿痘疮。作澡豆去黯䵟，令人面光泽。

宫绣曰：豌豆（专入脾胃）即寒豆也，味甘，气平，无毒。故书载入脾胃，利湿除热。凡人病因湿热而见胀满消渴，溺闭寒热，热中吐逆，泄澼者，服此最宜。与病因湿热而见痘疔紫黑而大，或黑壤而臭，或中有紫线，用此治无不效。并或气虚病胀，用此同羊肉煮食之，亦能奏功。盖缘此豆属土，故治亦在脾胃之病。但须假以佐使，如治痘疔入肌，活血必兼胭脂同投入，脾与胃补气必兼羊肉同入，各有至理，非仅豌豆一味所能施也。出胡地，大如杏仁者是（昔牛御史四圣丹，用豌豆四十九粒，烧存性，头发灰三分，珍珠十四粒，研为末，以油胭脂同作成膏，先以簪挑破痘疔，呕去恶血，以少许点之，即时色变红活）。

豇豆

豇豆　时珍曰：豇豆理中益气，补肾健胃，和五脏，调营卫，生精髓，止消渴，吐逆泄痢，小便数，解鼠莽毒。

宫绣曰：豇豆（专入肾，兼入胃）味甘而咸，性平，无毒。考之，时珍曰：豇豆可菜、可果、可谷，备用最多，乃豆中之上品。"又云："豇豆开花结荚，必两两并垂，有习坎之义。豆象微曲，有似人肾，所谓豆为肾谷者宜此当之。是以肾气虚损，必赖此为主治，且此味甘而平，入肾而更入胃。故凡胃津不生，胃渴不止，吐逆泄痢，小便频数，草莽毒中，皆得甘以调剂，而使诸症其悉平也。"书载诸疾无禁，惟水肿忌补肾气，不宜多食耳（《袖珍方》中鼠莽毒者，以豇豆煮汁饮，即解。欲试者先刈鼠莽苗，以汁泼之，使根烂不生）。

藊豆（附花、皮、藤）

藊豆　时珍曰：藊豆止泄痢，消暑暖胃，除湿热，止消渴。花焙研服，治崩带。做馄饨食，治泄痢。擂水饮，解中一切药毒垂死，功同扁豆。藤，治霍乱，同芦箨、人参、仓米等分，煎服。

仕材曰：藊豆，补脾胃而止吐泻，疗霍乱而清湿热，解诸毒大良，治带下颇验。

李梴曰：扁豆甘平助胃脾，和中下气霍乱宜，清暑更能解诸毒，女人带下花尤奇。

切庵曰：白藊豆，甘温清香，色白微黄，脾之谷也，调脾暖胃，通利三焦，降浊升清，消暑除湿，止渴止泄，专治中宫之病。解酒毒、河豚毒。多食壅气。子粗圆色白者，入药连皮炒研用，亦有浸去皮及生用者。

兆嘉曰：扁豆，味属辛平，消暑益脾兼解毒，功归胃腑，升清降浊并和中。花堪治痢以疏邪，皮可达肌而行水。

宫绣曰：扁豆（专入脾）如何补脾？盖缘脾喜甘，扁豆得味之甘，故能于脾而有益也。脾得香而能舒，扁豆禀气芬芳，故能于脾而克舒也。脾苦湿而喜燥，扁豆得性之温，故能于脾而克燥也。脾土既实则水道自通，三焦不混，而太阴暑湿之邪自尔克消，安能复藏于脾而有渴泻之病乎。但多食壅滞，不可不知。子粗圆，色白者佳。入药连皮炒研用，亦有浸去皮及生用者（凡仁皆滞，而扁豆虽滞有舒泄之义，故能于脾而有益也）。

刀豆

刀豆　时珍曰：刀豆，温中下气，利肠胃，止饥逆，益肾补元。

切庵曰：刀豆，甘平，温中止呃，胜于柿蒂。

兆嘉曰：刀豆子温中下气，治呃有功，益肾归元，味甘温，无毒。

黎豆

黎豆　时珍曰：黎豆温中益气。

豆黄

豆黄（豆黄造法见《纲目》）。　时珍

曰：豆黄生嚼，涂阴痒汗出。

豆腐

豆腐　时珍曰：豆腐清热散血。

李梴曰：豆腐宽中脾胃和，大肠浊气能清别。

宫绣曰：豆腐（专入脾胃、大肠）经豆磨烂，加以石膏，及或卤汁内入而成，其性非温。故书皆载，味甘而卤，气寒微毒，且谓寒能动气，凡服豆腐过甚而致肾中寒气发动，并生疮疥头风等症者，须用莱菔汤，及或杏仁以解。惟有胃火冲击，内热郁蒸，症见消渴胀满，并休息久痢，杖疮青肿，烧酒醉死者，以致赤眼肿痛，皆当用此以投。至云能和脾胃，止是火去热除以后安和之语，并非里虚无热无火，温补之谓也。豆腐皮性同豆腐，能除斑痘翳朦。豆芽充蔬，须防发疥动气（《延寿书》云："有人好食豆，中毒，医不能治。作腐家言，莱菔入汤中，则腐不成，遂以莱菔汤下药而愈。"）

陈廪米（又名陈仓米）

陈廪米　时珍曰：陈廪米调肠胃，利小便，止渴除热。

李梴曰：陈仓米咸酸涩温，调胃能止泻如奔，宽中下气除烦渴，更消蛊胀封疮痕。

兆嘉曰：陈仓米养胃除烦，甘淡，藉谷气之资助，和中进食，酸凉利湿，热以分消。

宫绣曰：陈仓米（专入胃，兼入心脾）即米多年陈积于仓而未用者也。凡米存积未久，则性仍旧未革，煮汁则胶粘不爽，食亦壅滞不消。至于热病将愈，胃气未复，犹忌食物恋膈，热与食郁，而烦以生，必得冲淡甘平以为调剂，则胃乃适。陈米液津既枯，气味亦变，服此正能养胃，除湿祛烦。是以古人载此，既有煮汁作饭成团，火煅存性，麻油腻粉调服，可知冲淡和平，力虽稍逊而功则大，未可忽也。若以无病之时而用此，日为饱饭，则又未见其有克合者矣（仓米北人多用粟，南人多用粳及稻，并水浸蒸，晒为之。亦有火烧过治成者，入仓陈久，皆气过色变，故古人谓之红粟、红腐，陈陈相因也）。

饭（各种）

饭 时珍曰：新炊饭，人尿床以热饭一盏，倾尿床处，拌与食之，勿令病者知，又乘热傅肿毒良。寒食饭，治伤寒食复，用此饭烧研米饮服二三钱效。祀灶饭，卒噎，取一粒食之，即下。烧研搽鼻中疮。盆边零饭，治鼻中生疮，烧研傅之。齿中残饭，蝎咬毒痛，傅之即止。飱饭（水饭也）热食解渴除烦。荷叶烧饭，厚肠胃，通三焦，资助生发之气。

粥（各种）

粥 时珍曰：小麦粥，止消渴烦热。糯米、秫米、黍米粥，益气，治脾胃虚寒，泄痢吐逆，小儿痘疮白点。粳米、籼米、粟米、粱米粥，利小便，止消渴，养肠胃。

麨

麨 时珍曰：米麦麨炒米汤，止烦渴。

糕

糕 时珍曰：糕。养脾胃厚肠，益气和中。粱糕，益气暖中，缩小便，坚大便效。

粽（即角黍）

粽 时珍曰：粽，五月五日取，粽尖和截疟药良。

寒具

寒具 时珍曰：寒具，利大小便，润肠，温中益气。

蒸饼

蒸饼 时珍曰：蒸饼消食养脾胃，温中化滞，益气和血，止汗，和三焦，通水道。

黄蒸

黄蒸 时珍曰：黄蒸治食黄黄汗。

麹

麹 时珍曰：大麦麹消食和中，下生胎，破血，取五升以水一斗，煮三沸，分五服，其子如糜，令母肥盛。面麹、米麹消食积酒积，糯米研末，酒服立愈。

红麹

红曲麹 时珍曰：红曲治女人血气痛及产后恶血不尽，擂酒饮之，良。

切庵曰：红曲，甘温，色赤，入营而破血，燥胃消食，活血和血。治赤白下痢，跌损伤，产后恶露不尽。红入米心，陈久者，良。

兆嘉曰：红曲，甘温，夺造化之功，行血和营兼治痢。蒸窨，导中州之食，和脾助胃，助胃并调中。

蘖米

蘖米 时珍曰：稻蘖（一名谷芽）快脾开胃，下气和中，化食消积。穬麦蘖（一名麦芽）消化一切米麹诸果食积。

酱

酱 时珍曰：酱汁灌入下部治大便不通，灌耳中，治飞蛾虫蚁入耳，涂猘犬咬、汤火伤灼，未成疮者有效。又中砒毒，调水服，即解。

李梴曰：酱味咸酸虽冷利，将和五脏有名义，除热止烦解药伤，火烧蜂虿痛掣指。

宫绣曰：豆酱（专入肾）本豆与麫蒸，罨加盐与水，晒成。虽曰经火，经日煎熬，然味咸，性冷，火不胜水，仍为解热解毒泻火之剂耳。是以书载，一切鱼肉、菜蔬、蕈毒，皆当用此以调。蛇虫蜂虿犬咬，汤火砒霜蛊毒，皆当用此以解。与夫手指掣痛，痫疡风驳，大便不通，飞虫入耳，浸淫疮癣，轻粉毒中，身上干燥，妊娠下血尿血等症，无不当用此以治。但此气咸，性冷，小儿过服，则恐生痰动气。妊娠合雀肉以食，则恐令儿面黑，所当避也。取豆酱陈久者佳（下血用豆酱二升，去汁取豆炒研，服方寸匙。尿血用豆酱煎，干生地二两为末，每服一钱，米汤送下）。

烧酒

烧酒（参看卷六酒条下） 时珍曰：烧酒消冷积寒气，燥湿痰，开郁结，止水泻，治霍乱疟疾噎嗝，心腹冷痛，阴痛欲死，杀虫辟瘴，利小便，坚大便，洗赤目肿痛有效。

葡萄酒

葡萄酒 时珍曰：葡萄酿酒，暖腰肾，驻颜色，耐寒。

糟

糟（参看卷六酒条下）。 时珍曰：干饧糟，主治反胃吐食，暖脾胃，化饮食，益气暖中。

葫

葫 时珍曰：葫捣汁饮，治吐血心痛。煮汁饮，治角弓反张。同鲫鱼丸，治膈气；同蛤粉丸，治水肿；同黄丹丸，治痢疟孕痢；同乳香丸，治腹痛。捣膏敷脐，能达下焦消水，利大小便；贴足心，能引热下行，治泄泻暴痢及干湿霍乱，止衄血；纳肛中，能通幽门，治关格不通。

芸薹（一名油菜）

芸薹 时珍曰：芸薹治瘰疬，豌豆疮，散血消肿，伏蓬砂子，行滞血，破冷气，消肿散结。治产难，产后心腹诸疾。赤丹热肿，金疮血痔。

李梴曰：芸薹最不宜多食，发病生虫极损阳，主破癥瘕通结血，更除丹肿乳痈疮。

切庵曰：芸薹辛温，散血消肿，捣，贴乳痈丹毒，动疾发疮。即油菜，子与叶同功，治产难。

宫绣曰：油菜（专入肺，兼入肝脾）一名芸薹。据书皆载，气味辛温而大明，独指其性曰凉，其义何居？缘五味五气于人气血不甚伤损，则或投以辛散而真气不失，自不得以凉。名如其用，辛破血，审于真气有碍，则辛气既投，凉气自至又曷能使辛为温，而其气不得以凉。名乎油菜，气味虽辛，其用长于行血破气，如产后一切气痛血痛，并诸游风丹毒，热肿疮痔等症，其咸用之。与经水行后加入四物汤服之，云能断产。并治小儿惊风，贴其顶囟，引气上出。妇人难产亦同。而究气行而气无复，血破而血莫生，谓之为凉。谁曰不宜。是以书载，下产须以藏久者为佳，否则恐有泄泻之虞。又曰，旧患脚气者，不宜食，狐臭人不宜食，食之加剧，及或动疾发疮。使果是温非凉，亦曷为服之而有若是之症乎。子打油，善治痈疽及涂痔漏中虫（难产救急，歌曰："黄金花结粟米实，细研酒下十五粒，灵丹功效妙如神，难产之时能救急。"）

芥

芥 时珍曰：芥，通肺豁痰，利膈开胃。子，温中散寒，豁痰利窍，治胃寒吐食，肺寒咳嗽，风冷气痛，口噤唇紧，消散痈肿瘀血。

宫绣曰：芥菜（专入肺胃，兼入肾）一食品耳。何书载能通肺开胃，利气豁痰。又载久食则人真气有亏，眼目昏暗，并或发人疮痔，是明指其于目有害。而书又有言能明目。其故何居？盖缘芥性辛热，凡因阴湿内壅而见痰气闭塞者，服此痰无不除，气无不通，故能使耳益聪，而目益明也。若使脏素不寒，止因一时偶受寒湿而气不得宣通，初服得此稍快，久则积温成热，其目愈觉不明。而诸痔疮疡，靡不因是而至矣。《素问》云"辛走气"，气病无多食辛，食则肉胝而唇褰，此之谓软。如其平素热盛，竟无湿闭寒闭等症，其菜不必多服。但此一入人口而凡燥热等症，无不因是即形，又奚止便血，发痔害目而已哉。至于食芥而泪即坠，亦泪为肝液，木受辛克而液不能胜耳，无他义也。用此当细审辨可耳，故宁以多食为戒。芥子义详，温散部内所当合参（陆佃云："望梅生津，食芥垂泪，五液之自外至也。慕而垂涎，丑而汗出，五液之自内生也。"）

白芥（附白芥子）

白芥　时珍曰：白芥子利气豁痰，除寒暖中，散肿止痛。治喘嗽反胃，痹木脚气，筋骨腰节诸痛。

仕材曰：白芥子解肌发汗，利气疏痰，温中而冷滞水消，辟邪而祟魔远遁。酒服而反胃宜痊，醋涂而痈毒可散。

李梴曰：白芥菜辛散冷气，子利胸膈止反胃，痰生膜外面皮黄，肿毒诸痈胆调傅。

讱庵曰：白芥子辛温入肺，通行经络，温中开胃，发汗散寒，利气豁痰，消肿止痛。治咳嗽反胃，痹木脚气，筋骨诸病。久嗽肺虚人禁用。北产者良，煎汤不可过熟，熟则力减。芥菜子豁痰利气，主治略同。

兆嘉曰：白芥子辛能发汗，热可温中，入肺胃以搜痰，并走皮间与膜外，宽胸膈而利气，却能散冷耗营阴。

宫绣曰：白芥子（专入肺）气味辛温。书载能治胁下及皮里膜外之痰，

非此不达。古方控涎丹用之，正是此义。盖辛能入肺，温能散表，痰在胁下皮里膜外，得此辛温以为搜剔，则内外宣通而无阻隔窠囊留滞之患矣。是以咳嗽反胃，痹木脚气，筋骨痈毒肿痛，因于痰气阻塞，法当用温散者，无不藉此以为宣通。然此大辛大热，中病即已。久服，耗散真气，令人眩晕损目。若肺热阴虚火盛者，忌之。芥菜豁痰利气，主治略同，但较此芥子力微有别（韩懋用三子养亲汤以治老人痰气，盖白芥子主痰，下气宽中；紫苏子主气，定喘止嗽；莱菔子主食，开痞降气。各微炒研，看病主为君）。

胡荽（又名芫荽）

胡荽　时珍曰：胡荽子发痘疹，杀鱼腥。

李梴曰：胡荽辛温微有毒，善止头疼热四肢，消谷更通心腹气，喷痘酒煎不用医。

讱庵曰：胡荽辛温香窜，内通心脾，外达四肢，辟一切不正之气。沙疹痘疮不出，煎酒喷之。

兆嘉曰：芫荽辛温善散，可宣肺胃之寒凝；香窜难闻，能起痘疮之滞道。

宫绣曰：胡荽（专入心脾）辛温香窜，内通心脾、小腹，外行腠理，达四肢，散风寒，及除一切不正之气。是以发热头痛能除，谷食停滞俱消。痘疮不齐，煎酒喷之即出；目翳不退，塞之鼻中即祛。然多食久食损人精神，令人多忘，能发液臭，非同补药可以常服（按：《直指方》云："痘疹不快，宜用胡

荽酒喷之。以辟恶气，床帐上下左右，皆宜挂之。以御汗气胡臭，天癸淫佚之气，一应秽恶，所不可无。若儿虚弱及天时阴寒，宜用此。"）

胡萝卜

胡萝卜 时珍曰：胡萝卜下气补中，利胸膈肠胃，安五脏，令人健。食，有益无损。

李梴曰：胡萝卜（《入门》本注云："味甘辛，无毒，宽中下气，散胃中宿食邪滞。"）

宫绣曰：胡萝卜（专入肺，兼入脾）始于元时胡地而至，形似萝卜，故有是名。

按：书所列，主治止是宽中下气，及散肠胃邪气数种，他则无有论及。盖因味辛则散，味甘则和，质重则降。萝卜甘辛微温，其质又重，故能宽中下气，而使肠胃之邪与之俱去也。第书有言，补中健食，非是中虚得此则补中，虚不食得此则健实，因邪去而中受其补益之谓耳。蒿不可食，子可以作食料（按：胡萝卜本一食物耳，作菜蔬贯用之。然多生食有反胃之虞，热则腻隔耳）。

马蕲子（即野茴香）

马蕲子 时珍曰：马蕲子温中暖脾，治反胃。苗益脾胃，利胸膈，去冷气，作茹食。

莳萝

莳萝 时珍曰：莳萝苗下气利膈。

白菜花

白菜花 时珍曰：白菜花煎水洗痔，捣烂敷风湿痹痛，擂酒饮止疟。

蕹菜

蕹菜 时珍曰：蕹菜利胸膈，豁冷痰心腹痛。

菠薐（即菠菜）

菠薐 时珍曰：菠薐菜通血脉，开胸膈，下气调中，止渴润燥。根尤良。

李梴曰：菠菜（《入门》本注云："性冷，微毒，利五脏，通肠胃。热解酒毒，服丹石人食之佳。多食冷大小肠，久食令人脚弱不能行，发腰痛症。"）

宫绣曰：菠薐（专入肠胃）出自西域。何书皆言能利肠胃，盖因滑则通窍。菠薐质滑而利，凡人久病大便不通，及痔漏闭塞之人，宜咸用之。又言能解热毒酒毒，盖因寒则疗热。菠薐气味既冷，凡因痈肿毒发，并因酒湿成毒者，须宜用此以服。且毒与热未有不先由胃而始及肠，故药多从甘入。菠薐既滑且冷而味又甘，故能入胃清解，而使其热与毒尽从肠胃而出矣。然此服之过多，为害不浅。张璐云："凡蔬菜皆能疏利肠胃，而菠薐冷滑尤甚。"又曰："多食令人脚弱，发腰痛，动冷气。与鲥鱼同食发霍乱。"则知此即可以供蔬而用，又当斟酌于

其中也（北人多食肉面，食此则平。南人多食
鱼、鳖、冰、米，食此则冷）。

蕹菜

蕹菜 时珍曰：蕹菜捣汁和酒服，
治产难。

李梴曰：蕹菜（《入门》本注云："味
甘平，无毒，主解野葛毒，煮食之。"）

宫绣曰：蕹菜（专入肠胃）按书别无
所论，惟言气味甘平，干柔如蔓，中空
如葱，以之横地，节节生根，号为南方
奇蔬。又言专解野葛毒，生捣服之尤良。
取汁滴野葛苗，当时即死。捣汁和酒服，
能治难产。则其性气通滑可知，是以脾
胃虚寒，大便滑脱服最深忌。但此其气
稍平，较之菠薐、苋菜、蓁菜为更胜
耳。凡平脏服之最宜（按：蕹菜，岭南种
之，蔓生，开白花，堪茹食。北方未尝见也）。

荠

荠 时珍曰：荠明目益胃。

李梴曰：荠味甘温能和中，疏利
五脏尤凉肝。子治目痛青盲翳，根叶
烧灰痢疾安。

菥蓂

菥蓂 时珍曰：菥蓂，和中益气，
和肝明目。

苜蓿

苜蓿 时珍曰：苜蓿捣汁煎饮，

治沙石淋痛。

李梴曰：苜蓿（《入门》本注云："甘
苦平，无毒。北人甚重，江南不甚食之，以无
味故也。去脏腑邪气，脾胃间热气，通小肠，
治酒疸。多食令人吐。"）

苦菜

苦菜（又名荼） 时珍曰：苦菜治血
淋痔漏。根治血淋，利小便。

李梴曰：苦菜《入门》本注云：即小满
节后，苦菜秀者是也。茎似苦苣而细，折之白汁
出，常常点瘊子自落，花黄似菊，凌冬不死，味
苦寒，无毒，主五藏邪气，壓穀、胃痹肠澼、渴
热中极、恶疮，久服安心益气，聪察，少卧。

宫绣曰：苦菜专入心、胃、大肠，
禀气至阴，故味苦寒而不温，按经所
列病症，有言能治五藏邪气者，邪热
客于心也，胃痹渴热中痰者，热在胃
也，肠澼者，热在大肠也，恶疮者，
热瘀伤血肉也，苦寒总除诸热，故主
之也，热去则神自清，故久服安心益
气，聪明少卧也，耐饿耐寒，轻身不
老者，总言其热去阴生，心安气益之
神功也。此与苦苣同为一物而形色稍
异，治与苦苣相同，但脾胃虚人切忌。

张机曰：野苣不可共蜜食，令人作肉痔。

莴苣

莴苣 时珍曰：莴苣菜通乳汁，
利小便，杀虫蛇毒。子下乳汁，通小
便，治阴肿痔瘘，下血伤损作痛。

李梴曰：莴苣根寒，治骨蒸更衣

二痢，面黄凝疔肿用汁，茎中取，欲治蛇伤，叶止疼。

宫绣曰：莴苣专入肠胃，由于白莴国来，故以莴名，味苦，气冷，微毒，治专通经运络，利水通道，解毒杀虫，凡人病因热湿而见胸膈填胀，眼目昏暗，乳汁不通，小便闭塞等症，用此治，无不效。如乳汁不通，则用莴苣菜煎酒以服；小便不解及或尿血，则用莴苣菜捣，敷脐上；杀虫水毒，则用莴苣菜捣汁以涂；蚰蜒与虫入耳，则用莴苣菜捣汁以滴，及或和雄黄等分为丸蘸油入耳以之类。凡此，因其味苦，苦则能以降气，因其气寒，寒则能以解热故耳。至书既言治能明目，而又言其多食则使人目昏，无非因其热极伤目，则目得此以明，过服生寒则目不明，则目又得，因此而暗，无他义也。子能下乳利水，并治阴肿痔瘘，下血伤损作痛，功与莴苣菜略同按莴苣又白者、紫者两种，白者可入药疗病，紫者入烧炼药用。

翻白草

翻白草 时珍曰：翻白草治吐血，下血，崩中，疟疾，痈疮。

落葵

落葵 时珍曰：落葵利大小肠。

蕺

蕺 时珍曰：蕺菜散热毒痈肿，

疮痔脱肛，断痃疾，解硇毒。

蕨

蕨 时珍曰：蕨根烧灰，油调敷，蛇蝎伤。

李梴曰：蕨《入门》本注云：叶似老蕨，根如紫草，气味甘寒，滑土之津也，最难克化脾土，盛者服之则脾气愈盛，五藏有补，解暴热利水道；胃弱者服之，气壅经络筋骨间，冷中腹胀，令人脚弱不能行，消阳事，眼闭鼻塞发落多睡。其嫩茎，山间人作茹食之，昔有猎士折食一枝，心中淡淡成疾，后吐一小蛇，渐干成蕨，遂明此物不可生食。

水蕨

水蕨 时珍曰：水蕨治腹中痞积，淡煮食一二日即下恶物，忌杂食一月余乃佳。

翘摇

翘摇 时珍曰：翘摇止热虐，活血平胃。

藜

藜 时珍曰：藜叶煎汤洗虫疮，漱齿䘌，捣烂涂诸虫伤去瘢风。

芋

芋 时珍曰：芋叶汁涂蜘蛛伤。

附各种。

李梴曰：芋《入门》本注云：园圃食者佳，味辛平，无毒，主宽肠胃，充肌肤，滑口，令人肥白，产煮食破宿血，去死肌，和鱼煮食，下气调中补虚，治烦止渴，多食动宿冷滞气，因脾虚劳无力煮汁浴身上浮风及洗腻衣白如玉。叶冷无毒，除烦止泻，疗妊孕心烦迷闷，胎动不安，又盐捣敷，蛾虫咬，箭伤，并痈疮肿毒止痛。梗擦蜂蜇甚效。野芋生溪涧，非人所种，根叶相似，有大毒，入口杀人，饮地浆粪汁解之，其根醋摩傅虫疮疥癣。

宫绣曰：芋子专入肠胃，种类甚多，据书述其功能，有言生用则可以治腹中癖气，头上软疖；熟用则充饥泽肤，解毒稀痘；冷啖则能止渴生津，解热除烦，通肠开结和血，食则能下气宽中；煮汁，产妇食则能破血通瘀，及浴身上遊风；烧灰，则能以治疮痛风邪，然此生则簽喉，熟则滑滞。故书载此多食则不免有动气发冷泄泻及难克化之弊矣。若在芋叶与茎，味辛，冷滑，功能除烦止泻，疗妊娠心烦迷闷，胎动不安，并敷蛇虫痈肿毒痛，痘疮溃烂成疮。野芋形叶与芋相似，芋种三年不采成栶亦能杀人，食之宜用土浆粪汁大豆汁以饮。按：芋有六种，青芋、紫芋、真芋、白芋、连禅芋、野芋。野芋名老芋，形叶相似，有大毒，并杀人，不可食。一名土芝，一名蹲鸱，有水旱两种，水种者味勝，其茎作羹甚美，浙人取羹作汤，名曰鸟花汤。

甘藷

甘藷　时珍曰：甘藷补虚乏，益气力，健脾胃，强肾阴，功同薯蓣。

山丹

山丹　时珍曰：山丹根治女人崩中，花活血，其蕊傅疗疮恶肿。

竹筍（附诸筍）

竹筍　时珍曰：苦竹筍肝者烧研入盐擦牙痼。

李梴曰：竹笋化痰更利水爽胃，利膈消渴，止冷癥脚气，人休食。干者难化滞脾土，地笋即是泽兰根，吐衄血病堪作主。

宫绣曰：诸筍专入肠胃，味甘微寒，无毒。

按：笋虽载品类甚多，如箽竹筍能治消渴风热等症；淡竹筍气味甘寒，能除痰热，狂躁，头痛，头风类颠仆惊悸等症；桃竹筍有小毒，能治六畜疮中疽等症；刺竹筍气甘苦，微有小毒，食之令人落发；酸筍气味苦凉，无毒，食之令人止渴，解酲，利膈；蘆筍气味甘温，能治噎膈烦闷不食等症；然总多食助冷动气，以甘则气壅，寒则发人冷癥，惟素患有痰疾，在于皮里膜外者，得此则愈。如竹沥同姜可以治人痰疾之意。他筍其味皆甘，惟苦竹筍则苦，食之可以治人气逆而不作壅，以苦主于下气故也。况筍初食难化，而脾虚尤甚，久食则肠受刮，惟用生姜麻油始可以解。蕲州等处竹筍气味苦，勒食尤不美，但世猥用竹笋以发痘疮，其害匪轻，笋味多簽，最戟人喉，服需先以灰汤煮过再煮乃良，或以薄荷数片同煮亦去簽味。惟有冬笋生冬而土不出，阳气不泄，故食则能通窍利脉，并吐血、衄血，血滞不通之症，皆可授服；痘疮不出，取尖同米煮粥食之良；泄泻者忌笙笋，性味亦然，干笋淡片利水豁痰消肿昔有一小儿食干笋三寸许，噎于喉中，壮盛喘粗如鹜，服鹜药不效后，吐出笋，诸症乃定，其难化也如此。

酸笋

酸笋 时珍曰：酸笋作汤食，止渴解醒利膈。

葫芦（一名匏瓜）

壶芦 时珍曰：壶芦即葫芦也，蔓须花解毒。

李梴曰：葫芦味甘平，微毒，利水消浮，止渴烦，匏虽稍苦，性无异，虚胀冷人切莫吞。

宫绣曰：匏瓜专入心、胃、大小肠，兼入肺，种类不一，其形有大有小，有长有短，其味有甜有苦，其性有平有寒，其用有利有害，利则不但可作器用，且能下水降气，利水通道以治淋闭、疸黄、面目浮肿之症；入心与肺以除烦热消渴之症；烧灰存性研末以擦腋下瘰瘤之症；捣叶为茹，孙思邈称其甘平可以耐饥，花须阴干，李时珍称其煎汤可以解毒稀痘；至子

则能入肾以治诸般齿病，及或目翼鼻塞，此皆有利之处。盖天生此一物以为暑时必用之需也。其言有害之处亦复不少，扁鹊言患虚胀者不得食之，食则病永不瘥，苦者尤伤胃气，不可轻试，凡苦寒药皆能伐胃，不独此也，本经治大小浮肿，又云，下水令人吐，大伤中气，今人治黄疸，水气，大小便不通，或浸火酒饭上蒸，或实糖霜，煅存性，必暴病实病庶可去之；若久病胃虚误服，必致吐利不止，往往致毙，可不慎饮腹胀黄肿病用亚腰壶卢，莲子烧存性，服一个，食前温酒下，不饮酒者，白汤下，十余日见效，又用汁滴鼻内，即来黄水。

苦瓠

苦瓠一名苦葫芦。 时珍曰：苦瓠治痈疽恶疮疥癣，齲齿有虫蠶者，又可制汞花，治一切瘘疮；霜后收，暴干研末敷之，蔓治麻疮，煎汤浴之，即愈。

败瓢

败瓢 时珍曰：败瓢消胀杀虫治痔，漏下血崩中，带下赤白。

南瓜

南瓜 时珍曰：南瓜补中益气。

宫绣曰：南瓜专入脾胃、兼入大肠，味甘气温，体润，质滑，食则令人气胀湿生，故书载此品之类贱食物

之所不屑，凡人素患脚气于此，最属不宜，服则湿生，气壅黄疸、湿痹，用此与羊肉同食，则病尤见剧迫，惟有太阴燥土，口渴，舌干，服差，见其有益耳。至经有言，补中益气，或是津枯燥渴，得此津回气复，以为补益之，自乎否则于理其有不合矣。_南瓜出南番转入闽浙诸省，今燕地等处亦有之，八九月开黄花，结瓜，圆大如西瓜，皮上有棱如甜瓜，其色或黄或绿，俗所谓倭瓜此一种也。

丝瓜

丝瓜 时珍曰：丝瓜煮食除热利肠，老者烧存性服，去风化痰，凉血解毒杀虫，通经络，行血脉，下乳汁，治大小便，下血痔漏崩中，黄积，疝痛，卵肿血气作痛，痈疽疮肿，齿蜃，痘疹，胎毒；叶治癣疮，频按掺之，疗痈疽疔肿，卵癞藤治齿蜃，脑漏，杀虫，解毒。

李梴曰：丝瓜，《入门》本注云：治男妇一切恶疮，小儿痘疹，食毒并乳疽疗疮等症，只用老苦丝瓜连皮筋子全者，烧存性为末，遇生此等疾起，便用末三钱，白蜜调服，日二夜一，则肿消毒散，不致内攻毒入。

刃菴曰：丝瓜甘平，凉血解毒，除风化痰，通经络，行血脉，消浮肿，稀痘疮，治肠风，崩漏，疝痔，痈疽，滑肠，下乳。

兆嘉曰：丝瓜络通经络，凉血祛风，性甘寒，化痰解毒。

宫绣曰：丝瓜专入经络，兼入肠胃，性属寒物，味甘，体滑，其瓜经络贯串房隔连属，凡人风痰湿热，蛊毒，血积留滞经络发为痈疽、疮疡、崩漏、肠风、水肿等症者服之立能有效，以其通经运络，无处不至；小儿痘出不快，用此遗蒂三寸连皮烧灰存性为末，沙糖水调服，并可以敷脚肿；鼻渊时流浊水，用此瓜藤近根三寸烧灰存性为末，酒服方寸匕，亦效；小儿预防出痘，于立冬后用小丝瓜煅入朱砂，服之亦应，皆以借其寒滑通运之性耳，但过服亦能滑肠作泻，故书有言，此属于菜中不足，食之当视藏气以为可否也；叶捣汁生服可解一切蛇伤之毒，滓敷患处亦佳。_{解风寒湿热蛊毒留滞经络为第一之圣药也。}

苦瓜（又名癞葡萄）

苦瓜 时珍曰：苦瓜除邪热解痨乏，清心明目，子益气壮阳。

宫绣曰：丝瓜专入心肝肺，即锦荔枝，其种有长有短，何书载言用长宜取青皮去子煮肉充蔬簋，谓生则性寒，熟则性温，用此生青性寒，以为除热解烦，清心明目之品；何书又言用短直待熟赤取子，为食簋，谓其味苦甘，内藏真火，用此性热以为壮阳益气之功。共此一味而生熟不同，寒热迥异，故其所用其亦各有别如此。_{按：苦瓜原出南番，今闽广皆种之，五月下子生苗，引蔓茎叶卷鬚，并如葡萄而小，七八月开小黄花五瓣，如椀形，结瓜长四五寸，短者二三寸，青色皮上疣瘤如癞及荔枝穀状，则黄色自裂，内有红瓤裹子，瓤味甘，可食，其子}

形如瓜子，亦有痹瘤，南人以青皮煮肉及盐酱充蔬，苦涩有青气。

紫菜

紫菜 时珍曰：紫菜病瘿瘤脚气者宜食之。

龙须菜

龙须菜 时珍曰：龙须菜治瘿结热气，利小便。

睡菜

睡菜 时珍曰：睡菜治心膈邪热不得眠。

芝（附五芝）

芝

时珍曰：紫芝一名木芝，疗虚劳，治痔。

李梴曰：五芝，青黄赤白黑，平补五脏，应五色，惟有紫芝，性更温，疗痔医聋皆难得。

木耳

木耳 时珍曰：木耳断谷治痔，榆木令人不饥，柳木补胃理气，柘木治肺痈，咳唾脓血腥臭，不问脓成未成，用一两研末，同百齿霜二钱，糊丸梧子大，米饮下三十丸，效甚捷。

兆嘉曰：木耳性属甘平，滋养营阴，治吐衄血，兼凉黑，善疗痔漏，止肠红，务宜知有毒无毒之不齐，当省察良木朽木之互异。

宫绣曰：木耳专入大肠胃，生非一木良枯莫辨，据书所载，能治痔疮掀肿，崩中漏下，眼流冷泪，血注脚疮，血痢下血，一切牙痛等症，然性禀阴湿，生于枯木，徒有衰精冷肾之害，而无脾益胃之功也。《本经》言其益气不饥，轻身强志，恐誉词耳，岂真谓哉<small>按：蕈耳，古槐桑树上者良，柘木者次之，其余树木，多动风气，发痼疾，令人肚下急损经络背搏闷人。</small>

皂荚蕈

皂荚蕈 时珍曰：皂荚蕈治积垢作痛，泡汤饮之，微泄效，未已，再服，又治肿毒初起，磨醋涂之良。

葛花菜

葛花菜 时珍曰：葛花菜醒酒治酒积。

蘑菰蕈（一名香蕈，一名菌）

蘑菰蕈 时珍曰：蘑菰蕈益肠胃化痰理气。

李梴曰：菌味甘芳，性本温，开胃止泻，悦神魂；木耳凉血，故止血；石耳清心养胃元。

兆嘉曰：香菌甘平，调胃疏风，

气香润，和中，行血瘀。

宫绣曰：香蕈专入胃，食中佳品，凡菰禀土热毒，惟香蕈味甘性平，大能益胃助食，及理小便不禁，盖此本于桑楮，诸本所出得受桑楮馀泽而成也，然此性极滞濡，中虚服之有益，中寒与滞食之不无滋害，取冬产肉厚细者如钱大良。有种出于深山，烂枫木上，小于菌而薄黄，黑色味其香美。

宫绣曰：蘑菰专入肠胃肺，本于桑楮，诸木埋于土中，洗以米泔而生，味甘气寒，色白，柔软，中空状，如未开玉簪花品，又有形如羊肚蜂窝眼，故又有别其名曰羊肚菜，味甘如鸡，故又有其别名曰鸡腿菰，皆与香蕈诸菰同为一类，但香蕈色白，而平磨菰则色白而寒也，香蕈能益胃气不饥，及治小便不禁，磨菰则能理气化痰而于肠胃亦有功也，然皆体润性滞，多食均于内气有阻而病多发，不独磨菰然也。菌有五色，种则一类，俗呼为菇，芳者呼为蕈菇，不芳者呼为荒菇，生滑干涩，有地生者，有木生者，或又名木鸡，有土壤粪灰中，或竹林虚坯处积雨后尽生，此乃湿热相威而成，多食发湿热，少食其气芳香悦神开胃，其味稍涩能止泻止吐，冬问及初春无毒，夏秋有毒，为蛇过也，误中胀满欲死者，急与甘草汤或黑豆煮汁饮，解之；又枫树上菌食之，令人笑不止，地浆水解之，亦解诸菌毒。

鸡菌

鸡菌　时珍曰：鸡菌益胃清神治痔。

舵菜

舵菜　时珍曰：舵菜治瘿结气痰饮。

石耳

石耳　时珍曰：石耳明目益精。

巴旦杏

巴旦杏　时珍曰：巴旦杏止嗽下气消心腹逆闷。

梅

梅 参看卷四，乌梅条下。　时珍曰：白梅治中风惊痫，喉痹痰厥，僵仆，牙关紧闭者，取梅肉揩擦牙龈，涎出即开；又治泻痢，烦渴，霍乱，吐下，下血，血崩，功同乌梅；核仁治代指忽然肿痛，捣烂和醋浸之。

榔梅

榔梅 榔乃榆树也，详见《本草纲目》。　时珍曰：榔梅实生津止渴，清神下气消酒。

桃

桃㤘 参看四卷，桃仁条下。　时珍曰：桃㤘即桃奴也。治小儿虚汗，妇人妊娠下血，破伏梁结气止邪疟，烧烟熏痔疮，烧黑油调敷小儿头上肥疮，软疠，花利宿水，痰饮积滞；治风狂，研末，传头下肥疮，手足疔疮；叶疗伤寒，时气风瘅，无汗，治头风，通大小便，止霍乱腹痛；茎及白皮治痓忤，心腹痛，解虫毒，辟疫疬，疗黄疸，身目如金，杀诸疮虫。

天师栗

天师栗 时珍曰：天师栗久食已，风挛。

枣木

枣木 参看酸枣仁，大枣条下，在第一卷。时珍曰：枣木心主治中蛊腹痛，面目青黄，淋露骨立，剉取一斛，水淹三寸，煮至二斗，澄清，煎五开，旦服五合，取吐即愈，又煎红水，服之能通经脉；木根治小儿赤丹从脚跌起，煎汤频浴之；木皮同老桑树皮并取北向者，等分，烧研，每用一合井水煎，澄取清洗目，一月三洗，昏者复明，忌荤酒，房事。三岁陈枣核中仁，烧研掺胫疮良。

海红

海红 时珍曰：海红子主治泻痢。

木瓜核

木瓜核 参看七卷，木瓜条下。时珍曰：木瓜核主治霍乱，烦躁，气急，每嚼七粒，温水咽之，枝叶皮根煮汁饮治热痢。

林檎

林檎 时珍曰：林檎治小儿闪癖。

枸橼（又名香橼）

枸橼 时珍曰：枸橼皮瓤煮酒饮，治痰气咳嗽，煎汤治心气下痛。

仕材曰：香橼理上焦之气，止呕，宜求进中州之食，健脾，宜简。

兆嘉曰：香圆皮辛平，快气宽中，能宣脾肺，香苦消痰导滞，恐耗阴津。

金橘

金橘 参看卷二，橘皮条下。时珍曰：金橘下气快膈，止渴解酲，瓣臭皮尤佳。

兆嘉曰：金橘皮解酲止渴，辛甘可以醒脾快膈，和中畅运，颇能理气，为果食之足供非药石之所采。

枇杷

枇杷 时珍曰：枇杷叶和胃降气，清热解木毒，疗脚气；花治头风，鼻流清涕，辛夷等分研末，酒服二钱，日二服。

仕材曰：枇杷叶走阳明则止呕下气，入太阴则定咳消痰。

李梴曰：枇杷叶，苦平，无毒，清肺止渴，止咳，促扫肺风，生胸面疮，卒呕下气劲尤速。

讱菴曰：枇杷叶苦平，清肺和胃而降气，气下则火降痰消，治热咳呕逆，口渴；叶湿重二两干重三钱，为气足，拭净毛，治胃病，姜汁炙；治肺病，蜜炙。

兆嘉曰：枇杷叶苦降，和阴清肺，消痰定喘嗽，甘平，散逆除烦，下气退阳邪。

宫绣曰：枇杷专入脾肺，兼入肝，脾家果也，味甘而酸，色黄，据书载，其极熟则有止渴下气润五脏之功，生食则有助肝伐脾之力，食之令人中满泄泻，且指其性曰平曰温，又指其性曰寒，皆属有意，缘此禀受，虽温而质多挟水湿之气，熟时取食则水气渐消，热气渐平，而有下气润脏之功，若使未至熟，取而即用，此而为食物，则水气未化而有寒，中胀满泄泻之虞，与酸气未收而有扶肝抑脾之害，此书之所谓既温而又谓其性平性寒者是也。但于席品之中，用其极熟佐此以解酒热最为得宜。若使中寒气壅，虽曰佐以解酒则又当知所忌耳。按：枇杷果须于极熟时食之为佳，否则有害脾胃，诸症作矣，不但此也，诸果不宜生食。枇杷叶专入肺，味苦气平，诸书皆言泻肺治嗽，缘嗽多由胃气不和，肺气不顺，以致火气痰塞，因而咳嗽不已。丹溪云气有余便是火，火起则痰生，服此味苦而平则肺金清肃而气不得上逆而顺矣，气顺则痰与火皆顺，而逆者不逆，呕者不呕，咳者不咳，渴者不渴，是以昔人用此合以款冬花、紫菀、杏仁、桑

皮、木通等分，大黄减半，蜜丸以治肺热火嗽，身如火炎，令其食后夜卧含化一丸，剂未终而病即愈，则知此为清肺治火止嗽之要剂也。取叶干重三钱者为气足，拭净毛以免射肺作咳，或姜炙，或蜜炙，各依方用。按：枇杷叶苦平，入肺，其性善降气，降则痰下，痰下则逆者不逆，呕者不呕，渴者不渴，咳者不咳矣，至于除烦润燥，以其有清肃下行之令气降则火亦降耳。

杨梅

杨梅 时珍曰：杨梅树皮及核煎水嗽牙痛，解砒毒；烧灰油调涂，汤火伤。

李梴曰：杨梅干酸温，微毒，善止酒呕，消宿食，化痰，和脏，调胃肠，刀斧伤时无痕迹。

兆嘉曰：杨梅味属甘酸，行血分，可散，可升，性专温热，运肝家，止醒，止痢。

宫绣曰：杨梅专入心，兼入肝脾心胞，体赤入心，味酸入肝及甘入脾，故书载为心家血分之果，兼入肝脾心胞，又载性温而热，能治心烦口渴，消热解毒，且于临藏则能止呕除吐，烧灰则能断痢，若或多食则有损伤动血致衄之虞，缘人阴虚热浮，气血不固，清之固属不能，表之更属不得，惟借此为酸收则于浮热可除，烦渴可解，并或因其过食而见有损伤动血之变矣。设使热从实致，则食此味必不能效，热果因于清凉可解，则食此味

必不见燥，又何谓而有燥热损伤之戒乎，性热之说于此可征；根皮煎汤能解砒毒，烧灰油调涂汤火伤；核仁疗脚气，然须多食，以楠漆拌核，爆子裂也。杨梅水果也甘酸可口，解酲止渴，固所宜然，但多食之即觉气升上壅，易致汗，鼻衄，其为热性可知，能治痢者以升散之意也，能行血活血者亦意中之事耳。

银杏（即白果也）

银杏 时珍曰：银杏核仁熟食温肺益气，定喘嗽，缩小便，止白浊；生食降痰，消毒杀虫，嚼浆水涂鼻面手足，去皶炮黯黯皴皱及疥癣，疳蠹，阴虱。

李梴曰：银杏，《入门》本注云：俗名白果，味甘寒有毒，清肺胃浊气，化痰定喘止咳，多食昏神杀人。

讱菴曰：白果甘苦而温，性濇而收，熟食温肺益气，定痰哮喘嗽，缩小便，止带浊；生食降痰解酒，消毒杀虫，多食则收，食太过令人壅气肿胀；小儿发惊动疳，浆泽手面，洗油腻。

兆嘉曰：银杏润降气平，上肺金除咳逆苦甘，性濇下行湿浊化痰涎。

宫绣曰：白果专入肺，虽属一物而生熟攸分不可不辨，如生食则能降痰解酒，消毒杀虫，以浆水涂鼻面手足，则去皶炮黯黯油腻及同汞浣衣则死虫虱，何其力锐，气胜而能使痰与垢之悉除也。至其熟用则竟不相同，如稍食则可，再食则令人气壅，多食

即令人肿胀，昏闷，昔已有服此过多而竟胀闷欲死者，然究其实，则生苦，未经火革而性得肆，其才而不至熟，则经火煅制，而气因尔不伸，要皆各有至理，并非空为妄谈已也。按：其花夜开人不得见，性阴有小毒，故能消毒杀虫也。

槲实

槲实 时珍曰：槲实仁蒸煮做粉，涩肠止痢，功同橡子，槲若活血利小便，除面上皶赤，木皮止赤白痢肠风下血。

龙眼（又名圆肉）

龙眼 时珍曰：龙眼实开胃益脾，补虚长智；核治胡臭，六枚同胡椒二七枚研，遇汗出即擦之。

李梴曰：龙眼味甘平，无毒，归脾，宁心益神智，五脏虚邪从此安，除虫杀虫，核止涕。

讱菴曰：龙眼肉甘温，归脾，益脾长智，养心补血，故归脾汤用之，治思虑劳伤心脾，及肠风下血。

兆嘉曰：龙眼肉甘平，无毒，悦胃气以培脾，思虑伤神，养心营而益智。

宫绣曰：龙眼专入心脾，气味甘温，多有似大枣，但此甘味更重，润气尤多，于补气之中又更存有补血之力，故书载能益脾长智，养心保血，为心脾要药，是以心思劳伤而见健忘、

怔忡、惊悸及肠风下血，俱可用此为治。盖血虽属心生，而亦赖脾以统，思虑而气既耗，则非甘者不能以补，思虑而神更损，则非润者不能以济。龙眼甘润兼有，既能补脾固气，复能宝血不耗，则神气自而长养，而无惊悸健忘之病矣。

按：古归脾汤，有用龙眼肉以治心脾伤损，意实基此，非若大枣力专补脾气，味虽甘，其性稍燥，而无甘润和柔，以至于极之妙也。至书有言久服令人轻身不老，百邪俱辟，止是神智长养之谓，虫毒可除，三虫可杀，只是气血克足而虫不食之谓，但此味甘质润，凡中满气壅肠滑泄利为大忌耳。桂产者佳，粤东者性热，不堪入药。龙眼肉味纯甘性平微温，皮黄肉赤，心脾药也，专能补养心脾营血，心脾足则思虑劳伤，惊悸健忘等症皆可愈耳，盖特安神益智而已哉。

龙荔

龙荔 时珍曰：龙荔甘热有小毒，生食令人发痫，或见鬼物。

奄摩勒

奄摩勒 时珍曰：奄摩勒为末点汤服，解金石毒。

五敛子

五敛子 时珍曰：五敛子治风热，生津止渴。

五子实

五子实 时珍曰：五子实治霍乱金疮宜食之。

海松子

海松子 时珍曰：海松子润肺燥结咳嗽。

波罗蜜

波罗蜜 时珍曰：波罗蜜止咳解烦，醒酒益气，令人悦泽，核中仁补中益气，令人不饥，轻健。

无花果

无花果 时珍曰：无花果实治五痔，咽喉痛。

沙棠果

沙棠果 时珍曰：沙棠果实含之却水病。

都桷子

都桷子 时珍曰：都桷子解酒，止烦渴。

都念子

都念子 时珍曰：都念子暖腹脏，

益肌肉。

马槟榔

马槟榔 时珍曰：马槟榔治伤寒热病，食数枚，冷水下，又治恶疮肿毒，内食一枚，冷水下，外嚼，涂之，即无所伤。

枳椇

枳椇 时珍曰：枳椇实止呕逆，解酒毒，辟蛊毒。

讱菴曰：枳椇子甘平，止渴除烦，润五脏，解酒毒，俗名鸡距，以实拳曲如鸡距蜀呼为棘枸，经霜黄赤甚甘，其叶入酒，酒化为水。

兆嘉曰：枳椇子服食甘平解酒毒烦渴，涣散，助津生，肺胃双收，醇醪尽败。

蔓椒

蔓椒 时珍曰：蔓椒治通身水肿，用枝叶煎如汁，熬如汤状，每空心服一匙，日三服。

蔓椒 李梴曰：《入门》本注云：俗呼为樛山野，处处有之。味苦温无毒，主风湿痹历节疼痛，除四肢厥气，膝痛及游蛊、飞尸，可蒸病取汁。

食茱萸

食茱萸 时珍曰：食茱萸治冷痢带下，暖胃燥湿。

盐麸子

盐麸子 时珍曰：盐麸子生津降火，化痰润肺，滋肾消毒，止痢收汗，治风湿眼病；根白皮治诸骨鲠，以醋煎浓汁时呷之。

鼻卢

鼻卢 时珍曰：鼻卢嚬㗜清上膈，利咽喉。

甜瓜

甜瓜 时珍曰：甜瓜子仁清肺润肠，和中止渴。

李梴曰：甜瓜，《入门》本注云：甘寒有毒，多食令人阴下湿热生疮，动宿冷病发虚热，破腹，脚手无力，少食除烦止渴，利小便通三焦，通壅塞气，兼主口鼻疮，衍义云：贫士暑月多食避暑至深秋，作痢难治，为其损阳气故也。

兆嘉曰：甜瓜子有开痰利气之功，甘寒润肺具降浊排脓之效，滑利通肠。

宫绣曰：甜瓜专入心胃，暑月解烦止渴之品也，味甘性寒有毒，凡人因于暑热内伏症见脓血恶痢，痛不可忍，须以水浸甜瓜数枚，食之即愈。若瓜经日曝，其寒尤甚，故书有言，瓜寒于曝油冷于煎，即是此意，但此阳气素盛，亦宜少食，若使脾胃素冷，服之则有虐痢疸黄动气反胃；阴下生痒生疮，发热作胀之变，需用盐花，少许麝香与酒则解；脚气癥癖，食之，患永不除。瓜蒂专主涌吐已详前函，第五卷但有雨鼻雨蒂者，杀人，皮可取收作羹，或蜜收晒为果。思邈曰：多食发黄疸，令人虚羸多妄，解药力，病后食多或反胃，脚气人食之，患永不除也。

西瓜

西瓜 时珍曰：西瓜子仁与甜瓜仁同。

李梴曰：西瓜，《入门》本注云：甘寒无毒，消暑热，解渴，宽中下气，利小水，治血痢病，热口疮，食之立愈。

讱菴曰：西瓜甘寒，解暑除烦，利便，醒酒，名天生白虎汤。

兆嘉曰：西瓜甘寒，解暑热，凉利退烦蒸，大腑之燥渴堪除，小便之清长可必。

宫绣曰：西瓜专入心包、胃，内瓤今人遇值三伏天燥，不论男妇大小，朝夕恣食，诚以燥渴之极，得此味甘色赤能引心胞之热下入小肠膀胱而出，令其心胸顿冷，烦渴水消。故书中载，治太阳阳明胃中喝及热病大渴等症宜投，并有天生白虎汤之誉。惟是禀气素厚遇热，消渴及伏气发瘟得此如汤泼雪，若以脾胃素虚恣服，专渴朝夕恣食必待膈滞上涌，或泻，或肿，或胀，元阳已削，方为觉误，悔莫及矣。《卫生歌》云：瓜桃生冷宜少食，免至秋来成疟痢，又瓜本寒，曝之寒气益聚而寒矣，犹之油性本热，经火煎熬则其性稍革，而不热矣，

因述此以为好食瓜者一箴。《稽食赋》云：瓜曝则寒，油煎则冷，乃物性之异也。

蘡薁（山葡萄）

蘡薁 时珍曰：蘡薁藤止渴利小便，根治下焦热病淋闷，消肿毒。

甘蔗

甘蔗 时珍曰：甘蔗止呕哕，反胃，宽胸膈，滓烧存性研末，乌柏油调涂，小儿头疮白秃频涂取瘥，烧烟勿令入人，目能使暗明。

仕材曰：甘蔗和中而下逆气，助脾而利大肠。

李梴曰：甘蔗甘平，能润肺消痰，下气和脾胃，利大小肠，解热烦，沙乳诸糖性相似。

讱菴曰：甘蔗甘寒，和中助脾，除热，润燥止渴，消痰，解酒毒，利二便，治哕呕反胃，大便燥结。

兆嘉曰：甘蔗润上部，以清金止渴，解醒，能导下入中焦而和胃，消痰滋燥，性甘寒，赤沙糖俟蔗汁煎成能和血而性温，稍异。

沙糖

沙糖 参看甘蔗。 时珍曰：沙糖和中助脾缓肝气。

仕材曰：白沙糖生津解渴，除咳消痰，红沙糖功用与白者相仿，和血乃红者独长。

宫绣曰：沙糖专入肝，本于甘蔗所成，甘蔗气禀冲和，味甘气寒，以为除热润燥之味，其治则能利肠、解烦、消瘀、止渴。至于沙糖经火煅炼性转为温，色变为赤，与蔗又似有别，故能行血化瘀，是产妇血晕，多有用此与酒冲服，取其得以入血消瘀也。小儿丸散用此调服，取其温以通滞也，烟草用以解毒亦取其有开导之力也。然性温则消则下，故虚热过服则有损齿消肌之病，味甘主缓，主壅，故痰湿过服则有恋膈胀满之弊，此又不可不深思而熟察耳。白糖因晒浮结而成体轻味甘色白，主治亦颇相似，然紫入血而白入气，久食反有热壅上膈之余。书言：能以清热似非正谈，试以口燥之，会食此，其燥益甚，口冷之，会食之，其冷即除，且至转为燥渴生痰，于此可占大概矣，又奚必过为辩论哉。按：沙糖性温殊于蔗浆，故不宜多食，若与鱼笋之类同食，皆不益人，今人每用为水饮，徒取其适口，而不知阴受其害，悲夫。

莲藕

莲藕 时珍曰：藕节能止咳血、唾血、血淋、溺血、下血、血痢、血崩。

李梴曰：藕能解热除烦渴，更消酒食，开胃胸，蜜蒸实下补五脏；节冷捣汁，止吐红安胎；用蒂催胎，叶逐瘀生新，根叶同。

切菴曰：藕澀平，解热毒消瘀血，止吐衄淋痢一切血症；生用甘寒，凉血散瘀，止渴除烦，解酒毒蟹毒；煮熟甘温，益胃补心，止泻止痢，久服令人欢；生捣罨金疮伤折，熟捣涂折裂冻疮，澄粉益佳，安神益胃。

宫绣曰：莲藕专入心脾，出淤泥而不染，其根通连诸窍，系绵诸络，允为交媾黄宫，通调津液之上品。味甘性寒，入心脾血分，冷而不泄，滋而不滞，故凡产后血积烦闷、酒后烦渴、盛怒血淋、痛胀霍乱、虚渴失血、血痢并金疮折伤、酒毒蟹毒，一切属热属瘀服之立为解除，以其有破血解热之力也。煮熟甘温益胃补心实肠，久服令人心欢，并捣涂折裂冻疮。

孟诜曰：产后忌生冷，独藕不忌，谓其能散瘀血也。噤口痢，服能止结，粪自下，胃气自开者，亦以热除血解而言；熟服止泻实肠者，以其有温补之力也，益脾补心者，以其味甘入胃，多孔象心之谓也。但世捣澄藕粉多以豆麦菱粉伪充，真者绝少，藕节味澀同生地汁、童便善止一切吐衄血症，忌铁。弘景曰：宋时太官作血衄，庖人削藕皮误落血中，其血涣散不凝，故医家用以破血多效，衄者血羹也。

菱实（即菱角）

菱实 时珍曰：菱实解暑解伤寒积热，止消渴解酒毒，射菌毒，花入染须发方，乌菱谷入染须发方亦止泻痢。

李梴曰：菱角性冷，味甘美，重则损阳令阴痿，轻者伤脏胀腹中，姜就热投方可止。

切菴曰：菱甘寒，安中，消暑止

渴，解酒，有二角三角四角者老嫩之殊。

宫绣曰：菱角专入肠胃，种类虽多，气滞则一，即书有言，安中消水，止渴解酒，疗疟治痢，及有红泻白补，生降熟升之说，然亦止供食品，而于治疗则无，且于过食则有腹满填，损阳痿痉之余，必取麝香生姜吴茱萸作汤，及或沉香磨汁以导，是以味甘性寒助湿增滞之一证耳，性平之说似不是信。武陵记曰：三角四角者为菱雨角者，为菱菱花随月而转。

慈姑

慈姑俗名茨菰，此物生在水中，与山慈姑不同。时珍曰：慈姑调蚌粉涂瘑虫。《纲目本注》曰：慈姑生浅水中，人亦种之，三月生苗，青茎中空，其外有稜叶如燕尾，前光后歧，霜后叶枯，根乃绣结，冬及春初掘以为果，须火汤煮熟去皮，食乃不麻瀼干入咽也，嫩茎亦可炼食，又取汁可制粉霜惟黄，又曰一根岁生十二子，如慈姑之乳，诸子故以名之作茨菰者，非矣，又有山慈姑名同实异，见草部，此愚补白之录。

李梴曰：茨菰《入门》本注曰：叶似箭镞，根黄似芋，而小煮熟可啖，《本草》名为芋，味苦甘微寒，无毒，主消渴、胸痹、胃热，温中益气，消黄疸风毒，开胃下食，明耳目，不可多食。

木犀花

木犀花菌桂树，花也。时珍曰：木犀花同百药煎孩儿茶作膏饼噙，生津，

辟臭化痰，治风虫牙疼，同麻油蒸熟润发及面脂。

木兰

木兰 时珍曰：木兰皮治酒疸，利小便，疗重舌。

李梴曰：木兰苦寒，採皮，干皮，风痛癫，面满丹赤，鼻酒皶，阴湿痒，又消水肿，治伤寒。

降真香

降真香 时珍曰：降真香疗折伤金创，止血定痛，消肿生肌。

仕材曰：降真香行瘀滞之血如神，止金疮之血至验，理肝伤吐血胜似郁金，理刀伤出血过于花芷。

李梴曰：降真香《入门》本注云：和诸香烧之烟直上天，召鹤盘旋于上，味温平，无毒，主天行时气怪异，烧之辟邪恶之气也。

讱菴曰：降真香辛温，辟恶气怪异，疗伤折金疮，止血定痛，消肿生肌。

兆嘉曰：降真香性味与檀木相同，形色较檀香为异，入肝破血堪除瘀滞之稽留，辟恶搜邪可解时行之疫疬。

樟

樟 时珍曰：樟，瘿节治风痓鬼邪。

檾香

檾香 时珍曰：檾香治头疥肿毒，

研末麻脂调涂七日腐落用根良。

麒麟竭（一名血竭）

麒麟竭 时珍曰：麒麟竭散滞血诸痛，妇人血气，小儿瘈疭。

仕材曰：麒麟竭走南方兼运东方，遂作阴经之主，和新血且推陈血，真为止痛之君。

李梴曰：麒麟竭味甘辛平，敛口生肌，止血疼，更破血，宿除血晕，女虚带下用之灵，紫磺，内红外紫黑，能消阴滞，益阳气。

讱菴曰：血竭甘咸，色赤，入血分，补心包肝血不足，专除血痛，散瘀生新，为和血之圣药，治内伤血聚，金疮折跌，疮口不合，止痛生肌，性急不可多使，引脓出，南番色赤，以染透指甲者为真，单碾用。

兆嘉曰：血竭色赤入营，功可行瘀止痛，性收敛口，力能和血生肌，性平润而甘咸入心肝之血分。

宫绣曰：血竭专入肝，系南番树木之液，犹人之膏脂者，是味甘而咸，性平色赤。

按：五味惟甘主补，咸主消，血竭味甘，虽能和血收口，止痛生肌，然味咸则消却能引脓，性专入肝经血分破瘀，故凡跌扑损伤，气血搅刺，内伤血聚，并宜同酒调服通气，乳香没药虽主血病，而亦兼入气分，此则专入血分，而不兼及气分者也，但性最急迫，引脓甚利，不可多服，凡血病无积瘀者不必用之，以染透指甲，烧灰不变色者佳。药似伪造甚多，真者绝少，同众药捣用，得蜜陀僧良。近有用松香同药染成，或以海母代之，不可不察焉。

安息香

安息香 时珍曰：安息香治中恶魔，瘵劳瘵，传尸。

仕材曰：安息香服之而行血下气，烧之而去鬼来神。

李梴曰：安息香平辛苦味，去虫毒，辟诸恶气，暖肾涩精无梦交，更和心腹鬼胎痒。

兆嘉曰：安息香芳香开窍，有温宣气血之功，辛苦辟邪，擅畅运心脾之力，或安神而息寐，或煎服而焚香。

宫绣曰：安息香专入心肝，系西戎及南海波斯国树中之脂，其香如胶如饴，其气馨，其味苦而兼甘，其性平。

按：凡香物皆燥，惟此香而不燥，香物皆烈，惟此香而不烈，洵佳品也。以此祈神则异，香满室而神若伏，以此常熏则恶气悉绝，而心肺皆沁神气通畅，故凡传尸痨瘵、霍乱呕逆、虫毒恶侵、梦魇鬼交等症，无不用此调治，俾其邪辟正复，所以苏合香丸、紫雪丹、七香丸亦皆用此，以其独得此香气之正也。但元气虚损，阴火旺者，其功忌焉。书言：烧之能集气者真。七香丸方：安息香、沉香、木香、藿香、八角、茴香各三钱，香附子、缩砂、炙甘草各五钱为末，蜜丸以治小儿肚疼。

詹糖香

詹糖香 时珍曰：詹糖香和胡桃、青皮捣涂发令黑如漆。

马耨香

马耨香 时珍曰：马耨香治面皯黯[1]黯，同白附子、冬瓜子、白及、石榴皮等分为末，酒浸三日洗面后传之，久则面莹如玉。

樟脑

樟脑 时珍曰：樟脑通关窍，利滞气，治中恶邪气，霍乱，心腹痛，寒湿脚气，疥癣风瘙，龋齿，杀虫辟蛊，着鞋中，去脚气。

切菴曰：樟脑辛热香窜，能于水中发火，通关利滞，除湿杀虫，置鞋中去脚气，薰衣箧辟蛀虫，以樟木切片浸水煎成升，打得法能卤冰片。

兆嘉曰：樟脑芳香燥湿，资外治之需，辛热杀虫，为抹疮之药。

宫绣曰：樟脑专入关窍，性禀龙火，辛热香窜能于水中发火，其焰益炽，治能通关利窍，凡中恶死者，可用樟木烧烟熏之，并能除湿杀虫，置鞋中去脚气，方书每和乌头为末，醋丸弹子大，置于足心，火烘汗出为效，且能熏衣箧，辟蛀虫，出韶郡诸山，以樟木蒸汁煎炼结成樟脑，打得法能卤冰片。按：*此药非内服之品，止可外止疥癣脚气，或洗或熏或掺用，其杀虫除湿耳。*

小蘖

小蘖 时珍曰：小蘖治血崩。

黄栌

黄栌 时珍曰：黄栌洗赤眼及烫火漆伤疮。

桐叶

桐叶 此榷桐也。 时珍曰：桐叶消肿毒生发，木皮治恶疮，小儿丹毒，煎汁涂之。

李梴曰：桐叶《入门》*本注云：处处有之，名白桐，而月开淡红花，结子可做油者，叶味苦寒，无毒，主恶蚀疮者，阴皮主五痔，杀三虫，疗奔豚气病，皮主五淋，沐发，去头风，生发，滋润，及痈疮疽，痔瘘恶疮，小儿丹，煎膏传之，其花饲猪肥大，三倍油冷，微毒，主消水肿，传恶疮疥及鼠咬。*

梧桐

梧桐 时珍曰：梧桐子捣汁涂，拔去白发，根下必生黑者，又治小儿口疮，和鸡子烧存性研掺。

---

① 皯：颜面焦枯薰黑。

罂子桐

罂子桐 时珍曰：罂子桐油涂胫疮，烫火伤疮，吐风痰喉痹及一切诸疾，以水和油扫入喉中，探吐，或以子研末，吹入喉中，取吐，又点燈烧铜箸头烙风热烂眼亦妙。

海桐

海桐 时珍曰：海桐木皮去风杀虫，煎汤洗赤眼。

仕材曰：海桐皮除风湿之害，理腰膝之疼，可涂疥癣，亦治牙虫。

李梴曰：海桐皮《入门》本注云：味苦平，无毒，主腰膝脚痹痛风，浸水洗眼，除肤赤疥癣，牙齿虫痛，并煮服含之，兼治霍乱久痢。

讱菴曰：海桐皮苦温入血分，祛风湿杀虫，能行经络，运病所治，邪魇顽痹，腰膝疼痛，疳䘌疥癣，目赤牙虫，出廣南皮白坚韧，作索不烂。

兆嘉曰：海桐皮味苦性平，治痹疾诸邪稽留下部，循经运络，入肾肝血分，宣导沉疴。

宫绣曰：海桐皮专入肝，辛苦而温，能入肝经血分，祛风除湿，及行经络以运病所，是以腰膝脚痛能疗，赤白泻痢能止，虫牙风痛，煎汤漱之能愈，疳蚀疥疮，磨汁涂之能消，目赤肤翳，浸水洗之能退，一皆风祛湿散之力，用者须审病，自外至则可，若风自内成，未可妄用，须随症酌治可耳。

腰者肾之府，转摇不能，肾将惫矣，膝者筋之府，屈伸不能，行则偻，腑筋将惫矣，用海桐皮，专于腰膝有功。

无患子

无患子一名菩提子。 时珍曰：无患子中仁煨食辟恶去口臭。

柳

柳 时珍曰：柳叶疗白浊，解丹毒，枝及根白皮煎服治黄疸，白浊。酒煮熨，诸痛肿去风止痛消肿，柳膠恶疮及结砂子。

李梴曰：柳叶寒苦退疸黄，根叶皮攻疔肿疮，絮止久疮痛，用实煎汁，含汁治牙良。

柽柳

柽柳又名三春柳，又名西河柳。 时珍曰：柽柳叶消痞解酒毒，利小便。

讱菴曰：赤柽柳《备要本注》云：一名西河柳，能使疹毒外出，末服四钱，治疹痧不出，喘嗽闷乱，沙糖调服，治疹后痢。

兆嘉曰：西河柳性温，味属甘咸，透发痧疹，具宣表鬆之力，化毒功归脾胃，浴除风痒，有解酒利便之功。

水杨

水杨一名蒲柳。 时珍曰：水杨枝叶主痈肿痘毒，木白皮及根治金疮痛楚，乳痈诸肿痘疮。

仕材曰：水杨叶止久痢而多功，浴痘疮而起发。

讱菴曰：水杨柳苦平，痘疮顶陷，浆滞不起者，用枝煎汤浴之，枝煎汤治黄疸。

白杨

白杨 时珍曰：白杨木皮煎汤日饮止孕痢，煎醋含漱，止牙痛，煎浆水入盐含漱，治口疮，煎水酿酒消瘿气，枝消腹痛，治吻疮；叶，龋齿，煎水含漱，又治骨疽久发，骨从中出，频捣传之。

榆

榆 时珍曰：榆白皮利窍渗湿，热行津液，消痈肿，叶煎汁，洗酒渣鼻，同酸枣仁等份蜜丸，日服治胆热虚劳不眠。

李梴曰：榆皮滑利，性甘平，利水通便，产易生，心痛，头疮，当采实，小儿痫热用花清。

讱菴曰：榆白皮甘滑下降，入大小肠，膀胱经，行经脉利诸窍，通二便，渗湿热，滑胎，产下有形留着之物，治五淋肿满喘嗽不眠，疗疥癣秃疮，消赤肿妒乳。有赤白二种，去粗皮取白用。

兆嘉曰：榆白皮，皮能入肺，性黏滑，导滞通肠，榆令人瞑，味甘平，和脾消水。

宫绣曰：榆白皮专入胃、大小肠，

与冬葵子性皆滑利，味亦相同，故五淋肿满及胎产不下，皆宜服此以治。但榆有两种，曰赤曰白，白榆皮服能止喘除嗽而使人睡，较之赤榆皮之除邪气稍有不同，然其滑利则一，若脾胃虚寒服之，恐损真耳。按：高昌人多捣白皮为末和菜具食甚美，令人能食，仙家常服，服丹食人亦服之，取利关节故也。

乌木

乌木 时珍曰：乌木解毒又主霍乱吐利，取屑研末，温酒服。

桦木

桦木 时珍曰：桦木皮治乳痈。

李梴曰：桦木皮苦平，无毒，初肿乳痈，调酒服，时行热毒，豌豆疮，诸黄疸症，浓煎熟。

大风子

大风子 时珍曰：大风子治风癣疥癞杨梅诸疮，攻毒杀虫。

讱菴曰：大枫子辛热有毒，取有治疮癣疥癞，有杀虫去毒之功，出南番子中有仁，白色，久则油黄不可用，入丸药应去油。

兆嘉曰：大风子有杀虫去毒之功能，味辛性热，为搽癣涂疮之要药，燥湿除风。

宫绣曰：大风子专入肝脾，本属毒药耳。

按：据诸书皆载：味辛性热，其药止可取油以杀疮疥，若用此以治大风病则先伤血而失眠矣。故凡血燥之病亦用苦寒以胜，纵有疮疥宜辛宜热而血有受损，不更使病益剧乎，即或效以骤成功，以去致然烈毒之性，不可多服，惟用外敷，不入内治，其功或不没也。凡入丸药汤药，俱宜除油为妙。大风子辛燥有毒，虽有祛风杀虫之功，然外治却有奇效，总非内服之品。

相思子

相思子一名红豆耳。 时珍曰：相思子通九窍，去心腹邪气，止热闷头痛，风痰瘴疟，杀腹藏及皮肤内一切虫，除虫毒，取二七枚研服即当吐出。

猪腰子

猪腰子 时珍曰：猪腰子治一切疮毒，箭伤，研细酒服一二钱并涂之。

石瓜

石瓜 时珍曰：石瓜治心痛，煎汁，洗风痹。

楮

楮 时珍曰：楮叶利小便去风湿，去风湿肿胀，白浊，疝气，癣疮；枝茎捣脓汁，饮半升，治小便不通；树白皮煮汁酿酒，饮治水肿，入腹短气，

咳嗽；为散服治下血血崩。

仕材曰：楮实健脾消水肿，益气充肌肤。

李梴曰：楮实甘寒治肿水明目，补气壮阴痿；皮汁生涂疥癣疮，叶茎风疹可煎洗。

讱菴曰：楮实甘寒，助阳气，起阴痿，补虚劳，壮筋骨，明目充肌，去子浸，去浮者，酒蒸，用皮善行水，治水肿气满。

宫绣曰：楮实专入肾，书言味甘气寒，虽于诸脏阴血有补，得此颜色润，筋骨壮，腰膝健，肌肉充，水肿消，以致于阴痿起，阳气助是明指其阳旺阴弱，得此阴血有补，故能使阳不胜而助，非云阳痿由于阳衰，得此可以助阳也，若以纯阴之品可以补阳，则于理甚不合矣，况书又云：骨鲠可用楮实煎汤以服，及纸烧灰存性调服以治血崩血晕，并用衙门印纸烧吞以断妇人生育，与脾胃虚人禁用，久服令人骨痿，岂非性属阴寒虚，则受其益过则增其害之意乎？软骨之说未曾不是取浸水中不浮者酒蒸用《济生秘鉴》用楮实治骨鲠，煎汤饮之，岂非软骨之微乎。《本草发明》甚言：其功今补药中罕用，惜未之察耳。

枸橘

枸橘 时珍曰：枸橘叶治下痢脓血后重，同萆薢等分，炒存性研，每茶调二钱服，又治喉瘘，消肿导毒刺，治风虫牙疼，每以一合煎汁含之；橘核治肠风下血不止，同樗根白皮等分，炒糖，

每服一钱，皂荚子煎汤调服，树皮治中风强直不得屈伸，细切一升，酒二升，浸一夜，每日温服半升，酒尽在作。

白棘

白棘　时珍曰：白棘叶治胫臁疮，捣敷之，亦可晒研，麻油调敷。

李梴曰：白棘《入门》本注云：味辛寒，无毒，然有钩直二种，直者主虚损阴痿，阴自出，补肾气益精髓，止尿血，钩者主心腹痛，喉痹，痈疽痔漏疮肿，溃脓止痛，决刺结。

胡颓子

胡颓子　时珍曰：胡颓子根治吐血不止，煎水饮之，喉痹痛塞，煎酒灌之皆效，叶治肺虚短气，喘咳剧者，取叶焙研米饮服二钱。

鼠李

鼠李子一名山李子。　时珍曰：鼠李子痘疮黑陷及疥癣有。

李梴曰：鼠李《入门》本注云：牛李子也，本高七八尺，叶如李，但狭而不泽，子生于条上，四旁生青，熟黑，至秋叶落子尚在枝是处有之，味苦，小毒，主寒热瘰疬痿疮，日甘九蒸酒渍服，能下血除疝瘕，积冷气治水肿腹胀。

山矾

山矾　时珍曰：山矾叶治久痢，

止渴，杀虫蛊，用三十斤同老姜三斤浸水蒸熟，治烂弦风眼。

椋木

椋木　时珍曰：椋木，破产后血，煮汁服之，其叶煎之洗疮癣，捣破封蛇伤。

南烛

南烛　时珍曰：南烛子强筋骨益气力固精驻颜。

石南

石南　时珍曰：石南叶浸酒饮治头虱。

李梴曰：石南叶辛苦，却平筋骨皮毛风最灵，养肾强阴疗脚弱，痹风蛊毒子堪凭。

讱菴曰：石南叶辛散风，苦坚肾，补内伤阴衰，利筋骨皮毛，为治肾虚脚弱风痹要药，妇人不可久服，令思男，关中者佳，炙用。

兆嘉曰：石南叶入肾，善宣风气，苦辛平，有毒，须知助阳可胜湿邪，筋骨肉无微不到。

宫绣曰：石南叶专入肝，味辛而苦。

按：辛则有发散之能，苦则其有坚肾之力，若使辛苦而热，则云妇人久服思男其理或可信矣，然此止属辛苦而性不热，则治止可以言祛风而补阴止说亦止，因苦坚肾而肾不泄，因辛散风而阴不受其蹂躏也。若竟以为补阴滋水，则理已属有碍，而尚可云补火以思男者乎，若果有之，则凡类于此若何莫不为思男之品，而附桂之雄又将纸之于何等地矣。李时珍亦明医中人，何竟附和而有是言，即㕮咀之闻宜其有是出关中者良，炙用，五加皮为使，恶小蓟。按：石南叶补阴祛风则有之，然味辛不热不助相火，亦未闻邪淫方中用石南叶者，《别录》思男之说殆，不可信。

紫荆

紫荆　时珍曰：紫荆木并皮活血行气，消肿解毒，治妇人血气疼痛，经水凝涩。

木槿

木槿　时珍曰：木槿皮并根治赤白带下，肿痛，疥癣，洗目令明，润燥合血；花消肿毒，利小便，除湿热；子治偏正头风，烧烟熏患处。

仕材曰：川槿皮止肠风与久痢，擦头癣及虫疮。

李梴曰：木槿《入门》本注云：性无毒，止肠风泻血，赤白痢，痢后热渴作饮，服之令人得睡，入药炒用。

㕮咀曰：木槿苦凉，活血润燥，治肠风泻血，痢后热渴作饮，服令人得睡，川产者治癣疮用根皮。

兆嘉曰：川槿皮味苦性凉，虽润燥和营，内方罕服，质粘色赤，可杀虫治癣，外用多需。

扶桑

扶桑　时珍曰：扶桑叶及花治痈疽腮肿，取叶或花同白芙蓉叶、牛蒡叶、白蜜，研膏敷之即散。

木芙蓉

木芙蓉　时珍曰：木芙蓉叶及花清肺凉血，散热解毒，治一切大小痈疽肿毒恶疮，消肿排脓止痛。

㕮咀曰：芙蓉花辛平，性滑涎黏，清肺凉血，散热止痛，消肿排脓，治一切痈疽肿毒有殊功。

兆嘉曰：木芙蓉敷围，一切痈疽消肿排脓能止痛，凉散诸般瘀热，味辛质滑性平和。

山茶

山茶　时珍曰：山茶花治汤火伤灼，研末，麻油调涂；子治妇人发肬，研末掺之。

㕮咀曰：山茶花甘微辛寒，色赤入血分，治吐衄肠风，麻油调末涂，烫火伤用红者为末，入童便、姜汁、酒调服可代郁金。

兆嘉曰：山茶花色赤入营凉血分，味甘微苦散瘀邪。

蜡梅

蜡梅　时珍曰：蜡梅花解暑生津。

木绵

木绵 时珍曰：木绵白绵及布治血崩金疮，烧灰用；子油治恶疮疥癣，燃灯损目。

柞木

柞木 时珍曰：柞木皮治鼠瘘，难产，催生利窍；叶治肿毒痈疽。

仕材曰：柞木皮催生圣药，黄疸奇方。

黄杨木

黄杨木 时珍曰：黄杨木叶治妇人难产，入运生散中用，又主暑月生疥，捣烂涂之。

小天蓼

小天蓼 时珍曰：小天蓼根治风虫牙疼，捣丸塞之，连易四五次阴根勿嚼汁。

接骨木

接骨木 时珍曰：接骨木根皮治打伤瘀血，产后恶血，一切血不行或不止并煮汁服。

桃寄生

桃寄生 时珍曰：桃寄生治小儿中

蛊毒，腹内坠痛，面目青黄，淋露，骨立取二两味末，如茶点服，日三四服。

柳寄生

柳寄生 时珍曰：柳寄生治疗膈气刺痛，捣汁取一盃。

竹根

竹根 时珍曰：淡竹根同叶煎汤洗妇人子宫下脱；甘竹根煮汁服安胎，止产后烦热；慈竹箨治小儿头身恶疮，烧散和油涂之，或入轻粉少许；山白竹烧灰入腐烂痈疽药。

仙人杖

仙人杖 时珍曰：仙人杖煮汁服下鱼骨硬。

鬼齿

鬼齿 时珍曰：鬼齿煮汁服下骨硬，烧存性入轻粉少许，油调涂，小儿头疮。

城东腐木

城东腐木 时珍曰：城东腐木，凡手足掣痛不仁不随者，朽木煮汤，热清痛处甚良。

锦

锦 时珍曰：锦烧灰主失血下血，

血崩，金疮出血，小儿脐疮湿肿。

绢

绢 时珍曰：绢黄系绢煮汁服，止消渴，产后脬损，洗痘，溃烂，烧灰止血痢，下血，吐血，血崩，绯绢烧灰入疮药。

帛

帛 时珍曰：帛烧研疗血崩，金疮出血，白驳风。

布

布 时珍曰：蓝麻布同旱莲草等分，瓶内泥固煅研，日用揩齿能固牙，乌须白布治口唇紧小，不能开合饮食不治，杀人，作大炷安刀斧上烧，令汗出，拭涂之，日三五度，仍以青布烧灰酒服。青布烧灰酒服主唇裂生疮，仍和脂涂之，与蓝靛同功。

绵

绵 时珍曰：绵灰主吐血、衄血、下血、崩中、赤白带下、痔疮、脐疮、聤耳。

裈裆

裈裆 时珍曰：裈裆主女劳疸及中恶鬼忤。

汗衫

汗衫 时珍曰：汗衫治卒中忤恶鬼气，卒倒不知人，逆冷，口鼻出清血，或胸胁腹内缓急切痛如鬼擎之状，不可按摩，或吐血衄血，用久垢汗衫烧灰，百沸汤或酒服二钱，男用女，女用男，中衬衣亦可。

孝子帽

孝子帽 时珍曰：孝子帽主鼻上生疮，私窃拭之，勿令人知。

病人衣

病人衣 时珍曰：病人衣治天行瘟疫，取初病人衣服于甑上蒸，过则一家不染。

衣带

衣带 时珍曰：衣带疗小儿下痢，客忤，妊妇下痢难产。

头巾

头巾 时珍曰：头巾治天行劳复后渴，取多腻者浸汁，时服一升。

幞头

幞头 时珍曰：幞头烧烟熏产后

血运，烧灰水服治血崩及妇人交肠病。

自汗盗汗，烧灰煮治浴身自愈。

皮巾子

皮巾子　时珍曰：皮巾子治下血及大风病疮，烧灰入药。

皮腰袋

皮腰袋　时珍曰：皮腰袋治大风病疮，烧灰入药。

缴脚布

缴脚布　时珍曰：缴脚布治妇人欲回乳，用男子裹足布勒住经宿即止。

皮靴

皮靴　时珍曰：皮靴治癣疮，取蓝靴底烧灰同皂矾末掺之，先以葱椒汤洗净。

麻鞋

麻鞋　时珍曰：麻鞋煮汁服止消渴。

草鞋

草鞋　时珍曰：草鞋催生治霍乱。

死人枕席

死人枕席　时珍曰：死人枕席疗

纸（各等）

纸　时珍曰：楮纸烧灰止吐血衄血，血崩，金疮出血；竹纸包犬毛烧末酒服，止瘴籐；纸烧灰传破伤出血及大小儿内热衄血不止用，故籐纸瓶中烧存性二钱，入麝香少许，酒服，仍以纸撚包麝香，烧烟熏鼻；草纸作撚纤，痈疽最拔脓，蘸酒燃灯照，诸恶疮浸淫湿烂者出黄水数次取效；麻纸止诸失血，烧灰用；纸钱主痈疽将溃，以筒烧之趁热吸患处，其灰止血，其烟久嗅损人肺气。

青纸

青纸　时珍曰：青纸治妒精疮，以唾粘贴数日即愈，且护痛也。弥久者良，上有青黛杀虫解毒。

桐油伞纸

桐油伞纸　时珍曰：桐油伞纸治蛀干阴疮，烧灰出火毒，一夜传之便结痂。

钟馗

钟馗　时珍曰：钟馗辟邪止疟。

桃橛

桃橛　时珍曰：桃橛治风虫牙痛，

烧取汁，少少纳鼻孔中，以蜡锢之。

拨火杖

拨火杖　时珍曰：拨火杖止小儿惊忤夜啼。

吹火筒

吹火筒　时珍曰：吹火筒治小儿阴被蚯蚓呵肿，令妇人以筒吹其肿处，即消。

铳楔

铳楔　时珍曰：铳楔治难产，烧灰酒服，又辟忤恶邪气。

马鞭

马鞭　时珍曰：马鞭治马汗气入疮，或马毛入疮肿毒，烦热入腹杀人，烧鞭皮末和膏传之，又之狐尿刺肿痛，取鞭稍二寸，鼠屎二七枚，烧研和膏传之。

箭笴及簇

箭笴及簇　时珍曰：箭笴及簇治刺伤风，水刮箭下漆涂之，又主疔疮恶肿，刮箭笴茹作炷，灸二七壮。

弓弩弦

弓弩弦　时珍曰：弓弩弦治鼻衄及口鼻大衄不止，取折弓弦烧灰同枯矾等分吹之即止。

纺车弦

纺车弦　时珍曰：纺车弦治马痈，烧灰传之。

连枷关

连枷关　时珍曰：连枷关治转胞，小便不通，烧灰水服。

梳篦

梳篦　时珍曰：梳篦主小便淋漓，乳汁不通，霍乱转筋，噎塞。

蒲扇

蒲扇　时珍曰：蒲扇烧灰酒服一钱止盗汗，及妇人血崩，月水不断。

簟

簟　时珍曰：簟治蜘蛛尿蠼螋尿疮，取蓝者烧灰传之。

簾箔

簾箔　时珍曰：簾箔治痈疽有脓不溃，烧研和腊猪脂传，下畔即溃，不须针灸，又治小儿霍乱，烧灰饮服一钱。

漆器

漆器　时珍曰：漆器治产后血晕，烧烟熏之即甦，又杀诸虫。

燈盞

燈盞　时珍曰：燈盞上元盗取富家，燈盞置床下，令人有子。

燈盞油

燈盞油　时珍曰：燈盞油治一切急病中风，喉痹，痰厥，用鹅羽扫入喉内取吐即效，又涂一切恶疮疥癣。

车脂

车脂　时珍曰：车脂治霍乱中盅，妊娠诸腹痛，催生定惊除瘧，消肿毒诸疮。

故木砧

故木砧　时珍曰：故木砧治干霍乱，不吐不利，烦胀欲死，或转筋入腹，取屠儿凡垢一鸡子大，温酒调服，得吐即愈，又主唇疮，耳疮，虫牙。

筯

筯　时珍曰：筯治咽喉痹塞，取漆筯烧酒含嚥，烟气入腹发咳即破。

甑

甑　时珍曰：甑垢，一名阴膠，治口舌生疮，刮传之；甑带主大小便不通，瘧疾，妇人带下，小儿脐疮，重舌，夜啼，癜风白驳，故甑蔽烧灰，水服三撮，治喉痹咽痛及食复，下死胎。

锅盖

锅盖　时珍曰：锅盖治牙疳阴疳，取黑垢同鸡肶胵黄皮灰、蚕灰、枯矾等分微末，米泔洗后，频传之。

蒸笼

蒸笼　时珍曰：蒸笼取年久竹片同弊帚、紫缚草、蓝麻、鞋底系及蛇蜕皮烧灰擦白癜风。

弊帚

弊帚　时珍曰：弊帚治白驳癜风，烧灰入药。

簸箕舌

簸箕舌　时珍曰：簸箕舌治重舌出涎，烧研酒服一钱，又主月水不断。

鱼筍

鱼筍　时珍曰：鱼筍须疗鱼骨哽，

烧灰，粥饮服方寸匕。

鱼网

鱼网 时珍曰：鱼网烧灰水服，或乳香汤服，甚者并进三服，治鱼骨硬有效。

草麻绳索

草麻绳索 时珍曰：草麻绳索治大腹水病，取三十枚去皮研，水三合，旦服，日中当吐下水汁结囊，若不尽，三日后再作，未尽更作，瘥后禁水饮咸物。

马绊绳

马绊绳 时珍曰：马绊绳烧灰掺鼻中疮。

牛鼻桊

牛鼻桊 时珍曰：牛鼻桊草桊灰吹喉风有效，木桊煮汁或烧灰酒服治消渴。

尿桶

尿桶 时珍曰：尿桶蓝板治霍乱吐利，煎水服，山村宜之。蓝箍治脚缝搔痒或疮有窍出血不止，烧灰傅之，年久者佳。

蜜蜂

蜜蜂 时珍曰：蜜蜂子治大风疠疾。

土蜂

土蜂 时珍曰：土蜂子功同蜜蜂子，土蜂房疗疔肿疮毒。

大黄蜂

大黄蜂 时珍曰：大黄蜂子治雀卵斑面疱，余功同蜜蜂子。

李梴曰：蜂子微寒俱有毒，止呕利便和心腹；土蜂消肿制蜘蛛，蜜主吐虫黄面目；蠮螉止咳治久聋，房医霍乱乳调服。

五倍子内虫

五倍子内虫 时珍曰：五倍子内虫治赤眼烂弦，同炉甘石末乳细点之。

螳螂

螳螂 时珍曰：螳螂治小儿急惊风，搐搦又出，箭镞生者能食疣目 参看桑螵蛸条下。

雄原蚕蛾

雄原蚕蛾 时珍曰：雄原蚕蛾壮阳事，止泄精尿血，暖水脏，治暴风金疮、冻疮、烫火疮、灭瘢痕。

仕材曰：雄蚕蛾止血收遗泄，强阳益精气。

李梴曰：原蚕蛾咸热，强阴尿血

泄精亦可，寻砂治痹风瘾疹起，退消疔肿血风，侵纸主诸血，口牙病，丝吐消渴不能禁。

宫绣曰：雄蚕蛾专入命门，即二蚕所出之雄者也，味咸性温，其性最淫，出幽便媾，诸书皆载：能起阴痿，益精强志，敏于生育交接不倦，并敷诸疮灭瘢，止尿血暖肾，盖取其性淫助阳，咸温入肾之功耳，是以千金方治丈夫阴痿不起，用此一夜每服一丸，可御数女。以菖蒲之之，但此止为阳痿求嗣而见，若使阴虚火盛而用此，为淫剧之术，则阴愈竭而火益盛，欲不数毙其可得乎，故古补方多不具载，恐人藉此以为断丧之具也，取未交雄者佳。蚕退纸烧灰，可敷走马牙疳，并治邪祟发狂悲泣。一方治阴痿不起，以蚕蛾二升，走翅足，微火灼黄为末，蜜丸如梧桐子大，酒下。

九香虫

九香虫 时珍曰：九香虫治胸脘滞气，脾肾亏损，壮元阳。

兆嘉曰：九香虫壮脾肾之元阳，咸温无毒，理胸膈之凝滞，气血双宣。

雪蚕

雪蚕 时珍曰：雪蚕解内热渴疾。

枸杞虫

枸杞虫 时珍曰：枸杞虫治肾家风虚。

蘘香虫

蘘香虫 时珍曰：蘘香虫治小肠疝气。

蛱蝶

蛱蝶 时珍曰：蛱蝶治小儿脱肛，阴干为末，唾调半钱涂手心，以瘥为度。

枣貓

枣貓 时珍曰：枣貓治小儿脐风。

芫青

芫青 一名青娘子，又名青蚨。 时珍曰：芫青主疝气，利小水，消瘰疬，下痰结，治耳聋，目翳，猘犬伤毒，余功同斑蝥。

李梴曰：蜻蜓《入门》本注云：六足四翼青色大眼者良，余色及缠腰有细者不用，微寒无毒，主强阴止精壮阳，暖水脏，去翅足，微炒。

葛上亭长

葛上亭长 时珍曰：葛上亭长通血闭，癥块，鬼胎，余功同斑蝥。

地胆

地膽 时珍曰：地膽治疝积疼痛，

余功同斑蝥。

李梴曰：地胆《入门》本注云：出梁州状如大马蚁，有翼，味辛寒，有毒，主寒热鼠瘘，恶疮死肌，蚀疮中恶肉，鼻中息肉，鼻齆能宣，瘰疬，根从小便出，兼破石淋癥瘕，堕胎，散结气，杀鬼疰蛊毒，恶甘草。抑考陶隐居云：此一虫五变，疗皆相似，二三月在芫花上呼味芫青，颇似斑猫，但纯青绿色，背上一道黄文，尖喙；四五月在王不留行上，呼王不留行虫；六七月在葛花上，呼为葛上亭长，形似芫青，但身黑而头赤，如亭长之着玄衣赤帻也；八月在豆花上，呼为豆蝥；九月十月欲还地蛰，呼为地胆，随时变耳，各以时采阴干，制同斑蝥。

草蜘蛛

草蜘蛛　时珍曰：草蜘蛛去瘤积疣子，穰疟疾。

壁钱

壁钱　时珍曰：壁钱治大人小人急疳，牙蚀腐臭，以壁虫同人中白等分烧研贴之，又主喉痹，窠幕治产后咳逆，三五日不止，欲死者，取三五个煎汁呷之良，又止金疮诸疮出血不止，又治疮口不敛，取口贴之，止虫牙痛。

蝎

蝎　时珍曰：蝎治小儿惊痫风搐，大人痎疟，耳聋，疝气，诸风疮，女人带下阴脱。

仕材曰：蝎善逐肝风，深透筋骨，中风恒收惊痫亦简。

李梴曰：蝎味甘辛，去风涎，卒中，㖞僻瘫半边，瘾疹，耳聋，真可疗，小儿惊搐最当先。

讱菴曰：蝎辛甘有毒，色青属木，故治诸风眩掉，惊痫搐系口眼㖞邪，瘰疾风疮，耳聋带疝厥阴风木之病，类中风，慢脾惊，属虚者忌用，全用去足焙或用尾，尾力尤紧形紧小者良。

兆嘉曰：蝎入肝脏以搜风定搐疗惊，全力足运经络而触痹，愈痫，治疝尾功长，味合辛咸，性含阴毒。

宫绣曰：全蝎专入肝，味辛而甘，气温有毒，色青属木，故专入肝祛风，凡小儿胎风发搐，大人半边不遂，口眼㖞斜，语言謇塞，手足抽掣，疟疾寒热，耳聋带下，皆因外风内客无不用之，故方书有用蝎尾膏以治胎风发搐，内用蝎梢二十一枚入麝香少许，屡效。又用牵正散以治口眼㖞斜，用全蝎同白附、僵蚕为末，酒服甚效。又有同羌活、柴胡、当归、生地，名丁香柴胡汤，以治月事不调，寒热带下，亦许蝎以散血分之风热耳，但带下非风非热不用，并一切内虚似风等症，切忌全用，去足焙或用尾，尾力尤紧形紧小者良，忌蜗牛人有被蝎蛰伤者，涂蜗牛即解，屡试有验。

蛆（各种）

蛆　时珍曰：粪中蛆治小儿诸疳积，疳疮，热病谵妄，毒痢作吐；泥中蛆治目赤，洗净，晒研贴之；马肉蛆治鍼箭入肉中，及取虫牙，蝦蟇肉蛆治小儿诸疳。

蝇

蝇 时珍曰：蝇治拳毛倒睫，以腊月蛰蝇干研为末，以鼻频嗅之即愈。

狗蝇

狗蝇 时珍曰：狗蝇治疟疾不止，活取一枚，去翅足，豞裹为丸衣，以黄丹发日早米饮吞之，得吐即止，或以蜡丸酒服亦可，又擂酒服治痘疮倒黡。

牛虱

牛虱 时珍曰：牛虱预解小儿痘疹毒，焙研服之。

人虱

人虱 时珍曰：人虱治眼毛倒睫者，拔去毛，以虱血点上，数次即愈。

乳虫

乳虫 时珍曰：乳虫补虚羸，益胃气，补中益气。

蠹虫 （各木）

蠹虫 时珍曰：桑蠹虫治小儿惊风，口疮，口疳风，妇人崩中，漏下赤白，堕胎下血，产后下痢，虫粪治肠风下血，妇人崩中，产痢，小儿惊风，胎癣，咽喉骨哽；柳蠹虫治瘀血，腰脊沥血痛，心腹血痛，风轸风毒，目中肤翳功同桑蠹虫，粪治肠风下血，产后下痢，口疮耳肿，齿龈风毒；桂蠹虫除寒痰，澼饮冷痛，虫粪治兽骨哽，煎醋漱咽；枣蠹虫屎治聍耳出水，研末同麝香少许，吹之；竹蠹虫治小儿蠟梨头疮，取慈竹内者捣和牛溺涂之，蛀末治聍耳出脓水，汤火伤疮；苍耳蠹虫治疗肿恶毒，烧存性研末，油调涂之即效，或以麻油浸死，收贮，每用一二枚捣傅，即时毒散大有神效；青蒿蠹虫治急慢惊风，用虫捣和硃砂汞粉各五分，粟粒大，一岁一丸，乳汁服。

茶蛀虫

茶蛀虫 时珍曰：蛀屑治聍耳出汁，研末日日缴净掺之。

蝉花

蝉花 时珍曰：蝉花功同蝉退又止疟。

天牛

天牛 时珍曰：天牛治疟疾寒热，小儿急惊风及疗肿箭镞入肉，去痣靥。

蝼蛄

蝼蛄 时珍曰：蝼蛄利大小便，通石淋，治瘰疬，骨哽。

仕材曰：蝼蛄通便而二阴皆利，逐水而十种俱平，贴痔燥颇效，化骨哽殊灵。

李梴曰：蝼蛄《入门》本注云：即月令蝼蝈鸣，俗呼土狗，味咸寒无毒，主十种水病，肿满喘促不得卧，通石淋，主难产，溃痈肿，除恶疮，下哽噎解毒，其腰以前主止大小便，腰以后主利大小便，若箭镞在咽喉胸膈及针刺在肉不得出者，用土狗脑捣汁，滴上三五度，箭刺自出。

兆嘉曰：蝼蛄味咸寒性阴有毒，运下窍逐水通淋。

宫绣曰：蝼蛄专入肠胃，气味寒咸，性甚奇特，书言将此分为上下左右四截，若以上截治肿，则肿即见上消，下截治肿，则肿即见下消，左截治肿，则肿即见左消，右截治肿，则肿即见右消，又载自腰以上治，则能拨水上行，而使二便皆濇，自腰以下以治，则能使便立下，妇人难产亦可照此以治，而产即解，痈肿瘰疬肉刺，若生捣汁以涂，则刺与肿皆治，骨哽入喉不下，末吹即能见愈，外此箭镞入肉，用此涂贴患处，则箭即克见拨，究其治效总因，性善攻穴，其性急迫，故能如此取效也，味咸气寒，俗名土狗，凡用此药，宜审其体实方可劫取，若使体虚气薄，但见书载，治功任意妄施，其不伤人性命者，鲜矣。此与

草麻子等药同为一类，用时须当细审，取雄去翅足，炒用。朱震亨曰蝼蛄治水甚效，但其性急，虚人戒之。

竈马

竈马 时珍曰：竈马治刺入肉，取一枚捣傅。

竹虫

竹虫 时珍曰：竹虫治中风半身不遂，能透经络追涎。

黿（亦作蛙，又名田鸡）

黿 时珍曰：黿利水消肿，烧灰涂月蚀疮。

李梴曰：善鸣，长股水中，黿补水祛痨，杀疰邪，一种风蛤为美馔（馔），正宜产妇，益虚家。

宫绣曰：蛙专入膀胱肠胃，与螺蚌皆产于水，其味虽甘而性则寒，故能清热利水解毒，如水蛊腹，大用干青蛙两枚、以酥炒干蝼蛄七枚、炒苦葫芦半两为末，空心酒服三钱即愈。通身水肿，以青蛙一二枚去皮，炙熟，食之即治。毒痢噤口，以水蛙一箇（个），并肠肚捣碎，瓦焙，入麝香五分，作饼，贴脐上，即通。时行面赤项肿瘟毒用金线捣汁水调，空腹顿服即效，然肉虽寒而骨善跳则热性，虽动而气善蓄则闭，食之令人作淋，及或多食令人尿闭，脐下酸痛。治须擂

以车前顿水，或烧酒行气之类以解，至于孕妇食尤有忌，不可不知。此物多食无益，食如不当，脏热者须用车前，脏寒者须用烧酒，解之以通。

马陆

马陆 时珍曰：马陆辟邪疟。

李梴曰：马陆《入门》本注云：即百节虫，长二三寸，大如小指，身如槎，节节有细蹙，纹起色紫黑，光润百足，死则侧卧如环，味辛温有毒，主恶疮息肉，白秃，去坚癥积聚，疗寒热痞结胁满，有人自服一枚，中毒便死。

绿桑蠃

绿桑蠃 时珍曰：绿桑蠃治小儿惊风，用七枚焙研，米饮服。

溪鬼虫

溪鬼虫 时珍曰：溪鬼虫阴干为末，佩之亦辟射工毒。

豉虫

豉虫 时珍曰：豉虫白梅裹含之除射工毒。

蚰虫

蚰虫 时珍曰：蚰虫治一切眼疾，及生肤翳，赤白膜，小儿胎赤眼，风赤眼，烧末敷之，或以小儿吐出者，

阴干为末，入汞粉少许，唾津调涂之，又治一切冷瘘。

紫稍花

紫稍花 时珍曰：紫稍花益阳秘精，疗真元虚惫，阴痿遗精，余沥白浊如脂，小便不禁，囊下湿痒，女人阴寒冷滞，入丸散及坐汤用。

李梴曰：紫稍花《入门》本注云：按本草，龙与鹿游于水边，遗漓粘着，木枝如蒲槌状，色微青灰，味甘性温，主阳衰阴痿之症。

蛟龙

蛟龙 时珍曰：蛟龙髓傅面，令人好颜色，又主易产。

鼍龙

鼍龙 时珍曰：鼍龙甲治阴疟。

鲮鲤（即穿山甲）

鲮鲤 时珍曰：鲮鲤甲除痰疟寒热，风痹强直疼痛，通经脉，下乳汁，消痈肿，排脓血，通窍杀虫。

仕材曰：穿山甲搜风助痰破血开气，疗蚁瘘绝灵，截疟疾至妙，治肿毒未成即消，已成即溃，理痛痹，在上则生，在下则降。

李梴曰：鲮鲤甲微寒，有毒，蚁瘘痔疮敷且服痹风瘴疟血冲心，又治惊邪多啼哭。

讱菴曰：穿山甲咸寒善窜，专能行散通经络，运病所入厥阴阳明，治风湿冷痹，痛经下乳，消肿溃痈，止痛排脓，和伤发痘风，疮疡科需为要药。以其食蚁，又治蚁瘘，痈疡已溃者忌服，如鳖而短似鲤有足尾，甲力更胜，或生或烧酥，炙醋，炙童便，炙油煎土炒随方用。

兆嘉曰：穿山甲运病所以成功入胃行肝，消痈发痘，性寒咸而善窜，治痹，散血通络，搜风善化蚁瘘，专通乳汁。

宫绣曰：山甲专入肝肺胃，咸寒善窜，其性穴山而居，寓水而食，惟其善窜，所以通经运络，无处不到，且能入肝与胃，而治惊啼悲伤，大肠蚁瘘，外治疮疡痈肿，下乳发痘之需，总因善走之功而为行气破血之药耳，故或烧灰敷毒即消，同五积散加全蝎，葱姜煎服，则治风湿冷痹而见上下强直，痛不可忍；同木香、自然铜捣末酒调以治乳痈肿；同蝟皮、豆蔻仁为末，汤下以治气痔来脓及破水湿瘰邪，并察患在某处，即以某处之甲用之，尤臻奇效，尾脚力更胜，然总破气败血，其力峻猛，虚人切忌投服。如鳖而短似鲤有足，或生或烧，炙醋，炙童便，炙油煎土炒随方用。弘景曰：山甲能陆能水，日中出岸，张开鳞甲如死状，诱蚁入甲则闭而入水，开甲蚁皆浮出，因接而食之，见此物之灵怪可知。

石龙子

石龙子 时珍曰：石龙子消水饮，阴溃，滑窍，破血。妊娠忌用。

李梴曰：石龙子《入门》本注云：生石涧中行似龙，而小衍义云：能至风雨，故利水道，通五癃，邪结气破，石淋下血。

守宫（一名蝎虎）

守宫 时珍曰：守宫治中风瘫痪，手足不举，或疬节风痛，及风痉惊痫，小儿疳，痢血，积成痞，疬风瘰疬，疗蝎蛰。

蛤蚧

蛤蚧 时珍曰：蛤蚧治肺气益精血，定喘止嗽疗肺痈，消渴，助阳道。

李梴曰：蛤蚧咸平有小毒，肺虚痨嗽并喘促，壮元阳，辟傅尸邪，更通月水下淋漓。

讱菴曰：蛤蚧咸平补肺润肾，益精助阳，治渴通淋，定喘止嗽，肺痿咯血，气虚血竭者宜之。出广南首如蟾蜍，背绿色斑点如锦纹，雄为蛤，皮粗，口大，身小，尾粗，雌为蚧，皮细，口尖，身大，尾小，雌雄相呼，屡日乃交，尔尔相抱，捕者擘之，虽死不开，房术用之甚效，不论牝牡者，只可入杂药，口含少许，奔不喘者真，药力在尾，凡使去头足，洗去鳞内不净及肉毛酥炙，或蜜炙，或酒浸，炒用。

兆嘉曰：蛤蚧补肺肾以纳气归元，喘促顿平，仗尾力，性咸平而益精固下，虚劳并起奏全功。

宫绣曰：蛤蚧专入命门，兼入肺，绝与蛤蜊不类，生于广南，身长七八寸，首如蟾蜍皆绿色，斑头圆肉满鳞小而厚鸣，则上下相呼，雌雄相应，情治乃交尔相抱负自坠于地，往捕劈之至死不开，大助命门相火，故书载为房术要药，且色白入肺，功兼人参，羊肉之用，故用能治虚损痿弱，消渴喘嗽，肺痿吐沫等症，专取交合肺肾诸气入药，去头留尾，酥炙，口含少许，虽疾走而气不喘，则知益气之功为莫大焉，但市多以龙子混冒，举世亦不深辨如龙子，则剖开而身多赤斑皮，专助阳火，虽治阳痿性少，止涩，蛤蚧则缠束多对，通身白鳞，兼温肺气，故肺虚喘乏最宜，其药不论牝牡皆可，即非相抱时捕之，功用亦同，但其药力在尾，尾不全者不效，去头足，洗去鳞内不净，乃肉毛酥炙，或蜜炙，或酒浸焙用此物见人捕之则自断尾，其性灵异可知也。

蚺蛇胆

蚺蛇胆 时珍曰：蚺蛇胆明目去翳蒙，疗大风肉，除手足风痛，杀三虫，去死肌，皮肤风毒，病风疥癣，恶疮牙，佩之辟不详，利远行。

讱菴曰：蚺禀巳土之气，胆属甲乙风木，气寒有小毒耳，味苦而带甘，凉血明目，疗疳杀虫，主厥阴太阴之病，肉极腴美主治略同，取胆粟许置水上旋行极速者良。

李梴曰：蚺蛇肉膏治大风兼主产余痛，腹中胆治蠹疮并蠹痛目肿，儿痔

血痢同。

鳞蛇

鳞蛇 时珍曰：鳞蛇解药毒，治恶疾及牙疼。

白花蛇（一名蕲蛇）

白花蛇 时珍曰：白花蛇通治诸风，破伤风，小儿风，热急慢惊风，抽搐瘰疬，漏疾，杨梅疮，痘疮倒陷头，治癞风毒癫。

仕材曰：蕲州白花蛇主手足瘫痪及肢节软疼，疗口眼歪斜及筋脉挛急，病风与破伤同实，急惊与慢惊共珍。

李梴曰：白花蛇味甘咸温，疗癫诸风痹不仁，口眼㖞斜，筋脉急，半身不遂复能伸。

讱菴曰：白花蛇甘咸而温，蛇善行数蜕，如风之善行数变，花蛇又食石南，故能内走脏腑，外彻皮肤，透骨搜风，截惊定搐治风湿瘫痪，大风疥癫，出蕲州龙头虎口，黑质白花胁有二十四方胜纹，腹有念珠斑，尾有佛指甲，虽死而眼光不枯，他产则否，头尾有毒，各去三寸，亦有单用，头尾酒浸三日去尽皮骨，大蛇一条只得净肉四两。

兆嘉曰：蕲蛇透骨搜风皆为咸温，善走窜，治痹通络都因阴毒，性轻灵，其皮有退管之功，并可驱风除翳，其治有杀虫之用，还能吹耳敷疮。

宫绣曰：白花蛇专入肝肾，何以

名为搜风定搐之品，不知蛇善数蜕，如风之善行数变，此蛇性窜尤急，又食石南籐，此籐辛苦治风，故能内走脏腑，外彻皮肤，透骨搜风，截惊定搐，并治风湿瘫痪，大风疥癞，若阴虚血少，内热生风者，非其所宜，凡用蛇同糯米并曲造酒，服酒时切忌见风并于开罐时须避其气，免致面目浮肿，以其峻烈厉之气先有犯其清道也。病风用大枫子仁，服此而无效者，以其大枫子气燥伤血，服此血益受伤也，出衢州龙头虎口黑质白花胁有二十四方胜，腹有念珠斑，尾有佛指甲，虽死而眼光不枯，他产则否，头尾有毒，各去三寸，亦有单用，头尾酒浸三日去尽皮骨，大蛇一条只得净肉四两。乌梢蛇性善不噬物，无毒，功用亦同。以尾细能穿钱者佳，重七钱至一两者为上，十两至一镒者中，大者力薄，去头与皮骨，酒煮或酥炙用。

金蛇

金蛇　时珍曰：金蛇肉疗久痢。

水蛇

水蛇　时珍曰：水蛇肉消渴烦热毒痢，皮烧灰，油调敷，小儿骨疽脓血不止，又治手指天蛇毒疮。

黄项蛇（附蛇头蛇骨）

黄项蛇　时珍曰：黄项蛇肉酿酒，或入丸散，主风癫顽癣恶疮，自死蛇渍汁涂；大疥，煮汁浸；臂腕作痛，烧灰同猪脂涂，风癣漏疮，妇人妒乳，猘犬咬伤；蛇头烧灰主久痢，及小肠痛，入丸散用蛇骨，治久疟，瘰疬，炙入丸散用；蛇吞鼠，治鼠瘘蚁瘘，有细孔如针者，以腊月猪脂煎焦，去滓涂之；蛇吞鼋治噎膈劳嗽蛇瘘。

蝮蛇

蝮蛇　时珍曰：蝮蛇胆疗诸漏，研傅之，若作痛，朴杏仁摩之脂，绵裹塞耳聋，亦傅肿毒。

蚖

蚖　时珍曰：蚖治破伤中风大风恶疮疾。

两头蛇

两头蛇　时珍曰：两头蛇肉治瘰疾，山人收取，干之，佩于顶上。

蛇角

蛇角　时珍曰：蛇角治肿毒，解诸毒，蛊毒，以毒功毒也。

鲤鱼

鲤鱼　时珍曰：鲤鱼肉烧末，能发汗，定气喘咳嗽，下乳汁，消肿，米饮调服；治大人小儿暴痢，用童便浸煨，止反胃及恶疮入腹；脑髓和胆频点目，皆治青盲；肠治聤耳有虫，同醋捣烂，帛裹塞之，痔瘘有虫，切断，炙熟，帛裹之坐俱，以虫尽为度；鳞烧灰治吐血，崩中漏下，带下痔漏，鱼鲠。

李梴曰：鲤鱼止渴消浮肿，腹有癥瘕食不宜，骨主女人崩赤白，青盲白翳胆尤奇。

讱菴曰：鲤鱼甘平下水气，利小便，治咳逆上气，脚气，黄疸，妊娠水肿，骨烧灰疗鱼骨哽。

鳛鱼

鳛鱼 时珍曰：鳛鱼肉温中益气，多食令人热中发渴，又发疮疥。

鳙鱼

鳙鱼 时珍曰：鳙鱼肉食之已，疣多，食动气热发疮疥。

李梴曰：鳙鱼《入门》本注云：池塘所蓄，头大身细者，甘平益人。

宫绣曰：鳙鱼专入胃，形状似鲢，而究实不相同，盖鲢首而白鳙则首大而黑也，鲢则水动而跃，鳙则水即动而不跃也，且鲢之美在腹，而鳙之美在头，鲢之性动而燥，而鳙之性则稍亚于鲢也，究其所论主治在鲢谓能补中益气，而鳙谓能温胃益人，并其所论多食之戒，则亦有动风发疮发热之虞，且鳙鲢二物同为一类之性乎，否则何其适相合矣。藏器曰：鳙鱼只可作食品，别无功用。

鳟鱼

鳟鱼 时珍曰：鳟鱼暖胃和中，多食动风热，发疥癣。

鲩鱼

鲩鱼 时珍曰：鲩鱼肉暖胃和中，胆治一切骨鲠、竹木刺在喉中，以酒化二枚，温冲取吐。

宫绣曰：鲩鱼专入脾胃，食品味长江湖与池皆有，以草为饲，常与青鲢混杂，故名曰鲩，又名曰鲲，第在池中，则味甘温无毒，时珍言其暖中和胃，即是此物，若在江湖所蓄，则饲非尽青草，常有秽恶混食，故书又言食能发疮，但鱼性多温，无论在池在湖施于阳脏之人则自发热动燥，施于阴脏之人不惟其燥全无，且更鲜有温和之力矣。食物之宜当先视人脏气以为转移，非独鲩鱼然也。胆味苦寒，能治一切竹木刺在喉中，以酒化二三枚，温服取吐即出。按：郭璞云：鲩子似大而鳟矣，其形长身圆肉厚而鬆状类青鱼，有青鲩白鲩二色，白者味胜，商人多鲲之。

青鱼

青鱼 时珍曰：青鱼胆消赤目肿痛，吐喉痹痰涎及鱼骨鲠，疗恶疮头中枕，作饮器，解蟹蛊毒。

李梴曰：青鱼肉甘平无毒，主脚湿痹，益心力，胆内石灰涂恶疮，吹喉又用点眼目。

诩菴曰：青鱼胆若寒，色青入肝胆，治目疾，点眼消赤肿障翳，嚥津吐喉痹痰涎，涂火热疮，疗鱼骨哽，腊月收阴干。

宫绣曰：青鱼专入肝，兼入脾，味甘性平，色青，故书载能入肝通气，入脾利水。凡人因于湿热下注而见脚气疼痛，湿热上蒸而见眼目不明，皆当用此调治，以此好啖蚬螺，蚬螺则能利水，故此亦能利水以除脚气目昏之病也。然治脚气服此必须兼以韭白同投，则内使有温和之力矣。所当合鲊味与服石人相反，头中枕骨状，如琥珀磨水可治心腹卒痛，亦可作篦作饮器，解蛊，眼睛汁治注目能夜视；胆本属苦寒，可以点目去障，以胆入胆故也，至于青鱼之胆气味亦同，且色青入肝，开窍于目，故胆有点目治鲠之功，目睛生汁注眼能黑夜视物，以其好啖螺蚬，螺蚬能明目也，又味苦气寒，能凉血热，故又主涂痔疮，擦火疮，吹喉痹功与熊胆相同，腊收阴干。按：青鱼不可合生胡荽、生葵菜、豆、藿、麦酱等物同食，犯则不利于人。

竹鱼

竹鱼 时珍曰：竹鱼肉和中益气，除湿气。

鰔鱼

鰔鱼 时珍曰：鰔鱼肉食之已呕，暖中益胃。

石首鱼

石首鱼 时珍曰：石首鱼头中石鱿研末，或烧研水服，主淋漓小便不通，煮汁服解砒霜毒、野菌毒、虫毒。

李梴曰：石首鱼甘，下石淋，干之炙，食鲞为名，消瓜成水，宽胸膨胀，益气开胃，专作羹。

勒鱼

勒鱼 时珍曰：勒鱼肉开胃暖中，作鲞尤良，腮治瘰疾，以一寸入七宝饮，酒水各半煎露，一夜服。

鲚鱼

鲚鱼 时珍曰：鲚鱼鲊贴痔瘘。

李梴曰：鲚鱼《入门》本注云：味甘辛，食之不益人，助火动痰发疮疥。

鳜鱼

鳜鱼 时珍曰：鳜鱼尾治小儿软疖，贴之良，胆治骨鲠，不拘久近。

李梴曰：鳜鱼《入门》本注云：甘平无毒，补虚劳益脾胃，治肠风下血，去腹内恶血小虫，益气力，令人肥健，胆腊月阴干治一切骨鲠或竹木签刺喉中不下，取少许酒煎呷之，得吐骨髓涎出，未吐再服，在脏腑日久黄瘦者亦宜。

宫绣曰：鳜鱼专入脾胃，即俗所云桂鱼者是也，味甘性平，小毒。

按：书言此性最疏利，凡腹内聚有恶小虫，服此最属有效，故于劳瘵最宜。昔有邵氏年十八，病瘵累年不愈，偶服鳜鱼而痊。非其性最疏利能治恶血虫蛊之意乎。但此有鬐刺十二以应十二月之数，若人误受鲠害，则惟取榄核磨水以解，以鱼最畏橄榄故也。尾贴小儿软疖佳。胆治骨鲠竹木刺人咽喉，不拘大人小儿，或入腹刺痛，服之皆出，如无鳜鱼胆，鲩鱼青鱼鲫鱼各胆亦可用。腊月收大鳜鱼胆悬北簷下阴干，遇鲠者用皂子火酒碎，温服得吐，则鲠随涎出，未出再服，以出为度，酒随量饮，无不出者。

鲨鱼

鲨鱼　时珍曰：鲨鱼肉暖中益气。

宫绣曰：鲨鱼专入脾胃，即南方溪涧之小鱼，非海中鲨鱼也，海中鲨鱼本名鲛鱼，溪涧沙鱼，因居沙沟，吹沙而游，咂沙而食，故以鲨名，味甘气平无毒，究其主治止曰暖中益气，因其味甘性平而然服之可使中气温和，无有亏损，非云中气虚极必得此鱼以作治疗也鲨鱼大者长四五寸，其头尾一般大，头状似鳟，体圆似鲤，厚肉重唇细鳞黄白色，有黑斑文，背有其刺甚硬，其尾不歧，小时即有子，味颇美，俗呼为阿浪鱼。

黄鲴鱼

黄鲴鱼　时珍曰：黄鲴鱼肉白煮饮汁，止胃寒泄泻，油治疮癣有虫，

燃灯昏人目。

鲦鱼

鲦鱼　时珍曰：鲦鱼肉煮食已忧，暖胃止冷泻，油治疮癣有虫，然灯昏人目。

宫绣曰：鲦鱼专入肠胃心，江湖小鱼耳，时珍曰长仅数寸，形狭如扁状似柳叶，鳞细而整，洁白可爱，性喜群游，洵小鱼中之最善者也。味甘性温无毒，据书言其主治有曰暖胃止泻，是其性温之力，又曰煮食已忧得，非性爱群游而能使人之忧自己乎，于此可见食物之助矣。荀子曰：鲦鱼浮阳之鱼也，最易鲊葅。

鳠鱼

鳠鱼　时珍曰：鳠鱼食之无疫。

鳙鱼

鳙鱼　时珍曰：鳙鱼和中益气令人喜悦。

金鱼

金鱼　时珍曰：金鱼治久痢。

鳗鲡鱼

鳗鲡鱼　时珍曰：鳗鲡鱼肉治小儿疳劳及虫心痛，骨及头炙研入药，

治瘕痢肠风崩带；烧灰敷恶疮，烧熏痔瘘杀诸虫，血治疮疹入眼生翳，以少许点之。

李梴曰：鳗鲡鱼甘平小毒，瘵热骨蒸病可复，更医腰背脚痹风痔瘘带下诸不足。

讱庵曰：鳗鲡鱼甘平，去风杀虫，治骨蒸劳瘵，湿痹，风瘙阴户蚀痒，补虚损。

宫绣曰：鳗鲡鱼专入肝肾，兼入穴窍，类有分阔嘴者为鳗，尖嘴者为鲡，皆禀土中阴气以生，味甘气寒，其形类蛇，常与水蛇同穴，故其性有小毒，力善走窜钻穴，故书谓能祛风杀虫，如骨蒸劳瘵，五痔疮瘘，阴户毒疮，湿痹风搔虚损等症，人常食之为有益也。张鼎云：此以骨烧烟则可以辟蚊蠓，熏屋竹木则可以断蛀，置骨于衣箱中，则可以断蠹，惟脾胃虚泄并孕妇食之则大忌耳。凡昂头行水及重三四觔者，腹下有黑斑，背上有点者皆为有毒，切不可食。虚损痨瘵多有虫蚀，昔有病瘵者相染已死数人，乃取病者钉之棺中弃于流水，永绝传染，渔人异之，开视见一女子尚活，取置渔舍，多食鳗鲡病愈，遂以为妻。

鳣鱼

鳣鱼 时珍曰：鳣鱼肉利五脏，肥美，人多食难尅化。

鳛鱼

鳛鱼 时珍曰：鳛鱼暖中益气，

醒酒止消渴。

宫绣曰：鳛鱼专入脾，即泥鳅伏于泥中，得土阴气以养性动而侵，故能入土以补脾，书言暖中益气者，义根是也，得水则浮而出涸则入泥而不见，故能下入而治病，书言同米粉煮羹，下入而收痔者，义由斯也，他鱼水涸即毙，惟鳛常自染涎自养伏泥而不涸，故人服之而津生，书言醒酒消渴者，义亦由兹起也。乌鬚揩牙阳事不起，如何用之，立应以其筋强力锐，故能入骨以乌鬚，入肾与肝以起阳也。牛狗羸瘦如何用无不效，以其具忧补土之能，故能使之而立肥也。若在喉中骨哽，用此入喉牵拽而出，此则人之所易知者矣，但不可合白犬血食。昔有乌鬚一方，泥鳛槐芷，狼巴草各一两，酸石榴皮半两捣成团，入瓦罐内，盐泥固济，先文后武火，烧灰十觔取研日用擦鬚，一月以来，白者皆黑。

鮧鱼

鮧鱼 时珍曰：鮧鱼肉治口眼㖞斜，活鲇切尾尖朝吻贴之即正，又治五痔下血肛痛，同葱煮食之，肝治骨鲠。

鳠鱼

鳠鱼 时珍曰：鳠鱼食五蛊疾。

黄颡鱼

黄颡鱼 时珍曰：黄颡鱼煮食消水肿，利小便，烧灰治瘰疬久溃不收敛，及诸恶疮，颊骨治喉痹肿痛，烧研茶服三钱。

河豚（一名鯸鮧）

河豚 时珍曰：河豚肝及子，治疥癣虫疮，用子同蜈蚣烧研，香油调搽之。

李梴曰：河豚《入门》本注云：味甘温，大毒，主补虚，去上气，理脚气，去痔疾杀虫，其味极美，肝尤毒，然修治不如法，食之杀人，橄榄、芦根、粪汁解之，厚生者不食亦好。

鲛鱼

鲛鱼 时珍曰：鲛鱼皮烧研水服，解鯸X鱼毒，治食鱼成积不消。

宫绣曰：鲛鱼专入脾，即海中之鲨鱼是也，生于南海，背皮粗错可餰，刀把其肉作脍，能补五脏功亚于鲫之说也，皮治屍疰蛊毒，烧灰解鯸鮧鱼毒。南人以鲜活切片，沃以五味生食为脍。

章鱼

章鱼 时珍曰：章鱼养血益气。

文鳐鱼

文鳐鱼 时珍曰：文鳐鱼肉治已狂已痔。

海蛇（一名水母）

海蛇 时珍曰：海蛇疗河鱼之疾。

李梴曰：水母《入门》本注云：俗名海蜇，味咸，无毒，主生气，妇人劳损血滞，小儿风疾丹毒等症。

宫绣曰：海蛇专入肝肾，俗曰海折，即广所云水母者是也。

按：书言此生于东海，状如血䐃，大者如牀，小者如斗，无眼目腹胃，以虾为目，虾动蛇沉故曰水母目，又曰水母形，浑然凝结，其色红紫，无口眼，腹下有物如悬絮，群虾附之，咂其涎沫，浮沉如飞，为潮所拥，则虾去而蛇不得归，人因割取，浸以灰矾去其血汁而色遂白，厚为蛇头，其味更胜，究其主治，大约多能下血消瘀，清热解毒而气亦不盛温，盖缘此属血类，血味多咸，咸则能以入肾，血藏于肝，海蛇形如血䐃，则蛇多入于肝，蛇产于水，则蛇又多入肾故也，是以劳损积血得此则消，小儿丹积火伤得此则除，河鱼之疾得此则疗，但忌白糖，同淹则蛇随即消化，而不能以久藏，以土克水者故耳，无他义也。此食物之一助耳，用以疗病无何功效，用以为蔬，人喜食之，然多食寒胃作冷痛矣。

鰕

鰕 时珍曰：鰕作羹治鳖瘕托痘疮下乳汁法，製壮阳道，煮汁吐风痰，捣膏傅虫疽。

李梴曰：鰕《入门》本注云：性平，小毒，食之不益人，主五痔，引风动嗽发疮疥，小儿食之令脚屈不能行，有风症嗽病者忌食，小儿赤白游肿，生捣汁涂之，生水田沟渠中，小者有小毒，海鰕长一尺作鲊，毒人至死，有无鬚及煮色白者不可食。

䚱菴曰：鰕甘温，托痘疮，下乳汁，吐风痰，壮阳道。

宫绣曰：鰕专入心肝肺，味最甘，席品所尚，然性善跳跃，风火易动，是以书载，小儿切勿妄食，恐其发疮动气也，阴虚火动者尤忌，以其性以涸阴也，惟乳汁不下及风痰不吐，与制药壮阳为差宜耳。海马重，亦鰕属雌雄，勿离首类，马身似鰕浮于水面，亦主下胎催产及佐房术之用也。此食品之一助耳，用之治病无甚功效，用之作馔，鲜美适口，然同猪肉食之，令人多唾。

海马

海马　时珍曰：海马暖水脏，壮阳道，消瘕块，治疔疮肿毒。

李梴曰：海马《入门》本注云：出西海，大小如守宫，虫首若马，身如鰕，背伛偻，有竹节文，长二三寸，色黄褐，以雌雄为对，性温平，无毒，主妇人难产，带之于身神效，或烧灰酒下，亦入血气药中。

鲍鱼

鲍鱼　时珍曰：鲍鱼肉煮汁治女子血枯病，伤肝利脏，同麻仁葱豉煮羹，通乳汁，头煮汁治眊目，烧灰疗疔肿瘟气，鲍鱼治小儿头疮出脓水，以麻油煎熟，取油频涂。

宫绣曰：鲍鱼专入肝，兼入肠，考之长洲张璐有言，其鱼腥秽止可淡曝而不可煮，盐干则形如块，肉性温无毒，专取腥秽以涤一切瘀积，同气相感也，入肝散血，煮汁送四乌鲗一蘆茹丸，治女子血枯经闭，内经以疗伤肝利肠而不伤伐元气，惜乎，世罕用之，今庖人用以煮肉，则脂沫尽，解涤除垢腻之验也，昔秦皇死沙坵令，暑尸腐，令辒车载鲍鱼，以乱其臭，始皇本吕不韦萌孽溷厕宫帷，非取其涤除遗臭之义欤。一方治妊娠感寒腹痛，取干鲍鱼一枚，烧灰酒服方寸匕，取汗瘥。

鳢鮧

鳢鮧　时珍曰：鳢鮧鳔止折伤血出不止，鳔膠烧存性，治妇人产难，产后风搐，破伤风痉，止呕血，散瘀血，消肿毒，伏硇砂。

鱼鲊

鱼鲊　时珍曰：鱼鲊治聤耳痔瘘诸疮有虫，疗白駮，代指病主下痢脓血。

李梴曰：鱼鲊《入门》本注云：乃诸鱼所作之鲊，不益脾胃皆发疮疥，鲤鱼鲊忌青豆赤豆，青鱼鲊忌胡荽羊肉，鲊中有鰕者不可食。

鱼魫

鱼魫　时珍曰：鱼魫解蛊毒，作器盛饮食，遇蛊则裂破之。

鱼鳞

鱼鳞　时珍曰：鱼鳞食鱼中毒，

烦乱或成癥积，烧灰水服二钱。

鱼子

鱼子　时珍曰：鱼子治目中翳障。

水龟

水龟　时珍曰：水龟肉治筋骨疼痛，及一二年寒嗽，止泻血，血痢，龟血治打扑伤损，和酒饮之，仍捣生龟肉涂之，胆汁，痘后目肿，经月不开，取点之良，溺点舌下，治大人中风，舌瘖，小儿惊风不语，摩胸背，治龟背龟胸。

秦龟

秦龟　时珍曰：秦龟治鼠瘘。

蠵龟

蠵龟　时珍曰：蠵龟肉去风热，利肠胃，龟筒解药毒蛊毒。

瑇瑁

瑇瑁　时珍曰：瑇瑁甲解痘毒，镇心神，急惊客忤伤寒，热结狂言。

绿毛龟

绿毛龟　时珍曰：绿毛龟通任脉，助阳道，补阴血，益精气，治痿弱。

摄龟

摄龟　时珍曰：摄龟甲人咬疮溃烂，烧灰傅之。

鳖

鳖　时珍曰：鳖肉作臛食治久痢，长髭须，作丸服，治虚劳痃癖脚气。

宫绣曰：鳖肉专入肝，止有雌无雄，与蛇与鼋为匹，形多变幻，故书有言鳖有三足一足者不宜食，独目者不宜食，头足不缩者不宜食，目凹陷者不宜食，腹下有王字士字文蛇瘟者不宜食，生于山上者名旱鳖，不宜食，腹赤如血者名砂鳖，不宜食，此有毒杀人不宜食鳖之说也。又言鳖和鸡子苋菜食则令人生鳖，同猪兔鸭食则能损人，同芥子食则生恶疮，与妊妇食则生子项短，同薄荷食则能杀人，此合他味同食之有见害于人也。至于冷痨食之，则能发冷水病，须合葱与椒姜同煮，并剉鳖甲少许以入，可知鳖性冷，故须假以为之制鳖肉聚，故须假以鳖甲之散以为之佐耳，然惟妇人素挟血热，症见血瘕血漏并疟痢诸症，服之得宜，若使中气有亏，谓可补中益气，纵出别录亦属肤，语不足信也。鳖项下有软骨，如龟形者食之，令人患水病，须去之。

珠鳖

珠鳖　时珍曰：珠鳖食之辟疫疠。

汁服止消渴，洗疔疮。

鼋

鼋 时珍曰：鼋胆治喉痹，以生姜，薄荷汁化，少许服取吐。

鳖鱼

鳖鱼 时珍曰：鳖鱼胆治大风癞疾，杀虫谷治积年，呷嗽。

蚌

蚌 时珍曰：蚌粉解热燥湿，化痰消积，止白浊带下痢疾，除湿肿水嗽，明目，擦阴疮，湿疮，痹痒。

李梃曰：蚌蛤《入门》本注云：性冷，无毒，明目，除湿，止消渴，除烦解热，压丹石药毒，补妇人虚劳下血，并痔瘘血崩带下，以黄连末内之取汁点赤眼昏暗良，又能治疳止痢，并呕逆痈肿，醋调敷。

蚬

蚬 时珍曰：蚬肉生蚬浸水洗痘痈，无瘢痕，烂壳化痰止呕，治吞酸心痛嗽，及暴烧灰涂一切湿疮与蚌粉同功。

李梃曰：蚬《入门》本注云：小于蛤色黑生水泥中，候风雨能以壳为翅飞者，肉冷无毒，去暴热，明目，利小便，下热气脚气，湿毒，开胃解酒毒，目黄多食发嗽，并冷气消肾，又煮汁饮，治食气压丹石药，下乳汁，生浸取

真珠（又名珍珠）

真珠 时珍曰：真珠安魂魄，止遗精白浊，解痘疔毒，主难产下死胎胞衣。

仕材曰：真珠安魂定悸，止渴除蒸，收口生肌，点睛退翳。

李梃曰：珍珠气寒除烦渴，镇心坠痰，细作末点翳膜兮，催死胎，小儿惊风亦可活。

讱菴曰：真珠甘咸，性寒，感月而胎水精，所孕水能制火，入心肝二经，镇心安魂，坠痰拔毒，收口生肌，治惊热痘疔，下死胎胞衣，涂面好颜色，点目去翳膜，绵裹塞耳治聋，取新洁，未经钻缀者，乳浸三日，研粉极细用。

兆嘉曰：珍珠得太阴精气以生，清热益阴专解毒，具甘淡咸寒之性，镇心定悸可疗狂，治惊痫之痰迷，入肝明目生肌肉而翳退，泽面涂容。

宫绣曰：珍珠专入心肝，兼入脾胃，即蚌所生之珠也，珠禀太阴精气而成，故中秋无月则蚌即无珠也，此药冯楚瞻[①]辨论最详，谓其功用多入阴经，其色光明，其体坚硬，大小无定，要以新壳未经钻缀者为尚，味甘，微炒，气寒无毒，入手少阴心经，足厥阴肝经，盖心虚有热则神气浮游，肝虚有热则目生翳障，除二经之热，故能镇心明目也，耳聋本属肾虚有热，甘寒所以主之，逆肺者肺胀也，胸腹气逆胀满，以及手足皮肤皆肿也，经

---

① 楚瞻：即冯兆张，字楚瞻，清代著名医家，浙江海盐人，著有《冯氏锦囊秘录》。

曰诸湿肿满皆属脾土，诸满胀大皆属于热，此脾虚有热兼有积滞所致，珍珠味甘既能益脾寒，能除湿，体坚复能磨积消滞，故亦主之。珠藏于泽则川自媚，况涂于面宁不令人润泽颜色乎，至于疗毒痈肿，长肉生肌，尤臻奇效，但体最坚硬，研如飞麵方堪服食，否则伤人脏腑，外掺肌肉作疼，蚌蛤无阴阳牝牡，须雀化成，故珠专一于阴精也。按：珍珠出南海，石决明产也，蜀中西路女瓜出者是蚌蛤，产光白甚好，不及舶上者，采耀欲穿时须得金刚石也。

石决明

石决明 时珍曰：石决明通五淋。

仕材曰：石决明内服而障翳全消，外点而赤膜尽散。

李梴曰：石决明咸寒又平，去皮，盐水瓦瓶烹，善除肝肺经风热，更治青光内障盲。

讱菴曰：石决明咸平除肺肝风热，除青盲内障，水飞点目，外障亦治，骨蒸劳热，通五淋，解酒酸，如蚌而扁惟一片无对，七孔九孔者为良，盐水煮一伏时，或麵裹煨热，研粉极细，水飞用，恶旋覆。

兆嘉曰：石决明平肝除热，明目潜阳，味咸性寒，通淋益肾。

宫绣曰：石决明专入肝，一名千里光，得水中阴气以生，其形如蚌而扁，味咸气寒无毒，入足厥阴肝经除热，为磨翳消胀之品，缘热炽则风必生，风生则血被风阻而障以起，久而

固结不解，非不用此咸寒软坚逐瘀清热祛风则热何能祛乎，故本事真珠母丸，与龙齿同用，皆取清散肝经积热也，但此须与养血药同入，方能取效，且此气味咸平，久服消伐过，当不无寒中之弊耳，亦治骨蒸劳热，五淋，研细水飞，点目能消外障，痘后眼翳可同谷精草等分研细，猪肝蘸食即退，七孔九孔者良，盐水煮，麵裹煨热为末，水飞，恶旋覆。按：石决明出海中石崖上，形如长小蚌而扁，外皮甚粗内则光耀，背上一行有细孔，或七孔，或九孔惟一片而无对偶。

海蛤

海蛤 时珍曰：海蛤清热利湿，化痰饮，消积聚，除血痢，妇人血结胸，伤寒反汗，搐搦中风瘫痪。

车螯（一名蜃）

车螯 时珍曰：车螯消积块，解酒毒，治痈疽发背焮痛。

魁蛤（一名瓦楞子即蚶壳也，一名瓦屋子，又名瓦龙）

魁蛤 时珍曰：魁蛤连肉烧存性研，傅小儿走马牙疳有效。

仕材曰：瓦楞子消老痰至效，破血癖殊灵。

李梴曰：蚶《入门》本注云：生海中，壳如瓦屋，故又名瓦龙子，性温无毒，补中益气，治心腹冷气，腰脊冷风，利五脏，益血色，

消食健脾，令人能食，食了以干饭压之不尔，令人口干，壳烧红，醋淬三次后埋，令烂醋膏丸，治一切血气痰积癥瘕冷气。

讱菴曰：瓦楞子甘咸，消血块，散痰积。

兆嘉曰：瓦楞子咸可软坚消老痰至效，寒行瘀结治胃痛多灵。

宫绣曰：瓦楞子专入肝，即今所谓蚶子壳也。味咸而甘，性平，故治多主消血化痰除积，为妇人血块癥瘕，男子痰癖积聚要药，是以昔人有云，此与鳖甲䗪虫同为一类，皆能消癥除积，但䗪虫性最迅，此与鳖甲其性稍缓耳，煅红醋淬三次用。按：积者阴气也，五脏所生，其始发有常处，其痛不离其部，上下有所终始，左右有所穷处，谓之曰积聚者阳气也，六腑所成，其始发无根本，上下无所留，止其痛无常处，谓之曰聚。

贝子

贝子 时珍曰：贝子治鼻渊出脓血下痢，男子阴疮解漏，脯朐䘌诸毒，射罔药箭毒。

李梴曰：贝子《入门》本注云：出东海，洁白如鱼齿，古人用以饰军服，云南用为钱货易，味咸平有毒，主点目翳，去鬼疰蛊毒，腹痛下血，破五淋，利水道，消浮肿，除寒热温疟，解肌散结热，杀饮食毒，小儿疳蚀吐乳，入药酒洗，火煅细研水飞用。

紫贝

紫贝 时珍曰：紫贝治小儿斑疹目翳。

李梴曰：紫贝《入门》本注云：行似贝而圆大二三寸，紫质黑文，肉咸平无毒，似蛤蜊食之解热毒酒毒，壳煅灰傅痈疽点眼明目去翳。

宫绣曰：紫贝专入脾肝，即贝子之色赤者也，味咸气平，其物出于云南，白入气，紫入血，功专利水通道，逐蛊下血，凡人症患脚气，小儿斑疹目翳，五癃水肿，蛊毒，鬼疰用此的能解除，盖因咸有软坚之力，脚症湿热用此得以透骨逐邪，和以诸药使其蒸蒸作汗次第而解也，目翳用此粉点，亦以能除湿热而使血得上营，但与贝子相类甚多，如砑嬴之类皆能相混，分别用之，背生深紫有黑点者良，生研细末用。颂曰贝类极多，古人以为宝货而紫贝尤贵，后氏不用贝钱而药中亦希用之。

珂（一名马轲螺）

珂 时珍曰：珂去面黑。

石蜐

石蜐 时珍曰：石蜐利小便。

淡菜

淡菜 时珍曰：淡菜消瘿气。

李梴曰：淡菜甘温能补阳，虚劳吐血亦堪，当消食除癥，止久痢，妇人崩带产余良。

兆嘉曰：淡菜味咸温，补阴益阳，治虚劳，填精养血。

田嬴（又名田螺）

田嬴　时珍曰：田嬴肉利湿热治黄疸，捣烂贴脐引热下行，止禁口痢，下水，气淋闭，取水搽痔疮胡臭，烧研治瘰疬癣疮，烂壳研细末服之止下血，小儿惊风有痰，疮疡脓水。

李梴曰：田螺无毒，性寒过，专治双眸赤热多肉，傅热疮，反胃，壳汁能醒酒渴，同料。

讱菴曰：田螺味甘大寒，利湿清热，止渴醒酒，利大小便，治脚气黄疸，禁口，毒痢，目热赤痛，搽痔疮狐臭。

兆嘉曰：田螺甘寒降热能明目，利水通淋解酒醒，治脚气之上攻，点痔疮而止痛。

宫绣曰：田螺专入膀胱肠胃，味甘大寒，产于水田，性禀至阴，故能因热下行，凡人目患赤痛，只取田螺，以珍珠末黄连末纳入良久，取汁点目神效，以寒能除热也，且治噤口痢疾用活大田螺二枚捣烂，入麝香三分作饼烘热，贴脐间半日，热气下行，即思食矣。至治小便腹胀如鼓，只取田螺一枚，盐匙连壳捣碎，敷脐下一寸三分即通，并能止渴醒酒以除余热，此虽止属外治，亦见其性引下行之力耳。按田螺生水田中及湖泽岸侧，形圆大如梨橘，小者如桃李，夏日人煮食之，功专解热利水。

蜗嬴

蜗嬴　时珍曰：蜗嬴肉醒酒解热，利大小便，消黄疸水肿，治反胃痢疾，脱肛，痔漏，烂壳治反胃膈气痰嗽鼻渊，脱肛痔疾，疮疖下疳，汤火伤。

海燕

海燕　时珍曰：海燕治阴雨发损痛，煮汁服，取汗即解，亦入滋阳药。

鹤

鹤　时珍曰：鹤卵欲解痘毒，多者令少，少者令不出者，每用一枚煮，与小儿食之，骨酥炙，入滋补药。

李梴曰：白鹤肉《入门》本注云：咸平无毒，益气力，益血，血虚补劳之，去风补肢体，劳弱者宜食之，胀中，砂石子摩服，治蛊毒邪气也。

鹳

鹳　时珍曰：鹳卵预解痘毒，水煮一枚与小儿啖之，令不出痘，或出亦稀，屎治小儿天钓惊风发歇不定，炒研半钱，入牛黄麝香各半钱，炒蝎五枚为末，每服半钱，新汲水服。

李梴曰：鹳鹳《入门》本注云：似鹤但头无丹，项无乌耳骨，甘寒无毒，主鬼疰蛊毒心腹痛，炙黄为末，空心酒下，脚骨及嘴主喉痹，飞尸，蛇咬及小冈癣，大腹痞满并煮汁服之。

鸂鶒

鸂鶒　时珍曰：白鸂鶒肉补中益气，甚益人，炙食尤美，作脯饍食强气力，令人走及奔马，鶒毛解水虫毒。

鹈鹕

鹈鹕　时珍曰：鹈鹕脂油涂壅肿，治风癖，透经络，通耳聋，舌治疔疮，毛皮治反胃吐食，烧存性，每酒服二钱。

兆嘉曰：鹈鹕油味本咸，温行经络而运病所，功颇滑利治风痹而通耳聋。

鹅

鹅　时珍曰：白鹅膏涂面令人悦白，唇手足皲裂，消痈肿，解矾石毒，血止药毒，胆解热毒及痔疮初起，频涂抹之自消涎治咽喉壳毒，掌上黄皮烧灰搽脚趾缝，湿烂，焙研油调涂冻疮良，屎绞汁服治小儿鹅口疮。

仕材曰：淘鹅油，理痹痛痈疽，可穿筋透骨。

李梴曰：白鹅肉冷，全无毒，解热止渴，煮汤服，膏润肌肤、灌耳聋，毛烧灰治噎气促，苍鹅有毒发疮脓水毒射工效更速。卵味温补中益气，补五脏，食多伤胃滞气发痼疾。

宫绣曰：鹅专入脾兼入肝肺。肉，按书有言味甘性平，有言味辛性凉，有言气味俱厚而毒，有言服则解热解毒，有言服则发风发疮发毒，持论不同，意见各一，究之味甘不补，味辛不散，体润而滞，性平而凉，人服之而可以解五脏之热，及于服丹之人最宜者，因其病属体实气燥得此甘平以解之也，煮汁能止渴者，以其肉多肥腻而壅不渴之意也，发风发疮发毒因其病多湿热，得此湿胜气壅外发热出者意也，是以鹅体之润在膏与臎即鹅尾之肉，可以润皮肤而合面脂灌孔耳，而治卒聋涂皲裂而消痈毒，在涎可以入喉而治，谷芒一皆体润和燥之力，即卵气味甘温，可以补中益气，而犹有多食发疾之戒，非性属腻滞，曷为其有是乎，血乘热饮可治血膈吐逆不食，病根非是以血引血之意乎，血与毛可治射工之毒，非鹅能食此蛊，以物制物之意乎，屎可以治小儿鹅口疮及傅蛇咬之毒，非藉秽以入秽解毒之意乎，胆可以解热毒痔疮，非其鹅性不温，而胆亦能润燥之意乎，凡此所见治略皆有义存，不可仅执是温是冷之说以致忘其主脑也。藏器曰：苍鹅食虫，主射工毒为良，白鹅不食虫，止渴为胜。

雁

雁　时珍曰：雁肪涂痈肿，耳疳，又治结热胸痞，呕吐，肉利脏腑，解丹石毒。

李梴曰：雁肪无毒，味甘平，拘急风挛，气不盈血滞偏枯须久服，肉性相同，食不轻。

宫绣曰：雁专入肺兼入肝肾，状考之时珍谓有苍白两种，令人以白而小者为雁，大者为鸿，苍者为野鹅，亦曰䴚鸟，《尔雅》谓之䴚鸎也。雁有四德，寒则自北而南，止于衡阳，热则自南而北，归于雁门，其信也，飞则有序而前鸣后和，其礼也，失偶不再配，其节也，夜则群宿而一奴巡，更昼则衔芦缯缴，其智也。而捕者縻之为媒以诱其类，是则一愚矣，故雁谓之信鸟人不宜食，道家谓之天厌，味甘气平，其性通利血气，故能补痨瘦，逐风挛，多服长毛发生鬚，久服壮筋骨助气，昔黄帝制指南，于雁胫骨空中制针，取其能定南北，但不见之不易，后人于鲤鱼脑中制之，以其性专伏土定南北不移，可定水土之力向也，取雁南来时瘦不可食，北向时乃肥可取之。《衍义》云：人不轻易食者谓其知阴阳之升降，分少长行序，热则即北，寒则即南，以就中和之气，所以为礼币者，取其信也，其毛自落者，小儿带之疗惊痫。

鹄（即天鹅）

鹄 时珍曰：鹄肉腌炙食之，益人气力利脏腑，油涂痈肿治小儿疳耳。

鸨

鸨 时珍曰：鸨肪厚脂油也，长毛发，泽肌肤，涂痈肿。

鹜（即家鸭）

鹜 时珍曰：鹜脑涂冻疮，取涂之良，血乘热解中生金生银丹石砒霜

诸毒，射工毒，有治中恶及溺水死者，灌之即活，蚯蚓咬疮涂之即愈，舌治痔疮，杀虫取相制也，涎治小儿痉风头及四肢皆往后，以鸭涎滴之，又治蚯蚓吹小儿阴肿，取雄鸭涂之即消，胆涂痔核良，又点赤目初起亦效，肫衣治诸骨硬，炙研水服一钱即愈，取其消导也。白鸭通，即鸭屎也，绞汁服解金银铜钱毒。

仕材曰：鸭流行水府，滋阴气以除蒸，闯运金宫化虚痰而止嗽。

李梴曰：白鸭肉寒补劳虚，和藏利水热风祛，屎消蓄热并瘀痢，卵冷能令背闷拘。

讱菴曰：鸭甘冷入肺肾血分，滋阴补虚除蒸，止嗽。利水道，治热痢，白毛乌骨者虚劳圣药，取金肃水寒之象也，老者良，酒或童便煮热血解金银丹石砒霜诸毒，及中恶溺死者，卵甘咸微寒，能滋阴除心腹膈热，盐藏食良。

兆嘉曰：鸭味合甘咸，功兼肺肾，养金治嗽，扶久弱之虚劳，退热滋阴可，流行于水府，生血专能解石毒，金银砒葛都除，野凫并可，并虚羸，性味功能相似。

宫绣曰：鸭肉专入脾胃，兼入肺肾，气味甘温，逼火而生，唛水而长，未出卵时先得火气，故不惮冰雪，偏喜淫雨，而尾臎膻浊最甚，故群雌一被其气皆得化生之机，不待鸯尾之遍也，温中补虚，扶阳利水是其本性，此主性温者而言也，有言其性微冷，能入肺肾血分，滋阴补虚除痨止嗽化痰，利水消肿为要，服之阴虚亦不见

燥，阳虚亦不见冷，非其性平焉能若是乎，但雌则微温而雄则微冷，不可不辨，若黑骨白毛者为虚劳圣药，亦金水相生之义耳，老者良，血皆金银丹石砒霜百毒，及中恶溺死者，卵甘咸，微寒，能滋阴除心腹膈热，炒盐藏食佳。时珍曰：鸭水禽也，治水利小便宜，用青头雄鸭取水木发生之象。

凫（即野鸭）

凫 时珍曰：凫血解挑生虫毒，热饮探吐。

李梴曰：野鸭补中消食毒，专治小疮遍体躯。

宫绣曰：凫专入脾胃，兼入肺肾，即野鸭又类鸿雁，夏藏冬见，群飞蔽日，味甘气平，无毒，其肉肥而不脂，美而易化，凡滞下泄泻，喘咳上气，失血产后之症，服此最宜，以其具有补中利水之功也。但在九月以后立春以前服之味美，他时不及。血吐桃生蛊毒可服，以血引血之故，同气用应之验也。陆机诗疏云：状似鸭而小，杂青白色，背上有文，短喙长尾，卑脚红掌，此水鸟之谨愿者，肥而耐寒。

䴙䴘

䴙䴘 时珍曰：䴙䴘肉补中益气，五味炙食甚美。

鸡青

鸡青 时珍曰：鸡鹊肉炙食，解诸鱼蝦毒。

李梴曰：鸡鸟《入门》本注云：肉寒不堪食，也人家养之，最厌火灾。

鸕鷀

鸕鷀 时珍曰：鸕鷀肉治大腹鼓胀，利水道，嗉治鱼哽，吞之最效，翅羽烧灰，水服半钱，治鱼哽噎即愈，蜀水花，鸕鷀屎也，杀虫。

李梴曰：鸕鷀《入门》本注云：头微寒，主鱼骨鲠及噎，烧灰服之效，屎主面瘢，酒破及汤火疮痕疔疮，和猪脂调敷，小儿疳蛔，炙猪肝蘸末食之奇效，其屎多在山石上，色紫如花，就石上刮取，白者用之，市售多伪。

雉

雉 时珍曰：雉脑涂冻疮，尾烧灰和麻油傅丹毒，屎治久瘧。

李梴曰：雉肉微寒，却补中，止洩，止渴最有功，更除痰壅气上喘，瘠疮五痔食之凶。

宫绣曰：雉专入心，兼入胃，由异气所感，灵蛇所变，不得山川之气，遂其飞腾则得沧溟之气，恣其吞吐是与虻蜺出没无异，时珍曰雉属离，鸡属巽，故凡鸡煮则冠变，雉煮则冠红，飞必先鸣，食多虫蚁，此虽食品之贵，食可补中益土及治蚁瘘下痢，然终性热有毒，故书言其八九雨月可食，春夏不可食者，以其雉食虫蚁及与蛇交变化有毒也，发痔发疮发痢，与家雉子同食令人发症，周身疼痛者，谓其雉食虫蚁有毒兼性暴烈有火也，但书既言发痫发痔，而又曰可治蚁瘘与痢，亦以雉素好食蚁，故可以制蚁瘘而治其毒耳。经云：蛇遗卵于地为蛟，其卵遇雷则入地，不遇雷则为雉。

鹳鹐

鹳鹐 时珍曰：鹳鹐肉炙食补中益气。

鹞

鹞 时珍曰：鹞肉治诸疮阴蜃，煮食去热。

鸽（屎名左盘龙）

鸽 时珍曰：鸽卵解疮毒痘毒，屎消瘰疬诸疮，疗破伤风及阴毒垂死者，杀虫。

李梴曰：白鸽味咸，气亦平，益气调精解药毒，疮疥食之立消除，白癜风痒炒酒服。

宫绣曰：鸽肉专入肺肾，味咸气平，性禀金水，故能入肾入肺，为久患虚羸要药。凡人肺肾受伤，多缘精亏气弱，精愈损者则气益去，气愈祛者则精愈虚，服此味咸温平，则精既见其有补而气益见其有益也，此为甘平温咸之品，其性不凉不燥，故于治虚之外更能兼理疮疥，凡一切皮肤恶疮及癜风瘰疬伤风等症，煮热酒服无不咸宜，并辟诸般药毒，诚虚劳患疥

之良剂，补精与气之要药也。但鸽形色甚多，惟白者最良，卵能预解痘毒，屎亦能杀瘵蛊，虚劳家咸多畜之。解痘毒一方，用白鸽卵一对，入竹筒封置侧中半月，以卵和辰砂三钱，丸菜豆大，每服三十丸，用豆饮下，毒从大小便出也。

雀

雀 时珍曰：雀喙及脚胫骨，小儿乳癖，每用一具煮汁服或烧灰米饮调服，雄雀屎，一名白丁香，消积除胀通咽塞，口噤，女人乳肿疮疡，中风，风虫牙痛。

仕材曰：雀卵强阴茎而壮热，补精髓而多男。

李梴曰：雀肉大温益元阳，卵气阴痿大且强脑，主耳聋血眼暗，决痈治翳白丁香。

兆嘉曰：雀卵甘温助肾，能益精以壮阳，酸煖补肝治血枯之经少，当识白丁香消痈破积须求雄雀粪，退翳开光溃脓治疝有成方，味苦咸温无毒品。

巧妇鸟

巧妇鸟 时珍曰：巧妇鸟窠治膈气噎疾，以一枚烧灰酒服，或一服三钱，神验。

燕

燕 时珍曰：秦燕毛解诸药毒，取二七枚烧灰水服。

伏翼（一名天鼠，又名蝙蝠）

伏翼　味咸平，主目瞑，明目，夜视有精光。久服令人喜乐，媚好无忧。

徐灵胎曰：凡有翼能飞之物，夜则目盲。伏翼又名天鼠，即鼠类也，故日出则目瞑而藏，日入则目明而出，乃得阴气之精者也。肝属厥阴，而开窍于目，故资其气以养肝血而济目力，感应之理也。物有殊能，必有殊气，皆可类推。

时珍曰：伏翼治久咳上气，久疟瘰疬，金疮内漏，小儿魃病惊风。

李梴曰：伏翼味咸平无毒，主儿魃病明眼目，主久嗽又通五淋，常服延寿无忧辱。

斑鸠

斑鸠　时珍曰：斑鸠肉食之令人不噎，血热饮解蛊毒良，屎治聤耳出脓疼痛及耳中生耵聍，同夜明砂末等分吹之。

李梴曰：斑鸠明目助阴阳，久虚瘦人食最良，青者仍能补五藏，排脓消瘀治诸疮。

宫绣曰：斑鸠专入肺肾，虽属野味，然味甘性平，治能补肾明目，补肺益气，与于家鸽气味治功恍惚相似，是以范汜治目则有斑鸠丸，总录治目则有锦鸠丸，惟医则谓斑鸠明目是即补肾，肾补而目始明，时珍又谓斑鸠因于益气故能明目，不独补肾已也，又云古者仲春罗氏献鸠以养国老仲秋，授老者以鸠杖云，鸠性不噎食之且复助气，则知鸠之明目是即补肾补气之治验矣。鸠血热饮可以解毒，屎同夜明砂等分为末以吹聤耳出脓痛疼诸疾。古方鸠屎丸，野鸽屎炒微焦一两，麝香，白术各一分，赤芍，青木香各五钱，柴胡三分，玄胡索一两为末，温酒调服一钱，治带下，侯脓尽，即止后服他药补五藏。

鷃

鷃　时珍曰：鷃肉食之不妬。

啄木鸟

啄木鸟　时珍曰：啄木鸟肉追劳虫治风痫，血庚日向西热饮令人面色如朱光彩射人。

李梴曰：啄木鸟《入门》本注曰：此鸟有大有小，有褐是雌，斑者是雄，又有黑者，头上有红毛大如鹊，嘴如锥，长数寸，常穿木食蠹，故名性平无毒，主痔漏有头，脓水不止，取一双烧灰酒下二钱，牙齿疳䘌虫牙疼痛，烧为末，内牙孔中，不过三次或取舌尖绵裹于痛处咬之，俱以端午日得者佳。

乌鸦

乌鸦　时珍曰：乌鸦肉治暗风痫疾及五劳七伤，吐血咳嗽，杀虫，心点眼红烂，翅羽治针刺入肉，以三五枚炙焦研末，醋调敷之，数次即出甚效，又治小儿痘疮不出，复入。

李梴曰：乌鸦无毒，味咸平，专祛劳嗽骨热蒸，腊月礶中煅末服更医儿痫治目睛。

鹊

鹊　时珍曰：鹊肉冬至埋鹊于圊，辟时疾温气。鹊巢正旦烧灰撒门内辟盗，其重巢柴烧研，饮服方寸匕，一日三服，治积年漏下不断困笃者，一月取效。

李梴曰：喜鹊甘寒主石淋，烧灰取汁热能清，多年巢疗癫狂魅蛊毒，烧之呼祟名。

杜鹃

杜鹃　时珍曰：杜鹃肉治疮瘘有虫，薄切治肉贴之，虫尽乃已。

李梴曰：杜鹃《入门》本注曰：按本草言，初鸣先闻者，主离别学声人吐血，鸣至口中出血始止，故有呕血事也。抑论禽兽肉皆补阳气，然禽本于天又为阳中之阳，阴虚者慎之。

鹰

鹰　时珍曰：鹰头治痔瘘，烧灰入麝香少许，酥酒服之，治头风眩运，一枚烧灰酒服。骨治伤损接骨，烧灰每服二钱，酒服随病上下，食前食后，屎白消虚积杀劳盅，去面野黯。

李梴曰：鹰《入门》本注曰：肉食之主

邪魅狐魅，嘴爪头烧灰服主五痔，屎白平小毒，主中恶小儿乳癖，和姜蚕衣鱼之属为膏，减伤挞瘢痕，眼睛和乳汁研，点眼三日见碧霄中物，忌烟。

雕

雕　时珍曰：雕骨治折伤断骨，烧灰每服二钱，酒下，在上食后在下食前，骨即接如初，屎白，诸鸟兽骨硬烧灰，酒服方寸匕。

鹗（又名鱼鹰）

鹗　时珍曰：鹗骨接骨，鹗嘴治蛇咬，烧存性研末，一半酒服，一半涂患处。

鸱（一名雀鹰）

鸱　时珍曰：鸱肉食之消鸡肉鹌鹑成积，骨之鼻衄不止，取老鸱翅光大骨，微炙研末吹之。

鸱鸺

鸱鸺　时珍曰：鸱鸺肉治瘰疾，用一双去毛肠油烧，食之，肝入法术家用。

鸮

鸮　时珍曰：鸮肉治风痫噎食病，头治痘黑陷，用腊日者一二枚烧灰酒服之当起。

治鸟

治鸟　时珍曰：治鸟窠表作履履治脚气。

牛

牛　时珍曰：牛乳治反胃热哕，补益劳损润大肠，治气痢，除疸黄，老人煮粥甚宜血，解毒利肠治金疮折伤垂死，又下水蛭煮拌醋食，治血痢便血，髓润肺补肾，泽肌悦面，理折伤擦损痛甚妙，脑治脾积痞气，润皲裂入面脂，脾腊月淡煮，日食一度治痔瘘，和朴硝作脯食消痞块，肝治妇人阴蟨，纳之引虫，胃补中益气，解毒养脾胃，胆除黄杀虫治痈肿，喉疗反胃吐食，取一具去膜及两头逐节以醋浸炙燥，烧存性，每服一钱，米饮下神效，靥治喉痹气瘿，古方多用之，角腮治水肿，角治淋破血，骨治邪疟，烧灰同猪脂涂疳疮蚀入口鼻有效，蹄甲烧灰水服治牛痫，和油涂臁疮，研末贴脐上治小儿夜啼，耳毛尾毛阴毛并主通淋，闭口涎吮小儿，治客忤灌一合，治小儿霍乱，入盐少许，顿服一匙，治喉闭口噤，鼻津治小儿卒中，客忤水和少许灌之，又涂小儿鼻疮及湿癣，耳垢治痈肿未成脓，封之即散，疳虫蚀鼻生疮及毒蛇蛰人并傅之，黄犊子脐屎主中恶霍乱及鬼击吐血，以一升和酒三升煮汁服圣，齝，即肠胃中未化草也，治食牛肉作胀，又解牛肉毒。齝草一名牛转草，即食而复转出者。疗反胃霍乱，小儿口噤风。鼻桊音卷鼻穿木绳木也木桊治消渴，煎汁服，或烧灰酒服，草桊烧灰吹缠喉风甚效。

仕材曰：黄牛肉补脾开胃，益气调中，牛乳有润肠之美，牛喉有去噎之功。

李梴曰：牛肉甘平益胃脾，消肿止渴泄尤宜，更运筋骨轻腰脚，髓温骨髓，补中衰，肚叶和中，肝明目，胆治惊风痰热，儿牛乳甘寒，补血虚清热止渴，润肌肤。

䜣菴曰：牛肉甘温属土，安中补脾益气止泻，牛乳味甘微寒，润肠胃，解热毒，补虚劳，治反胃噎膈，白水牛喉治反胃吐食，肠结不通，酥酪醍醐皆牛羊乳所作，滋润滑泽宜于血热枯燥之人，牛胆纳石灰于内，悬挂风处百日，治金疮良。

宫绣曰：牛肉专入脾，本属于土，若属黄牛，色犹得正治能补脾固中，益气止渴功与黄芪无异，故三瘰久病日服黄牛汤，能令日渐轻强而无肿胀之病，其效可知，即丹溪倒仓法，治停痰积血，膠聚于肠胃，回肠曲折之处发为瘫痪劳瘵，蛊胀膈噎，非丸散所能及者，用此因泻为补，借补为泻，踵其曲折如洪水泛涨，陈朽顺流而下，沉苛悉去，大有再造之功，中年后行一二次，亦却疾养寿之一助耳。此为补中之剂，非若汗吐下药能以伤人，亦奇方也，但病非肠胃者不得遽行是法。牛有黄牛水牛之分，故黄牛性温而水牛性平，白水牛可治反胃吐食肠结不通，牛乳味甘微寒亦治脾胃枯槁，噎膈反胃，牛肉病独肝黑身白头者切忌，同猪肉食则生寸白虫。孟诜云：牛者稼穑之资，不宜屠杀，白死者血脉已绝，骨髓已竭，更不堪服，但食黄牛发药毒肿病癥疾后，亦忌之，养生者终身勿食。

驴

驴　时珍曰：驴肉补血益气治远年劳损，煮汁，空心饮，疗痔引虫，头肉同姜豉煮汁，日服治黄疸百药不治者，脂和酒等分服治咳嗽，和盐涂身体手足风肿，髓治耳聋，血利大小肠，润燥结，下热气，乳频热饮之治，解小儿热毒，不生痘疹，浸黄连取汁贴风热赤眼，骨牝驴骨煮汁服，治多年消渴极效，头骨烧灰和油涂小儿颅解，悬蹄烧灰傅痈疽散脓水，和油傅小儿解颅以瘥为度，溺治反胃噎病，狂犬咬伤，癣痫恶疮，并多饮取瘥，风虫牙痛频含漱之良，屎烧灰吹鼻止衄甚效，和油涂恶疮湿癣。

讱菴曰：驴溺辛寒，杀虫治反胃噎膈。

骡

骡　时珍曰：骡屎治打损诸疮，破伤中风肿痛，炒焦，裹熨之冷即易。

驼（即骆驼）

驼　时珍曰：驼黄治风热惊疾，毛颔毛疗痔烧灰，酒服方寸匕。

李梴曰：骆驼《入门》本注曰：主西北界人家蓄养者，峯蹄最精入药不及野者，其脂在尔，峯肉间性温无毒，治风下气，壮筋润皮肤可柔金，又主一切风疾顽痹，皮肤瘙痒，死肌，筋皮挛缩，跐损筋骨，火炙摩之，取热气入肉和米粉作煎饼食，疗痔又恶疮毒肿漏烂并和药傅之，屎为末搐鼻中治鼻衄。

酪（牛羊水牛等乳所造）

酪　时珍曰：乳酪润燥利肠，摩肿，生精血，补虚损，壮颜色。

酥（牛羊乳所造）

酥　时珍曰：沙牛白羊酥益虚劳，润脏腑，泽肌肤，和血脉，止急痛，治诸疮，温酒化服良。

黄明膠（牛皮膠）

黄明膠　时珍曰：黄明膠治吐血衄血，下血，血淋，下痢，孕妇胎动血下，风湿走注疼痛，竹撲伤痛，烫火灼疮，一切痈疽肿毒，治血止痛，润燥利大小肠。

讱菴曰：黄明膠甘平功与阿胶相近，亦可代用，同葱白煮粥，通大便。

鲊荅（出牛马肝胆之间，盖牛黄狗宝之类）

鲊荅　时珍曰：鲊荅治惊痫毒疮。

诸朽骨

诸朽骨 时珍曰：诸朽骨治风牙疼，止水痢。

败皷皮

败皷皮 时珍曰：败皷皮治小便淋漓，涂月蚀耳疮并烧灰用。

李梴曰：败皷皮《入门》本注云：平以黄牛皮者为佳，主蛊毒，川穿败者烧灰酒下，病人即呼蛊，主姓名仍往，令其呼其蛊便瘥。

六畜心

六畜心 时珍曰：六畜心治心昏多忘，心虚作痛，惊悸恐惑。

虎

虎 时珍曰：虎骨追风定痛，健骨，止久痢，脱肛，獸骨哽咽膏服之治反胃，煎，消涂小儿头疮白秃，肚治反胃吐食，取生者勿洗，存滓秽，新瓦固煅存性入平胃散末一两和匀，每白汤服三钱，神效，睛明目去翳；牙杀劳，治猘犬伤发狂，刮末酒服方寸匕；皮辟邪祟尿疮瘰疽痔漏，烧研酒服，治兽骨哽，屎中骨治破伤风。

仕材曰：虎骨壮筋骨而痿软可起，搜毒风而挛痛堪除。

李梴曰：虎骨辛温祛毒风，强筋骨，治恶疮痈，外感风湿，内尸疰，

痔痢脱亦有功；虎肉酸平祛邪瘕，壮气又能止呕攻。

㓜菴曰：虎骨味辛微热，虎属金而制木，故啸则风生，追风健骨定痛，辟邪治风痹，拘挛疼痛，惊悸癫痫，犬咬，骨硬以头骨胫骨良。虎肚治反胃，虎睛为散竹病下，治小儿惊痫夜啼。

兆嘉曰：虎骨得西方金气以平肝，治痛搜风能健骨，其性味辛温而无毒，辟邪杀鬼并安魂，用以煎胶攻兼滋补。

宫绣曰：虎骨专入肝，味辛微热，号为西方之兽，通气于金，风从虎，虎啸风生，风属木，虎属金，木为金制，故可入骨搜风。

按：五味为辛为散而骨又能入骨散风，故书载能强筋健骨，定痛辟邪，能治风痹拘挛，疼痛惊悸，癫痫犬咬骨哽。然虎之一身节节气力皆出前足，故膝胫为胜而前，左胫尤良，以卧必用左胫为枕也。虎死而胫矻立不仆，是骨胜于他骨百倍，借其气之有余以补其力之不足，功自尔立见，若腰脊痛者，当用脊骨。骨以黄润为是，若中箭药，其骨必有微黑，不可入药。虎睛能治狂邪，酒浸炙干用。虎肚能治反胃吐食，虎爪尤主辟邪杀鬼，虎牙尤治犬咬。用骨捶碎去髓，涂酥或酒或醋炙，各随方法入药。虎者，西方之兽，通于金气，风从虎。虎啸而风生，故骨可以入骨而搜风也。

豹

豹 时珍曰：豹头骨作枕辟邪，

脂入面脂。

李梴曰：豹肉亦能健骨筋，脂善生发，涂脑角。

貘

貘　时珍曰：貘膏治痈肿，能透肌骨。

象

象　时珍曰：象牙主风痫惊悸，一切邪魅精物，热疾骨蒸及诸疮，并宜生屑入药，皮治下疳，烧灰和油敷之，又治金疮不合骨，解毒。

仕材曰：象皮，合金疮之要药，长肌肉之神丹。

李梴曰：象肉味淡不堪食，皮可煎膏贴疮瘢，牙调漩溺祛痨痫，屑善生肌，出刺钻胸前横骨，能浮水，胆用涂疮，目疾安。

讱庵曰：象肉痈肿，以刀刺之，半日即合，治金疮不合者，用其皮，灰亦可熬膏入散，象胆亦能辟尘，与熊胆同功。

兆嘉曰：象皮咸温无毒，外治有功，长肌肉之神丹，合金疮之要药。象牙退管除星翳，性味甘寒，辟邪魅。

宫绣曰：象牙专入肌肉，味甘性寒。

按：象性主刚猛，而牙则善脱，故凡皮肉间有形滞物及邪魅惊悸风痫，并恶疮内有毒未拔者，服之立能有效，以其具有脱性，故能以脱引脱耳，是以痈肿不解，用牙磨，水服之并锉末，

蜜调涂之即效。诸铁竹木刺入肉，刮削煎汤，温服即愈。诸骨鲠入于喉，刮下薄片，频服即吐，不吐再服，以吐出为度。象皮味咸气温，专治金疮不合，用皮煅灰存性，敷之即可。亦可熬膏入散。时珍曰：时人知燃犀可见水怪，而不知沉象可驱水怪）。

牦牛

牦牛　时珍曰：牦牛角治惊痫热，诸血病毒黄，治惊痫癫狂。

时珍曰：牦牛喉靥，治项下瘿风。

豪猪

豪猪　时珍曰：豪猪肚连屎，烧研酒服，治水肿脚气奔豚。

熊

熊　时珍曰：熊胆退热，清心平肝，明目去翳，杀蛔蛲虫。

仕材曰：熊胆杀虫，治五疳，止痢，除黄疸，去目障至效，涂痔瘘如神。

李梴曰：熊掌食之风寒当膏，肉治痹急筋强、胆苦，明目，涂疮痔，小儿惊风，积痫良，杀虫消疳，止久痢，古人夜读作九尝。

讱庵曰：熊胆苦寒，凉心平肝，明目杀虫，治惊痫五痔，通明者佳。惟善辟尘，扑尘水上，投胆少许则豁然而开。

兆嘉曰：熊胆性本苦寒，功归肝

胆，退热邪而明目耳，痔鼻蚀并相宜，搽痔漏与诸虫，惊痫牙疼悉主治。

宫绣曰：熊胆（专入心、肝，兼入脾、大肠）味苦性寒，无毒。功专凉心平肝，惟其凉心，所以能治心痛、疮忤、热邪等症，惟其平肝，所以能治目赤翳障，恶疮痔漏等症，且能入脾而治黄疸湿邪，入大肠而治久痢痔蛊湿热，并治小儿风痰壅塞发作惊痫，要皆除热凉血而病自愈耳。凡此只可作丸，勿煎汤，通明者佳。性善避尘，扑尘水上，投胆少许，则尘豁然而开。又取少许研滴水中，挂如丝直至水底不散者真。熊胆：春在首，夏在腹，秋在左足，冬在右足，熊黑壮毅之物，属阳，故书以喻不二心之臣，而诗以为男子之祥也。

鹿

鹿 时珍曰：鹿骨，烧灰水服。治小儿洞疰下痢，肉养血生，容治产后风虚邪僻，髓补阴强阳生精益髓，润燥泽肌，精补虚羸、劳损、血夭，补虚损，益精血，解痘毒药胆消肿散毒。筋尘沙眯目者，嚼烂接入目中则粘出皮，治一切漏疮。烧灰和猪脂纳之，日五六易愈乃，止胎粪解诸毒。

李梴曰：鹿肉补虚，又疗风血，止诸血，治肺痈。阴痿腰痛俱可服，髓坚筋骨治伤中。

麋

麋 时珍曰：麋脂（一名官脂），治少年气盛，面生疮疱，化脂涂之。茸治阴虚劳损，一切血病，筋骨腰膝酸痛，滋阴益胃。角滋阴益血，功与茸同。

李梴曰：麋肉补气，脂逐痹虚劳，血病羡角茸。

麂

麂 时珍曰：麂皮作靴袜，除湿气脚痹。

獐

獐 时珍曰：獐脑治虚风。

李梴曰：獐肉益人，治心粗，骨止泄，精酿酒，哺脐下有香，仍补损。麂肉甘平，疮可除。

猫

猫 时珍曰：猫肉治瘰疬、鼠瘘、蛊毒。头骨治鬼疰蛊毒、心腹痛，杀虫，治痔及痘疮变黑瘰病，鼠瘘恶疮。脑治瘰疬鼠瘘溃烂，同莽草等分为末，纳孔中。牙治小儿痘疮，倒黡欲死，同人牙、猪牙、犬牙烧灰等分为末，蜜水服，一字即便发起。涎治瘰疬，刺破涂之。肝治痨瘵，杀虫。取黑猫肝一具，生晒研末，每朔望五更，酒调服之。胞衣治反胃吐食，烧灰入朱砂末少许，压舌下甚效。皮毛治瘰疬诸瘘，痈疽溃烂。尿治蚰蜒诸虫入耳，滴入即出。屎治痘疮，倒陷不发，瘰疬溃烂，恶疮虫疰，蝎蜇鼠咬。

狸

狸　时珍曰：狸肉治温鬼毒气，皮中如针刺，膏治鼹鼠咬人成疮，用此摩之并食狸肉。肝治鬼疟。骨杀虫，治痔瘰疬。

李梴曰：狸肉甘温，味最佳。骨医疮瘘效堪夸，诸疰刺皮攻心腹。头骨治噎及风邪。家狸甘酸，主劳瘵，能消鼠疬满颈遮。

狐

狐　时珍曰：狐肝烧灰，治风痫及破伤风，口紧搐强。胆辟邪疟，解酒毒。阴茎治妇人阴脱。头烧之辟邪，同狸头烧灰敷瘰疬。目治破伤风、鼻狐魅病，同豹鼻煮食。四足治痔漏下血。皮辟邪魅。

李梴曰：狐肉补虚，治健忘，更消冷积及恶疮。心肝生服治妖魅。茎主绝产、阴中痒。

玃

玃　时珍曰：玃肉功与猱同<small>猱详《纲目》。</small>

木狗

木狗　时珍曰：木狗皮除脚痹风湿气，活血脉，暖腰膝。

狼

狼　时珍曰：狼肉补益五脏，厚肠胃，填骨髓，腹有冷积者宜食之。膏补中益气，润燥泽皱，涂诸恶疮。牙佩之辟邪恶气，刮末水服，治猘犬伤，烧灰水服方寸七，治食牛中毒。屎治瘰疬，烧灰油调封之，又治骨哽不下，烧灰水服之。

李梴曰：狼《入门》<small>本注云：肉辛可食。老狼颔下有悬肉行善硕，疾则不能鸣，则诸孔皆涕。其喉结日干为末入半钱于饭内，食之治噎病甚效。屎烧烟直上，故烽火用之，烧灰敷瘰疬，其屎中骨烧灰服，黍许止小儿夜啼，髀下筋如织络，小囊大如鸭卵，人有犯盗者，熏之脚挛，因之获贼也。狈前足短，先知食所在以示狼，狼负以行，匪狼不能动，肉可食。</small>

兔

兔　时珍曰：兔肉凉血解热毒，利大肠血，凉血活血，解胎中热毒，催生易产。脑催生滑胎。骨煮汁服，止霍乱吐利。头骨烧末敷妇人，产后阴脱，痈疽恶疮，水服治小儿痘痫，煮汁服治消渴不止。皮毛皮灰，治妇人带下。毛灰，治小便不利，余见败笔下屎<small>即望月砂</small>。治目中浮翳，劳瘵五疳，疳疮痔瘘，杀虫解毒。

李梴曰：兔肉甘平，不益人。脑髓皮毛救产屯。头止头眩，肝明目，屎治痔疾血来频。

讱庵曰：兔屎杀虫明目，治瘵

五痔，痘后生翳。兔肝泻肝热，故能明目。兔肉治消渴，小儿食之稀痘疮。

宫绣曰：兔肉专入肝，兼入大肠人言可治虚劳，人多食而不怠，不知兔肉性寒，久食绝人血脉，损元气阳事，令人痿黄，故时珍载之以为凉血解热利肠之剂。况虚劳一症，脾肾两虚，即在阴者用药挽救，亦难两全无弊，若复加兔肉甘寒，又安能力补脾肾而为虚劳药乎？今人不察，动用兔肉治疗，以致阳气日虚而阴气日竭，余因先慈，曾患虚痨，服药将愈后食兔肉而病复发，故特拈出以为妄食兔肉者戒藏器曰：兔尻有孔，子从口出，故姙妇忌之，非独为缺唇也，大抵久食绝人血脉，损人阳事，令人痿黄，戒之。兔屎专入肝即名望月砂者是也。兔禀太阴之精，复饵谷精草明目之药，是以屎能明目，以除目中浮翳，且瘰疬五痔，痔漏蛊食痘疮等症，服之皆治，亦由热结毒积而成，得此寒以解热，辛以散结，圆以象目，故能服之有功。若阴气上乘，目障不清，未可用焉。时珍曰：兔屎能解毒杀虫，故治目疾、疳痨、疮痔，方中往往用之，诸家本草并不言及，亦缺漏也。

败笔

败笔　时珍曰：笔头灰酒服二钱，治难产。浆饮服二钱，治咽喉痛不下饮食。

李梴曰：笔头灰《入门》本注曰：是年久使乏兔毫笔头，微寒。主小便不通，小便数难，

阴肿中恶，脱肛淋漓，烧灰，水调服之，治难产，用生藕汁下，若产母虚弱，素有冷疾，暖过服之效。

山獭

山獭　时珍曰：山獭阴茎治阳虚阴痿、精寒而清者，酒磨少许服之獠人，以为补助要药。骨解药箭毒，研少许敷之立消。

鼹鼠（一名田鼠）

鼹鼠　时珍曰：鼹鼠粪治蛇虺蜇伤肿痛，研末猪脂调涂。

鼩鼠（一名硕鼠）

鼩鼠　时珍曰：鼩鼠肚治咽喉痹痛，一切热气，研末含咽神效。

竹䶉

竹䶉　时珍曰：竹䶉肉补中益气，解毒。

土拨鼠

土拨鼠　时珍曰：土拨鼠头骨治小儿夜卧不安，悬之枕边即安。

貂鼠（一名松鼠）

貂鼠　时珍曰：貂鼠毛皮尘沙眯

目，以裘袖扠之即去。

黄鼠

黄鼠 时珍曰：黄鼠肉润肺生津，煎膏贴疮肿，解毒止痛。

鼪鼠

鼪鼠 时珍曰：鼪鼠肉煎油，涂疮疥杀虫，心肝治心腹痛杀虫。

食蛇鼠

食蛇鼠 时珍曰：食蛇鼠屎治蛇虺伤蜇。

猕猴

猕猴 时珍曰：猕猴肉，食之辟瘴疫。屎治小儿脐风撮口及急慢风。烧末和生蜜少许灌之。

李梴曰：猕猴《入门》本注云：肉酸平，无毒。主诸风劳，酿酒弥佳。为脯，主久疟。头骨烧灰酒下，主瘴疟鬼疟不定。作汤辟惊邪鬼祟寒热。手主小儿惊痫口噤。屎主蜘蛛咬。皮主马疫气。人家养者并不主病，为其食息杂违其真也。

猩猩

猩猩 时珍曰：猩猩肉，食之不寐不饥，食人善走，穷年无厌，可以辟谷。

耳塞

耳塞 时珍曰：耳塞蛇虫蜈蚣蜇者，涂之良。

爪甲

爪甲 时珍曰：爪甲催生，下胞衣，利小便，治尿血及阴阳易病破伤中风，去目翳。

牙齿

牙齿 时珍曰：牙齿治乳痈未溃，痘疮倒黡。

仕材曰：牙齿痘疮倒黡，麝加少许酒调吞，乳痈难穿，酥拌贴之旋发溃，内托阴疽不起，外敷恶漏多脓。

切庵曰：人牙咸温，有毒。治痘疮倒黡，煅退火毒研用。

兆嘉曰：人牙则咸热有毒，为痘疮攻托之方。

宫绣曰：人牙专入肾味咸性温，功专治痘倒黡，缘痘或出不快及见黑陷，多因毒气深入，故须用此内发。时珍曰：齿者肾之标，骨之余也，豆疮则毒自肾出方长之余，外为风寒秽气所冒，腠理闭塞，血涩不行，毒不能出或变黑倒黡，宜用此物，以酒麝达之，窜入肾经发出毒气，使热令复行而疮自红活，盖劫剂也。若伏毒在心，昏冒不省人事及气虚色白，痒塌不能作脓，热沸紫泡之症，止宜解毒补虚，苟误用此，则郁闷声哑，反成不救，可不慎哉。煅退火毒用。高武痘疹管见云左仲恕言变黑归肾者，用人牙散，谬甚。

人屎（附小儿胎屎）

人屎 时珍曰：人屎治骨蒸劳复，痈疽发背，疮漏痘疮不起。小儿胎屎治小儿鬼舐头，烧灰和腊猪脂涂之。

秋石

秋石 时珍曰：秋石治虚劳冷疾，小便遗数，漏精白浊。

李梴曰：秋石丹霜，体若金阳炼，壮阳阴补阴洞髓还元，无不治。点肉调汤味更深。

讱庵曰：秋石咸温，滋肾水，润三焦，养丹田，安五脏，退骨蒸，软坚块，治虚劳咳嗽，白浊遗精，为滋阴降火之圣药。若煎炼失道，多服误服，反生燥渴之患。《蒙筌》①曰：每月取童便，每缸用石膏七钱，桑条搅澄，倾去清液，如此二三次，乃入秋露水搅澄（故名秋石）。如此数次，滓秽净，咸味减，以重纸铺灰上，晒干刮去在下重浊，取轻清者为秋石。世医不取秋时，杂收人溺，以皂荚水澄晒为阴炼，火煅为阳炼，尽失于道，安能应病况？经火炼，性却变温耶。

宫绣曰：秋石专入肾本于人溺，因秋露水搅澄，晒干刮取而成，故名秋

石。味咸气温，据书载，能滋阴润脏，退蒸软坚，治痨止咳，通溺利便，涩精固气，且云经火煅，炼去其咸寒转为温补，温而不燥，润而不滞，清不损元，降不败胃，为滋阴降火之圣药。然绣窃谓补处少而清处多，温处少而寒处多，虚劳火重服此，似不甚碍，间有微功，亦非补中正剂，若使气薄火衰水泛，纵经煅炼终不免有虚虚之祸矣。法于秋时，取童便，每缺用石膏七钱，桑搅澄倾去清液，如此二三次，乃入秋露水搅澄，如此数次，秽净咸减，以重纸铺上，晒干刮去在下重浊，取轻清为秋石，再研入罐，铁盏盖定，盐泥固济升打，升起盏上者，名秋水。味淡而香乃秋石之精英也。

按：补中剂惟参著，补火剂惟附桂，滋水剂惟地黄乃正剂也，而秋石岂有彼等之功哉。

癖石

癖石 时珍曰：癖石消坚癖，治噎嗝。

人精

人精 时珍曰：人精涂金疮血出，汤火伤。

口津唾

口津唾 时珍曰：口津唾治疮肿

---

① 《蒙筌》：《本草蒙筌》简称，明代医家陈嘉谟著。

疥癣蛊疱，五更未语者，频涂擦之。又明目退翳，消肿解毒，辟邪粉水砚。

仕材曰：津唾避邪魔而消肿毒，明眼目而悦肌肤。

齿垽

齿垽　时珍曰：齿垽涂蜂蜇。

人汗

人汗　时珍曰：人汗咸，有毒。饮食食之，令人生疔毒。

眼泪

眼泪　时珍曰：眼泪咸，有毒。凡母哭泣堕子，目令子伤睛生翳。

人气

人气　时珍曰：人气治下元虚冷，日令童男女以时隔衣进气脐中甚良。凡人身体骨节痹痛，令人更互呵熨。久久经络通透，又鼻衄金疮，嘘之能令血断。

人魄（此是缢死人其下有物如麩炭，即时掘取，便得稍迟则深入矣，如不掘则必有再缢之祸）

人魄　时珍曰：人魄，镇心安神魄，定惊怖颠狂，磨水服。

阴毛

阴毛　时珍曰：妇人阴毛，主五淋及阴阳易病。

人胞（一名紫河车）

人胞　时珍曰：胞衣水治反胃久病，饮一钟当有虫出。

仕材曰：人胞补心除惊悸，滋肾理虚劳。

李梴曰：人胞衣《入门》本注云：又名紫河车，乃男精女血构成。味甘温，无毒。主气血羸瘦，妇劳损，面默[1]皮黑，腹内诸病渐瘦者。男用男胎，女用女胎，须首生者佳，如无壮盛妇人，亦可用米泔洗四五次，不动筋膜，去草眉，以竹器盛，长流水中，浸一刻以取生气，用瓦盆盛放，木甑内或锅内，亦可自卯至酉，蒸烂如糊，取出于石臼内，同诸药捣丸。一法洗净，用酒半碗，花椒少许，同入砂锅内，口上用纸糊，慢火烘干，重一两半者佳。为未入药。此药不宜久留，恐服之令腹内生虫也。

讱庵曰：紫河车甘咸性温，本人之气血所生，故能大补气血，治一切虚劳损极，恍惚失志癫痫。以初胎及无病妇人者良，有胎毒者害人。长流水洗极净，酒蒸焙干，研末或者烂捣碎入药，亦可调和煮食。

兆嘉曰：紫河车假有情血肉之形，甘咸入肾，疗瘵疾虚劳之症，益下填阴，然与小儿感召相关，当为仁者革

---

① 黔：颜面焦枯薰黑。

除禁用。

宫绣曰：紫河车专入肝、肾甘咸性温。虽曰本人血气所生，故能以人补人也。凡一切虚劳损极，恍惚失志癫痫，肌肉羸瘦等症用之极为得宜。如分类钤方，用此合以山药、参、苓以补真阴，然究皆属滑肠之品，故合天冬、麦冬、黄柏、生地、龟板同服，则于胃气有损。况干食则等肉脯入药，亦鲜奇效。至于收藏不密，或令猪雀蝼蚁所食，于子尚属有碍，矧可取同入药以残厥子。且药补剂甚多，在人别为取用，慎勿于此恋恋不置也。用取初生色紫者良，去筋膜蒸捣和药用。

一方产后胞衣埋地中七八年，化为清水者，味辛无毒，主小儿丹毒天行热病，寒热不歇，妄语狂言，头上无辜发落虚痞等疾。

初生脐带

初生脐带 时珍曰：初生脐带，解胎毒，傅脐疮。

人胆

人胆 时珍曰：人胆治久疟噎食金疮。

胡黄连

胡黄连 仕材曰：胡黄连主虚家骨蒸久痢，医小儿疳积惊痫。

李梴曰：胡黄连苦，性亦平伤寒咳嗽疟骨蒸，补肝明目，理腰肾，主儿疳痢，镇痫惊。

讱庵曰：胡黄连苦寒去心热，益肝胆，厚肠胃，治骨蒸劳热，五心烦热，三消五痔，温疟泻痢，女人胎蒸消果子积，为小儿惊疳良药。性味功用同黄连，故名。出波斯国，今秦陇南海亦有之。心黑外黄，拆之尘出如烟者真。畏恶同黄连。

兆嘉曰：胡黄连沉寒入肝胆有功，治湿热稽留，小儿痞积，苦燥与川连相似，理伤寒劳复，男子黄疸。

宫绣曰：胡黄连专入脏腑、骨髓。出于波斯国，近时秦陇南海亦有，气味功用亦同黄连，因以连名。但此性专达下，大伐脏腑骨髓淫火热邪，凡骨髓劳热，五心烦热，三消五痔，温疟泻痢，恶毒等症，皆得以治，故同猪胰以疗杨梅恶疮，且同干姜以治小儿果积，同鸡肝以治小儿疳眼，同乌梅以治小儿血痢，同甘草、猪胰以治霉疮。又治妇人胎蒸，较之黄连治功同而稍异耳。但小儿肾脏不足，脾胃虚寒者其切忌焉。心黑外黄，折之尘出如烟者真。畏恶同黄连。按：三消症，经曰心移热于肺为膈消，是渴而饮，上消肺热症也。又曰二阳结而为消，是多食善饥，中消胃热症也。渴而小便数有膏为下消，是肾热症也。又五痔者，按书言有牝痔、牡痔、脉痔、肠痔、血痔之分，皆湿热下流，伤于血分无所施泄，则逼肛门而为痔肿也。

何首乌

何首乌 仕材曰：何首乌补真阴

而理虚痨，益精髓而能续嗣，强筋壮骨，黑发悦颜，消诸种痈疮，疗阴伤久疟，治崩中带下，调产后胎前。

李梴曰：何首乌温味苦涩，主治诸疮头面风，益精气血，令有子产后带疾，酒调浓。

讱庵曰：何首乌苦坚肾，温补肝，甘益血，涩收敛精气，添精益髓，养血祛风，强筋骨，乌髭发，令有子，为滋补良药。气血太和则劳瘦风虚，崩带疮痔，瘰疬痈肿诸病自已，止恶疟。有赤白二种，夜则交藤，一名交藤，有阴阳交合之象，赤雄入血分，白雌入气分，以大如拳五瓣者良。三百季者，大如栲栳，服之成地仙。凡使赤白各半，泔浸竹刀刮皮切片用。黑豆与首乌拌匀，铺柳甑入砂锅，九蒸九晒用。茯苓为使，忌诸血、无鳞鱼、莱菔、葱、蒜、铁器。

兆嘉曰：何首乌禀中和之性，益肾培肝，得坤土之纯，悦颜黑发，固真阴而性涩，崩中遗滑堪医，续后嗣以添精，坚骨强筋，可赖祛风养血，毒化疮消，豆制酒蒸，延年却病，藤可夜交熟寐，味则甘苦微温。

宫绣曰：何首乌专入肝，兼入肾。诸书皆言滋水补肾，黑发轻身，备极赞赏，与地黄功力相似。独冯兆张辨论甚晰，其言首乌苦涩微温，阴不甚滞，阳不甚燥，得天地中和之气，熟地、首乌虽俱补阴，然地黄禀仲冬之气以生，蒸虽至黑则专入肾而滋天一之真水矣，其兼补肝者，因滋肾而旁及也；首乌禀春气以生，而为风木之化，入通于肝，为阴中之阳药，故专入肝经，以为益血祛风之用，其兼补肾者，亦因补肝而兼及也。一为峻补先天真阴之药，故其功可立救孤阳亢烈之危，一系调补后天营血之需，以为常服长养精神，却病调元之饵。先天后天之阴不同，奏功之缓急轻重亦有大异也，况名夜合又名能嗣，则补血之中尚有化阳之力，岂若地黄功专滋水，气薄味厚而为浊中浊者，坚强骨髓之用乎？斯言论极透辟直冠先贤未有不可忽视，以大如拳五瓣者良。三百年者大如栲栳，服之成地仙。有赤雄白雌二种，凡使赤白各半泔浸，竹刀刮皮切片，用黑豆与首乌拌匀，铺柳甑入砂锅，九蒸九晒。茯苓为使，忌猪肉、无鳞鱼、莱菔、葱、蒜、铁器。按：李翱若何首乌传云何首乌者，顺州河南县人祖名能嗣，父名延秀能嗣，年五十八无妻忽见是药以服，因思人，道娶妻，连生数子，延秀服之，延寿百六十岁，延秀生首乌，首乌服药亦数，子年百三十岁发犹黑。李安期与首乌乡里亲，善窃得方服，其寿亦长，遂序其事以传之。

草果

草果　时珍曰：草果破瘴疠之疟，消痰食之愆。

李梴曰：草果辛温，温脾胃，消痰止呕吐酸味，益气又能消气，膨疟母果积真难费。

兆嘉曰：草果治太阳独胜之寒，辛温入胃，破瘴疠疟邪之积，刚猛宣中，质燥气雄，味多浊恶，利痰解郁，性却瞑眩。

宫绣曰：草果专入胃与草荳蔻诸书皆载气味相同，功效无别，服之皆能温胃逐寒。然此气味浮散，凡冒颠雾不正瘴疟，服之直入病所而皆有效，故合常山用则能以截久疟，同知母用则能以除瘴疠寒热，同橘半用则能以除膈上痰，同楂曲用则能以解面湿鱼肉。若使非由岚瘴或因湿热而见瘀滞，与伤暑而见暴注溲赤口干者，则并禁焉。忌铁。时珍曰：草豆蔻、草果虽是一物，然微有不同。今建宁所产豆蔻，大如龙眼而形微长，其皮黄白薄而棱峭，其仁大如缩砂仁，而辛香气和。滇广所产名草果，大如诃子，其皮黑厚而棱密，其子粗而辛臭，愚谓二物气味不同，善用者岂可不详晰之？

续随子 (一名千金子)

续随子 仕材曰：续随子主血结月闭，疗血蛊癥瘕捣叶敷蝎螫立止。

李梴曰：续随子辛温有毒，利水宽膨效最速。消痰破积，逐瘀凝，通经解蛊，利肠腹。

切庵曰：续随子辛温有毒，行水破血，治癥瘕痰饮，冷气胀满，蛊毒鬼疰，利大小肠，下恶滞物，涂疥癣疮。去壳取色白者，压去油用。

兆嘉曰：续随子性禀辛温，气滞血瘀能荡涤，质原毒厉水停积结尽消除。所入者，肝肺二肠，所利者，疫邪浊恶。

宫绣曰：续随子专入胃即俗所名千金子者是也。味辛气温，有毒。诸书皆载下气最速，凡积聚胀满，痰饮诸滞等症服之最宜，以其以毒攻毒故也。气味形质功用颇有类于大戟、泽漆、甘遂，故书亦载此属克伐之味，若脾胃虚寒泄泻，服之必死。黑子庞赘用此捣烂时，涂之自落，或以煮线系瘤，时时系之，渐脱去。取色白压去油用。

时珍曰：续随与大戟、泽漆、甘遂茎叶相似，其功长于利水，惟在用之得法，亦皆要药也。

百部

百部 仕材曰：百部治肺寒咳嗽，敷尸骨蒸，杀蛔虫寸白，除蝇虱蛲虫。

李梴曰：百部微温，味苦甘。主除肺热气上炎，暴嗽久嗽，单煎蜜杀虫，伐瘵又治疳。

切庵曰：百部甘苦微温，能润肺。治肺热咳嗽，有小毒。杀蛲蛲蝇虱一切树木疰虫。治骨蒸，敷尸疳积疥癣。根多成百，故名。取肥实者，竹刀劈去心皮，酒浸焙用。

兆嘉曰：百部治肺寒之咳嗽，甘苦微温，除虫积之稽留，功能独擅。

宫绣曰：百部专入肺甘苦微温，功专杀虫，能除一切蛊毒及敷尸骨蒸，树木蛀虫，疳积疥癣，然亦能治寒嗽及泄肺热，以其气味甘温故也。李时珍云：二冬亦属治嗽，但二冬性寒治热，此则气温治寒耳，百部虽云微温而苦过于甘于气，总属有碍似于虚人不宜，不可不知。根多成百，故以百名。取肥实者，竹刀劈去心皮，酒浸焙用。诸家论性味寒热不一，未知孰是，宫绣以气温决众疑团。

大蓟　小蓟

大蓟、小蓟　仕材曰：大蓟、小蓟崩中吐衄，瘀血停留。

李梴曰：蓟根小大甘平，论破血还能养血元。大者兼能补下气，治带安胎消肿痰。小者专主九窍血，只宽胸膈退热烦。

讱庵曰：大小蓟甘温皆能破血下气，行而带补，治吐衄肠痈，女子赤白沃，安胎。小蓟力微，能破瘀生新，保精养血，退热补虚，不能如大蓟之消痈毒。两蓟相似，花如梅，大蓟茎高而叶皱，小蓟茎低而叶不皱，皆用根。

兆嘉曰：小蓟破血行瘀，入心肝，苦凉无毒。通淋治浊，走太阳分利有功。大蓟则散力较优，消痈则功能为胜。

宫绣曰：大小蓟专入肝虽书载属甘温，可以养精保血，然究精之养血之保则又赖于血荣，一身周流无滞。若使血瘀不消而致见有吐衄、唾咯、崩漏之症，与血积不行而致见有痈疼肿痛之病，则精血先已不治，安有保养之说乎？用此气味温和，温不致燥，行不过散，瘀滞得温则消，瘀块得行斯活，恶露既净，自有生新之能，痈肿潜消，自有固益之妙。保养之说义由此起，岂真具有补益之力哉？但小蓟力微，不如大蓟力迅，小蓟只可退热凉血，若大蓟则于退热之中犹于气不甚伤也，能理血积不治外科。若脾胃虚寒，饮食不思，泄泻不止者，切勿妄服。两蓟相似，花如鬐，大蓟茎粗而叶皱，小蓟茎低而叶不皱，皆用茎。按：大蓟叶疗痈肿，而小蓟专主血不能消痈也。

仙茅

仙茅　仕材曰：仙茅助阳填骨髓，心腹寒疼，开消宿食，强记通神。

李梴曰：仙茅气温，味甘平，补肾兴阳，益老人虚劳失溺，脚腰痹，散胃冷，令食入唇。

讱庵曰：仙茅辛热，有小毒。助命火，益阳道。明耳目，补虚劳，治失溺无子，心腹冷气不能食，腰脚冷痹不能行，相火盛者忌服。叶如茅而略润，根如小指，黄白多涎，竹刀去皮，切糯米泔浸，去赤汁出毒用。忌铁。

兆嘉曰：仙茅补肾壮阳，除癍冷。味辛，蠲痹理风邪。

宫绣曰：仙茅专入命门辛热，微毒。据书皆载，功专补火助阳暖精，凡下元虚弱，阳衰精冷，失溺无子并腹冷不食，冷痹不行，靡不服之有效，以其精为火宅，火衰则精与血皆衰。而精自尔厥逆不温，溺亦自尔失候不禁矣，此与附、桂、硫黄、胡巴、破故脂、淫羊藿、蛇床子、远志同为一例，但附子则能以除火衰寒厥，肉桂则能以通血分寒滞，胡巴则能以除火衰寒疝，淫羊藿则能以除火衰风冷，蛇床子则能以祛火衰寒湿，硫黄则能以除火衰寒结，破故纸则能以理火衰肾泻，远志则能以除火衰怔忡，虽其所补则同而效各有攸，建未可云其补火而不分其主治于其中也。故凡火衰病见，用之不离附桂，余则视症酌增，然亦须视禀赋素怯则宜。若相火炽盛，服之反能动火为害叵测。然川产者少，伪充者多，不可不辨。以竹刀刮切，糯米泔浸，去赤汁，酒拌湿蒸。勿犯铁器。张果老说云一人中仙茅毒，舌胀出口渐大与肩齐，因以小刀劙之随破，随劙至百数，始有血一点出，日可救矣。煮大黄、朴硝，服之无害矣。

昆布

昆布 仕材曰：昆布治顽痰结气，积聚瘿瘤。

李梴曰：昆布咸酸，性冷寒。能消水肿，利漩滩瘿瘤结硬，真良剂。阴癞煮汁，咽之安。

讱庵曰：昆布功同海藻而少滑性雄。治水肿瘿瘤，阴癞膈噎出登莱者，搓如绳索，出闽越者大，叶如菜。洗去咸味用。

兆嘉曰：昆布功用相同海藻，治疗亦本咸寒。

景天

景天 仕材曰：景天诸肿火丹能疗一切游风，可医毒蛇伤咬。急用捣敷。

李梴曰：景天（《入门》本注云：叶似马齿苋而大，作层上。茎极脆，开红紫花。今

人以盆养于屋上以辟火，故又名慎火草。味苦酸，气平无毒。主大热身热，烦邪恶气，诸蛊毒痂痹寒热诸不足。治火疮风疹，恶痒游风疮毒，小儿丹毒赤肿。生捣敷之，其花主女人漏下赤白，七月采阴干。

芦荟

芦荟 仕材曰：芦荟主去热明目，理幼稚惊风，善疗五疳，能杀三虫。

李梴曰：芦荟苦寒，疗热风脑疳，鼻痒齿䘌，空目昏颈癣并痔瘘，镇儿惊痫，杀疳虫。

讱庵曰：芦荟大苦大寒，功专清热杀虫，凉肝明目，镇心除烦，治小儿惊痫五疳，传䘌齿湿癣，吹鼻杀脑疳，除鼻痒。小儿脾胃虚寒作泻者勿服。出波斯国木脂也，味苦色绿者真。

兆嘉曰：芦荟除邪退热，能润下。性味苦寒，明目凉肝，可杀虫，消除疳积。

宫绣曰：芦荟专入肝，兼入脾、心大苦大寒，功专杀蛊除疳，安心明目，最为小儿惊痫疳积上品，且能吹鼻杀脑疳及除鼻痒。然苦虽能杀虫，寒能疗热，而气甚秽恶，仅可施之藜藿。若胃虚少食，人得之入口便大吐逆，遂致夺食泄泻，因而羸瘦怯弱者多矣。如黑锡味苦色绿者真（刘禹锡《传信方》云：予少年曾患癣，初在颈项间，后延上左耳，遂成湿疮浸淫。用诸药徒令蜇蠚甚，其疮转甚。遇于楚州卖药人，教用芦荟一两，炙甘草末半两，研末，先以温浆水洗癣，拭净敷之立干便瘥。真奇方也。

阿魏

阿魏　仕材曰：阿魏杀诸虫，破癥积，除邪气，化蛊毒。

李梴曰：阿魏辛温，消肉积，杀虫破癖，祛瘟疫，治霍乱，止心腹疼食疟，传尸与蛊毒。

讱庵曰：阿魏辛平入脾胃，消肉积，杀细虫，去臭气，解姜菜自死牛马肉毒，治心腹冷痛，疟痢传尸，疳劳痌虫。出西番木脂熬成极臭，试取少许，安铜器一宿，沾处白如银汞者真。用钵研细，热酒器上熇过入药。

兆嘉曰：阿魏化积有功于脾胃，杀虫独禀夫辛温臭烈难闻，外消多效。

宫绣曰：阿魏专入脾、胃出西番波斯国中阿虞木枝梗汁。味辛气平而温且极臭烈，故书载能杀蛊辟恶，又其味既兼辛与温，则气更活不滞，故书载治痞辟秽，是以温疟鬼魅，蛊毒传尸，恶气痞积等症服之最为得宜。但人血气闻香则顺，遇臭则逆，故胃虚气弱之人，虽有痞积，但当温胃和气，俾痞自消，切勿用此臭烈以伤胃气。至辨真伪，则但取少许安置铜器一宿，沾处白如银色者真，以真最属难得。古人已有黄芩无假，阿魏无真之说矣。用钵细研，热酒器上熇过入药。王璆《百一选方》，治久疟用真阿魏丹砂糊丸，人参汤下。

蕤仁

蕤仁　仕材曰：蕤仁，破心下结痰，除腹中痞气，退翳膜赤筋，理眦伤泪出。

李梴曰：蕤仁《入门》本注云：仁味甘微寒，无毒，主心腹邪结气及心下结痰痞气，益气明目，治目肿，眦烂，风痒赤痛泪出，鼻齆鼻衄。凡使去壳取仁，汤泡去皮尖，每四两用芒硝一两，木通七两，同煮一伏时，取仁研膏，任加减入药，极治风热，如风虚去皮尖后，同纸压去油，净以花椒煎浓汁，调成膏，涂磁碗底上，同蕲艾烧烟薰七次，然后取碗于火上，煅之若油起，即以竹纸拭去，直待油尽色黑，即取碗覆地上以去火毒，随宜入片脑等点眼甚效。又治眼风痒或生翳或眦赤，一切眼疾并主之。蕤仁研膏入黄连末，等分和匀，取枣三枚，割头少许去核，以前末填满，以枣头合定，用薄棉裹之，以水半碗，于银器中，文武火煎取。鸡子壳以来。以棉滤过，待冷点眼，神效神效。

讱庵曰：蕤仁甘温，入心肝脾三经，消风散热，益水生光，治目赤肿痛，眦烂泪出，亦可治心腹邪热，结气痰痞，叶生有刺，实如五味，圆扁有纹，紫赤可食，取仁浸去皮尖研用。

兆嘉曰：蕤仁宣风热，于肝家眼目有灾，气升宜降，散结痰于胸腹，甘寒无毒，性滑偏阴。

宫绣曰：蕤仁专入肝眼科药也。凡眼多因风热乘肝以致血虚而目不得明，故病必见上下眼胞风肿弦烂，左右眦热障翳，得此温能散风，寒能胜热，甘能补血，俾火退泪止而目疾瘳矣。赤筋在翳膜外者，得此则宜。汤浸去皮尖，劈作两片，芒硝、木通、通草同煎一伏时，取出研膏入药。按：云膏方蕤仁去油五分，青盐一分，猪脀子五钱，共捣二千下如泥，罐收点之，又方蕤仁一两，去油入白蓬砂一钱，射香二分，研匀收，去翳妙不可言。

天竺黄

天竺黄 仕材曰：天竺黄祛痰解风热，镇心安五脏，大人中风不语，小儿天吊惊痫。

李梴曰：天竺黄甘寒性和缓，去诸风热，养五脏，镇心明目疗金疮，儿惊天吊痰壅上。

讱庵曰：天竺黄甘而微寒，凉心经，去风热，利窍豁痰，镇肝明目，功同竹沥而性和缓无寒。涩之患治大人中风不语，小儿客忤惊痫为尤宜。出南海大竹之津，气结成片，片如竹节者真。

兆嘉曰：天竹黄甘寒，能清热豁痰，镇心有效，惊痫因风淫邪扰肃肺多功。

宫绣曰：天竺黄专入心系天竺国之竹精气结成，其粉形如竹节，味甘气寒，与竹沥功用略同，皆能逐痰利窍。但此凉心去风除热，为小儿惊痫，风热痰涌失音，较之竹沥其性和缓而无寒，滑之患也。今市肆多骨灰、葛粉杂入，不可不辨按：天竺黄生天竺国竹内，如黄土成片，无毒。凉心去热，小儿药最宜以和缓故也。

蜜蒙花

蜜蒙花 仕材曰：蜜蒙花养营和中，退翳开光，大人眦泪羞明，小儿痘疳攻眼。

李梴曰：蜜蒙花味甘平寒，专去眼中风翳，漫赤眼青盲皆可用，儿疳痘眼热侵肝。

讱庵曰：蜜蒙花甘而微寒，入肝经气血分，润肝燥，治目中赤脉青盲，肤翳赤肿眵泪，小儿疳气攻眼。产蜀中，叶冬不凋，其花繁蜜蒙茸故名。拣净酒浸一宿，候干蜜拌，蒸晒三次。

兆嘉曰：密蒙花功归肝胆，性属甘寒，涤热疏风，治目都因火气逼，养营润燥，凡花皆散障邪除。

宫绣曰：蜜蒙花专入肝因冬不凋，花开蒙密，故以蒙名。甘而微寒，功专入肝经，除热养营，盖肝开窍于目，目得血而能视，虚则青盲肤翳，热则赤肿眵泪。目中赤脉及小儿痘疮余毒、疳气攻眼得此甘能补益。寒能除热，肝血足而诸症无不愈矣。然味薄于气，佐以养血之药更有力焉。取蜀中产者良。酒浸一宿，候干蜜拌，蒸晒三次。蜜蒙花其色紫，故入肝。甘寒无毒，故能润肝燥，养肝血。因其凡花皆散，故能散肝家之风热，风热得去，肝血得养，故一切目疾皆可除也。

橡斗子

橡斗子 仕材曰：橡斗子固精颇效，止痢称奇。

棕榈皮

棕榈皮 仕材曰：棕榈皮吐血鼻

红肠毒病十全奇效，崩中带下赤白痢一切神功。

李梴曰：棕榈子苦平无毒，止血养血，须炒熟。泻滑痢久，可涩肠。皮又破癥，烧灰服。

切庵曰：棕榈苦能泻热，涩可收脱，烧黑能止血，治吐衄下痢崩带。肠风失血过多者，初起未可遽用。年久败棕亢良。

兆嘉曰：棕榈皮吐血肠红，达肝肺二经，入营止截崩中带下。味苦平性涩，炒黑功长。

没石子（一名无食子）

没石子 仕材曰：没石子益血生精，染须发而还少强阴，治痿助阳，事以生男涩精止遗淋，固肠、医泄痢。

李梴曰：无食子又名没石，温苦止泻痢白赤，养血生精安气神。乌须长肉治疳䘌。

切庵曰：没石子苦温入肾，涩精固气，收阴汗。乌髭发出大食，诸番颗小纹细者佳。炒研用，虫食孔者拣去。忌铜铁器。

宫绣曰：没石子专入肾，兼入脾、胃味苦性温，色黑，功专入肾固气。凡梦遗精滑，阴痿齿痛，腹令泄泻，疮口不收，阴汗不止，一切虚火上浮，肾气不固者，取其苦以坚肾，温以暖胃健脾，黑以入肾益气补精俾气。

按：纳丹田不为走泄，则诸病自能克愈矣。至书所云：安神定魄，亦是神气既收不为外浮之意。他如烧黑灰煎汤以治阴毒，合他药以染须发，为末以搽牙齿，皆是赖其收涩之力以为保护耳，无他道也。但味苦性降，多用恐气过下，不可不慎。出外番，颗小纹细者佳。炒研用，虫蚀成孔者拣去。忌铜铁。凡使勿犯铜铁并被火惊，用颗小无欹米者妙。用浆水于砂盆中研，令尽被干，再研如乌角色入药。

谷芽

谷芽 仕材曰：谷芽消食，与麦芽同等温中，乃谷蘖偏长。

切庵曰：谷芽甘温开胃，快脾下气，和中消食化积，炒用。

兆嘉曰：谷芽且甘且温，启脾进食，或生或炒，消导和中。

金箔（银箔同）

金箔 仕材曰：金箔安镇心灵神魂免于飘荡，避除恶祟脏腑，搜其伏邪。

宫绣曰：金银薄专入肝金禀刚健之性，最能杀人，故欲寻短者，服一二钱则心腹剜痛即毙，惟作薄乃无伤耳。银薄亦然，二薄性皆辛平，其治俱属除邪杀毒，驱烦安魂定魄，养心和血，止癫除狂，疗惊祛风幼科镇心，丸衣以为饰，皆取金能平木重以镇怯之意云耳。但银薄色白入气，金薄色黄入血，差各有别。畏锡、水银。入丸为衣，入汤剂水煮用。按：风热多生于肝，肝属木，故得金为之制，魂魄飞扬者，其神散而不收，必得重为之镇。

人乳

人乳 仕材曰：人乳大补真阴，最清烦热，补虚痨，润噎膈，大方之玉液也。祛膜赤，止泪流眼证之琼[1]金浆耶。

李梴曰：乳汁甘寒，润发肤，填补五脏，点睛珠老病口疮，女经闭，惟有脏寒不可哺。

讱庵曰：人乳甘咸，润五脏，补血液，止消渴，泽皮肤。治风火症，本血所化目得血而能视，用点赤涩多泪。然性寒滑，脏寒胃弱人不宜多服。取年少无病妇人乳，白而稠者如儿食良，黄赤清色气腥秽者并不堪用。或暴晒用茯苓粉收，或水顿取粉尤良。取粉法：小锅烧水滚，用银瓢如碗大，倾乳少许入瓢，浮滚水上，顿再浮冷水上，立干刮取粉用，再顿再刮如摊粉皮法。

兆嘉曰：人乳则甘润益阴，乃营血调和之品。

宫绣曰：人乳专入肝、肾、肺气味甘润。按：据诸书有言，此为阴血所化生于脾胃，摄于冲任，未受孕则下为月水，既受孕则留而养胎已，产则变赤为白，上为乳汁以养小儿，乃造化之玄微也。服之益气血补脑髓，所谓以人补人也。若大人服之则能止渴，泽肤润燥，且目得血能视，凡赤涩多泪，可用黄连浸点，实为补虚润燥要剂。取无病妇人乳水，顿如摊粉皮法，取用名为乳丹丸，但脏寒胃弱作泄者，不宜多服。有孕之乳，谓之忌奶，小儿饮之，多成吐泻疳魃之病，最为有毒也。

红铅

红铅 仕材曰：红铅坎宫一点无端堕落尘寰水裹，真金有法收来接命。

李梴曰：红铅《入门》本注云：即无病室女初行月水，味咸有毒，治男妇气血衰弱，痰火上升，左瘫右痪，中风不语，肢体疼痛，饮食少进，女子经闭等症，服之神效。取法以黑铅打一贝形如黄冠，之候月信动时，以此贝直阴户上接取二三钟，倾磁器内，待沉底如朱砂者，此为母气真元也。黄色浮皮者，用米掺去，却取澄过。茯苓入红铅内，和匀，做薄饼子，阴干为末，以麻黄煎膏为丸，辰砂为衣，银器收贮服之。

金汁（即粪清）

金汁 仕材曰：金汁止阳毒发狂，痘疮血热，解百毒有效。敷疔肿无虞。

讱庵曰：粪清主治同人中黄，用棕皮绵纸，上铺黄土，淋粪滤汁，入新瓮碗，覆埋土中一年，清若泉水，全无秽气，用年久者弥佳。

兆嘉曰：金汁苦寒，专清热毒。

宫绣曰：金汁专入胃系取粪入坛埋于土内，三年取出，莹清如水者是耳。

---

① 琼：据《医宗必读》为金字。

味苦气寒，置于土中时，久得其土气最厚，故能入胃。大解热毒，凡湿热时行毒势冲迫，势危莫测者，用此灌之，下咽稍减，以其气味相投，故能直入其巢而破其毒耳^{的解}即初生小儿周时内毒气，方张用此服一二分，既能化毒且能免后痘疹，此灵验但禀体气寒，体瘦色白者，不可误用，恐其反夺天真耳。不可不审灌花，用此最良。

用人粪沥清汁，坛内封好，埋于人行处地下，年久取出，清若泉水，全无秽气，愈久愈佳，卖花者用以接树甚妙，咸苦甘寒，无毒。除一切热，降一切火，解一切毒，无论误食各种毒物，皆可用此解之，又名粪清。

天灵盖

天灵盖 仕材曰：天灵盖，白汤煎液，吞尝传尸灭影，红绢包藏巅顶，疰鬼潜踪。

李梴曰：天灵盖《入门》本注云：乃天生盖押一身之骨未合，即未有只有囟门顶骨中一片如三指阔，十字解者。是味咸平无毒，主搏尸，尸疰鬼气伏连，久瘅劳疟，寒热无时，及肺痿乏力，羸瘦骨蒸盗汗，兼治犬咬。

腽肭脐（一名海狗肾）

腽肭脐 仕材曰：腽肭脐，阴痿精寒，瞬息起经年之恙，鬼交尸疰，纤微消沉顿之痾。

李梴曰：腽肭脐咸热无毒，疗痨尸疰，攻心腹精冷面黑，膝腰疼，补中破癖并血宿。

讱庵曰：海狗肾甘咸大热，补肾助阳，治虚损劳伤，阴痿精冷，功近苁蓉锁阳。出西番，今东海亦有之似狗，而鱼尾置器中，长年温润，腊月浸水不冻，置睡犬旁，犬惊跳者为真。

兆嘉曰：海狗肾补肾壮元阳，味咸性热，固精，疗尸疰，辟魅除邪。

宫绣曰：海狗肾^{专入肝、肾}，即腽肭脐，系西番兽物，足似狗而鱼尾，今东海亦有。味甘而咸。其肾即兽之脐，投于睡熟犬旁，犬即惊跳。腊月浸置水内不冻，其性之热殆可见矣。故书载治宿血痃癖尪羸症者，取其咸能入血软坚，温能通行散瘀也，用以佐其房术者，取其咸温入肾补虚，固精壮阳道也。此药虽置器中，长年温润，然能入水不冻，大不同于他药。若云功近，苁蓉、锁阳，润虽相若，气实不等不无厚视苁蓉、锁阳而薄视此物也。但脾胃挟有寒湿者，亦忌以湿遏湿故耳，恐相搏也。酒浸纸裹香锉捣，或于银器皆以酒煎熟，合药用。

或曰连脐取下，故名脐，或曰乃腽肭兽之脐。讱庵又以两物不类，恐一是海鱼之肾，一是山兽之脐也，纲目以此条入兽部皆非也。余尝见此物实海狗外肾也，南海一带皆有之，大连庄河等处呼为童脐。

络石

络石 李梴曰：络石味苦性微寒，风热死肌，口舌干，背痛咽肿，浆难入，坚筋利窍，主腰髋。

兆嘉曰：络石籐味苦性平，宣风通络。

蘭茹（一名蘆茹）

蘭茹 李梴曰：蘭茹寒气，辛酸味。主大风热，恶疮疽，杀虫消瘀排脓毒，善忘不乐亦欢娱。

讱庵曰：蘭茹辛寒，有小毒。蚀恶肉，排脓血，杀疥虫，除热痹，破癥瘕。根如莱菔，皮黄肉白，叶最微阔，折之有汁。结实如豆，一颗三粒。甘草为使。

兆嘉曰：蘆茹散瘀积之稽留，乌贼蘆茹经方有法达肝象之脉络，辛咸，寒毒风癫兼宜。

茵芋叶（即茵蓣）

茵芋叶 李梴曰：茵芋叶苦温有毒，诸风湿痹，筋蜷缩，寒热如疟，肌体羸，邪气入裹痛心腹。

讱庵曰：茵芋辛苦微温有小毒，治风湿拘挛痹痛，茎赤，叶如石榴而短厚，茎炙用。

宫绣曰：茵蓣专入肝、肾本属毒物，味辛而苦，气温有毒。据书所述，治症多是风湿为用，治风痫则有茵蓣丸，治风痹则有茵蓣酒，治产后风则有茵蓣膏，凡风湿痹症，多用茵蓣与石南、莽草同为一类。若云能疗虚羸寒热，恐莫及耳。出彭城海盐，茎赤，叶如石榴而短厚者佳。采茎叶阴干炙用。

按：茵蓣、石南、莽草皆治风妙品，近世罕知。

莽草辛温有毒，能治头风痛、乳痈、疝瘕等症，其性稍烈，不若茵蓣之力缓耳。

杜若

杜若 李梴曰：杜若微温，气味辛，风脑头疼，涕泪频，温中下气，平胸胁，益精明目更轻身。

松萝（即松上寄）

松萝 李梴曰：松萝甘苦平，无毒。主治头风，破瘿瘤，解怒消痰，止虚汗吐疟，利水也堪求。

曾青

曾青 李梴曰：曾青无毒，小酸寒。头风、目泪痛痹安，止渴破癥，神气奕，利窍通关，益肝胆。

蔪蓂子

蔪蓂子 李梴曰：蔪蓂子《入门》本注曰：味辛微温有毒，除风痹，治热胀痛泪出。为末，点四十夜，当有热泪及恶物出。去臀肉，兼治心腹痛，肝家积聚。

石长生

石长生 李梴曰：石长生《入门》本注曰：味咸苦微寒，有毒。生石岩下，叶似蕨，黑光如漆，花紫用茎叶，治诸风芥癣寒热，辟邪杀虫。

陆英

陆英　李梴曰：陆英《入门》本注曰：味苦寒无毒，叶似芹，故芹名水英，此名陆英。立秋采花所在有之。主风痹痛挛，皮肤瘙痒，风脚水肿阴痿。

马先蒿

马先蒿　李梴曰：马先蒿《入门》本注云：味苦平，无毒。主中风湿痹，女子带下无子，又治马疥。

石南藤

石南藤　李梴曰：石南藤《入门》本注曰：出天台，治风湿腰疼。

鱼津草（一名水英）

鱼津草　李梴曰：鱼津草《入门》本注曰：亦名水英，味苦寒，无毒。主男妇无故脚膝肿痛急强，名骨风，忌针灸，服药单煮此草，频浸五日即瘥。

地杨梅

地杨梅　李梴曰：地杨梅《入门》本注曰：四五月有子似杨梅，苗如莎草，味辛平，无毒。治赤白痢，取茎子，煎服。

青琅玕（即玻璃）

青琅玕　李梴曰：青琅玕《入门》本注曰：琅玕，琉璃之类，火成之物，即玻璃也，有五色，惟青者入药。味辛平，无毒。主皮肤风痒，死肌疥癞，火疮痈伤磨目翳起阴气，杀锡毒，畏鸡骨，得水垠良。

玄精石

玄精石　李梴曰：玄精石《入门》本注曰：玄黑色精，灵也，言石色黑而有灵也。形如龟背，玄武，北方之神，故名太阴玄精。味咸温，无毒，主风冷邪气湿痹，益精气，妇人痼冷漏下，心腹积聚冷气，止头疼，解肌伤寒及补药亦用之。

讱庵曰：太阴玄精石，乃太阴之精，咸寒而降。治上盛下虚，救阴助阳，有扶危拯逆之功。出解池通秦积盐处咸卤所结，青白莹澈，片皆六棱者良，今世用者多是绛石。

兆嘉曰：元精石禀太阴癸水之精，咸寒沉降，治上盛下虚之疾，回获真元。

银星石

银星石　李梴曰：银星石《入门》本注曰：体性似金星石，但金星石于仓石内外有金色麸片，银星石有银色麸片，俱出濠州，须火煅过用，二石性同。

硴碟

硴碟　李梴曰：硴碟《入门》本注曰：生西国玉石，类形似蚶蛤，有文理，大寒，无毒，主安神镇宅，解诸毒药及虫螫，和玳瑁等以人乳磨服极效。

古文钱

古文钱　李梴曰：古文钱《入门》本注曰：性平，有毒，治翳障赤眼肿痛，盐汤浸点或刮生姜汁点。妇人横产心腹痛月隔五淋烧，以酒淬饮之。

兆嘉曰：古文钱磨用退目中障翳，重镇平肝，煎汤，治产逆癃淋，辛平，有毒。

宫绣曰：古文钱专入肝、肾气味辛凉，虽曰属铜有毒，然历久气化，其毒无多，考其主治，有曰能治目赤翳障，妇人生产横逆者，是能开其血气壅塞之路也。有曰能治心腹痛者，是能散其血气凝结之意也。有曰能治月解不来者，是能解其胞脉也。有曰能治五淋者，是能通其冲任热壅也。有曰能治跌扑损伤者，是能入其受伤凝滞之所而消其血瘀也。故治目赤翳障，则需用以生姜汁，涂刮青点。目生内障，生花不用。治妇人逆产五淋，则需煮汁以服。治便毒初起，则与胡桃肉同嚼食二三枚即消，以金伐木者故耳。或煮汤，或刮青，或醋服，各依本方制用。宗奭曰：予少时尝患赤目，肿痛数日不能开，客有教以生姜一块，洗净去皮，以古青铜钱刮汁点之，初甚苦热，泪蔻面然终无损，后有患者教之，往往疑惑，信士点之，无不一点遂愈，更不需再。但作疮者，不可用也。

银屑

银屑　李梴曰：银屑辛平，除邪热惊悸癫狂，腰痛折，能安五脏，定心神，丹毒磨血。忌诸血。

金屑

金屑　李梴曰：金屑辛平，除风热，善止惊痫，镇心安神，止咳血渴，退整劳，坚髓利脏，生杀人。

防葵

防葵　李梴曰：防葵《入门》本注曰：出兴州，根似防风叶似葵，每茎三叶，一木十茎，中发一干花，如葱花，与狼毒相似，但置水不沉耳，世亦稀有。味苦辛，气平寒，无毒。主膀胱热结，溲溺不下，疝瘕肠泄，疗五脏虚气，小腹支满胪胀，止癫痫，惊邪狂走，咳逆湿喑，鬼疟，消气血瘤，杀百邪，久服益气强志，坚筋骨，除肾邪。火者不可服。

白英

白英　李梴曰：白英《入门》本注曰：生山谷，似葛，叶有毛，实似龙葵子，一名白草。春采叶，夏采茎，秋采花，冬采根用。味甘寒无毒，主寒热消渴，补中益气，故作羹饮，甚疗劳。夏月煮粥食，极解热毒。又主烦热，风疹丹毒，疟瘴寒热，小儿结热，煮汁饮之。

爵床

爵床　李梴曰：爵床《入门》本注曰：生田野，似香薷，叶长而大，今人谓之香苏，味咸寒，无毒。主腰脊痛不得着床，俯仰艰难。除热可作汤浴之。

屈草

屈草 李梴曰：屈草《入门》本注曰：味苦微寒，无毒。主胸胁下痛，邪气肠间，寒热阴痹，久服益气轻身耐老。

羊桃

羊桃 李梴曰："羊桃。"（《入门》本注曰：山野甚多，似家桃，又非山桃。叶蔓花赤，实如枣核。味苦寒，有毒。主标热身暴赤色，风水积聚，除小儿热，去五脏五水大腹，利小便，益气，可作浴汤，洗风痒恶疮，诸疮肿毒）。

溲疏

溲疏 李梴曰：溲疏《入门》本注曰：与枸杞相似但有刺。味辛苦耳，气寒无毒。主皮肤中热，除邪气，止气溺，通水道，除胃中热，下气，漏卢为使。

理石

理石 李梴曰：理石《入门》本注曰：生两石间，皮黄赤，肉白，作斜理文，不似石羔。味辛甘大寒，无毒。主身热，利胃解烦，除荣卫中去来大热结热，解烦毒，止消渴及中风痿痹，破积聚，除三虫，益精明目。滑石为之使，恶麻黄。

长石

长石 李梴曰：长石《入门》本注

曰：生长子县，文如马齿，方而润泽，颇似石羔，但厚大，纵理而长为别。味辛苦寒，无毒。主身热，胃中邪气，止消渴下气，除胁肋肺间邪气及四肢寒厥，利小便，通血脉，名目去翳眇，下三虫，杀蛊毒。

菰根（一名菱笋）

菰根 李梴曰：菰根《入门》本注曰：生水中，叶如蒲苇，刈以秣马甚肥。春亦生笋堪啖。岁久中心生白蕋如小儿背，谓之菰手。南人呼为菱草。味甘大寒，无毒。主肠胃痼热烦渴，止小便利，去胸中伏热风，利五脏邪气，酒齄面赤，白癞瘰疬火疮，除目黄，止热痢杂。鲫鱼为羹，开胃口，解酒毒，压丹石发热多食冻冷气，滋牙齿，伤阳道，令下焦冷，发痼疾，不食为妙。

紫背天葵

紫背天葵 李梴曰：紫背天葵《入门》本注曰：俗名叶下红，叶似胡荽，根如香附子，三月采，阴干。治乳痈，擂酒内服。外敷治喉痹肿痛，捣汁咽立消。

半天河水

半天河水 李梴曰：半天河水《入门》本注曰：即竹篱头及高树间天泽水也。微寒，无毒。主鬼疰狂邪气，杀蛊毒鬼精，恍惚妄语，与饮勿令知之。诸风诸疮瘙痒，取水温洗之。

钓樟

钓樟 李梴曰：钓樟辛烈温，无

毒。消水下气，安心腹，破积止吐，止霍乱中恶金疮，辟时疫。

南烛枝

南烛枝 李梴曰：南竹枝《入门》

本注曰：叶禀南方火气而生，叶似茗而圆厚，冬春常青，枝茎微紫，九月结子如茱萸，紫色可食。味苦平，无毒。益肠胃止泻，除睡强筋益气。久服轻身长年，变白去老。四月采叶，捣汁浸粳米，九蒸九暴，名乌饭，以袋盛之，可适远方，日进一合不饥。益颜色，坚筋骨能行，又春夏去枝叶，秋冬取粮皮，细锉水煎浓汁，去渣熬成膏，入童便，少每服一匙，温酒下，日三服，明日乌发驻颜轻身，兼治一切风疾。

姑活

姑活 李梴曰：姑活《入门》本注曰：生河东，味甘温，无毒。主大风邪气，湿痹寒痛，久服轻身耐老。

别羁

别羁 李梴曰：别羁《入门》本注曰：生蓝田川谷，味苦温无毒，主风寒湿痹，身重四肢疼酸，寒历节痛。

天浆子

天浆子 李梴曰：天浆子《入门》

本注曰：即蜜虫。六月取入布袋，置长流水中，三日夜晒干为末，专化谷食肉食，故小儿疳积用之。

卷柏

卷柏 仕材曰：卷柏无毒，辛甘平止血，用炙，破血生血，闭瘕淋、阴内痛，咳逆风痿脱肛宁。

讱庵曰：卷柏生用辛平，破血通经，治癥瘕淋结，炙用辛温止血，治肠风脱肛，生石上拳，变如鸡足，俗呼万年松。凡使盐水煮半日，井水煮半日，焙用。

宫绣曰：卷柏专入肝原属草部，并非侧柏，生于石上，形如拳卷，故以卷名，即俗所谓万年松者是也。气坚质厚，味甘性温，入足厥阴肝经血分。其治有分生熟，生则微寒，力能破血通经，故治癥瘕淋结等症，炙则辛温能以止血，故治肠红脱肛等症。性与侧柏叶悬殊，治亦稍异，不可不辨。盐水煮半日，井水煮半日，焙用。按：侧柏叶伏金气以制木，借炒黑以止血，不若卷柏直达血分，但生凉，炙燥不可不知也。

卫矛（一名鬼箭羽）

卫矛 李梴曰：卫矛气寒苦且涩，通经止崩，下乳汁，破癥结，除心腹疼，杀虫祛风，邪难入。

讱庵曰：卫矛苦寒，破陈血，通经络，落胎杀虫，祛祟，干有三羽，叶似野茶，酥炙用。"似野茶酥炙用。

兆嘉曰：鬼箭羽味苦气寒，能破血、杀虫、辟鬼并宣风。

便利，又积年恶疮毒肿不愈，捣汁服之神效。

玉泉

玉泉 李梴曰：玉泉《入门》本注曰：玉乃石之精，天地重宝。泉者，玉之泉液。一曰玉消为水，故名玉泉。味甘平，无毒，主五脏百病，柔筋强骨，长肉益气，利血脉，安魂魄，明耳且耐寒暑。久服轻身不老，兼治妇人带下十二病，除气癥血块等症。畏款冬花。

玉屑

玉屑 李梴曰：玉屑《入门》本注曰：玉，肉也。温厚光润如肉也，屑碎也，削之碎碎也。以苦酒浸之，令消如泥，润心肺，滋毛发，明眼目，助耳喉。久服轻身，长年兼除胃中热，喘息，烦满，止渴。屑如麻豆，大服之精润脏腑，查当完出。若为粉服之，使人淋畏鹿角。

砺石

砺石 李梴曰：砺石《入门》本注曰：砺，粗硬也，可作磨刀石，无毒，主破宿血，下石淋，除癥结，伏鬼恶气。烧赤投酒中饮之。磨汁滴目，除障暗。

鸡肠草

鸡肠草 李梴曰：鸡肠草《入门》本注曰：生日野下湿地，茎梗细而中空，有以鸡肠，断之有丝缕，故又名蘩蒌。味酸平，无毒，主破血，产后血块，炒热和童便饮之，恶血尽出。烧灰揩齿止宣露，水煎服止淋，止小

牛角䚡

牛角䚡 李梴曰：牛角䚡《入门》本注曰：即黄牛角尖。烧存性用，味苦温，性涩，无毒。主下闭血瘀血疼痛，止妇人血崩，赤白带下及肠风下血，冷痢泻血，鼠乳疮疾。

木虻

木虻 李梴曰：木虻《入门》本注曰：味苦平，有毒。生木叶中，初出如白蛆，渐大羽化。色绿如蜩蝉。亦嗷牛马等血，故治瘀血，血闭，寒热，无子及目赤痛，皆伤泪出，又能坠胎。如蛇螫人，九窍出血，取三七枚烧服之效。

蜚蠊

蜚蠊 李梴曰：蜚蠊《入门》本注曰：形似蚕蛾，腹下赤多，在树林间百十为聚。八九月知寒，多飞入人家作姜气者是。味咸寒，有毒，主破瘀血坚症，寒热积聚，内寒无子，通血脉，治喉痹。

蓍实

蓍实 李梴曰：蓍实性平酸苦味，开心强志有先知，明目聪耳兼益气，轻身不老亦不饥。

蓍实 味苦平，主益气，充肌肤，明目，聪慧先知。久服，不肌不老，轻身。

徐灵胎曰：此因其物之所能，以益人之能也，皆圣人幽赞于神明而生蓍，此草中之神物也。服之则补人之神，自能聪慧前知矣。食肉者鄙，不益信夫。

石龙芮

石龙芮 李梴曰：石龙芮苦平，无毒。平肾胃，补阴不足。茎冷，失精多，燥烦，起痹，通开，和心腹。

殷孽

殷孽 李梴曰：殷孽《入门》本注曰：即钟乳根，盘结如姜。味辛，温，无毒。主烂伤瘀血，泄痢寒热，鼠瘘，症瘕结气，脚冷疼弱，下乳汁。恶防已，畏木通。

孔公孽

孔公孽 李梴曰：孔公孽《入门》本注曰：即殷孽床。色青黄，中有孔。味辛，温，无毒。主伤食不化欲眠，腰冷膝痹，毒气，瘕结邪气，出声音，利九窍，下乳汁。治恶疮疽、瘘痔，男子阴疮，女子阴蚀。木兰为使，恶细辛，忌羊肉。此二孽止可浸酒及煮服，不入丸、散。

白垩

白垩 李梴曰：白垩《入门》本注曰：即圬工所用白土也。味苦，辛，温，无毒。主女子寒热症瘕，子宫冷、月闭、阴肿、漏下、无子，涩肠，止痢及痔漏，泄精。服伤五脏，令人羸瘦。

鹅管石

鹅管石 李梴曰：鹅管石《入门》本注曰：形如鹅管，色白，味甘，平，无毒。专主肿寒久嗽，痰气壅膈，兼治疳疮。

钩吻

钩吻 李梴曰：钩吻《入门》本注云：得太阴之精，食之钩人喉吻。味辛，温，大毒。主中恶风，咳逆上气，水肿症积，除腰膝痹痛，四肢拘挛。杀鬼疰蛊毒，金疮乳痓，恶疮疥虫，杀鸟兽。误中其毒，以桂心，葱叶沸汤解之，忌饮冷水。

女菀

女菀 李梴曰：女菀《入门》本注曰：味辛，温，无毒。主风寒，洗洗霍乱，泻痢肠鸣。疗肺伤咳逆出汗，久寒在膀胱，支满，惊痫，寒热，百疾。

王孙

王孙 李梴曰：王孙《入门》本注曰：味苦，平，无毒。疗百疾，补虚益气，主五脏邪气，寒湿痹，四肢酸痛，膝冷、痢疾、金疮破血，生肌止痛。

药实根

药实根 李梴曰：药实根《入门》

本注曰：味苦，温，无毒。主寒湿邪风，诸痹痛酸，续绝伤，补骨髓。

石蟹

石蟹 李梴曰：石蟹无毒，味咸，寒。痈肿，漆疮傅即安，更点青盲并翳眼。热水磨吞救产难。

切庵曰：石蟹咸寒治青盲目翳，天行热疾，解一切金石药毒。醋磨傅痈肿。出南海，身全是蟹而质石也。细研水飞用。

兆嘉曰：石蟹性味咸，寒。善解热，点摩翳障并催生。

莽草

莽草 李梴曰：莽草苦，辛，温，有毒。头痒，喉痹，蛀牙，风瘰疬，诸疮，皮肤痹，更消疝瘕，杀鱼虫。

东壁土

东壁土 李梴曰：东壁土取向朝阳，傅诸痈癣及脱肛，疟痢，泄泻，多烦闷，药伤，毒中蛊堪尝。

百草灰 （与百草霜不同）

百草灰 李梴曰：百草灰《入门》

本注曰：端午日采露取之一百种，阴干烧灰，以井华水为丸，重烧令白，以醋和为饼，腋下挟之干，即易当拙一身痛冈疮，出即止以小便洗之不过三度，腋臭自无，又主金疮，止血生

肌，取灰和石灰为丸，烧令自刮傅之。

姜石

姜石 李梴曰：姜石《入门》本注曰：所在有之生，不见日色，上石间，状如姜，有五色，惟白者良。味咸，寒，无毒。疗疔肿，乳痈，发背蜒豆疮，并火煅，醋淬为末。鸡子清或醋调，傅之效大。凡石类多主痈疽。

绿青

绿青 李梴曰：绿青《入门》本注曰：即石绿。出信川有铜处，生山之阴，其中青白花文可爱，即画工用作绿色者。土人以为妇女服饰入药当用颗块，如乳香不夹石者佳。味酸，寒，无毒。主益气疗鼻止泻痢。今医用吐风涎，虽验亦能损心。

白青

白青 李梴曰：白青《入门》本注曰：生豫章山谷，今空青圆如铁珠，色白而腹不空者是也。研之色白而碧，亦谓之碧青。不入画用，无空青时亦用之。味甘、酸、咸，平，无毒。主心下邪气，令人吐，杀诸毒三虫，利九窍，治耳聋，明目通神，轻身不老。

肤青

肤青 李梴曰：肤青《入门》本注曰：生益川。味辛，咸，平，无毒。主蛊毒及蛇菜肉诸毒，诸恶疮，不可久服，令人瘦。

鸡舌香

鸡舌香 李梴曰：鸡舌香《入门》
本注曰：出崑崙采花酿之成香合。香家要用，
不止入药。味辛，温，无毒。疗风水毒肿，去
恶气，止霍乱心痛，吹鼻杀脑疳。含口治龋齿，
口臭。和黄连、乳汁，点目暗明倍常。

茅香

茅香 李梴曰：茅香《入门》本注曰：
生剑南道诸川，三月生茅似大麦，五月开白花。味
苦，温，无毒。傅炙疮金疮，止血定痛。煎汤止吐
血、鼻衄，又主中恶温胃止呕吐，疗心腹冷痛，热淋
苗。叶煮作汤浴，辟邪气，令人身香，合名香甚奇。

鹿霍

鹿霍 李梴曰：鹿霍《入门》本注
曰：苗似宛豆，有蔓而差大。根黄而香，人取
以为菜。微有豆气，山人谓之鹿豆。亦堪生噉。
味苦，平，无毒。主肠痈瘰疬，疮疡，杀蛊毒，
止头痛及女子腰腹痛，不乐。

牛扁

牛扁 李梴曰：牛扁《入门》本注
曰：生下湿地，叶似石龙芮，根似秦艽而细。
味苦，寒，无毒。主身皮疮热气，可作浴汤，
又主牛病牛风，入药用根。

鸢尾

鸢尾 李梴曰：鸢尾《入门》本注
曰：叶似射干而润短不抽长，茎布地而生，花
紫碧色，根似良姜，皮黄肉白。味苦，平，有
毒。主飞尸蛊毒、邪气、鬼疰，下三虫，疗头
眩，杀鬼魅。

乌韭

乌韭 李梴曰：乌韭《入门》本注
曰：生大石及木间阴湿处，青翠茸茸似苔而非
苔。长四五寸。味甘，寒，无毒。主金疮内塞，
疗黄疸，去皮肤寒热往来，利小肠膀胱气，补
中益气好颜色。烧灰浴发令黑。

白兔藿

白兔藿 李梴曰：白兔藿《入门》
本注曰：一名白葛蔓生，叶圆厚若莼，茎俱有
白毛。味苦，平，无毒。主蛇虺、蜂虿、猘犬、
菜肉蛊毒、鬼疰、风疰、诸犬毒。不可入口者，
煮汁饮之即解，又去血，可未着痛上立消。

千金藤

千金藤 李梴曰：千金藤《入门》
本注曰：生北地者，根大如指，色黑似漆；生
南土者，黄赤如细辛。主痈疽发背，一切血毒，
诸气霍乱中恶，天行瘴疟，虚劳，痰嗽不利，
蛇犬毒药石。发癫痫蛊毒，并宜煎汤浸酒，治
风轻身也。

预知子

预知子 李梴曰：预知子《入门》
本注：出蜀中，蔓生大木上，叶有三角。八月

结实，生青熟红，每房有子五七枚，如皂子斑褐色，润如飞蚁。冬月采，阴干略苦，寒，无毒。取二枚缀衣领上，遇蛊毒物即则则有声，故名预知。若中其毒，去皮为末，水煎服之有效。日华云主一切病，治风补虚，破癥癖气块，天行瘟疫，消宿食，止烦闷，利水道，催生、杀虫，解诸毒药，傅蛇虫咬。

牙子

牙子 李梴曰：牙子《入门》本注曰：其根牙似兽之牙齿。味酸，寒，有毒。主和气热气，疥瘙恶疡，疮痔阴蚀，金疮蛇毒。水煎洗或捣傅之，杀寸白腹脏一切虫，止赤白痢，水煎服之。

女青

女青 李梴曰：女青《入门》本注曰：叶圆而臭，两叶相对，结子似瓢，大如枣，根似白薇。味辛，平，有毒。主蛊毒鬼气，瘟疟，虫蛇毒。八月采根阴干。

栾华

栾华 李梴曰：栾华《入门》本注曰：出汉中，叶似木槿而薄细，花似槐而稍长，堪染黄色，子似豌豆而坚黑，堪为数珠。味苦，寒，无毒。和黄连煎膏，疗目痛赤翳、泪出、伤眦，消目肿有大效。

荩草

荩草 李梴曰：荩草《入门》本注

曰：生溪涧侧，叶似竹而细薄，茎亦圆小，荆襄人煮以染黄色甚鲜，诗云菉竹猗猗是也。味苦，平，无毒。主痴疥白秃，一切恶疮疡气，杀皮肤小虫，兼治咳喘上气，久寒惊悸。

坐拏草

坐拏草 李梴曰：坐拏草《入门》本注曰：生江西，六月开紫花结实，土人采其苗治打扑，兼壮骨，治风痒。神医普救治风，方中已有用者。

蕹菌

蕹菌 李梴曰：蕹菌《入门》本注曰：出沧州，形似菊。色白轻虚，表里相似，乃鹤屎所化也。秋雨时即有，天旱及霖即稀。味咸、甘、平，小毒。主疽蜗恶疮、白癣白秃，止心痛，温中，除腹内冷痛、痕症，去长虫、蛲虫、寸白蛕虫，杀蛇、蜂等毒。

徐长卿

徐长卿 李梴曰：徐长卿《入门》本注曰：三月生，苗似小桑雨，叶相对。七月着子，十月苗枯。根黄似细辛，微粗长而有臊气。味辛，温，无毒。主百邪鬼疰，蛊毒恶气，去疫疾温疟。久服强悍，益寿延年，采根用。

石下长卿

石下长卿 李梴曰：石下长卿《入门》本注曰：味咸，平，有毒。主鬼疰，精邪恶气。杀蛊毒，老魅，啼哭悲伤，易忘恍惚。

被子

被子 李梴曰：被子《入门》本注曰：味甘，温，有毒。主腹中邪气，蛊毒鬼疰，伏尸，去三虫蛇蝥。

石蚕

石蚕 李梴曰：石蚕《入门》本注曰：在处有之，生水中石上，作丝以蔽其身，蚕在其中。味咸，寒，有毒。主五癃石淋，解结气，利水道，能除热堕胎。

菘

菘 李梴曰：菘菜味甘温无毒，通利肠胃解酒宿，更止热嗽除胸烦，中虚冷人不可服。

宫绣曰：白菘菜（专入肠胃）因何命名，以其经冬不凋，故以菘称，因色青白，故以白号。但菘有三，一曰牛肚菘，其叶最大而味甘；一曰紫菘，即芦菔；一曰白菘，根坚小而不可食，三种南北通有，而气则一。本草言其性温，大明言其性凉，盖凉则是而温则非也。时珍曰气虚胃冷，人多食则恶心吐沫，气壮人则相宜。诜曰发风冷内，虚人不可食，有热人食不发病，则其性冷又属可知，即据别录载能通利肠胃，除胸中烦，解渴。萧炳载能消食下气，治瘴气，止热气嗽。冬汁尤佳。宁源载能和中、利大小便，并列丹方，载治小儿赤游，飞丝入目，

漆毒生疮，亦何莫不是气凉之故，而能使其诸病悉除也。后人不解其意，反以味辛曰温。嗟嗟，性既温矣，安有止烦除渴，消食下气解热之功乎？于此可征其概矣。按：赤游行于上下至心则死，菘菜捣敷即愈。

苦荬（《嘉祐本草》合苦荬、苦苣、苦菜为一种，而入门分为二矣）

苦荬 李梴曰：苦荬无毒性亦凉，壮力能治面目黄，尿血单煎酒水服，拔疔烂蚕傅蛇伤。

水芹（即芹菜，正名苦芹）

水芹 李梴曰：水芹味甘，平，无毒。能益气血，养精神，更消烦止渴，除黄疸、带下、崩中，治妇人。

宫绣曰：芹菜专入肺、胃、肝地出有水有旱，其味有苦有甘有辛有酸之类。考之张璐有言，旱芹得青阳之气而生，气味辛窜，能理胃中湿浊；水芹得湿淫之气而生，气味辛浊。考之纲目有言，旱芹气味甘寒，能除心下烦热；水芹气味甘平，能治女子赤沃。两说绝不相类，讵知旱芹种类，或有得于阳气之厚，故味多辛而燥；得于阳气之微，故味苦而多湿。水芹种类，得于阳气之最，则气虽浊而仍清；得于阴气之胜，则味既苦而且浊。不得谓水芹尽属阴类，旱芹尽属阳类也。惟察辛多于苦，则芹多燥而不凉；苦胜于辛，则芹多寒而不温；辛胜于

苦，则治当如本经所云，能治女子赤
沃，俾浊湿，去胃气，清而精血有赖，
令人肥健嗜食。苦胜于辛，及质枯
滑，则治当如唐本所云，能治痈肿马
毒，又安能入脾以助食，入阴以助精，
入肝以保血乎！但芹在水，须防有虫
在于叶间，视之不见，令人为患面青
手青，腹满如妊，痛不可忍，作蛟龙
痛，须服鞭饧二三斤，吐出便瘥。其
根白盈尺者曰马蕲，食之令人发疮疥，
以其湿热之气最盛也。和醋食之损齿，
有鳖痕人不可食。按：芹有水芹、旱芹之
分。水芹生江湖陂泽之涯，旱芹生平地，有赤
白二种。二月生苗，其叶对节而生，似芎䓖。
其根有节棱而中空，其气芬芳，五月开细白花
如蛇床花，楚人采以济饥，其利不小。

胡瓜

胡瓜 李梴曰：胡瓜《入门》本注
曰：亦呼为黄瓜。味甘，寒，有毒。冷中不益，
治热水肿，傅蛇伤。多食动寒热痤疟、脚气百
病，发疮疥，损阴血，天行后尤不可食。小儿食
之，滑中生疳虫。不与醋同食，宜姜、蒜佐之。

宫绣曰：胡瓜专入脾、胃、大肠气味
甘，寒。服此止能清热利水，别无俾
益，故北人坐炕用此以为席珍，南人
值暑用此以为供蔬，并或咽喉肿痛用
此入药以为吹消，杖疮火眼用此纳硝
刮粉以为点搽，汤火伤灼用此捣碎入
瓶取水以为刷敷，水病肚胀用此连子
醋煮空心以为投服，小儿热痢用此同
蜜以为投治，皆以取其甘寒解毒之意。
然使脏寒气阴服，则能以动气发热，

作疟，且发脚气，生疮。小儿过服尤
易作泻生疳，不可不慎。叶则苦平小
毒，能治小儿闪癖。用老黄瓜去子以芒硝
填满，阴干为末，每以少许吹之，能治咽喉肿
痛甚效。

豆角

豆角 李梴曰：豆角菜《入门》本
注曰：味甘，温，无毒。开胃解暑，多食久食
滞气困脾。

莼菜

莼菜 李梴曰：莼菜《入门》本注
曰：味甘，寒，无毒。主消渴、热痹、热疸，
厚肠胃，安下焦，补大小肠虚气，逐水，解百
药毒、蛊毒，合鲋鱼为羹食之主，胃气弱不下
食者至效。久食损齿发。昔张翰思鲈鱼莼羹以
下气也。

菾苨（又名蓁菜）

菾苨 李梴曰：菾苨《入门》本
曰：平，微毒。补中下气，理脾气，去头风，
利五脏冷气。多食动气，先患腹冷食必破腹。
茎烧灰淋汁洗衣白如玉。

宫绣曰：蓁菜专入肠胃即俗所言菾
苨菜者是也。味苦而甘，大寒，体滑，
微毒。考书言此捣汁以饮，能治时行
壮热，及解风热诸毒；夏月以菜作粥
及或捣汁，亦能解热治毒，止痢止血，
生肌；捣叶以敷，禽兽诸伤炙疮，此
皆以寒疗热之法耳。若使脾虚人服之

则有腹痛之患，气虚人服之则有动气之忧，与肠滑人服之则有泄泻之虞。至云治能补中理脾，皆是书中语欠分辟，徒以启人妄用之，阶非实义也。茎烧灰淋汁，洗衣洁白如玉^{苗高三四尺，茎若蒴藋，有细稜。夏盛冬枯。其茎烧灰淋汁，洗衣白如玉色。}

同蒿（又名蓬蒿）

同蒿 李梴曰：同蒿《入门》本注曰：平。主安心气，养脾胃，消水饮，又动风气，熏入心，令人气满，不可多食。

宫绣曰：同蒿专入心、脾、肠胃、肾一名蓬蒿。其味辛而且甘，其性温，其气浊。凡相火内炽，症见诸般燥候者，服之令人气满、头昏、目眩、心烦、舌强，是即气温助火之一验也。若使素禀火衰，则食又能消痰利水，安脾和胃养心，是即千金所言能安心气之说也。总之，凡物辛温，施于阴脏无火则宜，施于阳脏有火为大忌耳。此菜八九月下种，冬春采食肥。茎花叶微似白蒿，其味辛甘，作蒿气，四月起薹，高二尺余。开深黄色花，状如单瓣菊花。一花结子近百成珠，如地菘及苦荬子，最易繁茂也！

蓊菜（一名菾蓬菜）

蓊菜 李梴曰：蓊菜《入门》本注曰：甘，甜，大寒。叶似紫菊而大，花白，食之宜妇人。开胃通心膈，治天行疫疠，解风热毒、暑毒、痢毒。夏月作粥最良。南人蒸食，太香美。

鹿角菜

鹿角菜 李梴曰：鹿角菜《入门》本注曰：出海川海中。性大寒，无毒。下热风气，疗小儿骨蒸劳热。丈夫不可久食。发痼疾，损经络血气，令人脚冷，痹损腰肾，少颜色。服丹石人食之下石力也。又能解面热。

石花菜

石花菜 李梴曰：石花菜《入门》本注曰：大寒，无毒。去上焦浮热，发下部虚寒。

兆嘉曰：石花菜味本甘咸，导肠中湿热。性因寒滑，利肺部胶痰。

栗子

栗子 仕材曰：栗子味咸温厚胃肠，耐饥益气火煨良，生食补肾坚腰脚，嚼窨能除箭刺疮，栗楔专医筋骨痛，钩栗令人体健康。

切庵曰：栗咸，温。厚肠胃，补肾气。

兆嘉曰：栗益气厚肠，耐饥，补肾。味以甘、咸而无毒。服则温滞以难消。

宫绣曰：栗专入肾，兼入肠胃，肾之果也。味咸，性温，体重而实，故能入肾而补气。凡人胃气亏损而见腰脚软弱，并胃气不充而见肠鸣泄泻，服此治无不效。然须风干连液吞咽为佳，作粉为食，胜于菱芡。若使栗不风干或生水气未除，食则湿、发气、生虫。蒸煮、炒熟食，则壅气滞膈而于风木之人尤忌。小儿多食、令齿不生。栗楔系栗中瓣能疗筋骨、风痛、冷积、疾癖，生嚼可罨恶，刺出箭头，敷瘰疬肿毒痛。栗荴即肉上薄皮烧灰存性，能治骨鲠在喉，吹入即下。栗壳煮汁，能治反胃消渴。栗毬即外刺皮煮汁洗火丹毒肿。栗花能治瘰疬。栗树皮煮汁可洗沙虱溪毒，并丹毒、疮毒。栗根酒煎能治偏坠肾气，皆以取其下气解毒之功耳。弘景曰：相传有人患腰脚软往。栗树下食数升，便能起行，是补肾之义。

李子

李子 仕材曰：李子苦甘治肝病，骨间劳热须臾净，核仁消瘀通小肠，根皮止痢奔豚定。

宫绣曰：李专入肝，兼入肾以李名，多子故也。时珍曰：李木其子大者如杯如卵，小者如弹如樱。其味有甘酸苦涩数种，其色有青绿紫朱黄赤缥绮紫胭脂青皮之殊，其形有中心马肝奈李杏李水李离核合核无核匾缝之异，其产有武陵房陵诸李。早则四月熟，迟则十月、十一月熟，故味甘而酸，或苦而涩，而性微温。素问言李味属肝，故治多在于肝，正思邈所谓肝病宜食李之意也。中有痼热不调，骨节间有劳热不治，得此酸苦性

入，则热得酸则敛，得苦则降，而能使热悉去也。且书既言除热，而书又言多食令人胪胀，及发虚热，盖因凡物生则难化，熟则易消。李属生硬之物，多食则物在胃不克，故又转为胪胀发热之病矣！推之书言温暑，食李则能以发痰疟，合雀肉与蜜饮食则能以损五脏，合浆水以食则能以化霍乱，并服术人不可与食，无非李属湿物，少食则宜，多食则痰与热俱聚，单食而不杂以湿热之物，尤可多食，而更合以湿热之物，则食乌见其有可乎？故但指其勿食，正以使人自思可耳。苦涩之李不可食，不沉水者有毒，亦不可食。

榛子

榛子 李梴曰：榛子味甘无毒平，益人气力壮人行，若令多食难饥饿，厚胃宽肠四体轻。

柰子

柰子 李梴曰：柰子《入门》本注曰：味苦，寒，无毒。补中焦诸不足，和脾益心，治饱食多肺壅气胀。病人忌多食。

豽

豽 李梴曰：豽《入门》本注曰：肉酸，食之无益。瘦人脂肉，损人精神。皮热有毒，主湿痹脚气，炙热缠病上即瘥疳痢，腹中诸疮，烧灰酒下。

诸兽血

诸兽血　李梴曰：诸血《入门》本注曰：诸兽之血。主补血不足及血枯、皮皴、面无颜色，并生饮之，又解诸药毒、菌毒，止渴除烦热，食筋令人多力。

六畜毛蹄甲

六畜毛蹄甲　李梴曰：六畜毛蹄甲《入门》本注曰：谓牛马猪羊狗鸡也。味咸，平，有毒。主鬼疰蛊毒，寒热惊痫，顺痊，更宜于各品类中参之矣。

鹧鸪

鹧鸪　李梴曰：鹧鸪甘温微有毒，能补五脏更明心，专救瘟瘴欲死者，酒煮服之自酌斟。

宫绣曰：鹧鸪专入脾、胃、心性畏于露，早晚稀出，夜栖于木叶蔽其身。其性好洁，常食乌头、半夏苗，故书载其气味甘温，但有小毒，食之者须防咽喉头脑肿痛，犯此宜用生姜甘草解之。而其功用又言，服此能解岭南野葛菌子，并温疟久病欲死，蛊气欲死，或是无毒得此则犯，有毒得此则解之意也乎！至书有言，服此能利五脏，益心力，令人聪明，犹是冗统之辞，未有确指，无足信也。脂膏涂冻疮，令不龟裂。自死者勿食。同竹笋食，则小腹胀。《类说》云杨玄之通利，则广州归楚州，因多食鹧鸪，遂病咽喉间生痈，溃而脓血不止，寝

食俱废，医夫束手。适杨吉老赴郡，邀诊之日，但先啖生姜一斤，乃可投药。初食觉甘香，至半斤觉稍宽，尽一斤觉辛辣，粥食入口了无滞碍。此鸟好半夏，毒发耳，故以姜制之也。

鸲鹆（即鸜鹆同）

鸲鹆　李梴曰：鸲鹆肉甘平无毒，老嗽吃噎，取蒸服痔瘘下血，尤其灵。乳汁和睛可点目。

孔雀

孔雀　李梴曰：孔雀《入门》本注曰：肉咸良微毒解药毒蛊毒，血治毒药，生饮良。屎主女子带下，小便不利，傅恶疮。尾不可入目，令人昏瞖。

鹈鹕

鹈鹕　李梴曰：鹈鹕《入门》本注曰：肉甘平无毒，食之治惊邪，邪，养之辟短狐。古云鹈鹕寻邪而遂害是也。

鸳鸯

鸳鸯　李梴曰：鸳鸯《入门》本注曰：肉咸，平，小毒。主诸瘘疥癣。酒浸炙食，或炙热傅疮上，冷则易食之，令患大风，又夫妇不和，作羹私与食之。

白鹇

白鹇　李梴曰：白鹇《入门》本注

曰：肉可食，色白而背有细黑文，亦堪畜养，或曰鶂，即白雉也。

锦鸡

锦鸡 李梴曰：锦鸡《入门》本注曰：肉食之令人聪明，又采形状各异，似雄鸡。毛羽皆作圆斑点，尾倍长，嗉有肉，绥晴则舒于外人，谓之能吐锦。

天鹅

天鹅 李梴曰：天鹅《入门》本注曰：肉甘，平，性冷，无毒。腌食佳。绒毛疗刀杖疮立愈。

鹭鸶

鹭鸶 李梴曰：鹭鸶《入门》本注曰：肉咸，平，无毒。主虚羸，益脾补气，炙食之。

鸥

鸥 李梴曰：鸥《入门》本注肉甘，无毒。主燥渴狂邪，五味腌炙食之。

鹌鹑

鹌鹑 李梴曰：鹌鹑《入门》本注曰：味甘，平。补五脏，益中续气，实筋骨，耐寒温，消结热。小豆和生姜煮食之，止泄痢。酥煎，令人下焦肥。和猪肉食，生黑子。和菌子食发痔。小儿患疳及下痢五色，日日食之有效。春月不可食。

竹鸡

竹鸡 李梴曰：竹鸡《入门》本注曰：味甘，平，无毒。主野鸡病，杀虫。煮、炙食之。

宫绣曰：竹鸡专入心、脾、肝状如小鸡无尾。性好食蚁，又食半夏苗，故谚有言，竹鸡啼，白蚁化为泥。又唐小说有言，崔魏公暴亡，太医梁新诊之曰，中食毒。仆曰，好食竹鸡。新曰，竹鸡多食半夏苗。命捣姜汁抉齿灌之，遂生。则知竹鸡其味虽甘，其性虽平，而亦有食半夏之毒耳。究其主治，止言煮食可以杀蛊，并治野鸡毒。他无有取，则知竹鸡治毒，或者以毒攻毒，与蛊畏鸡之意不尔。曷为其有是耶？无毒之说，似不足信。时珍曰：竹鸡生江南川广，处处有之，多居竹林，形比鹧鸪，差小褐色，多斑赤文。其性好啼，见其俦必斗捕者，以媒诱，其斗因纲之，盖好食蚁也。亦辟壁虱。

山鹧（一名山鹊）

山鹧 李梴曰：山鹧《入门》本注曰：味甘，温。食之解诸果毒。

燕屎

燕屎 李梴曰：燕屎《入门》本注曰：味辛，平，有毒。主鬼疰蛊毒，破五癃，利小便，入药当用胡燕者佳。窠中土主卒，得浸淫疮，有汁水和涂之，又与屎等分以作汤浴。小儿治惊痫肉出，痔虫卵，主水肿。

鹘嘲

鹘嘲 李梴曰：鹘嘲《入门》本注曰：咸，平，无毒。助气益脾胃，去头风目眩。煮炙食之。

翠鸟

翠鸟 李梴曰：翠鸟《入门》本注曰：咸，平，无毒。主鲠及鱼骨，入肉痛甚者，烧令黑末。顿服或煮汁饮之亦佳。

练鹊

练鹊 李梴曰：练鹊《入门》本注曰：味甘，平，无毒。主益气，治诸风疾。冬间取去毛炒香，用绢袋盛以清酒浸一月，每温饮之。

百舌鸟

百舌鸟 李梴曰：百舌鸟《入门》本注曰：主虫咬，心胃痛。炙食之，亦主小儿久不语。

布谷鸟

布谷鸟 李梴曰：布谷鸟《入门》本注曰：食之令夫妻相爱，以爪并头。五月五日收取之，各带一，令男左女右。

蠡鱼（又名鳢鱼）

蠡鱼 李梴曰：蠡鱼无毒，味甘，寒。下水消浮湿痹，安五痔，炙肠安谷道胆，攻喉痹，效如丹。

讱庵曰：鳢鱼胆，凡胆皆苦，惟鳢鱼胆甘。喉痹将死者点入即瘥。病深者水调灌之，俗名乌鱼，即七星鱼。

宫绣曰：鳢鱼胆专入心、脾，即属乌鳢，又名七星鱼者是也。其物伏上胜水。味甘，性寒，无毒。凡人身患十种水气，垂死，可用肉与冬瓜、葱白以治，且煮汤浴，儿可以稀痘。胆味书虽载甘，然尝之终苦。凡喉痹将死者，点入即愈，病深者，水调灌之亦可。此鱼首有七星，夜朝北斗，道家谓之水厌犬，为地厌卫生。歌云天雁行有序，犬有义黑鱼拱北，知臣礼人无礼义，反食之，天地鬼神皆不喜。

白鱼

白鱼 李梴曰：白鱼甘平助胃脾，调气助血令人肥，补肝明目去水气，有疮食之即出皮。

宫绣曰：鱼专入肺、胃，兼入肝，味甘，气平，形窄腹扁鳞细，头尾向上，肉有细刺。功专入肺，利水开胃下气，故金匮治淋每用白鱼，同滑石以投，名曰滑石白鱼散。取其长以治水，兼佐乱发以破血，血气通调而淋涩止矣。但此性亦滑利，故同枣食脾肾受泄，必致腰有痛楚。脾胃过食不温，必致饱胀不快。惟有炙食差可，及或腌或糟，以为食耳。至书有言补肝明目，调五脏，理十二经络者，时珍亦谓此属溢美之辞，未足深信，当以开宝之注为正。此鱼生江湖中，色白头昂大者，长六七尺，比他鱼似可食，亦能热中发疮，食者慎之。

海粉

海粉　李梴曰：海粉无毒气寒咸，能治热燥湿顽疾，更疗肺胀多咳喘，海石痰火病相兼。

海豚鱼

海豚鱼　李梴曰：海豚鱼《入门》本注曰：生大海，候风潮即出。形如豚，味咸，无毒。主飞尸蛊毒、瘴疟，作脯食之，一如水牛肉味，小儿耳皮中肪膏摩恶疮、疥癣、痔瘘、犬马痫疥杀虫。

时鱼（即鲥鱼）

时鱼　李梴曰：时鱼《入门》本注曰：平补虚劳，稍发疳痼。

宫绣曰：鲥鱼专入脾、肺生江中者大而色青，味极甘美，生海中者小而色赤，味则稍薄，皆为席中所尚。置于暗室之中则能生光。血非常鱼可比，性温无毒，食能补中益气，而无发毒之虞，较之于鲢，则性稍和。然惟夏时则有，余月则无。多食亦发疳痼。鳞用香油熬涂汤火伤效。按：孙愐云，鱼出江东独盛，故应天府以充御贡，每四月鳞鱼出后即出。云徙海中溯上，人甚珍之。惟蜀人呼为瘟鱼，畏而不食。

鲟鱼

鲟鱼　李梴曰：鲟鱼《入门》本注曰：生江中，背如龙，长一二丈。甘，平，无毒。主益气补虚，令人肥健，煮汁饮之，止血淋。鼻上肉作脯，补虚下气。然味虽甘美，而发诸药毒及一切疮疥，动风气。与干笋同食，发瘫痪风，服丹石人食之，令少气；小儿食之，结症痕及嗽；大人久食，令卒患心痛、腰痛。子，如小豆，食之肥美，杀腹内小虫鲊。世人虽重，食之不益人。

鳇鱼

鳇鱼　李梴曰：鳇鱼《入门》本注曰：甘，平，无毒。味极肥美，楚人尤重之。多食生热疾。鲊肥美奇绝，食亦不益人。

鲈鱼

鲈鱼　李梴曰：鲈鱼《入门》本注曰：平补五脏，益肝肾，和胃肠，益筋骨，治水气，补中安胎，多食宜人，不甚发病宜。然张翰思之也作鲙尤良，又暴干甚香美，不可与乳同食。

鮠鱼

鮠鱼　李梴曰：鮠鱼《入门》本注曰：似鲇。甘平，无毒。不腥，美且益人。补中益气下膀胱水，开胃作鲙白如雪。隋朝吴都进鮠鱼，干鲙取快，日干，瓶盛临食，以布裹水浸，良久漉出，如初鲙无异。此二鱼寒而有毒，非嘉物也。

少阳鱼（一名海鹞鱼）

少阳鱼 李梴曰：少阳鱼《入门》本注曰：味甘、咸，平。治男子白浊，膏淋玉茎涩痛。

比目鱼

比目鱼 李梴曰：比目鱼《入门》本注曰：平补虚益气力，多食稍动气。

鲂鱼

鲂鱼 李梴曰：鲂鱼《入门》本注曰：俗名鳊鱼，味甘无毒，调胃气，利五脏，和芥子酱食之，助肺气，去胃家风，消谷气。作鲙食，助脾气，令人能食，患疳痢者不得食。作羹臛食宜人，其功同鲫鱼。

鲸鱼

鲸鱼 李梴曰：鲸鱼《入门》本注曰：平补五脏，益筋骨，和脾胃，多食宜人。作鲊尤佳。暴干甚香美。不毒，亦不发病。

鮰鱼

鮰鱼 李梴曰：鮰鱼或曰即鮠鱼也。《入门》本注曰：生南海，味美，无毒。鳔可作胶。一名江鳔，主竹木刺入肉，经久不出者，取白傅四畔，肉烂刺出，破伤风疮、月蚀疮、阴疮、瘘疮，并烧灰用之。又呕血炙黄为末，

用甘蔗节捣，自然汁调，下二钱。

蛏

蛏 李梴曰：蛏《入门》本注曰：甘，温，无毒。补虚及产后虚损，主冷痢邪热，烦闷，疫后忌食。

宫绣曰：蛏专入肾，兼入肝乃海中小蚌耳，与江湖蚌蛤相类。闽人以田种之候潮泥壅沃，谓之蛏田。其肉可为干淡，以充海错。味甘性平。煮食可治胸中邪热烦闷。饭后食之，与服丹石人适合，并治妇人产后虚热。可知性体属阴，故能解热除烦，然惟水衰火盛者则宜。若使脾胃素冷，服之必有动气泄泻之虞矣！书言可治冷痢，似属巧说，未可深信（蛏产于海，其形长短不一，与江湖中乌刀蛼蚬相似，其类甚多，自可用以为肴。

鱼鲙

鱼鲙 李梴曰：鱼鲙《入门》本注曰：乃诸鱼所作之鲙。味甘，温。补去冷气湿痹，除喉中气结，心下酸水，腹中伏梁、冷痃结癖疝气，补腰脚，起阳道。以菰菜为羹，谓之金羹玉鲙。开胃口，利大小肠，以蔓菁煮去腥，凡物脑皆消毒，所以食鲙必鱼头美也。近夜食不消，马鞭草汁能消之；饮水令成虫病；起食之，令胃满；同乳酪食之令霍乱。又云不可同蒜食。昔一妇患吞酸，食鱼鲙遂愈。盖以辛辣有却病之功也。凡鲙，若鱼本佳者，鲙亦佳。

烟草（一名相思草）

烟草 讱庵曰：烟草辛，温，有毒。治风寒湿痹，滞气停痰。山岚瘴雾。其气入口不循常度，顷刻而周一身。令人通体俱快，醒能使醉，醉能使醒，饥能使饱，饱能使饥。人以代酒代茗，终身不厌。然火气熏灼，耗血损年，人自不觉耳。闽产者佳。

宫绣曰：烟草专入表与胃下咽即能醉人，且或醉倒而复苏。其性力之猛，殆非他物所能比类者矣。景岳云，吸其味，则辛而鲜甘，审其气，则温而且热。凡书所述烟草，皆言在表则能散阴助阳，如山巅恶毒瘴湿，而致腠理闭密。筋骨痹痛，服此可以见效。在里则能开胃和中。凡因风寒食滞，而致霍乱呕吐，宿食难消，膨胀郁结，下陷后坠，服此亦克有功，且其气一入人口，不比常度，顷刻而周一身，令人通体俱快。醒能使人醉，醉能使人醒，饥能使人饱，饱能使人饥，以之代酒代茗，终身不厌。卒不能以妨人，其故何耶？盖缘烟性猛，人不能胜，故下咽即醉，醉因气耗，理固然也。然烟气易散，而人气随服，阳性留中，旋亦生气，虽散仍补。此惟阴滞者用之如神。若阳盛气越，多燥多火，及气虚气短多汗者，皆不宜用。闽产者佳。按：烟虽有散阴助阳之功，驱寒燥湿之力，吸入人口，辣气熏蒸，顿觉头目不清，口舌干燥，养生家宜戒之。

荆沥

荆沥 讱庵曰：荆沥甘，平。除风热，化痰涎，开经络，行血气，治中风失音，惊痫痰迷，眩晕烦闷，消渴热痢，为去风化痰妙药。气虚少者忌之用。牡荆俗名黄荆。取尺余，架砖上，中间火炙，两头乘取汁用。

落花生（俗名长生果）

落花生 讱庵曰：落花生辛能润肺，香能舒脾，果中佳品。出闽广藤，生花落地而实结，故名炒食。

宫绣曰：花生专入脾、肺味甘而辛，体润气香，性平，无毒。按：书言此香可舒脾，辛可润肺，果中佳品，诚佳品也。然云炒食无害，论亦未周，盖此气味虽纯，既不等于胡桃肉之热，复不类乌芋菱角之凉，食则清香可爱，适口助茗，最为得宜。第此体润质滑，施于体燥坚实则可，施于体寒湿滞，中气不运，恣啖不休，保无害脾滑肠之弊乎？仍当从其脾气以为辨别，则得之矣。按：落花生本草未收，本无当医药之用，然能益脾润肺，实佳果也。因世人谤之者多，附见于此，明其有利无害也。

蔓菁子（即芜菁）

蔓菁子 讱庵曰：蔓菁子苦，辛。泻热解毒，利水明目，治黄疸、腹胀、症瘕积聚，小儿血痢，一切疮疽。傅蜘蛛咬毒。根捣敷阴囊肿大如斗，末服解酒毒，和芸薹根捣汁。鸡子清调涂诸热毒。

金

金 讱庵曰：金辛，平，有毒。金制木，重镇怯，故镇心肝，安魂魄，治惊痫、风热、肝胆之病。丸散用箔为衣，煎剂，加入药，煮。畏锡水。砒银功用略同。

藤黄

藤黄 兆嘉曰：藤黄散肿，搜脓。性毒烈，杀虫，逐湿。味酸温。

佛手

佛手 兆嘉曰：佛手理气消痰，温燥，兼酸苦。阳中散逆，辛香直达肝脾。

小粉

小粉 兆嘉曰：小粉一切肿疡用醋敷。围可解散诸般热毒，随分取用。性酸、凉。

稽豆皮

稽豆皮 兆嘉曰：稽豆皮甘，平，无毒。宣风气，苦涩，微温，行血瘀。

黄土

黄土 兆嘉曰：黄土甘，平，解百毒而除虫、绞痛，因中州而成疾。

燕窝

燕窝 兆嘉曰：燕窝养肺、胃之阴津。平和甘淡，治虚劳之痰嗽，补润安宁。

宫绣曰：燕窝专入肺、脾、胃书中称为食物上品，及为补虚除痨之用，盖谓此物由于鸟衔海粉作窝，悬于石崖，得阳和风日之气而成者也。海粉本属寒咸，得鸟衔于风高之处而为甘平，洵可入肺生气，入肾滋水，入胃补中，俾其补不致燥，润不致滞，而为药中至平至美之味者也。是以虚劳药石难进，用此往往获效，义由于此。然使火势急迫，则又当用至阴重剂以为拯救，不可恃此轻淡以为扶衰救命之本，而致委靡自失耳。考之本草不收，方书罕用，书中又称为食物上品，恐于治疗无恃效耳。

山羊血

山羊血 兆嘉曰：山羊血活血祛伤，酒服可行可散，续筋接骨。咸温能走能和。

秋霜

秋霜 兆嘉曰：秋霜肃肺。

党参

党参　宫绣曰：党参专入肺即人参，而有上党之号，盖缘隋文帝时，上党有人宅后，每夜间，人呼求之不得，去一宅里许，见参异常，掘得人参一，如人体四肢毕备。呼声遂绝，又上党人参根颇纤长，根下垂有及一尺余者，或十岐者，其价与银相等，辽东高丽、伯济诸参，均莫及焉。李时珍云：上党潞州也。民以人参为地防方害，不复采取。今所用者，皆是辽参，观此则知诸参惟上党为最美，而上党既不可采，岂复别有党参之谓哉？近因辽参价贵，而世好奇居异，乃以山西太行山出之苗，及以防风、桔梗、荠苨伪造，相继混行。讵知参有不同，性有各异。防风桔梗乃属表散风寒伤气之味，人参甘温乃属补肺益气之味，即山西太行山新出之党考之。张璐亦谓甘平清肺，并非等于真正党参，确有补益。今人但见参贵，而即以此代参，不亦大相径庭乎？且余尝见虚弱之症，亟当人参峻补，以救垂绝，而医猥用党参替代，以致病卒不起。并令豪贵之家朝夕代茶，以致肺受剥削，病潜滋长，此皆误用之害，人但习而不察耳。附记以为世之粗工妄用党参戒。（读此条始知党参之原因，今人惯用此剂，岂不﹦可不详审其真伪哉？）

青木香

青木香　宫绣曰：青木香（专入肺）即马兜铃。根又名土木香者是也。味辛而苦，微寒，无毒。诸书皆言可升可降可吐可利。凡人感受恶毒而致胸膈不快，则可用此上吐，以其气辛而上达也。感受风湿而见阴气上逆，则可用此下降，以其苦能泄热也。故肘后治蛊毒，同酒水煮服，使毒从小便出矣。惟虚寒切忌，以其味辛与苦，泄人真气也。秃疮瘙痒可敷。此即独行，根生古堤城所在平泽丛林中尽有之。山南名为土青木香，一名兜铃根。蔓生，叶似萝而圆且涩，花青白色。其子大而长如桃李也。

银柴胡

银柴胡　宫绣曰：银柴胡（专入肾，兼入胃）味甘，微寒，无毒。功用等于石解，皆能入胃而除虚热，但石解则兼入肾，涩气固筋骨，此则入肾凉血之为异耳，故和剂局方用此治上下诸血，及于虚痨方中参入同治，如肝痨之必用此为主。且不类于北胡，盖北胡能升少阳清气上行，此则气味下达，与彼迥不相符。若用北胡以治虚痨，则咳嗽发热愈无宁日，可不辨而混用乎？出银州者良。故以银胡号之。如以升清发表，有外邪者用北胡，若阴火盛虚痨，咳嗽发热，投此为良。

五谷虫

五谷虫　宫绣曰：谷虫专入肠胃味苦，性寒。出于粪中，故仍取其入腹中消积，俾其不伤正气也。其法漂净炙黄，为末调服。又用虾蟆数十枚，打死置于坛内，取谷虫入内食尽，然后淘除秽恶，取谷虫焙干。凡小儿疳积，腹大脚弱，翳膜遮积，及大人热结谵语，毒利作呕，并宜服之，无不立效。是以鼻齿疳疮，取此有尾者烧灰一钱，同褐衣灰和匀，频吹最效。与利骨取牙，用白马脑上肉一二斤。待生蛆，与乌骨白鸡一只食之。取粪阴干，每一钱入硇砂一钱，研匀，用少许擦疼处，片时即落。皆取秽以入秽，遇骨与肉钻入之意，无他用也。按：谷虫各家本草不收此条用以外治之剂，而内服祇小儿疳积，腹大脚弱，大人热结谵语，毒利作呕等症。

芙蓉花

芙蓉花 宫绣曰：芙蓉花专入肺，兼入肝为外科痈疽药也。凡清凉膏、清露散铁箍散，即是此物。盖此味辛气平质滑，功专清肺凉血，散热止痛，消肿排脓。凡一切痈疽肿毒！无论花叶及根，皆可捣研为末，调蜜涂四围，留中患处。干则频换。初起者即觉清凉，痛止肿消，已成者即脓熟，已溃者即易敛。或加赤小豆苍耳子同入为末，功效殊见。然必毒轻不重，用此方可。若大毒阴毒，其势莫遏，则非轻小平剂所能治矣！此又不可不知也用此毒，性非见得明瞭，不敢妄投也。戒之。

蚕豆

蚕豆 宫绣曰：蚕豆专入脾胃味甘

性温。据书载此服多滞气，又曰误吞铁针，用此即下。盖缘人受谷食，必仗中气以为营运。若使中气稍振，虽服有形之物碍于肠胃，用此合以温药同投，即能以解。如其中气既馁，稍服濡滞，即能作胀，况多食乎。此蚕豆之所以有通有不通之说也。但此既能通针，其性疏利，已见一斑。与于阴润之物，遇人则滞，绝不相同，惟在临症相人体气，及多食少食以别耳。昔有一女子误吞针入腹，诸医不能治，有人令者蚕豆同韭菜食之，针自大便同出。误吞金银物者，用之皆效，可验其性之利脏腑也。

白豆

白豆 宫绣曰：白豆专入肠胃、肾即饭豆中小豆之白者也。气味甘平无毒，按：据书载肾病宜食。并补五脏，暖肠胃，益气和中，兼调经脉。盖缘物质大则气浮，质小则气沉，味甘则中守，味咸则肾入。白豆质小味甘，故既能以入肾而治鬼疰，入血调经，复入大肠与胃，而使中和气益也。然必假以炒热，则服始见有益。若使仅以生投，保无呕吐泄泻伤中之候乎！须细详之可耳。此豆大如绿豆，而长亦有土黄色者，四五月种之。苗叶似赤小豆而略大。可食。

白苣

白苣 宫绣曰：白苣（专入肠胃）有似莴苣。味苦气寒无毒，故治亦载，开胸利膈，通肠滑胃。然冷气人食之，其气益冷；产后食之，寒入小肠而痛甚迫；与酪酥同食，则能生虫之为害耳。按：白苣、苦苣、莴苣俱不可烹煮，皆宜生授去汁，盐、醋拌食，通名曰生菜，而白苣稍美，故独得专称也。王氏《农书》谓之石苣。陆玑《诗疏》云：青州谓之芑。可生食，亦可蒸茹。

越瓜

越瓜 宫绣曰：越瓜专入肠胃即梢瓜也，以瓜本生于越，故以越名，今湖州等处亦有，服之于人无益，但取味甘性寒，能解酒毒，利小便。烧灰傅吻疮及阴茎热疮而已。若多食之，则令人心痛腹痛，泄泻，症结，脚弱不能行，并天行病后，食之能以发病。与于胡瓜之性恍惚相似，皆为通肠助冷之品也。小儿尤不可食。越瓜南北皆有，二三月下种生苗。就地引蔓，青叶黄花，并如冬瓜花叶而小。夏秋之间结实，有青白二色，大如瓢子。一种长者至二尺许，俗呼羊角瓜。其子状如胡瓜子，大如麦粒。其瓜生食，可充果、蔬、酱、豉、糖、醋藏浸皆宜，亦可作菹用。

酱瓜

酱瓜 宫绣曰：酱瓜专入肠胃，兼入肾。瓜本寒物，经酱腌晒，不甚温。按：书有言味咸而甘，性寒有毒。治利肠胃，止消渴，不可多食，其说非谬。盖以酱经蒸罨，湿热内积，毒自克有。瓜性甘寒，加以酱入，则寒反

得下达，是以渴热之症，得此则消，肠胃之燥，得此则润。且其长于利口，而致日服不厌，则湿又得内积而成，而寒又得因是而生，故又戒其宜节，而不可以多食，以致病生于不测中也。此即菜瓜别种，其形如枕，生时剖开腌晒藏，以俱蔬熟，则肉松不肥，故不可作蔬用。

青桃

青桃 宫绣曰：青桃专入肺肺家果耳。然却列此为下，以桃味甘而酸，性热微毒，故书皆载食则人发热生痈作泻，膨胀成淋。及发丹石之毒，与鳖同食，则使人心痛不休，与服白术人则忌。究其主治。止有作脯可益颜色一语，他无有及，则知桃性固热。生食而桃不化，其热益甚，安得有利无害，而不见有满胀发热生疮之病乎？冬桃差胜，可解痨热。黄帝书云食桃饱，入水浴，令人成淋及寒热病。

青梅

青梅 宫绣曰：青梅专入肝、胆、胃花开于冬而熟于夏。张璐谓此得木全气，故其味最酸而入胆耳。人之舌下有四窍，两窍可通胆液，食则通胆，使液外出，类相感也。酸主收，故治皆主酸收之病。如本经所言除热烦满，安心止肢体痛是已。然惟藏久则佳，若青梅则凝涩滞气，非偏枯不仁等症所宜用也。梅之种类甚多，惟榔梅最胜。相传真武折梅枝插榔树株而誓曰，吾道若

成，花开果实。其种从均州太和山来，即榆树中之一种。其梅如杏，而松脆异常，故近世谓之消梅，食之开胃生津，清神安睡，乃楠梅之本性也。然多食亦能凝血滞气，当细审食可耳。此佳果之一种，每入华筵，浸酒最美。未用其调剂。本条言本经所言下气除热等语，余于四注未见。

香蕈

香蕈 宫绣曰：香蕈专入胃食中佳品。凡菰果土热毒。惟香蕈味甘性平，大能益胃助食，及理小便不禁，盖本于桑楮诸木，所出得受桑楮余泽而成也。然此物极滞濡，中虚服之有益。中寒血滞食之不无滋害，取冬产肉厚，细如钱大者良。有种出于深山烂桐木，上小于菌而薄黄。黑色味甚香美。

鲢鱼

鲢鱼 宫绣曰：鲢鱼（专入脾、肺）性最急迫，闻水即跳，与诸鱼性绝不相同。味甘性热，且食诸鱼之遗，故书载能补中益气而又载其多食则有助长湿热，变生渴热疥疮之病也。鱼有皂白二种，大者头大，白者腹瘦，皆与鳝鱼之性相似，而非食品之所共贵者矣。此鱼本草不收大抵有毒之物，食之无益，生病恐人忘用耳！

银鱼

银鱼 宫绣曰：银鱼专入脾胃即书

所云，鲙残鱼者是也。味甘平，不入治疗。据书止言，出于松江浙江大，大者不过三四寸，身圆无鳞，洁白如银，小者尤胜。鲜食最美，曝干亦佳，作羹食之可以宽中健胃而无油腻、伤中之患。《博物志》云吴王食鱼鲙弃其余于水，化为此鱼。

石斑鱼

石斑鱼 宫绣曰：石斑鱼不可入药属毒物。凡服之者，无不谓头痛作泻，盖此生于南方溪涧水石之处，长数寸，白鳞黑斑，浮游水面，闻人声则划然深入。其鱼有雌无雄，二三月与蛰蝎合于水上，其胎毒人，又与蛇交，南方有土蜂，土人杀此鱼标于树上，引鸟食而土蜂尽退，是以服之而致见有诸病之作耳。但肉食之差可，而子及肠尤甚。今时捕鱼，多杂此鱼卖与人食。须宜慎之。医说有云，服此鱼中毒者，用鱼尾、草汁，少服解之。

（补纲目）淡竹叶

淡竹叶草名形似竹，处处原野有之。春生苗高，数寸细茎绿叶。 时珍曰：淡竹叶去烦热，利小便，清心根，能坠胎催生。纲目在槌胡根下条。

（补纲目）旋花

旋花即平泽旋葍也。其根似筋，故名筋根。 时珍曰：旋花补劳损，益精气。纲目在牵牛子下条。

蜚䗪

蜚䗪 李梴曰：蜚䗪《入门》本注云：即今嗷牛血者，方家呼为䗪虫。味苦寒有毒，主逐瘀血、破血、血积、坚痞、症瘕、寒热，通血脉，利九窍，女子月水不通，除贼血在胸腹五脏，治喉痹，消积脓，坠胎。去翅、足，炒恶麻黄。

蛇含石（即蛇黄）

蛇含石 李梴曰：蛇含石《入门》本注云蛇冬蛰时含土，至春发蛰，吐之而去。一名蛇黄，味甘性冷无毒，主心痛疰疮，石淋产难，小儿惊痫。火煅、醋淬，研细用之。

仙遗粮（即土茯苓）

仙遗粮 李梴曰：仙遗粮《入门》本注云又名土茯苓。味甘辛热无毒，善治久病杨梅、痈漏，及曾误服轻粉肢体废坏、筋骨疼痛者，能收其毒而祛其风，补其虚。若初起肺热便秘者不宜，寻常老弱亦可服之，健筋骨。得川椒、皂角良。

鼍龙（又名鲇鱼）

鼍龙 李梴曰：鲇鱼甲酸性微温，主心腹积、有热烦、肠风、崩痔，引阴痛、涕泣、惊腰独可食。

银条鱼（即鲦鱼）

银条鱼 李梴曰：银条鱼《入门》本注云：甘平无毒，宽中健胃，合生羌，作羹食。

黄鱼（即鳠鱼）

黄鱼 李梴曰：黄鱼《入门》本注云：背黄头尖，下江，呼为颊鱼是也。味甘平小毒，醒酒不益。人发风动气，发疮疥病。人忌食，和荞面同食失音。

鲇鱼（即鲦鱼）

鲇鱼 李梴曰：鲇鱼《入门》本注曰：味甘无毒，主水肿，利小便，为臛美而且补稍益胃气，和牛肝食，令患风，发痼疾，又不可与野鸡、野猪同食。赤目赤无腮者杀人。

百沸汤（即麻汤）

百沸散 讱庵曰：百沸汤助阳气，行经络。

曼陀罗花（即风茄花）

曼陀罗花 兆嘉曰：风茄花服食如麻，可止疮疡疼痛，辛温大毒，能宣痹，着寒哮。

时珍曰：曼陀罗花治诸风及寒湿脚气，煎汤洗之。又主惊痫及脱肛，并入麻药。

酥油

酥油 兆嘉曰：酥油润五脏，利二肠，诸药炙之，能入骨，宣风痹，达经络。性平无毒，味纯甘。

貓

貓　宫绣曰：貓专入肝、肾一捕鼠小兽耳。何书开载治疗甚多，谓肉作羹则能以治鼠瘘蛊毒，头骨则能以治痘疮倒靥，并多年瘰疬、走马、牙疳，对口毒，发心下鳖瘕，小儿阴疮、鼠咬、疮痛脑，用纸上阴干，同莽草等，分则能以治瘰疬、鼠瘘、溃烂。貓睛、貓舌、貓涎、貓皮与毛，则能以治瘰疬、鼠瘘，而毛尤能以治鬓边生节，并鬼舐头疮、鼻擦、破疮、鼠咬成疮等症。貓肝则能以治痨瘵，貓胞衣则能以治反胃吐食，貓尿则能以治诸虫入耳，貓屎则能以治痘疮倒陷、不发寒热、鬼疰、鼠咬、蛊疰，恶疮等症，总以取其貓善搜穴捕鼠，故凡病属鼠类，有在幽僻鬼怪之处，而药难以入者，无不籍此以为主治，犹之虎啸风生风痹肿痛之症，必赖虎骨以治之意。张璐曰貓性禀阴赋机窍地支，故其目夜视精明而随时收放，善跳跃而嗜腥，生不熟食而能消化生物。一皆风火用事，故书谓其性温而味则甘而酸，从湿至纵，云鼠犹当审顾，未可书言能治而不竟为分别也。取尾长短，目如金银及上脑多稜者良。其睛可定时，子午卯酉如一线，寅申己亥如满月，辰戌丑未如枣核也。其鼻端常冷，惟夏至一日则暖，畏寒而不畏暑。

药名索引

C

M

X